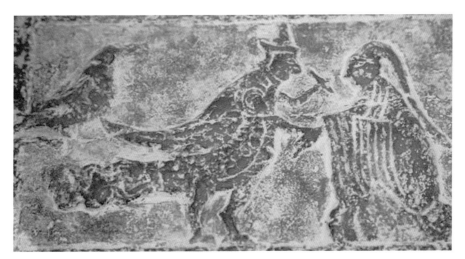

图1 扁鹊行医图（存放于曲阜孔庙后神疱西厢内）

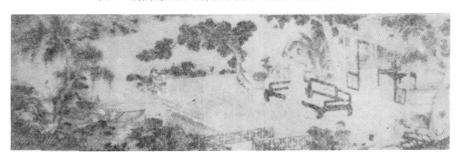

图2 六十五代衍圣公孔胤植养生图之一

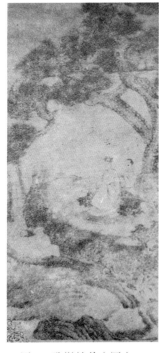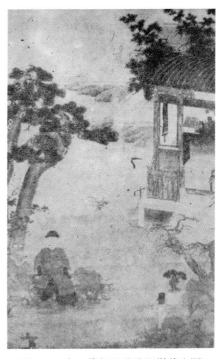

图3 孔胤植养生图之二　　图4 六十六代衍圣公孔兴燮养生图

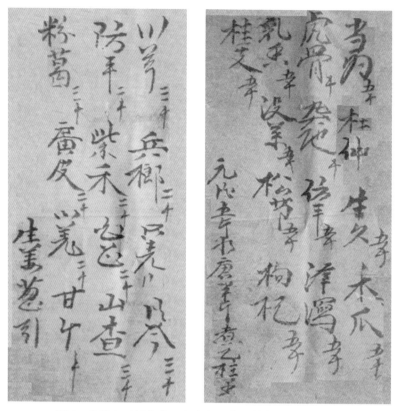

图5　光绪十五年曲阜一心堂名医孔昭堃先生处方手迹

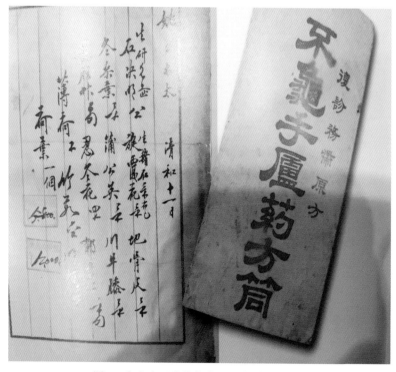

图6　名老中医孔伯华先生处方手迹（1）

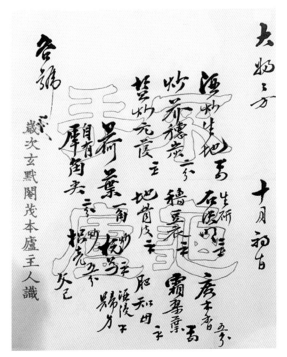
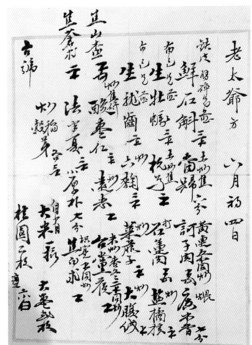
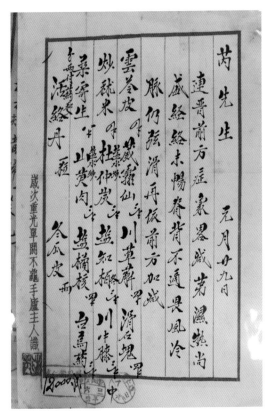
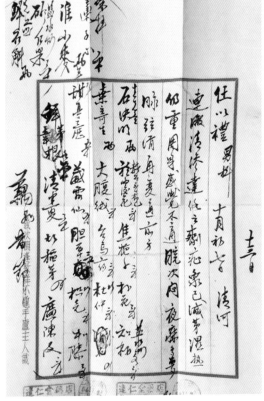

图6 名老中医孔伯华先生处方手迹（2）

傷寒汗出解之後胃中不和心下痞鞕乾噫食臭脇下
有水氣腹內雷鳴下利者生姜瀉心湯主之
甘草炙三兩 人參三兩 乾姜一兩 半夏半升洗 黃芩三兩
黃連一兩 生薑四兩切 大棗十二枚擘

大黃黃連湯方
大黃二兩 黃連一兩
右二味以麻沸湯二升漬之須臾絞去滓分溫再服
脉浮而緊而復下之緊反入裏則作痞按之自濡但氣痞
耳宜甘草瀉心湯

图 7　孔府御医刘金佩先生书法手迹

傷寒脉結代心動悸炙甘草湯主之
炙甘草湯方
甘草四兩炙 生姜三兩切 桂枝三兩 麥冬半升去心 麻子仁半觔
大棗十二枚擘 人參二兩 阿膠二兩 生地一觔
右九味以清酒七升水八升先煮八味取三升去
滓內阿膠烊消盡溫服一升日三服一名復脉湯
未持脉時病人叉手自冒心師因教試令欬而不欬者
此必兩耳聾無聞也所以然者以重發汗虛故如此

趺陽脉浮而濇浮則胃氣強濇則小便數浮濇相搏大
便則鞕其脾為約麻仁丸主之
麻仁二升 芍藥半觔 枳實半觔 大黃一觔去皮
厚朴一觔去皮 杏仁一升去皮尖熬另作脂
右六味蜜合丸如桐子大飲服十丸日三服漸加丸
以和為度
傷寒吐後腹脹滿者與調胃承氣湯
大黃四兩去皮酒浸 甘草二兩炙 芒硝半升

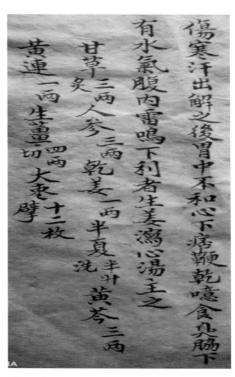

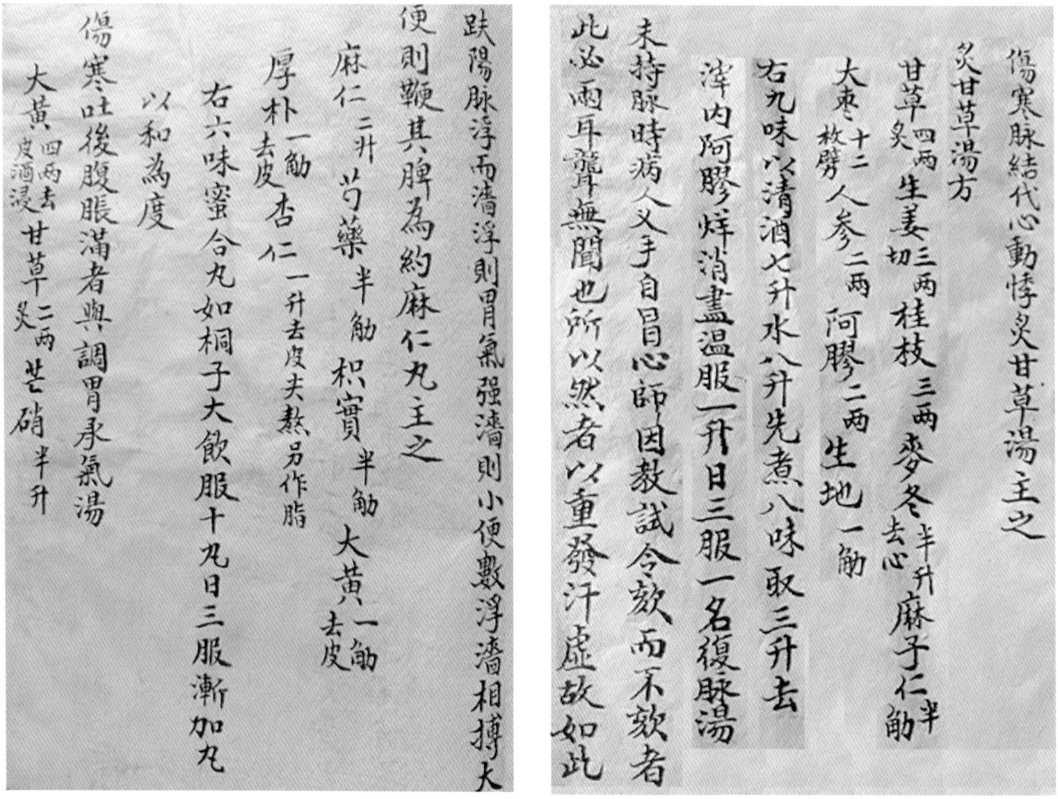

图 8　孔府御医刘梦瀛先生书法手迹

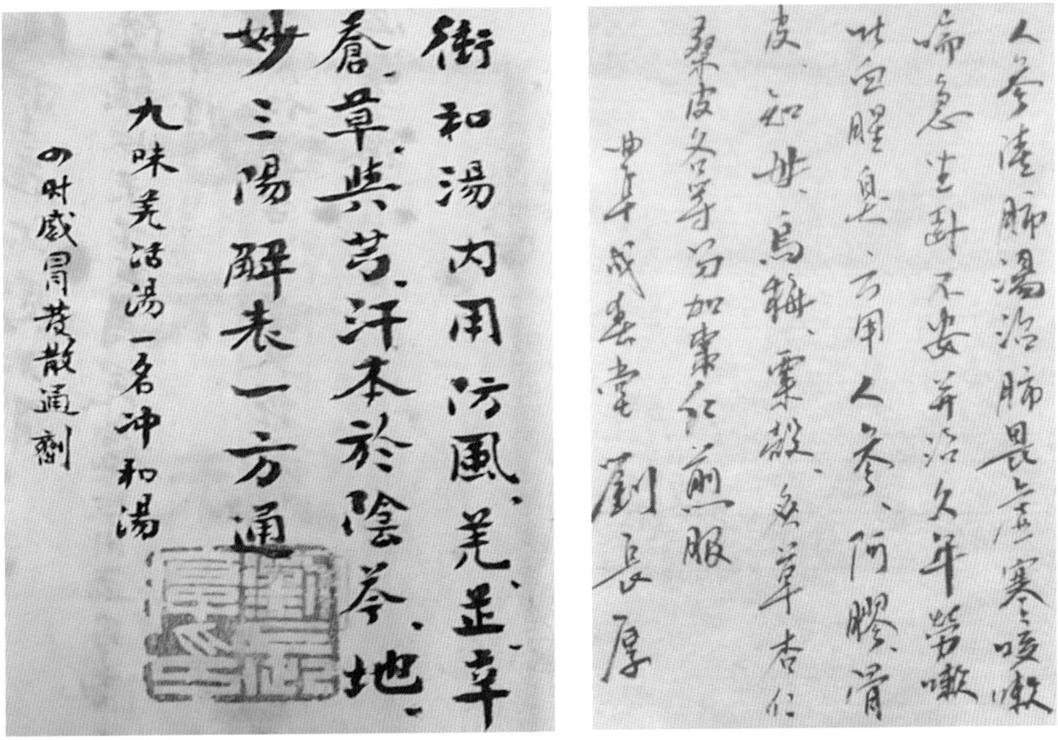

図 9　孔府御医刘长厚先生书法手迹

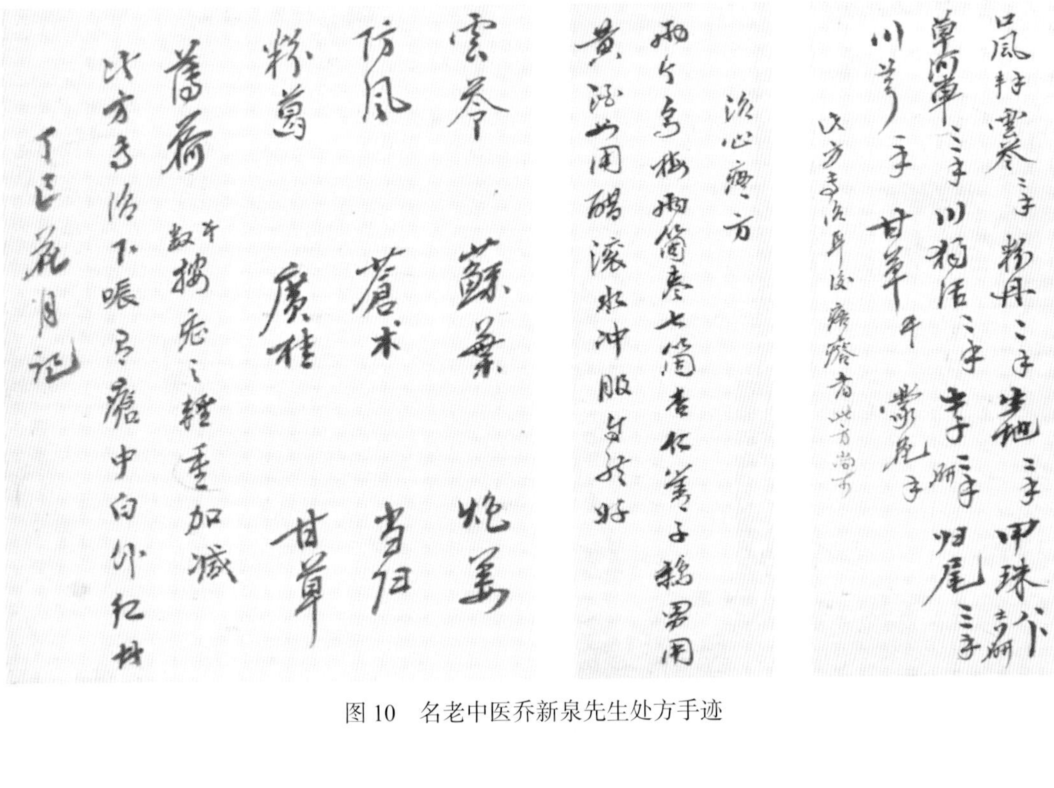

図 10　名老中医乔新泉先生处方手迹

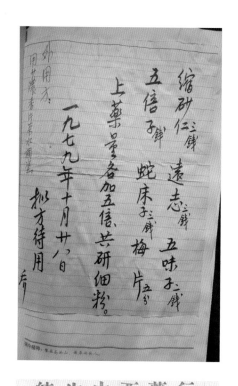
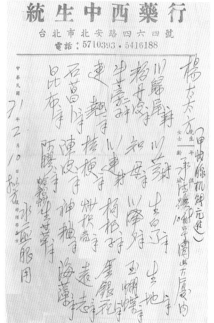

图11　名老中医乔根庭先生处方手迹

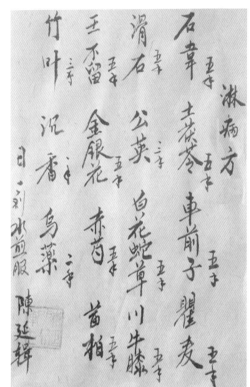
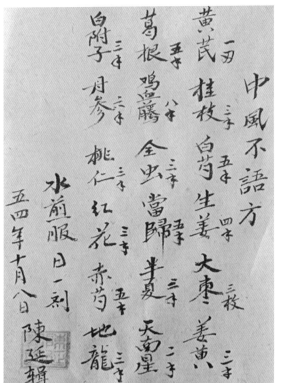

图12　名老中医陈延辑先生处方手迹

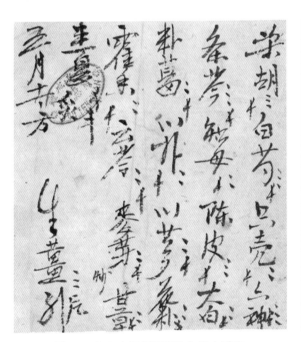

图13　名老中医颜承明先生处方手迹

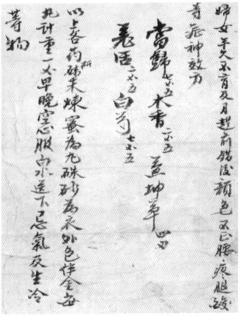

图14　名老中医颜振松先生验方手迹

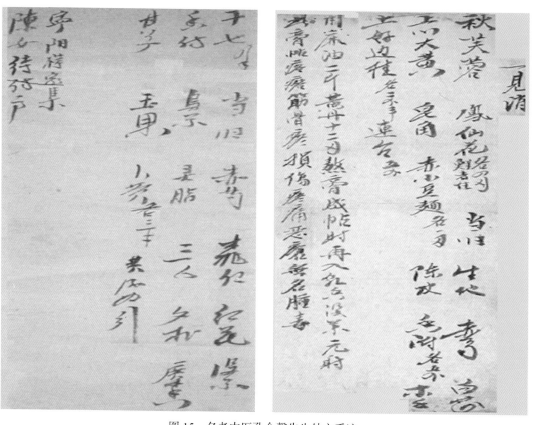

图15 名老中医孔令馨先生处方手迹

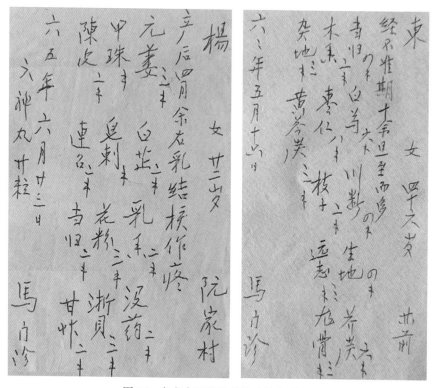

图16 名老中医马月亭先生处方手迹

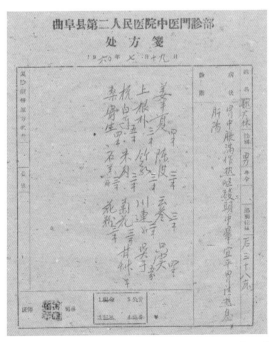

图17　名老中医李小东先生处方手迹

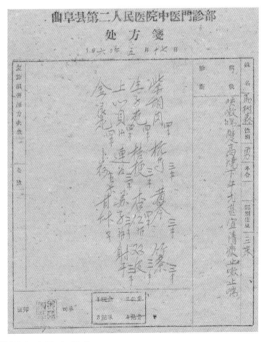

图18　名老中医朱荫楸先生处方手迹

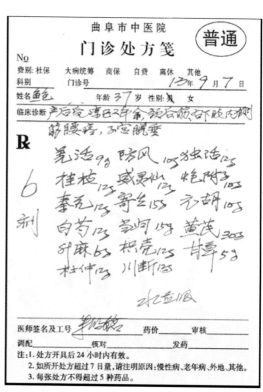

图 19　山东省名老中医朱鸿铭先生处方手迹

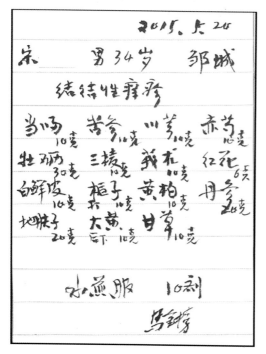

图 20　名老中医马金榜先生处方手迹

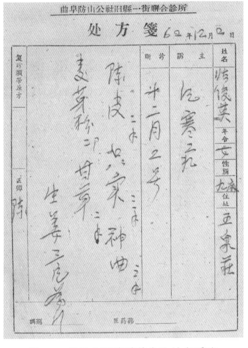
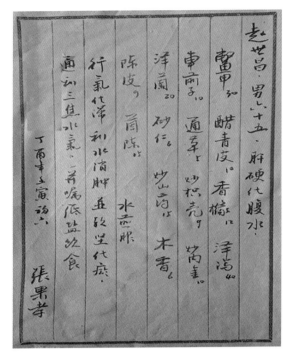

图 21　名老中医陈秉義先生处方手迹　　　　图 22　名老中医张果孝先生处方手迹

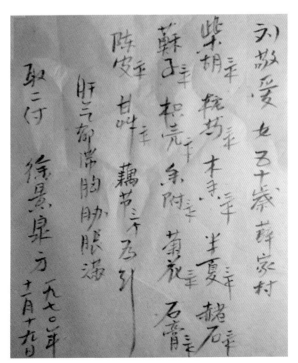
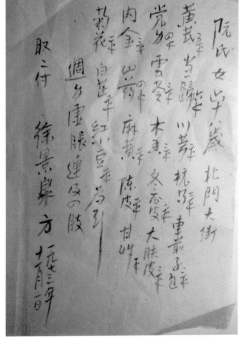

图 23　名老中医徐景泉先生处方手迹

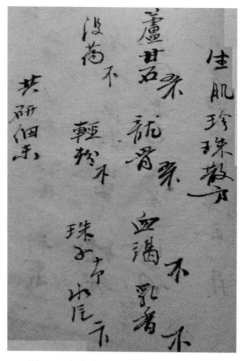

图24　名老中医颜景泗先生处方手迹

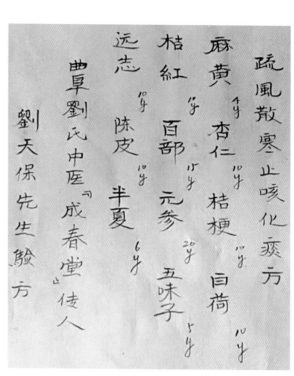

图25　中医世家刘天保先生处方手迹

生肌珍珠散方

薄荷　不

轻粉　不

珠子　少信下

疏风散寒止咳化痰方

麻黄　杏仁　桔梗　白荷

桔红　百部　元参　五味子

远志　陈皮　半夏

甘草　刘氏中医"成春堂"传人

刘天保先生验方

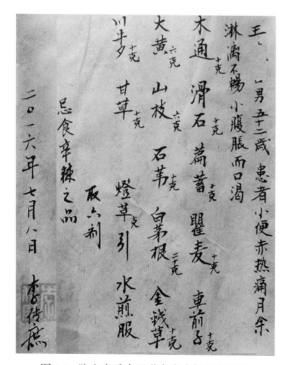

图26　防山李氏中医世家李全树处方手迹

王，一男五十二岁患者小便赤热痛月余

淋漓不畅小腹胀而口渴

木通　滑石　萹蓄　瞿麦　车前子

大黄　山栀　石苇　白茅根　金钱草

川牛夕　甘草　灯草引　水煎服

服六剂

忌食辛辣之品

二〇一六年七月八日　李传烁

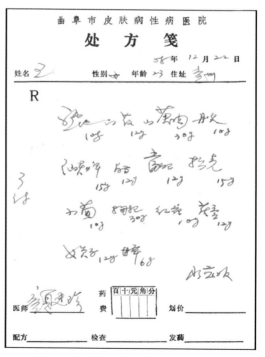

图27　名老中医颜廷珍先生处方手迹

曲阜市皮肤病性病医院

处方笺

58年12月22日

姓名　　　性别 女　年龄 23　住址

R

医师　　　药费　　　划价

配方　　　检查　　　发药

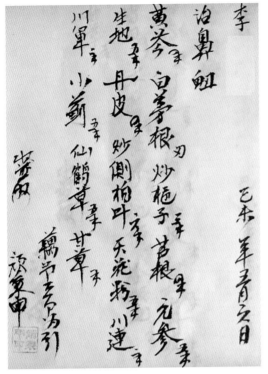

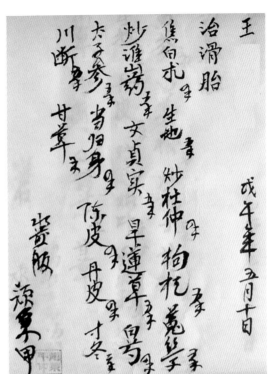

图 28　中医世家颜秉甲先生处方手迹

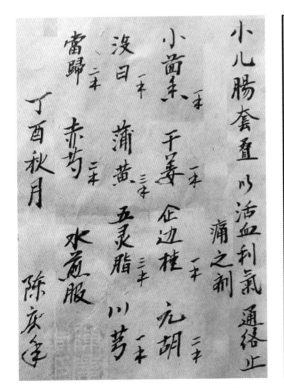

图 29　防山陈氏中医世家陈庆年处方手迹

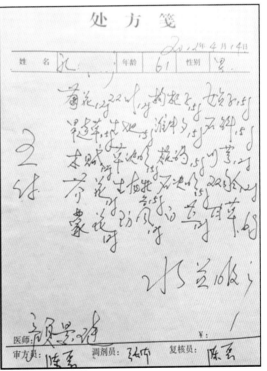

图 30　名老中医颜景琏先生处方手迹

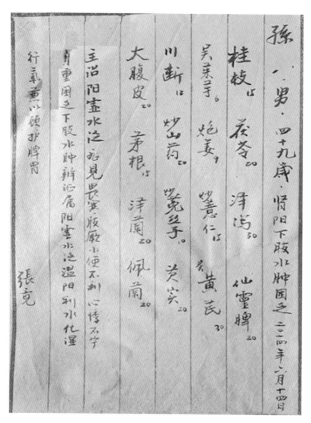

图 31　中医世家张竟先生处方手迹

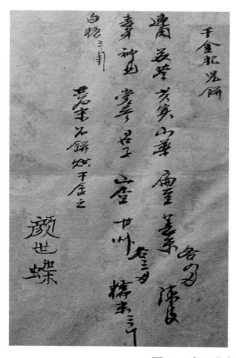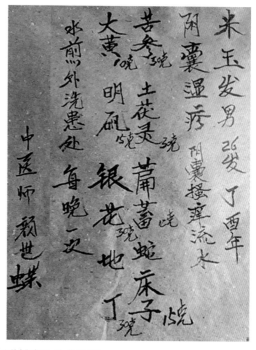

图 32　中医世家颜世蝶先生处方手迹

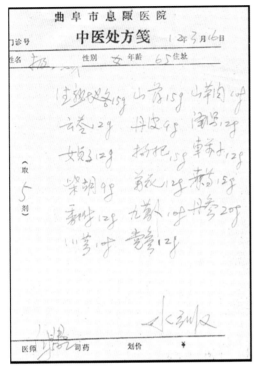

图 33　名老中医颜景君先生处方手迹

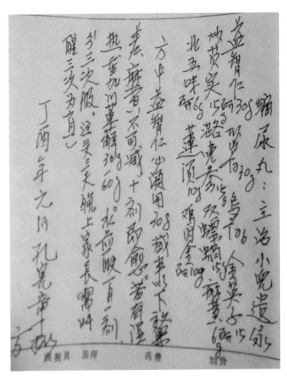

图 34　名老中医孔宪章先生处方手迹

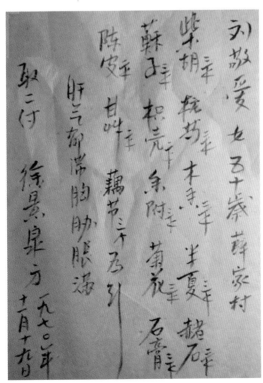

图 35　名老中医徐景泉先生处方手迹

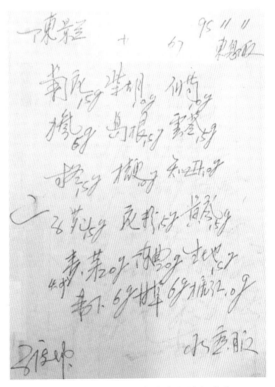

图 36　名老中医孔庆坤先生处方手迹

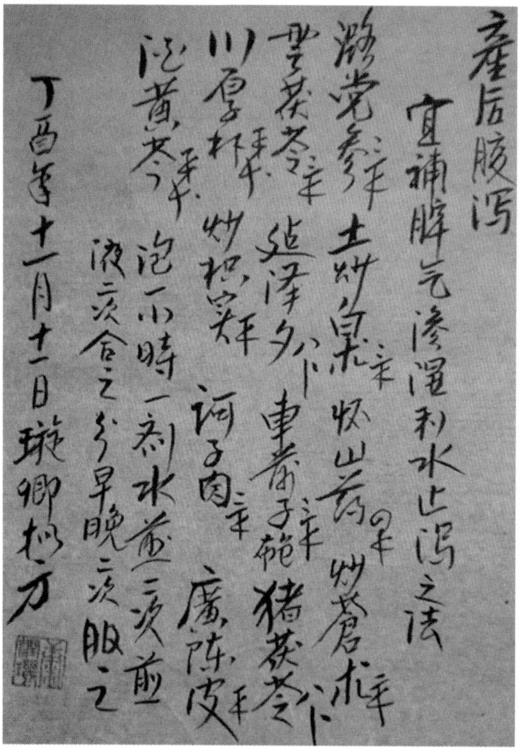

图 37 老中医康运吉先生处方手迹

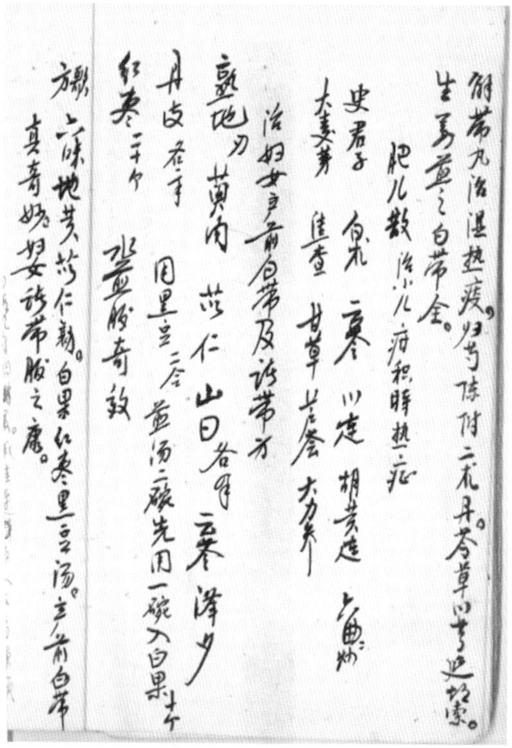

图 38 中医世家李全树保存祖传验方手迹

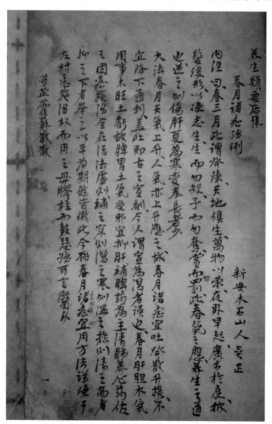

图 39 曲阜张尚建医师保存名老中医吴正先生书法手迹

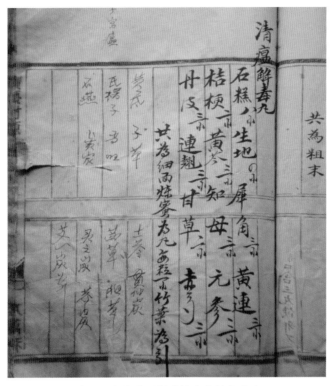

图 40　名老中医颜世灿先生处方手迹

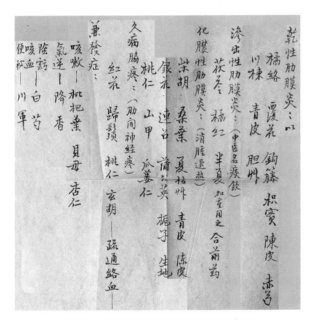

图 41　名老中医沈梦周先生验方手迹

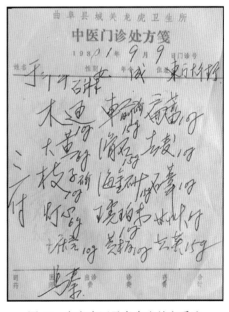

图 42　名老中医马秦先生处方手迹

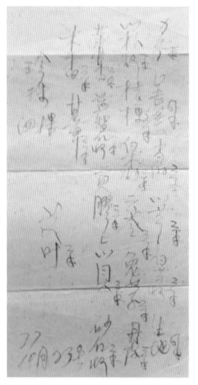
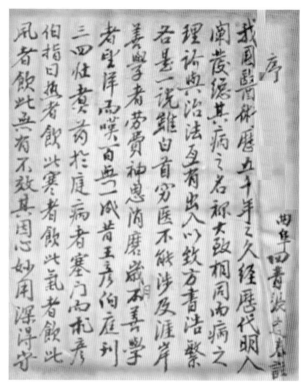

图 43　老中医杨印月先生处方手迹　　　　　　图 44　名老中医张逢春先生书法手迹

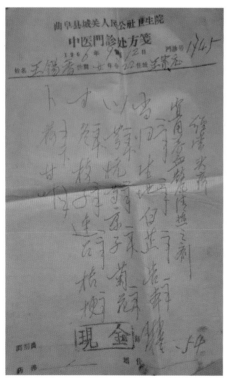
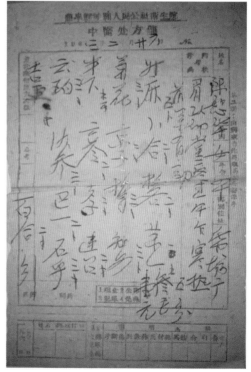

图 45　名老中医王捷山先生手迹　　　　　　图 46　名老中医孔繁森先生处方手迹

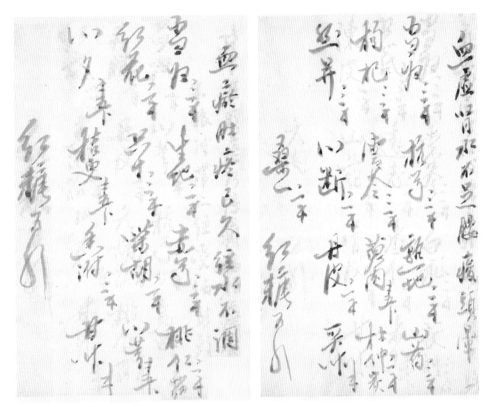

图 47   名老中医韦孝敬先生处方手迹

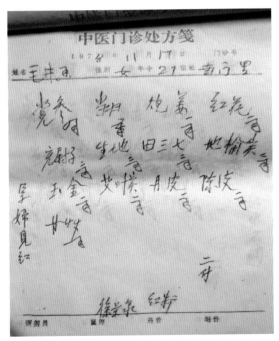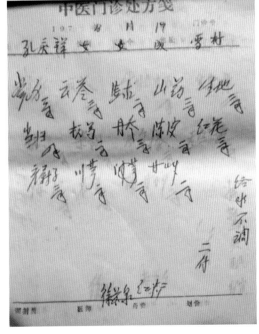

图 48   名老中医徐景泉先生处方手迹

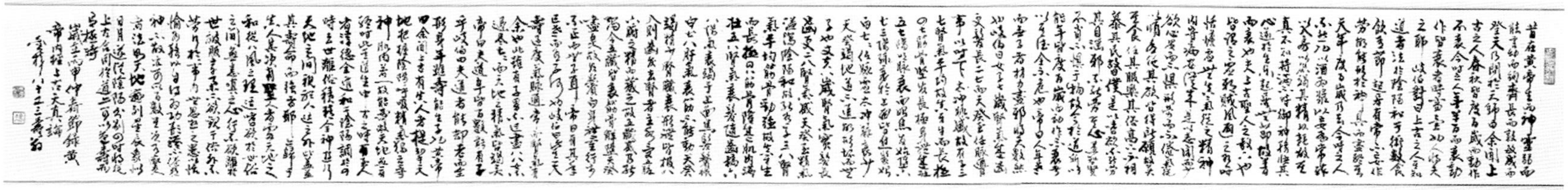

图 49　名老中医马金榜先生书法手迹

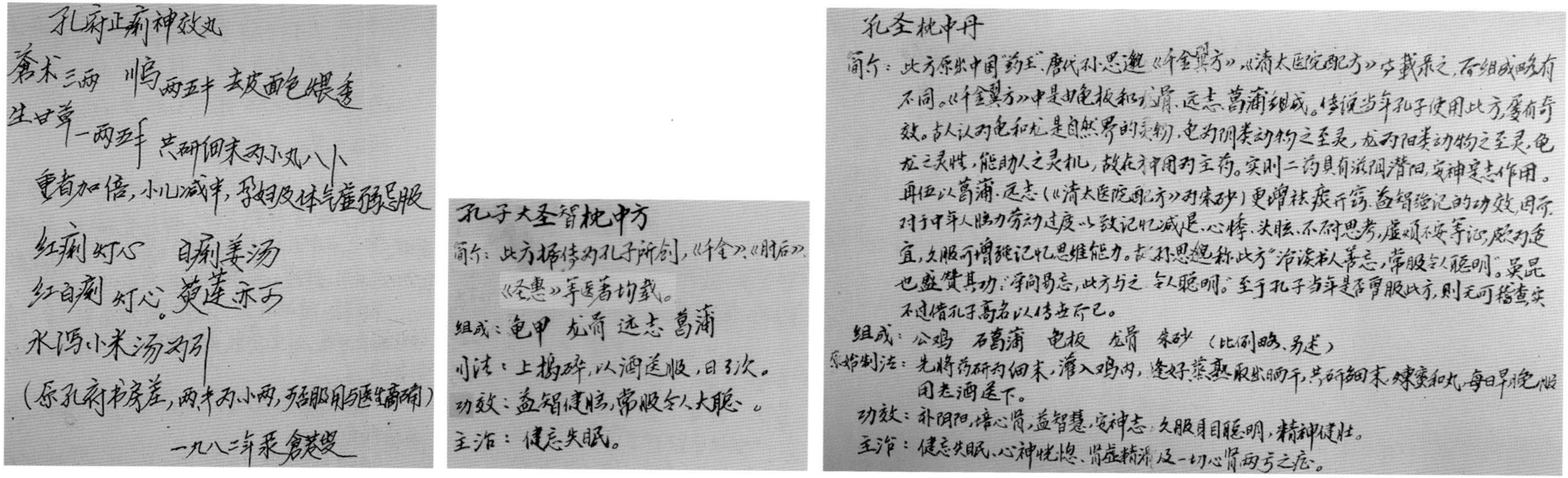

孔府止痢神效丸

苍术三两　川乌一两五钱　去皮面包煨透

生甘草一两五钱　共研细末为小丸八分

重者加倍，小儿减半，孕妇及体气虚弱忌服

红痢灯心　白痢姜汤

红白痢灯心。黄莲赤石

水泻小米汤为引

（系孔府书房差，两钱为小两，另写服用与医生嘱咐）

一九八二年录 仓巷张

孔子大圣智枕中方

简介：此方相传为孔子所创，《千金》、《肘后》、《圣惠》等医著均载。

组成：龟甲　龙骨　远志　菖蒲

用法：上捣碎，以酒送服，日3次。

功效：益智健脑，常服令人大聪。

主治：健忘失眠。

孔圣枕中丹

简介：此方原出中国"药王"唐代孙思邈《千金翼方》，《清太医院配方》中载录之，药组成略有不同。《千金翼方》中是由龟板和龙骨、远志、菖蒲组成。传说当年孔子使用此方，屡有奇效。古人认为龟和龙是自然界的灵物，龟为阴类动物之至灵，龙为阳类动物之至灵，龟龙之灵性，能助人之灵机，故在方中用为主药。实则二药具有滋阴潜阳，安神定志作用。再伍以菖蒲、远志（《清太医院配方》另加朱砂）更增祛痰开窍、益智强记的功效，因而对于中年人脑力劳动过度，以致记忆减退、心悸、头眩、不耐思考、虚烦不安等证，颇为适宜，久服可增强记忆思维能力。故孙思邈称此方"治读书人善忘，常服令人聪明"。吴昆也盛赞其功："学问易忘，此方与之，令人聪明。"至于孔子当年是否曾服此方，则无可稽查，实不过借孔子高名以传世而已。

组成：公鸡　石菖蒲　龟板　龙骨　朱砂（比例略，另述）

原始制法：先将药研为细末，灌入鸡内，缝好蒸熟取出晒干，共研细末，炼蜜和丸，每日早晚服，用老酒送下。

功效：补阴阳，培心肾，益智慧，安神志，久服耳目聪明，精神健壮。

主治：健忘失眠、心神恍惚、肾虚精滑及一切心肾两亏之症。

图 50　曲阜市仓巷张河先生捐献孔府秘验方

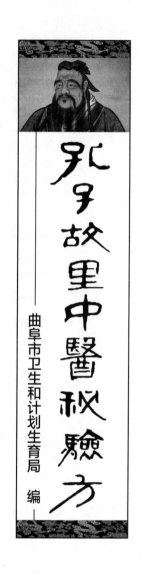

孔子故里中医秘验方

曲阜市卫生和计划生育局 编

科学出版社

北京

内 容 简 介

　　《孔子故里中医秘验方》主要收录 1840 年至今曲阜市历代中医工作者在临床工作中的秘方验方、单方、特色疗法及行之有效的民间验方 1600 余首，约 80 万字。本书特别收集到了曲阜籍北京名医孔伯华先生的部分处方手迹和经验方；曲阜一心堂名医孔昭堃先生的验方 40 余首；曲阜籍台湾名医乔根庭先生的临床验方及特色疗法 190 余首；还收集到了孔府御医刘梦瀛先生的处方、验方及孔府养生等方面的资料，都十分珍贵。全书分内科、外科、骨伤科、妇产科、儿科、五官科、皮肤科、肛肠科、养生保健、名老中医验方手迹、名老中医临证处方手迹十一章，分别以常见病对验方、单方及特色疗法进行归类编次；对每个验方注明其方剂来源、适应病证、药物组成、服用方法、注意事项、典型病例等，以便于读者查找和应用。

　　本书主要面对各级医疗机构中医工作者、中医爱好者及广大人民群众。书中的验方、疗法绝大多数疗效确切，比较实用，极少数有待于进一步研究和证实，以便进一步推广应用和服务于社会及人民群众。

图书在版编目(CIP)数据

孔子故里中医秘验方 / 曲阜市卫生和计划生育局编.—北京：科学出版社，2018.6
ISBN 978-7-03-057743-6

Ⅰ．①孔⋯　Ⅱ．①曲⋯　Ⅲ．①验方-汇编　Ⅳ．①R289.5

中国版本图书馆 CIP 数据核字(2018)第 117997 号

责任编辑：刘　亚　曹丽英 / 责任校对：张凤琴
责任印制：肖　兴 / 封面设计：北京图阅盛世文化传媒有限公司

科 学 出 版 社 出版
北京东黄城根北街 16 号
邮政编码：100717
http://www.sciencep.com

北京通州皇家印刷厂　印刷

科学出版社发行　各地新华书店经销
*
2018 年 6 月第 一 版　　开本：787×1092　1/16
2018 年 6 月第一次印刷　　印张：35 1/2　插页：10
字数：778 000

定价：168.00 元
(如有印装质量问题，我社负责调换)

《孔子故里中医秘验方》
编纂委员会

《孔子故里中医秘验方》
编纂委员会办公室

序　一

孙思邈《大医精诚》云："夫'经方'之难精，由来尚矣。"孙真人及后世所言之"经方"，概指《伤寒杂病论》所载方剂而言。而出于《汉书·艺文志》中的"经方"一词，实含有"经验方"的意义在内。

从中医的文献考据来看，中医的方剂，实际上就来源于医家代代传承的"经验方"，而这些"经验方"，甚至有可能先于中医理论而存在。这从现存的汉代医简，可以大略知之。而在中医的理论体系基本成型，并逐渐完善之后，很多验方、秘方在中医临床中仍然有着十分重要的价值。俗语云"验方一贴，气死名医"，即是其例。

于是可知，单方、验方、秘方是中医药学术的重要来源及重要组成部分。因而，我们除了要学习、研究、应用那些载于典籍与方书的方剂之外，还要对存在于民间的单方、验方、秘方给予更多的关注。这些单方、验方、秘方及一些特色疗法蕴藏在民间，且广泛流传，在临床上又非常实用，具有使用简单、方便易行、价格低廉、疗效专一等特点，因而深受广大人民群众的欢迎。

时代在发展，社会在前进。随着中医药学的发展与提高，人们对疾病的认识有了更深入的了解，加之人们受生活环境、心理因素、工作规律、饮食习惯的改变所带来的不利于身心健康的致病因素影响，以及人们注重养生保健、健康长寿的新理念，人们对中医药防病治病、养生保健的需求逐步提高。因此，如何挖掘、整理好蕴藏在民间的单方、验方、秘方、特色疗法，使之为当代医疗服务，造福人民群众，成为当今中医工作者义不容辞的责任。

为进一步发掘祖国医学这一宝贵遗产，避免其散失或失传，2017 年 5 月曲阜市卫生和计划生育局按照中央部署决定，在曲阜市范围内深入开展中医药民间单方、验方及特色疗法收集整理工作，编著《孔子故里中医秘验方》一书，以推动民间中医药的传承与创新。这一重要举措也是新中国成立后曲阜第一次在全市范围内开展中医药民间单方、验方及特色疗法收集整理工作，深得民心，值得赞赏。

该书的编撰得到了曲阜市广大中医工作者和爱好者的大力支持，特别是名老中医朱鸿铭、马金榜先生，以及孔府御医刘梦瀛先生后裔刘天宝、北京名医孔伯华先生后裔孔令谦、台湾名医乔根庭先生后裔乔尚熠、曲阜名医李小东后裔李传庶、曲阜治疮名家陈贞来等，热情地把自己使用过的或者是保存多年秘而不宣的祖传单方、验方、秘方和特色疗法无私地奉献出来。他们这种高尚医德和无私奉献精神是十分难能可贵的。

在广大中医工作者的共同努力下，收集到 1840 年至今曲阜籍历代中医工作者及民间广泛流传的行之有效的临床单方、验方、祖传秘方及特色疗法 1600 余首，特别是收集到了北京名医孔伯华先生的处方手迹和经验方；曲阜籍台湾名医乔根庭先生的临床验方及特色疗法 190 余首，还收集到了孔府御医刘梦瀛先生的处方、验方及孔府养生等方面的资料。这些都是十分珍贵的。

为了读者在临床中使用的方便，全书分内科、外科、骨伤科、妇产科、儿科、五官科、皮肤科、肛肠科、养生保健、名老中医验方手迹等章，分别以常见病对验方、单方及特色疗法进行归类编次，以方便广大医务工作者、中医爱好者查找使用。

　　服务临床，方便使用，是该书编写的最终目的。为此，作者组织有关专家对所收集到的单方、验方、秘方和特色疗法进行潜心研讨和论证，经去伪存真，去粗取精，删繁就简，始成此书。愿本书的问世，能对继承发扬中医事业有所裨益，对人民群众的健康有所帮助。如是，实为中医之幸、百姓之幸，故为之序。

北京中医药大学

2018 年 2 月

序　二

　　数千年来，中国民间蕴藏着非常丰富、简单而又疗效神奇的偏方、秘方、验方，为中华民族繁衍和人类健康做出了巨大的贡献，成为我国历史文化的宝贵遗产。《孔子故里中医秘验方》一书的出版，是我市中医药事业发展的丰硕成果，是我市广大中医药工作者精研岐黄，努力发掘和提高祖国医药学宝库的经验结晶。

　　毛泽东主席早在中华人民共和国成立初期就指出："中国医药学是一个伟大的宝库，应当努力发掘，加以提高。"习近平总书记在 2016 年全国卫生与健康大会上强调：要着力推动中医药振兴发展，坚持中西医并重，推动中医药和西医药相互补充、协调发展，努力实现中医药健康养生文化的创造性转化、创新性发展。中医药验方、单方及特色疗法，是中医药学的重要组成部分，具有简单、易行、廉价、有效等特点，在临床中非常实用，在民间广泛流传，对其加以整理是继承和发扬祖国医药学的一个有效途径。曲阜市自古就有重视民间单方、验方的传统，孔府的中医保健之术、养生之道更是为世人所推崇。曲阜市卫生和计划生育局在全市范围内首次开展中医药民间单方、验方及特色疗法收集整理工作，在此基础上，组织有关专家对其进行研讨和论证，去伪存真，去粗取精，删繁就简，归类编次，始成此书。正是曲阜市广大中医药工作者、民间医者依照整理、发掘祖国医学遗产精神而做出的努力，推动了民间中医药的传承与创新，是一项很有价值的工作。

　　《孔子故里中医秘验方》收集了 1840 年至今曲阜籍历代中医工作者及民间广泛流传的行之有效的临床单方、验方、家传秘方及特色疗法 1600 余首。本书特别收集了北京名医孔伯华先生、曲阜籍台湾名医乔根庭先生、曲阜一心堂孔昭堃先生、孔府御医刘梦瀛先生等老一辈名医的处方、临床验方、特色疗法及孔府养生之术，为读者提供了弥足珍贵的中医药文化资料。

　　推进健康中国建设，是我们党对人民的郑重承诺。愿《孔子故里中医秘验方》能对继承发扬中医药事业有所裨益，并发挥其医疗和保健作用，服务于社会，造福于人民群众。

曲阜市卫生和计划生育局党委书记局长　孔咏

2018 年 3 月

前　言

1954 年，毛泽东主席做出重要指示："中药应当很好地保护与发展。我国的中药有几千年的历史，是祖国极宝贵的财富，如果任其衰落下去，那是我们的罪过；中医书籍应进行整理……如不整理，就会绝版。"

在 2016 年召开的全国卫生与健康大会上，习近平总书记强调，坚持中西医并重，推动中医药和西医药相互补充、协调发展，是我国卫生与健康事业的显著优势，要把老祖宗留给我们的中医药宝库保护好、传承好、发展好，服务于人民健康。

祖国医学历史悠久，内容丰富，蕴藏在民间的单方、验方、秘方、特色疗法广泛流传，具有使用简单、方便易行、价格低廉、疗效专一等特点，深受广大群众欢迎。为进一步发掘祖国医学这一宝贵遗产，曲阜市卫生和计划生育局于 2017 年印发《关于曲阜市民间中医药单方验方及特色疗法收集整理工作》的通知（曲卫[2017]44 号），在曲阜市范围内深入开展中医药民间单方、验方及特色疗法收集整理工作，编著《孔子故里中医秘验方》一书，以推动民间中医药的传承与创新。这一重要举措也是中华人民共和国成立后曲阜市第一次在全市范围内开展中医药民间单方、验方及特色疗法的收集整理工作，是一项功在当代、利在千秋的惠民工程。

对此次曲阜市中医药民间单方、验方及特色疗法收集整理工作，曲阜市新闻媒体做了大量宣传，《今日曲阜》报纸刊登了文件，发放给全市各医疗卫生机构、社区服务站、农村卫生所、个体诊所等。曲阜市卫生和计划生育局领导在全市领导骨干大会上多次强调它的重要性。各级卫生人员积极参与，孔府御医刘梦瀛后裔刘天宝，孔伯华后裔孔令谦、孔令詠，一心堂孔昭堃先生后裔孔凡凤，山东省名老中医朱鸿铭，曲阜名老中医马金榜、颜景琏及全国基层名老中医朱传伟等热情地把自己使用过的或者是秘而不宣的单方、验方、秘方和特色疗法无私地捐献给国家，乔根庭先生在中国台湾和东南亚地区行医 40 年的验方也由其子乔尚熠全部捐献。这种崇高的精神和热情是难能可贵的。

经过一年多的收集、整理，组织专家组鉴定遴选了 1600 多个疗效平稳、简单易行的方子汇编成册，既有古方、验方、秘方，又有自拟方和工作在临床第一线的现代中青年医师的习用效方。本书特别收集到了曲阜籍北京名医孔伯华先生的部分处方手迹和经验方，曲阜一心堂名医孔昭堃先生的验方 40 余首，曲阜籍台湾名医乔根庭先生的临床验方及特色疗法 190 余首；还收集到了孔府御医刘梦瀛先生的处方、验方及孔府养生等方面的资料，都十分珍贵。全书分内科、外科、骨伤科、妇产科、儿科、五官科、皮肤科、肛肠科、养生保健、名老中医验方手迹、名老中医临证处方手迹十一章，分别以常见病对验方、单方及特色疗法进行归类编次；对每个验方注明其方剂来源、适应病证、药物组成、应用方法、注意事项、典型病例等，书后附有病证索引、验方索引，以便读者查找和应用。

辨证论治是中医诊治疾病的精髓，单方、验方也不例外。书中既有多病而用一方者，也有一方而治多病者，只有辨证准确，灵活运用，才能达到预期的效果。若辨证不准，容易导致药不对症，甚至会起到相反作用。因此，在具体应用时，要以辨证论治为前提。

本书的出版发行，主要面对各级医疗机构中医工作者、中医爱好者及广大人民群众。对所选录的验方、疗法绝大多数疗效确切，临床上比较实用，极少数验方和疗法的疗效有待于进一步研究和证实。因此，书中的验方、疗法仅供读者朋友们参考使用，不能替代医院的专业治疗。

　　本书在编写过程中得到了曲阜市各级领导、科学出版社及全市广大中医工作者的大力协助，在此一并表示感谢！

　　本书因编写时间仓促，作者水平有限，书中难免出现多种疏漏，敬请广大读者批评指正。

《孔子故里中医秘验方》编纂委员会

2018 年 3 月

目　录

第一章　内科 …………………………………………………………………… 1
　　第一节　时行疾病验方 ………………………………………………… 1
　　第二节　肺系病证验方 ……………………………………………… 18
　　第三节　心系病证验方 ……………………………………………… 35
　　第四节　脑病验方 …………………………………………………… 55
　　第五节　肝胆病验方 ………………………………………………… 77
　　第六节　脾胃病验方 ……………………………………………… 110
　　第七节　肾系病证验方 …………………………………………… 154
　　第八节　肿瘤验方 ………………………………………………… 181
第二章　外科 ………………………………………………………………… 192
　　第一节　疮痈疖肿验方 …………………………………………… 192
　　第二节　烧烫伤验方 ……………………………………………… 220
　　第三节　血管疾病验方 …………………………………………… 222
　　第四节　尿路结石验方 …………………………………………… 226
　　第五节　胆石症验方 ……………………………………………… 229
　　第六节　肠道病验方 ……………………………………………… 232
　　第七节　囊肿验方 ………………………………………………… 233
　　第八节　疝气验方 ………………………………………………… 234
　　第九节　术后病变验方 …………………………………………… 235
第三章　骨伤科 ……………………………………………………………… 236
　　第一节　外伤验方 ………………………………………………… 236
　　第二节　关节病验方 ……………………………………………… 250
　　第三节　筋腱病验方 ……………………………………………… 264
　　第四节　脊柱病验方 ……………………………………………… 269
　　第五节　骨质疏松验方 …………………………………………… 282
第四章　妇产科 ……………………………………………………………… 284
　　第一节　月经病验方 ……………………………………………… 284
　　第二节　带下病验方 ……………………………………………… 303
　　第三节　妊娠病验方 ……………………………………………… 307
　　第四节　产后病验方 ……………………………………………… 314
　　第五节　妇科杂病验方 …………………………………………… 323
第五章　儿科 ………………………………………………………………… 339
　　第一节　时病验方 ………………………………………………… 339
　　第二节　惊风病验方 ……………………………………………… 342
　　第三节　肺系病证验方 …………………………………………… 345
　　第四节　小儿厌食验方 …………………………………………… 350
　　第五节　小儿疳积验方 …………………………………………… 353
　　第六节　小儿脱肛验方 …………………………………………… 355
　　第七节　小儿腹泻验方 …………………………………………… 355

第八节　小儿口疮验方 ………………………………………………………… 362
第九节　小儿皮肤病验方 ………………………………………………………… 363
第十节　小儿舞蹈症验方 ………………………………………………………… 367
第十一节　小儿杂病验方 ………………………………………………………… 368

第六章　五官科 …………………………………………………………………… 377
第一节　眼病验方 ………………………………………………………………… 377
第二节　耳病验方 ………………………………………………………………… 387
第三节　口腔病验方 ……………………………………………………………… 389
第四节　鼻病验方 ………………………………………………………………… 405

第七章　皮肤科 …………………………………………………………………… 411
第一节　面部黄褐斑验方 ………………………………………………………… 411
第二节　面部痤疮验方 …………………………………………………………… 413
第三节　玫瑰糠疹验方 …………………………………………………………… 418
第四节　带状疱疹验方 …………………………………………………………… 422
第五节　湿疹验方 ………………………………………………………………… 428
第六节　黄水疮验方 ……………………………………………………………… 437
第七节　结节性痒疹验方 ………………………………………………………… 439
第八节　脓疱疮验方 ……………………………………………………………… 440
第九节　皮炎验方 ………………………………………………………………… 443
第十节　皲裂症验方 ……………………………………………………………… 456
第十一节　癣病验方 ……………………………………………………………… 462
第十二节　疣病验方 ……………………………………………………………… 469
第十三节　皮肤瘙痒症验方 ……………………………………………………… 473
第十四节　疥疮、湿疮验方 ……………………………………………………… 481
第十五节　银屑病验方 …………………………………………………………… 483
第十六节　荨麻疹验方 …………………………………………………………… 487
第十七节　过敏性紫癜验方 ……………………………………………………… 491
第十八节　结节性红斑验方 ……………………………………………………… 495
第十九节　虫咬、蜂蜇验方 ……………………………………………………… 496
第二十节　硬皮病验方 …………………………………………………………… 497
第二十一节　痱子验方 …………………………………………………………… 498
第二十二节　汗斑验方 …………………………………………………………… 499
第二十三节　其他皮肤病验方 …………………………………………………… 500

第八章　肛肠科 …………………………………………………………………… 507
第一节　肛裂验方 ………………………………………………………………… 507
第二节　肛瘘验方 ………………………………………………………………… 509
第三节　脱肛验方 ………………………………………………………………… 511
第四节　肛门湿疹验方 …………………………………………………………… 512
第五节　肛周脓肿验方 …………………………………………………………… 513
第六节　痔疮验方 ………………………………………………………………… 515

第九章　养生保健 ………………………………………………………………… 523
第十章　名老中医验方手迹 ……………………………………………………… 534
第十一章　名老中医临证处方手迹 ……………………………………………… 551

第一章

内　科

一、感冒验方

1. 预防流行性感冒验方①

【方剂来源】　朱鸿铭（1936～　），男，主任医师，济宁十大中医世家——曲阜朱氏中医世家第四代传人，山东省首批名中医药专家，山东省第二批五级师承指导老师。1959年山东省兖州医士学校毕业，师承祖父朱荫楸老中医，继承其60年的学术经验，深得其传。他曾任曲阜市人民医院中医科主任；1987年1月奉命创建曲阜市中医院，任业务院长、名誉院长，2003年12月退而不休，被曲阜市中医院返聘在国医堂、山东省名老中医传承工作室。他还曾任山东中医学会肝胆病专业委员会委员；曲阜市中医学会副理事长等职。他是济宁市中医内科学术带头人，曲阜市第一、二、三、四批拔尖人才，曲阜市政协七至十届委员。他曾获济宁市优秀科技工作者1次；济宁市卫生系统先进工作者2次；曲阜市政府晋级奖励1次；曲阜市嘉奖或奖励10余次；退休后每年获医院"功勋人物""突出贡献"等最高荣誉。他从事中医临床工作60余年，对中医内科、妇科、儿科常见病、多发病、疑难病治疗经验丰富，擅长脾胃病、肝胆病、肾病、不孕症等的研究与治疗。他主编著作3部，参编著作6部，发表论文160余篇。

【适应病证】　预防流行性感冒。

【药物组成】　大青叶30克，板蓝根30克。

【服用方法】　水煎取汁200毫升，每次服40毫升，每日3次。

2. 预防流行性感冒验方②

【方剂来源】　山东省名老中医药专家朱鸿铭经验方，人物简介见本章"预防流行性感冒验方①"。

【适应病证】　预防流行性感冒。

【药物组成】　野菊花60克，鱼腥草30克，忍冬藤30克。

【服用方法】　水煎取汁200毫升，每次服40毫升，每日3次。

3. 预防流行性感冒验方③

【方剂来源】　山东省名老中医药专家朱鸿铭经验方,人物简介见本章"预防流行性感冒验方①"。

【适应病证】　预防流行性感冒。

【药物组成】　鲜紫苏6克,荆芥9克。

【服用方法】　水煎服,每日2次,每日一剂,连服3天。或鲜紫苏、鲜薄荷、鲜藿香各6克,水煎服,每日2次,每日一剂,连服3天。

4. 预防流行性感冒验方④

【方剂来源】　吕建华(1970~),字白莲,号曲望,山东曲阜市人,为岳父(孔庆生,号明旭,擅长针灸推拿、男科疾病的诊治,以及对膏丹丸散酊油锭栓等配制方法和应用)心传弟子,其后结为连理,技承衣钵。他从小酷爱中医,师承吴成志老先生与第十六代中医传人孔令馨(号香岩)先生门下。1990年毕业于泰山医学院,随后进入曲阜市第二人民医院工作。他曾编著48万字《易道九仙之孔子前世》于2011年11月出版。

【适应病证】　预防流行性感冒。本方能辛温通窍。

【药物组成】　葱白汁适量。

【使用方法】　榨取汁,滴入鼻孔,每日一次,每次2~3滴。

【注意事项】　要用新鲜的葱。

【应用小结】　本方疗效在90%以上。

【典型病例】　病案一:鲁某,女,13岁。鼻塞流涕,取新葱白洗净捣取汁,滴入鼻孔,每日1次,每次2~3滴,3日后痊愈。

病案二:晋某,男,18岁。鼻塞流涕,取新葱白洗净捣取汁,滴入鼻孔,每日1次,每次2~3滴,2日后症状消除。

病案三:孔某,男,27岁。鼻塞头痛,取新葱白洗净捣取汁,滴入鼻孔,每日1次,每次2~3滴,2日后症状消除。

5. 预防流行性感冒验方⑤

【方剂来源】　陈庆年(1970~),男,出身中医世家。自幼受祖父(陈延辑,号济川,曲阜一代名医,擅长心脑血管疾病、呼吸道疾病、白喉的治疗)和堂叔父陈元甲(曲阜市一代著名乡医)的影响,酷爱中医。1998年8月毕业于泰安市泰山卫校,进入曲阜市防山乡卫生院工作,现任曲阜市防山镇陶西村卫生所所长。他多次被市卫生局评为优秀乡村医生;2015年2月被曲阜市委、市人民政府授予"孔子故里百家书香门第";2017年荣获曲阜市"曲阜名乡医"称号。他擅长辨证论治,运用中医单方验方治疗常见病、多发病,对疑难杂症也有独到见解且有临床疗效。

【适应病证】　本方有清瘟解毒、疏风凉血的作用,可预防流行性感冒。

【药物组成】　贯众30克,大青叶10克,甘草3克,板蓝根10克,菊花6克,桑叶6克,薄荷5克,芦根10克。

【服用方法】　水煎服，连用3日。

【典型病例】　周某，女，14岁。因气候变化就经常感冒，后服用此方10余剂，痊愈。

6. 流行性感冒验方

【方剂来源】　沈氏中医后人沈莹、孙惠杰自愿将名老中医沈梦周先生的验方捐献出来，造福百姓。沈梦周先生1931年随父亲沈涤斋先生到曲阜行医，1949年参加曲阜卫生工作者协会；1955年进入中医联合诊所任中医内科主任，兼中医进修班教员；1957年在济南中医研究班学习；1958年调至山东省西学中班任教员；1958～1961年在山东省中医学院医古文教研组任教；1961～1964年在山东省中医文献馆从事中医学院中医文献的整理和编纂工作，后调入省中医研究所做研究工作。沈老聪慧敏思，虚心好学，重医德，精医理，对历代名医著作，尤其是对《黄帝内经》《伤寒论》《温病学》等有独到见解。擅长内科，立方严谨。自编《传染病医话》《肺痨实验谈》《疝病验谈》《中药集要》《科学的简便验方集》《近代验方选录》等，深受患者及同道爱戴。1956～1958年两次当选曲阜镇人大代表。

【适应病证】　血虚头晕。

【药物组成】　连翘、牛蒡子、瓜蒌皮、桑叶、天花粉、菊花各10克，栀子皮、薄荷叶各9克。

【服用方法】　水煎服，每日一剂。

【按语】　上方为成人轻度症状者1日量，中度症状者增加1/2剂量（上午服1剂，下午服半剂）。重度症状者加倍（上午、下午各服1剂）。老人及儿童因年龄而酌减。

7. 风寒感冒轻症验方

【方剂来源】　朱传伟（1958～　），男，济宁十大中医世家——曲阜朱氏中医世家第五代传人，副主任医师。他1975年12月参加工作，1981年7月至1982年12月在济宁地区首届中医进修班学习，1987年11月调入曲阜市中医院，1988年毕业于山东中医药大学夜大专科，2013年于山东中医药大学成人教育本科毕业。他是济宁市第一、二批名中医药专家；山东省第二批五级师承指导老师；全国基层名老中医传承工作室指导老师。他现任山东省中医学会肝胆病、肾病专业委员会委员；济宁市中医学会肝胆病专业委员会副主任委员；曲阜市医学会中医专业委员会副主任委员。他从事中医临床43年，擅长中医内科、妇科、儿科的常见病及多发病的治疗。他尤其对肝胆、心肺、脾胃、肾病，以及月经带下病、孕前调理、不孕不育、妊娠产后及妇科杂病、更年期综合征、小儿咳嗽、厌食、体质差、男性性功能障碍、前列腺病，银屑病、带状疱疹、脱发及各类痤疮有深入研究。他还擅长中医治未病。先后在国家级核心期刊发表论文30余篇；取得地市级科研成果2项，主编《朱氏中医集锦》，参编《中国灸法大全》《农村中医临床顾问》《中国膏敷疗法》《孔孟之乡·杏林寻芳》等著作。

【适应病证】　风寒感冒轻证。

【药物组成】　连须葱白适量。

【服用方法】　取连须葱白7枚，生姜1片，水煎服；或葱白3枚，苏叶6克，水煎内服；或葱白 3 枚，淡豆豉 9 克，水煎服。

8. 风寒感冒验方①

【方剂来源】 全国基层名老中医药专家朱传伟经验方，人物简介见本章"风寒感冒轻症验方"。

【适应病证】 风寒感冒。

【药物组成】 鲜苏叶 6 克，葱白 3 根。

【服用方法】 水煎服，每天 2 次，每日一剂，连服 3 天。或苏叶 9 克，生姜 6 克，香菜 1 握，水煎服，每天 2 次，每日一剂，连服 3 天。

9. 风寒感冒验方②

【方剂来源】 乔尚熠（1948～ ），男，曲阜乔氏中医第五代传人。自幼随祖父乔允淦习医，熟读《药性赋》《汤头歌诀》《黄帝内经》《医宗金鉴》等医书，刻苦学习中医理论和针灸技术。他 1972 年到村卫生室担任中医工作，1987 年其父乔根庭（台湾名医）从台湾归来，在曲阜开设中医诊所，他待诊左右，亲睹其高超医技 6 年，尽得真传。他 2000 年参加全国执业医师考试，取得了师承执业医师职称；1999 年开始任社区卫生所所长，曾获八个年度先进乡村医生奖；2009 年获济宁市基层中医工作先进个人；2014 年被评为曲阜首届基层名医。2015 年底退休，自设中医诊所，名"曲阜乔尚熠中医诊所"，发挥余热，服务百姓。他擅长治疗精神分裂症、胃肠疾病、心脏疾病等疑难杂症；对妇科病、不孕症、不育病有一定的研究；长于针灸治疗急症、扭伤、落枕、顽固性头疼、腰椎间盘突出症、增生性颈椎炎等。他倡导未病先防，强身健体少生病，极力提倡养生之道，总结乔氏健身按摩疗法，广为流传。

【适应病证】 本方辛温解表，主治风寒感冒。其症见营卫不和，外受风寒，恶寒有汗，苔薄白，脉浮小数。

【药物组成】 桂枝、防风各 6 克，炒白芍 9 克，生甘草、藿香、佩兰各 5 克，茯苓、陈皮各 10 克，白豆蔻 4 克，鲜荷梗 20 克。

【服用方法】 加生姜 3 片，葱白 1 茎（连须洗净泥土），加水 800 毫升，浸泡 2 小时，先文火后武火，煎约开锅计算 40 分钟即可，倒出 600 毫升药汤，早晚各服 300 毫升，服后卧床休息。

【注意事项】 忌生冷辣。

【按语】 本方能辛温解表，主治风寒感冒，为乔氏中医治疗伤风感冒八法之一。

10. 风热感冒验方

【方剂来源】 乔氏中医乔尚熠先生经验方，人物简介见本章"风寒感冒验方②"。

【适应病证】 本方功能辛凉解表，主治风热感冒。其症见咽红微疼，微咳，鼻孔出热气，体温稍高，咽干，小便黄，脉浮数，舌赤无苔。

【药物组成】 桑叶、菊花、边翘、竹叶、僵蚕各 6 克，牛蒡子 8 克，桔梗 5 克，芦根 15 克，生甘草 5 克，淡豆豉 10 克，薄荷 3 克。加生姜 3 片。

加减：咽喉肿疼加金银花 6 克，板蓝根 5 克，马勃 3 克；咳者加杏仁 6 克，石膏 15 克，浙贝母 8 克，橘红 6 克，前胡 5 克。

【服用方法】　加凉水 700 毫升，浸泡 2 小时，先文火煎，开沸后少加武火，从开始煎至倒药约 40 分钟，倒出 400 毫升药汤，分早晚 2 次温服，连服 2 剂。

【注意事项】　最好用砂锅或不锈钢锅煎药，忌铁锅、铝锅。忌生、冷、辣之品。

【按语】　本方能辛凉解表，主治风热感冒，为乔氏中医治疗伤风感冒八法之一。

11. 感冒夹湿验方

【方剂来源】　乔氏中医乔尚熠先生经验方，人物简介见本章"风寒感冒验方②"。

【适应病证】　本方功能化湿解表，主治感冒夹湿证。其症见发热流涕，咳嗽咽痒且痛，大便干燥，脉浮微数，舌淡苔白黄腻。

【药物组成】　苏叶 5 克，杏仁 6 克，桔梗 4 克，枳壳 6 克，前胡 6 克，制香附 6 克，陈皮 6 克，莱菔子 6 克，薄荷 5 克，荆芥 3 克，甘草 3 克，葱白连须 3 个。

加减：胃肠不适、腹胀满，加砂仁 6 克，炒麦芽 15 克，鸡内金 10 克，神曲 15 克，清半夏 6 克，木香 6 克。

【服用方法】　加生姜 3 片，葱白 1 茎（连须洗净泥土），加水 800 毫升，浸泡 2 小时，先文火后武火，煎约开锅计算 40 分钟即可，倒出 600 毫升药汤，早晚各服 300 毫升，服后卧床休息。

【注意事项】　忌生冷辣，不食油腻，清淡为宜，注意休息。

【按语】　本方能化湿解表，主治感冒夹湿证，为乔氏中医治疗伤风感冒八法之一。

12. 暑湿感冒验方

【方剂来源】　乔氏中医乔尚熠先生经验方，人物简介见本章"风寒感冒验方②"。

【适应病证】　本方功能清暑解表，主治暑湿感冒证。其症见恶寒发热，头重头痛，口干不思饮，腹胀便溏，咽红而痛，脉浮，舌边红苔薄白。

【药物组成】　陈香薷 6 克，淡豆豉 10 克，白扁豆衣 10 克，厚朴 6 克，炒黄连 5 克，大腹皮 12 克，藿香 10 克，佩兰 10 克，炒黄芩 10 克，木香 6 克，焦神曲 15 克，焦山楂 15 克，生薏苡仁 30 克。

加减：咽红肿痛，咳吐黄痰，加金银花 15 克，连翘 10 克，杏仁 10 克，炒薏苡仁 20 克。

【服用方法】　加生姜 3 片，葱白 1 茎（连须洗净泥土），加水 800 毫升，浸泡 2 小时，先文后武火，煎约开锅计算 40 分钟即可，倒出 600 毫升药汤，早晚各服 300 毫升，服后卧床休息。

【注意事项】　忌生、冷、辣之品，注意休息，饮食清淡为宜。

【按语】　本方能清暑解表，主治暑湿感冒证，为乔氏中医治疗伤风感冒八法之一。

13. 伤食感冒验方

【方剂来源】　乔氏中医乔尚熠先生经验方，人物简介见本章"风寒感冒验方②"。

【**适应病证**】　本方功能祛风清热，消食行气止痛，主治伤食感冒证。其症见感冒发热，加饮食不慎，以致胃脘胀痛，不思饮食，恶心欲吐，脉浮，舌赤苔微黄厚腻。

【**药物组成**】　防风 10 克，荆芥 6 克，黄芩 10 克，知母 10 克，焦山楂 15 克，神曲 15 克，白芍 10 克，金铃炭 10 克，金银花 10 克，木香 7 克，甘草 5 克，鸡内金 12 克。

【**服用方法**】　加生姜 3 片，葱白连须洗净泥土，加水 800 毫升，浸泡 2 小时，先文火后武火，煎约开锅计算 40 分钟即可，倒出 600 毫升药汤，早晚各服 300 毫升，服后卧床休息。

【**注意事项**】　忌生冷辣油腻食物，宜食清淡宜消化食物。

【**按语**】　本方能祛风清热、消食行气止痛，主治伤食感冒证。为乔氏中医治疗伤风感冒八法之一。

14. 阴虚感冒验方

【**方剂来源**】　乔氏中医乔尚熠先生经验方，人物简介见本章"风寒感冒验方②"。

【**适应病证**】　本方功能为滋阴解表，主治阴虚感冒证。其症见鼻塞流涕，喉间燥痒，干咳声哑，舌干苔白，脉浮数。

【**药物组成**】　南沙参 10 克，肥玉竹 10 克，枇杷叶 10 克，浙贝母 8 克，杏仁 10 克，牛蒡子 10 克，霜桑叶 8 克，前胡 6 克，紫菀 10 克，荆芥穗 6 克，甘草 5 克。

【**服用方法**】　加水 800 毫升，浸泡 2 小时，先文火后武火，煎约开锅计算 40 分钟即可，倒出 600 毫升药汤，早晚各服 300 毫升，服后卧床休息。

【**按语**】　本方能滋阴解表，主治阴虚感冒证，为乔氏中医治疗伤风感冒八法之一。

15. 气虚感冒验方

【**方剂来源**】　乔氏中医乔尚熠先生经验方，人物简介见本章"风寒感冒验方②"。

【**适应病证**】　本方功能为益气助阳解表，主治气虚感冒证。其症见体质偏弱，素易感冒，头项强痛，四肢关节酸楚乏力，纳差，精神不振，脉微浮，舌苔薄白黏腻。

【**药物组成**】　党参 12 克，桂枝 6 克，白芍 10 克，炙甘草 5 克，生黄芪 12 克，法半夏 10 克，陈皮 6 克，茯苓 10 克，生姜 3 片，大枣 3 枚。

【**服用方法**】　加生姜 3 片，葱白 1 茎（连须洗净泥土），加水 800 毫升，浸泡 2 小时，先文后武火，煎约开锅计算 40 分钟即可，倒出 600 毫升药汤，早晚各服 300 毫升，服后卧床休息。

【**注意事项**】　忌生、冷、辣之品，宜食清淡营养之品，注意适当锻炼，增强抗病能力。

【**按语**】　本方能益气助阳解表，主治气虚感冒证，为乔氏中医治疗伤风感冒八法之一。

16. 感冒后寒热往来验方

【**方剂来源**】　乔氏中医乔尚熠先生经验方，人物简介见本章"风寒感冒验方②"。

【**适应病证**】　感冒后往来寒热，口苦耳鸣，脉弦数。此为邪传少阳，宜用和解枢机法。

【**药物组成**】　北柴胡 7 克，嫩青蒿 6 克，半夏曲 10 克，黄芩 10 克，金银花 10 克，大青叶 10 克，赤芍 10 克。

【服用方法】 加生姜 3 片，葱白 1 茎（连须洗净泥土），加水 800 毫升，浸泡 2 小时，先文后武火，煎约开锅计算 40 分钟即可，倒出 600 毫升药汤，早晚各服 300 毫升，服后卧床休息。

【注意事项】 忌生、冷、辣之品。

【按语】 本方能和解枢机，主治感冒后邪郁少阳、往来寒热，为乔氏中医治疗伤风感冒八法之一。

【应用小结】 感冒即通常所称的"伤风感冒"。初起多有发热、恶风寒、鼻塞、喷嚏、流涕、声重或咽痒痛、咳嗽、鼻内呼出的气热、饮食无味、乏力、关节酸楚等症状。流行性感冒与感冒相似，但全身症状较重，具有较强的传染性和流行性，又称"时行感冒"。感冒常不易引起人们的重视，如不及时治疗，也会引发疾病。感冒在治疗上要抓住一个"早"字，初感时 10 粒伤风感冒胶囊服不完可能就会好。肺为娇脏，位居上焦，不耐邪侵，风寒之邪易先犯肺，故治疗时选方用药多宜清轻，不宜重浊，这就是治"上焦如羽，非轻不举"的道理。风寒病邪刚入侵肌表，用药要轻，以宣发为主，有些药不易久煎，如薄荷、细辛当后下，如久煎有效成分就蒸发掉了。总之，感冒之病，要针对寒、热、暑、湿等病因的不同，灵活运用上述八法治疗，多能很快康复。

17. 感冒验方

【方剂来源】 马建国（1954～），男，曲阜马氏中医第三代传人，副主任医师，中华中医药学会会员。他 1989 年毕业于光明中医函授大学。在曲阜市第二人民医院从事中医皮肤科工作 40 余年。他擅长应用中医药治疗常见多发皮肤病，如荨麻疹、湿疹、神经性皮炎、银屑病、玫瑰糠疹等，疗效显著。他发表论文 180 余篇，出版著作 5 部，获发明专利 14 项，获曲阜市、济宁市科技进步奖 10 项。

【适应病证】 感冒初起。

【药物组成】 葱根、香菜根、萝卜根、白菜根各 1 个。

【配制方法】 将上述四根洗净切碎，水煎去渣取汁。

【服用方法】 趁温口服 200～300 毫升，每日 3 次。

【注意事项】 避风寒，禁忌辛辣油腻之品。

18. 冬季感冒验方①

【方剂来源】 曲阜市中医院孔亚梅收集民间验方。

【适应病证】 冬季感冒。

【药物组成】 生姜 9 克，葱头（带须根）7 个。

【服用方法】 水煎，每日 3 次，每次一碗温服，小儿适量。

【注意事项】 服用后身上出微汗。

【应用小结】 冬季感冒常使用本方，每年治愈 100 多患者。

19. 冬季感冒验方②

【方剂来源】 曲阜市中医院孔亚梅收集民间验方。

【适应病证】 冬季感冒。

【药物组成】 大白菜疙瘩 7 个洗干净（带着根）。

【服用方法】 水煎，每日 3 次，每次 1～2 碗温服，小儿适量。

【注意事项】 服用后身上出微汗。

【应用小结】 冬季农村大白菜很多，用这个方法就地取材，既省钱，又管用，每年治愈多例。

20. 感冒头痛验方

【方剂来源】 全国基层名老中医药专家朱传伟经验方，人物简介见本章"风寒感冒轻症验方"。

【适应病证】 感冒头痛。

【药物组成】 鲜香菜 30 克，生姜 6 克，苏叶 9 克（或葱白 2 支）。

【服用方法】 水煎服，每日一剂。

21. 十味病感汤

【方剂来源】 山东省名老中医药专家朱鸿铭经验方。人物简介见本章"预防流行性感冒验方①"。

【适应病证】 病毒性感冒。其临床表现为高热、头痛、鼻塞流涕；或汗出、咽痛；或咳嗽，舌苔薄黄或白腻，脉浮数或弦数。血常规检查示白细胞计数不高。

【药物组成】 藿香 9 克，苏叶、荆芥、白芷各 10 克，金银花、板蓝根各 15 克，连翘、黄芩各 12 克，黄连 6 克，甘草 3 克。

加减：若咳嗽加炒杏仁、前胡各 10 克；痰黄稠加瓜蒌仁 9 克；咽喉红肿疼痛者加玄参 12 克，射干、牛蒡子各 9 克。

【服用方法】 水煎服，每日一剂，早晚分服。小儿用量酌减。2～3 剂为一个疗程。

【注意事项】 禁忌辛辣油腻，避风寒。

【应用小结】 曾治病毒性感冒 40 例（全部未用西药），治愈 38 例（24 小时内退热者 30 例，48 小时内退热者 8 例），无效 2 例。在无效的 2 例中，经复查并发支气管炎者 1 例，并发肺炎者 1 例。

22. 郭氏感康汤

【方剂来源】 郭燕明（1979～），男，大专学历。在曲阜市吴村卫生院师从曲阜市名中医王立君先生。他擅长治疗外感疾病、内科常见病和妇科病。

【适应病证】 流感所致的恶寒、发热、咳嗽、流涕、头痛、肢体酸痛，并有一定的预防作用。

【药物组成】 藿香 6 克，桑叶 10 克，板蓝根 30 克，金银花 12 克，连翘 15 克，贯众 12 克，桔梗 12 克，射干 10 克，生甘草 6 克。

【服用方法】 每日一剂，水煎，早晚各一次，连服 3 日。

【注意事项】 忌辛辣食品。

【应用小结】 该方是他本人行医近 10 年的临床经验方。他曾总结治疗 100 多例，疗效确切，治愈率达 95% 以上。

【典型病例】 贾某，男，41 岁。感冒头痛 3 年余，时轻时重。诊为感冒，经上方治疗半月余，未再复发。

23. 烟熏疗法

【方剂来源】 曲阜市神农中医药研究所吕建华经验方，人物简介见本章"预防流行性感冒验方④"。

【适应病证】 流行性感冒、鼻炎、头痛、气虚型腿脚浮肿等，能通十二经。

【药物组成】 路路通、苍术各等份。

【使用方法】 粗研为末，点燃烟熏。每次 50 克，每日 2 次。

【注意事项】 注意防火和烫伤，5 日无效请咨询使用。

【应用小结】 易简便廉，安全有效，有效率在 85% 以上。

【典型病例】 病案一：姜某，女，11 岁。鼻炎伴鼻塞，上药每次 20 克，熏 5 日后，头晕、流涕消失，继续治疗 15 日，一切症状消失，康复痊愈。

病案二：靳某，女，37 岁。周期性头痛，上药每次 50 克，熏 9 日后，头痛未再复发。

病案三：李某，男，56 岁。腿疼伴双脚浮肿，上药每次 150 克，放在盆内点燃熏患处。7 日后疼痛减轻，浮肿消除，15 日后痊愈。

24. 病毒性感冒验方

【方剂来源】 颜景君（1944～），曲阜小雪镇袁家庄人。他师承曲阜息陬孔氏中医世家孔庆昆先生，遍读中医经典书籍，注重理论与实践相结合。他 1965 年毕业于曲阜卫校，1979 年参加山东省中医人员选拔考试，以优异成绩被录取到曲阜市小雪卫生院工作。他先后参加了山东中医学院组织的医古文函授课程；李克绍、刘渡舟、胡希恕的《伤寒论》讲座；研读《名老中医之路》；全国中医自学考试，并以优异成绩毕业；1995 年调至曲阜市中医院从事中医临床工作，直至退休。他擅长利用经方治疗各科疑难杂病，尤其在支气管哮喘、慢性支气管炎、慢性肝炎、胃肠疾病、妇科病、不孕不育等方面，有其独到的治疗见解。

【适应病证】 病毒性感冒（属少阳症者）。

【药物组成】 柴胡、黄芩、姜半夏、苏叶各 9 克，人参 6 克，甘草 4 克，大枣 6 枚，生姜 3 片，金银花 15 克，绵马贯众 10 克。

【服用方法】 水煎服，每日一剂，分 3 次温服。

【注意事项】 阴虚外感及外感风寒者不宜。

【应用小结】 适用于感冒中期，表寒未清入里，病在半表半里者。若往来寒热，需用大剂量柴胡退热。

【典型病例】 病案一：宋某，女，17 岁。在校期间突然畏寒发热 3 日，伴有鼻塞、流黄涕、头痛、四肢酸痛、恶心干呕、食欲不振等症状，曾服用退热药、感冒药及消炎药，疗效一般。平素易感冒，身体瘦弱，舌红，苔薄黄，脉弦细。服该方 4 剂后，诸症皆失。

病案二：于某，男，49 岁。劳累工作后淋雨，半夜体温低热，为 37.4℃，伴咽喉疼痛、口苦、周身酸痛、疲乏无力。舌绛苔黄、脉弦。血常规示白细胞计数偏低，淋巴细胞计数稍高。服该方 5 剂，病愈。

病案三：姜某，女，36 岁。感冒发热 2 日，服退热药后 2 日再次发热，伴目眩耳鸣、心烦、浑身燥热、汗出不畅。舌红、苔微黄、脉数。用本方去人参后服用，1 剂后畅汗而好转，又予此方加减 3 剂，病愈。

二、伤暑验方

1. 伤暑验方

【方剂来源】　全国基层名老中医药专家朱传伟经验方，人物简介见本章"风寒感冒轻症验方"。

【适应病证】　伤暑引起的恶心、胸闷、大便稀等症。

【药物组成】　鲜扁豆花 6 克，鲜藿香 9 克。

【服用方法】　水煎频服。

2. 中暑验方①

【方剂来源】　全国基层名老中医药专家朱传伟经验方，人物简介见本章"风寒感冒轻症验方"。

【适应病证】　适用于中暑身热汗出者。

【药物组成】　绿豆 30 克，西瓜翠衣 30 克，冬瓜皮 30 克。

【服用方法】　水煎频服。

3. 中暑验方②

【方剂来源】　全国基层名老中医药专家朱传伟经验方，人物简介见本章"风寒感冒轻症验方"。

【适应病证】　适用于中暑身热多汗，口渴引饮者。

【药物组成】　鲜荷花 2 朵，或鲜荷叶 1 张。

【服用方法】　水煎频服。

4. 中暑验方③

【方剂来源】　全国基层名老中医药专家朱传伟经验方，人物简介见本章"风寒感冒轻症验方"。

【适应病证】　适用于中暑身热者。

【药物组成】　鲜荷叶 1 张，鲜竹茹 60 克。

【服用方法】　水煎频服。

5. 中暑验方④

【方剂来源】　全国基层名老中医药专家朱传伟经验方，人物简介见本章"风寒感冒

轻症验方"。

【适应病证】 适用于中暑发热、胸闷不适者。

【药物组成】 冰片 1 克，生石膏 30 克。

【服用方法】 上二味共为细末，每服 1.5 克，开水送下。

6. 暑热外感验方

【方剂来源】 全国基层名老中医药专家朱传伟经验方，人物简介见本章"风寒感冒轻症验方"。

【适应病证】 暑热外感，发热无汗。

【药物组成】 鲜青蒿、鲜荷叶各 20 克，西瓜翠衣 40 克，绿豆 15 克。

【服用方法】 水煎服，每日一剂。

7. 疰夏验方①

【方剂来源】 山东省名老中医药专家朱鸿铭经验方，人物简介见本章"预防流行性感冒验方①"。

【适应病证】 适用于疰夏因湿困脾胃、恶心、不思饮食者。

【药物组成】 鲜藿香 20 克，鲜佩兰 20 克，薄荷 6 克，青蒿 10 克。

【服用方法】 加水 1500 毫升，煮沸后，置凉代茶饮，每日一剂。

【按语】 疰夏以暑天怠惰嗜卧、眩晕乏力、心烦多汗、饮食不思或有低热等为临床特点，因暑湿之气损于脾胃之气，耗伤阴津所致。

8. 疰夏验方②

【方剂来源】 山东省名老中医药专家朱鸿铭经验方，人物简介见本章"预防流行性感冒验方①"。

【适应病证】 疰夏。

【药物组成】 五味子 9 克。

【服用方法】 泡水代茶饮，夏月可常服。

9. 疰夏验方③

【方剂来源】 山东省名老中医药专家朱鸿铭经验方，人物简介见本章"预防流行性感冒验方①"。

【适应病证】 适用于元气不足、每年患疰夏者。

【药物组成】 红参 5 克。

【服用方法】 水煎服，连服 5～7 日。本方宜在疰夏发生之前或伏天服用。

10. 疰夏验方④

【方剂来源】 山东省名老中医药专家朱鸿铭经验方，人物简介见本章"预防流行性感冒验方①"。

【适应病证】　适用于素体多脾湿，暑天易患疰夏者。

【药物组成】　六一散 30 克。

【服用方法】　以荷叶半张包扎，煎汤代茶饮。

三、麻疹验方

1. 预防麻疹验方

【方剂来源】　全国基层名老中医药专家朱传伟经验方，人物简介见本章"风寒感冒轻症验方"。

【适应病证】　预防麻疹。

【药物组成】　鲜香菜 30 克。

【服用方法】　水煎服，连服 7～10 日。

2. 麻疹高热验方

【方剂来源】　全国基层名老中医药专家朱传伟经验方，人物简介见本章"风寒感冒轻症验方"。

【适应病证】　麻疹透齐，大热不退，毒火炽盛。

【药物组成】　鲜野菊花 24 克，栀子、丝瓜络各 9 克，绿豆 15 克。

【服用方法】　水煎频服。

3. 麻疹高热不退验方

【方剂来源】　全国基层名老中医药专家朱传伟经验方，人物简介见本章"风寒感冒轻症验方"。

【适应病证】　麻疹高热不退，咳喘甚。

【药物组成】　鲜苇根 60 克，鲜茅根 30 克，绿豆衣 30 克，鲜浮萍 15 克。

【服用方法】　水煎服，每日 3 次。

4. 预防流感、麻疹及脑膜炎验方

【方剂来源】　全国基层名老中医药专家朱传伟经验方，人物简介见本章"风寒感冒轻症验方"。

【适应病证】　预防流感、麻疹及脑膜炎。

【药物组成】　鲜薄荷 6 克，荆芥 15 克，鲜芦根 120 克。

【服用方法】　水煎服，每日一剂，连服 3 日。

四、脑炎验方

1. 预防流行性脑脊髓膜炎验方

【方剂来源】　山东省名老中医药专家朱鸿铭经验方，人物简介见本章"预防流行性

感冒验方①"。

【适应病证】 预防流行性脑脊髓膜炎。

【药物组成】 鲜野菊花 24 克，石膏 9 克。

【服用方法】 水煎，每日一次，连服 5 日。

2. 流行性乙型脑炎验方

【方剂来源】 1977 年曲阜县吴村卫生院向济宁地区卫生会议献方。

【适应病证】 流行性乙型脑炎。

【药物组成】 羌活 30 克，蜈蚣 2 条，蒲公英 30 克，金银花 30 克，全蝎 9 克，大青叶 30 克，连翘 30 克，石膏 30 克。

【服用方法】 水煎服，每日一剂。小儿酌减。

【应用小结】 曾治疗 80 余例，治愈率达 95%。

五、高热验方

1. 感冒高热不退验方

【方剂来源】 曲阜市神农中医药研究所吕建华经验方，人物简介见本章"预防流行性感冒验方④"。

【适应病证】 感冒高热不退。

【药物组成】 绿豆粉 100 克，鸡蛋清适量。

【使用方法】 将绿豆粉炒热，用鸡蛋清调和做饼，贴于胸部。

【注意事项】 避免烫伤。

【应用小结】 本方疗效达 85%以上。

【典型病例】 病案一：孔某，女，9 岁。感冒高热不退，用上法后半小时热退身凉，连用 2 日。

病案二：王某，男，5 岁。感冒高热不退，用上法后 1 小时热退身凉，连用 2 日。

病案三：沈某，男，12 岁。感冒高热不退，用上法后 1 小时热退身凉，连用 3 日。

2. 高热烦渴验方

【方剂来源】 朱正阳（1984～），男，济宁十大中医世家——曲阜朱氏中医世家第六代传人，主治中医师。山东中医药大学本科毕业，学士学位。他 2009 年 3 月到曲阜市中医院跟随祖父（朱鸿铭，山东省名老中医）师带徒，继承祖父 60 多年的临床经验；2013 年正式向父亲朱传伟拜师，3 年出徒。他对中医内科、妇科、儿科常见病及多发病的治疗经验丰富，尤其对肝胆、心肺、脾胃、肾病、月经带下病、孕前调理、不孕不育、妊娠产后，以及妇科杂病、更年期综合征、小儿咳嗽、厌食、体质差、男性性功能障碍、前列腺病、银屑病、带状疱疹、脱发及各类痤疮的治疗有较好疗效；擅长中医治未病，注重养生保健。他任副主编著作 1 部，参编著作 2 部；取得济宁市级科研成果 1 项，曲阜市级科研成果 2 项；在省级以上专业期刊发表论文 3 篇。

【适应病证】　本方适用于高热烦渴，或时有谵语、目赤气粗、肺胃津伤无以达邪外出者。

【药物组成】　鲜竹叶 15～20 克，鲜苇根 60 克。

【服用方法】　水煎频服。

3. 烦渴验方

【方剂来源】　曲阜朱氏中医世家第六代传人朱正阳经验方，人物简介见本章"高热烦渴验方"。

【适应病证】　热病伤津造成的烦渴。

【药物组成】　鲜石斛 30 克，鲜生地黄 20 克，鲜麦冬 15 克。

【服用方法】　水煎服，每日一剂。

4. 高热痉挛验方

【方剂来源】　全国基层名老中医药专家朱传伟经验方，人物简介见本章"风寒感冒轻症验方"。

【适应病证】　高热痉挛。

【药物组成】　鲜生地黄 60～90 克，韭菜少许。

【服用方法】　上二味共捣烂绞汁，开水冲服。

5. 猩红热验方①

【方剂来源】　山东省名老中医药专家朱鸿铭经验方，人物简介见本章"预防流行性感冒验方①"。

【适应病证】　猩红热。

【药物组成】　野菊花 120 克，山豆根 6 克。

【服用方法】　水煎 200 毫升，10 岁以上顿服，10 岁以下分 3 次服。

6. 猩红热验方②

【方剂来源】　马氏中医马建国经验方，人物简介见本章"感冒验方"。

【适应病证】　本方适用于猩红热，其症见发热咽喉疼痛，皮肤呈弥漫性红斑，或融合成片，轻度痒感。血常规检查示白细胞总数、中性粒细胞计数均增高。

【药物组成】　玄参 12 克，生地黄 15 克，牡丹皮 10 克，紫草 9 克，金银花 20 克，蝉蜕 6 克。

【服用方法】　在应用抗菌药物的同时，可用上方水煎服，每日一剂。

【应用小结】　本方能滋阴解毒，凉血消斑。

7. 细菌感染高热验方①

【方剂来源】　曲阜朱氏中医世家第六代传人朱正阳经验方，简介见本章"高热烦渴验方"。

【适应病证】 适用于多种细菌感染而产生的高热。其临床表现为高热、舌红、脉数者。

【药物组成】 金银花、蒲公英、鱼腥草各30克，紫花地丁、紫背天葵、野菊花、连翘各15克。

【服用方法】 每日2剂，水煎每6小时服一次。

【注意事项】 忌食辛辣油腻之品，多饮水。

【按语】 方中金银花、野菊花、蒲公英、紫花地丁、紫背天葵为五味消毒饮的组成，具有清热解毒的功效。加入鱼腥草、连翘，其清热解毒功效更加增强。临床用于治疗多种细菌感染，疗效佳良。

8. 细菌感染高热验方②

【方剂来源】 曲阜朱氏中医世家第六代传人朱正阳经验方，人物简介见本章"高热烦渴验方"。

【适应病证】 适用于胃肠热结引起的多种细菌感染而引发的高热。其症见口渴、心烦或谵语、腹满、便秘、苔黄脉数者。

【药物组成】 大黄15～30克，芒硝9克（兑入），玄参15克，甘草6克。

【服用方法】 水煎灌服或从胃管中推入。24小时内可服3剂。

【注意事项】 忌食辛辣油腻之品，多饮水。

【按语】 方中大黄、芒硝、甘草为调胃承气汤组成，其功能为通便软坚、和胃泄热，主治阳明病，热邪结胃。

9. 疟疾验方

【方剂来源】 全国基层名老中医药专家朱传伟经验方，人物简介见本章"风寒感冒轻症验方"。

【适应病证】 疟疾寒热。

【药物组成】 鲜青蒿30～40克。

【服用方法】 加水捣汁口服。

六、瘟疫验方

1. 瘟疫验方

【方剂来源】 孔令谦（1961～），男。孔子第七十六代孙，北京四大名医之一孔伯华先生之孙。祖父孔伯华（1884～1955），名繁棣，字以行，号不龟手庐主人，孔子第七十四代孙，山东曲阜城内棋盘街人。其祖父是北京四大名医之一，著名中医学家、中医教育家；25岁应聘北京外城宫医院，任中医内科医师，后任该院医官；1929年被选为全国医药团体联合会临时主席，率请愿团赴南京，迫使国民党政府收回"取缔中医"的成命；后与萧龙友合办北京国医学院并任院长；历任中国人民政治协商会议全国委员会委员（主席团成员）、中华人民共和国卫生部顾问、中国医学科学院学术交流委员会副主任委员、中华医学会中西医学术交流委员会副主任委员等职务。其祖父在学术上主张治病必求其本，临证注重湿与热，以善治温病闻名，更以善用石膏一药为医林所景仰。其祖父著有《时斋医话》《传染病八种证治晰疑》，其后人及弟子著有《孔伯华医集》一书。

孔令谦本人为孔医堂创始人，孔伯华中医世家非物质文化遗产代表性传承人。他现任孔医堂董事长；孔伯华学院院长；中华孔子学会孔子后裔儒学促进会常务理事；儒医专业委员会主任委员；中国中医药信息研究会养生分会副会长；北京市中医药师承工作委员会副主任委员；知识共享中国大陆国际委员会委员等职。作为儒家思想和中医文化的积极传播者，他应邀在中央电视台、北京电视台等多家媒体及机关、院校、企业传播儒家思想、中医文化和健康养生知识，获得广泛好评。他先后获全国中医药科学普及金话筒奖；北京市非物质文化遗产保护贡献奖；北京市朝阳区创建全国文明先进个人奖；孔子文化奖；2015中华儿女年度特别推荐人物等。他著有《孔伯华医学传习录》《孔少华临证经验纂要》《孔子全集》等著作。

【适应病证】　瘟疫。

【药物组成】　生石膏 15 克，重者可加至 120 克，连翘 9～15 克，金银花 9～15 克，菊花 9 克，知母 9～15 克，炒栀子 9～18 克，黄芩 9～15 克，黄连 6～12 克，薄荷 3～6 克，大青叶 9～18 克，牡丹皮 6～12 克，川贝母 9～15 克，玄参 12～120 克，竹叶 12 克，霜桑叶 9 克，生大黄 6～12 克。

加味：胸痞者加糖瓜蒌 15～30 克，必要时用玄明粉拌；口渴者，原生石膏、玄参各加量 30～120 克；目赤者加龙胆草、青黛各 9～15 克；舌苔黄白或腻黄白、大便结者加生大黄 15 克；大便不通或夹热下利，或大便脓血，或热结旁流者，加玄明粉或芒硝 6～15 克；溺黄短者加车前子 9～15 克；溺赤或不通者加滑石 9～18 克；身有黄疸腮肿者为发颐，头面肿者为大头瘟，加青黛 9～15 克，蒲公英 15～30 克；谵语者加羚羊角或水牛角 3～9 克或紫雪丹 3～9 克；神呆神昏者则热入心包，加安宫牛黄丸 1～2 粒；若舌卷囊缩，手足瘛疭，病已危笃，法所不治，间亦有得愈者，则非大剂一日 3 剂不可，略一迟疑则无及矣。

【服用方法】　水煎服，每日一剂。

【按语】　此皆素日经验得来，观者幸勿讶其药剂之太凉太重而延误，则患者之幸也。

2. 四时温毒不解验方

【方剂来源】　颜世蝶（1956～），男，出身中医世家。16 岁开始随父（颜井泗，毕业于曲阜师范大学。热爱中医，继承家传，在姚村卫生院工作）学医，24 岁个体行医。1989 年考取中医医师合格证书；1995 年参加联合诊所；2013 年考为四级针灸师。他擅长中医药治疗常见病、多发病、疑难病。

【适应病证】　本方功能为清温解毒。主治四时温毒不解。

【药物组成】　荆芥、当归、赤芍、川芎、白术、甘草各 10 克，防风、薄荷、黄芩、桔梗、栀子、连翘、淡豆豉各 12 克，滑石 20 克，石膏 40 克，麻黄 6 克，葱白 3 茎，生姜 3 片。

【服用方法】 水煎服，每日一剂。直至痊愈。
【注意事项】 禁忌辛辣油腻之品。

七、霍乱验方

【方剂来源】 乔氏中医乔尚熠捐献父亲乔根庭先生经验方。乔根庭（1919～1995），乔氏中医世家第四代传人，自幼爱好中医，中学毕业后跟随父亲新泉公习医 20 余年，尽得真传。乔根庭先生 1948 年 4 月离别故乡去台湾，在台湾行医 40 余年，历任中国针灸学会理事及总干事，针灸学会秘书长等职。他始终不忘弘扬祖国医学，曾到访东南亚各国讲学。1979 年应日本医学友人邀请，在日本大板和神户市兴办了一所更生会东洋医学联合研究院，在日本 9 年讲学和诊疗疾病过程中，中医和针灸方面造诣颇深。著有医书十余部，在东南亚各国流传甚广。例如，《中华医学大全》《实用中医针灸治疗学》《中医方剂学》《中医药考试必读临床诊疗大全》上下册，以及《中医诊断学》2 本和《中药、针灸常见病症治疗集》，其中《新编东方医学》《中医诊断学讲义》两本书未出版。1987 年返回大陆定居曲阜市，当年 11 月参加在北京召开的世界针灸学会，是台湾省的唯一代表。1988～1993 年当选为曲阜市政协委员。他擅长中医内科、妇科、针灸治疗。

【适应病证】 霍乱症。本病一般起病颇急，多卒然腹痛、暴泄粪水、腹内作响、吐泻交作，如乾霍乱则仅有腹痛、欲吐不出、欲泻不下，若病情严重，可见两腿肚抽筋、目陷，指甲与唇都见青色，脉沉伏而微细欲绝，而致死亡。霍乱症可分以下三种。①寒霍乱：面色渐见青白，身冷不渴，或渴喜热饮，吐泻物清冷稀薄，无热臭气，面肉聚削，四肢萎缩，舌苔白，脉微细沉迟。②热霍乱：身热烦渴，喜冷饮，气促急粗，小便黄赤，吐物有酸苦腐气，泄物臭热秽浊，舌苔黄腻，脉沉数有力或见伏脉。③干霍乱：先觉胸腹聚胀，遍身不舒，指（趾）甲青紫，腹痛如绞，上不得吐，下不得泻，脉见沉伏。

【特色疗法】 针刺治疗。

（1）寒霍乱：任脉的巨阙穴直针 5 分，中脘穴直针 5 分，神阙穴可隔盐灸 3～5 壮。胃经的双侧天枢穴直针 1 寸，双足三里穴直针 8 分。上穴针刺后，均宜再灸，均用补法，留针 20 分钟。

（2）热霍乱：三焦经的右关冲穴针刺 3 分，并可放血少许；肺经的右侧尺泽穴直针 5 分，并可放血少许；督脉的大椎穴直针 5 分；胃经的双侧足三里穴直针 8 分，双侧解溪穴直针 5 分；任脉的中脘穴直针 5 分。针刺均用泻法，留针 15 分钟。

（3）干霍乱：十宣穴（经外奇穴）在左右各手指端，膀胱经的双委中穴，心包经的右曲泽穴，均可刺出血少许；右侧内关穴直针 1 寸，左公孙穴直针 5 分，均用泻法，留针 15 分钟。

胸闷气逆：可加心包经的右大陵穴直针 5 分；任脉的天突穴向下针刺 5 分；大肠经的双侧合谷穴直针 5 分；肝经的双侧太冲穴直针 3 分。

头痛：可加针刺经外奇穴的双侧太阳穴直针 5 分，印堂穴直针 2 分。

高热：可加督脉的大椎穴直针 5 分；大肠经的双侧曲池穴直针 1 寸；胃经的双侧陷谷穴直针 3 分。

　　神志不清：可加督脉的人中穴直针 3 分，百会穴向后针刺 3 分；心包经的右侧劳宫穴直针 3 分，均用泻法。

　　【药物治疗】　（1）寒霍乱：藿香 10 克，苏叶 10 克，陈皮 10 克，厚朴 10 克，焦白术 6 克，白茯苓 10 克，姜半夏 10 克，桔梗 6 克，大腹皮 10 克，白芷 5 克，砂仁 6 克，川木瓜 10 克，炒白芍 10 克，干姜 1 克，丁香 3 克，炒香附 10 克，肉桂 1 克，吴茱萸 1 克，甘草 3 克。水煎服，每日一剂。

　　（2）干霍乱：①洁净食盐一汤匙，炒黄后和入童便一大茶杯，温服，得吐即愈。②藿香 15 克，炒香附 10 克，白檀香 6 克，水沉香 3 克，广木香 6 克，陈皮 6 克，生枳实 3 克，厚朴 3 克，甘草 3 克。水煎服，每日一剂。

　　【按语】　饮冷过度或食不洁之物，而又露卧湿地，或当风取凉，致阴寒之邪内袭脾胃，中焦失运，冷滞凝结，升降失司，清浊相干，而成霍乱寒症。膏粱厚味、酒热辛辣之物，积滞于中，而又外中暑热，热蕴于胃，下传大肠，以致气失升降，乱于肠胃，则成霍乱热症。体力衰弱，中气内虚，致卒中邪寒污秽不正之气，聚于肠胃，更加湿滞，以致气机阻逆、阴阳错乱，即成乾霍乱症。

第二节　肺系病证验方

一、咳嗽验方

1. 咳嗽验方

　　【方剂来源】　曲阜市神农中医药研究所吕建华经验方，人物简介见本章"预防流行性感冒验方④"。

　　【适应病证】　咳嗽。

　　【药物组成】　嫩桑叶 60 克。

　　【服用方法】　水煎，每日 2 次服。

　　【应用小结】　本方疗效为 90% 以上。

　　【典型病例】　案例一：孙某，女，19 岁。吐黄痰，咳嗽，上法连用 5 日后痊愈。

病案二：李某，男，25 岁。咳嗽，上法连用 3 日后痊愈。

病案三：沈某，男，12 岁。目赤咳嗽，上法连用 5 日后痊愈。

2. 外感风寒咳嗽验方

　　【方剂来源】　全国基层名老中医药专家朱传伟经验方，人物简介见本章"风寒感冒轻症验方"。

　　【适应病证】　本方适用于外感风寒咳嗽。其症见咳嗽，吐痰稀薄色白，容易咳出，咽痒，兼有鼻塞，流涕等外感风寒症状。

【药物组成】 ①苏叶 10 克，桔梗 6 克，陈皮 6 克，甘草 3 克。②苏叶 10 克，前胡 12 克，炒杏仁、桔梗、枳壳、陈皮、半夏、茯苓、紫菀各 9 克，甘草 3 克，生姜 3 片，大枣 6 枚。

【服用方法】 症状较轻者用①，症状较重者用②。水煎服，每日一剂。

3. 外感风热咳嗽验方

【方剂来源】 全国基层名老中医药专家朱传伟经验方，人物简介见本章"风寒感冒轻症验方"。

【适应病证】 外感风热咳嗽。其症见咳嗽，痰黄黏稠，不易咳出，口干，咽痛，兼有鼻塞、流涕、发热、汗出、头痛等外感风热症状。

【药物组成】 桑叶、连翘、瓜蒌各 12 克，菊花、炒杏仁、浙贝母各 10 克，桔梗、射干各 9 克，薄黄 6 克，鱼腥草 20 克，芦根 30 克，甘草 3 克。

【服用方法】 水煎服，每日一剂。

4. 燥热咳嗽验方

【方剂来源】 全国基层名老中医药专家朱传伟经验方，人物简介见本章"风寒感冒轻症验方"。

【适应病证】 本方适用于燥热咳嗽。其症见发热，咳嗽少痰，或略有黏痰不易咳出，或痰中带有血丝，咽干，口鼻干燥，舌苔薄黄而干，舌尖红，脉细数无力。

【药物组成】 轻者：桑叶、枇杷叶、麦冬各 10 克。重者：桑叶、杏仁、川贝母、淡豆豉各 10 克，北沙参、栀子皮、麦冬、知母、梨皮各 12 克，石膏 15 克。

【服用方法】 水煎服，每日一剂。

5. 肺热咳嗽验方①

【方剂来源】 全国基层名老中医药专家朱传伟经验方，人物简介见本章"风寒感冒轻症验方"。

【适应病证】 肺热咳嗽。

【药物组成】 鲜苇根 30 克，淡竹沥 30 克，白蜜 15 克。

【服用方法】 鲜苇根（捣）水煎后，冲入淡竹沥、白蜜，分 2 次口服，每日一剂，连服 7 日。

6. 肺热咳嗽验方②

【方剂来源】 曲阜市神农中医药研究所吕建华经验方，人物简介见本章"预防流行性感冒验方④"。

【适应病证】 肺热咳嗽，气逆喘急，胃热呕吐，哕（yuě）逆。

【药物组成】 枇杷叶 50 克。

【服用方法】 枇杷叶煮汁，饮之，立瘥。

【注意事项】　止咳宜炙用，止呕宜生用。

【应用小结】　本方疗效在90%以上。

【典型病例】　病案一：颜某，女，19岁。吐黄痰，咳嗽，上方连用5日后痊愈。

病案二：林某，男，25岁。恶心呕吐，上方连用3日后痊愈。

病案三：沈某，男，31岁。胃热呕吐，上方连用3日后痊愈。

7. 肺炎初期验方

【方剂来源】　全国基层名老中医药专家朱传伟经验方，人物简介见本章"风寒感冒轻症验方"。

【适应病证】　肺炎初期。

【药物组成】　鲜苇根60克，浮萍12克。

【服用方法】　水煎服，每日2次。或鲜苇根60克，白茅根30克捣烂煎汁，代茶频饮。

8. 肺脓肿验方

【方剂来源】　山东省名老中医药专家朱鸿铭经验方，人物简介见本章"预防流行性感冒验方①"。

【适应病证】　肺脓肿，咳吐腥臭脓痰。

【药物组成】　鲜苇根60克，鲜鱼腥草90克。

【服用方法】　上二味捣汁温服；或鲜苇根、冬瓜子各90克，水煎代茶饮。

9. 十一味止咳汤

【方剂来源】　曲阜朱氏中医世家第六代传人朱正阳经验方，人物简介见本章"高热烦渴验方"。

【适应病证】　本方适用于外感咳嗽风盛挛急证。其症见咳嗽，干咳无痰或少痰，咽痒，痒即咳嗽，或呛咳阵作，气急，遇外界寒热变化、异味等因素突发或加重，多见夜卧晨起咳剧，呈反复性发作，舌苔薄白，脉弦。患者无呼吸及循环衰竭，并排除肺炎、肺结核、支气管肺癌、支气管内膜结核等病。

【药物组成】　炙麻黄、蝉蜕、僵蚕各6克，地龙、五味子各9克，紫苏叶、紫苏子、牛蒡子、前胡、枇杷叶各10克，甘草3克。

【服用方法】　水煎服，每日1剂，早晚分服。小儿用量酌减。加减：咳嗽超过2周者，宜加川芎9克，红花6克。

【注意事项】　避免异味及冷空气刺激。

【临床疗效】　曾治疗外感咳嗽风盛挛急证60例，治愈44例，显效16例，总有效率为100%。

【按语】　十一味止咳汤是山东省名中医药专家朱鸿铭数十年的经验方，其主要功能为疏风宣肺、解痉止咳。方中炙麻黄、紫苏叶、蝉蜕、僵蚕、牛蒡子、前胡疏风宣肺；僵蚕、地龙、紫苏子、枇杷叶、五味子、甘草解痉止咳。临床观察表明，本方治疗外感咳嗽气道挛急证，具有改善症状快、缩短病程、预防合并症等作用，临床疗效显著。

10. 清肺化痰汤

【方剂来源】　全国基层名老中医药专家朱传伟经验方，人物简介见本章"风寒感冒轻症验方"。

【适应病证】　肺热引起的咳嗽、吐黄痰、胸闷、憋气等。

【药物组成】　黄芩9克，鱼腥草20克，杏仁10克，紫菀10克，款冬花10克，橘红12克，半夏10克，前胡12克，桑白皮12克，金银花15克，连翘15克，板蓝根15克，枇杷叶12克，厚朴10克，甘草3克。

【服用方法】　水煎服，每日一剂。

【注意事项】　禁食辛辣油腻、酒、煎炸食品。

11. 感冒后慢性干咳验方

【方剂来源】　马金榜（1934～），男，曲阜马氏中医第二代传人。他初中毕业后，随父亲马鸿汉（曲阜马氏中医创始人）学习，侍诊左右，尽得真传。他1956年加入联合诊所，同年参加县卫生局举办中医学习班学习半年；1958年调入曲阜城关公社医院，从事中医皮肤科工作；1973年在济宁地区人民医院皮肤科进修1年，并随济宁市人民医院到上海华山医院皮肤科学习。他擅长以中药内服、自制中药软膏、酊剂、洗剂、霜剂、油膏等剂型治疗银屑病、剥脱性皮炎、过敏性皮炎、慢性湿疹、小面积白癜风、小腿丹毒、慢性荨麻疹、皮肤瘙痒症、小腿溃疡、结节性血管炎、花斑癣、血栓性浅静脉炎等，获效显著。他临床经验丰富，学术思想独特，均被编入马氏中医皮肤科著作中。他在省级以上专业期刊发表学术论文5篇。

【适应病证】　感冒后慢性干咳。

【药物组成】　梨、冰糖适量。

【服用方法】　将梨剥皮去核后放入冰糖同煮，将梨与汤汁分两次服下。

【注意事项】　禁忌辛辣油腻之品。

12. 久咳验方

【方剂来源】　曲阜朱氏中医世家第六代传人朱正阳经验方，人物简介见本章"高热烦渴验方"。

【适应病证】　久咳不止。

【药物组成】　鲜马齿苋适量，白蜜30克。

【服用方法】　将鲜马齿苋捣汁，取半杯，入白蜜调和，开水冲服，每日一次。

13. 顽咳神方

【方剂来源】　曲阜中医药学校孙世山经验方。本方是孙世山先生临床几十年积累的经验方，根据中医久病必瘀、病久入络、三焦同治、升降相因等理论，参考抗过敏的中药西用理念总结而成。

【适应病证】 主治顽固性咳嗽。本方功能为宣肺祛风止咳，清热化痰消瘀。

【药物组成】 麻黄 5～10 克，生石膏 30～50 克，白果 20～25 克，僵蚕、䗪虫各 10 克，蝉衣、枳实、生甘草各 15 克，白芍 60 克，防风、乌梅、五味子各 30 克，姜半夏 15～25 克，厚朴、茯苓各 40 克。

【服用方法】 水煎服，每日一剂。煎 2 遍，合兑成一起，分 2 次服下。

【注意事项】 麻黄宜用生品为佳，心悸多汗者宜少用；注意临证加减变化，不能死守原方。

【应用小结】 本方临床验证神效，多在 2、3 周即显效或治愈，治愈病例中有 10 多年顽咳者。

14. 肾虚性咳嗽验方

【方剂来源】 曲阜市神农中医药研究所吕建华经验方，人物简介见本章"预防流行性感冒验方④"。

【适应病证】 肾虚性咳嗽。

【药物组成】 骨碎补 10 克。

【服用方法】 将骨碎补蜜炙，水煎，代茶饮。

【注意事项】 阴虚及无瘀血者慎服。

【应用小结】 本方疗效为 90% 以上。

【典型病例】 病案一：魏某，女，37 岁。其症见腰疼、乏力、咳嗽，上法连用 10 日后痊愈。

病案二：李某，男，25 岁。其症见腰疼、咳嗽，上法连用 10 日后痊愈。

病案三：赵某，男，28 岁。其症见足跟痛、咳嗽，上法连用 15 日后痊愈。

15. 咳嗽痰多验方

【方剂来源】 曲阜市中医院肺病科经验方。

【适应病证】 本方功能为健脾益气，补土生金，止咳化痰。主治咳嗽、痰多、喘促、反复感冒。

【药物组成】 党参 15 克，茯苓 18 克，陈皮 10 克，姜半夏 9 克，炒苦杏仁 10 克，浙贝母 15 克，炒白术 15 克，薏苡仁 18 克，款冬花 10 克，紫菀 10 克，炒山药 18 克，五味子 9 克，化橘红 9 克，甘草 6 克。

【服用方法】 水煎服，每日一剂。

16. 健脾化痰汤

【方剂来源】 曲阜市中医院重症医学科经验方。

【适应病证】 本方功能为健脾益气消食、化湿祛痰。主治重症昏迷、气管插管及气管切开患者气虚痰多、咳痰无力等病症。

【药物组成】 姜半夏 10 克，陈皮 10 克，茯苓 15 克，厚朴 10 克，枳实 10 克，竹茹 15 克，党参 20 克，炒白术 10 克，炒六神曲 20 克，炒麦芽 20 克，木香 10 克，浙贝母 15

克，炙甘草 10 克，大枣 20 克，柏子仁 15 克，火麻仁 15 克。

【服用方法】 水煎口服或鼻饲，每日一剂。

17. 咳嗽失音验方

【方剂来源】 曲阜市神农中医药研究所吕建华经验方，简介见本章"预防流行性感冒验方"。

【适应病证】 咳嗽失音。

【药物组成】 丝瓜络 20～30 克。

【服用方法】 水煎服，每日 2 次。

【应用小结】 本方疗效在 85% 以上。

【典型病例】 病案一：金某，女，21 岁。其症见黄痰，咳嗽喑哑，上法连用 7 日后痊愈。

病案二：佟某，男，27 岁。其症见咳嗽失音，上法连用 5 日后痊愈。

病案三：沈某，男，19 岁。其症见燥热咳嗽，上法连用 7 日后痊愈。

18. 声哑、失音特色疗法

【方剂来源】 乔氏中医乔尚熠捐献父亲乔根庭先生经验方，人物简介见本章"霍乱验方"。

【适应病证】 本方适用于声哑、失音。其症见喉咙常觉干燥，发痒，有时会有痛感，说话声音嘶哑，也会感觉头晕，胸闷，但不影响食物下咽，而会有情绪不安，容易发脾气的现象。

【特色疗法】 （1）针刺：肺经的右列缺穴向肘部针刺 3 分。大肠经的左合谷穴直针 5 分。肾经的双照海穴直针 3 分。任脉的天突穴向下针刺 5 分。肾经的阴谷穴直针 1 寸。肝经的双曲泉穴直针 1 寸，双侧行间穴直针 5 分。胆经的双侧阳辅穴向大腿方向针 1 寸。每经之火穴泻之，水穴补之。肺经的少商穴、三焦经的关冲穴，均可放血少许。留针 15～20 分钟。

（2）中药应用：①乌药、桔梗、乌梅、甘草。药量酌用，煎服。②硼砂、元明粉、胆星、诃子、乌梅、梅片。药量酌用，共导为丸，如梧子大，每次 20 丸，用温开水送下。③当归 10 克，生地黄、熟地黄各 30 克，天冬、麦冬、黄柏、知母各 15 克，玄参 10 克，白茯苓 30 克，玉蝴蝶 10 克，阿胶 6 克，乌梅 3 个，梨汁一茶杯。炼蜜为丸，如黄豆大，每日早晚用温开水送服 30 粒。平时要多饮水为宜。

【按语】 此症与三焦、肺、肝、肾经有关，肾水常亏，不能上达，三焦、肺、肝之火熏蒸胸膈，上而至噎，宗气不舒而发。

19. 肺脾气虚咳嗽验方

【方剂来源】 沈氏中医后人沈莹、孙惠杰捐献名老中医沈梦周先生经验方，人物简介见本章"流行性感冒验方"。

【适应病证】 本方适用于肺脾气虚咳嗽病。其症见咳嗽日久，肺病及肠，咳逆气喘，恶寒发热，泄泻，纳呆，面色无华，舌苔薄白，脉沉无力。

【药物组成】　赤石脂（煅，包煎）9 克，禹余粮（煅）9 克，茯苓 9 克，化橘红 2 克，五味子 3 克，冬瓜仁 9 克，杜仲 6 克，款冬花 9 克，薏苡仁 15 克。

加减：咯血者加牡蛎 6 克，龙骨 6 克，茜草 6 克。

【服用方法】　水煎服，每日一剂。

二、气管炎验方

1. 气管炎验方①

【方剂来源】　1977 年曲阜县卫生局向济宁地区卫生会议献方。

【适应病证】　气管炎。

【药物组成】　姜半夏 30 克，茯苓 45 克，杏仁 60 克，瓜蒌仁 60 克，黄芩 60 克，香橼 45 克，百合 45 克，苏子 45 克，前胡 45 克，款冬花 30 克，川贝母 24 克。

【配制方法】　上方共为细末，炼蜜后制成药丸，每丸 9 克。

【服用方法】　每日 2 次，每次 1 丸。

【临床疗效】　本方有效率在 90% 以上。

2. 气管炎验方②

【方剂来源】　孔凡吉（1955～）男。曲阜市卫生学会副会长兼秘书长；曲阜市老科协卫生专业委员会常务副主任；预防医学专业主任医师。1972～1974 年在曲阜县人民医院中医科跟恩师朱鸿铭先生学习中医；1983～1986 年在曲阜市卫校进修学习中医。在农村卫生室一线用中医中药为老百姓防病治病 16 年。1988 年 6 月到曲阜市卫生防疫站从事卫生防疫工作；2006 年到曲阜市卫生局学会办公室工作。

【适应病证】　气管炎。

【药物组成】　小蝎子草 7 棵（农村开黄花的、花棵矮小）。

【服用方法】　水煎服，每日 2 次，每次一碗。

【注意事项】　忌辛辣。

【应用小结】　治疗气管炎 90 例效果很好。

3. 气管炎验方③

【方剂来源】　张竟（1972～），男，曲阜市东终吉张氏中医世家第三代传人。少时跟随伯父（张果孝，曲阜名医。1957 年在山东省中医药大学进修中医，同期与国医大师张灿玾、济宁市名医廖子昂为同窗好友；曾受聘于山东省中医药大学，讲授中医四大经典，并在山东省立二院临床坐诊。调回曲阜后，他任南辛医院中医主治医师，1982 年被济宁市卫生局授予"济宁市名老中医称号"。他曾任济宁市名老中医评选考官，被济宁市卫生局聘为中医学会常务理事，多次被济宁市卫生局委派到济宁卫校、滕州卫校、兖州卫校讲授中医基础理论，为济宁市中医进修班讲授《伤寒论》《黄帝内经》《温病条辨》）习医，耳濡目染，诵读经典。他先后取得大学专科、本科学历和医师执业证。他继承家传，善于实践，擅长六经辨证和经方的变通运用，深究体质辨识、宏观辨证和微观辨证相结合，专方专药与辨证论治相结合，在家传方剂的应用上趋于成熟，并能结合现代医学，对疾病的发生、发展、转归、预后有更进一步的认识。

【适应病证】　本方适用于肺病、气管炎。

【药物组成】　五味子 6 克。

【服用方法】　将五味子煎水，用五味子水冲鸡蛋水喝，每日 1 次。

4. 支气管炎验方

【方剂来源】　王立君（1941～　），男，曲阜吴村东杨家院人。三代中医世家。他擅长治疗高血压、冠心病、短暂性脑缺血发作、血管性痴呆、中风后遗症等心脑血管疾病，以及多种原因发热、急慢性胃炎、小儿顽固性咳喘、消化不良、急慢性腹泻、便秘、胃黏膜脱垂等消化系统疾病；尤其在外科疮疡等方面有独到之处。

【适应病证】　本方适用于急慢性陈旧性气管炎和咳嗽。

【药物组成】　麻黄 6 克，陈皮 6 克，茯苓 20 克，川贝母 10 克，半夏 10 克，泽泻 10 克，麦冬 10 克，川厚朴 10 克，五味子 6 克，百合 20 克，枳实 10 克，桔梗 10 克，细辛 1 克，大黄 6 克，甘草 6 克，炮附子 6 克，沙参 10 克，肉桂 6 克，白术 20 克。

【服用方法】　水煎服，每日一剂。

【典型病例】　孔某，女，22 岁，1992 年 2 月 19 日初诊。患者因咳嗽、憋喘、咳嗽带痰，经服用大量西药无显著改变来诊，经诊断给予上述汤药服用，3 个月后基本治愈。

5. 慢性支气管炎验方

【方剂来源】　颜秉甲（1959～　），男，曲阜市颜氏中医世家第十四代传人，中医师，曲阜市卫生学会会员，现于曲阜市北关颜秉甲中医诊所行医。他自幼受父亲（颜廷渭，解放战争时曾为解放军沂蒙战场运送提供药棉药品，在济南槐荫行医康民中医诊所，1953 年公私合营，并入联合医院）教诲，刻苦学习中医。他从事中医临床工作 44 年，临床经验丰富。他擅长运用中医特色治疗各种疑难杂症、久治不愈的多发病，尤其对哮喘、支气管炎、胃痛、面瘫、偏瘫（半身不遂）、不育、高血压、冠心病、腰痛、糖尿病等病疗效独到。

【适应病证】　本方主治慢性支气管炎。

【药物组成】　前胡、桑白皮、芦根、化橘红各 12 克，金银花、鱼腥草、生地黄各 15 克，北沙参、炒苦杏仁、紫菀、款冬花、桔梗各 10 克，黄芩、姜半夏各 9 克，蛤蚧、甘草各 3 克。

【服用方法】　水煎服，每日一剂。

【典型病例】　张某，男，36 岁，邹城市人。2008 年 2 月 12 日来诊：患慢性支气管炎 5 年余，时轻时重，每于入冬更为严重，经常感冒、咳喘不适、吐白痰、乏力、纳差、舌苔薄白、脉沉。其诊为咳嗽（慢性支气管炎）。辨证：肺肾气虚，失于宣降。给以上方水煎服，每日 1 剂。加减调理 2 月余，咳喘基本消失，嘱其避风寒，加强营养，避免劳累，勿闻异味。

6. 慢性气管炎验方

【方剂来源】 1977 年曲阜县卫生局向济宁地区卫生会议献方。

【适应病证】 慢性气管炎。

【药物组成】 露蜂房一个（树上或墙洞内）、芝麻适量。

【配制方法】 用芝麻把露蜂房全部灌满，然后把蜂房放锅内烘干，研细备用。

【服用方法】 每日 3 次，每次 10 克，温开水冲服，儿童酌减。

【注意事项】 服药期间，切忌服油腻食物。

【临床疗效】 一般服完一剂即可痊愈，较重者两剂可愈。本方治愈率为 85% 以上。

7. 气管炎、喘证验方

【方剂来源】 颜秉甲中医诊所祖传验方，人物简介见本章"慢性支气管炎验方"。

【适应病证】 气管炎、喘证。

【药物组成】 当归、茯苓、甘草、川芎、杏仁、法半夏、青皮、陈皮、桑白皮、五味子、川贝母各 6 克。以冰糖 6 克为引。

【服用方法】 上药水煎，加冰糖口服，可吃 4 涝，每日 2 次，2 日一剂。

8. 肺气肿验方

【方剂来源】 曲阜市中医院肺病科经验方。

【适应病证】 本方主治慢阻肺、肺气肿、慢性支气管炎，反复咳嗽、憋喘等病证。其功能健脾益肺补肾，纳气止咳平喘。

【药物组成】 熟地黄 12 克，山茱萸 12 克，炒山药 15 克，茯苓 9 克，陈皮 9 克，姜半夏 9 克，浙贝母 12 克，黄芪 9 克，炒苦杏仁 9 克，款冬花 9 克，紫菀 9 克，炒白术 9 克，五味子 9 克，党参 12 克，麦冬 9 克，蒲公英 9 克，淫羊藿 9 克，丹参 12 克，枸杞子 9 克，砂仁 6 克，百合 12 克，甘草 6 克。

【服用方法】 水煎服，每日一剂。

三、咯血验方

1. 咯血验方①

【方剂来源】 全国基层名老中医药专家朱传伟经验方，人物简介见本章"风寒感冒轻症验方"。

【适应病证】 咯血。

【药物组成】 鲜藕节、百合各 15 克。

【服用方法】 水煎服，每日一次。

2. 咯血验方②

【方剂来源】 全国基层名老中医药专家朱传伟经验方，人物简介见本章"风寒感冒轻症验方"。

【适应病证】 咯血。

【药物组成】 鲜生地黄 30 克，仙鹤草 20 克。

【配制方法】 将鲜生地黄捣烂取汁，其渣与仙鹤草浓煎，取汁与生地汁合匀。

【服用方法】 分 2 次口服。

3. 咯血、吐血验方

【方剂来源】 孔雅娴（1996～），女，曲阜市孔凡凤中医世家第五代传人。她毕业于山东中医药高等专科学校，师承曲阜朱氏中医世家第五代传人、全国基层名老中医药专家、济宁市名中医朱传伟先生。本方为捐献祖传验方。

【适应病证】 本方功能为凉血止血，主治咯血、吐血，以及胃、十二指肠溃疡。

【药物组成】 侧柏叶 9～15 克。

【服用方法】 水煎，每日 2 次服。

【应用小结】 本方疗效在 85%以上。

【典型病例】 病案一：孙某，女，49 岁。溃疡病，上法连用 15 日后痊愈。

病案二：熊某，男，65 岁。胃、十二指肠溃疡，上法连用 21 日后痊愈。

病案三：沈某，男，32 岁。胃溃疡，上法连用 15 日后痊愈。

4. 肺咯血、胃出血验方

【方剂来源】 颜景琏（1944～），男，出身于中医世家，本科学历。他受家庭影响，热爱中医。他在从医生涯中刻苦研讨，广收博采，精勤不倦，躬身实践，曾多次到上级院校深造，且得到医界老前辈如刘渡舟、张珍玉、张志远、陆永昌、廖子仰、李知春等的教诲，学业精进，医学理论扎实，临床经验丰富。他从事中医临床 50 余年，撰写医学论文 30 余篇；多次参加全国性有关学术会议，并在大会发言交流；多篇论文在专业杂志上刊登。他是中华全国中医学会内科临床医学会常务理事，中华全国中医学会癌症医学会理事，中华全国中医特色专科医师，医学成果收编在《中国名医大全》《有突出贡献专家人才大典》等文献中。

【适应病证】 肺咯血、胃出血。

【药物组成】 白及适量。

【配制方法】 将白及焙黄研末备用。

【服用方法】 每次取 10 克纳入熬好的小米汤中，空腹服下，每日 2 次，一般 1～2 日即可止血。

【注意事项】 禁忌辛辣油腻之品。服用时必须用小米汤调服，改用水冲服则止血效果不理想。

【应用小结】 曾用本法治疗肺、胃出血患者近 10 人，效果显著。

【典型病例】 病案一：颜某，68 岁，患肺癌咯血，每次均以此法止血。

病案二：孔某，患肺癌咯血，多方医治无效，用此法 2 日即止血。

病案三：王某，54 岁，患胃出血。用该方 3 次即止血。

5. 肺热咯血验方

【方剂来源】   全国基层名老中医药专家朱传伟经验方，人物简介见本章"风寒感冒轻症验方"。

【适应病证】   肺热咯血。

【药物组成】   鲜茅根、生地炭各 30 克，鲜藕节 60 克，阿胶（烊化）15 克。

【服用方法】   水煎服，每日一剂。

四、肺结核验方

1. 肺结核验方①

【方剂来源】   沈氏中医后人沈莹、孙惠杰捐献名老中医沈梦周先生经验方，人物简介见本章"流行性感冒验方"。

【适应病证】   肺结核。

【药物组成】   白及 4 份，百部、白石英、真马宝各 2 份。

【服用方法】   上药共为极细末，每服 1.5～3 克，每日 3 次，开水冲服。

2. 肺结核验方②

【方剂来源】   曲阜市名老中医孔德禄先生经验方。

【适应病证】   肺结核。

【药物组成】   麦冬、黄芩、桑白皮各 15 克，浙贝母、金银花、炒苦杏仁、紫苏子各 12 克，蒲公英 9 克，大黄、蒲黄各 6 克，甘草 3 克。

【服用方法】   水煎服，每日一剂。

3. 肺结核骨蒸潮热验方

【方剂来源】   曲阜朱氏中医世家第六代传人朱正阳经验方，人物简介见本章"高热烦渴验方"。

【适应病证】   肺结核，骨蒸潮热。

【药物组成】   鲜马齿苋 30 克。

【服用方法】   水煎服，每日一次。另取鲜马齿苋 30 克炖瘦猪肉食用。

4. 肺结核咯血食疗验方

【方剂来源】   全国基层名老中医药专家朱传伟经验方，人物简介见本章"风寒感冒轻症验方"。

【适应病证】   肺结核咯血。

【药物组成】   豆腐 60 克，鲜泽兰叶 15 克，冰糖 10 克。

【服用方法】   水煎，吃豆腐喝汤。

【按语】   长期服用有养阴止血的作用。

5. 肺痨特色疗法

【方剂来源】 乔氏中医乔尚熠捐献父亲乔根庭先生验方，人物简介见本章"霍乱验方"。

【适应病证】 肺痨，也称肺结核。其症见周身倦怠，胸部发紧而痛，呼吸困难，初咳嗽吐清痰，后吐黄黏痰，体温时常升高，最后肺细胞大部分糜烂，痰中带血丝，呼吸迫促，精神极为不安，已至病势最严重阶段。

【特色疗法】 （1）针刺：肺经的右太渊穴直针 3 分，尺泽穴双穴直针 1 寸，双侧中府穴向外斜刺 3 分。肾经的双侧俞府穴向外斜刺 3 分。胃经的双侧足三里穴直针 1 寸。膀胱经的双侧肺俞穴向外斜刺 5～8 分。针刺治疗均用泻法，可留针 15～20 分钟。

（2）中药应用

1）黄芪 20 克，制鳖甲 10 克，天门冬 10 克，麦门冬 10 克，秦艽 6 克，酒炒柴胡 6 克，地骨皮 10 克，金石斛 10 克，沙参 10 克，白茯苓 10 克，桑白皮 10 克，紫菀 6 克，姜半夏 10 克，生白芍 10 克，生地黄 10 克，知母 10 克，黄芩 10 克，桔梗 10 克，玄参 10 克，西洋参 15 克，甘草 5 克。水煎服，每日一剂。或炼蜜为丸，则药量酌情加倍，如梧子大，每日早晚各服 30 粒，用白萝卜汁掺温开水送下。

2）大蒜头去皮，每次约 4 两，清水煮食，隔日食一次即可，多食则损目。

3）生淮山药 15 克，薏苡仁 30 克，银耳 30 克。合煮成粥，再入冰糖少许食之。一日 2～3 次即可。

【按语】 此症初起感觉肺部不适，有膨胀感、咳嗽、吐痰，或胸痛发紧，甚至影响呼吸，心脏有压迫感。其原因是肺部虚弱，再感受风邪，停聚于内，日久肺细胞发生变化，引发各种病变。

6. 肺痨验方

【方剂来源】 沈氏中医后人沈莹、孙惠杰捐献名老中医沈梦周先生经验方，人物简介见本章"流行性感冒验方"。

【适应病证】 肺痨。

【药物组成】 熟地黄、白芍各 18～30 克，茯苓 15～30 克，山药 12～24 克，生地黄 9～24 克，薏苡仁、沙苑子、芡实各 12 克，川贝母 6～15 克，杏仁 12～18 克，化橘红 1.5～3 克，梨 1 枚为引。

加减：吐血加藕节 24 克，三七粉 3 克；虚汗加生牡蛎、制鳖甲各 30 克，先煎；咳甚加炙紫菀 12 克，罂粟壳 9 克，炙桑白皮 9 克；痰多而稀重者加远志 9 克；咽干咽痛者去茯苓，加玄参 9 克，淡竹叶 9 克。

【服用方法】 水煎服，每日一剂。服用数剂后如效果较好，也可将上方加大剂量，制成膏方长期服用。

【按语】 本方虽皆习用之药，然几经比较试验，实为治肺痨之主药，极重之症 10 剂内外必大效。凡有咳嗽、痰喘、失音、吐血、虚汗、胸内灼热、午后发热、泄泻、全身虚弱等象，耐心服之，自然诸症减退。若病势不同，临时加减不过一二味。凡未采用的治肺痨的药，均深知其绝无效，故不列，而此寥寥数味，又深知其确有奇效。

7. 肺痨大吐血验方

【方剂来源】 沈氏中医后人沈莹、孙惠杰捐献名老中医沈梦周先生经验方，人物简介见本章"流行性感冒"。

【适应病证】 肺痨大吐血。

【药物组成】 生白芍、藕节各30克，杏仁15克，三七粉（冲服）10克。

【服用方法】 水煎，每日一剂，分3次服下，较西药有效。

8. 肺痨吐血后心力衰竭验方

【方剂来源】 沈氏中医后人沈莹、孙惠杰捐献名老中医沈梦周先生经验方，人物简介见本章"流行性感冒"。

【适应病证】 肺痨吐血后心力衰竭。其症见心中忐忑不宁。

【药物组成】 生白芍、党参、炙黄芪各15克，当归身18克，炒酸枣仁12克，龙眼肉9克，炙甘草6克。

【服用方法】 水煎服，每日一剂。

【按语】 本证治当以救急为主，治之不当，顷刻致命。本方疗效优于西药强心剂，见效后可连服3～5剂，剂量酌减。待心力衰竭缓解后可再应用抗肺痨药物治疗本病。

9. 肺胀病验方

【方剂来源】 全国基层名老中医药专家朱传伟经验方，人物简介见本章"风寒感冒轻症验方"。

【适应病证】 肺胀病缓解期。其症见胸满气短，语声低怯，动则气喘，久久不已，舌淡苔白，脉沉而细。

【药物组成】 五味子（打碎）10克，人参6克，桂枝9克，紫菀10克，款冬花9克，甜杏仁9克，紫河车7克，山药15克，诃子6克，甘草3克。

【服用方法】 水煎服，每日一剂。服3剂休息一日，坚持服用1～2年。

【按语】 肺胀是因咳嗽、哮喘等症，日久不愈，肺脾肾虚损，气道滞塞不利，出现以胸中胀满、痰涎壅盛、上气咳喘、动后尤甚，甚则面色晦暗、唇舌发绀、颜面四肢浮肿、病程缠绵、经久难愈为特征的疾病。敛肺，是使肺胀复敛之意，凡咳嗽气喘、动则更甚、久久不已者，在稳定期用此法持续服用，可以使肺胀病病情逐步减轻，疗效巩固，并防止复发。肺胀病经过恰切的治疗，虽然病情稳定缓解，乃为"肺肾两虚"。此时若能采用敛肺法持续服用，可使病情逐步减轻，肺功能尚可代偿，胜任一般工作。然而，此症患者与医者往往不甚重视，放松治疗，一旦外邪袭肺，肺气壅塞，肺、脾、肾功能愈加受损，致使肺胀屡屡频发和加重。本方又称"敛肺汤"，用于肺胀恢复期，疗效满意。若肺胀出现肺肾阴虚证，症现喘促气短，动则喘甚，咳嗽少痰，或痰黏难出，口干思饮，手足心热，潮热盗汗，舌红少苔，脉象细数者，治疗时仍可用敛肺汤去桂枝，加百合15克，麦冬10克，熟地黄12克。

10. 肺萎症验方

【方剂来源】 乔氏中医乔尚熠捐献父亲乔根庭先生验方，人物简介见本章"霍乱验方"。

【适应病证】 主治肺痿症（轻型的肺结核）。

【药物组成】 薏苡仁、蜜炙黄芪各 15 克，茯苓、天门冬、麦门冬、生白芍各 9 克，炒枳实、蜜炙马兜铃、金银花、生山栀子、西洋参、蜜炙甘草、浙贝母各 6 克，桔梗、蜜炙桑白皮、酒黄芩各 9 克。

【服用方法】 水煎服，隔日一剂。

五、哮喘验方

1. 哮喘特色疗法

【方剂来源】 马登龙（1948～），男，中医师，于曲阜市尼山卫生院国医堂坐诊。他从事中医 50 年，在当地有一定的名气，尤其是单方、验方疗效独特，深受当地老百姓喜爱。

【适应病证】 本方可治寒哮，可宣痹着，定喘。

【药物组成】 洋金花 0.5 克，旱烟叶 1 克。

【服用方法】 将洋金花、旱烟叶混合碾成细末，卷成烟卷，点火烧并吸之，1 分钟后即可止喘，而后再用治疗气管炎的药物慢慢调治。

【注意事项】 小儿慎用，遵医嘱用。

【应用小结】 洋金花治疗急性支气管炎和慢性支气管炎，有一定疗效。该方简便易行，多年来应用于临床 20 余例，控制率为 20%，显效率达 20%。

【典型病例】 李某，70 岁。患慢性支气管炎 20 余年，来诊时喘息不停，急用洋金花烟吸之，即刻显效，而后用肾气止喘汤治之。

2. 哮喘验方①

【方剂来源】 防山陈氏中医世家陈庆年捐献祖传验方，人物简介见本章"预防流行性感冒验方⑤"。

【适应病证】 本方具有宣肺平喘，止咳化痰的功效。主治哮喘。

【药物组成】 炙麻黄 10 克，豆腐 250 克。

【服用方法】 将炙麻黄用纱布包好，与豆腐一起放入锅内，加水 400 毫升，煮 1 小时，去炙麻黄吃豆腐喝汤，每周两次，连用 3 周。

【典型病例】 病案一：杨某，男，67 岁。哮喘多年未愈。每次发病数日不愈。后改用此方连续服用不再发作，痊愈。

病案二：王某，男，70 岁。哮喘伴咳嗽多年，来我处诊治，给以此方服用，症状消失而愈。

3. 哮喘验方②

【方剂来源】　颜秉甲中医诊所秘验方，人物简介见本章"慢性支气管炎验方"。

【适应病证】　本方可疏风散寒，清热解毒，补气益肺，调理气机，降逆和中，降气平喘，痰热内蕴，温化寒痰，宣降肺气，化痰定喘，利气化痰，祛湿化痰，补肾纳气。本方主治气喘咳嗽，面红，口干，无汗或有汗不畅，微恶风寒，发热，痰涎壅盛，胸膈满闷，短气，汗出，喘咳不得卧，痰多气急，痰稠色黄，心下痞鞕，呕吐涎沫，痰色白，头眩心悸，张口抬肩，呼多吸少，喘咳吐白黄痰，舌苔白滑或润或白腻或黄腻或薄白或薄黄，脉浮数或滑数或弦而虚者。

【药物组成】　金银花20克，黄芪30克，防风10克，桂枝9克，大青叶15克，板蓝根15克，连翘10克，白芍9克，玄参12克，黄芩12克，白前15克，炒杏仁9克，前胡12克，陈皮12克，橘红12克，姜半夏9克，炒紫苏子15克，云茯苓10克，炒枳壳10克，北五味子12克，川厚朴12克，款冬花12克（布包），川贝母10克，人参9克，秦当归12克，紫菀12克，乌贼骨15克，菟丝子15克，炒淮山药15克，枸杞子15克，大生地黄12克，甘草6克。

【服用方法】　每日一剂，水煎分早晚温服，15日为一个疗程。

【注意事项】　忌食生冷、辛辣油腻之品；避免过劳和剧烈运动。凡呼吸不能接续、神怯、脉沉细无力或弦大而虚者，或陡见吐泻、肉瞤筋惕、神气怯倦、面色青紫、汗出如油、四肢厥冷、脉微绝、舌色青黯、苔白滑者，以及亡阳、大失血等危重患者出现危候喉鸣急促喘者不宜服用。

【应用小结】　本病常以肺脾肾气虚，宿痰内伏，遇外感风寒、风热、温热、病毒等反复发作不解，里热未清，或见痰浊阻肺未除、饮食不当、情志过激、肺肾不足、导致体内津液不归正化，凝聚成痰，相互交织搏结于肺，壅塞气道及其他脏腑，寒热错杂，六淫外感邪热，水饮痰热内蓄，以及久病体虚等形成得以难辨复杂顽固损害他脏病因病机的哮喘病症，是呼吸困难、胸闷、咳嗽、喉鸣有声，甚至张口抬肩、面红、鼻翼煽动、不能平卧等的一种病症。治当"攻补兼施，标本同治"，宣利疏泄其上，补益其下，权衡主次轻重，酌情兼顾，故以上方"银芪二陈苏子降气汤"治之，通过解表祛邪，清热解毒，宣利疏泄其上，补益其下，补肺气，益肾脾和中（胃）"祛邪扶正标本兼治"，而起到治疗作用。该方简便易行，40多年应用于临床，经临床观察360例，治愈率达95%以上。

【典型病例】　病案一：周某，男，9岁，2002年10月1日就诊。主诉：自幼患哮喘，因感冒反复发作，在邹城市人民医院治疗无效，又去山东省立医院治疗仍无效。近1年逐渐加重，咳嗽、喘促，胸闷，呼多吸少，张口抬肩，喉中有声，面红，口干，吐黄白痰，咳喘不能卧，由祖父抱着睡觉，夜间出汗多年，鼻炎，舌苔薄黄，脉滑数。给予上方，剂量酌减：金银花15克，黄芪15克，防风7克，桂枝6克，大青叶10克，板蓝根10克，连翘7克，白芍6克，玄参9克，黄芩9克，白前9克，炒杏仁6克，前胡9克，陈皮9克，橘红9克，姜半夏6克，炒紫苏子9克，云茯苓7克，炒枳壳6克，川厚朴7克，款冬花（布包）7克，川贝母6克，人参（高丽参）6克，全当归9克，紫菀9克，北五味子9克，乌贼骨10克，菟丝子9克，炒淮山药10克，枸杞子9克，大生地黄 9 克，甘草 3 克。水煎 250 毫升，早晚温服。15 日后症状消失，能自己睡觉。继服 15 日后痊愈。

病案二：刘某，女，37 岁。1994 年 6 月 15 日就诊。主诉：患哮喘十几年，经常发作，多家医院治疗无效。现咳嗽，喘憋，胸闷难受，吐黄白黏痰，气短，心悸，呼多吸少不能劳动，舌苔薄黄，脉弦滑。给予上方，水煎 300 毫升，早晚温服。15 日后病情转好，又服 20 日后痊愈。

病案三：郭某，男，70 岁。2002 年 2 月 5 日就诊。主诉：原有哮喘、高血压、心脏病病史，经人民医院治疗无效。现外感咳喘，动则呼吸困难，胸闷气短，全身无力，咳嗽吐痰，白黄黏痰多。舌淡红，苔白腻脉浮滑。给予上方，水煎 300 毫升，早晚温服。15 日后症状基本消失，又服 30 日后痊愈。

4. 哮喘验方③

【方剂来源】 乔氏中医乔尚熠捐献父亲根庭先生经验方，人物简介见本章"霍乱验方"。

【适应病证】 哮喘。

【药物组成】 炙麻黄 3 克，桂枝 10 克，生白芍 12 克，细辛 3 克，五味子 6 克，干姜 3 克，法半夏 10 克，杏仁 10 克，鹿角片 10 克，菟丝子 12 克。

喘稍微止后可去麻黄、细辛，加当归、熟地黄、补骨脂、核桃仁、紫石英、化橘红、茯苓、蛤蚧。

【服用方法】 水煎服，每日一剂。

5. 喘证特色疗法

【方剂来源】 乔氏中医乔尚熠捐献父亲乔根庭先生验方，人物简介见本章"霍乱验方"。

【适应病证】 喘证。不论是何经受伤，均可分为实热喘、虚寒喘两种。实热喘者，常因夏季酷热而发，虚寒喘者，常因冬季严寒而发。有的不论季节，一遇天气变化，即感呼吸迫促而喘，也有的是昼轻夜重，夜轻昼重者，有的只有喘息，有的喘而有痰，情况非常杂难，诊断需要明确，分清寒热虚实而治之。

【特色疗法】 （1）针刺：膀胱经的双侧风门穴向外斜刺 5 分，双肺俞穴向外针 5 分，双侧厥阴俞穴向外针刺 5 分。肾经的神藏穴针 3 分，或中注穴针 3 分，此 2 个穴不可针刺太深，左尺泽穴直针 5 分，右太渊穴直针 3 分。任脉的天突穴向下方针 3～5 分，气海穴直针 5～8 分。实症用泻法，虚症用补法。寒喘者，肺俞、关元穴可艾灸多壮。有痰者，胃经的双侧丰隆穴直针 1 寸，可降痰。针刺治疗可留针 15～20 分钟。

（2）中药应用

1）实热喘者：蛤蚧 1 对（去头足），麻黄 5 克，五味子 6 克，银杏 10 克，桔梗 10 克，瓜蒌仁 10 克，杏仁 10 克，黄芩 5 克，天竺黄 5 克，葶苈子 5 克，枇杷叶 10 克，青礞石 5 克，甘草 3 克。水煎服，每日 1 剂。

2）虚寒喘者：蛤蚧 1 对（去头足），麻黄 5 克，五味子 6 克，白芥子 5 克，天南星 5

克，紫苏子 10 克，白果 10 克，款冬花 6 克，白僵蚕 5 克，胡桃肉 10 克，甘草 3 克，生姜 3 片，水煎服。放入蜂蜜一汤匙更效。

3）新久气喘单方①：昙花 7 个，用好蜂蜜及冰糖蒸食之。

4）新久气喘单方②：鲜藕去节一大只，洗净剖开，放入川贝母 10 克，杏仁 10 克，煮熟后取出，加蜂蜜一汤匙食之。

【按语】 五脏不和，皆能使人气喘，唯有肺、心、肾三经，功能障碍所发者较多。本病主因是内部某器官不健全，受外邪所侵，而发喘症。

6. 久年气喘验方

【方剂来源】 乔志弘（1981～ ），男，曲阜乔氏中医世家第六代传人，济宁市妇幼保健院针灸推拿科主治医师，山东省中医药大学针灸推拿学院本科毕业。他 2006 年在济宁市中医院针灸推拿科工作；2008 年招聘到济宁市妇幼保健院。他利用中医药治疗小儿脑瘫、小儿发育落后，为少年儿童、婴幼儿做中医健康指导。他继承家传特色，擅长用针灸推拿治疗中医儿科、妇科、内科、颈肩、腰腿疼等病，临证时针药并用，内外结合，疗效显著。本方为捐献祖父乔根庭先生验方。

【适应病证】 主治久年气喘。

【药物组成】 麻黄 4.5 克，川贝母、桔梗、法半夏、瓜蒌仁、水沉香、五味子、茯苓、杏仁、甘草各 6 克，密杷叶、马兜铃、紫苏子、胡桃肉、银杏、蜜桑白皮、化橘红各 9 克，蛤蚧一对。

【服用方法】 水煎服，隔日 1 剂。做蜜丸，药量加倍，每日服用更好，治效同前。

7. 针刺治疗疑是气胸

【方剂来源】 班庆桐（1945～ ），男。1969 年在曲阜市陵城镇西果庄村任乡村医师。1979 年经山东省中医考核聘用，到曲阜市小雪中心卫生院工作，后经山东省中医自学考试，于 1992 年获得大学专科学历，后晋升为中医主治医师。他从事中医临床工作 40 多年，临床经验丰富。他擅长应用土单验方治疗常见病。

【适应病证】 疑是气胸。

【操作方法】 取穴：双手孔最穴。用针刺入双侧孔最穴，不停捻转，使患者有胀痛感，使临床症状缓解。

【按语】 孔最穴是肺经腧穴，有宽胸除憋、止咳之效，虽腹部出现微小的闷憋，经过针刺刺激，调节经络气血，会使肺气功能加强，憋闷缓解。

【典型病例】 2003 年冬，一中年女性，因感冒、咳嗽来诊，当时给予肺俞穴针刺，可能稍深，立即出现稍微闷憋的现象，本人意识到可能伤及肺而至气胸，于是即刻拔针，然后针刺了双侧肺经孔最穴，几分钟后闷憋减轻，后症状消除。

8. 咳喘验方

【方剂来源】 曲阜市名老中医李仲山先生经验方。

【适应病证】 痰热壅盛引起的咳喘。

【药物组成】 天竺黄 10 克，茯苓 10 克，炙麻黄 3 克，胆南星 6 克，桑白皮 12 克，瓜蒌仁、黄芩、法半夏各 9 克，化橘红 12 克，炒苦杏仁 10 克，鱼腥草 15 克。

【服用方法】 水煎服，每日一剂。

9. 顽固性咳喘验方

【方剂来源】 孔宪章（1943～），男，副主任医师。他自幼酷爱医学，1958 年拜小雪前彭村三代中医世医陈高华先生为师，深得其传；参加工作后，边行医边刻苦深研中医学，又承山东省中医学院沈梦周教授培养和教诲，学业渐进；1981 年到济宁市首次举办的中医医师资格进修培训班学习。他从事中医临床工作 50 余载，精于中医内科肝病、肾病、心脑血管病和老年疑难杂症，尤其对治疗胃痛病、牛皮癣、不孕不育和小儿腹泻等疑难病症有独特见解，擅长重用附子治疗屡起重症。他参与编撰著作 3 部，在国家级和省级刊物发表论文 38 篇，荣获优秀论文奖 15 篇。

【适应病证】 顽固性咳喘。

【药物组成】 西洋参 500 克，蛤蚧 350 克，田三七 300 克，川贝母、白果仁各 200 克，桔梗、陈皮各 150 克，甘草 100 克（有条件的可加用冬虫夏草 100 克）。

【服用方法】 上药共研细末，装入胶囊，每粒 0.5 克。每日 3 次，每次 5 粒，白开水送服。

【按语】 本方为自拟"参蛤七散"，对顽固性咳喘疗效确切。须坚持长期治疗一般为 3～4 个月。禁忌辛辣油腻之品，避免感冒，多吃青菜，每晚可食核桃 3 个。

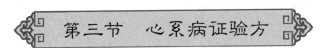

第三节 心系病证验方

一、心悸

1. 心悸验方

【方剂来源】 沈氏中医后人沈莹、孙慧杰捐献名老中医沈梦周先生经验方，人物简介见本章"流行性感冒验方"。

【适应病证】 不明原因的心脏瓣膜病变引起的心悸，脉歇止，活动后心跳气急，甚则步行困难。

【药物组成】 蛋黄油适量。

【服用方法】 口服 0.5～5 克（视患者年龄、体重酌情加减），每日 3 次。

【按语】 本病要多休息，服用本品 3～5 日即可见效。本品富含卵磷脂，易于胃肠吸收。

2. 怔忡验方

【方剂来源】 沈氏中医后人沈莹、孙慧杰捐献名老中医沈梦周先生经验方，人物简介见本章"流行性感冒验方"。

【适应病证】　心悸怔忡。其症见心体肿胀，或有瘀滞，瓣膜狭窄，脉多涩迟。

【药物组成】　①当归、丹参各 15 克，制乳香、制没药各 9 克，生山药、龙眼肉各 30 克。②九节菖蒲 90 克，远志 60 克。

【服用方法】　方①水煎服，每日一剂。方②共为细末，每服 6 克，每日 3 次，红糖水送下。

3. 心脾两虚验方

【方剂来源】　曲阜市韦氏中医后裔韦东民、屈兴东捐献韦孝敬（字希章，曲阜县王庄乡冯家村人。30 岁于曲阜城内悬壶行医，药店号为"同心堂"，为曲阜一代名医。擅长中医妇科、外科，医术精湛，医德高尚。）先生经验方。

【适应病证】　心脾两虚引起的心慌、气短、乏力、腹胀、小腹下坠、白带多等病证。

【药物组成】　当归、白芍、白术、菟丝子、山药、芡实、陈皮、车前子、泽泻、香附各 9 克，砂仁、枳实各 6 克，甘草 3 克。

【服用方法】　水煎服，每日一剂，以红糖为引。

二、自汗、盗汗验方

1. 自汗验方

【方剂来源】　马氏中医马建国经验方，人物简介见本章"感冒验方"。

【适应病证】　自汗。

【药物组成】　五味子 9 克，黄芪 20 克，浮小麦 30 克。

【服用方法】　水煎服，每日一剂。或煎水代茶饮。

2. 表虚自汗验方

【方剂来源】　曲阜市中医院名老中医颜景琏经验方，人物简介见本章"肺咯血、胃出血验方"。

【适应病证】　腠虚汗多易惊，纳呆厌食，营虚卫弱，反复感冒等一切正虚邪恋的虚弱病症。

【药物组成】　桂枝 3～6 克，杭白芍 6～12 克，生龙骨、生牡蛎、磁石各 20 克，生姜、生甘草各 3 克，鸡内金 6 克。

【服用方法】　水煎服，每日一剂。

【注意事项】　避风寒，勿劳累。

【应用小结】　本法即桂枝汤加味，坚持服用数剂即可取得满意效果。

3. 盗汗验方①

【方剂来源】　全国基层名老中医药专家朱传伟经验方，人物简介见本章"风寒感冒轻症验方"。

【适应病证】　肝肾阴虚导致的盗汗。其症见睡中出汗，醒后即止，伴乏力腰膝酸软等。

【药物组成】　黄芪 20 克，太子参 20 克，麦冬 12 克，五味子 6 克，白芍 12 克，黄精 12 克，龙骨 20 克，牡蛎 20 克，浮小麦 30～40 克，山萸肉 12 克，当归 12 克，生地黄 15 克，炙甘草 6 克。

【服用方法】　水煎服，每日一剂。

【注意事项】　禁忌辛辣油腻之品，多饮水，避免熬夜。

4. 盗汗验方②

【方剂来源】　全国基层名老中医药专家朱传伟经验方，人物简介见本章"风寒感冒轻症验方"。

【适应病证】　盗汗。其症见睡中出汗，醒后即止。

【药物组成】　生地黄 15 克，地骨皮 10 克，龙骨 20 克，浮小麦 30 克。

【服用方法】　水煎服，每日一剂。

【临床疗效】　曾总结治疗 22 例，经用本方加减治疗后，服药最多者为 11 剂，最少为 2 剂，平均服药为 4 剂，盗汗症状全部消失。

【按语】　盗汗是一种临床常见病症，多因肝肾阴虚所致。阴虚则阳盛，虚热内生，阴气空虚，入睡后卫气乘虚陷入阴中，表无护卫，肌表不密，营中之火独旺于外，蒸热、迫津外泄则汗出；醒后气固于表，玄府密闭而汗止。因此，在治疗上，应以调补肝肾、养阴止汗为法。本方名为"盗汗汤"，方以生地黄养阴气，补阴血；地骨皮清虚热；浮小麦、龙骨固表止汗。阴气不虚，盗汗即止。

5. 盗汗验方③

【方剂来源】　曲阜市中医院名老中医颜景琏经验方，人物简介见本章"肺咯血、胃出血验方"。

【适应病证】　盗汗。

【药物组成】　五倍子、龙骨各等份。

【配制方法】　上二味共为细末，混合均匀备用。

【使用方法】　每次取药末适量，用米醋调如泥状，纳入脐中，外用胶布固定，每日 1 次。

【注意事项】　胶布过敏者慎用。

【应用小结】　有明显止汗效果。

6. 盗汗验方④

【方剂来源】　曲阜市神农中医药研究所吕建华经验方，人物简介见本章"预防流行性感冒验方④"。

【适应病证】　盗汗。

【药物组成】　椒目适量。

【服用方法】　取椒目微炒，捣为细末，每用 7 克，以生猪唇煎汤 200 毫升调服，临卧服，无不效。

【注意事项】　阴虚火旺者忌服。孕妇慎服。水肿黄疸因于脾虚而无风湿邪气者不宜用。一切阴虚阳盛、火热上冲、头目肿痛、齿浮、口疮、衄血、耳聋、咽痛、舌赤、消渴、肺痿、咳嗽、咯血、吐血等证，法所咸忌。

【应用小结】　本方疗效在 90% 以上。

【典型病例】　病案一：戚某，女，46 岁。盗汗，连用 5 日后痊愈。
病案二：鲍某，男，35 岁。盗汗，连用 7 日后痊愈。
病案三：傅某，男，52 岁。盗汗，连用 7 日后痊愈。

7. 盗汗验方⑤

【方剂来源】　全国基层名老中医药专家朱传伟捐献曾祖父朱荫楸先生经验方，人物简介见本章"风寒感冒轻症验方"。

【适应病证】　盗汗。

【药物组成】　地骨皮 10 克，生地黄 15 克，浮小麦 25 克，龙骨 15 克。

【服用方法】　水煎服，每日一剂。

8. 自汗、盗汗验方①

【方剂来源】　全国基层名老中医药专家朱传伟经验方，人物简介见本章"风寒感冒轻症验方"。

【适应病证】　盗汗。其临床表现为睡中出汗，醒后即止；或活动后汗出。多伴见心悸、乏力、失眠、多梦、健忘等症。

【药物组成】　太子参 15 克，麦冬 12 克，五味子 6 克，枸杞子 12 克，山茱萸 12 克，生地黄 15 克，当归 12 克，白芍 12 克，黄精 12 克，浮小麦 30 克，龙骨 30 克，牡蛎 30 克，黄芪 15 克，炙甘草 6 克。

方药加减：心悸、乏力明显者，改用太子参 30 克，黄芪 30 克；伴失眠、多梦者加炒酸枣仁 20 克，柏子仁 12 克，首乌藤 30 克；兼有热象者，加黄柏 9 克。

【服用方法】　水煎，分早晚 2 次温服。亦可用中药免煎剂开水冲服。每日 1 剂。

【应用小结】　本方名为"养阴止汗汤"，是献方者总结 40 多年的临床实践得出的经验方。该方用于治疗肝肾阴虚所致的盗汗疗效可靠。临床中治愈了许多患者，一般服药 1 周症状即可明显好转，巩固治疗 3～5 次即可痊愈。

【按语】　盗汗是一种临床常见病症，多因肝肾阴虚所致。阴虚则阳盛，虚热内生，阴气空虚，入睡后卫气乘虚陷入阴中，表无护卫，肌表不密，营中之火独旺于外，蒸热、迫津外泄则汗出；醒后气固于表，玄府密闭而汗止。因此，在治疗上，应以调补肝肾、养阴止汗为法。本方以太子参、麦冬、五味子、枸杞子、山茱萸、生地黄、当归、白芍、黄精养阴气、补阴血；浮小麦、龙骨、牡蛎、黄芪、炙甘草益气固表止汗。阴气不虚，盗汗即止。

9. 自汗、盗汗验方②

【方剂来源】 曲阜市尼山中心卫生院马登龙先生特色疗法，人物简介见本章"哮喘特色疗法"。

【适应病证】 本方可敛肺降火、敛汗止汗，用于自汗、盗汗症。

【药物组成】 五倍子2克。

【使用方法】 将五倍子研细末，用醋调成糊状，敷于肚脐，外加胶纸固定，隔12小时更换一次，一般3次即可治愈。

【应用小结】 本法主要用于儿童自汗、盗汗患者，效果显著。

【典型病例】 郑某，6岁，盗汗3月余，应用此方3次治愈。

10. 自汗、盗汗验方③

【方剂来源】 曲阜市神农中医药研究所吕建华经验方，人物简介见本章"预防流行性感冒验方④"。

【适应病证】 本方可除虚热、止汗，主治阴虚发热、盗汗、自汗。

【药物组成】 浮小麦、大枣、黑豆各30克。

【服用方法】 水煎服，每日一剂。

【注意事项】 无汗而烦躁或虚脱汗出者忌用。

【应用小结】 本方疗效为90%以上。

【典型病例】 病案一：卞某，女，26岁。自汗，连用5日后痊愈。

病案二：管某，男，15岁。自汗，连用7日后痊愈。

病案三：霍某，男，22岁。自汗，连用3日后痊愈。

11. 顽固性盗汗验方

【方剂来源】 曲阜市中医院名老中医颜景琏经验方，人物简介见本章"肺咯血、胃出血验方"。

【适应病证】 顽固性盗汗。

【药物组成】 仙鹤草30克，大枣20枚。

【服用方法】 水煎服，每日一剂。

【应用小结】 用其他方法治疗不效时，应用此方有明显止汗效果。

12. 手足多汗验方

【方剂来源】 马氏中医马建国经验方，人物简介见本章"感冒验方"。

【适应病证】 手足部多汗，呈现出密集米粒大小水疱，有灼热不适感，肤色较红。

【药物组成】 土茯苓60克，薏苡仁30克，白鲜皮30克，地肤子30克，白矾30克，苦参30克。

【使用方法】 水煎适量待凉，浸泡患处，每次20分钟，每日2~3次。本方可渗湿清热，使皮疹较快消退。

13. 汗脚验方

【方剂来源】 息陬张氏中医世家张竞经验方，人物简介见本章"气管炎验方③"。

【适应病证】 汗脚。

【药物组成】 黄芪、防风、荆芥、桑枝各等份。

【使用方法】 水煎外洗，每日2次。

三、失眠验方

1. 十味安神汤

【方剂来源】 曲阜朱氏中医世家第六代传人朱正阳经验方，人物简介见本章"高热烦渴验方"。

【适应病证】 顽固性失眠。常伴有烦躁、口干苦、头昏晕、健忘、乏力、委顿等症状，舌淡苔薄，脉细弱或沉弦细数。

【药物组成】 炒酸枣仁20克，柏子仁12克，夜交藤30克，丹参15克，延胡索10克，龙骨20克，牡蛎20克，珍珠母25克，黄精12克，太子参30克。

【服用方法】 水煎服，每日一剂。于晚8时服第1煎，晚10时服第2煎，次晨不服药。服本方时停用所有西药。30日为一个疗程。

【注意事项】 要坚持服用，禁忌辛辣油腻之品及酒、茶、咖啡等。

【临床疗效】 曾治疗196例，服用中药前均曾服用安定，但睡眠时间仍不能超过3小时。治疗1个疗程后，58例可睡眠4小时，138例可睡眠6小时。2个疗程后，196例睡眠均达6小时以上，伴随症状也随之消失。服药最少24剂，最多60剂，平均40剂。半年后随访166例，10例偶有入睡困难，156例未复发。

【典型病例】 患者，女，46岁，1995年9月26日诊。失眠1年，每晚服安定15毫克始能睡2～4小时。患者烦躁不安，心神不宁，多疑多虑，颜面虚浮，神色萎靡，舌苔薄黄干，脉虚大微数。辨证为心神失养，脑髓失济，心神亏虚。治法：养心安神，镇静安脑。予十味安神汤加远志肉9克，煅龙齿15克，6剂。10月3日二诊：浮肿已消，不服安定已能入眠3小时，但多梦易醒。药已中病，继用12剂。10月16日三诊：每晚能睡5～6小时，仍感梦多惊悸、心悸头晕，原方加白芍12克，继续应用。12月26日四诊：上方服66剂，睡眠渐趋正常。遂将十味安神汤剂量加5倍，共研细末，炼蜜为丸，每丸重9克，晚7时、10时各1丸，开水送服。1996年8月28日随访，服丸剂后疗效巩固，恢复正常工作。

【按语】 顽固性失眠的关键在于心神不安，故作者确立养心安神、镇静安脑为本病的治法。方中炒酸枣仁养心阴、益肝血、宁心安神；柏子仁养心安神、润肠通便，适用于虚烦不眠、惊悸怔忡；夜交藤养心安神，丹参、夜交藤配伍有养心安神之效；延胡索活血行气、止痛、镇静；龙骨镇静安神；牡蛎适用于阴虚阳亢所致的烦躁不安、心悸失眠、头晕目眩及耳鸣；珍珠母安魂魄、定惊痫；黄精润肺滋阴，补脾益气；太子参补气生津。10味为伍，共奏养心安神、镇静安脑之效。

2. 神经衰弱验方

【方剂来源】 全国基层名老中医药专家朱传伟捐献曾祖父朱荫楸先生经验方，人物简介见本章"风寒感冒轻症验方"。

【适应病证】 神经衰弱。

【药物组成】 熟地黄 25 克，生地黄、龟鹿二仙胶各 12 克，白芍、龙骨、牡蛎各 15 克，菊花、钩藤、牡丹皮、栀子、桑寄生、天麻各 10 克，甘草 3 克。

加减：前额头痛者加白芷 9 克；头后痛者加藁本 9 克；偏左痛者加柴胡 6 克；偏右痛者加蔓荆子 9 克。

【服用方法】 水煎服，每日一剂。

3. 神经衰弱致失眠、健忘、头晕验方

【方剂来源】 马氏中医马建国经验方，人物简介见本章"感冒验方"。

【适应病证】 神经衰弱所致失眠、健忘、头晕。

【药物组成】 五味子 9 克，酸枣仁 30 克。

【服用方法】 上二味捣碎，开水浸后，每日代茶饮。

【注意事项】 禁忌饮茶。

【应用小结】 疗效颇为显著。

4. 失眠多梦验方

【方剂来源】 防山陈氏中医世家陈庆年捐献祖传验方，人物简介见本章"预防流行性感冒验方⑤"。

【适应病证】 失眠多梦。本方有补养心脾，镇静安神的作用。

【药物组成】 干花生叶 30 克，红枣 10 粒，浮小麦 5 克。

【服用方法】 水煎服，连用 7 日。

【典型病例】 张某，男，37 岁。夜不能寐，失眠多梦，精神失调半年有余。给以此方服用 3 个月后好转，后又服用 1 个月痊愈。

5. 失眠多梦特色疗法

【方剂来源】 乔氏中医乔尚熠捐献父亲乔根庭先生验方，人物简介见本章"霍乱验方"。

【适应病证】 失眠、多梦。其症见彻夜不能入寐，每晚看天花板，直到天亮，也有时睡时醒，醒后再难入睡者，更有似睡非睡，多梦纷纷者。本病常有失眠，会引起面色微黄、惨白无华、四肢倦怠、精神不振、心悸木呆、头晕腰酸、遗精、白带、面色暗黑、虚烦易燥、耳鸣津少、头痛眩晕、胁肋胀痛、易发愤怒、胸脘痞闷、气逆多痰、胃气不和、嗳气吞酸、健忘失记、大小便也不正常。

【特色疗法】 （1）针刺：心经的左神门穴直针 3 分。心包经的右间使穴直针 5~8 分。脾经的右隐白穴直针 2 分，左三阴交穴直针 8 分。肝经右太冲穴直针 5 分，左大敦穴可灸 3～5 壮。胆经的左阳辅穴直针 1 寸，胃经的右解溪穴直针 5 分，均用泻法，留针 15～20 分钟。

（2）中药应用

1）因病后虚弱者：人参 5 克，炒白术 6 克，白茯苓 10 克，炒酸枣仁 10 克，当归 10 克，琥珀 3 克，生甘草 3 克，生姜 3 片，朱砂 1 分后下。煎服，虚甚者，每日 1 剂。

2）痰瘀心胆二经者：陈皮 10 克，姜半夏 10 克，白茯苓 10 克，炒枳实 10 克，竹茹 10 克，五味子 6 克，胆南星 6 克，炒酸枣仁 10 克，甘草 3 克，生姜 3 片。水煎服，每日 1 剂。

3）因血压高彻夜不能入睡者：赤芍 10 克，川芎 5 克，红花 5 克，槐花 3 克，丹参 5 克，桃仁 3 克，牡丹皮 5 克，生栀子 3 克，生地黄 10 克，杭菊花 5 克，金石斛 5 克，黄柏 5 克，知母 5 克，洗地龙 6 克，茺蔚子 6 克，草决明 10 克，霜桑叶 10 克，生川杜仲 5 克，甘草 3 克。上药共为末，每日早晚饭后各服 3 克，待血压平衡后，即夜能熟睡。

【按语】　思虑过度，所遇不遂，至心脾之气郁结，心营亏耗，血不养神，神不守舍，则为失眠；嗜欲不节，肾阴亏损，不能上交于心，心火偏亢，神不安藏，故而失眠；怒动肝火或胆火湿热内蕴，神魂不宁，导致失眠多梦；饮食不节，损伤脾胃，脾失健运，胃不通降，食停成滞，湿积成痰，痰湿阻遏中焦，气机失于通调，上扰心神，至夜卧不安，睡时多梦。

6. 失眠验方①

【方剂来源】　张建中（1968～），男，副主任中医师。1992 年毕业于山东中医学院中医系，一直从事中西医结合神经内科工作。他就职于曲阜市中医院脑病科，擅长运用经方治疗神经内科常见病症，如中风病、失眠、偏头痛、眩晕病等，效果良好。

【适应病证】　主治寒热错杂之失眠、早醒，醒后不能继续入睡，同时伴有口干渴、足冷、便溏、胃脘处嘈杂不适等症状者尤佳。

【药物组成】　乌梅肉 30 克，桂枝 10 克，人参 10 克，黑附子 10 克，细辛 3 克，花椒 3 克（炒黄），当归 10 克（炒黄），黄连 10 克，黄柏 6 克，干姜 10 克。

【服用方法】　水煎，每次服 200 毫升，每天 2 次，第二服于晚上睡前 1 小时服；或每天晚上睡前 1 小时服一次。

【注意事项】　服药期间忌食生冷、腥臭、油滑黏腻食品。

【应用小结】　现代社会工作和生活的压力都很大，加上人们饮食不节，以酒为浆，以妄为常，另外还有抗菌药物的大量应用、大量输液等损伤人体阳气的行为，导致失眠的患者增多，同时表现为寒热错杂。笔者临床观察，乌梅丸治疗寒热错杂之失眠，总有效率在 95%左右。

【典型病例】　柳某，女，53 岁，中学教师。自诉因工作压力关系失眠 12 年，加重 1 个月，睡眠不深，多梦，凌晨 1～2 时易醒，醒后不能入睡，伴有胆小易惊、头昏乏力、纳差、口干、腿发凉、大便黏腻不成形、小便正常、舌淡红、苔薄白、脉弦。初诊给予乌梅丸汤剂三服，嘱每晚睡前 1 小时服 200 毫升。服两剂后症状即大为缓解，中间不醒，3

剂服完，症状消失。

7. 失眠验方②

【方剂来源】　乔氏中医乔尚熠捐献父亲乔根庭先生验方，人物简介见本章"霍乱验方"。

【适应病证】　主治心、肝、胆经有火导致的失眠症。

【药物组成】　生地黄、生白芍、广陈皮、柏子仁、天门冬、麦门冬、淮山药、熟酸枣仁、茵陈、当归尾各9克，清半夏、生枳实、生山栀子、黄芩、淡竹叶、川芎各6克，朱茯神12克，薄荷、甘草、黄连各4.5克，灯心草3克。

【服用方法】　水煎服，每日一剂。

8. 失眠验方③

【方剂来源】　刘天保（1947～），男，曲阜市大庄刘氏中医世家传人，受祖父（刘梦瀛，曲阜名中医，孔府御医，为衍圣公孔令贻及府内保健医生。1940年任伪县公署全县中医考试主考官）、父亲（刘长厚，孔府家医，兼管文物，直至中华人民共和国成立后还在孔府内工作）的熏陶，酷爱中医药学。他在父亲的教导下，刻苦阅读中医药书籍，临床与实践相结合，掌握了常见的治病救人医术。1969年服役后被安排在大庄村卫生室。行医40余年，全心全意为百姓服务，多次受到上级卫生部门的表彰。

【适应病证】　失眠。

【药物组成】　黄连、黄芩、黄柏、甘草各10克，阿胶（烊化）、酸枣仁各20克，远志15克，龙骨、牡蛎各30克。

加减：警惕不安者加珍珠母30克，柏子仁15克；神志不宁者加太子参15克，五味子15克；口干津少者加枸杞15克，生地黄30克。

【服用方法】　水煎服，每日一剂，早晚温服。

【应用小结】　本方能清心、养脑、安神，对失眠效佳。

9. 老年性失眠症验方

【方剂来源】　王国栋（1971～），男，曲阜市人民医院中医科主治医师。他1995年7月毕业于山东中医学院针灸推拿专业；2004年在中国中医研究院望京医院针灸骨伤专业进修1年。他现任中华中医药学会会员；中国针灸学会会员；山东省中医药学会疼痛专业委员会委员；山东省中医药学会推拿专业委员会委员；山东省中医学会针灸学会临床专业委员会委员；济宁医学会康复专业委员会委员。

【适应病证】　功能补中安神。主治老年性失眠。

【药物组成】　小麦200～300克，大枣5～10枚。

【服用方法】　上方加水3000毫升，煮粥，水开后小火继续煎煮1.5～2小时，取计700～1000毫升，口服。每日或隔日一次，坚持一周以上，效果显著。

【注意事项】　为了煮好麦粥，小麦可以适当碾压一下，但应保留麸皮。

【应用小结】　老年性失眠，多为五脏功能失调，不能潜敛所藏之神，藏神浮越，心神不安，故失眠。小麦性味甘平，能补中益气、和五脏、调经络。大枣味甘、平，能助十二经，安中养神。小麦为阳，益气养心；大枣为阴，滋阴和脾，共用调阴阳、和五脏，长期饮用，效果明显。

【典型病例】　颜某，女，68岁，1999年9月12日初诊。患者近10年失眠，难以入睡，易惊醒，多梦，心情易烦躁，时有头痛，纳可，口干，大便干结，近5日加重。一直服用艾司唑仑，每晚2片，不服药就不能入睡。嘱患者应用上述方法，连服半个月，睡眠改善，艾司唑仑每晚1片，能睡好3～4小时。嘱其坚持服用，3个月后随访，患者满意。

10. 心烦失眠验方①

【方剂来源】　曲阜市神农中医药研究所吕建华经验方，人物简介见本章"预防流行性感冒验方④"。

【适应病证】　心烦失眠。

【药物组成】　灯心草3克。

【服用方法】　水煎，睡前代茶饮。

【应用小结】　本方疗效在90%以上。

【典型病例】　病案一：梁某，女，59岁。心烦不寐，上法连用5日后痊愈。

病案二：石某，男，68岁。其症见失眠，上法连用7日后痊愈。

病案三：钟某，男，65岁。其症见心烦气乱，上法连用7日后痊愈。

11. 心悸失眠验方②

【方剂来源】　曲阜市神农中医药研究所吕建华经验方，人物简介见本章"预防流行性感冒验方④"。

【适应病证】　治虚烦不眠，惊悸怔忡，烦渴，虚汗。

【药物组成】　酸枣仁15克。

【服用方法】　将酸枣仁焙焦为末，顿服，每日1次。

【应用小结】　本方疗效在95%以上。

【典型病例】　病案一：孔某，女，27岁。失眠，惊悸，上法连用5日后痊愈。

病案二：李某，男，47岁。其症见虚烦不眠，上法连用7日后痊愈。

病案三：陈某，男，52岁。其症见烦渴、虚汗，上法连用5日后痊愈。

12. 健忘失忆特色疗法

【方剂来源】　乔氏中医乔尚熠捐献父亲乔根庭先生验方，人物简介见本章"霍乱验方"。

【适应病证】　健忘失忆症。其表现为经过的事情，不容易记忆，说过的话，容易忘掉，过段时间，再问他就想不起来，以前说些什么，或者是用过的东西，放到某处，等到再用时，就找不到，如脑神经不健全，即有神情痴呆，言语及各种举动，异于常人。

【特色疗法】　（1）针刺：肺经的右列缺穴向肘部针刺5分，右天府穴直针5分。心经的左神门穴直针3分。肾经的左涌泉穴直针3分。膀胱经的双膏肓穴向外斜刺5分。双心俞穴向外斜刺 5 分。针刺治疗均用轻刺激，留针 20 分钟。

（2）中药应用

1）在发育时期损伤元气者：远志 15 克，九节菖蒲 15 克，龙骨 30 克，龟板 30 克，茯神 15 克，琥珀 5 克，朱砂 1.5 克。上药共为细粉，早起后，睡眠前，空心各服约 5 克，用蜂蜜浸水送服更好。

2）心肾不交者：人参 5 克，玄参 5 克，丹参 5 克，熟地黄 10 克，炒淮山药 10 克，枸杞子 10 克，白茯苓 10 克，茯神 10 克，炒杜仲 6 克，当归 6 克，山茱萸 10 克，炒枣仁 6 克，远志 10 克，九节菖蒲 10 克，桔梗 6 克，天门冬 5 克，麦门冬 5 克，五味子 5 克，陈皮 10 克，清半夏 6 克，肉苁蓉 10 克，巴戟天 10 克，甘草 3 克。上药共为细粉，炼蜜为丸，如梧子大，朱砂为衣，每日早晚空心用温开水送下 30 粒。

【按语】 在发育时期，损伤元气；早婚、劳心用脑过度；心虚、肾亏或经过不遂心的事情；也有在幼年时，患过脑膜炎，脑细胞受伤；或者高热后，脑神经损坏，均能发生此病。更有受过外伤、脑神经受震荡后、记忆力丧失者，不易治疗。

四、精神病验方

1. 精神分裂症土方

【方剂来源】 颜仲奎，男，出身中医世家，曲阜市颜氏中医世家第三代传人。受祖父（颜世灿，颜氏中医创始人，1936 年入曲阜育德堂药店当学徒，30 岁悬壶济世、行医于乡里）及父亲（颜廷珍，颜氏中医第二代传人。从医 40 余载，医心情怀，救人无数。一生用药精准，推崇经方。自制膏、丹、丸剂，自采自种中草药。对中医妇科、儿科、皮肤科、心脑血管等疾病诊治有独到见解，享誉乡里）的影响，热爱中医，继承家传。现坐诊于姚村中心卫生院中医科，擅长中医治疗不育不孕、妇科杂症、心脑血管疾病，结合针灸、推拿、按摩、电疗、火龙灸等中医适宜技术，对治疗颈肩腰腿痛和脑血管病后遗症有独到疗效。

【适应病证】 精神分裂症。

【药物组成】 百合 50 克，瘦猪肉 200 克，食盐少许。

【配制方法】 猪肉切成小块，与百合、盐共煮，至熟透。

【服用方法】 上为 1 日量，分早、晚各一次服用，连服 3 个月。

2. 癔症一时性失意特色疗法

【方剂来源】 小雪卫生院班庆桐经验方，人物简介见本章"久年气喘验方"。

【适应病证】 癔症一时性失意。

【特色疗法】 取穴：人中、合谷、百会、涌泉、十宣穴皆可。遇一时性失意者，可立即取上述相关穴位针刺，用强手法刺激，患者即可在几分钟后，神志清醒，恢复正常。

【按语】 本病大多因心情不顺，或过度悲伤、大哭大闹等引起。由于短时间呼吸过频，造成缺氧，意识丧失，故用针刺法可使上述症状缓解。如患者有实质性器质病变，如心脏、大脑等，皆应及时送医院就诊。

【典型病例】 病案一：本村袁某，男。因其母丧事，悲痛欲绝，一时昏迷，不省人事。适逢本人在场，立即取人中、合谷、百会穴针刺，强刺激几分钟，长舒一口气好转。

病案二：本村曹某，女，40岁。因和别人吵架，大哭不止，一时晕过去，不省人事。给以上法刺激治疗，一时好转。一小时又出现同样的症状，于是给以强刺激，并刺十宣等穴而醒，后未见复发而好转。

3. 癫狂型精神异常验方

【方剂来源】 星玉泉（1926年～），男。1946年参加革命，曾参加26次战役。在淮海战役中参加医疗队，转业后在徐州装师总部及兖州91医院工作，1956年响应中国共产党的号召上山下乡转入地方，回乡工作至今。对地方常见病、多发病的治疗有独到之处。他擅长运用中医特色疗法治疗癫狂病，效果明显。

【适应病证】 癫狂型精神异常。

【药物组成】 百草霜15克，土鳖虫30克，耳屎1克，母乳30毫升。

【服用方法】 上4味兑水100毫升，加热煮沸20分钟，分早晚2次服用，5日为一个疗程。

【注意事项】 禁忌辛辣。

【典型病例】 患者，女，60岁。因家庭纠纷吵架，生气后出现精神异常到医院就诊，并在精神病院住院治疗。曾患精神疾病十余年，经常发作。用此方治疗3个疗程后，病情好转，病情较稳定，继续服用治疗3个疗程后，精神状态恢复较好，未再出现精神异常。

4. 狂癫症特色疗法

【方剂来源】 乔氏中医乔尚熠捐献父亲乔根庭先生验方，人物简介见本章"霍乱验方"。

【适应病证】 狂癫症。狂症，起病较急，表现多偏于动，常见狂躁刚暴、不避亲疏、登高剖衣、时歌时哭、甚则打人、舌苔黄腻、脉弦而数，阳证也。癫症，起病较缓，表现多偏于静，常见沉默痴呆、哭笑无常、言语错乱、举止无常、喜怒不定、舌苔薄腻、脉多弦细、阴证也。

【特色疗法】 （1）针刺：心经的左神门穴针刺3分，右通里穴针刺5分。心包经的左间使穴直针1寸，左大陵穴直针3分。小肠经的左后溪穴直针1寸。任脉的中脘穴直针5分，鸠尾穴直针3分。督脉的人中穴向上针刺3分，长强穴向上针刺5分。脾经的双隐白穴针刺3分。针刺治疗均用泻法。留针10～15分钟。

（2）中药应用

1）青黛6克，琥珀10克，朱砂5克，雄猪心血和为丸，如梧子大，每次用清茶送下20丸，一日2次可。

2）郁金10克，天竺黄30克，雄黄10克，白矾6克，上药为末，用雄猪心血捣为丸，如梧子大，每次用煎好的石菖蒲汤送下20丸，日2次可。

3）牛黄 3 克，朱砂 3 克，巴豆霜 1 克，白矾 1 克，上药研细，捣为丸，如梧子大，米饭送下 15 丸，日 2 次可。

4）人参 2 克，炒白术 2 克，白茯苓 6 克，远志 6 克，生酸枣仁 6 克，川芎 5 克，生地黄 10 克，石菖蒲 6 克，麦门冬 10 克，甘草 3 克，生姜 3 片。水煎服，每日一剂。

5）人参 30 克，生酸枣仁 15 克，乳香 15 克，朱砂 10 克。上药共为末，蜜丸，如梧子大，每次用薄荷煎汤送下 20 丸，日 2 次可。

6）大黄 30 克，黄芩 60 克，青礞石 15 克，麝香 0.15 克，朱砂为衣，蜜为丸，每次用温开水送下 30 丸，日 2 次可，丸如梧子大即可。

【按语】　本病属于神志系统疾病。狂症：由暴怒肝胆气逆，痰火内动，堵塞心窍，以及心胃火炽，或血分热盛、浊瘀内阻所致。癫症：由心情抑郁，营血耗伤，血不养神，以致心气不足、气结痰凝、蒙闭心包络、神明被阻而成。

5. 癫痫特色疗法

【方剂来源】　乔氏中医乔尚熠捐献父亲乔根庭先生验方，人物简介见本章"霍乱验方"。

【适应病证】　癫痫。其症见突然扑倒后，不省人事，口噤抽搐，啼叫吐沫，甚至大小便自遗，经过三五分钟，慢慢恢复正常。轻者一两个月或半年一年发一次，重则一日数发或数日一发。发时如羊叫者，称为羊癫；如猪叫者，称为猪癫；如马叫者，称为马癫；如鸡叫者，称为鸡癫；如狗叫者，称为狗癫；故亦称为五癫症。

【特色疗法】　（1）针刺：心经的左神门穴直针 2 分，右少海穴直针 5 分。心包经的右间使穴直针 1 寸。督脉的大椎穴直针 5 分，百会穴向后针刺 3 分。任脉的鸠尾穴向下针刺 3 分。胆经的双风池穴针刺 5 分。膀胱经的双心俞穴针刺 5 分，双肝俞穴向外针刺 5 分。八卦穴中的左内关穴直针 1 寸，右公孙穴直针 5 分。针刺治疗均用泻法，留针 10～15 分钟。

（2）中药应用

1）鲜蛇胆 3～7 个，天南星 15 克，九节菖蒲 15 克，郁金 10 克，皂角 3 克，钩藤 10 克，牡丹皮 10 克，甘草 3 克，朱砂 1 克。上药共为细末，生姜汁一大茶杯，捣为丸，蜜要炼过后使用，如梧子大，每次用麦门冬煎汤，送下 20 丸，日 3 次可。

2）鲜橄榄 500 克，打碎加水煮熟，去核捣烂再煮，至无味去渣，熬成膏，入白矾 15 克，调匀，每次 10 克，用温开水送下，服完可愈。

3）当归 6 克，川芎 5 克，生白术 6 克，生白芍 6 克，党参 6 克，白茯苓 10 克，朱砂拌茯神 10 克，陈皮 10 克，姜半夏 6 克，天南星 6 克，炒炽实 10 克，远志 10 克，九节菖蒲 6 克，炒香附 10 克，麦门冬 10 克，川黄连 3 克，竹茹 10 克，甘草 3 克，生姜 3 片。煎服，隔日服一剂。

【按语】　本病多由肝肾根本亏损，龙雷之火上冲，肝气时动，痰涎逆上，内乱神明，外闭经络而发。

6. 羊痫风验方

【方剂来源】　息陬张氏中医世家张竟捐献祖传验方，人物简介见本章"气管炎验方③"。

【适应病证】　羊痫风。

【药物组成】　猪脊髓 3 条，防风、川芎各 15 克。

【服用方法】　将猪脊髓用瓦炉干，研末，加入上药水煎，取汁和鲜鸡脑 1 个同服，每日一剂。

7. 癫痫症验方①

【方剂来源】　乔氏中医乔尚熠捐献父亲乔根庭先生验方，人物简介见本章"霍乱验方"。

【适应病证】　癫痫症（羊痫风特效）。

【药物组成】　党参、当归、炒白芍、焦白术、清半夏、远志、茯苓、广木香、白僵蚕、龙胆草、勾藤、甘草、琥珀、川天麻各 6 克，化橘红、黄芪各 9 克，香白芷、干姜、全蝎各 4.5 克，大枣 3 个。

【服用方法】　水煎服，每日一剂。

8. 癫痫症验方②

【方剂来源】　中医世家颜景琏捐献祖传验方，人物简介见本章"肺咯血、胃出血验方"。

【适应病证】　癫痫症。

【药物组成】　朱砂 3 克，白矾 4.5 克，天麻 4.5 克，龙胆草 9 克，郁金 10 克，甘遂 30 克，钩藤 4.5 克，细辛 3 克，巴豆 7 粒。

【服用方法】　上药为 10 日量，共为细末，每日一剂，开水冲服。

9. 清凉解毒散（丸）

【方剂来源】　乔氏中医乔尚熠捐献父亲乔根庭先生验方，人物简介见本章"霍乱验方"。

【适应病证】　各种癌症、热性病、眼疾、高血压、癫痫、狂症、便秘等症。

【药物组成】　牛黄 1 克，水牛角 1 克，羚羊角 1.5 克，麝香 0.3 克，干蛇胆、黄连各 15 克，熊胆、苦参子、生山栀子、龙胆草、粉丹皮、洗地龙、板蓝根各 9 克，田三七、郁金、射干、薄荷各 6 克。

【服用方法】　上药共研细末，每日 2~3 次服，各服 3 克。蜜丸更好。

10. 痉症特色疗法

【方剂来源】　乔氏中医乔尚熠捐献父亲乔根庭先生验方，人物简介见本章"霍乱验方"。

【适应病证】　痉症。本病一般以脊背反转，头摇口噤，戴眼项强，四肢拘急，或见身热足寒，恶寒面赤为主症。①外感发痉：项背强急，恶寒发热，头痛，汗出或无汗，舌苔白腻，脉浮弦紧。②热盛发痉：胸满口噤，睡卧不安，脚挛筋胀，壮热自汗，大便闭结，小便短赤，舌苔黄燥，脉弦沉有力。③阴虚发痉：多见项背拘急，汗出眩晕，手心烦热，心悸，神情疲乏，舌淡红，脉弦细。

【特色疗法】 （1）针刺：督脉的百会穴的向后针刺 3 分。大肠经的双合谷穴直针 5 分。胃经的双下关穴直针 5 分。膀胱经的双天柱穴直针 1 寸，双厥阴俞穴向外针刺 5 分，双肝俞穴向外针 5 分，双昆仑穴直针 1 寸。外感者，加胆经的双风池穴针刺 5 分，督脉的风府穴直针 5 分，三焦经的右外关穴直针 1 寸。热盛者，加督脉的大椎穴针刺 5 分，大肠经的双曲池穴直针 1 寸，胃经的双陷谷直针 3 分。阴虚者，加膀胱经的双肾俞穴直针 5～8 分，双膈俞穴向外针刺 5 分，脾经的双血海穴直针 1 寸，肾经的双太溪穴直针 1 寸。针刺治疗均用泻法，留针 10～15 分钟。

（2）中药应用：当归 6 克，生地黄 6 克，川芎 3 克，生白芍 10 克，胆南星 6 克，天竺黄 6 克，黄芩 6 克，川天麻 6 克，麦门冬 10 克，川牛膝 6 克，牡蛎 6 克，钩藤 5 克，紫石英 6 克，洗地龙 6 克，制龟板 10 克，全蝎 3 克，甘草 3 克，大枣去核洗净 3 个，水煎服。隔日服一剂。

【按语】 本病由外邪侵袭，阴津枯燥，筋脉失于营养而成。可分为下列三类：①外感，外邪侵袭太阳经络行，经筋之气不舒，致项背强而发。②热盛，阳明实热，消烁津液，阴气耗伤，筋失濡养，致拘强而发。③阴虚，误汗、误下或产后，皆致耗伤阴分，阴伤则不能营养筋脉，亦能发病。

11. 老年痴呆症验方

【方剂来源】 曲阜市卫生学会孔凡吉摘自赵俊欣著《十一师秘要》第六节，曲阜籍五台山高僧释妙一经验方。

【适应病证】 老年痴呆症。

【药物组成】 人参、当归、节菖蒲各 30 克，龙骨、牡蛎、酸枣仁各 60 克，红花、甘草各 10 克。

【服用方法】 水煎服，每日一剂。

五、冠心病验方

1. 休克特色疗法

【方剂来源】 乔氏中医乔尚熠捐献父亲乔根庭先生验方，人物简介见本章"霍乱验方"。

【适应病证】 休克，又称心脏停搏。其症见早期常有头晕眼花，少气无力，全身倦怠，食欲不振，时常失眠，心慌；发作时心部感觉恶心，嘈杂，呼吸困难，脉搏不整，甚至呼吸停止，头部及四肢冰冷，舌强难言，牙颤，四肢发抖，已到很严重的状态，以内服药来急救，为时已晚。以针灸来急救，十之八九，可以挽回生命。

【特色疗法】 （1）针刺：心经的左神门穴直刺 3 分，左少府穴直刺 3 分。八卦穴中的左内关穴直刺 8 分，右公孙穴直刺 5 分。针刺治疗均用轻刺激，留针 30 分钟。头部及两膝部并可放热毛巾温之，待不冰冷，脉搏已渐渐正常，即可取下，不用再温之。

（2）中药应用：用开水浸人参 15 克，约一大茶杯，加入麝香 0.06 克，冲服天王补心丹 15～30 粒，服后 10 分钟，即可慢慢好转，患者就能下床走动。

【按语】 平时劳心过多，血虚，贫血，血不养心，饮食失常，营养太差，不能生血，血液循环不能平衡，人之性格，素来沉闷寡言，亦喜生闷气，命运坎坷，情绪消极，所处环境，不遂心志，均是发病之因。

2. 心肌梗死验方

【方剂来源】 李全树（1973～ ），字道涵。他出生于中医世家，毕业于曲阜市中医药学校。他幼承家学，随祖父（李筱东，曲阜一代名医。擅长中医内科、妇科常见病、疑难病的治疗）学习中医，深得真传；师承全国基层名老中医药专家朱传伟老师，具有较高的医疗技术水平；现为防山卫生院刘家庄卫生所所长。2015 年 2 月，被曲阜市委、市政府授予"孔子故里百家书香门第"。他临症 20 余年，擅长中医妇科病的调治，尤其对月经不调、女子不孕、乳腺病等疗效显著；对中医内科、外科、皮肤科、儿科等病症的诊治亦有较多的经验。

【适应病证】 本方功能为活血祛瘀，行气止痛。主治心肌梗死，冠心病，头痛，多梦。

【药物组成】 柴胡 12 克，当归 12 克，生地黄 12 克，红花 10 克，桃仁 10 克，枳壳 10 克，川芎 12 克，桔梗 6 克，赤芍 12 克，川牛膝 10 克，丹参 30 克，鸡血藤 20 克，茯苓 12 克，甘草 10 克。

【服用方法】 水煎服，每日一剂。

【典型病例】 苏某，男，61 岁。患者胸闷、心悸，偶尔身上出汗，有时心前区疼痛，有冠心病史。遂投以上方，每日一剂。连续服用 20 剂，胸闷减轻，心前区疼痛消失，汗出止。后又连续服用 20 剂，痊愈，至今未复发。

3. 心痛验方

【方剂来源】 颜秉甲中医诊所秘验方，人物简介见本章"慢性支气管炎验方"。

【适应病证】 主治心痛。

【方药组成】 五灵脂、青皮、山楂、槟榔、陈皮各 9 克，木香、大黄、甘草各 6 克，藕节 5 个。

【服用方法】 水煎服，每日一剂。

4. 冠心病心胃同治验方

【方剂来源】 山东省名老中医药专家朱鸿铭经验方，人物简介见本章"预防流行性感冒验方①"。

【适应病证】 冠心病、心绞痛或心肌梗死，表现为中医寒证并伴消化功能障碍时。其症见恶心呕吐，胃脘冷痛，暖气，脘腹胀满不适，肠鸣腹泻等。

【药物组成】 半夏 10 克，陈皮 10 克，枳壳 10 克，薤白 10 克，苏梗 10 克，吴茱萸

3 克，甘松 10 克，延胡索 10 克，荜茇 6 克，生姜 9 克。

加减：若寒象更重者，可酌加高良姜 10 克，桂枝 10 克（或肉桂 6 克），草豆蔻 10 克等；若有热象者，当去薤白、荜茇、生姜，加竹茹 10 克，栀子 10 克；若属湿盛者，可加藿香 10 克，佩兰 10 克，茯苓 15 克，莲子 12 克，苍术 10 克，薏苡仁 12 克；食欲欠佳者加山楂 10 克，谷麦芽各 10 克。

【服用方法】 水煎服，每日一剂。

【注意事项】 禁忌生冷之品，保持心情舒畅。

【按语】 冠心病、心绞痛或心肌梗死出现寒证时，经常伴有消化功能障碍，故在治疗上常采用心胃同治法。本方半夏和胃降逆；陈皮、枳壳理气消痞散结；薤白温中通阳，化秽浊之气，散阴寒之结；吴茱萸温中开郁，止呕止痛；甘松理气止痛，开郁醒脾；苏梗理气宽中止呕；荜茇温中散寒；延胡索行气止痛；生姜温中止呕。上药共奏和胃降逆散结，理气温中止痛之效。

冠心病伴见胃肠道症状时方可使用心胃同治法。也就是说，若胸前或剑突下疼痛伴有胃肠道症状，虽然患者因消化不好而就医，把不典型的心绞痛描述为急性胃炎、急腹症，医者首先应考虑为冠心病，以避免漏诊和误诊。

5. 心动过速验方

【方剂来源】 全国基层名老中医药专家朱传伟经验方，人物简介见本章"风寒感冒轻症验方"。

【适应病证】 心阴不足导致的心动过速。其症见心悸，心烦失眠，五心烦热，盗汗，舌红少津，脉细数。

【药物组成】 磁石、麦冬、生地黄各 15 克，生龙骨、生牡蛎各 30 克，珍珠母 20 克，太子参 30 克，五味子 10 克，炙甘草 9 克，大枣 6 枚，粳米一把。

【服用方法】 水煎，分 2 次温服。

6. 阵发性心动过速验方

【方剂来源】 高奇（1980～ ），男，本科学历，吴村卫生院中医科主治中医师。他专攻中医经典，擅长运用经方治疗心脏病、呼吸、消化、内分泌等疾病，对妇科杂病、老年病也有丰富的经验。

【适应病证】 阵发性心动过速。

【药物组成】 当归、党参、麦冬、五味子、柏子仁各 15 克，玄参 12 克，酸枣仁 15 克，甘草 60 克。

【服用方法】 每日一剂，水煎，早晚 2 次温服，连服 3 日。

【注意事项】 忌辛辣食品。

【应用小结】 该方是作者行医多年临床经验方，经观察百余例病例，疗效确切，治愈率达 90% 以上。

【典型病例】 王某，男，54 岁。因思虑过度伤及心脾，出现心悸头晕、面色不华、乏力、舌质淡、脉细弱。应用上方 1 个月痊愈。

7. 心动过缓验方

【方剂来源】 全国基层名老中医药专家朱传伟经验方，人物简介见本章"风寒感冒轻症验方"。

【适应病证】 心气虚导致的心动过缓。其症见心悸气短，头晕乏力，自汗，舌苔薄白，脉沉细缓无力。

【药物组成】 桂枝 10 克，黄芪 20 克，党参 30 克，炙甘草 9 克，生姜 9 克，柏子仁 12 克，当归 15 克，大枣 6 枚。

【服用方法】 水煎，每日一剂，分 2 次服。

8. 心气虚验方

【方剂来源】 曲阜市吴村卫生院王立君经验方，人物简介见本章"支气管炎验方"。

【适应病证】 本方功能为补气血、活血祛瘀、健脾、祛湿。主治心气虚导致的心悸、气短、乏力。

【药物组成】 川芎 20 克，黄芪 20 克，炮附子 6 克，丹参 20 克，人参 10 克，肉桂 6 克，当归 20 克，白术 20 克，大黄 6 克，红花 10 克，茯苓 20 克，瓜蒌 10 克，延胡索 10 克，泽泻 10 克，薤白 6 克，葛根 3 克，猪苓 10 克，枳实 10 克。

【服用方法】 水煎服，每日一剂。

【典型病例】 王某，男，69 岁。有冠心病病史 15 年，常年感觉气短、乏力等，经上述汤药治疗，现已好转。

9. 胸痹验方

【方剂来源】 颜秉甲中医诊所秘验方，人物简介见本章"慢性支气管炎验方"。

【适应病证】 主治血虚引起的胸痹。其症见时常胸痛，胸闷，心悸，乏力，纳差，大便偏稀，舌苔薄白，脉沉。

【药物组成】 黄芪 20 克，丹参、续断、山药、枸杞、菟丝子、太子参各 15 克，当归、生地黄、陈皮各 12 克，红参、川芎、白芍、炒白术、红花、茯苓、木香、北沙参各 10 克，炙甘草 9 克。

【服用方法】 水煎服，每日一剂。

【典型病例】 李某，男，76 岁，曲阜市东关人。2007 年 9 月 26 日初诊：经常感觉胸痛、胸闷、心悸、乏力，加重 1 周，伴纳差、大便偏稀、舌苔薄白、脉沉。诊为胸痹。辨证：血虚，心脉失养。给以上方水煎服，每日一剂。加减调理月余，症状消失。

10. 心绞痛特色疗法

【方剂来源】 乔氏中医乔尚熠捐献父亲乔根庭先生验方，人物简介见本章"霍乱验方"。

【适应病证】 心绞痛，亦称狭心症，旧称真心痛。其症见常感心窝气闷，呼吸困难，初起隐隐而痛，重时发剧痛，以手按之稍觉轻松，痛时面色苍白，四肢厥冷，脉搏不整，或快或慢，浑身出冷汗，甚而四肢发抖，舌根也觉强硬，言语困难。

【特色疗法】 （1）针刺：心经的左神门穴直针 5 分，左少府穴直针 3 分。任脉的建里穴直针 5 分，上脘穴直针 5 分。八卦穴中的左内关穴直针 8 分，右公孙穴直针 5 分。针刺治疗均用轻刺激，留针 15～20 分钟。

（2）中药应用

1）疼痛轻微者：莪术 5 克，酒炒香附 6 克，水沉香 5 克，延胡索 5 克，青皮 3 克，陈皮 6 克，草豆蔻 3 克，三棱 3 克，益智子 5 克，藿香 5 克，肉桂心 2 克，姜黄 2 克，广木香 3 克，砂仁 2 克，甘草 2 克，生姜 3 小片。水煎服，每日一剂。

2）时常刺痛者：当归 6 克，乌药 6 克，酒炒香附 6 克，川芎 5 克，广木香 5 克，陈皮 3 克，槟榔 3 克，甘草 2 克，生姜 3 片。煎好后，倒入麝香 0.03 克，调匀后服之。

3）常隐隐作痛者：高良姜 10 克，姜汁炒川厚朴 10 克，炒五灵脂 3 克，煎后再入生姜汁少许饮之。

【按语】 劳心之人，思虑过度，耗伤心血，心气衰微者；肾属水，心属火，肾水不足，上而不能济火，心脏机能失调者；更有心虚不能生血，又所谓忧愁思虑则伤，常遇不遂心之事，忧伤过度；再则房劳过多，或饮食失调，不能养心者，均可发生此症。

11. 冠脉供血不足验方

【方剂来源】 曲阜市中医院心病科经验方。

【适应病证】 本方功能为补养心气，鼓动心脉。主治冠脉供血不足所致胸痛、胸闷、气短、乏力、心悸等病证。

【药物组成】 太子参 20 克，黄芪 20 克，黄精 10 克，桃仁 9 克，红花 6 克，川芎 6 克，赤芍 12 克，当归 12 克，生地黄 15 克，桂枝 9 克，木香 9 克，麦冬 20 克，甘草 6 克，茯苓 15 克。

【服用方法】 水煎服，每日一剂。亦可按比例制成膏方服用。

12. 小结胸证验方

【方剂来源】 颜秉甲中医诊所秘验方，人物简介见本章"慢性支气管炎验方"。

【适应病证】 小结胸证。即表证误下，邪热内结，心下按之疼，脉浮而滑者。

【药物组成】 黄连 3 克，半夏 9 克，瓜蒌 12 克。

【服用方法】 水煎服，每日一剂。

13. 结胸症特色疗法

【方剂来源】 乔氏中医乔尚熠捐献父亲乔根庭先生验方，人物简介见本章"霍乱验方"。

【适应病证】 结胸症。其症见胸中感觉苦闷，就好像一块石头压在两乳之中，有时也会呼吸困难，食欲不振，消化不良，肺气向上逆，不得下降，膀胱气化，不能输布，故也有大小便不通的现象。气结需要调和气血，痰结分寒热二因分治之。

【特色疗法】 （1）针刺：胃经的双足三里穴直针 1 寸。任脉的气海穴直针 5 分，膻中穴向下针刺 3 分,上脘穴透中脘穴针之。心包经的左内关穴直针 5 分。脾经的右公孙穴直针 5 分。上述穴位针刺均用泻法,留针 15 分钟。

（2）中药应用

1）大蒜头不拘多少,捣烂摊贴胸部两乳间稍上处。

2）人参 30 克,橘红 120 克,共为细末,炼蜜为丸,如梧子大,早晚用米饮各冲服 30 丸,可治气结。

3）桔梗 10 克,炒枳壳 10 克,藿香 10 克,广木香 10 克,酒炒香附 15 克,水煎服,可治气结。

4）巴豆飞麸研调成饼,贴于两乳中间,干后换之,可治寒痰结胸。

5）大黄 10 克,芒硝 6 克,葱白 7 个,共捣成饼,贴于天突穴下 3 寸处,可治热痰结胸。

【按语】　本病乃是气结胸中,与冲、任二脉,足三阴经有关。总之三焦气血调和,畅通无阻,则无此症出现。医圣张仲景先生所著《伤寒论》,有结胸症,辨之甚详。

14. 冠心病、心力衰竭验方

【方剂来源】　沈氏中医后人沈莹、孙慧杰捐献名老中医沈梦周先生经验方,人物简介见本章"流行性感冒验方"。

【适应病证】　冠心病,心力衰竭,心前区疼痛不适。

【药物组成】　当归、白芍、生地黄、五味子、茯神（朱砂拌）、黄芪、北沙参、橘络、柏子仁、龙齿、远志。剂量可酌情应用。

【服用方法】　水煎服,每日一剂。

15. 热性真心疼验方

【方剂来源】　沈氏中医后人沈莹、孙慧杰捐献名老中医沈梦周先生经验方,人物简介见本章"流行性感冒验方"。

【适应病证】　热性真心疼。其症见心脏抽痛,时作时止,掌心时热而汗出,手足有时厥冷,双足困重,面如饮酒,心烦意乱,不能安睡,口苦,脉弦急,时而间歇。本症相当于西医的心脏内膜炎。

【药物组成】　生白芍、酒炒白芍、焦栀子、万年青各 15 克,九节菖蒲 3 克（后下）,生甘草 9 克,水炒甘草 3 克,广木香 1.5 克（磨汁兑服,不入煎剂）,紫石英 30 克（先煎）。病势日久者加当归 9 克,鲜生地黄 15 克（捣汁兑服）。

【服用方法】　水煎服,每日一剂。

16. 寒性真心疼验方

【方剂来源】　沈氏中医后人沈莹、孙慧杰捐献名老中医沈梦周先生经验方,人物简介见本章"流行性感冒验方"。

【适应病证】　寒性真心疼。其症见心脏抽痛,面色惨白,掌心反热,手足温,舌苔薄白,脉沉细,时而间歇。

【药物组成】 麻黄 6 克，肉桂 3 克，炮附子 30 克（先煎），炮姜 6 克，鲜猪心 1 个。

【服用方法】 水煎服，每日一剂。

17. 风湿性心脏病验方

【方剂来源】 沈氏中医后人沈莹、孙慧杰捐献名老中医沈梦周先生经验方，人物简介见本章"流行性感冒验方"。

【适应病证】 风湿性心脏病。其症见心悸怔忡，气短，全身关节时疼，眼睑及脚时常浮肿，纳呆，脉迟濡而微散，时有间歇。

【药物组成】 九节菖蒲 3 克，远志 6 克，生龙骨 15 克（先煎），生牡蛎 15 克（先煎），龙眼肉 30 克，硃茯神 9 克，生乳香 3 克，生没药 3 克，炒酸枣仁 15 克，柏子仁 15 克，山茱萸 15 克，紫石英 30 克（先煎）。

加减：口苦者加黄连 3 克，鲜生地黄 9 克（捣汁兑服）。气短严重者用下方：西洋参 60 克，大熟地黄 30 克，山茱萸 9 克，淮牛膝 9 克，麦冬 15 克，补骨脂 9 克（淡盐水炒），枸杞子 9 克，核桃仁 15 克，五味子 6 克。

【服用方法】 水煎服，每日一剂。

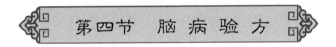

第四节 脑 病 验 方

一、中风病验方

1. 中风先兆验方

【方剂来源】 全国基层名老中医药专家朱传伟经验方，人物简介见本章"风寒感冒轻症验方"。

【适应病证】 中风先兆。其症见眩晕欲仆，恶心呕吐，头痛如掣，肢体麻木震颤，言语不利，步履不正。

【方药组成】 石决明、龙骨、钩藤（后下）各 30 克，夏枯草、白芍、菊花、牛膝各 15 克，黄芩 12 克，桑寄生、豨莶草、代赭石各 20 克，生地黄、丹参各 18 克。

【服用方法】 水煎，每日一剂，分 2 次服。

2. 中风病验方①

【方剂来源】 全国基层名老中医药专家朱传伟经验方，人物简介见本章"风寒感冒轻症验方"。

【适应病证】 中风病（中经络）之肝阳暴亢、肝火上扰证。其症见半身不遂，口舌㖞斜，舌强言謇或不语，遍身麻木，眩晕头痛，面红耳赤，口苦咽干，心烦易怒，尿赤便干，舌质红或红绛，苔薄黄，脉弦有力。

【药物组成】 羚羊粉（冲）1 克，钩藤 20 克，菊花 15 克，白芍 15 克，黄芩 12 克，夏枯草 15 克，生石膏 15 克，生石决明 30 克，天麻 10 克，代赭石 20 克，牡蛎 30 克，龙胆草 6 克，栀子 10 克，地龙 10 克。

【服用方法】　水煎，每日一剂，分 3 次服，每次冲服紫雪散 1 克。

【按语】　本方为自拟中风 1 号方，具有平肝潜阳、清火熄风的作用。

3. 中风病验方②

【方剂来源】　全国基层名老中医药专家朱传伟经验方，人物简介见本章"风寒感冒轻症验方"。

【适应病证】　中风病（中经络）之风痰瘀血、痹阻脉络证。其症见半身不遂，口舌㖞斜，舌强言謇或不语，遍身麻木，头晕目眩，舌质暗淡，苔薄白或白腻，脉弦滑。

【药物组成】　白附子 12 克，胆南星 9 克，半夏 10 克，陈皮 9 克，茯苓 20 克，丹参 18 克，牛膝 12 克，郁金 12 克，石菖蒲 10 克，地龙 10 克，鸡血藤 15 克，红花 12 克，赤芍 12 克，僵蚕 8 克。

【服用方法】　水煎，每日一剂，分 3 次服。

【按语】　本方为自拟中风 2 号方，具有涤痰通瘀、活络愈风的作用。方中地龙与丹参合用可解痉镇静、扩张血脉、促进肢体运动功能恢复。

4. 中风病验方③

【方剂来源】　全国基层名老中医药专家朱传伟经验方，人物简介见本章"风寒感冒轻症验方"。

【适应病证】　中风病（中经络）之痰热腑实、风痰上扰证。其症见半身不遂，口舌㖞斜，舌强言謇或不语，遍身麻木，腹胀便干便秘，头晕目眩，咳痰或痰多，舌质暗红或暗淡，苔黄或黄腻，脉弦滑或偏瘫侧弦滑而大。

【药物组成】　胆南星 10 克，全瓜蒌 30 克，生大黄 15 克，芒硝 15 克（化入），丹参 20 克，赤芍 12 克，郁金 12 克。

【服用方法】　水煎，每日一剂，分 2 次服。

【按语】　本方为自拟中风 3 号方，具有化痰通腑的作用。方中胆南星、全瓜蒌清化痰热；芒硝、生大黄通腑导滞；丹参、赤芍、郁金活血通脉。芒硝、生大黄的通腑泻下，不但可使腑气通畅，气血得以敷布，痹通络活，而且可使阻于胃肠的痰热积滞，得以解除，浊邪不得上扰心神，从而纠正气血逆乱，以防内闭，更可急下存阴，以防劫阴于内，阳脱于外，发生抽搐、戴阳等变证。至于芒硝、生大黄的剂量，应视病情及体质而定，一般以 10～15 克为宜，以大便通泻、涤除痰热积滞为度，过量则有伤阴之虞。

5. 中风病验方④

【方剂来源】　全国基层名老中医药专家朱传伟经验方，人物简介见本章"风寒感冒轻症验方"。

【适应病证】　中风病（中经络）之气虚血瘀证。其症见半身不遂，口舌歪斜，言语謇涩或不语，遍身麻木，面色㿠白，气短乏力，口流涎，自汗出，心悸便溏，手足肿胀，舌质暗淡、苔薄白或白腻，脉沉细、细缓或细弦。

【药物组成】　黄芪 30 克，丹参 15 克，赤芍 10 克，川芎 10 克，当归 10 克，红花 10 克，地龙 10 克，淮牛膝 12 克，鸡血藤 20 克，桃仁 7 克，桂枝 9 克，炙甘草 6 克，茯苓 12 克。

【服用方法】　水煎服，每日 2 次。

【按语】　本方为自拟中风 4 号方，具有益气活血、兼祛瘀通脉的作用。

6. 中风病验方⑤

【方剂来源】　全国基层名老中医药专家朱传伟经验方，人物简介见本章"风寒感冒轻症验方"。

【适应病证】　中风病（中经络）之阴虚风动证。其症见半身不遂，口舌㖞斜，舌强言謇或不语，遍身麻木，烦躁失眠，眩晕耳鸣，手足心热，舌质红绛或暗红、少苔或无苔，脉细弦或细弦数。

【药物组成】　生白芍 15 克，玄参 16 克，制龟板 12 克，生地 15 克，生代赭石、生龙骨、生牡蛎各 30 克，钩藤 20 克，菊花 15 克，淮牛膝 15 克，黄芩 10 克，地龙 10 克，羚羊粉（冲）1 克，生甘草 3 克。

加减：若头痛重，加生石决明 30 克，夏枯草 15 克。

【服用方法】　水煎，每日一剂，分 3 次服。

【按语】　中风病中经，常于起病后一周内变化较多。经上方治疗，偏瘫渐轻，于 1～2 周即进入恢复期，预后较好。如调治失宜，则在第 1 周内偏瘫加重，甚则神志不清，可转为中腑。此外，本证应避免七情所伤，若再受情志火激，更可发生复中而成中脏之重证。本方为自拟中风 5 号方，具有养阴熄风的作用，对中风病（中经络）之阴虚内动证用之适宜。

7. 中风病验方⑥

【方剂来源】　全国基层名老中医药专家朱传伟经验方，人物简介见本章"风寒感冒轻症验方"。

【适应病证】　中风病（中脏腑）之风火上扰清窍证（阳闭较轻症）。其症见平日多有眩晕、麻木之症，情志相激病势突变，神志恍惚、迷蒙，半身不遂而肢体强痉拘急，便干便秘，舌红绛，苔黄腻而干，脉弦滑大数。

【药物组成】　生石决明 30 克，钩藤 20 克，龙胆草 9 克，生石膏 30 克，黄连 9 克，黄芩 12 克，全蝎 6 克，地龙 10 克，石菖蒲 10 克，大黄 12 克。

【服用方法】　水煎，每日一剂，分 3 次服。局方至宝丹 1 粒，每日 2 次（如无可用牛黄解毒丸 1 丸代之）。

【按语】　本方为自拟中风 6 号方，具有辛凉开窍、清肝熄风的作用，用于阳闭较轻症适宜。

8. 中风病验方⑦

【方剂来源】　全国基层名老中医药专家朱传伟经验方，人物简介见本章"风寒感冒

轻症验方"。

【适应病证】　中风病（中脏腑）之痰湿蒙塞心神证（阴闭）。其症见素体多为阳虚湿痰内蕴，病发神昏，半身不遂而肢体松懈，瘫软不温，甚则四肢厥冷，面白唇暗，痰涎壅盛，舌质暗淡、苔白腻，脉滑或沉缓。

【药物组成】　制天南星12克，姜半夏12克，陈皮10克，茯苓15克，枳实12克，地龙12克，钩藤20克，石菖蒲12克，郁金12克。

【服用方法】　水煎，每日一剂，分3次服。送服苏合香丸1粒，每日2次。

【按语】　本方为自拟中风7号方，具有辛温开窍、化痰熄风的作用，用于阴闭证适宜。

9. 中风病验方⑧

【方剂来源】　全国基层名老中医药专家朱传伟经验方，人物简介见本章"风寒感冒轻症验方"。

【适应病证】　中风病（中脏腑）之痰热内闭心窍证（阳闭）。其症见起病骤急，神昏，昏愦，鼻鼾痰鸣，半身不遂而肢体强痉拘急，项强身热，躁扰不宁，甚则手足厥冷，频繁抽搐，偶见呕血，舌红绛、苔褐黄干腻，脉弦滑数。

【药物组成】　生龙骨、生牡蛎、代赭石各30克，黄连10克，生石膏30克，栀子12克，龙胆草、瓜蒌各15克，郁金12克，牡丹皮15克，石菖蒲20克，全蝎9克，丹参20克，地龙12克，三七4克。

【服用方法】　水煎，每日一剂，分3次服。安宫牛黄丸，每次1丸（如无可用牛黄清心丸，每次2丸）。

【按语】　本方为自拟中风8号方，具有潜阳降火熄风、豁痰开窍止血的作用，用于阳闭证适宜。

10. 中风病验方⑨

【方剂来源】　全国基层名老中医药专家朱传伟经验方，人物简介见本章"风寒感冒轻症验方"。

【适应病证】　中风病（中脏腑）之元气败脱、心神散乱证（脱证）。其症见突然神昏，昏愦，肢体瘫软，手撒肢冷汗多，重则周身湿冷，二便自遗，舌痿、舌质紫暗、苔白腻，脉沉缓、沉微。

【药物组成】　红参15克，熟附子15克，黄芪30克，龙骨30克，牡蛎30克，山萸肉20克，五味子15克，麦冬15克，白芍30克，干姜10克。

【服用方法】　急煎频服。

【按语】　本方为自拟中风9号方，具有益气回阳、填精固脱的作用，用于脱证适宜。

11. 中风病验方⑩

【方剂来源】　息陬张氏中医世家张竟捐献祖传验方，人物简介见本章"气管炎验方③"。

【适应病证】　中风，不省人事。

【药物组成】 侧柏叶1把，葱白（连须）1把。

【服用方法】 上药共捣如泥，用好黄酒1大碗煎20沸，去渣候温，灌服，不能饮者分数次服。

12. 中风病风痰阻络证验方

【方剂来源】 曲阜市中医院脑病科经验方。

【适应病证】 主治中风病之风痰阻络证。其功能祛风、化痰、通络。

【药物组成】 姜半夏9克，天麻12克，胆南星10克，茯苓15克，丹参20克，醋香附10克，大黄6克，陈皮20克，红花15克，炒桃仁15克。

【服用方法】 水煎服，每日一剂。

13. 中风病特色疗法

【方剂来源】 乔氏中医乔尚熠捐献父亲乔根庭先生验方，人物简介见本章"霍乱验方"。

【适应病证】 中风病。表现：未发本病之前，常觉头痛，眩晕，耳鸣眼花，言语蹇涩，身体倦怠，四肢钝麻，筋骨僵硬强直等症，亦有无上述症状者。卒然昏倒，不省人事，牙关紧闭，痰涎壅盛，口眼㖞斜，肌肤不仁。或半身不遂，左瘫右痪，㾈疭搐搦，舌强难言，口流涎沫，发出鼾声，颜面潮红或惨白，耳聋，目瞀，大小便失禁。轻者昏睡数小时，渐渐苏醒，而后遗为半身不遂，言语障碍等症。重者昏倒即死，然亦有经二三日而死者。

【特色疗法】 （1）针刺

1）中风初期：猝然昏倒，神志昏迷，不省人事，牙关紧闭，酣睡不语，肢体厥冷，或微热，痰涎壅盛，呼吸迫促，大小便失禁，神经障碍，知觉丧失等症，马上采取针灸治疗，可选身体各重要穴道，针行轻浅刺激，使四肢血管扩张，诱导脑部充血，向四肢分散，疏通其气血为主治。并可速刺十二井穴，放血少许。再针百会穴、隐白穴、大敦穴、涌泉穴、水沟穴（即人中穴），而为急救之法。十有八九，无生命危险矣。

2）中风后遗症：半身不遂，可选针患侧手足三阳经的重要穴道，并宜选可灸穴道灸之。隔日针灸一次，经过最多7个星期的治疗，患者即可起床，扶着拐杖行动，平时如大小便，轻便动作，可以自理，不需要他人全心全力照顾矣。

（2）中药应用

1）中腑者，可用当归、川芎、白茯苓、陈皮、姜半夏、乌药、酒炒香附、白芷、羌活、防风、麻黄、细辛、甘草、生姜。药量酌用，水煎服。每日一剂或隔日一剂均可。

2）中脏者，用当归、生地黄、炒枳壳、厚朴、槟榔、大黄、火麻仁、杏仁、羌活、红花、甘草。药量酌用，水煎服，每日一剂或隔日一剂均可。

3）中血脉者，用当归、川芎、酒炒白芍、生地黄、麦门冬、远志、石菖蒲、清半夏、陈皮、白茯苓、炒枳实、乌药、黄连、防风、秦艽、甘草、竹茹、生姜。服法同前。

4）中经络者，用荆芥、防风、细辛、黄芩、乌药、当归、酒炒白芍、川芎、炒白术、白茯苓、陈皮、清半夏、炒枳壳、白芷、桔梗、僵蚕、甘草、生姜。水煎服。药量酌用。

5）气血两虚而中风者，可用焦白术、白茯苓、川芎、酒炒白芍、清半夏、陈皮、制天南星、生地黄、羌活、防风、川天麻、川牛膝、红花、酒炒黄芩、黄柏、炒酸枣仁、石菖蒲、竹沥、姜汁、甘草。水煎服。气虚者加人参、乌药；血虚者加当归、熟地黄。药量酌用。

【按语】　本病多发生在40岁以上的人，男女皆有，有遗传性，体质肥胖，动脉硬化，高血压，脑血管梅毒，气血瘀滞，难以畅通，卒中风邪，更有时常酒醉，劳伤过度，气虚，血虚，痰火流注，而易发此症。其治疗上可有中腑、中脏、中血脉、中经络、气虚、血虚等之分。其治法各有不同，需要慎为之，方可事半功倍。此症颇难治，后遗为半身不遂，行动不便，成为残废，遗憾终生。嗣后如无其他险症并发，而能延长生命者很多。

14. 王氏醒神汤

【方剂来源】　曲阜市吴村卫生院王立君经验方，简介见本章"支气管炎验方"。
【适应病证】　补气血、活血祛瘀、开窍醒神。
【药物组成】　白术20克，茯苓20克，黄芪10克，泽泻6克，三七10克，炮附子6克，人参10克，甘草10克，当归20克，川厚朴10克，麦冬10克，百合10克，陈皮10克，砂仁10克，枳实10克，制龟板10克，干姜6克，肉桂20克。
【服用方法】　水煎服，每日一剂。
【应用小结】　本人长期临床应用本方，效果良好。
【典型病例】　王某，男，37岁，吴村镇陈洼村人。长期患有高血压，于2004年因头晕、胸痛在曲阜市人民医院就诊，头晕、头痛不见好转，遂转入山东省立医院。经CT、磁共振和实验室检查，发现为脑干出血，紧接着出现昏迷、不省人事，进入重症监护病房，给予支持和活血等疗法。经过3个月的治疗未见好转，医师建议拉回家观察，无其他治疗方法了。回到家后，于2005年2月27日，其父亲找到王医师说："麻烦您看看吧，反正是要死的人了，就是死了也没您看病的事"，于是就在卫生院为其开具上述汤药，当时第一剂药是用筷子或棉签往嘴边慢慢流，起初，患者慢慢苏醒，在连续服药30剂后，竟逐渐站起来了。最终吃了约160剂，又连续存活3年（期间既可以打工，也可以下地干活）。

15. 陈氏中风康复汤

【方剂来源】　陈淑玉（1959～），男，曲阜市石门山中心卫生院中医师。1980年开始学习中医，1988年毕业于曲阜中医药学校，从事中医工作37年。他擅长中医内科、妇科常见病、多发病及疑难杂症的治疗，积累了丰富的治疗经验。
【适应病证】　中风及中风后遗症。
【药物组成】　黄芪60克，桂枝12克，桃仁10克，红花10克，川芎12克，鸡血藤40克，牛膝9克，地龙12克，郁金12克，益母草10克。
【服用方法】　水煎500毫升，早晚2次分服。
【注意事项】　孕妇及属阳闭症患者禁用。
【应用小结】　阴闭虚脱症及中风后遗症，通过补气活血的药物治疗，可使气血充足，达到补气活血的目的，使疾病得以消除。
【按语】　本方是作者1986年在曲阜中医药学校学习期间，由中医药学校宋尚喜老师传授。宋老师曾是曲阜市人民医院中医科主任，他在治疗半身不遂方面经验丰富。在多年的临床实践中，作者运用本方加减治疗中风后遗症具有较好的疗效，治愈率为90%。

【典型病例】 病案一：张某，男，58岁。由于天气炎热，下地劳动造成虚脱，使血质凝聚，形成阴闭证（脑栓塞）。中风后，半身不遂，偏身麻木，言语不利，口眼㖞斜。处方：黄芪30克，桂枝12克，桃仁12克，红花10克，川芎10克，郁金15克，当归10克，地龙15克，赤芍12克，益母草12克。水煎服，每日一剂。3日后病情好转，能下地劳动，一周后活动自如，1个月后随访正常。

病案二：韦某，女，62岁。平常右手麻木，某日晨起后出现言语不利，行动不便，右侧肢体活动不灵，诊断为阴闭证（脑栓塞）。急开处方：黄芪60克，桂枝12克，桃仁10克，红花10克，川芎12克，郁金15克，当归12克，地龙15克，赤芍12克，益母草12克，僵蚕10克，钩藤15克（后下），丹参15克。水煎服，每日一剂，1周后下床锻炼，坚持服药1个月，生活自理。

病案三：丁某，男，65岁。晨起后出现口眼㖞斜，言语不利，行动不便，右侧肢体活动不灵，诊断为阴闭证（脑栓塞）。急开处方：黄芪60克，桂枝12克，桃仁10克，红花10克，川芎12克，郁金15克，当归12克，地龙15克，赤芍12克，益母草12克，僵蚕10克，钩藤15克（后下），丹参15克。水煎服，每日一剂。1周后下床锻炼，坚持服药2个月，症状基本消失。

16. 半身不遂验方①

【方剂来源】 曲阜市卫生学会孔凡吉经验方，人物简介见本章"气管炎验方②"。

【适应病证】 高血压引起的半身不遂。

【药物组成】 当归9克，川芎9克，制何首乌15克，地龙9克，红花15克，赤芍9克，钩藤15克，牛膝9克。

加减：言语不利加石菖蒲6克，郁金9克。

【服用方法】 水煎，每日一剂，分2次口服。

【注意事项】 经常检查血压、加强肢体的锻炼。

【应用小结】 口服药物的同时，配合针灸和理疗效果更加。曾治疗12例，均恢复功能。

【典型病例】 刘某，男，65岁。患左侧半身不遂，口眼㖞斜、说话不清楚。经过半年治疗基本恢复正常。

17. 半身不遂验方②

【方剂来源】 康运吉（1947～ ），字璇卿，号谨斋。20世纪60年代拜在曲阜老中医徐景泉（字乙海）先生门下，系统学习中医及针灸，并随师实习临床。他从事中医临床50余年，临床应用丰富。现坐诊于曲阜城内仓巷卫生所。

【适应病证】 主治半身不遂。

【药物组成】 黄芪30～60克，党参10～20克，当归15克，牛膝9克，地龙9克，木瓜9克，鸡血藤9克，秦艽9克，川乌4.5克，草乌4.5克，薄荷6克，全蝎6克，石膏12克，桂枝6克，胆南星6克，陈皮6克，桂圆肉12克，甘草3克。

【服用方法】　水煎，每日一剂，分2～3次服。药量按年龄、体重增减之。草乌、川乌为最大量，不可再加量，其余药物可酌情增减加量。

可配合针灸：取环跳、阳陵泉、风市、绝骨、肩髃、曲池、外关、合谷穴，可按具体情况临近或远端取穴加之。

【注意事项】　药物及针灸治疗1周后，间歇3～5日后再继用，7日为1个疗程。

18. 半身不遂验方③

【方剂来源】　颜秉甲中医诊所秘验方，人物简介见本章"慢性支气管炎验方"。

【适应病证】　中风后遗症半身不遂。

【药物组成】　黄芪60克，当归、赤芍、葛根、陈皮、钩藤各12克，红花、丹参、豨莶草、威灵仙、炒杜仲各15克，川芎、地龙、桃仁、天麻、郁金、茯苓、乌梢蛇各10克，全蝎、姜半夏、石菖蒲各9克，射干6克，蜈蚣1条，甘草3克。

【服用方法】　水煎服，每日一剂。

【典型病例】　孔某，男，53岁，曲阜市时庄人。2008年5月14日初诊：患脑梗死2个月，曾在某医院住院治疗月余，好转出院。现仍言语欠利，右侧肢体半身不遂，由家人搀扶来诊，血压正常，纳可，二便可，舌苔薄黄，脉弦滑。诊为中风后遗症半身不遂（脑梗死恢复期）。辨证：肝肾阴虚，肝风内动，风痰阻络，筋脉失养。给以上方水煎服，每日一剂。加减调理2月余，言语可，右侧肢体肌力渐增，能借助拐杖行走。

19. 中风瘫痪验方

【方剂来源】　息陬张氏中医世家张竟捐献祖传验方，人物简介见本章"气管炎验方③"。

【适应病证】　中风瘫痪，手足不举，亦治风湿脚气。

【药物组成】　穿山甲、川乌头、红海蛤各60克。

【使用方法】　上药共研细末，每用15克，捣葱白和成饼，随左右贴脚心，包扎，安坐，浸入热水盆中，待身麻汗出急去为宜，避风寒，自然手足可举。半个月后再行1次，以除病根。戒房事1年。

20. 半身不遂恢复期调理方

【方剂来源】　曲阜市第二人民医院康运吉经验方，人物简介见本章"半身不遂验方②"。

【适应病证】　半身不遂恢复期。

【药物组成】　黄芪30～60克，当归尾、赤芍、白芍、红花各9克，地龙、川芎各6克，瓜蒌仁8克，太子参12克。

加减：高血压者，加钩藤、菊花、夏枯草各9克；痰多者，加半夏9克，陈皮6克，茯苓10克；口水多者加苍术9克，薏苡仁10克；五更便频者加补骨脂9克，诃子6克；脑迟者加益智仁、石菖蒲各6克；失眠者加炒酸枣仁、白芍各10克，柏子仁6克；尿少者加车前子（包煎）9克；下肢无力者加淮牛膝10克，桂枝尖3克；口干舌燥者，加麦冬、玄参、生地黄各 10 克。

【服用方法】 每日 1 剂，水煎 2 次，每次 20 分钟，药液合并，分早晚 2 次趁温口服。可配合针刺治疗。

21. 急性中风验方

【方剂来源】 防山李氏中医世家李全树验方，人物简介见本章"心肌梗死验方"。

【适应病证】 中风不语，不省人事者（急性脑梗死、脑出血）。

【药物组成】 莱菔子 50 克。

【服用方法】 水煎 300 毫升，徐徐灌服或鼻饲，能使患者苏醒，屡试屡效。

【注意事项】 辨别有瘀血性质的效果最佳。乙醇过敏者不可服用。

【应用小结】 本方源于张锡纯《医学综中参西录》，疗效确切。

【典型病例】 李某，女，76 岁。在家不慎跌倒，口吐白沫，昏迷不醒，奄奄一息。拉到医院不收留，回家待毙，束手无策之即，邀余诊治，投以此法徐徐灌服，一日后明白苏醒，后以中药调理痊愈。

22. 中风不语验方

【方剂来源】 防山陈氏中医世家陈庆年捐献祖传验方，人物简介见本章"预防流行性感冒验方⑤"。

【适应病证】 中风不语。

【药物组成】 黄芪 30 克，防风 30 克。

【服用方法】 加水 1000 毫升，先大火烧开，后用文火，放在床前熏之，时时不断。

【注意事项】 室内适当通风。

【应用小结】 曾用本方治疗中风不语患者 100 余例，治愈率为 90%。

【典型病例】 病案一：张某，男 78 岁。言语不清，说话流涎，补阳还五汤加减口服，疗效欠佳，配合熏蒸 10 日，效果明显，又 10 日恢复如常。

病案二：朱某，女，66 岁。突发中风，住院治疗 2 个疗程，效果欠佳来诊。给予活血化瘀治疗，配合熏蒸 10 日，效果明显，又 10 日，基本恢复。

23. 舌强难言特色疗法

【方剂来源】 乔氏中医乔尚熠捐献父亲乔根庭先生验方，人物简介见本章"霍乱验方"。

【适应病证】 舌强难言。其症见舌根强硬，不能言语，并有胀满，舌能动但不灵活的现象。严重时，浑身会出冷汗，心情特别紧张。

【特色疗法】 （1）针刺：心经的左通里穴直针 3 分。大肠经的双合谷穴直针 5 分。任脉的廉泉穴直针 3 分。督脉的哑门穴直针 3 分，风府穴直针 3 分。三焦经的右关冲穴直针 2 分，并可放血少许。上法均用泻法，留针 15 分钟。

（2）内服中药：茯苓、泽泻、炒枳壳、生栀子、生白芍、青皮、酒炒柴胡、姜半夏、桔梗、石菖蒲、生甘草、生姜。水煎服，每日一剂。药量酌情应用。

【按语】　心开窍于舌，舌病与心脏有关。此症有中风而生者，有重病尚在发展而生者，也有因心脏血液循环发生障碍，影响语言神经，舌根强硬，不能说话；脑神经不健全，也是原因之一；或处理一件事情，有感不顺常情，态度过于紧张，或受到巨大惊恐，或遇到过于悲哀的事情等，都会发生此症。

24. 头项强直特色疗法

【方剂来源】　乔氏中医乔尚熠捐献父亲乔根庭先生验方，人物简介见本章"霍乱验方"。

【适应病证】　头项强直。其症见颈项部及两肩，强直发硬，转动不自然，有时会有头晕目眩、周身发冷发热的现象，也会有呕吐症出现。

【特色疗法】　（1）针刺：膀胱经的双风门穴向外针刺1寸。小肠经的左后溪穴针刺5分。膀胱经的右申脉穴直针3分。胆经的双风池穴向前针5分，双阳陵泉穴直针1寸，双绝骨穴直针5分。三焦经的外关穴右边直针5分。胆经的左足临泣穴直针5分。三焦经的双天牖穴（耳后医风穴下1寸）向颊部针刺3分。上法均用泻法，留针15分钟。
（2）内服中药：当归尾、川芎、炒白芍、川羌活、防风、川红花、藁本、桂枝、荆芥、细辛、甘草、生姜。药量酌用，水煎服，每日一剂。

【按语】　足太阳膀胱经感受风寒，或者是血压常高、脑脊髓神经衰弱、风湿侵袭经络，均可以发此症。

25. 口眼㖞斜验方①

【方剂来源】　曲阜市神农中医药研究所吕建华经验方，人物简介见本章"预防流行性感冒验方④"。
【适应病证】　口眼㖞斜。
【药物组成】　生天南星适量。
【服用方法】　将天南星研末，用生姜汁调成膏，贴于患处，左侧㖞斜贴右侧，右侧㖞斜贴左侧。
【应用小结】　本方疗效在90%以上。
【典型病例】　病案一：韦某，女，36岁。口眼㖞斜，上方连用7日后痊愈。
病案二：林某，男，52岁。口眼㖞斜，上方连用12日后痊愈。
病案三：程某，男，43岁。口眼㖞斜，上方连用7日后痊愈。

26. 口眼㖞斜验方②

【方剂来源】　曲阜市第二人民医院康运吉经验方，人物简介见本章"半身不遂验方"。
【适应病证】　口眼㖞斜。
【药物组成】　黄芪、全蝎、僵蚕、白附子、防风、天麻、白芷、川芎、当归、菊花、甘草。药量按年龄、体重用之。
【服用方法】　水煎，每日一剂，分2次服。
可配合针灸：针患侧地仓、颊车、下关穴，用泻法，对侧用补法。并刺人中穴以调之，留针 20～30 分钟。中间醒针 3 次，按方法行针。

【应用小结】 轻者 1 周，重者 15～30 日痊愈。

27. 口眼㖞斜验方③

【方剂来源】 颜秉甲中医诊所秘验方，人物简介见本章"慢性支气管炎验方"。

【适应病证】 主治口眼㖞斜。

【药物组成】 全蝎、白附子、僵蚕各 15 克。

【服用方法】 上药共为细末，每服 9 克，黄酒冲服，发汗即愈。

28. 口眼㖞斜、神经炎验方

【方剂来源】 曲阜市神农中医药研究所吕建华经验方，人物简介见本章"预防流行性感冒验方④"。

【适应病证】 主治口眼㖞斜、神经炎、风湿等病。

【药物组成】 蜜蜂（蜂毒）。

【使用方法】 蜜蜂（蜂毒），轻轻捏住蜜蜂腰部，将其尾部放在患处，待蜜蜂螫刺入肌体后，再用手指轻轻压其腹部，使蜂毒尽量排入人体。

【注意事项】 被蜜蜂螫后 20 分钟无症状者，可以放心，但过敏体质禁用。过敏处理：①不要紧张，保持镇静。②有毒刺进入皮肤者，先刮去毒刺。③选用肥皂水、3%氨水、5%～10%碳酸氢钠溶液、生理盐水、糖水洗敷伤口。④玉露散或菊花叶捣烂敷贴。⑤被黄蜂螫伤，可用食醋或鲜马齿苋洗净，挤汁涂抹。⑥大蒜或生姜捣烂取汁，涂敷患处。

【应用小结】 本方疗效在 90%以上。

【典型病例】 病案一：辛某，女，52 岁。口眼㖞斜，上方连用 7 日后痊愈。

病案二：潘某，男，47 岁。口眼㖞斜，上方连用 7 日后痊愈。

病案三：薛某，男，32 岁。口眼㖞斜，上方连用 5 日后痊愈。

29. 中风口眼㖞斜验方

【方剂来源】 张子民（1963～），男，乡医医师。他 1981 年从事乡村医生工作，现任土门卫生所所长；1983～1986 年在乡村医生中医班学习，获结业证书；1988～2000 年，参加全省乡村医生系统化培训获中专水平证书；2002～2003 年参加中医专科班学习，获中医专科班结业证书。他善用中医药疗法治疗疑难杂症、常见病等，深得群众信赖。

【适应病证】 中风口眼㖞斜。

【药物组成】 皂角、陈米醋各适量。

【使用方法】 皂角为末，陈米醋调敷口上，左侧㖞斜敷右侧、右侧㖞斜敷左侧，干则频换，数次即愈。

30. 脑梗死验方

【方剂来源】 防山李氏中医世家李全树祖传验方，人物简介见本章"心肌梗死验方"。

【适应病证】 本方主治脑梗死（中风、半身不遂）。其功能为益气活血，逐瘀通络。

【药物组成】　黄芪 100 克，赤芍 15 克，当归 15 克，川芎 15 克，地龙 10 克，桃仁 12 克，红花 12 克，水蛭 10 克，钩藤 12 克，菊花 10 克，代赭石 30 克，丹参 30 克，蜈蚣 3 条，胆南星 10 克。以野桑枝 60 克为药引。

【服用方法】　水煎服，每日一剂。可连服 2 个月以上。

【典型病例】　病案一：本村张某，男，51 岁。患高血压多年，在劳作时发病，口眼㖞斜，言语不利，左半身不遂。上方每日一剂，分 3 次服用。连用 50 日后症状消失，痊愈。现在出门打工和正常人一样。

病案二：刘某，女，64 岁。患者有高血压病史多年。夜间发病，言语不利，流口水，右半身不遂，手麻木。用本方 2 个多月痊愈，至今没再发病。

31. 中风后遗症之足内外翻特色疗法

【方剂来源】　桂清民（1965～），主任医师，济宁市知名专家，济宁市名中医药专家，针刀医学创始人朱汉章教授嫡传弟子。他现任国家中医药管理局中医药标准化项目《全国针刀医学诊疗指南》、《中医整脊科诊疗指南》编审专家委员会委员，中华中医药学会针刀医学分会常务委员，中华中医药学会整脊分会常务委员，山东省针灸学会理事，山东省针刀医学会副主任委员，山东省整脊专业委员会副主任委员，《中国组织工程研究杂志》《风湿病与关节炎》杂志编委、审稿专家。从事针刀医学、整脊 30 余年，在脊柱病、脊柱相关性疾病、骨性关节病专业理论和诊疗技术具有较高的造诣，参加编写了新世纪全国高等中医院校本科规划教材《针刀医学诊断学》等教材，参加的"针刀医学原创性研究及推广应用"科研获中华人民共和国教育部科技成果三等奖，"中医整脊学机理及临床应用"获中华中医药学会科学技术三等奖；主持省地级科研 5 项，分别获一、二、三等奖。

【适应病证】　中风后遗症之足内外翻。

【操作方法】　针刺照海、申脉穴，用 30 号 0.5～1.5 寸长毫针直刺，照海刺 1 寸，申脉刺 0.3 寸，行捻转提插补泻法。足外翻照海穴用补法、申脉穴用泻法，足内翻照海穴用泻法、申脉穴用补法，每次刺 40 分钟，每日 1 次，10 次为 1 个疗程，2 个疗程间间隔 5 日。

【注意事项】　注意取穴补泻。

【应用小结】　祖国医学认为，跷脉具有交通一身阴阳之气，调节下肢运动之功能，使下肢灵活敏捷。中风后遗症足内、外翻，多由痰湿、血瘀等因素致中风后，十二经脉气机运行失常，致阴、阳跷脉气紊乱，或由痰湿、血瘀直中阴阳跷脉而为病。《难经·二十九难》云："阴跷为病，阳缓而阴急，阳跷为病，阴缓而阳急。"阴跷脉气失调凝滞，会出现肢体外侧的肌肉弛缓而内侧拘急，导致足内翻，为阴实阳虚，阳跷脉气失调凝滞，会出现肢体内侧肌肉弛缓而外侧拘急，导致足外翻，阳实而阴虚。通过针刺照海、申脉，泻实补虚，平调阴阳二跷脉，使跷脉气机运行复常，从而纠正足内外翻症状，有利于患者及早进行功能锻炼。

【典型病例】　杨某，女，65 岁。1987 年 10 月 5 日初诊。患脑血栓形成 2 个月，住院经用药物治疗后减轻，行功能锻炼。因左侧肢体活动不灵，左足外翻严重，常扭伤左踝部，拄拐锻炼时数次摔倒。经介绍采用针刺治疗。查体：血压为 135/90mmHg，左下肢肌

Ⅰ级，左膝腱反射亢进。补照海，泻申脉，治疗3次后，足外翻症状改善，10次后足外翻症状消失，呈正常步态，下肢功能恢复较好，1个月后随访，生活能自理。

二、眩晕验方

1. 肝阳上亢眩晕验方①

【方剂来源】　全国基层名老中医药专家朱传伟经验方，人物简介见本章"风寒感冒轻症验方"。

【适应病证】　肝阳上亢导致的眩晕。其症见眩晕，耳鸣，头胀痛，易怒，失眠多梦，或面红目赤，口苦，便秘，舌红苔黄，脉弦。

【药物组成】　天麻、栀子、牡丹皮各10克，钩藤（后下）、石决明各20克，牛膝、益母草各15克，黄芩、杜仲各12克，桑寄生18克，夜交藤30克，龙胆草6克。

【服用方法】　水煎，每日一剂，早晚分2次服。

2. 肝阳上亢眩晕验方②

【方剂来源】　全国基层名老中医药专家朱传伟经验方，人物简介见本章"风寒感冒轻症验方"。

【适应病证】　肝阳上亢导致的眩晕。

【药物组成】　桑寄生、苦丁茶、钩藤、荷叶、菊花各9克。

【服用方法】　开水浸泡代茶饮。

3. 头目眩晕验方

【方剂来源】　乔氏中医乔尚熠捐献父亲乔根庭先生验方，人牲简介见本章"霍乱验方"。

【适应病证】　头目眩晕。

【药物组成】　（1）党参、川芎、当归各6克，硃茯神、麦门冬、陈皮、清半夏、黄芩、远志各9克，川羌活、防风、甘草、白芷各4.5克，细辛3克，生姜3片，大枣3枚。水煎服，每日一剂。

（2）川芎、川天麻、陈皮、清半夏、白僵蚕、炒枳壳、荆芥、防风、薄荷、当归尾各6克，藁本、焦白术各9克，白芷4.5克，细辛3克，甘草4.5克。雄猪脑1个，洗净。同药少加盐炖服。

4. 眩晕病验方①

【方剂来源】　曲阜市中医院脑病科经验方。

【适应病证】　本方功能为祛风化痰，健脾和胃。主治眩晕病——风痰上扰证。

【药物组成】　姜半夏9克，天麻10克，茯苓15克，化橘红12克，薏苡仁15，泽泻18克，瓜蒌20克，枳实20克，砂仁15克，青皮12克。

【服用方法】　水煎服，每日一剂。

5. 眩晕病验方②

【方剂来源】　颜秉甲中医诊所秘验方，人物见本章"慢性支气管炎验方"。

【适应病证】　眩晕（高血压）。

【药物组成】　当归、枳壳、黄芩、钩藤、陈皮、豨莶草各 12 克，石决明、夏枯草、生地黄、玄参各 15 克，牡丹皮、地龙、白芍、天麻、郁金各 10 克，龙骨、牡蛎各 20 克，菊花、薄荷各 9 克，甘草 3 克。

【服用方法】　水煎服，每日一剂。

【典型病例】　宋某，男，46 岁，曲阜市王庄人。2010 年 10 月 6 日初诊：患高血压 2 年，时常头晕不适，常服降压 0 号等药，仍时轻时重。现头晕不适，耳鸣，入眠差，血压为 146/90mmHg，舌苔薄黄，脉弦滑。诊为高血压。辨证：肝肾阴虚，肝阳偏亢。给予上方水煎服，每日一剂。加减调理月余，恢复正常。

6. 血虚眩晕验方①

【方剂来源】　沈氏中医后人沈莹、孙慧杰捐献名老中医沈梦周先生经验方。人物简介见本章"流行性感冒验方"。

【适应病证】　血虚头晕。

【药物组成】　党参、茯苓、白术、炮附子各 6 克，女贞子 12 克。

【服用方法】　水煎服，每日一剂。

7. 血虚眩晕验方②

【方剂来源】　颜秉甲中医诊所秘验方，人物简介见本章"慢性支气管炎验方"。

【适应病证】　血虚引起的眩晕。

【药物组成】　当归、生地黄、杜仲各 12 克，丹参、太子参、党参、山药、焦山楂各 15 克，菊花、白芍、川芎、红花、炒白术、茯苓各 10 克，黄芪 30 克，甘草 3 克。

【服用方法】　水煎服，每日一剂。

【典型病例】　郭某，男，67 岁。2007 年 8 月 31 日初诊：患者经常头晕目眩，时轻时重，近日因劳累症状加重，伴纳差、乏力、耳鸣、心悸、入眠差、舌苔薄白、脉沉无力。诊为眩晕。辨证：气血不足，脑窍失养。给予上方水煎服，每日一剂。加减调理月余，恢复正常。

8. 内耳眩晕症验方

【方剂来源】　曲阜市卫生学会孔凡吉摘自赵俊欣著《十一师秘要》第六节，曲阜籍五台山高僧释妙一经验方。

【适应病证】　内耳眩晕症。

【药物组成】　泽泻、白术、山药、大豆黄卷各 30 克。

【服用方法】　水煎服，每日一剂。

9. 更年期眩晕验方

【方剂来源】　颜秉甲中医诊所秘验方，人物简介见本章"慢性支气管炎验方"。

【适应病证】 更年期眩晕。其症见时常头晕耳鸣，阵发性烦躁出汗，入眠差，易急躁，便秘等，舌苔薄黄，脉沉弦。

【药物组成】 黄芩、当归、陈皮、女贞子、旱莲草、白芍、菊花、夏枯草各12克，生地黄、玄参、牡蛎、龙骨、枸杞、菟丝子各15克，北沙参、知母、牡丹皮各10克，浮小麦20克，甘草3克。

【服用方法】 水煎服，每日一剂。

【典型病例】 颜某，女，50岁，曲阜市更道人。2008年2月20日来诊：患者时常头晕耳鸣，阵发性烦躁出汗，入眠差，易急躁，便秘等，血压稍微偏高但不服降压药，舌苔薄黄，脉沉弦。诊为更年期眩晕。辨证：肝肾阴虚，肝阳偏亢。给以上方水煎服，每日一剂。加减调理月余，眩晕消失，嘱其禁忌辛辣油腻之品，勿生气。

10. 颈性眩晕特色疗法

【方剂来源】 曲阜市中医院桂清民经验方，人物简介见本章"中风后遗症之足内外翻特色疗法"。

【适应病证】 颈性眩晕。

【操作方法】 脉络宁注射液20毫升加入生理盐水250毫升中静脉滴注，每日1次，14日为1个疗程。应用多功能超声扫描心脑血管病治疗仪（频率为800kHz，声强1～1.25W/cm），将涂有超声耦合剂的4个超声探头分别置于头颅、枕区、颈部椎—基底动脉系统治疗区（后区），用弹性头帽固定后，每次治疗20分钟，每日1次，10次为1个疗程。

【应用小结】 颈性眩晕多由于颈椎退行性变，压迫或刺激椎动脉、交感神经，或由于脑动脉硬化，致椎—基底动脉狭窄、痉挛，从而引起脑部供血不足，产生以眩晕为主要临床表现的症候群。脉络宁注射液是中药复方制剂，具有清热养阴、活血化瘀的功效，文献报道本药具有扩张血管、改善血液循环、提高纤溶活性、降低纤维蛋白原含量、降低血液黏滞性、改善微循环和清除自由基等作用。颅脑超声治疗通过超声波的高频振荡、理化、温热三种效应，可扩张血管，改善血管弹性，消融动脉粥样硬化物，解除椎-基底动脉痉挛、狭窄，加快血流速度，改善脑组织的血氧供应。两种治疗方法有机结合，故取得明显的治疗效果。

【典型病例】 患者，女，46岁，教师，1999年6月5日初诊。诉位置性眩晕伴恶心呕吐2个月，曾于多家医院诊断为"颈椎病"、"椎-基底动脉供血不足"，先后服用抗骨质增生丸、吡拉西坦、盐酸氟桂利嗪等药物及静脉滴注低分子右旋糖酐、复方丹参注射液等未见明显疗效。检查：颈椎生理曲度减小，$C_2 \sim C_6$ 棘突间压痛，压顶试验（+）。颈椎平片示：$C_3 \sim C_6$ 椎体上下缘不同程度增生，C_5/C_6 椎间隙变窄，钩椎关节增生。TCD 示双椎动脉、基底动脉供血不足。诊断：颈性眩晕。用上述方法治疗1个疗程后，头晕、头痛、恶心呕吐症状消失，TCD 示椎-基底动脉供血恢复正常，且恢复了正常工作。随访半年，疗效巩固。

11. 椎动脉型颈椎病颈性眩晕特色疗法

【方剂来源】 曲阜市中医院桂清民经验方，人物简介见本章"中风后遗症之足内外翻特色疗法"。

【适应病证】 椎动脉型颈椎病颈性眩晕症。

【操作方法】 患者采用针刀闭合松解和整脊方法治疗。

（1）针刀闭合松解：根据患者临床症状、体征、影像学检查结果，术前对需治疗的患者进行病情分析，选择性定点。一般在枕骨的上下项线颈项部肌肉附丽处、寰椎后结节、横突、枢椎棘突，病变颈椎节段的椎间关节等部位以甲紫溶液标记定点，术者穿戴无菌衣帽、口罩、手套，定点区域皮肤常规消毒，铺无菌洞巾，标记点处以 0.5%盐酸利多卡因溶液局部注射浸润麻醉，应用 1.0mm×50mm 型无菌针刀，按照针刀操作的 4 步进针规程在头上斜肌、头半棘肌及头后大小直肌于枕骨附着压痛点行切开剥离，在寰椎后结节、枢椎棘突标记点处，针刀垂直于皮面，针刀刀口线的方向与人体的纵轴方向一致，刺入到达骨面后，调整针刀的角度，紧贴寰椎后结节、枢椎棘突骨面切开 2 次；在寰椎横突处，颈侧方进针刀，以左手拇指指甲部按压横突周围皮肤肌肉达横突后结节骨面，针刀循左手拇指指甲部缓慢刺入骨面，切开 1～2 刀，或针体与人体矢状面呈 45°刺至靠近横突椎板骨面，移动至横突后结节后，行小幅度切开剥离 1～2 刀，在病变颈椎节段椎间关节等部位投影点定点，针刀刀口线的方向与人体的纵轴方向平行，针刀倾斜刺入椎板骨面，针刀移动至椎体的椎间关节囊，调整刀口线与椎间小关节方向一致，行切开剥离 2 刀，出针后及时压迫刀口止血，刀口以无菌纱布覆盖固定。

（2）整脊治疗：患者针刀闭合性松解术后，根据患者病情进行个体化分析，选择如下相应的整脊方法。①卧位下整脊：可应用两点一面复位手法整复治疗：以钩椎关节向左侧旋转为例。患者仰卧治疗床上，术者左手托患枕项部，右手托扶于患者下颌处，助手双手固定于患者双肩部，行对抗牵引 1 分钟后，然后左手拇指推顶住患椎左侧横突，食指钩住患椎棘突，右手托住患者下颌部，嘱患者头部缓慢向右侧旋转，术者右手掌部于患者面部左侧向右侧按压，待转到最大幅度时，在一瞬间双手协同动作，同时用力，左手示指将棘突用力向左侧钩拉，拇指指腹用力将横突向颈前上方推顶，术者右手同时弹压患者左侧面颊，然后将头颈扶正，再次对抗牵引片刻手法结束。如钩椎关节向右侧旋转，手法方向相反。②坐位下整脊：以椎体棘突向右旋转为例。患者端坐位，术者站立于患者身体右后方，嘱患者放松颈项部，术者左手固定于项枕部，右手托扶患者下颌部，轻轻向上牵引 1 分钟后，术者以左手拇指指腹推顶与患者病变棘突根部右侧，屈右肘，以肘窝托住患者下颏部，嘱患者低头屈颈 15°，颈项部肌肉放松，嘱患者顺着术者的屈曲状态下右肘向右缓慢旋转，当感觉患者头颈部旋转到最大限度而遇到阻力时，术者顺势施以快速的向右扳动，推顶患椎棘突的左手拇指同时向右推顶，两手同时发力，协调动作，常可听到"喀"的弹响声，术者左手拇指亦有轻微的位移感。还可根据病情及病变阶段选择选择提颈旋转推顶法、椎体角度旋转法及头颈侧旋托提等手法进行整复。治疗后，用颈托固定 3～5 日。1 周治疗 1 次，2 次为 1 个疗程。

【注意事项】 排除标准：年龄＜25 岁或＞75 岁者；合并有严重的心脑血管病、精神病患者；伴有脊柱骨质疏松、颈椎滑脱、颈椎管明显狭窄者；凝血机制障碍，伴有血小板减少及有出血倾向的患者；除外眼源性、耳源性眩晕、低血压性眩晕及精神性眩晕患者。

【应用小结】 本病是颈椎病中的常见类型，其发病机制复杂，本病是由于各种机械性与动力性因素致使椎动脉及其周围神经丛遭受刺激或压迫，以致血管痉挛狭窄，造成以椎-基底动脉供血不足的临床症状表现，导致本病症发生的病理机制主要有机械压迫学说和交感神经受刺激学说。①机械压迫因素：椎动脉的第二段穿行于第6颈椎横突孔至寰椎横突内骨性结构的骨管道中，椎动脉周围有颈动脉及神经丛包绕，椎动脉第三段走行是椎动脉出寰椎横突孔后沿寰椎后弓上缘迂曲走行于寰枕部肌肉和神经组织所组成枕下三角等组织间隙和通道中。其中颈椎横突孔的狭窄、钩椎关节的增生、关节突关节增生、颈椎失稳、颈部肌肉、筋膜及韧带软组织病变导致应力失衡都可导致椎动脉及周围神经纤维的牵张刺激压迫，从而产生相应的临床症状和体征。②颈交感神经受刺激学说：认为机械性压迫在椎动脉型颈椎病发病机制中是一重要因素，但不是唯一因素。颈椎节段不稳或伴有钩椎关节骨质增生是发病的始动因素，当颈椎关节异常活动时，可导致椎动脉周围的神经丛受刺激或压迫，从而引起椎动脉的痉挛缺血症状。颈椎与其周围的组织的退变及其继发性病变是椎动脉型颈椎病病症的基础，也是区别于其他类型的眩晕的主要病理因素。颈椎的稳定和平衡依赖于两大平衡机制，一是由椎体的椎间关节、椎间盘和韧带结构组成的用于维持关节的稳定和平衡构成颈椎的内平衡，二是依赖于枕部、颈项背部的肌肉支架及其活动和调节所形成的颈椎的外平衡，任何组织结构和环节的发病或失衡，均可以导致颈椎稳定性的丧失。针刀医学关于颈椎病的病因学及软组织动态平衡学说，为通过导致椎动脉型颈椎病发病因素颈椎周围组织的治疗提供了理论依据，通过针刀闭合性松解枕、颈、肩背软组织的粘连，可有效改善或消除肌腱筋膜组织的拘挛和异常高张力状态，促进无菌性炎症的消退，恢复局部组织的正常功能状态，促使颈椎生物力学平衡得以重新建立。

12. 椎-基底动脉供血不足特色疗法

【方剂来源】 曲阜市中医院桂清民经验方，人物简介见本章"中风后遗症足内外翻特色疗法"。

【适应病证】 椎-基底动脉供血不足。

【操作方法】 ①刺五加注射液40毫升加10%葡萄糖500毫升或0.9%氯化钠注射液500毫升中静脉滴注，每日1次，14日为1个疗程。②应用多功能超声扫描心脑血管病治疗仪（频率800kH；声强1～1·ZWc/m²），将涂有耦合剂的4个超声治疗头分别置于头颅、项部椎-基底动脉系统治疗区（后区），用弹性头帽固定后治疗20分钟，每日1次，10次为1个疗程。

【注意事项】 超声波探头一定放置准确的位置。

【应用小结】 椎-基底动脉供血不足（VBI）是椎-基底动脉短暂性脑缺血发作和供血不足的总称。其病因主要是脑动脉硬化、颈椎病等原因使血流动力学紊乱，引起脑血流灌流量下降，从而引起急性或慢性脑缺血。刺五加注射液具有平补肝肾、益精壮骨、活血通络之功效。该药有降低全血黏度、降低血细胞比容及血小板吸附率作用，可扩张血管，降低血管阻力，改善血流量。颅脑超声治疗通过超声波的高频振荡、理化、温热三种生物效应，改善血管弹性，解除椎-基底动脉的痉挛、狭窄，加快血流度，改善脑组织血氧供应，使神经功能得以恢复。治疗组疗效优于传统的低分子右旋糖酐加复方丹参注射液对照组。治疗中未发现不良反应，是椎-基底动脉供血不足较理想的治疗措施。

【典型病例】　患者，男，65 岁，1999 年 7 月 13 日初诊。眩晕、记忆力减退 2 年，有猝然昏倒发作史 2 次，来诊前曾于多家医院诊断为"脑动脉硬化"、"椎–基底动脉供血不足"，曾服用盐酸氟桂利嗪、地芬尼多静脉注射、复方丹参注射液、曲克芦丁注射液等治疗，未见明显疗效。TCD 示双侧椎动脉、基底动脉供血不足，颈椎 X 线片示颈椎生理曲度减小，C_4/C_6 椎间隙狭窄，钩椎关节增生。诊断为"椎–基底动脉供血不足"。予刺五加注射液 40 毫升加生理盐水 500 毫升中静脉滴注、颅脑超声治疗。治疗 1 个疗程后，眩晕症状消失，TCD 检查示椎–基底动脉供血恢复正常。随访半年，疗效巩固。

13. 落枕特色疗法

【方剂来源】　乔氏中医乔尚熠捐献父亲乔根庭先生验方，人物简介见本章"霍乱验方"。

【适应病证】　落枕，右侧失枕。其表现为后颈部感觉强硬，转动不自如，有的头不能向右转，有的头不能向左转。还可引起头痛，头晕，头重。不经治疗，过几日有的会好，也有的晚上洗几次热水澡会痊愈。

【特色疗法】　（1）针刺：胆经的双风池穴向前针刺 5 分，双阳辅穴向大腿方向针刺 1 寸。小肠经的左后溪穴直针 5 分。膀胱经的双天柱穴直针 1 寸，双大抒穴向颈部针 1 寸。督脉的风府穴直针 5 分。经外奇穴双失枕穴（在手背示指，中指、本节后约 5 分，掌骨凹陷中）直针 3 分。上法均用泻法，留针 15 分钟。

（2）中药应用：荆防败毒散，依病情加减药味（科学浓缩制成之粉剂或颗粒者最好），每日早中晚服，每次约 3 克，用温开水送服。（药味有荆芥、防风、羌活、藁本、僵蚕、白芷、川芎、细辛、甘草）。

【按语】　本病多因夜晚或昼间睡眠，当窗而卧，没有留意，肩颈部未覆盖被褥，感受风寒，醒后颈部强直，不能转动。冬天发者为多。

三、头痛验方

1. 头痛验方①

【方剂来源】　大庄刘氏中医世家刘天保经验方，人物简介见本章"失眠验方②"。

【适应病证】　主治头痛。其功能为祛风止痛。

【药物组成】　当归、川芎、荆芥、防风、藁本、天麻、黄芩、牛膝各 15 克，白芷、薄荷、羌活、白僵蚕各 10 克，生石膏 20 克，细辛 5 克，甘草 6 克。

【服用方法】　水煎服，每日一剂，早晚温服。

2. 头痛验方②

【方剂来源】　全国基层名老中医药专家朱传伟捐献曾祖父朱荫楸先生经验方，人物简介见本章"风寒感冒轻症验方"。

【适应病证】　头痛。

【药物组成】　菊花、荆芥穗、女贞子、蔓荆子各 10 克，鸡脑子 1 具。

【使用方法】　水煎服，每日 1 剂。

3. 前头痛特色疗法

【方剂来源】　乔氏中医乔尚熠捐献父亲乔根庭先生验方，人物简介见本章"霍乱验方"。

【适应病证】　前头痛。其症见前额头痛，两鬓角痛，感觉头很沉重，有时会影响视力，两眼球也会有胀痛，有时会影响听力，鼻部、牙齿不舒服，剧烈时还会有呕吐的现象。

【特色疗法】　（1）针刺：督脉的上星穴针刺 3 分，向头上方针刺。肺经的右列缺穴针刺 3 分，向肘部方向针刺。大肠经的左合谷穴针刺 3 分，向腕部方向针刺。胃经的双头维穴针刺 3 分，向头后部针刺。三焦经的双丝竹空穴针刺 3 分，向外眼角方向针刺。如连眉棱骨痛，可加针膀胱经的双攒竹穴，针刺 1～2 分，向内眼角方向针刺。经外奇穴的双太阳穴针刺 3～5 分，可直针。上法均用泻法，留针约 15 分钟。列缺穴可灸之。

（2）内服中药：荆芥、防风、白僵蚕、甘菊、细辛、羌活、霜桑叶、青皮、陈皮、前胡、蝉蜕、钩藤、石决明、薄荷、甘草、生姜。水煎服，每日一剂。药量可依病情用之。

【按语】　本病多由受外感风寒，胃气不和，睡眠不足，疲劳过度而发。

4. 偏头痛特色疗法

【方剂来源】　乔氏中医乔尚熠捐献父亲乔根庭先生验方，人物简介见本章"霍乱验方"。

【适应病证】　偏头痛。其症见头的右边或左边发痛，也有两边都痛者，还会有眩晕症状出现。有时痛的情形昼轻夜重或昼重夜轻，剧烈时痛如针刺。

【特色疗法】　（1）针刺：肺经的右列缺穴针刺 3 分，向肘部针刺。大肠经的左合谷穴针刺 3～5 分，向腕部针刺。胃经的头维穴（痛侧）针刺 3～5 分，向头后斜刺。胆经的双风池穴针刺 5 分，不可太深。也可针刺丘墟穴、头临泣穴，肝经的行间穴（均取痛侧）。上法均用泻法，留针约 15 分钟。

（2）内服中药：当归、川芎、柴胡、细辛、白芷、炒白芍、明天麻、蒺藜子、荜茇、甘草。水煎服。药量可依病情用之。

【按语】　本病多由内伤或外感而发，妇女因月经不调，每月行经前后，也会疼痛数小时或数天。思虑过度、睡眠不足、多怒、疲劳，也是其中的原因。

5. 后头痛特色疗法

【方剂来源】　乔氏中医乔尚熠捐献父亲乔根庭先生验方，人物简介见本章"霍乱验方"。

【适应病证】　后头痛。其症见头痛部位是沿后脑部，有时会影响到颈、肩，背、腰部有沉重感，头部转动不自如，甚至还有脊强而厥的现象。

【特色疗法】　（1）针刺：督脉的后顶穴向下方针刺 2～3 分。胆经的双风池穴向前方针 3～5 分，双天柱穴向颈椎部针 3～5 分。小肠经的右后溪穴透劳宫穴针 3～5 分。膀胱经的左申脉穴直针 3 分。左金门穴直针 3 分。上法均用泻法，留针 15 分钟。

（2）内服中药：当归、川芎、炒白芍、羌活、防风、白芷、细辛、陈皮、姜半夏、藁本、甘草、大枣。水煎服。药量可依病情用之。也可加生姜。

【按语】　本病多由内伤或外感所发，睡眠、落枕也会引起，耳根疾病也会牵连而发痛。

6. 头顶痛特色疗法

【方剂来源】　乔氏中医乔尚熠捐献父亲乔根庭先生验方，人物简介见本章"霍乱验方"。

【适应病证】　头顶痛。其症见沿头顶百会穴周围向四处散发而痛，头部有重压感，或发眩晕，或头部发麻。

【特色疗法】　（1）针刺：督脉的百会穴沿皮向后针刺 2～3 分。胆经的双风池穴向前针刺 3 分。肺经的右列缺穴向肘部针刺 3 分。大肠经的左合谷穴向腕部针刺 3 分。属于低血压者，百会穴可加灸法。属于高血压者，四神聪穴（经外奇穴）、肾经的双涌泉穴，均可针之。低血压、贫血者补之，高血压者泻之。留针 15～20 分钟。

（2）内服中药：炒白芍、川芎、白茯苓、柴胡、升麻、生甘草、生姜。低血压、贫血者可加当归、黄芪、人参、熟地黄。水煎服。药量可依病情用之。

【按语】　本病血压低、血压高、贫血都会引起，肝经气血过盛，上冲头顶而痛。

7. 头顶及偏头痛验方

【方剂来源】　乔氏中医乔尚熠捐献父亲乔根庭先生验方，人物简介见本章"霍乱验方"。

【适应病证】　主治头顶及偏头痛。

【药物组成】　藁本、当归各 9 克，川芎、蔓荆子、防风各 6 克，薄荷、甘草、白芷各 4.5 克，细辛 3 克，生姜 3 片。

【服用方法】　水煎服，每日一剂。

8. 慢性头痛验方

【方剂来源】　防山镇土门卫生所张子民经验方，人物简介见本章"中风口眼㖞斜验方"。

【适应病证】　功能祛风散寒、理气止痛。主治慢性头痛。

【药物组成】　醋炒香附 10 克，川芎 12 克，延胡索 10 克，藁本 10 克，羌活 10 克，独活 6 克，蔓荆子 10 克，甘草 6 克，防风 10 克。

【服用方法】　水煎服，每日一剂。

【注意事项】　禁忌生、凉、辣之品，注意保暖。

【应用小结】　本方治愈患者 100 余例，治愈率为 95%以上。

【典型病例】　病案一：颜某，女，48 岁。因风吹受寒后感巅顶部疼痛、头沉 2 年余，久治不愈。经此方治疗 20 余日，至今未再复发。

病案二：张某，女，50 岁。生气后头胀、头痛 1 年余，久治不效。用此方加减治疗 10 余日，至今未复发。

9. 顽固性头痛验方

【方剂来源】 曲阜市卫生学会孔凡吉摘自赵俊欣著《十一师秘要》第六节，曲阜籍五台山高僧释妙一经验方。

【适应病证】 顽固性头痛。

【药物组成】 天麻 20 克，防风 15 克，细辛 3 克，土茯苓 30 克，冰糖 60 克。

【服用方法】 水煎服，每日一剂。

10. 脑外伤后头痛眩晕验方

【方剂来源】 曲阜市中医院外一科经验方。

【适应病证】 本方功能为行气止痛、定眩止呕。主治脑外伤后的头痛眩晕、恶心呕吐。

【药物组成】 柴胡 9 克，白芍 15 克，川芎 9 克，枳壳 12 克，陈皮 15 克，姜半夏 12 克，竹茹 15 克，白术 15 克，天麻 18 克，茯苓 15 克，泽泻 15 克，丹参 30 克，当归 15 克，连翘 20 克，防风 6 克，煅磁石 30 克，地黄 15 克，焦山楂 15 克，炒麦芽 15 克，炒六神曲 15 克，醋延胡索 24 克，甘草 10 克。

【服用方法】 水煎服，每日一剂。

11. 头昏脑空验方

【方剂来源】 曲阜市神农中医药研究所吕建华经验方，人物简介见本章"预防流行性感冒验方③"。

【适应病证】 主要用于冷汗自出、四肢厥逆；肾阳不足、畏寒肢冷，脾阳不振、腹痛、便溏或风寒湿痹、周身骨节疼痛；老人头昏，有空虚之象。

【药物组成】 熟附片 30 克。

【服用方法】 用附片炖鸽子肉 2 小时。饭后食之，3 次即愈。

【注意事项】 一般用量为 3～9 克，宜先煎；量大应久煎，微火 1 小时以上。

【应用小结】 本方疗效在 90% 以上。

【典型病例】 病案一：闻某，女，66 岁。头昏脑空，连用 5 日后痊愈。

病案二：孔某，男，75 岁。头昏脑空，连用 7 日后痊愈。

病案三：戚某，女，62 岁。头昏脑空，连用 3 日后痊愈。

12. 血管神经性头痛验方

【方剂来源】 中医世家颜世蝶经验方，人物简介见本章"四时温毒不解验方"。

【适应病证】 血管神经性头痛。

【药物组成】 荆芥穗、防风、钩藤、当归、白芷、菊花、僵蚕、益母草各 15 克，天麻、豨莶草、桃仁、红花、桂枝、藿香各 10 克，川芎、牡丹皮各 25 克，麻黄、甘草各 6

克，细辛、全蝎各 5 克，炒苍耳子 30 克。

【服用方法】　每日一剂，水煎，早晚 2 次温服。

【典型病例】　患者，女，2003 年 3 月 26 日诊。头痛月余，诊为血管神经性头痛，给以上方服 8 剂好转。

13. 雷头风验方①

【方剂来源】　山东省名老中医药专家朱鸿铭经验方，人物简介见本章"预防流行性感冒验方①"。

【适应病证】　雷头风。其症见头痛如雷鸣，头面起核，或憎寒壮热，为湿热夹痰所致。

【药物组成】　升麻 9 克，苍术 15 克，干荷叶 15 克，赤芍 9 克，葛根 12 克，薄荷 7 克，黄芩 12 克，天南星 7 克，甘草 4 克。

【服用方法】　水煎服，每日一剂。

14. 雷头风验方②

【方剂来源】　1977 年曲阜县卫生局向济宁地区卫生会议献方。

【药物组成】　荷叶、苍术、升麻各 10 克。

【适应病证】　雷头风（头面起疙瘩，耳闻雷声）。

【服用方法】　水煎，早晚各服一剂。

【注意事项】　饭后服。

【应用小结】　效果良好。

15. 清平砂与醒快丸

【方剂来源】　息陬张氏中医世家张竟捐献祖父张逢春先生经验方，人物简介见本章"气管炎验方③"。

【适应病证】　（1）清平砂：功能调理肝胆心经经气，消积除满，通利气机，通调三焦，升清降浊。本方适用于头部病证，有头痛头晕、目眩、暴聋暴哑、耳鸣耳痛、眼胀、沙眼、视物变形、口疮、牙痛等；胸脘部病证有噎膈、反胃、反酸、脘腹胀满、胸胁胀痛等；腹部病证，有腹痛、腰痛、阴疮、阴肿、阴痒等；内结类病证，有惊风、癫痫、失眠、崩漏、倒经、便秘、尿血等；外部病证，有脱发、手足干热、夜热自汗、皮生红疹、皮肤瘙痒、丹毒等。

（2）醒快丸：功能调理肺脾胃经经气。本方适用于水肿、痰饮、风寒咳嗽、虚寒泄利、霍乱吐泻、寒痹等病证。

【药物组成】　（1）清平砂方：代赭石 500 克，香附、莪术、郁金、白芍、牡丹皮、桃仁各 250 克，柴胡、九节菖蒲各 150 克，胡黄连、当归、川芎、红花、枳壳各 120 克，龙胆草 60 克。

（2）醒快丸方：紫苏叶、麻黄、杏仁、藿香、槟榔、砂仁、茯苓、香附各 30 克，苍术 60 克，白芥子、陈皮、肉桂各 15 克。

【服用方法】　（1）清平砂用法：上药共研细末，醋糊为丸，每日早晚各服 2 克。头部、外部病证用菊花 30 克煎汤送服；胸脘部病证用枳实 15 克煎汤送服；腹部病证用川牛膝 12 克煎汤送服；内结类病证用白芍 15 克煎汤送服。本方亦可按比例酌减水煎服，每日一剂。

（2）醒快丸用法：共研细末，用六神曲末 60 克入开水中，加生姜汁 120 克打成糊，入上药末搅匀制成丸，每丸重 9 克，每服 1~3 丸，枣汤送服。

【按语】 我国医术历 5000 年之久，经历代名人阐发，总其病名大致相同，而病之理论与治法互有出入，以致方书浩繁，各是一说。虽白首穷医不能涉及涯岸，善学者，劳费神思，消磨岁月，不善学者，望洋而叹，百无一成。昔王彦伯庭刊，三四灶煮药于庭，病者塞门而术。彦伯指出：热者饮此，寒者饮此，气者饮此，风者饮此，无有不效，其因心妙用，深得约施博之旨矣。有鉴于此兹，特为删繁就简，将心肝胆三处之内因病撮制一方名曰"清平砂"，作为调理肝胆心经的基本方，更将肺脾胃三处之内因病撮制一方名曰"醒快丸"，作为调理肺脾胃经的基本方。古人多一病立数十方，皆舍本寻标之意也。令先本而后标，随症调引，能补治标所不及。试将下列各症试用，经过百无一失，乃执一方而治数十病，使学之易而用之明，费力少而成功多，尤便于穷乡僻壤、行旅店、舍仓卒，时有所恃也。

清平砂机理：心肝胆，本木火之质，属轻扬之性，神魂之居，易动而难静。动则升，静则降，升为逆，降为顺，顺则安，逆则病。故新宜清，肝宜平，胆宜镇。心清则火降，火降则神舒，肝平则气顺，气顺则血活，血活则风散，风散则涎消血随气流，气附神转。凡属气血神经之病，总不外忧劳伤心，怒恼伤肝，惊怒动胆，虽变生多端，不过同源异流耳。或逆于上，或横于中，或滞于下，或达于表，或结于里，或流注于筋骨关节。逆而上者，镇而降之；横于中者，调而顺之；滞于下者，导而通之；达于表者，润而散之；结于里者，攻而消之；流注于筋骨关节者，清而济之。上逆者，气热交加多火胜；中横者，气失运化则痰生；下滞者，多兼湿注；达表者多燥痒；内结者多疼痛；流注关节者多拘挛，不能屈伸转侧，骨节胀大，动则疼生。其降、顺、通、散、消、济，大率不外六法，今制一方而兼六法，虽有独病、兼病之不同，乃一处起病，三处乖戾，其生克之故也。但见有偏胜处，须调引补助，以助药力之不足，可收全功也。

醒快丸机理：肺脾胃，本金土之质，属重浊之性，易静而难动，主司分消，宜动而不宜静。是以久卧伤肺，久坐伤脾，过食伤胃。《黄帝内经》云："金喜温而恶寒，土喜燥而恶湿。"其所以致病者，总不外风寒劳役以伤肺，肺伤则液失敷布而痰咳生；饮食生冷以伤脾，脾伤则土不能制水而肿泄生；过食伤胃，胃伤则腻滞停糟而蛊毒生。治之法总宜温燥健利之药，使三家醒动，以荡其消化之机。慎用苦寒，庶无大误。

第五节 肝胆病验方

一、面神经麻痹验方

1. 面神经麻痹验方①

【方剂来源】 马氏中医马金榜先生经验方，人物简介见本章"感冒后慢性干咳验方"。

【适应病证】　祛风散寒。主治颜面神经麻痹。

【药物组成】　白芷、防风各 10 克，凡士林 100 克。

【使用方法】　上药共磨成细粉，入凡士林 100 克中充分调匀成膏。用时以膏板涂于患处，日 2 次。

【注意事项】　勿受风着凉。

【应用小结】　面神经麻痹是多发病变，多因活动出汗后受风所发。主要症状是患侧麻木，眼睑不能闭合等。临床中用此药膏治疗患者 20 余例，效果比较满意。愈是初期疗效愈佳。

【典型病例】　桑某，女，57 岁。1 周前感觉右侧面部麻木不舒适，半天后口角向左侧歪，流涎。经过 5 日针灸、理疗，收效不明显。诊断：面神经麻痹。白芷 10 克，防风 10 克，磨成细粉，入凡士林 100 克中调匀成膏外敷，日 2 次。14 日后诸症恢复正常。

2. 面神经麻痹验方②

【方剂来源】　马氏中医马金榜先生经验方，人物简介见本章"感冒后慢性干咳验方"。

【适应病证】　面神经麻痹。其症见患侧麻木，眼睑不能闭合，前额纹消失，鼻唇沟变浅，口角㖞斜、流涎，鼓腮时漏气，进食时食物留在齿颊之间。

【药物组成】　黄芪 50 克，桂枝 15 克，当归 15 克，白芍 30 克，白芷 10 克，红花 10 克，僵蚕 10 克，全蝎 10 克，干姜 10 克，大枣 5 枚。

【服用方法】　水煎服，每日一剂。

【按语】　本病发生前或有急性鼻咽部感染病史，或因活动洗澡出汗后受风着凉，临床中有些患者自述在电风扇下睡着后醒来发生，以及早晨起床后发病，起病突然，多因肌肤表虚、卫外不固、感受风寒之邪侵袭，痹着于颜面神经经络所致。口服方为黄芪桂枝五物汤加味，具有较好的固表通阳行痹功效。

对于无气血虚弱症状表现，并且病程较短的面神经麻痹，可用维生素 B1、维生素 B12 肌内注射，每日一次。服中成药天麻丸、小活络丸等。同时配合中药外治，亦是较重要的疗法，可直至病所，发挥效用。方取：防风 30 克，川芎 30 克，麻黄 30 克，僵蚕 30 克，白芥子 30 克，全蝎 30 克，冰片 2 克。上药除冰片外，炒至微黄色，再研细粉，与冰片混匀贮瓶中。用时取药粉适量与蜂蜜调成稠糊状敷患侧，每日一次。

注：每次外敷药前可用手轻轻揉搓患侧颜面肌肤，使其觉有微热感为度。此法比较简便易行，患者均愿接受。

【典型病例】　孔某，男，34 岁。1991 年 4 月 12 日初诊。40 日前因劳动汗出约 2 小时后觉面部左侧肌肉麻木发紧，继则口角往右侧㖞斜。去某院诊为面神经麻痹，予以口服血管扩张药，肌内注射维生素 B₁、维生素 B₁₂，以及针灸、理疗收效不明显。诊见患者前额皱纹消失，左侧面部表情肌瘫痪，触之有凉感，不出汗，不能皱额，闭目，鼻唇沟平坦，口角歪向右侧，流口水，不能鼓气。身体瘦弱，面色萎黄无华，少气懒言，体倦乏力，时常自汗，舌淡，苔白，脉沉细。诸症辨属：素体虚弱，卫阳不足，劳动汗出后腠理空虚，风邪乘虚入络所发。治则：益气养血助阳，活络祛风。用上方水煎服，每日一剂。外用：荆芥 30 克，防风 30 克，威灵仙 30 克，路路通 50 克，鸡血藤 30 克，川芎 30 克。水煎约

1500 毫升，趁热先熏后再用纱布沾药液轻轻洗搓患侧，每次 30 分钟，每日 2~3 次。每剂药用 3 日。

二诊：服上药 6 剂后精神好转，面色转红，左侧面部已有汗出，麻木感减轻，自觉较前舒适，口角㖞斜明显减轻，四肢较前有力。续服 6 剂。外用药同上。

三诊：已能闭目，左侧面部麻木感已基本消失，口角㖞斜已不明显，肢体有力。原方稍事出入继服 6 剂。诸症消失告愈。

3. 面瘫验方①

【方剂来源】 全国基层名老中医药专家朱传伟经验方，人物简介见本章"风寒感冒轻症验方"。

【适应病证】 面瘫。其症见左侧或右侧面部麻木，口眼㖞斜，伸舌不正，流口水等。

【药物组成】 白附子 10 克，僵蚕 10 克，全蝎 6 克，防风 10 克，白芷 10 克，川芎 9 克，蜈蚣 1 条，甘草 3 克。

【服用方法】 水煎服，每日一剂。

【注意事项】 避风寒，禁食辛辣油腻、酒、煎炸食品。可配合针灸治疗。

4. 面瘫验方②

【方剂来源】 侯庆勋（1965~ ），男，主任医师，1986 年毕业于山东中医学院中医系，现坐诊于曲阜市人民医院中医科。他从事中医临床工作 31 年，擅长运用中、西医结合治疗内科、妇科常见病、多发病，尤其对脾胃病、肝病、女子月经不调、小儿咳嗽、腹泻、湿疹等疾病疗效独特。他发表论文 20 余篇，出版论著 4 部。

【适应病证】 功能祛风通络，主治面瘫。

【药物组成】 斑蝥 3 个，巴豆 3 粒，生姜适量，伤湿止痛膏 2 包。

【使用方法】 将斑蝥（去头去翅去足）、巴豆（去壳）、生姜（约大枣大小）三味置小碗内混合捣碎，平摊在一片伤湿止痛膏中央，约 2 厘米见方，贴于患侧下关穴下耳屏前，周围再贴以伤湿止痛膏至患侧面颊。4~5 小时揭下。7 日后再次贴敷，一般贴敷 2~3 次，面瘫痊愈。

【注意事项】 敷药处皮肤发红、微痒，属药物正常反应，少数患者起小的水疱，不用处理，若水疱较大，按浅 2 度烧伤处理，一般 7 日左右烧伤处愈合。

【应用小结】 本病的主要原因是面部络脉气血空虚，易为风寒、风热之邪侵袭，以致经气阻滞、气血不和、经筋失养、纵缓不收而发病。该方简便易行，多年应用于临床，经 30 年临床观察病例统计，治愈率达 95% 以上。

【典型病例】 病案一：王某，女，24 岁。于 1986 年 9 月产后 5 日，晨起时发现口角㖞斜，左眼不能闭合，吃饭时漏饭，不能鼓腮，口角漏气，因在坐月子期间，患者拒绝针灸、服药，随应邀诊治，用上法治疗，6 日后感觉症状突然减轻，左侧面颊有自主活动，随再贴敷一次，20 日后症状消失。本病例共贴敷 2 次，30 日疾病痊愈，期间未用任何药物治疗。

病案二：张某，女，52 岁。于 1991 年 5 月无明显原因突感右侧口角㖞斜，右眼闭合不能，流泪，鼓腮漏气，右侧额纹消失，鼻唇沟变浅。其儿子是乡医，邀余诊治，用上述方法治疗，贴敷两次。发病 10 日内口服泼尼松 30 毫克，每日一次晨服，后减量停用；维生素 B₁ 20 毫克，每日 3 次；甲钴胺 0.5 克，每日 3 次。治疗 40 日，疾病痊愈。

病案三：刘某，女，51 岁。于 1994 年 8 月 3 日，因上午天热，吹电风扇时间太长，并且一直在右边吹，至傍晚感觉右侧不适，逐渐发现口角㖞斜，不能鼓腮，漏气，流口水，右眼闭合不全，在家输液 3 天，未见好转，后经人介绍，邀余诊治。随用上述方法治疗，贴敷两次，20 日后症状减轻，每于笑时还可看出口角㖞斜，患者强烈要求再贴敷一次，40 余日疾病痊愈。

5. 面瘫验方③

【方剂来源】 乔氏中医乔尚熠先生经验方，人物简介见本章"风寒感冒验方②"。

【适应病证】 面瘫。

【药物组成】 黄芪 120 克，当归 15 克，防风 10 克，僵蚕 15 克，白芷 15 克，葛根 20 克，桃仁 12 克，红花 8 克，蜕退 12 克，石决明 20 克，金石斛 15 克，乌梢蛇 12 克，陈皮 12 克，荆芥 10 克，地龙 10 克，制天南星 12 克，白芍 15 克，淫羊藿 10 克，龙骨 20 克，牡蛎 30 克，钩藤 20 克，甘草 10 克，露蜂房 10 克。

【服用方法】 水煎服，煎出 4 碗药汤，早饭后一碗，晚睡前一碗，一剂药服 2 日。另用全蝎 10 克，蜈蚣 3 条，天麻 12 克，共研细末分 4 次开水冲服。

外用 2 棵大葱切碎开水浸泡后，用毛巾浸透葱水敷患处。

【注意事项】 要坚持服用，禁食辛辣，心情舒畅不要着急。

【应用小结】 曾用本方治愈 57 例，疗效显著可靠，一般服用 20 余剂均可痊愈，服 15 剂药愈者甚多。

【按语】 此方是笔者多年来治疗口眼㖞斜的经验方，每用都收到较好的疗效。方中重用黄芪疗效快捷，加当归为补血汤。本病为面部经络麻痹，多因气血不足所致，尤以气虚为主，故重用黄芪以补气；荆芥、防风发散风邪，且荆芥又兼入血分，防风散头目滞气，口防风为最好，共为主药；全蝎入肝祛风，白僵蚕祛风化痰，善治人体上部痰结；白附子引药力到面部祛风燥痰，合全蝎、僵蚕组成治疗口眼㖞斜的名方为"牵正散"；白芷芳香上达、散风除热，主入阳明经络，钩藤祛风舒筋、凉肝清心，蜈蚣祛风止抽动，共为辅药；葛根轻扬升发，入阳明经解肌开腠，以利风邪外出；桃仁，红花活血通络，以达治风先治血、血行风自灭之效，共为佐药；加龙骨、牡蛎，具有镇肝熄风的功效，蝉蜕散风对此病有特效。据临床观察，口眼㖞斜之病，1～15 日为疾病进行期，以后病势减退，经服对症的中药，再配合针灸拔罐疗效更为显著，临床几十年治疗此病无一例不愈者。

6. 面瘫验方④

【方剂来源】 颜秉甲中医诊所秘验方，人物简介见本章"慢性支气管炎验方"。

【适应病证】 本方功能为祛风化痰、祛风止痉、平补气血，祛痰湿通经活络。主治中风面瘫，口眼㖞斜，甚或面部肌肉发紧抽动，口角眼睑下垂，面色苍白或萎黄，头晕目眩，四肢倦怠，气短懒言，心悸怔忡，面部麻木，面肌松弛，眼睑无力。

【药物组成】　黄芪30克，川羌活、红花、焦白术、全蝎、地龙、防风、川芎、炒僵蚕、白芍各10克，川白芷、当归、丹参、大生地黄、陈皮、葛根各12克，制白附子、云茯苓、枸杞子、天麻、人参（高丽参）、菊花、荆芥各9克，甘草6克，鸡血藤15克，蜈蚣1条。

【服用方法】　每日一剂，水煎早晚温服，15日为1个疗程。剂量可根据患者年龄、体重、体质状况酌情应用。

【注意事项】　忌食生冷、辛辣、油腻之品，避风寒，勿劳累。

【应用小结】　本病多由体虚受风，风入颊口之络，脉络气血痹阻所致，为风中脉络，病邪尚浅。治疗及时确当，一般2～3个星期即可恢复，1～2个月可完全恢复正常。若逾期未恢复者，多为病久气滞，痰浊瘀血，壅塞脉络，恢复较慢；若经治疗6个月以上，仍效果不佳者，往往恢复比较困难。治当祛风通络，养血和营。上方名曰"芪羌八珍牵正汤"，可扶正祛邪、祛风解肌、祛痰通络、舒肝解郁、调和脉络、补气养血、活血通络、养血和营。曾观察治疗320例，治愈率达98%以上。

【典型病例】　病案一：颜某，男，35岁，曲阜市书院乡汉下人，1990年6月20日就诊。主诉因开车外出劳累，突然口㖞眼斜，眼合不上、口角下垂、面部麻木、面肌松弛、吃饭及说话口不当家，舌质淡、苔薄白、脉浮。诊为面瘫，给予黄芪30克，川羌活10克，川白芷12克，全蝎10克，地龙10克，口防风10克，川芎10克，当归12克，制白附子10克，菊花9克，红花10克，丹参12克，大生地黄12克，茯苓9克，枸杞子15克，天麻10克，蜈蚣1条，陈皮12，焦白术10克，人参9克，炒僵蚕10克，鸡血藤15克，荆芥9克，葛根10克，白芍10克，甘草6克。每日一剂，水煎300毫升，早晚温服。7日后病情转好，15日痊愈。

病案二：张某，男，28岁，曲阜市东关人，1999年4月16日就诊。主诉：自觉口眼㖞斜，口角下垂、发紧、抽动，口角流水，面部麻木，舌质淡，苔薄白，脉浮紧。诊为面瘫，给予黄芪20克，川羌活10克，川白芷12克，全蝎9克，地龙10克，口防风10克，川穹10克，当归12克，制白附子10克，菊花9克，红花9克，丹参12克，大生地黄12克，茯苓9克，枸杞子15克，天麻10克，蜈蚣2条，陈皮12克，焦白术10克，人参9克，炒僵蚕10克，鸡血藤15克，荆芥9克，葛根10克，白芍10克，甘草6克。每日一剂，水煎300毫升，早晚温服。10日后症状基本消失，又服12日痊愈。

病案三：颜某，男，32岁，2000年6月3日。主诉：患口眼㖞斜8个月，经卫生院治疗无效，又到王庄乡烧针治疗无效。现口眼㖞斜，眼不能合，面部麻木，口吹出气，合不上口，舌质淡，苔薄白，脉沉细。诊为面瘫，给予黄芪30克，川羌活10克，川白芷10克，全蝎10克，地龙10克，口防风10克，川芎10克，当归12克，制白附子10克，菊花9克，红花12克，丹参12克，大生地黄12克，云茯苓10克，枸杞子15克，天麻10克，蜈蚣2条，陈皮12克，焦白术10克，人参9克，炒僵蚕10克，荆芥9克，葛根9克，白芍10克，鸡血藤15克，甘草3克。每日一剂，水煎300毫升，早晚温服。15日后病情转好，又服20日后症状基本消失，再服20日痊愈。

7. 面瘫特色疗法

【方剂来源】　颜世龙（1959～），男，乡医医师，现任纪庄卫生所所长。他早年拜师于本村原驻地 6187 部队一营营长王文林（江苏东台人，祖辈从事针灸治疗面瘫的医技），尽得真传；2016 年获得《山东好乡医》提名奖，1975 年毕业于乡医培训班，先后又 3 次进修与函授。他擅长中药单验方的应用，针灸配合中药专治面瘫，疗效独特，累计治愈患者 380 余例。

【适应病证】　早、中、晚期面瘫。

【药物组成】　早期（10 日以内）用牵正散加味：全蝎 6 克，白附子 10 克，僵蚕 10 克，当归 15 克，白芍 15 克，防风 10 克，川芎 10 克，甘草 6 克。

中、晚期（10 日外）用补阳还五汤加减：黄芪 60 克，当归 15 克，赤芍 15 克，地龙 10 克，川芎 10 克，桃仁 10 克，红花 10 克，蜈蚣 1 条，全蝎 6 克，白芍 15 克，牡丹皮 10 克，甘草 6 克。

【服用方法】　水煎服，每日一剂，早晚 2 次。上述剂量可根据患者年龄、病情轻重和体质状况进行加减。

【注意事项】　辨别风、寒、湿、热用药。

【应用小结】　面瘫多与外感风邪或内伤情志有关，故应灵活辨证。治疗上，早期应用牵正散加味，中晚期应用补阳还五汤加减。本病越早治疗，疗效越好。曾总结临床患者 380 例，患病 15 日以内者治愈率为 98%；患病 1 个月以内者治愈率为 80%。

【典型病例】　病案一：孔某，男，47 岁。因外出务工，熬夜感受风邪，随后出现口眼㖞斜，说话及喝水时从左角有口水流出，伴头疼、眼疼，诊为面瘫。给予外治针灸：选合谷、太阳、地仓、颊车、迎香、四白、丝竹空、阳白，以上穴位交替使用，必要时透针并配以电针刺激，每次针 25 分钟左右，日一次。同时服用中药牵正散加味，治疗 10 日，其面部如常，随访再未复发。

病案二：张某，女，55 岁。因生意经常熬夜和早起，突觉左上眼㖞斜，说话不便，喝水有流出现象，伴有耳后疼痛。诊断：面瘫。针灸选穴：太阳、合谷、四白、迎香、地仓、颊车、阳白、竹丝空、风池、下关。以上穴位，每次选 5～6 穴，施以电针 25 分钟，其地仓、颊车互透，日一次。中药牵正散合补阳还五汤加减，水煎服，日一剂，连服 7 日。共治疗 10 日，患者面部如常，至今未复发。

病案三：高某，女，5 岁。随母亲下地劳动，回家后即发现口眼㖞斜，并有头疼、眼流泪，诊断为面瘫。给予针灸：选太阳、合谷、翳风、下关、地仓、颊车、四白、迎香、丝竹空，以上穴位，每次选 5～6 穴，每日一次，同时互透。共治 7 日，患儿痊愈。

8. 三叉神经痛及偏头痛验方

【方剂来源】　乔氏中医乔尚熠捐献父亲乔根庭先生验方，人物简介见本章"霍乱验方"。

【适应病证】　三叉神经痛及偏头痛。

【药物组成】　白附子、白僵蚕各 12 克，甘草、白芷各 4.5 克，细辛 3 克，川天麻、藁本各 6 克，生姜 3 片。

【服用方法】　水煎服，每日一剂。

9. 三叉神经痛验方

【方剂来源】　颜秉甲中医诊所秘验方，人物简介见本章"慢性支气管炎验方"。

【适应病证】　三叉神经痛。

【方药组成】　天麻 6 克，夏枯草 9 克，白芷 9 克，钩藤 12 克，细辛 3 克。

【服用方法】　水煎服，每日一剂。

10. 三叉神经痛特色疗法

【方剂来源】　乔氏中医乔尚熠捐献父亲乔根庭先生验方，人物简介见本章"霍乱验方"。

【适应病证】　三叉神经痛。其症见沿耳上向鬓角及面部发痛，多半是一边，两边痛者甚少，有时眼部附近的神经肌肉，发生颤动，是间歇性的。心情紧张、发怒、睡眠不足及疲劳后，病情会增进而疼痛不止。

【特色疗法】　针刺：胃经的头维穴向后针刺 3 分。三焦经的丝竹空穴透瞳子髎穴针刺 5 分。胆经的阳白穴向眉梢方向针刺 2～3 分，头临泣穴向后针刺 3 分。胃经的颊车穴向牙龈部针刺 5 分，地仓穴向腮部针刺 5 分。大肠经的合谷穴直针 5 分。肺经的列缺穴向肘部针刺 2～3 分。胃经的四白穴向外斜针刺 3 分。上法均用泻法。左病针左，右病针右。可留针 15～20 分钟。必要时耳门、下关、颧髎、巨髎、率谷、风池、丝竹空、鱼腰穴均可轮流针刺。或选穴灸之，效果更佳。

内服中药：当归、川芎、生地黄、白附子、白芷、川天麻、柴胡、羌活、细辛、藁本、防风、薄荷、生甘草、生姜。水煎服，每日一剂。药量可依病情用之。

【按语】　本病因多胆经、三焦经、小肠经、膀胱经、胃经内伤或外感而发。

11. 头面抽动验方

【方剂来源】　颜秉甲中医诊所秘验方，人物简介见本章"慢性支气管炎验方"。

【适应病证】　主治头面抽动证。其症见时常头面抽动，或面部麻木不适，伴头晕、耳鸣、口干、入眠差、便秘、舌苔薄黄、脉沉弦。

【药物组成】　天麻、当归、白芍、黄芩、陈皮各 12 克，生地黄、牡蛎、龙骨各 15 克，防风、白芷、白附子、僵蚕、栀子、牡丹皮、郁金各 10 克，川芎、荆芥、红花、茯苓各 9 克，甘草 3 克。

【服用方法】　水煎服，每日一剂。

【典型病例】　东某，男，82 岁，曲阜市北关人。2007 年 7 月 8 日初诊：患者左侧面部抽动 1 周，伴面部麻木不适、头晕耳鸣、口干、入眠差、便秘，血压为 160/90mmHg，舌苔薄黄、脉沉弦。诊为头面抽动证。辨证：肝肾阴虚，肝阳偏亢，肝风欲动。治则：滋阴潜阳，平肝熄风。给以上方水煎服，每日一剂。加减调理月余，面部抽动消失，嘱其禁忌辛辣油腻之品，勿生气。

12. 面肌痉挛验方

【方剂来源】　乔氏中医乔尚熠捐献父亲根庭先生经验方，人物简介见本章"霍乱验方"。

【适应病证】　面部肌肉痉挛。

【药物组成】　桂枝、生白芍各 15 克，葛根 30 克，大枣 5 枚，生姜 3 片，甘草 10 克。

【服用方法】　水煎服，隔日一剂。

二、厥脱证验方

1. 厥证（气厥虚证）验方

【方剂来源】　山东省名老中医药专家朱鸿铭经验方，人物简介见本章"预防流行性感冒验方①"。

【适应病证】　气厥虚证。多因元气素虚、复受悲恐、疲劳过度、睡眠不足，或饥饿、受寒等因素诱发，一时气机不相顺接，中气下陷，清阳不升，髓海失养，而现眩晕昏仆、面色苍白、呼吸微弱、汗出肢冷、舌质淡、脉沉细。

【药物组成】　红参 7 克，炮附子、远志各 9 克，干姜 5 克，炙甘草 6 克，黄芪、龙骨、牡蛎各 20 克，白术、当归、炒酸枣仁各 12 克，熟地黄 10 克。

【服用方法】　灌服糖开水或热茶，或灌服参附汤（红参、熟附子各 10 克急煎），芪附汤（黄芪 30 克，熟附子 9 克急煎），苏醒后可服用上方，水煎服，每日一剂。

【注意事项】　忌食生冷之品，调节饮食，保持心情舒畅。

【按语】　气厥虚证，多因元气素虚、复受悲恐、疲劳过度、睡眠不足，或饥饿、受寒等因素诱发，自拟"益气补阳安神方"能益气固本，预防本病的发生。

2. 厥证（气厥实证）验方

【方剂来源】　山东省名老中医药专家朱鸿铭经验方，人物简介见本章"预防流行性感冒验方①"。

【适应病证】　气厥实证。其多因肝气郁结，气机上逆，气壅心胸而引起。其症见突然昏倒，不省人事，口噤拳握，呼吸气粗，或四肢厥冷，舌苔薄白，脉沉或沉弦。

【药物组成】　沉香 6 克，木香、枳壳、乌药、槟榔、茯苓各 10 克，石决明、磁石各 15 克，钩藤、橘红、炒酸枣仁、丹参各 12 克，天南星、远志各 3 克。

【服用方法】　先用苏合香丸 1 丸用温开水即可灌服，或用玉枢丹 10 克，用温开水立即灌服。苏醒后可服用上方，水煎服，每日一剂。

【注意事项】　忌食辛辣油腻之品，保持心情舒畅。

【按语】　厥证是由阴阳失调、气机逆乱所引起的，以突然昏倒、不省人事，或伴有四肢逆冷为主要表现的一种病证。发病后一般在短期内苏醒，醒后无偏瘫、失语和口眼㖞斜等后遗症，但特别严重者若救治不及时，可一蹶不复而死亡。厥证可分为气厥实证、气厥虚证、血厥实证、血厥虚证、痰厥 5 种。气机逆乱、升降失常、阴阳气不相顺接是本病的主要病机。气厥实证多见于形体壮实者，由精神刺激而诱发。自拟"理气降逆汤"能调气降逆，预防本病的发生。

3. 厥证（血厥虚证）验方

【方剂来源】 山东省名老中医药专家朱鸿铭经验方，人物简介见本章"预防流行性感冒验方①"。

【适应病证】 血厥虚证。其症多因鼻衄、咯血、吐血、便血、妇女崩漏、外伤等大出血，或大汗、吐下，而后突然昏厥，面色苍白，口唇无华，四肢震颤，目陷口张，自汗肤冷，呼吸微弱，舌质淡，脉芤或细数无力。

【药物组成】 红参、五味子、炮附子各10克，麦冬、熟地黄各15克，白术12克，黄芪30克。

【服用方法】 先灌服糖开水，急服独参汤（红参10克急煎）以收散亡之气。苏醒后可服用上方，水煎服，每日一剂。

【注意事项】 忌食生冷之品，调节饮食，保持心情舒畅。

【按语】 血厥虚证，多因大出血，或大汗、吐下而发，治疗上重在益气，若仅用补血或凉血之剂，则治疗效果不佳。自拟"加减全真益气汤"能益气固脱，预防本病的发生。

4. 厥证（血厥实证）验方

【方剂来源】 山东省名老中医药专家朱鸿铭经验方，人物简介见本章"预防流行性感冒验方①"。

【适应病证】 血厥实证。因暴怒使肝气上逆、血随气升、上蔽神明、清窍闭塞，而致突然昏倒、不省人事、牙关紧闭、面赤唇紫、舌红、脉多沉弦。

【药物组成】 当归尾、山楂、香附、菊花各12克，红花、乌药、青皮、木香、泽泻、白蒺藜、枸杞各10克，夜交藤30克，石决明、钩藤各15克。

【服用方法】 急用好醋或童便火焠，取烟熏鼻，或灌服童便（男性儿童中段尿），苏醒后服用上方，水煎服，每日一剂。

【注意事项】 忌食生冷之品，调节饮食，保持心情舒畅。

【按语】 血厥实证，多因暴怒使肝气上逆，血随气升，上蔽神明，清窍闭塞而致。自拟"通瘀平肝方"能降逆祛瘀，预防本病的发生。

5. 厥证（痰厥）验方

【方剂来源】 山东省名老中医药专家朱鸿铭经验方，人物简介见本章"预防流行性感冒验方①"。

【适应病证】 痰厥证。其多因痰阻气道，痰气相击。其症现突然昏厥，喉有痰声或呕吐涎沫，呼吸气粗，苔白腻，脉沉滑。

【药物组成】 半夏、枳实、红参、五味子、炮附子、天南星各10克，橘红、茯苓、白术、菟丝子各12克，石菖蒲9克，甘草3克。麦冬、熟地黄各15克，黄芪30克。

【服用方法】 急用盐汤探吐，并用黑白丑各 6 克，甘遂 3 克研细末，拌和面粉作饼，贴足心。苏醒后可服用上方，水煎服，每日一剂。

【注意事项】 忌食生冷之品，调节饮食，保持心情舒畅。

【按语】 痰厥证，多因痰阻气道，痰气相击而发，治疗上重在去除痰浊。痰在膈上者，故急用盐汤探吐。自拟"加味导痰汤"能豁痰开闭，预防本病的发生。

6. 厥症特色疗法

【方剂来源】 乔氏中医乔尚熠捐献父亲乔根庭先生验方，人物简介见本章"霍乱验方"。

【适应病证】 厥症。一般症状是一时昏倒、人事不知、面白肢冷、移时而苏，醒后无半身不遂、口眼㖞斜等症，此与中风有异，当其发作时，无反张症及猪马声鸣等症。厥症又分以下 4 种证型。①寒厥：面青身冷，嗜卧不渴，下痢，四肢厥逆，昏昏欲睡，脉沉细。②热厥：初起身热，渐至躁烦口渴便秘，口噤面赤，神志昏迷，苔黄，脉数。③痰厥：喉间痰声，吼吼作响，口吐涎沫，四肢厥冷，不省人事，脉沉滑。④气厥：因突发精神刺激，胸膈喘满，气促不语，脉伏。

【特色疗法】 （1）针刺：先行开窍法，针十二井穴，微放血。督脉的百会穴向后针刺 3 分，人中穴向上针刺 3 分。

1）寒厥：任脉的关元穴直针 1 寸，中极穴直针 1 寸，神阙穴隔盐灸 3～5 壮，肾经的双太溪穴直针 1 寸，其他穴道针后亦轮流灸多壮。均用补法，留针 20 分钟。

2）热厥：督脉的大椎穴直针 5 分，大肠经的双曲池穴直针 1 寸，胃经的双陷谷穴直针 5 分，心包经的双劳宫穴直针 3 分，膀胱经的肾俞穴直针 5～8 分。上法均用泻法，留针 10 分钟。

3）痰厥，任脉的中脘穴直针 5 分，巨阙穴直针 5 分，胃经的双足三里穴直针 8 分，双丰隆穴直针 1 寸。上法均用泻法，留针 10 分钟。

4）气厥：任脉的膻中穴向下针刺 5 分，建里穴直针 5 分，气海穴直针 8 分，心包经的右内关穴直针 1 寸。上法均用泻法，留针 15 分钟。

（2）中药应用

1）寒厥：党参 10 克，黄芪 10 克，焦白术 10 克，熟附子 10 克，肉桂 3 克，炙甘草 3 克，水煎服。

2）热厥：生地黄 10 克，黄芩 10 克，龙胆草 10 克，白茯苓 10 克，生栀子 6 克，酒炒柴胡 6 克，生白芍 10 克，川芎 5 克，生枳壳 6 克，薄荷 3 克，水煎服。甚者酌加石膏、知母。

3）痰厥：矾制半夏 10 克，陈皮 10 克，白茯苓 10 克，天南星 6 克，炒枳实 6 克，远志 3 克，石菖蒲 10 克，竹茹 6 克，甘草 3 克。水煎服。

4）气厥：乌药 6 克，广木香 10 克，陈皮 10 克，砂仁 6 克，苏子 10 克，水沉香 5 克，炒炽壳 6 克，槟榔 6 克，甘草 3 克。水煎服。

【按语】 元阳亏损，不能温行经络，寒邪侵袭，而为寒厥。邪火猖獗，阴阳之气乘上逆，则为热厥。痰浊内阻，一时上壅，气道堵塞，清气蒙昧，而为痰厥。猝然暴怒，肝气横逆，血菀于上，气机逆乱者，而为气厥。

7. 脱证验方

【方剂来源】 曲阜市名老中医孔宪章先生经验方，人物简介见本章"哮喘验方"。

【适应病证】 本方主治阳气衰微，阴寒内盛引起的脱证。其功能为回阳救逆。

【药物组成】 炙甘草 30～60 克，熟附子 50～500 克，淡干姜 15～100 克。

【服用方法】 水煎频服或鼻饲，每日一剂。

【注意事项】 本方功能回阳救逆，为火神派所推崇，用于疑难杂症有回天之力。笔者近几十年挽回 40 余例危重患者（有案例可查），为火神派继承人。

三、紫斑病验方

1. 紫斑病（热盛迫血症）验方

【方剂来源】 山东省名老中医药专家朱鸿铭经验方，人物简介见本章"预防流行性感冒验方①"。

【适应病证】 紫斑病热盛迫血症。其症现下肢皮肤出现紫红色的瘀点、瘀斑，形状不一、大小不等，甚至互相融合成片，发热口渴，便秘尿黄，伴鼻衄、齿衄，或腹痛，或尿血、便血。舌质红，苔薄黄，脉弦数或滑数。

【药物组成】 水牛角（冲服）、甘草各 6 克，生地黄 15 克，赤芍、牡丹皮、知母、玄参、茜草根、紫草各 12 克，生石膏 20 克，龙胆草 9 克，三七粉（冲服）3 克。

【服用方法】 水煎，每 6 小时服一次，每次送服紫雪丹 0.5 克。

【注意事项】 忌食辛辣油腻之品。

【按语】 紫斑是以血液溢出肌肤间，皮肤呈现青紫斑点或斑块，并常伴有齿衄、鼻衄的一种疾病。本病多因热毒炽盛、阴虚火旺或气虚不摄所致。热盛迫血症病情发作较急，出血较多，因血热炽盛或胃热亢盛，迫血妄行，血溢脉外。自拟"犀地化斑汤"，能清热解毒、凉血消瘀，故用于热盛迫血所致的紫斑病疗效较好。

2. 紫斑病（阴虚火旺症）验方

【方剂来源】 山东省名老中医药专家朱鸿铭经验方，人物简介见本章"预防流行性感冒验方①"。

【适应病证】 紫斑病阴虚火旺症。其症见皮肤瘀点、瘀斑，色红或紫红，时轻时重，或鼻衄、齿衄，头晕乏力，心烦，肌肤作热，手足心热，或潮热、盗汗。舌质红、少苔，脉细数。

【药物组成】 女贞子、茜草根、侧柏叶、生地黄各 15 克，旱莲草、牡丹皮、紫草、玄参、龟板、石斛、玉竹各 12 克，黄芩、阿胶（冲）各 10 克，甘草 3 克。

【服用方法】 水煎，每日一剂分 2 次服。每次送服知柏地黄丸 1 丸。

【注意事项】 忌食辛辣油腻之品。

【按语】　此证起病缓慢，多由热盛迫血伤阴所致，虽经治疗，余热未清；或胃阴不足，或肾阴不足，虚火上炎，均可扰动阴血，阴虚致火旺，火旺易伤阴，阴虚与火旺相互影响，互为因果，故本证病情缠绵，紫斑反复出现，病程较长。自拟"二至茜根汤"，能滋阴降火、宁络止血，故用于阴虚火旺所致的紫斑病疗效较好。

3. 紫斑病（气不摄血症）验方

【方剂来源】　山东省名老中医药专家朱鸿铭经验方，人物简介见本章"预防流行性感冒验方①"。

【适应病证】　紫斑病气不摄血症。其症见斑色紫暗淡，多呈散在性出现，时起时消，反复发作，过劳加重，神情倦怠，心悸气短，头晕目眩，纳食少，面色苍白，舌淡苔白，脉弱。

【药物组成】　党参15克，白术、茯苓、炒酸枣仁、茜草根、紫草各12克，龙眼肉、棕皮炭、地榆炭、蒲黄炭各10克，仙鹤草20克，大枣6枚，木香9克，远志7克，甘草6克。

【服用方法】　水煎，每日一剂，分2次服。

【注意事项】　忌食香燥、辛辣动火之物及诱发紫斑的鱼、虾、蟹、牛乳等腥味之品。

【按语】　本方又名"归脾消斑汤"，能益气摄血，健脾养血，故用于气不摄血所致的紫斑病疗效较好。

四、肝炎验方

1. 急性黄疸性肝炎验方

【方剂来源】　1977年曲阜县卫生局向济宁地区卫生会议献方。

【适应病证】　急性黄疸性肝炎。

【药物组成】　白杨树枝30克，茵陈15克，丹参15克，白茅根8克，大枣15克。

【服用方法】　水煎服，每日一剂。

【临床疗效】　曾治疗40人，全部治愈。

2. 黄疸型肝炎验方

【方剂来源】　全国基层名老中医药专家朱传伟捐献曾祖父朱荫楸先生经验方，人物简介见本章"风寒感冒轻症验方"。

【适应病证】　黄疸型肝炎。

【药物组成】　茵陈25克，败酱草12克，郁金、龙胆草各6克，金银花15克，甘草、栀子、牡丹皮、枳实各10克，大黄3克。

【服用方法】　水煎服，每日一剂。

3. 黄疸性肝炎土方

【方剂来源】　马氏中医马建国经验方，人物简介见本章"感冒验方"。

【适应病证】 黄疸性肝炎。

【药物组成】 茵陈一把（30～50克）。

【服用方法】 煎煮后代茶饮。

4. 黄疸症特色疗法①

【方剂来源】 乔氏中医乔尚熠捐献父亲乔根庭先生验方，人物简介见本章"霍乱验方"。

【适应病证】 黄疸症。其症见全身皮肤发黄，尿黄，眼球更黄，大便灰白色。初期胃部压痛，以后常出现恶心、呕吐、头痛、身体倦怠、食欲不振、舌苔黄厚、便秘、皮肤瘙痒等症。重症时，精神变态，有时发生全身痉挛，皮下黏膜出血，呼吸不整，就很危险。因为原因不同，治疗的方法也不同。

【特色疗法】 （1）针刺：不论什么原因，都可取任脉的中脘穴直针5分。胃经的双足三里穴直针7分。膀胱的双肝俞穴向外斜针5分，双胆俞穴向外斜刺5分，双胃俞穴向外斜刺5分。督脉的至阳穴直针5分。上法均用泻法，留针15～20分钟。

（2）中药应用：①茵陈10克，生白术5克，赤苓6克，猪苓6克，川泽泻6克，生苍术5克，生山栀6克，木通6克，滑石6克，甘草3克。水煎服，每日一剂。②干青蛙3个，猪苓15克，鲜青蛙胆3个，黑丑3克（后下），煎后待温服之，煎时不要太久。此方有的服7剂痊愈。

【按语】 胃和十二指肠发炎，连及胆管肿胀时，胆汁流不出来，进到血液中，引起黄疸病。也有因胆结石，堵塞胆管，胆汁瘀滞而发生黄疸。此外感冒、心脏病、肺病、精神变动、中毒及传染病等，都是导致本病的原因。

5. 黄疸症特色疗法②

【方剂来源】 防山李氏中医世家李全树祖传验方，人物简介见本章"心肌梗死验方"。

【适应病证】 本方主治黄疸，肝硬化腹水。其功能为疏肝理脾，化气利尿。

【特色疗法】 （1）烟熏疗法：用薄草纸（火纸即可）卷如爆竹桶样，将一头以纸和用黄蜡（以铜器融化）封紧，将纸筒罩肚脐上（以封过一头向下），再用荞麦面做圈，护住筒根，勿令倒下，勿令泄气，筒头上点火，烧至筒根面圈处，取出另换一筒再烧，看肚脐中有黄水如鸡蛋黄者取出，轻者烧七八筒，重者数十筒，每日烧2次，总以取尽黄水为度。此方用于黄疸（肝炎）、肝硬化、腹水有很好的效果。另外根据临床经验治疗黄疸、肝硬化、腹水用中医中药辨证疗法结合此烟熏疗法效果更佳。

（2）内服汤药：茵陈30克，大青叶20克，冬瓜皮30克，赤芍10克，木通10克，黄芩10克，茯苓皮15克，枳实10克，厚朴10克，半夏9克，泽泻9克，大腹皮15克，柴胡12克，白术12克。水煎服，每日一剂，生姜、大枣为引。本方用于肝硬化、腹水疗效很高。

【典型病例】 孔某，男，61岁。患肝硬化腹水半年。腹水明显，饱胀不能饮食，面部黝黑，口苦。用上方烟熏疗法坚持治疗30多日，上述汤药每日一剂，分2次口服。连续服用60余剂。腹水消失，饱胀祛除，能饮食，面色红润。患者痊愈。

6. 乙肝解毒①号方

【方剂来源】　全国基层名老中医药专家朱传伟经验方，人物简介见本章"风寒感冒轻症验方"。

【适应病证】　乙型肝炎。

【药物组成】　虎杖 20 克，栀子 10 克，郁金 10 克，茵陈 20 克，蒲公英 15 克，板蓝根 15 克，连翘 20 克，白花蛇舌草 20 克，龙胆草 2 克，蜂房 10 克，紫草 10 克，生薏苡仁 15 克，丹参 15 克，黄芪 15 克，甘草 3 克。

【配制方法】　上药共为细末，炼蜜为丸，外用芝麻油打光，每丸含生药 6 克。

【服用方法】　每日 3 次（儿童每日 2 次）。每次一丸，开水送服。

【注意事项】　忌酒，禁忌辛辣油腻之品，保持心情舒畅。

【临床疗效】　曾总结治疗 430 例，治愈 267 例，显效 70 例，好转 54 例，无效 39 例，总有效率为 90.94%。

【按语】　本方曾发表在《山东中医杂志》1998 年第 10 期，又名"乙肝解毒丸"。乙肝病毒属疫毒之邪，当人体正气不足特别是脾气虚弱时，疫毒之邪入侵，困遏脾气，郁结肝脏，正不胜邪，可导致发病且病情缠绵，久病则深伏血分，脏腑、气血、阴阳均发生虚损与失调。平素脾气健旺之人，即使疫毒之邪入侵，或不发病，或发病后不治而愈。故饮食失节、过量饮酒、劳逸失度等可削弱人的免疫功能，从而成为导致乙型肝炎发病的条件。在治疗上应重视毒侵、正虚、气郁、血瘀诸方面，但自始至终都不能忘却祛除毒邪，因毒邪不祛则伤正气，正气不复则毒邪难以根除。乙肝解毒丸方中虎杖、栀子、茵陈、蒲公英、板蓝根、连翘、白花蛇舌草、蜂房、郁金、薏苡仁、龙胆草祛邪解毒；黄芪、甘草、蜂蜜、芝麻油扶正补虚；虎杖、丹参、紫草凉血活血。该方制成丸剂，既可使体内较长时间保持有效药物浓度，又适应乙肝患者脾胃较弱、纳差运迟的特点。

7. 乙肝解毒②号方

【方剂来源】　全国基层名老中医药专家朱传伟经验方，人物简介见本章"风寒感冒轻症验方"。

【适应病证】　乙型肝炎之肝气郁滞证。其症见肝区疼痛，脘腹疼胀，嗳气，饮食减少，烦躁易怒，查体有肝脾肿大、苔薄、脉象弦。

【药物组成】　柴胡 9 克，八月札 20 克，郁金 12 克，丹参 15 克，炒川楝子 9 克，延胡索 12 克，虎杖 15 克，连翘 15 克，白花蛇舌草 20 克，槟榔 10 克，蜂房 9 克，甘草 3 克。

【服用方法】　水煎服，每日一剂。

【注意事项】　忌酒，禁忌辛辣油腻之品，保持心情舒畅。

8. 乙肝解毒③号方

【方剂来源】　全国基层名老中医药专家朱传伟经验方，人物简介见本章"风寒感冒轻症验方"。

【适应病证】　乙型肝炎之肝郁脾虚证。其症见胁痛、腹胀、脘痞纳呆、便溏、乏力，甚或颜面及下肢浮肿、舌苔白厚、脉象弦缓。

【药物组成】 柴胡9克，郁金12克，厚朴10克，大腹皮15克，白术9克，薏苡仁20克，茯苓12克，虎杖15克，连翘20克，白花蛇舌草20克，蜂房10克，紫草9克，黄芪15克，甘草3克。

【服用方法】 水煎服，每日一剂。

【注意事项】 忌酒，禁忌辛辣油腻之品，保持心情舒畅。

9. 乙肝解毒④号方

【方剂来源】 全国基层名老中医药专家朱传伟经验方，人物简介见本章"风寒感冒轻症验方"。

【适应病证】 乙型肝炎之肝郁湿热证。其症见两胁或肝区胀满疼痛或灼痛，并连及胃脘，目黄、身黄，肢体困重，食欲不振，厌食油腻，口黏、口苦、口臭，或恶心低热，腹胀，尿黄量少，大便黏腻不爽而臭。舌质红，苔黄厚腻，脉象濡数或弦滑。

【药物组成】 虎杖20克，贯众12克，蜂房12克，连翘20克，郁金10克，槟榔10克，薏苡仁15克，车前子12克，蒲公英15克，甘草3克。

【服用方法】 水煎服，每日一剂。

【注意事项】 忌酒，禁忌辛辣油腻之品，保持心情舒畅。

10. 乙肝解毒⑤号方

【方剂来源】 全国基层名老中医药专家朱传伟经验方，人物简介见本章"风寒感冒轻症验方"。

【适应病证】 乙型肝炎之肝肾阴虚证。其症见肝区隐痛，稍劳则疼痛加重，口干咽燥，烦热消瘦，头晕耳鸣，失眠多梦，腰膝酸软，精神疲惫，两目干涩，低热乏力，面色晦暗或潮红。舌红苔少，脉象细数。男子遗精，女子月经量少，或量多色鲜红。

【药物组成】 虎杖15克，蜂房10克，板蓝根15克，当归12克，制何首乌15克，巴戟天10克，枸杞12克，女贞子12克，白芍12克，丹参15克，炒川楝子9克，延胡索12克，白花蛇舌草20克，甘草3克。

【服用方法】 水煎服，每日一剂。

【注意事项】 忌酒，禁忌辛辣油腻之品，保持心情舒畅。

11. 乙肝解毒⑥号方

【方剂来源】 全国基层名老中医药专家朱传伟经验方，人物简介见本章"风寒感冒轻症验方"。

【适应病证】 乙型肝炎之气滞血瘀证。其症见肝区刺痛，胁下有痞块（肝脾肿大），面色黧黑，形体消瘦，极度乏力，或见肝掌、齿痕、血痣，齿衄、鼻衄，或吐衄并作。舌苔黄或腻，舌质暗或有瘀斑，脉弦或涩。

【药物组成】 党参15克，黄芪20克，当归10克，生地黄15克，丹参20克，牡丹皮10克，赤芍15克，虎杖20克，柴胡9克，八月札20克，茵陈15克，制鳖甲15克，紫草 10 克，甘草 5 克。

　　【服用方法】　水煎服，每日一剂。

　　【注意事项】　忌酒，禁忌辛辣油腻之品，保持心情舒畅。

　　12. 酒精性肝炎验方

　　【方剂来源】　防山陈氏中医世家陈庆年捐献祖传验方，人物简介见本章"预防流行性感冒验方⑤"。

　　【适应病证】　酒精性肝炎。本方具有解酒醒脾，清热利湿，活血化瘀的功效。

　　【药物组成】　葛花 15 克，丹参 15 克，柴胡 10 克，茯苓 10 克，黄芩 12 克，泽泻 15 克，大黄 6 克，白豆蔻 10 克。

　　【服用方法】　水煎服，每日一剂。

　　【典型病例】　杨某，男，67 岁。查体时患酒精性肝炎，服用本方 20 剂而愈。治疗多人效果显著。

五、肝硬化验方

　　1. 肝硬化验方

　　【方剂来源】　全国基层名老中医药专家朱传伟捐献曾祖父朱荫楸先生经验方，人物简介见本章"风寒感冒轻症验方"。

　　【适应病证】　肝硬化。

　　【药物组成】　醋鳖甲、白芍、冬瓜仁各 15 克，桃仁、当归、柴胡、六神曲、鸡内金、没药、青皮、车前子、栀子各 10 克，郁金、僵蚕、白术、红花各 6 克，甘草 3 克。

　　【服用方法】　水煎服，每日一剂。

　　2. 肝硬化特色疗法

　　【方剂来源】　乔氏中医乔尚熠捐献父亲乔根庭先生验方，人物简介见本章"霍乱验方"。

　　【适应病证】　肝硬化（肝炎、肝大、腹水、脾大）。初期常觉胸部迫闷、膨胀、食欲不振、精神倦怠、夜难成寐，进而感到胸胁紧缩，隐隐而痛，呼吸困难，右胁部分变硬，大便干结，小便短少而色赤。每日上午症状减轻，下午加剧，疼痛时，面色时青时白，出冷汗，四肢发冷，最后转变肝脾肿大，腹内水蛊，或者右肝部肿硬，坚如石块，至此情况下，则难医治矣。

　　【特色疗法】　（1）针刺：任脉的下脘穴直针 5 分，气海穴直针 8 分。肝经的左行间穴直针 5 分，右期门穴向外斜刺 5 分，右章门穴向外斜刺 5 分。膀胱经的双肝俞穴向外斜刺 8 分，双胆俞穴向外斜刺 8 分。胆经的双阳辅穴向膝部针刺 1 寸。胃经的双足三里穴直针 8 分。经外奇穴的肝炎点穴（在内踝上 2 寸筋骨中）直针 5 分。上法均用泻法，留针 15～20 分钟。

（2）中药应用：①癞蛤蟆肝 7 个，生打成汁饮之。服至面色恢复正常即愈。②当归 10 克，酒炒柴胡 10 克，生地黄 10 克，粉牡丹皮 10 克，龙胆草 10 克，生山栀子 10 克，川泽泻 6 克，细木通 6 克，车前子 10 克，大黄 6 克，川黄连 5 克，川芎 5 克，生白芍 10 克，川郁金 6 克，吴茱萸 3 克。水煎服，每日一剂。

【按语】　肝属木，肾属水，肾脏虚亏，即水不能生木，血虚、贫血、肝气不舒，或者肝经过于旺盛，高血压者，多怒所伤，喜生闷气，均可使肝脏机能失调，引起各种病变。

3. 肝硬化腹水验方①

【方剂来源】　全国基层名老中医药专家朱传伟经验方，人物简介见本章"风寒感冒轻症验方"。

【适应病证】　肝硬化腹水。

【药物组成】　柴胡 6 克，郁金 12 克，赤芍 12 克，桃仁 10 克，木香 15 克，厚朴 12 克，大腹皮 20 克，茯苓 15 克，车前子 15 克，泽泻 12 克，泽兰 12 克，薏苡仁 15 克，黄芪 15 克，醋鳖甲 20 克。

【服用方法】　水煎服，每日一剂。

【注意事项】　禁忌辛辣油腻之品，忌酒，保持心情舒畅。

4. 肝硬化腹水验方②

【方剂来源】　马氏中医马建国经验方，人物简介见本章"感冒验方"。

【适应病证】　肝硬化腹水。

【药物组成】　鸭蛋 1 枚。

【配制方法】　将鸭蛋打出后加入小茴香末一撮，油煎后服用。

【服用方法】　口服，每日一次。

【注意事项】　禁忌生气恼怒及饮酒。

5. 肝硬化腹水验方③

【方剂来源】　息陬张氏中医世家张竟捐献祖传验方，人物简介见本章"气管炎验方"。

【适应病证】　本方主治气滞血瘀型肝硬化腹水。其功能为行气保肝，利水消肿。

【药物组成】　制鳖甲 30 克，醋青皮 10 克，香橼 12 克，泽泻 40 克，车前子 10 克，通草 5 克，炒枳壳 9 克，炒内金 10 克，泽兰 20 克，砂仁 6 克，炒山药 15 克，木香 6 克，陈皮 9 克，茵陈 15 克。

【服用方法】　水煎服，每日一剂，日服 2 次。

【注意事项】　忌高盐饮食。

【典型病例】　王某，男，65 岁。右胁胀痛 4 年，面色萎黄，食少纳呆，厌油腻，肝功异常，转氨酶中度增高，小便量少色黄，大便偏溏。舌苔白腻，脉弦滑。B 超示：肝脏体积缩小，实质回声增高、分布不均，门静脉系统扩张，脾脏中度肿大。体格检查腹部胀大，腹壁静脉曲张明显。按上方加减调理 2 月余，转氨酶正常，胁肋部胀痛好转，饮食佳。

6. 腹水症验方

【方剂来源】　乔氏中医乔尚熠捐献父亲乔根庭先生验方，人物简介见本章"霍乱验方"。

【适应病证】　主治腹水症（亦称水臌）。

【药物组成】　川羌活、秦艽各 6 克，槟榔、大腹皮、商陆、木通、车前草、川泽泻、茯苓皮、生姜皮、赤小豆各 9 克，甘草 4.5 克。

【服用方法】　水煎服，每日一剂。

7. 肝硬化、肝肿瘤验方

【方剂来源】　曲阜市中医院肝胆脾胃科经验方。

【适应病证】　功能软坚散结、活血消癥。主治各种原因导致的肝硬化、肝脏肿瘤。

【药物组成】　醋鳖甲 12 克，射干 3 克，黄芩 3 克，柴胡 6 克，干姜 3 克，大黄 3 克，白芍 5 克，桂枝 3 克，葶苈子 1 克，石韦 3 克，厚朴 3 克，牡丹皮 5 克，凌霄花 3 克，姜半夏 1 克，土鳖虫 5 克，瞿麦 2 克，阿胶（烊化）3 克，蜂房 4 克，炒桃仁 2 克，海藻 3 克，醋大戟 1 克，生晒参 1 克，蛴螬虫 6 克，黄酒 30 毫升。

【服用方法】　水煎服，每日一剂。

8. 气臌水胀验方

【方剂来源】　息陬张氏中医世家张竟捐献祖传验方，人物简介见本章"气管炎验方③"。

【适应病证】　气臌水胀。

【药物组成】　天鸡 1 个，蝼蛄 3 个，霜打葫芦 1 个。

【服用方法】　上药共研细末，开水冲服，如长流水更好。如气臌加乌药少许。

9. 鼓胀验方

【方剂来源】　刘丙胜（1947～　），男，师承中医，中专学历，中医师。他 1963 年拜名老中医郑祥森先生为师，学习中西医诊疗；1972～1979 年在王庄医院进修学习；1984～1986 年在曲阜中医药学校学习。他擅长中医儿科、妇科、内科常见病多发病的治疗，疗效独到。

【适应病证】　主治黄疸性肝炎，肝脾肿大，肝硬化腹水（鼓胀）。其功能为攻下逐水，利胆退黄。

【药物组成】　茵陈 30 克，栀子 12 克，大黄 15 克（后下），芒硝 10 克（后下），甘遂 3 克（面里煨），牵牛子 10 克（炒研），三棱 12 克，莪术 12 克，槟榔 15 克，茯苓皮 l5 克，木通 10 克，泽泻 15 克，猪苓 10 克，滑石 20 克，丹参 20 克，枳实 15 克，青皮 12 克，鳖甲 30 克（醋炙研，先煎）。

【服用方法】　上药浸泡 2～3 小时，温火煎 2 遍，两次药液混合，分早晚 2 次温服，隔日 1 剂。

【注意事项】　不易久服，2 个月内禁盐，忌辛辣、油腻，孕妇忌服，年老体弱者慎服。

【应用小结】 本方治疗中医鼓胀病，经临床观察多数病例，疗效确切。

【典型病例】 病案一：朱某，男，18 岁，1959 年 2 月 6 日初诊。因病经医院诊断为肝炎后期，大量腹水，急来老师处诊治，当时望其面目全身皆黄，低热，急性病容，腹水，下肢浮肿，触及肝脾肿大，腹满气促，大便秘结，小便短赤，舌红苔黄腻，脉沉数有力（正气尚可）。诊断为鼓胀，选用本方 3 剂，好转，加减调理，1 个月后痊愈。

病案二：孔某，男，20 岁，1963 年 6 月 12 日初诊。因发热出现黄疸，在某医院治疗半个月无效，后出现肝脾肿大、腹水，急来老师处医治，诊断为鼓胀。用本方 3 剂，隔日 1 剂，早晚温服，一周后水消热退，继续用清热保肝健脾法，1 个月后痊愈。

病案三：张某，男，25 岁，1964 年 4 月 8 日初诊。因患急性黄疸性肝炎，导致肝脾肿大，腹水严重，肚脐突出，肚皮血管暴露，大便秘结，小便黄赤，体温为 37.5℃，舌红苔黄腻，脉弦有力。诊断为鼓胀，即用本方 3 剂，隔日一剂，早晚温服，嘱禁盐辛辣油腻。一周后水消黄退，加减调治月余痊愈。

10. 低蛋白血症土方

【方剂来源】 马氏中医马建国经验方，人物简介见本章"感冒验方"。

【适应病证】 肝肾病变导致的低蛋白血症。

【药物组成】 鲜鲤鱼 1 条，生姜 3 片。

【配制方法】 将鲜鲤鱼洗净切段，加生姜 3 片，不加佐料和盐，加水煮 1 小时。

【服用方法】 每次喝汤 200 毫升，每日 2 次，饭前 1 小时服。

六、胆囊炎验方

1. 慢性胆囊炎验方

【方剂来源】 全国基层名老中医药专家朱传伟经验方，人物简介见本章"风寒感冒轻症验方"。

【适应病证】 慢性胆囊炎。其临床表现为右上腹胀痛或隐痛、恶心、厌食等症状，舌苔多黄燥或黄腻，舌质红或红绛，部分病例舌质黯红或紫黯，脉象多弦数，个别病例脉象弦涩。经 X 线胆囊造影检查或 B 超检查诊为慢性胆囊炎者。

【药物组成】 柴胡 12 克，生栀子 10 克，郁金、木香、枳壳、黄芩各 12 克，蒲公英 20 克，炒川楝子 9 克，延胡索 10 克。

【方药加减】 若舌苔黄、大便干结者，加芒硝 10 克，大黄 12 克；舌苔白腻、脉象弦细加薏苡仁 20 克；出现黄疸加茵陈 30 克，赤芍 12 克，桃仁 10 克，丹参 15 克；若合并肝阳上亢、血压高加龙骨、牡蛎各 30 克、代赭石 15 克以潜镇之，加牛膝 15 克引血下行；本病后期，宜加用养肝柔肝的当归、白芍；滋肾养阴的女贞子、旱莲草以补益肝肾。

【配制方法】 将上药水煎两遍，取药汁 400 毫升备用。

【服用方法】 分早晚 2 次温服，亦可用中药免煎剂开水冲服。每日一剂。

【注意事项】 禁忌生冷及辛辣油腻之品，忌酒，保持心情舒畅。

【临床疗效】　本方名为"柴胡栀子郁金汤"。曾于 1992 年 3 月～1994 年 3 月总结经验方"柴胡栀子郁金汤"治疗慢性胆囊炎 100 例,其中临床症状、体征消失,饮食完全恢复 57 例;临床症状、体征基本消失,或主要症状显著减轻,食欲基本正常 40 例;临床症状、体征无明显变化 3 例。总有效率为 97%。服药最少 30 剂,最多 120 剂,平均 54 剂。多数患者服药 12 日后,症状明显改善。治疗后全部病例做胆囊 X 线造影复查和 B 超复查,胆囊轮廓清晰,边缘光滑,大小正常 96 例,胆囊壁仍有增厚,体积无明显减少 4 例。经 20 多年的临床验证,认为经验方"柴胡栀子郁金汤"治疗慢性胆囊炎组方合理,疗效可靠。同时也得到了广大患者及中医同仁的普遍认可。

【按语】　慢性胆囊炎是一种常见病,多因肝胆气滞、湿热壅阻所致,而导致气滞与湿热的因素有情志怫抑、寒温不适,或过食油腻、嗜酒无度等。其中情志偏急往往导致本病的发作或复发。这是因为,肝主谋虑,胆主决断,忧郁恼怒等情志刺激,可使肝胆之气郁结,导致疏泄失常。其治疗须胆胃兼顾。胆病之后,失却通行下降之功,胆汁逆而上泛胃腑,胃气壅滞,食积胃脘,湿热蕴结则更剧。用柴胡栀子郁金汤治疗本病,方中的柴胡、郁金、木香、枳壳能疏达肝胆气机;栀子、黄芩、蒲公英能清热解毒;川楝子、延胡索舒肝行气、开郁通络止痛;郁金与延胡索还能破瘀热。故本方治疗慢性胆囊炎,疗效可靠。

2. 胁痛验方①

【方剂来源】　曲阜市中医院肝胆脾胃科经验方。

【适应病证】　本方功能为疏肝理气、散结止痛。主治胆囊炎、胆石症,肝炎及不明原因引起的胁痛。

【药物组成】　旋覆花(包煎)15 克,茜草 15 克,大黄 9 克,黑附子(先煎)9 克,细辛 3 克,柴胡 15 克,枳实 15 克,白芍 15 克,薤白 15 克,炙甘草 9 克。

【服用方法】　水煎服,每日一剂。

3. 胁痛验方②

【方剂来源】　曲阜市第二人民医院康运吉捐献恩师徐景泉先生经验方,人物简介见本章"半身不遂验方②"。

【适应病证】　肝气郁滞引起的胸胁胀痛。

【药物组成】　柴胡、白芍、木香、半夏、代赭石、紫苏子、香附、菊花、石膏各 9 克,枳壳、陈皮、甘草各 6 克,藕节 3 个。

【服用方法】　水煎服,每日一剂。

4. 胁肋痛特色疗法

【方剂来源】　乔氏中医乔尚熠捐献父亲乔根庭先生验方,人物简介见本章"霍乱验方"。

【适应病证】　胁肋痛。有发一侧疼痛者,也有两侧均痛者,有隐隐而痛者,有阵阵而痛者,痛甚则影响呼吸,咳嗽时及深呼吸时也痛。妇女月经不顺,也会冲两肋及乳部胀痛,经期过后则愈。

【特色疗法】 （1）针刺：肺经的右太渊穴直针 3 分。肝经右章门穴向下外针刺 5 分，双太冲穴直针 5 分。三焦经的右支沟穴直针 5~8 分，左外关穴直针 5~8 分。胆经的双肩井穴向背后方向针刺 5 分，双阳辅穴直针 8 分，双丘墟穴直针 1 寸，双足窍阴穴直针 3 分。上法均用泻法，留针 10~15 分钟。

（2）中药应用：①左胁下痛者，肝积属血，或因怒气所伤，或因跌扑闪挫所致者：当归 6 克，黄连 5 克，吴茱萸 8 克，酒炒柴胡 10 克，青皮 6 克，川芎 5 克，炒白芍 6 克，炒枳壳 6 克，红花 5 克，桃仁 5 克，生姜 3 片，水煎服。②右胁下痛者，肝邪入肺也：姜黄 3 克，炒枳壳 6 克，陈皮 5 克，姜半夏 10 克，肉桂 3 克，甘草 3 克，生姜 3 片，水煎服。③左右胁肋连肩背俱痛者，肝火盛而气实也：酒炒柴胡 10 克，川芎 5 克，生白芍 6 克，青皮 5 克，炒枳壳 5 克，当归尾 6 克，酒炒香附 6 克，广木香 5 克，砂仁 5 克，生姜 3 片，水煎服。④因房劳或愤怒而痛者，乃色欲损肾，怒气伤肝所致也：可服六味丸，用柴胡 10 克、当归尾 10 克，水煎，送服。

【按语】 胁肋处属于肝、肺、脾、胰等脏部位，其气血不和，则胁肋痛，或受外界风邪所侵，或长发怒气，或跌扑闪坐，或房劳过多，也均可引起痛症。妇女月经困难，血不下行，向上逆冲，也会两胁肋疼痛。

5. 胆囊息肉验方

【方剂来源】 全国基层名老中医药专家朱传伟经验方，人物简介见本章"风寒感冒轻症验方"。

【适应病证】 胆囊息肉。

【药物组成】 柴胡 6 克，八月扎 15 克，乌梅 6 克，桑枝 12 克，威灵仙 15 克，蒲公英 15 克，郁金 10 克，夏枯草 12 克，浙贝母 12 克，香附 12 克，甘草 3 克，木香 12 克，金银花 12 克。

【服用方法】 水煎服，每日一剂。

6. 胆道蛔虫验方

【方剂来源】 全国基层名老中医药专家朱传伟捐献曾祖父朱荫楸先生经验方，人物简介见本章"风寒感冒轻症验方"。

【适应病证】 胆道蛔虫或蛔虫贯膈。

【药物组成】 黄连、黄柏、桂枝、当归、干姜、党参各 4.5 克，乌梅 15 克，细辛 1.5 克，花椒 6 克，炮附子 3 克。

【服用方法】 水煎服，每日一剂。

七、高脂血症验方

1. 高脂血症验方①

【方剂来源】 郑健（1964~ ），男，山东中医学院中药系毕业。曾在济宁中医研究所、曲阜市药品检验所、山东孔府药厂任中药师；在曲阜市中医药学校，曲阜市人民医院任主管药师。现为曲阜市人民医院主任药师兼质量管理办公室主任。

【适应病证】　高脂血症（肝肾阴虚、气滞血瘀型）。

【药物组成】　枸杞子 15 克，制何首乌 15 克，决明子 15 克，生山楂 15 克，丹参 30 克。

【服用方法】　上药用文火水煎两次，取汁约 1500 毫升，储于保温瓶中，代茶频饮。

【注意事项】　患感冒时或消化系统发生疾病时可酌情暂停使用。

2. 高脂血症验方②

【方剂来源】　曲阜市人民医院郑健经验方，人物简介见本章"高脂血症验方①"。

【适应病证】　高脂血症（痰湿淤阻型）。

【药物组成】　生山楂 30 克，泽泻 30 克。

【服用方法】　水煎服，每日一剂，每日 3 次。

3. 高脂血症验方③

【方剂来源】　曲阜市人民医院郑健经验方，人物简介见本章"高脂血症验方①"。

【适应病证】　高脂血症。

【药物组成】　生山楂 50 克，丹参 30 克，延胡索 15 克，菊花 15 克，红花 15 克，麦芽 30 克。

【服用方法】　水煎服，每日一剂，每日 3 次。

4. 降脂验方①

【方剂来源】　全国基层名老中医药专家朱传伟经验方，人物简介见本章"风寒感冒轻症验方"。

【适应病证】　脂肪肝之湿热蕴结证。表现：轻度患者多无明显不适，只是在体检时发现有轻度脂肪肝；中度患者可时感胁肋胀满不适，或身目轻度发黄，口干口苦，或恶心呕吐，小便黄赤，大便秘结或溏垢不爽，舌质红，舌苔黄腻或白厚腻，脉象滑数或弦数。化验可见以谷丙转氨酶为主的血清转氨酶轻度升高，血清胆红素升高。B 超检查可见肝缘角变钝，肝内光点细密或增强。

【药物组成】　茵陈 15 克，厚朴 10 克，茯苓 12 克，泽泻 12 克，虎杖 15 克，生山楂 15 克，草决明 15 克，制何首乌 15 克，赤芍 12 克，柴胡 6 克。

【服用方法】　每日一剂，水煎，早晚 2 次分服。或用配方颗粒，开水溶化后早晚温服，每日一剂。1 个月为 1 个疗程，可连续应用 2～3 个疗程。

【注意事项】　戒酒，减少膏粱厚味的摄入，要饮食清淡，适当增加运动。

【按语】　本证型临床上比较多见，大多由于长期暴饮暴食，饮食不节，或长期饮酒，或嗜好膏粱厚味，久则损伤脾胃，脾失健运则痰湿内生，导致体质偏胖，进而影响脂类的代谢而形成脂肪肝。本方又名自拟降脂 I 号方，曾于 2012 年 5 月在中华中医药学会第十五届内科肝胆病学术会议上交流。

5. 降脂验方②

【方剂来源】　全国基层名老中医药专家朱传伟经验方，人物简介见本章"风寒感冒

轻症验方"。

【适应病证】　脂肪肝之肝郁脾虚证。表现：轻度患者多无明显不适，只是在体检时发现有轻度脂肪肝；中度患者常感胁肋胀满隐痛，善太息，性情抑郁或急躁易怒，腹胀纳呆，少气懒言，肢体倦怠，或大便稀溏，舌苔白或白腻，脉弦。部分患者化验可见血清转氨酶轻度升高，或血清胆红素升高。B超检查可见肝内光点细密或增强。

【药物组成】　柴胡9克，白芍15克，白术10克，厚朴10克，茯苓12克，泽泻12克，生山楂15克，草决明15克，郁金10克，薏苡仁15克。

【服用方法】　水煎，每日一剂，早晚2次分服。或用配方颗粒，开水溶化后早晚温服，每日一剂。1个月为1个疗程，可连续应用2~3个疗程。

【注意事项】　合理调配膳食，保持心情舒畅，适当运动。

【按语】　本证型临床亦较常见，多因情志失调、肝气郁结、肝气犯脾、脾失健运、痰湿内生进而影响脂类的代谢而形成。本方又名自拟降脂Ⅱ号方，曾于2012年5月在中华中医药学会第十五届内科肝胆病学术会议上交流。

6. 降脂验方③

【方剂来源】　全国基层名老中医药专家朱传伟经验方，人物简介见本章"风寒感冒轻症验方"。

【适应病证】　脂肪肝之脾肾阳虚证。表现：胸闷纳呆，腹部胀大，朝宽暮急，畏寒肢冷，倦怠乏力，小便不利，大便稀溏，舌质淡，舌体胖大边有齿痕，舌体厚腻润滑，脉沉弱。化验可见血清转氨酶升高，或血清胆红素升高。B超检查可见肝内光点细密、增强。

【药物组成】　炮附子6克，干姜6克，白术12克，猪苓10克，茯苓15克，泽泻10克，车前子15克，山药15克，黄芪15克，薏苡仁15克，淫羊藿15克。

【服用方法】　水煎40分钟以上，每日一剂，早晚2次分服。或用配方颗粒，开水溶化后早晚温服，每日一剂。1个月为1个疗程，可连续应用2~3个疗程。

【注意事项】　忌食生冷，合理调配膳食。

【按语】　本证型多见于久病体弱之中、重度脂肪肝患者。本方又名自拟降脂Ⅲ号方，曾于2012年5月在中华中医药学会第十五届内科肝胆病学术会议上交流。

7. 降脂验方④

【方剂来源】　曲阜朱氏中医世家第六代传人朱正阳经验方，人物简介见本章"高热烦渴验方"。

【适应病证】　中老年人形体肥胖、血脂偏高者。

【药物组成】　鲜荷叶30克。

【服用方法】　水煎，代茶饮。或鲜荷叶适量煮粥常食。

8. 活血降脂验方

【方剂来源】　马氏中医马建国经验方，人物简介见本章"感冒验方"。

【适应病证】　活血降脂。本方可用于老年高血脂、高血压、高胆固醇、脑梗死患者康复期治疗。

【药物组成】　丹参 20～30 克。

【服用方法】　开水浸泡后代茶饮，隔日一次。

【应用小结】　中老年高血脂、高血压、高固醇患者，在服降脂、降压、降胆固醇药物的同时，可常服丹参茶，即使经治疗上述各项均在正常范围内后，仍可每周服用 1～2 次。健康中老年人以此药 1 味每周 1 次代茶饮，对于心脑血管等非常有益，可起到无病预防保健作用。

9. 调肝降脂汤

【方剂来源】　全国基层名老中医药专家朱传伟经验方，人物简介见本章"风寒感冒轻平验方"。

【适应病证】　高血脂导致的肥胖、高血压等。

【药物组成】　生山楂 20 克，制何首乌 20 克，草决明 20 克，赤芍 12 克，虎杖 20 克，泽泻 15 克，鳖甲 15 克，丹参 15 克。

【服用方法】　水煎服，每日一剂。

【注意事项】　禁忌辛辣油腻之品。

10. 减肥验方

【方剂来源】　全国基层名老中医药专家朱传伟经验方，人物简介见本章"风寒感冒轻症验方"。

【适应病证】　肥胖证。其辨证可分脾虚湿阻、胃热湿阻、气滞血瘀 3 型。

【药物组成】　（1）脾虚湿阻：黄芪 15 克，党参 15 克，茯苓 12 克，白术 10 克，苍术 12 克，陈皮 10 克，半夏 9 克，炙甘草 6 克，生姜 6 克，大枣 6 克。

（2）胃热湿阻：枳实 10 克，厚朴 10 克，大黄 6 克，炙甘草 6 克，石膏 15 克，知母 10 克，栀子 10 克，黄连 10 克，夏枯草 12 克，草决明 15 克，生山楂 12 克，制何首乌 20 克，桑叶 10 克，荷叶 10 克。

（3）气滞血瘀：生地黄 15 克，当归 12 克，赤芍 10 克，川芎 10 克，柴胡 9 克，枳壳 10 克，牛膝 15 克，桔梗 12 克，甘草 6 克，青皮 10 克，丹参 15 克，桃仁 10 克，牡丹皮 10 克。

【服用方法】　水煎服，每日一剂。

【注意事项】　禁忌辛辣油腻之品，注意节食。

11. 肥胖症验方

【方剂来源】　乔氏中医乔尚熠捐献父亲乔根庭先生验方，人物简介见本章"霍乱验方"。

【适应病证】　肥胖症（减胖方）。

【药物组成】　大黄 45 克，槟榔、木通、桃仁、元明粉、番泻叶、枳实各 15 克，川厚朴、山楂、麦芽、山栀子、香附、火麻仁、车前子、洗地龙、神曲各 30 克，甘草 9 克。

【服用方法】 上药共研细粉，炼蜜为丸，如黄豆大，每日早晚各服 10 克。温开水送下。

12. 醒酒验方

【方剂来源】 全国基层名老中医药专家朱传伟经验方，人物简介见本章"风寒感冒轻症验方"。

【适应病证】 酒精中毒。其症见嗜好饮酒，心烦口渴，小便不利等。

【药物组成】 枳椇子 10 克（捣），葛花 10 克，陈皮 6 克，蜂蜜 15 克。

【配制方法】 加水 800 毫升，浸泡半小时，煎煮 15 分钟，去渣取汁，加入蜂蜜搅拌即可。

【服用方法】 代茶饮。

【按语】 本方又名"醒酒汤"，具有清利湿热、除烦止渴、醒酒利尿之功，对嗜好饮酒、口干口苦、胸中烦热、小便不利等湿热体质者用之适宜。

13. 降血脂验方

【方剂来源】 曲阜市神农中医药研究所吕建华经验方，人物简介见本章预防流行性感冒验方④。

【适应病证】 高血脂证。

【药物组成】 花生壳 50 克。

【服用方法】 水煎，每日 2 次服。

【应用小结】 本方 90% 以上可恢复正常。

【典型病例】 病案一：郝某，女，49 岁。肥胖，脂肪肝，三酯甘油高，上法连用 27 日，改善饮食习惯，三酯甘油正常。

病案二：孟某，男，55 岁。高血脂，上法连用 21 日后检查正常。

病案三：沈某，男，47 岁。高血脂，上法连用 15 日后检查正常。

八、高血压病验方

1. 原发性高血压验方①

【方剂来源】 乔氏中医乔尚熠捐献父亲乔根庭先生验方，人物简介见本章"霍乱验方"。

【适应病证】 原发性高血压。

【药物组成】 川牛膝、龙胆草、石决明、生山栀、草决明、霜桑叶、洗地龙、紫石英各 15 克，黄芩、大黄、生地黄、槐花、黄连、牡丹皮、野菊花、薄荷、磁石各 9 克，川芎、胆南星、白僵蚕、甘草、桃仁各 6 克。

【服用方法】 炼蜜为丸，如黄豆大，每日早晚各服 15 粒。温开水送下。

2. 原发性高血压验方②

【方剂来源】 曲阜市第二人民医院王燕捐献祖父王捷三（曲阜二院中医师，一代名医）先生的经验方。

【适应病证】 原发性高血压。

【药物组成】 菊花9克，生地黄9克，黄芩6克，石决明9克，枸杞9克，杭芍9克，夏枯草9克，生杜仲9克，钩藤6克，当归9克，麦冬6克，薄荷3克，桑叶9克，女贞子9克。

【服用方法】 水煎服，每日一剂。

【典型病例】 颜某，男，60岁，1966年9月5日诊。经常头晕，左半身麻木不仁，诊为高血压。宜用平肝滋肾清脑之剂。给予上方治疗，调理月余痊愈。

3. 原发性高血压验方③

【方剂来源】 全国基层名老中医药专家朱传伟捐献曾祖父朱荫楸先生经验方，人物简介见本章"风寒感冒轻症验方"。

【适应病证】 原发性高血压。

【药物组成】 当归、川牛膝各6克，黄芩、钩藤、桑寄生各10克，杜仲12克，枳实5克。加减：心悸有汗者加白芍6克，牡蛎15克。

【服用方法】 水煎服，每日一剂。

4. 原发性高血压验方④

【方剂来源】 颜秉甲中医诊所秘验方，人物简介见本章"慢性支气管炎验方"。

【适应病证】 本方功能为平肝潜阳，熄风止痛，清肝散瘀，滋阴补肾，滋肾养肝，清热安神。其主治为肝阳上亢、肝风内动所致的头痛，头目眩晕，耳鸣眼花，震颤失眠，肾阴不足，腰膝酸软，盗汗，消渴，手足心热，舌红，脉弦数等。

【药物组成】 夏枯草、钩藤、桑寄生、夜交藤各15克，熟地黄18克，天麻、炒栀子各10克，淮山药、山萸肉、石决明、黄芩、川牛膝、炒杜仲、益母草各12克，牡丹皮、茯苓、泽泻、茯神各9克。

【服用方法】 每日一剂，水煎，早晚温服，15日为1个疗程。

【注意事项】 忌食生冷、辛辣油腻之品。虚寒体重者不宜服用。

【应用小结】 本病常因肝肾阴虚，肝阳偏亢，上扰清窍所致。治宜平肝滋阴潜阳，补肾填精，清肝散瘀。本方取名"夏枯草天麻钩藤饮六味地黄汤"，经临床应用320例，治愈率在96%以上。

【典型病例】 病案一：王某，男，46岁，曲阜市防山程庄人。2003年9月2日初诊：患高血压病10余年，经多家医院治疗无效，反复发作。血压为176/125mmHg，头晕胀痛，入眠差，腰膝酸软，耳鸣，口渴，易怒，手足心热，四肢有时麻木，舌红少苔，脉弦数。给予上方水煎服，15日后症状减轻大半，睡眠良好。继服15日症状消失，再巩固治疗半个月痊愈。

病案二：孔某，女，52岁，曲阜市南关人。2002年6月7日初诊：患高血压病16年，经多家医院治疗无效，血压时高时低，现为180/125mmHg，眩晕，头胀，失眠多梦，腰膝酸软，耳鸣，口渴，手足心热，有时麻木，舌红少苔，脉细数。给予上方水煎服，15日后病情好转，继服 15 日症状消失，巩固治疗 15 日痊愈。

病案三：杨某，男，49 岁，曲阜市王庄人。2004 年 2 月 9 日初诊：患高血压病 12 年，经多省市医院治疗疗效不明显。现血压为 186/130mmHg，眩晕，头胀，眼花，失眠，手足心热，舌红少苔，脉弦数。给予上方水煎服，15 日后病情明显好转，加减治疗 40 日症状消失，痊愈。

5. 原发性高血压验方⑤

【方剂来源】 颜秉甲中医诊所秘验方，人物简介见本章"慢性支气管炎验方"。

【适应病证】 功能为补中益气，健脾益胃，清调气机，养血活血。主治元气不足，脾胃气虚，运化乏力，胸闷不适，头晕、胀、痛，面色㿠白，四肢无力，时有麻木，言语低怯，自汗，不思饮食，肠鸣泄泻，或大便溏软，舌质淡，苔薄白，脉虚软无力。

【药物组成】 炙黄芪 30 克，焦白术、茯苓、红花、赤芍各 10 克，人参 9 克（或用西洋参 10 克），当归、陈皮、黄芩各 12 克，丹参、焦山楂各 15 克，炙甘草 3 克。

【服用方法】 每日一剂，水煎，早晚温服，15 日为 1 个疗程。

【注意事项】 忌食生冷、辛辣油腻之品。邪火炽盛，阴虚火旺者不宜服用。

【应用小结】 本病多因元气不足，脾肺气虚，虚则运化失常，生瘀生热，影响肝气调达，而为本病。治宜补中益气，健脾益胃，清调气机，养血活血。上方取名"黄芪四君子汤加味"，经临床观察治疗 360 例，治愈率在 98% 以上。

【典型病例】 病案一：李某，男，43 岁，曲阜市小雪人。2003 年 5 月 10 日初诊：患高血压病 14 余年，经多家医院治疗无效，血压持续不降。现血压为 180/126mmHg，头晕、胀、痛，面色㿠白，四肢无力，自汗，言语轻微，食欲不振，肠鸣泄泻，舌质淡，苔白，脉虚弱。给予上方水煎服，15 日后病情好转，加减治疗月余痊愈。

病案二：孔某，男，46 岁，曲阜市城里人。2004 年 3 月 2 日初诊：患高血压病 12 年，经多家医院治疗无效，血压时高时低，现为 170/120mmHg，全身无力，眩晕，头胀，面色无华，言语轻微，四肢有时麻木，食欲不振，经常腹泻，自汗，舌淡苔薄白，脉细弱。给予上方水煎服，又加减治疗月余痊愈。

病案三：孔某，女，51 岁，曲阜市时庄人。2003 年 7 月 5 日初诊：患高血压病 13 年，经多方治疗疗效不明显。现血压为 165/120mmHg，眩晕，头胀，眼花，乏力，面色㿠白，自汗，言语轻微，纳差，肠鸣泄泻，舌淡，苔薄白，脉虚弱。给予上方水煎服，15 日后病情明显好转，又加减治疗月余症状消失，痊愈。

6. 指针点穴治疗原发性高血压

【方剂来源】 李聚荣（1968～ ），男。副主任医师，高级讲师。他 1992 年毕业于山东中医学院中医系，一直在曲阜中医药学校从事中医教学、科研及临床工作。他首创开穴通经疗法，擅长中医开穴推拿、拔罐、刮痧治疗各种疑难杂症，疗效显著。他发表论文 20 余篇，出版教材、论著 6 部，获科技成果三等奖 5 项、二等奖 1 项。本方为继承中国古医指针点穴疗法第十九代传人张双振特色疗法。张双振先生出身中医世家，从小酷爱中医及武学，受两代宗师亲传，深知医易同缘的道理，凭借对中医的潜心钻研，在长期的临床治疗经验中总结出大量的医学经验，因此在诊病、预防疾病和治疗疾病上有自己独特的方法和神奇的效果。

【适应病证】　原发性高血压。

【操作方法】　嘱患者取仰卧位或坐位，暴露双足，取足踇趾掌面趾间关节结合部及其两侧，用手拇指指腹分别按压5～10分钟，若酸麻胀等经气感应强者，每穴按压5分钟，酸麻胀等经气感应弱者，须按压10分钟。每日一次，10次为1个疗程。同时嘱患者用拇指指腹，自小指根部沿小指至小指端，沿小指、环指、中指、食指指腹再到食指根部、再到小指根部摩擦，连续做100圈，每日至少做1遍，可每隔2小时左右做1遍，视个人情况而定，可防治高血压。

【注意事项】　每次按压穴位要由轻到重，出现酸麻胀等经气感应后，持续用力。

【应用小结】　临床应用本法治疗原发性高血压患者90例，治疗1个疗程，有效率为89%。

【典型病例】　病案一：孔某，男，45岁。高血压病史13年，平素口服卡托普利、肠溶阿司匹林、尼莫地平、倍他洛克等药物治疗，血压维持在150/110mmHg左右，经常有头痛、头晕、急躁易怒、夜尿频多、心慌、腰酸等症状，酒后、生气、劳累后诱发加重。诊断：原发性高血压。治疗：嘱患者取仰卧位，暴露双足，取足踇趾掌面趾间关节结合部及其两侧，用拇指指腹分别按压5分钟，每日一次，治疗10次，期间逐渐停用所有口服药物，症状消失，测血压，为140/98mmHg，继续巩固治疗10次，血压维持在130/90mmHg。之后嘱患者用拇指指腹，自小指根部沿小指至小指端，沿小指、环指、中指、食指指腹再到食指根部、再到小指根部摩擦，连续做100圈，每日做2～4遍，随访2年血压未反弹。

病案二：秦某，女，57岁。高血压病史22年，平常口服北京降压0号、肠溶阿司匹林、五福心脑康、倍他洛克等药物治疗，血压维持在145/100mmHg左右，偶发头重如裹、恶心呕吐、头晕、健忘、胸闷等症状。诊断：原发性高血压。治疗：嘱患者取仰卧位，暴露双足，取足踇趾掌面趾间关节结合部及其两侧，用拇指指腹分别按压5分钟，每日一次，治疗10次，期间逐渐停用所有口服药物，症状消失，测血压，为135/85mmHg，继续巩固治疗至20次，血压维持在130/80mmHg左右。之后嘱患者用拇指指腹，自小指根部沿小指至小指端，沿小指、无名指、中指、食指指腹再到食指根部、再到小指根部摩擦，连续做100圈，1日做2～4遍，随访1年血压未反弹。

病案三：刘某，女，47岁。高血压病史5年，患者于5年前发现血压升高，波动于145/95mmHg上下，之后多次测血压均高于正常，血压最高达150/110mmHg，曾在某医院诊断为原发性高血压，但一直未经正规诊断和治疗，平素未服药治疗，血压控制差，波动较大，时感头昏不适。近2日无明显诱因出现头晕头昏，在家多次测量血压，波动在150/110mmHg左右，无肢体麻木，无肢体活动障碍。嘱患者取仰卧位，暴露双足，取足踇趾掌面趾间关节结合部及其两侧，用手拇指指腹分别按压5分钟，每日一次，治疗10次，测血压维持在125/80mmHg。之后嘱患者用拇指指腹，自小指根部沿小指至小指端，沿小指、环指、中指、食指指腹再到食指根部、再到小指根部摩擦，连续做100圈，每日做2～4遍，预防血压再次升高。

7. 高血压糖尿病验方

【方剂来源】 曲阜市神农中医药研究所吕建华经验方，人物简介见本章"预防流行性感冒验方④"。

【适应病证】 功能益气安神，清热解毒，止咳祛痰，调脂减肥，平稳血压，调理血糖。主治高血压，糖尿病。

【药物组成】 绞股蓝。

【服用方法】 每天早晚喝绞股蓝棍茶，一次沏 8~12 克。

【注意事项】 少数患者服药后，可出现恶心呕吐、腹胀腹泻（或便秘）、头晕、眼花、耳鸣等症状，停服后可自行消失。

【应用小结】 本方疗效在 90% 以上。

【典型病例】 病案一：毛某，女，46 岁。血压高，血糖高，连用 45 日后正常。

病案二：裴某，男，65 岁。血压高，血糖高，连用 35 日后正常。

病案三：宫某，男，62 岁。血压高，血糖高，连用 45 日后正常。

九、糖尿病验方

1. 糖尿病验方①

【方剂来源】 曲阜市吴村卫生院王立君经验方，人物简介见本章"支气管炎验方"。

【适应病证】 本方可补气血、补肝肾、健脾养心，适用于糖尿病。

【药物组成】 人参 20 克，当归 20 克，白术 20 克，茯苓 20 克，大黄 10 克，砂仁 10 克，川厚朴 10 克，白芍 20 克，枳实 10 克，泽泻 10 克，熟地黄 20 克，肉桂 6 克，猪苓 10 克，山萸肉 15 克，柴胡 10 克，葛根 20 克，枸杞 15 克。

【服用方法】 水煎服，每日一剂。

【典型病例】 张某，男，57 岁。1999 年 9 月 14 日初诊。患糖尿病多年，经服用大量西药无显著改变。诊断：消渴（糖尿病）。给予上述汤药服用，3 个月后效果明显，血糖降至正常水平。

2. 糖尿病验方②

【方剂来源】 乔氏中医乔尚熠捐献父亲乔根庭先生验方，人物简介见本章"霍乱验方"。

【适应病证】 糖尿病。

【药物组成】 黄芪、茯苓、粉葛根、天花粉、金石斛、生地黄、知母、党参、粉丹皮、天门冬、麦门冬、五味子各 9 克，淮山药 15 克，山萸肉、黄柏、淡竹叶、生石膏、甘草各 6 克。

【服用方法】 水煎服，隔日服一剂。治愈率在 80% 以上。

3. 糖尿病验方③

【方剂来源】 乔氏中医乔尚熠捐献父亲乔根庭先生经验方，人物简介见本章"霍乱验方"。

【适应病证】　消渴病（糖尿病）。

【药物组成】　巴戟天、当归、锁阳、黄精、阳起石各 21 克，紫河车、西洋参各 15 克，蛤蚧 5 对，海马、金钱草各 60 克，海龙、枸杞、鹿茸、熟地黄、生地黄、覆盆子、女贞子各 30 克，黄芪 45 克，飞鼠干燥胰脏 15 克，山药 90 克。

【服用方法】　上药熬膏分服。上方剂量为 7～10 日量。

4. 糖尿病验方④

【方剂来源】　颜秉甲中医诊所秘验方，人物简介见本章"慢性支气管炎验方"。

【适应病证】　消渴（糖尿病）。

【药物组成】　玄参、天花粉、生地黄、牡蛎、山药各 15 克，葛根、黄芩、女贞子、旱莲草、炒枳壳、夏枯草、金银花、桑白皮、芦根、知母各 12 克，北沙参、牡丹皮、白芍、炒栀子各 10 克。

【服用方法】　水煎服，每日一剂。小儿剂量酌减。

【典型病例】　娄某，女，76 岁，曲阜市孔家道沟人。2006 年 11 月 4 日初诊：患糖尿病 10 余年，时轻时重，平时口服二甲双胍等降糖药物，血糖控制尚可。近日因饮食未完全注意，血糖增高，口渴，乏力，多汗，前来求中医治疗。舌苔薄黄，脉沉。诊断：消渴（糖尿病）。辨证：阴虚内热。给以上方水煎服，每日一剂。加减调理月余，口渴、乏力症状消失，正常服用平时的降糖药物，血糖控制平稳。嘱其平时禁忌辛辣油腻之品，多喝水。

5. 糖尿病特色疗法

【方剂来源】　乔氏中医乔尚熠捐献父亲乔根庭先生验方，人物简介见本章"霍乱验方"。

【适应病证】　糖尿病（消渴）。本病可分上中下三消。上消：舌赤裂，咽如火燎，大渴引饮，日夜无度。中消：多食易饥，肌肉消瘦，口干饮水，大便燥结，小便如泔。下消：耳轮焦枯，面目暗黑，心情烦躁，小便如膏油，饮多小便亦多。

【特色疗法】　（1）针刺

1）上消：膀胱经的双肺俞穴向外斜刺 5 分。三焦经的右关冲穴针刺 3 分。肺经的右鱼际穴针刺 3 分。任脉的承浆穴向下针刺 3 分，双复溜穴直针 3 分。督脉的兑端穴针 2 分。上法均用泻法，留针 15 分钟。

2）中消：胃经的双足三里穴直针 8 分，双内庭穴直针 5 分。任脉的中脘穴直针 5 分。膀胱经的双脾俞穴向外斜刺 5 分，双胃俞穴向外斜刺 5 分。上法均用泻法，留针 15 分钟。

3）下消：任脉的中枢穴直针 1 寸，关元穴直针 8 分。膀胱经的双委中穴直针 8 分。脾经的双阴陵泉穴直针 1 寸。肾经的双复溜穴直针 5 分。均用泻法，留针 15 分钟。

（2）中药应用

1）上消：玉竹 10 克，生地黄 10 克，川黄连 6 克，牡丹皮 6 克，生栀子 6 克，黄柏 5 克，知母 10 克，黄芩 5 克，桑白皮 10 克，麦门冬 10 克，天花粉 15 克，金石斛 10 克，芦根 6 克，生石膏 5 克，白茅根 10 克，炙甘草 3 克。水煎服，每日一剂。

2）中消：党参 10 克，生白术 10 克，生淮山药 15 克，生地黄 10 克，茯神 10 克，葛根 10 克，黄芪 10 克，地骨皮 10 克，黄连 5 克，泽泻 5 克，生鸡内金 10 克，甘草 3 克。水煎服，每日一剂。

3）下消：黄芪 10 克，炒淮山药 15 克，麦门冬 10 克，枸杞子 10 克，川芎 5 克，桑螵蛸 10 克，益智仁 10 克，龙骨 5 克，牡蛎 5 克，白石英 10 克，川牛膝 6 克，玄参 6 克，甘草 3 克。水煎服，每日一剂。

【按语】 本病起于肾虚，或食肥美物所致。肾为少阴，膀胱为太阳，又为津液之府，宣行阳气，上蒸入肺，流化水液，液连五脏，调养骨髓，其次为脂膏，为血肉，上余为涕泪，经循五脏百脉，下余为小便，黄者血之余，臊者五脏之气，咸者润下之味也。腰肾冷者，阳气已衰，不能蒸上谷气，尽下而为小便。阴阳阻隔，气不相容，故阳阻阴不降，阴无阳而不升，上下不交，故成斯疾。

6. 降糖饮

【方剂来源】 全国基层名老中医药专家朱传伟经验方，人物简介见本章"风寒感冒轻症验方"。

【适应病证】 糖尿病，其症见口渴、乏力、心悸、气短等。

【药物组成】 麦冬 12 克，黄芪 20 克，太子参 15 克，天花粉 12 克，生地 15 克，知母 12 克，山药 15 克，枸杞 15 克，女贞子 15 克，山萸肉 12 克，黄精 12 克，丹参 15 克，黄连 6 克。

【服用方法】 水煎服，每日一剂。

【注意事项】 糖尿病饮食，禁忌食用辛辣油腻之品，保持心情舒畅，坚持运动，劳逸结合。

7. 高血糖验方

【方剂来源】 曲阜市神农中医药研究所吕建华经验方，人物简介见本章"预防流行性感冒验方④"。

【适应病证】 主治高血糖。本方可收敛止血，止痢，截疟，补虚。

【药物组成】 仙鹤草 60 克。

【服用方法】 水煎频服，连服 3～5 周，然后改每次 20 克。

【应用小结】 本方疗效在 90% 以上。

【典型病例】 病案一：莫某，女，46 岁。高血糖，连用 30 日后血糖正常。

病案二：井某，男，55 岁。高血糖，连用 45 日后血糖正常。

病案三：段某，男，52 岁。高血糖，连用 35 日后血糖正常。

8. 糖尿病周围神经病变验方

【方剂来源】 杨昭凤（1964～），女，副主任医师，曲阜市名医，现任济宁市中医药学会第二届内分泌专业委员会副主任委员，济宁市中医药学会第三届肾病专业委员会副主任委员，山东中医药学会第三届中医肾病专业委员会委员，山东中西医结合学会第三届肾脏病专业委员会委员，山东省老年医学研究会第四届糖尿病专业委员会委员。她从事临床工作近 30 年，擅长中西医结合治疗内分泌疾病及慢性肾病。她在省级以上医学刊物发表论文 10 余篇，主编参编医学论著 2 部；主持及参与济宁市级中医药课题 2 项，已结题，山东省级中医药课题 1 项。

【适应病证】　本方温经散寒，养血通脉。主治糖尿病周围神经病变，双下肢麻、凉、痛、痿。

【药物组成】　红花 30 克，鸡血藤 30 克，赤芍 20 克，当归 20 克，透骨草 20 克，细辛 6 克，桂枝 20 克，甘草 6 克。

【应用方法】　每日一剂，水煎 800 毫升，把药渣一起放入足浴盆再兑入温热水，每晚饭后 1 小时内泡脚。水温为 38～45℃，足浴时间为 20～40 分钟。

【注意事项】　醉酒、过饥、过饱、极度疲劳等状态下及足部有溃破者均不宜用。

【应用小结】　中药足浴疗法，可使药液通过皮肤直接吸收，并经过经脉及反射区的传导，刺激作用部位的血管和神经，并借助水的温热作用，使血流增快，药力经肌肤腠理直达病所，从而促进血管扩张及血液循环，改善周围组织营养，减轻周围神经的损伤，使患者的肢体感觉及运动功能得以较快康复。方中当归乃"血中之圣药"，味甘辛，性温，入肝经，既能养血，又有和血、行血之功，为温补肝经之要药，且能宣通气分；桂枝味辛、甘，性温，力善宣通，温通经脉，以散经脉中客留之寒邪；细辛辛温，外温经脉，内通脏腑，通达表里，可助桂枝温散寒邪，三药合用，正合《素问·调经论》"血气者，喜温而恶寒，寒则泣不能流，温则消而去之"之意；透骨草，辛散温通，舒筋活络，并有引药透入经络血脉而达活血止痛的作用，《本草纲目》中称透骨草可"治筋骨一切风湿疼痛挛缩"；赤芍、红花活血化瘀，鸡血藤可去瘀血、生新血、补血活血，甘草调和诸药。

十、梅核气验方

1. 梅核气验方①

【方剂来源】　曲阜市神农中医药研究所吕建华经验方，人物简介见本章"预防流行性感冒验方④"。

【适应病证】　功能理气，化湿。主治梅核气，胸脘痞闷胀满，纳谷不香。

【药物组成】　厚朴花 10 克。

【服用方法】　水煎，代茶饮。

【注意事项】　阴虚血燥者忌用。

【应用小结】　本方疗效在 90% 以上。

【典型病例】　病案一：冯某，女，46 岁。梅核气，连用 15 日后痊愈。

病案二：张某，男，35 岁。梅核气，连用 10 日后痊愈。

病案三：孔某，女，42 岁。梅核气，连用 7 日后痊愈。

2. 梅核气验方②

【方剂来源】　曲阜市神农中医药研究所吕建华经验方，人物简介见本章"预防流行性感冒验方④"。

【适应病证】　本方功能祛风除湿，通络止痛，消痰水，散癖积。诸风，宣通五脏，去腹内冷滞，心膈痰水，久积症，腰膝冷疼，疗折伤。通十二经脉，朝服暮效。主治梅核气。

【药物组成】　威灵仙30克。

【服用方法】　水煎服。一般3次见效。

【注意事项】　本品辛散走窜，久服易伤正气，气血虚弱，无风寒湿邪者慎服。

【应用小结】　本方疗效在90%以上。

【典型病例】　病案一：陶某，女，56岁。噎塞膈气，连用7日后痊愈。

病案二：楼某，男，45岁。梅核气，连用3日后痊愈。

病案三：安某，男，52岁。梅核气，连用5日后痊愈。

3. 梅核气特色疗法

【方剂来源】　乔氏中医乔尚熠捐献父亲乔根庭先生验方，人物简介见本章"霍乱验方"。

【适应病证】　梅核气。本病常觉咽喉处有块东西，堵塞其间，吐不出，咽不下，前颈及胸部常觉郁闷，气不舒畅，有时呼吸困难，但不肿痛。其核深并不现于外，此症并不影响饮食，但会令人情绪不安，容易烦躁。

【特色疗法】　（1）针刺：肺经的右列缺穴向肘部针刺3分，肾经的左照海穴直针3分；脾经的左公孙穴直针5分；心包经的右内关穴直针5分；任脉的天突穴向下直针5分，上脘穴直针5分。上法均用泻法，留针30分钟。

（2）内服中药：川厚朴、姜半夏、陈皮、川芎、酒炒香附、生栀子、黄芪、炒枳壳、桔梗、紫苏子、玄参、海浮石、甘草。水煎服，每日1剂。药量酌用。

【按语】　上焦通于咽，肺脾肾亦通于咽。上焦气虚血不通，五脏失和，喜生闷气，肝气郁结，或喜食油炸食物，燥火瘀滞此处，都是发病之因。中年妇女常患此症，男性者较少。

4. 奔豚气特色疗法

【方剂来源】　曲阜市中医院桂清民经验方，人物简介见本章"中风后遗症之足内外翻特色疗法"。

【适应病证】　奔豚气。

【操作方法】　针刺膻中、内关（双）、公孙、阳陵泉，行捻转泻法。

【应用小结】　《金匮要略》曰："奔豚病，从少腹起，上冲咽喉，发作欲死，复还止，皆从惊恐得之"。《巢氏病源》曰："奔豚起于惊恐忧思所生"。本病因精神紧张、情志不舒，致冲任两脉气机紊乱所致。膻中为手厥阴经之募穴、任脉之腧穴，且为八会穴之气会，内关、公孙为八脉交会穴，通于阴维脉、冲脉，3穴共用，有宽胸理气、和中降逆、宁心安神之功效，且针刺膻中、内关具有缓解心前区疼痛，加强心功能，对本患者尤为适宜；阳陵泉为八会穴之筋会，为治疗抽搐要穴，诸穴合用，故收到显效。

【典型病例】　徐某，男，58岁。因胸闷，心前区疼痛8年，加重10日，于1991年8月17日以心肌梗死收入我院。入院后，经治疗，病情稳定。8月27日下午，患者因与他人发生口角，即感头晕不适、烦躁不宁，自述有气从少腹上冲至胸、咽，伴全身抽搐。予肌内注射苯巴比妥0.1克，舌下含硝酸甘油0.6毫克，症状无法控制，邀针灸科会诊。诊见患者面色赤红，表情烦躁，喉间有声，高亢有力，四肢筋脉抽搐频繁，每5秒一次，舌淡，苔薄白，脉弦数。脉症合参，诊断为奔豚气。即予针刺膻中、内关（双）、公孙、阳陵泉，行捻转泻法，2分钟后，抽搐症状好转，自诉从小腹向上冲力减弱，留针20分钟，症状消失。1年后随访未再复发。

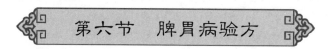

第六节　脾胃病验方

一、食欲不振验方

1. 健脾和胃汤

【方剂来源】　全国基层名老中医药专家朱传伟经验方，人物简介见本章"风寒感冒轻症验方"。

【适应病证】　脾虚胃不和导致的纳呆、腹胀、乏力、大便次数多等。

【药物组成】　党参15克，炒白术9克，茯苓10克，山药15克，砂仁9克，炒六神曲15克，炒麦芽30克，鸡内金10克，木香10克，苏梗10克，甘草3克，生姜3片，大枣6枚（劈）。

【服用方法】　水煎服，每日一剂。

【注意事项】　禁忌食用生冷之品，避免受凉。

2. 消化不良验方

【方剂来源】　曲阜市卫生学会孔凡吉收集民间验方，人物简介见本章"气管炎验方②"。

【适应病证】　消化不良（老少皆宜）。

【药物组成】　谷子、高粱、小麦、黄豆、玉米等粮食各等份。

【配制方法】　把全部粮食用铁锅炒黄，晾干备用。

【服用方法】　取上述粮食100克，水煎服，每次一大碗（儿童少量）。

【按语】　民间老百姓每年农历二月二日有围场的习俗，即在自己家里和大门口、场园等地方用草木灰围场，围场中间用碗放上五谷粮食。围场完毕，将五谷粮食留下备用。每遇胃脘不适、消化不良时，以上法应用，疗效显著。

3. 健脾消食通便汤

【方剂来源】　曲阜市中医院重症医学科经验方。

【适应病证】 本方功能为健脾消食，行气通便。主治重症患者长期卧床，食欲不振、腹胀、大便不通。

【药物组成】 黄芪 30 克，党参 20 克，炒白术 10 克，茯苓 15 克，炒六神曲 20 克，炒麦芽 20 克，木香 10 克，砂仁 10 克，焦山楂 10 克，陈皮 15 克，炙甘草 10 克，大枣 20 克，柏子仁 15 克，火麻仁 15 克。

【服用方法】 水煎，口服或鼻饲，每日一剂。

二、胃脘痛验方

1. 胃脘痛验方

【方剂来源】 曲阜市神农中医药研究所吕建华经验方，人物简介见本章"预防流行性感冒验方④"。

【适应病证】 功能消肿止痛，止泻止痢，温脾暖胃。主治肺痨顿咳，饮食积滞，脘腹冷痛，肠炎腹泻。

【药物组成】 大蒜适量。

【使用方法】 治胃脘痛：将大蒜捣烂，涂足心，即愈。治肠炎腹泻：蒜剥皮洗净，用刀削去蒜瓣的头尾和蒜的膜皮。拉肚子时，大便后先温水坐浴，再将削好的蒜送入直肠里，越深效果越好，一般情况下，放入蒜后泻肚即止，五六个小时后排便即成条形。每次放一两瓣，连放两三日，大便可正常。

【应用小结】 本方疗效在 90% 以上。大蒜对皮肤可能有一定的损伤，如有皮肤痒痛或肛门灼痛时应立即取下。

【典型病例】 病案一：王某，女，29 岁。胃脘痛，上法连用 3 日后痊愈。
病案二：焦某，男，43 岁。胃脘痛，上法连用 5 日后痊愈。
病案三：吕某，男，36 岁。肠炎腹泻，上方连用 5 日后痊愈。

2. 胃脘痛特色疗法

【方剂来源】 乔氏中医乔尚熠捐献父亲乔根庭先生验方，人物简介见本章"霍乱验方"。

【适应病证】 胃脘痛。其表现为胃部痉挛，疼痛剧烈，如绞如刺，压紧胃部就觉好些，疼痛会向左胸部和左肩胛部放散，发痉挛时，可以在体表很明显地摸到。

【特色疗法】 （1）针刺：任脉的上脘穴直针 5 分，并可用姜片放艾绒灸，灸 3~5 壮。脾经的三阴交穴直针 1 寸。胃经的双不容穴直针 5 分，双天枢穴直针 1 寸，双足三里穴直针 8 分。八卦穴中的左内关穴直针 5 分，右公孙穴直针 5 分。上法均用轻刺激，留针 15~20 分钟。

（2）中药应用

1）川木瓜 5 克，吴茱萸 3 克，食盐 1 克。上药共研细粉，温开水一次送下。

2）胡桃肉大的 1 个，红枣 3 枚去核洗净，同捣烂用湿纸包之，煨熟，细咀，用生姜汤送下。

3）酒炒香附 15 克，乌药 6 克，甘草 3 克。上药共为细粉，分为 6 包，每日早晚服一包，用温开水送下。

4）酒炒香附 15 克，川黄连 3 克，陈皮 15 克，生栀子 3 克。上药共研细粉，每次 3 克，早晚各用生姜汤送下。

5）乌药 3 克，苏叶 3 克，陈皮 6 克，槟榔 6 克，砂仁 2 克，炒香附 10 克，炒枳实 3 克，广木香 3 克，炒白芍 6 克，水沉香 3 克，炒五灵脂 3 克，玫瑰花 3 克，甘草 2 克，生姜 3 片。水煎服，每日一剂。

【按语】 本病大多是由于胃本身的病变所引起，女子生殖器疾患、精神过劳、嗜酒过度、神经衰弱、手淫、萎黄病、脊髓痨等也能引起本病，初怀孕的妇女也会发生。

3. 心胃痛验方

【方剂来源】 颜秉甲中医诊所捐献祖传秘验方，人物简介见本章"慢性支气管炎验方"。

【适应病证】 主治心胃痛（九种心痛）。

【药物组成】 胡椒 7 个，大枣 3 个，杏仁 5 个。

【服用方法】 共捣成泥，用滚热的烧酒冲服。

【按语】 验方歌诀：7 个胡椒 3 个枣，5 个杏仁一齐捣，滚热烧酒送入胃，九种心痛立时好。

4. 胃痛验方①

【方剂来源】 颜秉甲中医诊所捐献祖传秘验方，人物简介见本章"慢性支气管炎验方"。

【适应病证】 主治胃痛。

【药物组成】 木香、沉香、丁香、延胡索、白豆蔻、灵脂、没药各 3 克，胡椒 1.5 克。

【服用方法】 上药共为细末，每服 3 克，用干烧酒浸服。

5. 胃痛验方②

【方剂来源】 颜秉甲中医诊所捐献祖传秘验方，人物简介见本章"慢性支气管炎验方"。

【适应病证】 主治胃痛。

【药物组成】 木香 15 克，延胡索 9 克，砂仁 9 克，丹参 15 克，丁香 6 克，枳壳 12 克，半夏 9 克，神曲 15 克，陈皮 9 克，制香附 9 克，白术 12 克，干姜 9 克，甘草 6 克。

【服用方法】 水煎服，每日一剂。

6. 理气和胃汤

【方剂来源】 全国基层名老中医药专家朱传伟经验方，人物简介见本章"风寒感冒轻症验方"。

【**适应病证**】 因生气引起的胃脘胀满、呃逆、反酸、纳呆等。

【**药物组成**】 木香 12 克，厚朴 12 克，陈皮 10 克，半夏 10 克，砂仁（捣）10 克，苏梗 10 克，炒六神曲 15 克，炒麦芽 30 克，竹茹 12 克，枳实 12 克，蒲公英 15 克，炒莱菔子（捣）10 克。

【**服用方法**】 水煎服，每日一剂。

【**注意事项**】 禁忌食用辛辣油腻之品，保持心情舒畅。

7. 清热和胃汤

【**方剂来源**】 全国基层名老中医药专家朱传伟经验方，人物简介见本章"风寒感冒轻症验方"。

【**适应病证**】 脾胃湿热引起的纳呆、口苦、胃脘胀满、反酸、恶心、口臭等。慢性胃炎、胃窦炎、胃及十二指肠溃疡等属于脾胃湿热者可参照本方治疗。

【**药物组成**】 黄芩 10 克，黄连 10 克，木香 12 克，厚朴 10 克，半夏 10 克，枇杷叶 12 克，竹茹 12 克，砂仁 10 克，炒六神曲 15 克，炒麦芽 30 克，栀子 10 克，甘草 3 克，海螵蛸 15 克，广藿香 12 克。

【**服用方法**】 水煎服，每日一剂。

【**注意事项**】 禁食辛辣油腻、酒、煎炸食品。

8. 寒证腹痛验方

【**方剂来源**】 曲阜朱氏中医世家第六代传人朱正阳经验方，人物简介见本章"高热烦渴验方"。

【**适应病证**】 寒证腹痛。

【**药物组成**】 葱白 5 枚，生姜 10 片。

【**服用方法**】 将葱白、生姜共捣烂，热酒冲服取汗；或大葱白 5 枚，切断炒热敷于脐上。

9. 虚寒性胃痛验方

【**方剂来源**】 曲阜朱氏中医世家第六代传人朱正阳经验方，人物简介见本章"高热烦渴验方"。

【**适应病证**】 虚寒性胃痛。其症见胃脘隐痛、发凉、纳呆、乏力、畏寒或大便偏稀等。

【**药物组成**】 木香 12 克，半夏 10 克，砂仁 10 克，白豆蔻 10 克，六神曲 15 克，麦芽 30 克，吴茱萸 3 克，干姜 6 克，荜茇 5 克，甘草 6 克，党参 15 克，白术 10 克。

【**服用方法**】 水煎服，每日一剂。

【**注意事项**】 禁忌生冷之品。

10. 脾胃湿热验方

【**方剂来源**】 全国基层名老中医药专家朱传伟经验方，人物简介见本章"风寒感冒轻症验方"。

【适应病证】　脾胃湿热证。其症见脘腹痞闷，脘部灼热，嘈杂疼痛，呕恶厌食，口苦口腻，肢体困重，大便干结或不爽，其味臭秽，小便短赤；或身热起伏，汗出热不解，面目皮肤隐黄，皮肤瘙痒；舌体胖大边有齿痕，舌苔黄腻，或有舌红，脉象濡数或弦缓。

【药物组成】　黄连9克，黄芩9克，蒲公英15克，栀子9克，厚朴9克，广藿香15克，佩兰10克，薏苡仁15克，半夏9克，陈皮9克，茯苓9克，竹茹10克，白豆蔻6克，枳实9克，甘草3克。

加减：大便干结者加大黄6克；肠上皮化生者加白花蛇舌草15克，赤芍9克。

【服用方法】　水煎服，每日一剂。

【注意事项】　忌酒及辛辣油腻之品。

【临床疗效】　曾治疗120例，痊愈39例（32.5%），显效66例（55%），好转15例（12.5%），无效0例。

【按语】　本方又名清热化湿汤。其具有清利脾胃湿热的作用，故对脾胃湿热证适宜。本方曾刊登在《中国医药学报》2001年第16卷增刊，并于2002年9月被济宁市科学技术协会评为"优秀学术论文三等奖"。

11. 腹痛特色疗法

【方剂来源】　于洋（1984～），男，主治医师，2009年山东中医药大学研究生毕业，现就职于曲阜市中医院中医管理科、肝病科；为中国民族医药学会肝病分会理事，山东中西医结合学会肝病委员会委员，济宁市中医药学会脾胃病专业委员会委员。他曾在中国人民解放军总医院消化内科进修学习，师从全国著名中医专家顾植山教授。他擅用经方治疗内科杂病，尤其是消化系统疾病如反流性食管炎、慢性胃炎、消化性溃疡、胆囊炎、胆石症、功能性消化不良、肠易激综合征、消化道出血、溃疡性结肠炎，以及慢性肝炎肝硬化、急慢性胰腺炎等。

【适应病证】　主治各种腹痛，虚寒型腹痛效佳。

【药物组成】　吴茱萸125克，丁香125克，粗盐125克。

【操作方法】　上药共为粗末，装一薄布口袋内，微波炉加热3分钟，外敷腹部，热度以皮肤耐受为度。

【注意事项】　热性腹痛禁用此方。

【应用小结】　吴茱萸味辛、苦，性热，归肝脾胃经，能散寒、行气、燥湿、止痛、疏肝下气、温中止泻；丁香味辛，性温，归脾胃肾经，能温中止痛、降逆止呕；粗盐能祛风散寒、行气活血、祛瘀止痛。该方是运用中医理论辛咸除滞，辛苦除烦，甘咸除燥之作用。该法简便易行，药简效宏，临床应用多年，效果良好。作者曾观察治疗350例，有效率在90%以上。

【典型病例】　病案一：张某，男，48岁。因"腹痛2日"入院，伴有恶心呕吐、腹泻，受凉后加重。考虑胃肠炎，给予中药热奄包（包中药物同上）外敷后，腹痛明显缓解。

病案二：孔某，男，56岁。因"恶心呕吐伴腹痛7日"入院，伴有上腹部疼痛，进食凉性食物后加重，四肢不温。考虑胃肠炎，给予中药热奄包（包中药物同上）外敷后，腹痛逐渐减轻，恶心呕吐好转，腹泻次数减少。

病案三：王某，女，55 岁。因"上腹部疼痛 2 日"入院，伴有恶心呕吐，进食则呕吐，腹泻。考虑胃肠炎，给予中药热奄包外敷后上腹部疼痛逐渐减轻，恶心呕吐好转，腹泻次数减少。

12. 脘腹冷痛验方

【方剂来源】　曲阜市神农中医药研究所吕建华经验方，人物简介见本章"预防流行性感冒验方④"。

【适应病证】　本方温胃散寒、消食止痛，可用于脘腹冷痛、胃寒呕吐、嗳气吞酸。

【药物组成】　高良姜适量。

【服用方法】　将高良姜生研，顿嗅鼻中即止。

【注意事项】　阴虚有热者禁用。胃热者忌用。

【应用小结】　本方疗效在 95% 以上。

【典型病例】　病案一：崔某，女，36 岁。胃痛，用上方立效。

病案二：姜某，男，25 岁。胃痛，用上方立效。

病案三：楼某，男，32 岁。胃痛，用上方立效。

13. 胃弱寒胀痛验方

【方剂来源】　乔氏中医乔尚熠捐献父亲乔根庭先生验方，人物简介见本章"霍乱验方"。

【适应病证】　胃弱寒胀痛。

【药物组成】　党参、炒白芍、炒白术各 15 克，茯苓、陈皮、姜半夏、广木香、柴胡各 6 克，高良姜、川厚朴、紫苏、甘草、砂仁各 4.5 克，佛手柑 9 克，生姜 3 片。

【服用方法】　水煎服，每日一剂。

14. 腹胀验方

【方剂来源】　曲阜市名老中医李仲山先生经验方，人物简介见本章"咳喘验方"。

【适应病证】　暑湿困脾引起的腹胀。

【药物组成】　木香、乌药、炒六神曲、焦山楂、郁金各 9 克，法半夏、酒黄芩、槟榔、薄荷、石斛、广藿香各 6 克，生姜 3 片。

【服用方法】　水煎服，每日一剂。

15. 腹胀痛特色疗法

【方剂来源】　乔氏中医乔尚熠捐献父亲乔根庭先生验方，人物简介见本章"霍乱验方"。

【适应病证】　腹胀痛。其症见有的只觉腹胀不痛，有的胀痛都有，有的吃饱后胀痛，有的胃肠空虚而胀痛。大小便闭塞不通，腹部也会胀痛。三焦气血不和，妇女患癥瘕症，也会胀痛。

【特色疗法】　（1）针刺

1）虚寒胀痛者：胃经的双天枢穴直针 5 分，双足三里穴直针 1 寸。任脉的中脘穴直针 5 分。脾经的右公孙穴直针 5 分。心包经的左内关穴直针 5 分。上法均用补法，留针 20 分钟。中脘穴、足三里穴可灸 3～5 壮。

2）实热胀痛者：胃经的双足三里穴直针 8 分，双内庭穴直针 3 分。任脉的中脘穴直针 5 分，建里穴直针 5 分，气海穴直针 5～8 分。膀胱经的双脾俞穴、双胃俞穴、双三焦俞穴，均可直针 5 分。上法均用泻法，留针 15 分钟。

（2）中药应用

1）虚寒胀痛者：①香砂六君子汤加当归 10 克，川芎 6 克，白豆蔻 10 克，苏梗 10 克，水煎服。②姜汁炒川厚朴 15 克，炮附子 10 克，广木香 6 克，生姜 3 片，水煎后趁热服之。

2）实热胀痛者：①川厚朴 15 克，生枳实 10 克，大黄 6 克，甘草 3 克，水煎服。呕吐者加姜半夏 6 克，陈皮 10 克。②广木香 10 克，槟榔 10 克，陈皮 10 克，大腹皮 15 克，炒枳壳 10 克，桑白皮 10 克，苏子 10 克，酒炒香附 10 克，莱菔子 10 克，甘草 5 克，水煎服。

【按语】　人的内部器官，胃、大肠、小肠居其中。腹部胀痛，多属胃部之病；脐下胀痛，多属大小肠之病；但小腹胀痛，又属膀胱部分之病。妇女子宫、卵巢、输卵管有病，也会小腹胀痛。在胀痛之病中，又可分为虚寒、实热两者而发，在诊断过程中，即可分晓。

16. 阴虚血热少腹冷痛验方

【方剂来源】　姚启成（1976～），男，出身中医世家，大学毕业。他在祖父（姚钧卿，曲阜恒德堂堂主，1954 年联合诊所为恒德诊所，后进入息陬公社卫生院，中医科主任）、父亲（姚少辰，曲阜市息陬公社医院中医师）的影响下，热爱中医，继承家传。他曾在鼓楼医院实习，后进修于北京西苑医院，跟诊心血管科主任张东老师学习中医的元气神机法；2002 年进入河北省衡水市兵曹卫生院中医科工作，期间，不断地学习和向名中医请教经验；后进入曲阜尼山卫生院中医科，从事中医临床工作。

【适应病证】　主治阴虚血热导致的少腹冷痛。其症见血热血虚少腹冷痛，舌苔薄白，脉弦紧。

【药物组成】　当归、栀子、赤芍、远志、芒硝、川牛膝、莪术、桃仁、枳壳、酒黄芩、干漆、柏子仁、炒艾叶、地骨皮各 9 克，生地黄 15 克，菟丝子、香附、玄参、竹茹各 12 克，小茴香、甘草各 4.5 克，木瓜、阿胶各 6 克。以红糖为引。

【服用方法】　水煎服，每日一剂。

【典型病例】　颜某，女，20 岁。患血热、血虚之少腹冷痛，舌苔薄白，脉弦紧，给以上方调理半个月好转。

三、慢性胃炎验方

1. 慢性胃炎验方①

【方剂来源】　曲阜市防山卫生院张子民经验方，人物简介见本章"中风口眼㖞斜验方"。

【适应病证】　本方可消肿生肌、理气止痛，主治慢性胃炎。

【药物组成】　白及 10 克，枳实 10 克，延胡索 10 克，香橼 10 克。

【服用方法】 上药共为细末，开水冲服，每次 5 克，每日一次。

【应用小结】 曾以本方治愈患者 300 余例，治愈率在 95% 以上。

【典型病例】 病案一：张某，男，55 岁。经某医院确诊为慢性胃炎 3 年，伴胃脘胀痛。经上述方法治疗月余，至今未复发。

病案二：孔某，女，46 岁。慢性胃炎伴嗳气、反酸、胃脘胀痛 4 年余，经此方治疗 2 个月，至今未复发。

2. 慢性胃炎验方②

【方剂来源】 曲阜市中医院肝胆脾胃科经验方。

【适应病证】 本方主治慢性胃炎、消化性溃疡、功能性胃病。其功效为疏肝理气、养阴和胃。

【药物组成】 高良姜 9 克，醋香附 9 克，百合 30 克，乌药 10 克，丹参 30 克，砂仁 9 克，蒲黄 10 克，莪术 10 克，当归 15 克，白芍 15 克，甘草 9 克。

【服用方法】 水煎服，每日一剂。

3. 慢性胃炎验方③

【方剂来源】 大庄刘氏中医世家刘天保经验方，人物简介见本章"失眠验方②"。

【适应病证】 慢性胃炎。

【药物组成】 柴胡、海螵蛸、川芎各 15 克，乌药、枳壳、木香、郁金、茯苓、厚朴、甘草各 10 克，丹参、延胡索各 20 克。加减：气滞者加佛手 10 克；血瘀者加五灵脂 10 克；湿热者加广藿香、黄芩、砂仁各 10 克；嗳气较重者加旋覆花 10 克。

【服用方法】 水煎服，每日一剂，早晚温服。

【注意事项】 禁忌烟酒及有强烈刺激的食物。

4. 慢性浅表型胃炎验方

【方剂来源】 山东省名老中医药专家朱鸿铭经验方，人物简介见本章"预防流行性感冒验方①"。

【适应病证】 慢性浅表性胃炎。其症见胃脘痛、痞满、胃灼热、嗳气、纳呆、便溏或便秘等。

【药物组成】 苏梗 180 克，香附 140 克，陈皮 200 克，木香、枳实各 240 克，八月札 300 克，赤芍 180 克，白花蛇舌草 500 克，砂仁 120 克，半夏 180 克，枇杷叶 200 克，延胡索 180 克，蒲公英 300 克，海螵蛸 300 克，甘草 60 克。

【配制方法】 上药共为细末，炼蜜为丸，每丸含生药 6 克。

【服用方法】 每日 3 次，每次 1 丸，白开水送服。此方亦可按比例缩小 20 倍水煎服，每日一剂。

【注意事项】 治疗期间禁忌烟、酒及辛辣油腻之品。

【临床疗效】 曾用本方治疗 147 例，临床治愈 48 例，显效 51 例，有效 42 例，无效 6 例，总有效率为 95.91%。

【按语】　本方又名鲁胃宝，为 1993 年曲阜市科研课题，其论文曾刊登在《辽宁中医杂志》1997 年第 2 期。

5. 王氏健胃养心汤

【方剂来源】　曲阜市吴村卫生院王立君经验方，人物简介见本章"支气管炎验方"。

【适应病证】　本方功能健脾和胃，养心安神。主治心脾两虚导致的慢性胃炎。

【药物组成】　猪苓 10 克，茯苓 10 克，黄芪 10 克，泽泻 6 克，半夏 10 克，附子 6 克，人参 10 克，川厚朴 10 克，砂仁 10 克，肉桂 10 克，陈皮 10 克，砂仁 10 克，枳实 10 克，葛根 15 克，山萸肉 15 克，桂圆肉 15 克，龟板 15 克，瓜蒌 10 克，白术 20 克，甘草 10 克。

【服用方法】　水煎服，每日一剂。

【应用小结】　本人长期临床应用本方，效果良好。

【典型病例】　蔡某，男，60 岁，吴村镇西杨院村人。其症见乏力、厌食、食欲不振、四肢肿胀，消瘦，脉沉细。在曲阜市人民医院曾经治疗过，诊断为慢性胃炎，给予养胃健胃药物治疗未见好转。遂来吴村卫生院中医科找王先生诊治。辨证：气血虚体质，心气不足，阴虚较重。给予王氏健胃养心汤治疗，大约服用 20 剂后，恢复到原来体质，饭量大增，逐渐好转，直到治愈。

6. 幽门螺杆菌相关性胃炎验方

【方剂来源】　山东省名老中医药专家朱鸿铭经验方，人物简介见本章"预防流行性感冒验方①"。

【适应病证】　幽门螺杆菌相关性胃炎。

【药物组成】　黄连 7 克，制半夏 10 克，枳实 12 克，木香 12 克，砂仁 9 克，槟榔 10 克，蒲公英 15 克，白花蛇舌草 20 克，大黄 5 克。

【服用方法】　每日一剂，水煎早晚 2 次分服，连服 1 个月为 1 个疗程。

【注意事项】　治疗期间禁忌烟、酒及辛辣油腻之品。

【临床疗效】　曾用本方治疗 37 例，其中治愈 28 例，显效 6 例，好转 2 例，无效 1 例，总有效率为 97.2%，幽门螺旋杆菌转阴率为 91.8%。经本方治愈的 28 例，于 1 年后又进行胃镜、幽门螺旋杆菌尿素酶试验的追踪检测，均未发现幽门螺旋杆菌。

【按语】　本方又名鲁胃灵方，曾刊登在《山东中医杂志》1997 年第 5 期。方中黄连入胃，清热燥湿；半夏辛开散结、降逆和胃；枳实破气除痞、消积导滞；木香和胃宣滞、行气止痛；砂仁辛散温通、行气化湿、和胃醒脾；佐以蒲公英清热利湿、和胃散结；白花蛇舌草微苦、甘寒入胃、清热利湿、解毒消痈；使以槟榔辛散苦泄、杀虫消积、行气导滞；大黄入胃苦寒泄热、攻积。

7. 慢性胃炎、胃溃疡验方

【方剂来源】　马龙（1981～　），男，马氏中医第四代传人，中医师。他 2001 年毕业于济宁医学院，本科学历，在曲阜市第二人民医院从事中医皮肤科工作 16 年。他擅长应用中医药治疗常见多发皮肤病，过敏性皮炎、急慢性湿疹、神经性皮炎、手足癣、结节性痒疹、脓疱病等疗效显著。他发表论文 10 余篇，获发明专项 3 项、曲阜市科技进步奖 6 项。

【适应病证】　慢性胃炎、胃溃疡。

【药物组成】　蒲公英适量（鲜品加倍）。

【服用方法】　水煎，代茶饮。

【注意事项】　禁忌辛辣、生冷及饮酒，保持心情舒畅。

8. 胃窦炎、胀气吐酸土方

【方剂来源】　1977 年曲阜县卫生局向济宁地区卫生会议献方。

【适应病证】　胃窦炎、胀气吐酸。

【药物组成】　独头蒜 30 克，干橘皮 15 克，炒莱菔子 6 克。

【服用方法】　将上药水煎一碗，加红糖适量，一次服下，一日 3 次，饭前空服，连用 5 日可愈。

【注意事项】　忌酒、辣、冷食。

9. 针刺合谷治胃炎

【方剂来源】　孔艳（1969～ ），女，1991 年毕业于济宁卫生学校针灸专业。在曲阜市尼山中心卫生院从事中医针灸工作 20 余年，有幸随老中医马登龙先生学徒，继承其 50 年的临床经验，受益颇多。她擅长运用中医特色疗法治疗妇科常见病、多发病，尤其对盆腔炎、肩关节炎等病疗效独到，特别是运用单方、验方治疗疑难杂症，疗效独特，深受当地百姓喜爱。

【适应病证】　胃炎引起的脘腹胀痛、恶心呕吐、大便秘结、厌食口臭等。

【针刺方法】　患者取坐位或仰卧位，双侧取穴。选用 0.35mm×25mm 一次性毫针，常规皮肤消毒，直针 0.3～0.5 寸，行平补平泻手法，针刺时局部有酸胀感并向同侧拇指、食指或前臂传导，每次留针 20～30 分钟，每日治疗 1～2 次，1 个疗程为 7 日。针后嘱患者自己以拇指、食指掐按和点压合谷穴，每日 3～5 次，每次 3～5 分钟，左右交替。

【注意事项】　体质虚弱者减轻刺激强度，以患者能够耐受为度，避免晕针等意外情况发生。

【应用小结】　临床应用本法治疗胃炎 30 例，治愈率为 67%，显效率为 33%。

【按语】　本疗法为本人学习《上海针灸杂志》2006 第 7 期刊载"针刺合谷治胃炎"的经验一文，应用于临床实践，总结出的临床经验。

【典型病例】　病案一：赵某，男，36 岁，教师。因反复脘腹胀痛 5 年来诊，以饥饿时疼痛明显，并感胃脘胀满不适，伴口干、口苦，食欲二便正常。曾服用中西药物治疗，时轻时重，反复发作。曾在某医院做胃镜检查，结果提示：慢性浅表性胃窦炎伴胆汁反流。舌苔黄腻，脉沉弦。诊断：胃脘痛（慢性浅表性胃窦炎伴胆汁反流）。治疗：嘱患者坐位，选用 0.35mm×25mm 一次性毫针，取双侧合谷穴，常规皮肤消毒，直针 0.3～0.5 寸，行平补平泻手法，针刺时局部有酸胀感并向同侧拇指、食指传导，留针 30 分钟。治疗一次脘腹胀痛明显减轻，针后嘱患者自己以拇指、食指掐按和点压合谷穴，每日 3～5 次，每次 3～5 分钟，左右交替。连续治疗 7 日，诸症缓解。半年后因他病来诊，自述胃炎未再复发。

病案二：孔某，男，49 岁，工人。胃痛反复发作 10 余年。经西医胃镜检查示：萎缩性胃窦炎。长期口服西药治疗，胃痛日益加重。来诊时症见：形体消瘦，面色萎黄，胃脘胁肋疼痛，气升泛恶，夜卧不安，口干乏味，饮食甚少，大便干结，小便短少，舌光红无苔呈龟裂，脉弦细。诊断：胃脘痛（萎缩性胃窦炎）。治疗：嘱患者卧位，选用 0.35mm×25mm 一次性毫针，取双侧合谷穴，常规皮肤消毒，直针 0.3～0.5 寸，行平补平泻手法，针刺时局部有酸胀感并向同侧拇指、食指和前臂传导，同时取配穴足三里、三阴交、太冲穴针刺，留针 30 分钟。治疗一次症状减轻。针后嘱患者自己以拇指、食指掐按和点压合谷穴，每日 3～5 次，每次 3～5 分钟，左右交替。连续治疗 15 次，诸症消失。

病案三：张某，女，56 岁，农民。患者胃脘胀痛 8 年，经某医院胃镜检查示：胃窦炎。一直口服西药，疗效不显。来诊时症见：胃脘胀痛，嗳气泛酸，形体消瘦，面部萎黄，口淡无味，食欲不振，夜寐不安，神疲困顿，大便干结，舌淡润，苔薄白微腻，脉细滑。诊断：胃脘痛（胃窦炎）。治疗：嘱患者卧位，选用 0.35mm×25mm 一次性毫针，取双侧合谷穴，常规皮肤消毒，直针 0.3～0.5 寸，行平补平泻手法，针刺时局部有酸胀感并向同侧拇指、食指传导，同时取配穴足三里、三阴交、丰隆穴针刺，留针 30 分钟。针后嘱患者自己以拇指、食指掐按和点压合谷穴，每日 3～5 次，每次 3～5 分钟，左右交替。连续治疗 7 次，诸症消失。

10. 孟氏调胃汤

【方剂来源】　孟令兵（1976～　），男，本科学历，曲阜市吴村卫生院主治中医师。他擅长中西医结合治疗内科常见病、多发病等疑难杂症，具有丰富的临床经验。他特别在心脑血管疾病、消化系统疾病等方面具有较深的造诣。

【适应病证】　本方可疏肝理气、健脾和胃、益气止痛，用于各种急慢性胃炎、胃溃疡、十二指肠溃疡、肠炎、结肠炎等。

【药物组成】　法半夏 10 克，黄连 6 克，三棱 15 克，香附 15 克，佛手 25 克，党参 20 克，白术 15 克，茯苓 15 克，延胡索 30 克，白及 15 克，瓦楞子 30 克，海螵蛸 15 克，枳实 15 克，厚朴 15 克，丹参 20 克，甘草 10 克。

【服用方法】　水煎取汁 200 毫升，分早晚 2 次服用。

【注意事项】　禁忌辛辣食品。

【应用小结】　该方是作者行医近 20 年的临床经验方，经多年临床观察治疗千余例，疗效确切，治愈率达 95% 以上。

【典型病例】　病案一：何某，男，72 岁。胃胀胃痛 10 余年，诊断为慢性胃炎，经上方治疗 1 月余，未再复发。

病案二：刘某，女，40 岁。长期跑外工作，胃痛 4～5 年。诊断为胃溃疡。平时靠西药治疗，经上方治疗 2 个月，未再复发。

病案三：丁某，男，78 岁。长期腹泻，诊断为慢性肠炎。经上方治疗 1 个月，未再复发。

11. 益胃散

【方剂来源】　乔氏中医乔尚熠捐献父亲乔根庭先生验方，人物简介见本章"霍乱验方"。

【适应病证】　主治一切胃肠病。

【药物组成】　焦白术、炒苍术、党参、广木香、台乌药、广陈皮、川木瓜、小青皮、砂仁、酒炒香附、山楂、槟榔、炒麦芽、神曲、炒枳壳、佛手柑、广藿香各 15 克，川厚朴、草果、延胡索、大黄、丁香、薄荷、小苏打、白豆蔻各 9 克。

【服用方法】　上药共研细粉，每日早、中、晚各服 10 克。用温开水送下。

12. 胃酸过多验方

【方剂来源】　乔氏中医乔尚熠捐献父亲乔根庭先生验方，人物简介见本章"霍乱验方"。

【适应病证】　胃酸过多。

【药物组成】　陈皮、广木香、姜半夏、鸡内金、吴茱萸各 6 克，黄连、干姜各 3 克，云茯苓、炒枳壳、甘草、砂仁各 4.5 克。

【服用方法】　水煎服，隔日一剂。

13. 胃酸过少特色疗法

【方剂来源】　乔氏中医乔尚熠捐献父亲乔根庭先生验方，人物简介见本章"霍乱验方"。

【适应病证】　胃酸过少。其表现为饭后胃部膨胀，有压重感，恶心，嗳气，胃痛，食欲不振，常常便秘或慢性下痢，舌苔黄厚。

【特色疗法】　（1）针刺：胃经的双足三里穴直针 1 寸；脾经的双三阴交穴直针 8 分。任脉的巨阙穴直针 5 分，下脘穴直针 5 分；膀胱经的双脾俞穴、双胃俞穴、双三焦俞穴、双胆俞穴、双肝俞穴，均可向外斜针刺 5 分。上法用先泻后补法，留针 10～15 分钟。

（2）中药应用：人参 5 克，当归 6 克，炒白芍 6 克，五味子 5 克，野松木 3 克，细辛 0.5 克，黄连 0.5 克，炒山楂 6 克，熟附子 3 克，干姜 1 克，葛根 10 克，乌梅 3 个，甘草 3 克，大枣 3 个去核洗净。水煎服，每日一剂。

【按语】　本病多因慢性胃炎、胃神经障碍所引起。

14. 胃酸过多特色疗法

【方剂来源】　乔氏中医乔尚熠捐献父亲乔根庭先生验方，人物简介见本章"霍乱验方"。

【适应病证】　胃酸过多。吞酸、嘈杂、胃部有灼热感觉，严重时胃部疼痛，向背部肩胛部放散，多为饭后发痛，到消化作用完了，疼痛缓解，疼痛时吃点东西如小苏打饼干，能使疼痛缓和，吃了过分酸甜的东西会加重，也常有便秘现象。

【特色疗法】　（1）针刺：胃经的双足三里穴直针 8 分；脾经的双三阴交穴直针 8 分；

胃经的双通谷穴（上脘旁 2 寸）直针 5 分；任脉的下脘穴直针 5 分；八卦穴中的左内关穴直针 8 分，右公孙穴直针 5 分。上法均用泻法，留针 15～20 分钟。

（2）中药应用：陈皮 10 克，姜半夏 6 克，茯苓 6 克，生香附 10 克，川芎 5 克，炒白术 6 克，川黄连 3 克，生栀子 6 克，生白芍 6 克，生枳实 5 克，炒神曲 6 克，微炒鸡内金 10 克，甘草 3 克。水煎服，每日一剂。

【按语】　吃刺激性的东西太多、神经衰弱、牙齿有病，都是本病的发病原因。

15. 胃下垂验方

【方剂来源】　乔氏中医乔尚熠捐献父亲乔根庭先生验方，人物简介见本章"霍乱验方"。

【适应病证】　胃下垂。

【药物组成】　党参、炒白术、生黄芪、升麻、淮山药、桂圆肉、当归各 9 克，茯苓、砂仁、柴胡各 6 克，广木香、甘草各 4.5 克，生姜 3 片，大枣 3 枚。

【服用方法】　水煎服，每日一剂。

16. 胃下垂特色疗法

【方剂来源】　乔氏中医乔尚熠捐献父亲乔根庭先生验方，人物简介见本章"霍乱验方"。

【适应病证】　胃下垂。其症见胃部食前食后，都有膨胀的感觉，吃了东西，消化很慢，钡餐透视发现胃下垂，腹诊时可以摸到，并伴有头昏眼花、精神不振，两腿步行无力，不能持久站立。

【特色疗法】　（1）针刺：胃经的双承满穴直针 5 分，双梁门穴直针 5 分，双大巨穴直针 8 分，双内庭穴直针 5 分，双足三里穴直针 8 分；脾经的三阴交穴直针 8 分；任脉的中脘穴直针 5 分，建里穴直针 5 分，关元穴直针 8 分。并可用姜片放艾绒灸建里、关元穴各 3～5 壮。上法均用轻刺法，留针 15～20 分钟。

（2）中药处方：人参 6 克，炒白术 10 克，黄芪 10 克，当归 10 克，陈皮 10 克，姜半夏 10 克，白茯苓 10 克，升麻 10 克，姜汁炒柴胡 10 克，丁香 5 克，甘草 3 克，生姜 3 片，大枣 3 个去核洗净。水煎服，每日一剂。

【按语】　心属火，胃属土，心脏虚弱，火不能生土，胃即日渐衰弱，食欲减退，不能正常吃东西，消化不良，脾脏功能也衰退，均能使胃体下垂。

四、胃、十二指肠溃疡验方

1. 胃溃疡特色疗法

【方剂来源】　乔氏中医乔尚熠捐献父亲乔根庭先生验方，人物简介见本章"霍乱验方"。

【适应病证】　胃溃疡症。其症见胃部时常觉得很痛，舌苔红，想吃但又怕吃了胃痛。

胃出血快的口吐鲜血、昏迷，因溃疡而穿孔时，就会引起腹膜炎。

【特色疗法】 （1）针刺：任脉的上脘穴直针 5 分，建里穴直针 5 分；膀胱经的胃俞、肝俞、心俞、脾俞穴均取双穴向外斜针 5～8 分。上法均用泻法，留针 15～20 分钟。

（2）中药应用

1）丹参 6 克，生地黄 10 克，薤白 3 克，蒲公英 6 克，金银花 10 克，薏苡仁 10 克，炒白芍 10 克，桔梗 6 克，川黄连 2 克，吴茱萸 3 克，桃仁 3 克，杏仁 3 克，代赭石 10 克，旋覆花 3 克，甘草 3 克，炒阿胶（用牡蛎炒）10 克。水煎服，每日一剂。

2）小蓟 3 克，大蓟 6 克，炒侧柏叶 6 克，茜草根 6 克，粉丹皮 6 克，炒山栀 5 克，炒地榆 6 克，炒棕皮 6 克，白茅根 10 克，炒生地黄 10 克，甘草 3 克。用于胃出血，水煎服，每日一剂。

3）乌贼骨 10 克，阿胶（烊化）3 克，化橘红 6 克，党参 5 克，代赭石 10 克，伏龙肝 6 克，滑石 5 克，甘草 3 克，大枣 3 个去核洗净。水煎服，每日一剂。

【按语】 胃壁上发生圆形的溃疡，常由吃了过热的东西和其他胃病、贫血、胃酸过多、梅毒等原因引起。

2. 十二指肠溃疡验方

【方剂来源】 乔氏中医乔尚熠捐献父亲乔根庭先生验方，人物简介见本章"霍乱验方"。

【适应病证】 主治十二指肠溃疡（胃溃疡）。

【药物组成】 酒炒柴胡、广木香、川厚朴、麦冬、杏仁、鸡内金、炒枳壳、炒地榆、龙胆草、延胡索、香附、瓦楞子、生白芍各 6 克，广陈皮 9 克，酒黄芩、桃仁、甘草、川芎各 4.5 克，肉桂 3 克，生姜 3 片。

【服用方法】 水煎服，隔日一剂。曾治愈数百患者。

3. 胃、十二指肠溃疡验方①

【方剂来源】 孔德建（1978～ ），男，中医世家第十六代传人，主治医师（中医类别全科医师）。他受祖父（孔祥焄，字兰轩，擅长治疗内科、外科、妇科、儿科杂病）、伯父（孔令新、孔令育）教诲，热爱中医事业。他于山东中医药大学中医专业本科毕业，现在在曲阜市第二人民医院（曲阜市鼓楼社区卫生服务中心）中医科工作；山东省中医药学会中医全科委员会委员，山东省中医全科骨干，山东省第一批五级师承县级名老中医经验继承人。他正确运用中医理论辨证施治，采用中医中药治疗内科、外科、妇科、儿科常见病及多发病，尤其擅长脾胃病、皮肤病、妇科病、乳腺病、小儿过敏性咳嗽的治疗。

【适应病证】 本方可收敛生肌、活血化瘀、疏肝解郁、清热抑酸，主治胃及十二指肠溃疡。

【药物组成】 白及 10 克，三七粉 10 克，蒲公英 40 克，柴胡 8 克，海螵蛸 15 克。

【服用方法】 水煎，每日一剂，分早晚 2 次服。6 剂为一个疗程。

【注意事项】 忌食辛辣油腻食物，保持情绪舒畅。

【应用小结】 胃及十二指肠溃疡属中医"吞酸""胃脘痛"范畴。中医认为本病的病因病机主要由于情志所伤、饮食劳倦等。忧思恼怒，七情刺激，肝失疏泄，横犯胃腑；或脾气郁结，运化失常；饮食失节或偏嗜，损伤脾胃；或湿热壅结中焦，胃膜受损，均可致溃疡发生。本病病位在胃，与肝脾关系最为密切。该方收敛生肌、活血化瘀、清热抑酸，多年应用于临床，对胃及十二指肠溃疡，疗效显著。

【典型病例】　病案一：孔某，女，27岁。因考研，精神紧张，饥饱无常，导致胃脘疼痛，餐后加重，在外院诊为胃溃疡，曾内服多种药物（药名不详），效不佳，遂来诊。舌质红苔少，脉弦数。用上方加郁金15克，延胡索15克，黄连10克，吴茱萸3克。6剂诸症大减，继服6剂愈。

病案二：李某，男，52岁。胃脘疼痛，反酸，餐后加重2年余，在外院诊为胃溃疡、反流性食管炎，曾内服多种药物（药名不详），效不佳，遂来诊。询其平素嗜酒及辛辣食物，现舌质红苔黄腻，脉弦滑数。用上方加陈皮10克，半夏12克，郁金15克，黄连10克，吴茱萸3克。6剂诸症大减，继服6剂愈。

4. 胃、十二指肠溃疡验方②

【方剂来源】　颜平（1970～　），女，博士研究生，2008年博士毕业于山东中医药大学。她从事中医临床24年，善于用经方治疗临床病症，尤其对不孕不育、小儿咳喘、顽固性失眠等病症治疗有独到疗效。她撰写论文20余篇。

【适应病证】　胃、十二指肠溃疡。其表现为胃疼，胃酸，胃胀，易消化不良，恶心或大便带血。

【药物组成】　乌贼骨6克，白及6克，三七6克。

【服用方法】　上药研为极细粉末，分3次冲服，每日一剂。如果有消化不良可以伴服香砂六君丸。

5. 胃及十二指肠炎症、溃疡验方

【方剂来源】　曲阜市中医院名老中医颜景琏经验方，人物简介见本章"肺咯血、胃出血验方"。

【适应病证】　浅表性胃炎、慢性胃炎、黏膜糜烂、出血、吞酸、嘈杂、胃及十二指肠溃疡及疼痛。

【药物组成】　乌贼骨30克，白及30克，浙贝母30克，三七粉30克，炒鸡内金30克，杭白芍30克，生甘草30克。

【配制方法】　上药共研细末备用。

【服用方法】　本方于每餐前半小时用温开水冲服6克，每日3次。如夜间疼痛明显，可于睡前加服1次。

【注意事项】　禁忌辛辣油腻及饮酒。

【应用小结】　本方可连用1～3个月。一般服10日后所有症状减轻，连服一个月后黏膜充血、糜烂、胃及十二指肠溃疡灶消失。作者曾用此方治疗几十人，均取得理想效果。

6. 十二指肠溃疡特色疗法

【方剂来源】　乔氏中医乔尚熠捐献父亲乔根庭先生验方，人物简介见本章"霍乱

验方"。

【适应病证】　十二指肠溃疡。其表现为胃部胀满，嗳气，嘈杂，胃部隐隐而痛，吃东西不易消化，大便不正常，遇凉或生气后胃痛加重，按之减轻，头出冷汗，面色苍白，喝一杯牛奶，也就不会痛。此病多半是在夜里发作，如果是心情好，饮食正常，不再酗酒，不再过度疲劳，睡眠正常，不再熬夜，做有益身心的事情，再经过适当的治疗，病即容易痊愈。

【特色疗法】　（1）针刺：胃经的双梁门穴（在中脘穴旁开2寸）直针5分，双足三里穴直针8分。脾经的双三阴交穴直针8分。肾经的双幽门穴（在巨阙旁开5分）直针5分。心包经的内关穴直针8分。任脉的中脘穴直针5分。经外奇穴的双通关穴（在中脘旁开5分）直针5分。上法均用泻法，留针15分钟。

（2）中药应用：广木香10克，酒炒香附15克，槟榔10克，川黄连3克，炒山栀子6克，炒五灵脂10克，甘草3克。水煎服，每日一剂。建议服用一段时间，调养得当，可以痊愈。

【按语】　十二指肠即胃的下口，小肠的上口之间。由于消化不良，平时又喜欢吃些刺激性的东西，酗酒，缺乏适当的运动；或者是性子急，好发脾气，饮食不正常，色欲过度，时常失眠，工作忙碌，疲劳过度，都是发病之因。

7. 十二指肠溃疡出血验方

【方剂来源】　沈氏中医后人沈莹、孙慧杰捐献名老中医沈梦周先生经验方，人物简介见本章"流行性感冒验方"。

【适应病证】　十二指肠溃疡出血。

【药物组成】　当归30克，鲜生地黄30克（捣汁去渣兑服），黑木耳15克，地榆炭9克，三七粉6克（分2次冲服）。

【服用方法】　水煎服，每日一剂。日久不愈、潜血不尽者改用下方：生黄芪、山药、当归各15克，茜草、陈皮、西洋参、甘草、防风、黄连各3克，升麻1克。水煎服，每日一剂。

五、口臭验方

1. 口臭（脾胃积热）验方

【方剂来源】　全国基层名老中医药专家朱传伟经验方，人物简介见本章"风寒感冒轻症验方"。

【适应病证】　脾胃积热所致的口臭。其症现口臭，口渴饮冷，口唇红赤，口舌生疮糜烂或牙龈赤烂肿痛，尿黄便秘，烦躁失眠，舌红苔黄厚，脉滑数有力。

【药物组成】　大黄4克，黄芩、牡丹皮各10克，黄连、升麻各7克，生地黄12克，栀子9克，生石膏15克，甘草3克。

【服用方法】　水煎，分早晚2次服。

【注意事项】　忌食辛辣油腻之品。

【按语】　本病多因饮食不节，酒食热毒蕴积化热；或劳倦思虑伤脾，郁怒伤肝，气郁化火；或由外感邪热内传阳明而成胃热；或内伤致胃气郁滞化火而成胃热。本方又名"口臭一号方"，能清泻脾胃积热，故用于脾胃积热所致的口臭疗效较好。素有喝酒嗜好者引起的口臭，可用上方治疗，也可用葛花 10 克、枳椇子 10 克，水煎服，每日一次。

2. 口臭（积热伤阴）验方

【方剂来源】 全国基层名老中医药专家朱传伟经验方，人物简介见本章"风寒感冒轻症验方"。

【适应病证】 病久积热伤阴所致的口臭。

【药物组成】 黄芩、天冬、麦冬、石斛各 10 克，生地黄、熟地黄、茵陈各 12 克，枳壳 9 克，甘草 3 克。

【服用方法】 水煎，分早晚 2 次服。

【注意事项】 忌食辛辣油腻之品。

【按语】 本病因病久积热伤阴所致。本方又名"养阴清热方"，能养阴清热，故用于积热伤阴所致的口臭疗效较好。

3. 口臭（肺热）验方

【方剂来源】 全国基层名老中医药专家朱传伟经验方，人物简介见本章"风寒感冒轻症验方"。

【适应病证】 肺热所致的口臭。其症见口内出气臭秽，口渴或有鼻塞喉痛，或有鼻渊不闻香臭，或有咳喘、肺痈，舌红，苔薄白，两寸脉滑大。

【药物组成】 桑白皮、地骨皮、黄芩、连翘各 12 克，黄连 7 克，金银花 12 克，鱼腥草、蒲公英各 20 克，甘草 3 克。

加减：咳甚加桔梗、炒杏仁各 9 克；鼻渊加辛夷、苍耳子、白芷、薄荷各 9 克；肺痈加苇根 30 克。

【服用方法】 水煎，分早晚 2 次服。

【注意事项】 忌食辛辣油腻之品。

【按语】 本病因外感邪热内伏于肺，或内伤诸火壅于肺，均可导致肺热，引起口臭。本方又名"口臭二号方"，能清肺泻火，故用于肺热所致的口臭疗效较好。

4. 口臭（食积）验方

【方剂来源】 全国基层名老中医药专家朱传伟经验方，人物简介见本章"风寒感冒轻症验方"。

【适应病证】 食积所致的口臭。其症现口中酸臭，脘腹胀满，嗳气纳呆，大便或秘或利，矢气臭秽，舌苔厚腻或浮腻，脉象弦滑。

【药物组成】 炒神曲 15 克，焦山楂、连翘、枳实各 12 克，茯苓、半夏、炒莱菔子各 10 克，陈皮、黄芩各 9 克，大黄 4 克，黄连 5 克，丁香 4 粒。

【服用方法】 水煎，分早晚 2 次服。

【注意事项】 忌食辛辣油腻之品。

【按语】 本病多因暴饮暴食，过食伤脾，食积不化，腐臭之气上熏，或因劳心思虑过度，脾气虚弱不运，食物停滞，化腐发臭。本方又名"口臭三号方"，能消食导滞，故用于食积所致的口臭疗效较好。

5. 口臭口腔异味验方

【方剂来源】 曲阜市第二人民医院孔德建祖传验方，人物简介见本章"胃、十二指肠溃疡验方①"。

【适应病证】 本方主治口臭、口腔异味。其功能为降逆、清热、化浊、清口气。

【药物组成】 陈皮 10 克，半夏 15 克，黄连 10 克，栀子 10 克，石膏 30 克，藿香 12 克，山楂 15 克，甘草 10 克。

【服用方法】 水煎服，每日一剂，分早晚 2 次服。3 剂为一个疗程。

【注意事项】 忌食辛辣油腻食物，保持情绪舒畅。

【应用小结】 胃为水谷之海，专司受纳腐熟食物，若饮食有节，保持胃肠间有规律的虚实更替，则食物残渣亦随胃气之降而下降小肠，胃之降浊与脾主升清的功能有相反相成的配合作用。故胃中腐物残留亦如走水不腐之理而能推陈置新，少生胃病；若脾升胃降的规律紊乱，未降之浊腐气就上腾于口，发生口臭的症状。本方为临床经验方，有降逆、清热、化浊、清口气的作用。本方对常见的口臭、口腔异味效果显著，多在 3～6 剂显效或愈。

【典型病例】 病案一：孔某，女，24 岁。因考研，精神紧张，饥饱无常，导致口臭月余，曾内服多种清热的中成药物，效不佳，遂来诊。舌质红苔少，脉滑数。用上方 3 剂口臭大减，继服 3 剂愈。

病案二：王某，男，46 岁。平素嗜食辛辣烟酒，口臭半年余，在外院诊为浅表型胃炎，曾内服多种药物（药名不详），效不佳，遂来诊。现口臭明显，时有反酸，舌质红苔黄腻，脉弦滑数。用上方加瓦楞子 30 克，薏苡仁 30 克。3 剂诸症减，继服 9 剂，口臭愈。

六、呕吐验方

1. 反胃特色疗法

【方剂来源】 乔氏中医乔尚熠捐献父亲乔根庭先生验方，人物简介见本章"霍乱验方"。

【适应病证】 反胃吐食。其症见胃部有压痛感，食欲不振，空腹时，胃痛，吞酸，嘈杂，嗳气，恶心，呕吐，吐出来的东西，都是原先吃的、未经消化的食物，常发生便秘，尿量减少，口内燥渴，胃部在外形上，显得膨胀增大。

【特色疗法】 （1）针刺：胃经的双不容穴直针 5 分，双足三里穴直针 8 分。任脉的上脘穴直针 5 分。八卦穴中的左内关穴直针 5 分，右公孙穴直针 5 分。经外奇穴的双中魁穴（在手中指中节骨尖上），用姜片放艾绒灸 3～5 壮。其他穴位，均用泻法，留针 10～15 分钟。

（2）中药处方：熟附子 6 克（先煎 20 分钟），陈皮 10 克，清半夏 10 克，白茯苓 6 克，川黄连 1 克，广木香 6 克，砂仁 5 克，丁香 5 克，水沉香 3 克，苏叶 6 克，酒炒柴胡 6 克，白豆蔻 6 克，佛手柑 6 克，甘草 3 克，生姜 3 片。水煎服，每日一剂。

【按语】 由于胃的出口（幽门）狭窄，有的是由于先有胃溃疡，愈后结瘢，胃壁引起收缩。慢性胃炎，幽门部闭塞不通，暴饮暴食，消化不良，受外感寒邪，都是发病的原因。

2. 胃寒呕吐验方

【方剂来源】 曲阜朱氏中医世家第六代传人朱正阳经验方，人物简介见本章"高热烦渴验方"。

【适应病证】 胃寒呕吐。

【药物组成】 鲜紫苏 9 克，鲜藿香 6 克，生姜 1 片。

【服用方法】 水煎服，每日一剂。

3. 脾胃虚寒呕吐验方

【方剂来源】 全国基层名老中医药专家朱传伟经验方，人物简介见本章"风寒感冒轻症验方"。

【适应病证】 脾胃虚寒导致的呕吐。其症见饮食稍多即想呕吐，时作时止，纳呆，不消化，胸脘满闷，倦怠乏力，喜暖恶寒，四肢不温，大便稀薄。舌淡苔薄白，脉细弱。

【药物组成】 ①丁香 3 克，柿蒂 5 个。②党参 12 克，生姜、半夏各 6 克。③党参 12 克，干姜 5 克，白术、桂枝各 10 克，吴茱萸、炙甘草各 6 克。

【服用方法】 轻者用①或②，重者用③。水煎，分 3 次频服。

4. 胃阴不足呕吐验方

【方剂来源】 全国基层名老中医药专家朱传伟经验方，人物简介见本章"风寒感冒烦渴验方"。

【适应病证】 胃阴不足导致的呕吐。其症见呕吐反复发作，吐出物不多，或时作干呕，恶心，口燥咽干，饥而不欲食，胃口有嘈杂感，舌红少津，苔少，脉细数。

【药物组成】 ①乌梅 12 克，冰糖 15 克。②麦冬、石斛、天花粉、竹茹各 12 克，红参 6 克，粳米 30 克，姜半夏 7 克，陈皮 9 克，枇杷叶 10 克，甘草 6 克，大枣 6 枚。

【服用方法】 轻者用①，重者用②。水煎，分 3 次频服。

【按语】 服药时要少量渐进，过多过快喝下，经常可导致将药液吐出。若少量服药仍呕吐者，可在服药前先服生姜汁 10 滴。

5. 神经性呕吐

【方剂来源】 全国基层名老中医药专家朱传伟经验方，人物简介见本章"风寒感冒轻症验方"。

【适应病证】 神经性呕吐。

【药物组成】 百合 45 克，鸡子黄 1 个。

【服用方法】　将百合水浸一昼夜，当白沫出，去除白沫水后再加清水，煎煮 15～20 分钟，加入鸡子黄，搅匀再微煎，取汁 200 毫升，分 2 次趁温口服，每日一剂。

七、吐血验方

1. 吐血验方

【方剂来源】　全国基层名老中医药专家朱传伟经验方，人物简介见本章"风寒感冒轻症验方"。

【适应病证】　吐血，轻度吐血大出血除外。

【药物组成】　鲜生地 60 克，鲜藕 2 大节。

【服用方法】　同捣烂取汁，冷饮。

2. 吐血、衄血验方

【方剂来源】　全国基层名老中医药专家朱传伟经验方，人物简介见本章"风寒感冒轻症验方"。

【适应病证】　血热妄行导致的吐血、衄血、尿血。

【药物组成】　鲜茅根 30～60 克。

【服用方法】　水煎服；或与鲜生地黄 30 克，山栀子 10 克，鲜藕节 60 克一起水煎服。

3. 消化道出血验方

【方剂来源】　曲阜市中医院肝胆脾胃科经验方。

【适应病证】　功能清热泻火、凉血止血。主治消化道出血。

【药物组成】　大黄 20 克，黄芩 10 克，黄连 10 克。

【服用方法】　水煎服，每日一剂。

八、呃逆验方

1. 呃逆验方①

【方剂来源】　曲阜市人民医院王国栋经验方，人物简介见本章"失眠验方③"。

【适应病证】　本方功能温胃散寒、降逆止呃。主治呃逆。

【药物组成】　炒山楂、炒肉豆蔻各适量。

【服用方法】　取干山楂片、肉豆蔻各适量，洗净干燥，置铁锅中，加入适量麸皮翻炒，至麸皮焦黄色，筛去麸皮，放凉研末。每次 3～5 克，温开水冲服，日 3 次。

【注意事项】　山楂片应炒至表面焦褐色，内部黄褐色，肉豆蔻炒至棕褐色，表面有裂隙时取出。

【应用小结】　呃逆是气从胸膈上逆，气冲喉间，呃呃连声，声短而频，不能自止。其病因多与饮食不当，情志不遂有关。其基本病机是胃失和降，膈间气机不利，胃气上逆动膈。焦山楂甘温，能健胃行气，消食导滞。煨肉豆蔻辛温，能温中行气止呕。该方简便易行，多年应用于临床，有效率达80%以上。

【典型病例】　孔某，男，48岁。2012年7月16日初诊：自诉3日前午饭时因天气炎热，进食冰啤酒及烤肉，饭后半小时开始打嗝，自己喝温水及家人拍击后背不能止。曾服药、针灸治疗，不见好转而来诊，因患者不愿行针灸推拿治疗，给予上述方法治疗，3日后回访，呃逆停止，嘱其继续用药治疗1周。1个月后回访，疾病未再复发。

2. 呃逆验方②

【方剂来源】　息陬张氏中医世家张竟捐献祖传验方，人物简介见本章"气管炎验方③"。

【适应病证】　呃逆。

【药物组成】　柿饼适量。

【服用方法】　将柿饼炙焦，研为细末，每次3克，用醋或黄酒冲服即效。

3. 呃逆特色疗法

【方剂来源】　乔氏中医乔尚熠捐献父亲乔根庭先生验方，人物简介见本章"霍乱验方"。

【适应病证】　呃逆症。其症见呃逆连声、短促而频、持续不已，有数小时不停者，心下坚痞不舒，胸闷痰多，胃脘胀满，四肢无力，食欲不振，便秘溺赤，有时也会四肢厥冷，口苦胁痛。

【特色疗法】　（1）针刺：任脉的天突穴向下针刺5分，上脘穴直针5分，气海穴直针8分，膻中穴向下针刺5分，并可用姜片放艾绒灸多壮。八卦穴中的左内关穴直针8分，右公孙穴直针5分。上法均用泻法。留针15分钟。

（2）中药应用：①鲜芦根煮浓汁饮之甚效。②枇杷叶煮浓汁饮之殊效。③陈皮15克，鲜竹茹20克，煎后饮之。④刀豆连壳30克，煮后饮之。⑤川黄连3克，苏叶10克，煮后饮之。

【按语】　湿痰停于中焦，肝木横逆，食滞中焦，胃火亢进，劳倦不节，中气耗损，久病气虚，或伤寒吐下之后，以致脾胃虚寒，气并相逆，肾元虚衰，气失归纳，均可发生呃逆。

4. 肿瘤性顽固性呃逆验方

【方剂来源】　蔺世锋（1981～），男，曲阜市中医院肿瘤二科，主治医师，硕士研究生；2017年毕业于山东中医药大学，获硕士研究生学位。他从事肿瘤专业近10年，在肿瘤预防、诊断与治疗，尤其在实体肿瘤、儿童肿瘤、造血系统恶性肿瘤的化疗方面具有一定的造诣。他多年致力于肿瘤的化疗、内分泌治疗、分子靶向治疗、介入微创治疗、热疗，具有丰富的临床经验。

【适应病证】　本方功能降逆止呕。主治肿瘤性顽固性呃逆。

【药物组成】　红参3克，柿蒂5克，甘草3克。

【服用方法】 泡水，代茶饮。

【注意事项】 若效果不佳则停用。

【应用小结】 有些肿瘤患者在放疗、化疗或支架植入术后，会出现呃逆的现象，本方具有降逆、止呕作用。该方简便易行，多年应用于临床，疗效明显。作者曾观察治疗 80 例，治愈率达 90% 以上。

【典型病例】 病案一：张某，男，76 岁。因食管癌给予食管支架植入术后，出现频繁呃逆，不能进饮食，给予红参 3 克，柿蒂 5 克，甘草 3 克。泡水，代茶饮。服 1 日后症状缓解，2 日后症状消失。

病案二：刘某，女，50 岁。因食管癌化疗后 3 日出现呃逆，给予红参 3 克，柿蒂 5 克，甘草 3 克。泡水，代茶饮。服 1 日后症状消失。

病案三：王某，男，56 岁。因食管癌放疗过程中出现呃逆，给予红参 3 克，柿蒂 5 克，甘草 3 克。泡水，代茶饮。服 1 日后症状消失。

九、腹泻验方

1. 急性腹泻特色疗法

【方剂来源】 乔氏中医乔尚熠捐献父亲乔根庭先生验方，人物简介见本章"霍乱验方"。

【适应病证】 急性腹泻，又称急性肠炎。主症为大便溏泻，分以下几种证型。①寒泄：频频腹痛，泄物清冷，有如鸭粪，小便清白，脉迟缓而细。②热泄：粪色黄赤热臭，肛门灼热，腹内鸣痛，痛一阵即泄一阵，其来暴速，口渴心烦，小便不利，苔黄，脉数。③湿泄：泄水而不腹痛，胸部痞闷，口不作渴，小便短少，舌苔白或淡黄，脉缓。④食泄：痛则欲泻，泻后痛减，粪有臭气，时有矢气，胸脘饱闷，舌苔黄厚，脉紧滑。⑤飧泄：暴泄注下，肠鸣腹痛，完谷不化，常随郁怒而发。脉弦。⑥肾泄：即五更泻，常在清晨腹泻，大便溏薄腹不痛，或有微痛，少气无力，精神倦怠，脉沉细无力。

【特色疗法】 （1）针刺

1）寒泄：胃经的天枢穴直针 1 寸。任脉的中脘穴直针 5 分，气海穴直针 8 分。膀胱经的双大肠俞穴直针 1 寸，双天枢穴并宜多用艾灸。

2）热泄：大肠经的双合谷穴直针 5 分，任脉的下脘穴直针 5 分。胃经的双内庭穴直针 5 分。上法均用泻法。

3）湿泄：膀胱经的双脾俞穴直针 8 分。任脉的水分穴直针 1 寸，并宜艾灸 5 壮。脾经的双阴陵泉穴直针 1 寸，双公孙穴直针 5 分。上法用泻法。

4）食泄：脾经的双三阴交穴直针 1 寸。胃经的双足三里穴直针 8 分。任脉的中脘穴直针 5 分。膀胱经的双脾俞穴直针 1 寸，双胃俞穴直针 1 寸，双大肠俞穴直针 1 寸。上法均用泻法。

5）飧泄：胃经的双足三里穴直针 8 分。膀胱经的双脾俞穴直针 1 寸，双胃俞穴直针 1 寸，均用补法。肝经的左行间穴直针 5 分，右太冲穴直针 5 分。上法均用泻法。

6）肾泄：督脉的命门穴直针 5 分，宜艾灸 3～5 壮。膀胱经的双脾俞穴直针 1 寸，双肾俞穴直针 1 寸。任脉的关元穴直针 8 分。上法均用补法。

（2）中药应用

1）寒泄者：熟附子 6 克，肉桂 3 克，吴茱萸 15 克，炮姜 10 克，水煎（头煎 40 分钟）服，每日一剂。

2）热泄者：黄芩 15 克，生白芍 10 克，甘草 3 克，水煎服，每日一剂。

3）脾虚湿泄者：炒白术 15 克，炒淮山药 15 克，黄芪 10 克，车前子 10 克，水煎服，每日一剂。

4）暑泄者：五倍子（研末）10 克，荷叶煎水冲下，日 3 次。

5）老人泄者：炒白术 15 克，炒淮山药 1 两，共为细粉，米饮送下 6 克，每日 3 次。

6）五更泄者：即肾虚而泻。吴茱萸 30 两，五味子 60 两，微炒为末，米饮下 6 克，每日 2 次。禁食生冷食物。

【按语】 寒邪袭内，脾胃受寒而运化失职，为寒泄。热邪内蕴，与湿相合，肠胃火炽，迫热下注，为热泄。久坐湿地，天阴久雨，湿邪内侵，损伤脾胃，为湿泄。饮食不节，脾胃受伤，滞积于中，肠胃传导失司，为食泄。脾胃虚弱，土虚木乘，风气入脾，传化疾速，以致腐热不及，注泻而下，为飧泄。肾中阳衰，火不生土，脾气不运，水谷不化，常五更起床如厕，为肾泄。

2. 腹泻验方

【方剂来源】 曲阜市神农中医药研究所吕建华经验方，人物简介见本章"预防性流行性感冒验方"。

【适应病证】 腹泻。

【药物组成】 鸡蛋 2 个，食醋 150 毫升。

【服用方法】 用搪瓷器皿盛食醋，打入鸡蛋一起煮，鸡蛋煮熟后连同食醋一起服下，一次就可痊愈。如果不愈可以再服一次。

【注意事项】 脾胃虚寒者慎用；不宜与甲鱼同食，否则会导致消化不良、食物中毒等症；孕妇忌用。

【应用小结】 本方疗效在 90%以上。

【典型病例】 病案一：丰某，女，36 岁。腹痛腹泻，上方连用 2 日痊愈。

病案二：柳某，男，25 岁。腹痛腹泻，上方连用 2 日后痊愈。

病案三：冯某，男，32 岁。腹痛腹泻，上方连用 3 日后痊愈。

3. 腹疼腹泻验方

【方剂来源】 曲阜市中医院名老中医颜景琏先生经验方，人物简介见本章"肺咯血、胃出血验方"。

【适应病证】 腹痛、腹泻。其症见脾阳虚弱，腹中隐隐作痛，每日大便 3～5 次，呈水样便。

【药物组成】 广木香 50 克，干姜 350 克。

【配制方法】 上药共研细末，加红糖 120 克混合备用。

【服用方法】 每次 10 克，用温开水冲服，每日 3 次。

【注意事项】 避风寒，禁忌饮食生冷之品。

【应用小结】 本方又称干姜红糖饮，乃山东中医药大学张志远教授所创，经本人多年临床应用，效果良好。

【典型病例】 病案一：王某，女，56 岁。多年腹疼腹泻，每日大便 4 次以上，坚持服用干姜红糖饮 10 余日，腹泻停止，随访数年，未再复发。

病案二：张某，男，60 岁。于数年前患腹疼腹泻，每日大便 5 次以上，坚持服用干姜红糖饮，回访数年，再未发病。

4. 委中放血疗法

【方剂来源】 曲阜市神农中医药研究所吕建华经验方，人物简介见本章"预防流行性感冒验方④"。

【适应病证】 腰背痛、下肢痿痹等腰及下肢病证，以及腹痛、急性吐泻。本方亦可治疗急性胃肠炎、中暑、腰背痛、急性腰扭伤等。

【特色疗法】 以手蘸温水，于患者膝弯（委中穴）用力拍打有紫黑处，以针刺去恶血即愈。

【应用小结】 本方疗效在 90% 以上。

【典型病例】 病案一：董某，女，27 岁。腹痛，急性吐泻，上法连用 2 日后痊愈。

病案二：李某，男，25 岁。腹痛，急性吐泻，上法用 1 日后痊愈。

病案三：孔某，男，12 岁。腹痛，急性胃肠炎，上法用 1 日后痊愈。

5. 五更泻验方①

【方剂来源】 全国基层名老中医药专家朱传伟经验方，人物简介见本章"风寒感冒轻症验方"。

【适应病证】 五更泻。其表现为每到凌晨即感腹部不适，腹痛腹泻，小腹发凉，泄后舒适，重者连续腹泻 3～5 次，伴乏力、纳呆、腰膝酸软等。本症多因脾肾阳虚而导致。

【药物组成】 党参 15 克，白术 12 克，茯苓 15 克，山药 15 克，白扁豆 15 克，芡实 20 克，莲子 12 克，干姜 6 克，补骨脂 10 克，肉豆蔻 10 克，砂仁 10 克，炒六神曲 15 克，炒麦芽 20 克，炙甘草 6 克，车前子 15 克。脾肾阳虚、完谷不化者，加炮附子 6 克。

【服用方法】 水煎服，每日一剂。

【注意事项】 避免受凉，禁食生冷食品。要坚持长期服药。服药期间可根据病情逐渐加重药物剂量。

6. 五更泻验方②

【方剂来源】 曲阜市神农中医药研究所吕建华经验方，人物简介见本章"预防流行性感冒验方④"。

【适应病证】 固精缩尿，涩肠止泻，主治五更泻。

【药物组成】　金樱子 50 克。

【服用方法】　水煎，饭后口服，每日一剂。

【注意事项】　有实火、邪热者忌用，因其有收敛特性。食用金樱子不宜食黄瓜和猪肝。

【应用小结】　效果 90% 以上。

【典型病例】　病案一：赵某，男，19 岁。五更泻，上方连用 10 日后痊愈。

病案二：周某，男，25 岁。遗尿伴五更泻，上方连用 15 日后痊愈。

病案三：沈某，男，21 岁。五更泻，上方连用 10 日后痊愈。

7. 五更泻验方③

【方剂来源】　全国基层名老中医药专家朱传伟捐献曾祖父朱荫楸先生经验方，人物简介见本章"风寒感冒轻症验方"。

【适应病证】　五更泻。

【药物组成】　吴茱萸、党参各 6 克，补骨脂、炙米壳各 10 克，五味子、干姜各 4.5 克，茯苓 12 克，炮附子 3 克。

【服用方法】　水煎服，每日一剂。

8. 顽固性五更泻验方

【方剂来源】　全国基层名老中医药专家朱传伟经验方，人物简介见本章"风寒感冒轻症验方"。

【适应病证】　顽固性五更泻，是指五更泻病史较长，久治不效，病情较重者。其症见黎明之前脐腹疼痛、肠鸣，随即泻下清稀之便，或完谷不化，泻后腹痛肠鸣即止，隔 20～30 分钟即又腹痛、肠鸣、泻下，泻后则安，如此发作至天明 3～5 次。伴腰酸膝软，形寒肢冷，神疲面黄，舌淡苔白，脉象沉细无力。

【药物组成】　炮附子 15 克（先煎半小时），干姜 12 克，补骨脂 12 克，肉豆蔻 12 克，吴茱萸 5 克，炒白术 15 克，炒山药 20 克，茯苓 15 克，炒白扁豆 20 克，五味子 9 克，赤石脂 12 克，甘草 5 克，大枣 6 枚。

加减：若高年之人，体衰久泻，加党参 20 克，黄芪 20 克，肉桂 4 克。

【服用方法】　每日一剂，水煎，分早晚 2 次服。

【注意事项】　忌食生冷，合理调配膳食。

【按语】　本方又名姜附四神止泻汤，曾刊登在 2015 年《山东中医杂志》第九期。方中炮附子峻补命门之火，长于温肾阳；干姜温中回阳，主要是温脾阳，且能助附子以增强补火助阳之功，并可剥减附子之毒性；补骨脂补肾阳，肉豆蔻、吴茱萸温中散寒，前者还有涩肠止泻之功；白术、山药、茯苓、白扁豆、大枣健脾止泻；五味子、赤石脂收涩止泻。年老体弱加参芪以补气，加肉桂以补火助阳、散寒止痛。本病较为难治，非重剂不能奏效。

9. 结肠炎验方

【方剂来源】　防山陈氏中医世家陈庆年捐献祖传验方，人物简介见本章"预防流行性感冒验方⑤"。

【适应病证】 本方具有健脾和中、清肠化湿的功效。主治结肠炎。

【药物组成】 白芍 10 克，白术 10 克，陈皮 10 克，防风 6 克，柴胡 10 克，葛根 10 克，炒山药 12 克，丹参 12 克，当归 10 克。

【服用方法】 水煎服，每日一剂。

【典型病例】 孔某，男，38 岁。患结肠炎 3 年，未愈。投以此方而愈。后又治疗多例患者，效果显著。

10. 溃疡性结肠炎验方

【方剂来源】 全国基层名老中医药专家朱传伟经验方，人物简介见本章"风寒感冒轻症验方"。

【适应病证】 溃疡性结肠炎。

【药物组成】 茯苓 15 克，车前子 15 克，薏苡仁 15 克，葛根 15 克，黄连 10 克，黄柏 10 克，白头翁 15 克，秦皮 10 克，芡实 20 克，炒白扁豆 20 克，枳壳 12 克，白芍 12 克。

【服用方法】 水煎服，每日一剂。

【注意事项】 禁食辛辣油腻、酒、生冷食品。

11. 夏季腹泻验方

【方剂来源】 马氏中医马建国经验方，人物简介见本章"感冒验方"。

【适应病证】 夏季腹泻。

【药物组成】 马齿苋 30 克（鲜品加倍），蒜末适量。

【配制方法】 将马齿苋洗净，与蒜末同炒，酌加少许佐料。

【服用方法】 每日 2 次，食用。

12. 秋冬季腹泻验方

【方剂来源】 曲阜市中医院于洋应用《伤寒论》方，人物简介见本章"腹痛特色疗法"。

【适应病证】 本方功能温中补虚，降逆止呕。主治秋冬季腹泻。

【药物组成】 吴茱萸 9 克，人参 9 克，生姜 18 克，大枣 12 枚。

【服用方法】 水煎服，每日一剂，分 2 次口服。

【注意事项】 热郁呕吐、阴虚呕吐或肝阳上亢头痛禁用此方。

【应用小结】 《金镜内台方仪》云："干呕，吐涎沫，头痛，厥阴之寒气上攻也。吐利，手足逆冷者，寒气内盛也。烦躁欲死者，阳气内争也。食谷欲呕者，畏寒不受也。此三者之证，共用此方，以吴茱萸能下三阴之逆气为君，生姜能散气为臣，人参、大枣之甘缓，能和调诸气者也，故用之为佐使，以安其中也。"该方剂简便易行，药简效宏，作者在科室应用多年，观察 150 例，有效率在 90% 以上。

【典型病例】 病案一：颜某，男，58岁。因"腹痛腹泻2日"入院。伴有恶心呕吐，受凉后加重，四肢不温。考虑胃肠炎，给予吴茱萸汤煎服，应用1剂后，恶心呕吐好转，腹泻次数减少，2剂未再恶心呕吐，停止腹泻。

病案二：孔某，女，68岁。因"恶心呕吐伴腹泻5日"入院。伴有上腹部疼痛，进食凉性食物后加重，四肢不温。考虑胃肠炎，给予吴茱萸汤煎服，应用2剂后，恶心呕吐好转，腹泻次数减少，3剂未再恶心呕吐，未再腹泻。

病案三：刘某，男，55岁。因"上腹部疼痛伴腹泻2日"入院。伴有恶心呕吐，进食则呕吐，四肢不温。考虑胃肠炎，给予吴茱萸汤煎服，应用1剂后，恶心呕吐好转，腹泻次数减少，2剂未再恶心呕吐，未再腹泻。

13. 慢性胃肠炎验方

【方剂来源】 1977年曲阜县卫生局向济宁地区卫生会议献方。

【适应病证】 慢性胃肠炎。

【药物组成】 白梅豆仁20克，枣树皮20克，地榆10克。

【配制方法】 将上药炒黄粉碎，过120目筛，压片，每片重0.5克。

【服用方法】 每日口服2次，每次6～8片。

【临床疗效】 有显著疗效。

14. 针刺治疗腹泻腹胀

【方剂来源】 小雪卫生院班庆桐经验，人物简介见本章"久年气喘验方"。

【适应病证】 腹泻病的恢复期，食欲不振、腹泻甚至腹痛，或腹胀、大便不通等。

【特色疗法】 针刺。取穴：中脘、天枢、足三里穴。用平补平泻手法，留针40分钟，每日一次，可连续针刺3～5日。

【按语】 中脘穴是任脉之穴，是治脾胃胀痛之常用穴；天枢、足三里穴是胃经之穴，配合用之能缓解脾胃之诸症，故疗效确切。

【典型病例】 陵城东果庄一村民，男，40岁。因肠炎在本村诊所治疗，给以庆大霉素、左氧氟沙星后腹泻止，而出现不欲饮食，大便3日不解，腹胀，腹微痛诸症，随予以上诸穴针刺，症状缓解而诸症消除。几日后又遇一中年女性，出现了类似病症，用同样方法而愈。

15. 神附止泻汤

【方剂来源】 尹百顺（1975～ ），男，曲阜中医药学校附属医院。他2001年毕业于陕西中医药大学针灸推拿系，大学本科，医学学士，主治中医师。他14年来一直从事颈椎病、肩周炎、腰椎间盘突出症等疼痛性疾病、脑血管病后遗症、面瘫、风湿性关节炎、类风湿关节炎及脾胃病、妇科病的中医药治疗，具有很好的医疗水平。

【适应病证】 功能健脾补肾，柔肝祛湿。主治慢性肠炎、结肠炎及肠易激综合征等所致长期腹泻。

【药物组成】 补骨脂20克，肉豆蔻15克，党参15克，黑附子（先煎1个小时）10克，干姜10克，炒白术15克，茯苓15克，白芍10克，防风10克，陈皮15克，金樱子

10 克，五味子 6 克，吴茱萸 6 克，柴胡 6 克，升麻 6 克，炙甘草 10 克。

【服用方法】 水煎，早晚温服。

【注意事项】 忌生冷、辛辣，食宜清淡。

【按语】 本方为自拟方。慢性肠炎、结肠炎、肠易激综合征等所指的腹泻，中医多认为与肾、脾、肝有关，本方以健脾补肾、柔肝祛湿为主。可以根据临床病者体质而调整用药的侧重，晨起泄泻显著者，以补肾为主，兼顾健脾柔肝；肠鸣腹痛而泄泻显著者，以柔肝祛湿为主，兼顾健脾；以饭后或饮食不当导致泄泻显著者，以健脾祛湿为主，兼顾补肾柔肝。

【典型病例】 病案一：闫某，女，65 岁，2003 年 7 月 8 日就诊。自诉自从阑尾炎术后，十年来每每晨起腹中急迫而泻，影响睡眠，大便不成形，时常肠鸣如雷，腰腿无力，余无异常。舌淡胖苔薄，脉沉迟两尺弱。曾被诊为慢性结肠炎，多药无效。余虑其肾阳虚甚，给以温补肾阳为主：补骨脂 20 克，黑附子（先煎 1 小时）20 克，金樱子 10 克，干姜 10 克，党参 15 克，炒白术 15 克，茯苓 15 克，白芍 10 克，防风 10 克，陈皮 15 克，肉豆蔻 15 克，五味子 6 克，吴茱萸 6 克，柴胡 6 克，升麻 6 克，炙甘草 9 克。5 付，水煎服，每日一剂。二诊：自诉晨起腹泻次数减少，时间推后，大便成形，肠鸣稍减，舌淡胖，脉沉。以上方改补骨脂 30 克，加砂仁 6 克（后下），余药用量不变。25 付，水煎服，每日一剂。三诊：自诉诸症皆消，查体示舌淡苔薄，脉沉但尺部有力。用二诊方去砂仁再服 5 剂，后以健脾益肠丸和金匮肾气丸善后而愈。

病案二：孔某，男，20 岁，2008 年 5 月 9 日就诊。自诉自儿时食少体弱，近 10 年腹泻尤重，便见食物残渣，大米饭、豆瓣更是难以消化，吃中药浓缩丸甚至全丸泄下，每次饭后半小时或饭中而泄。观其形瘦体弱，面色不华，舌胖齿痕布满，脉弱，右关脉虚陷尤甚。曾被诊断为慢性肠炎、消化不良，多方治疗疗效不显。余虑其脾虚尤甚，故一诊处以：党参 30 克，炒白术 30 克，茯苓 15 克，黑附子（先煎 1 小时）15 克，补骨脂 10 克，肉豆蔻 15 克，金樱子 10 克，干姜 10 克，白芍 10 克，防风 10 克，陈皮 10 克，五味子 6 克，吴茱萸 6 克，柴胡 6 克，升麻 6 克，炙甘草 10 克。5 付，水煎服，每日一剂。二诊自觉腹泻略有缓解，消化大有好转，一诊方改茯苓 20 克，补骨脂 15 克，肉豆蔻 20 克，余药用量不变，再服 5 付。三诊诉诸症好转八成，在二诊方中加黄芪 30 克，连服 10 剂而痊愈。

病案三：李某，男，35 岁，2012 年 7 月 6 日就诊。自诉近 3 年来腹泻频繁，或贪凉或辛辣或生气或紧张均可致腹泻，腹痛而泄，大便先干后稀，令其痛苦不堪，观其面容消瘦，脸色暗青，舌淡胖有齿痕，脉弦细，左关弦紧欠柔和，右关细弱无力。曾被诊断为肠易激综合征。余虑其肝脾不调，故一诊处以：炒白术 30 克，白芍 30 克，防风 15 克，陈皮 15 克，党参 15 克，茯苓 15 克，黑附子（先煎 1 个小时）15 克，补骨脂 10 克，肉豆蔻 15 克，金樱子 10 克，干姜 10 克，五味子 6 克，吴茱萸 6 克，柴胡 6 克，升麻 6 克，炙甘草 10 克。5 剂，水煎服，每日一剂。二诊自觉腹痛腹泻略有缓解，吃凉东西腹泻和紧张生气时腹泻明显好转，吃辛辣食物还腹泻，一诊方改茯苓 30 克，补骨脂 15 克，肉豆蔻 20 克，香附 15 克，余药用量不变，再服 5 付。三诊诉诸症好转八成，在二诊方中加枳壳 30 克，连服 10 付而痊愈。

16. 止泻散

【方剂来源】 陈贞来（1950～），男，陈氏中医第五代传人。他跟师祖父（陈润田先生，继承祖上治疮经验，擅治疮疡，将疮疡分为初期、成脓、溃后3个阶段辨证论治，疗效卓著）学医，继承家传。他1965年10月在曲阜市吴村区蒋家寨卫校学习半年；1985年1月～1988年4月在卫生部和健康报联合举办的振兴中医刊授学院学习3年；2000年12月曲阜中医药学校中专毕业；1965年10月至今在吴村卫生院白塔卫生所工作。他独专中医外科，擅长疮疡治疗，闻名乡里。

【适应病证】　本方功能为涩肠止泻，主治受凉腹泻。

【药物组成】　酸石榴皮、醋各适量。

【服用方法】　将酸石榴皮炒黑，研极细末备用。再把醋在锅中烧开，同时，加入红糖少许烧开，倒入碗中；趁温时冲服酸石榴皮末10克，并将剩余醋糖水一次性服下，待1小时服白汤（加盐2克）两碗，日3次，即可治愈。

【典型病例】　张某，男，26岁。受凉后出现腹泻，水样便，一日数次来诊。用上述方法治疗，2日后治愈。

17. 泄泻验方

【方剂来源】　沈氏中医后人沈莹、孙慧杰捐献名老中医沈梦周先生经验方。人物简介见本章"流行性感冒验方"。

【适应病证】　泄泻。

【治疗方法】　①脾湿下注，暴泻清水者：土炒白术30克，茯苓9克，酒炒车前子9克。浓煎，一次顿服，可立止。②脾脏虚寒，脘腹作痛，泄利溏稀者：煨诃子肉3克，公丁香1.5克，水炒甘草3克，陈皮6克，炒青皮3克。水煎服，每日一剂。③脾脏虚寒，呕吐泄泻，消化不良者：党参15克，茯苓9克，土炒白术15克，水炒甘草15克，炮姜9克，煨草果仁9克，生麦芽15克，生稻芽15克，厚朴6克，陈皮6克。水煎服，每日一剂。

十、痢疾验方

1. 痢疾初起验方

【方剂来源】　山东省名老中医药专家朱鸿铭经验方，人物简介见本章"预防流行性感冒验方①"。

【适应病证】　痢疾初起。

【药物组成】　鲜扁豆花20克，白砂糖10克。

【服用方法】　水煎服，每日2次。

2. 痢疾验方①

【方剂来源】　1977年曲阜县卫生局向济宁地区卫生会议献方。

【药物组成】　白头翁12克，地榆15克，生山楂15克，木香9克，乌药9克，白扁豆15克，酸石榴皮30克，黄瓜秧30克，黄芩12克。

【配制方法】 将上药烘干，粉碎砸片，每片含生药 0.2 克。

【适应病证】 赤白痢疾。

【服用方法】 每次 4 片，每日 3 次。

【应用小结】 治愈率为 95%。

3. 痢疾验方②

【方剂来源】 曲阜市神农中医药研究所吕建华经验方，人物简介见本章"预防流行性感冒验方④"。

【适应病证】 本方功能清热解毒，凉血止血，止痢。主治热毒血痢，痈肿疔疮，湿疹，丹毒，蛇虫咬伤，便血，痔血，崩漏下血

【药物组成】 鲜马齿苋 30～60 克（干品 30 克）。

【服用方法】 水煎，每日一剂，分 2～3 次服。

【注意事项】 脾胃虚寒者慎用；不宜与甲鱼同食，否则会导致消化不良、食物中毒等症；孕妇忌用。

【应用小结】 本方疗效在 90% 以上。

【典型病例】 病案一：刘某，女，36 岁。腹痛腹泻，上方连用 5 日后痊愈。

病案二：吴某，男，25 岁。热毒血痢，上方连用 7 日后痊愈。

病案三：郑某，男，32 岁。腹痛腹泻，上方连用 3 日后痊愈。

4. 痢疾特色疗法

【方剂来源】 乔氏中医乔尚熠捐献父亲乔根庭先生验方，人物简介见本章"霍乱验方"。

【适应病证】 痢疾（慢性肠炎）。其症见腹痛，里急后重，痢下赤白，轻者一日 5～7 次，重者一日数 10 次，亦有发热现象。白痢：下物黏腻色白，或如豆汁，腹痛厚重，胸脘痞闷，小便色白或淡黄。赤痢：下物黄赤色或纯赤色，有如鱼脑者，腹痛，里急后重，小便热赤，烦渴引饮，或发高热，久而不退。

【特色疗法】 （1）针刺：任脉的下脘穴直针 5 分。胃经的双天枢穴直针 1.5 寸，双足三里穴直针 8 分。脾经的双三阴交穴直针 1 寸。肾经的双交信穴（在复溜穴后约 5 分）直针 1 寸。上穴均用泻法，留针 15 分钟。

（2）中药应用

1）热痢：当归 10 克，生白芍 10 克，广木香 10 克，酒炒黄芩 10 克，川黄连 3 克，砂仁 6 克，大黄 3 克，槟榔 10 克，生地黄 10 克，牡丹皮 10 克，甘草 3 克。水煎服，每日一剂。

2）寒痢：党参 10 克，炒白术 10 克，当归 10 克，广木香 6 克，炒白芍 10 克，炒诃子 10 克，炒草果 5 克，肉桂 3 克，砂仁 3 克，甘草 3 克，炮姜 3 克。水煎服，每日一剂。

3）赤白痢：川黄连 5 克，黄柏 10 克，秦皮 10 克，砂仁 5 克，白头翁 10 克，赤石脂 5 克，红白玫瑰花各 5 枚。水煎服，每日一剂。

【按语】 本病多发于夏秋季节，由于湿热内蕴，感染时邪，或饮食积滞，停于肠内，而成滞下。避暑贪凉，而受寒湿，或过食生冷之物，内伤阳明气分，而成白痢。暑气内蕴，积湿生热，或食腥膻不洁之物，热滞与湿火熏蒸，伤于阳明血分，而成赤痢。

5. 地锦草治疗痢疾

【方剂来源】 防山卫生院颜世龙收集当地民间流传验方，人物简介见本章"面瘫特色疗法"。

【适应病证】 细菌性痢疾。

【药物组成】 鲜地锦草 120 克。

【服用方法】 水煎，每日分 2 次服。

【注意事项】 本药偏凉不宜久服。

【应用小结】 曾用本方治疗 300 余例，治愈率在 95% 以上。

【典型病例】 病案一：刘某，男，16 岁。暑期在家因饮食不洁，随即腹痛，伴里急后重，一日泻十余次，并带有脓血样便。因家庭困难，嘱其母亲到地边采集地锦草回家，煎水口服，患者遵医嘱连服 5 日，大便正常。

病案二：李某，女，9 岁。因喜欢吃、喝凉物而腹痛，伴里急后重，泻下脓性白色便，一日 10 余次，甚是痛苦。嘱其母亲采鲜地锦草 4 两，煎水服，早晚各一次，连服 5 日，病愈。

病案三：孔某，男，69 岁。因夜间看庄稼受凉，第 2 日，阵阵腹痛，泻下鼻涕样大便，里急后重，肛门灼热疼痛，伴低热。嘱其用地锦草 4 两煎水服，早晚各一次，连服 5 日，痊愈。

6. 白痢轻症验方

【方剂来源】 北京孔伯华学院院长孔令谦捐献祖父孔伯华先生经验方，人物简介见本章"瘟疫验方"。

【适应病证】 白痢轻症。

【药物组成】 银菊散：金银花 9 克，白菊花 9 克，连翘 6 克，生白芍 9 克，杏仁 9 克（去油尖），桔梗 3 克，栀子 9 克（炒黑），木香 3 克，牛蒡子 3 克，甘草 3 克。

【服用方法】 水煎服，每日一剂。

7. 白痢重症验方

【方剂来源】 北京孔伯华学院院长孔令谦捐献祖父孔伯华先生经验方，人物简介见本章"瘟疫验方"。

【适应病证】 白痢重症。

【药物组成】 白虎汤：生石膏 15～30 克，甘草 3 克，黄芩 9 克，白芍 9 克，杏仁 9 克，厚朴 3 克。加减：有表证发寒热者加葛根 9 克；小便不利者加桑白皮 9 克，地骨皮 12 克，滑石 12 克。

【服用方法】 水煎服，每日一剂。

8. 赤痢验方①

【方剂来源】 北京孔伯华学院院长孔令谦捐献祖父孔伯华先生经验方，人物简介见本章"瘟疫验方"。

【适应病证】　赤痢。其症见下痢由白变赤或初痢即赤者，是湿滞热邪已伤血分、肝气遂下迫所致。治当引肝气上达，兼为清热导滞，宜用白头翁汤或金花汤。

【药物组成】　①白头翁汤：白头翁 15 克，黄柏 9 克，黄连 9 克，秦皮 9 克。②金花汤：黄连 9 克，黄芩 9 克，黄柏 9 克，栀子 9 克，杏仁 9 克，槟榔 6 克，当归 9 克，地榆3 克，赤芍 6 克，荆芥炭 3 克，生地黄 9 克，青蒿 9 克，甘草 3 克。

【服用方法】　水煎服，每日一剂。

9. 赤痢验方②

【方剂来源】　沈氏中医后人沈莹、孙慧杰捐献名老中医沈梦周先生经验方，人物简介见本章"流行性感冒验方"。

【适应病证】　赤痢。

【药物组成】　鲜白木槿花 5~6 朵（干品亦佳）。

【使用方法】　将木槿花瓦上焙干，研末，白糖水调服。

10. 下痢腹中坚实验方

【方剂来源】　北京孔伯华学院院长孔令谦捐献祖父孔伯华先生经验方，人物简介见本章"瘟疫验方"。

【适应病证】　下痢腹中坚实症。其症见下痢无论赤白，腹中坚实，舌苔黄厚，口渴，心下坚，拒按，三部脉皆平或滑实，或有燥屎谵语。

【药物组成】　轻者用当归芍药汤加味：当归 9 克，生白芍 90 克，大黄 9 克，枳实 6克，莱菔子 12 克，广木香 6 克，车前子 9 克（布包），知母 9 克，黄芩 9 克，厚朴 9 克，槟榔 9 克，滑石 12 克。其滞气甚者，可佐香连丸。重者用小承气汤：大黄 12 克，厚朴6 克，枳实 3 克。或用大承气汤：大黄 12 克，厚朴 9 克，枳实 9 克，芒硝 9 克（和入药内服）。

【服用方法】　水煎服，每日一剂。

【按语】　实邪在中，酝酿纠结，不泻其实病不已，故用大小承气汤急泻之，轻者当归芍药汤加味主之。

11. 赤白痢疾验方

【方剂来源】　山东省名老中医药专家朱鸿铭经验方，人物简介见本章"预防流行性感冒验方①"。

【适应病证】　赤白痢疾。

【方药组成】　炒胡荽子 6 克。

【使用方法】　捣成细末，赤痢用红糖水送服，白痢用姜汤送服。

12. 红白痢疾验方

【方剂来源】　曲阜市第二人民医院康运吉经验方，人物简介见本章"半身不遂验方②"。

【适应病证】 红白痢疾。

【药物组成】 当归、白芍、薏苡仁各30克，枳实、莱菔子、车前子（包煎）、泽泻、黄芩、木香、川楝子各9克，猪苓、槟榔、厚朴、一见喜、黄柏、乌药、葛根各6克，香附15克。

【服用方法】 每日一剂，水泡0.5～1小时，水煎2次，药液合并，分2次趁温口服。

【注意事项】 禁忌生凉、辛辣食物。处方剂量可根据患者胖瘦体质而加减。

13. 奇恒验方

【方剂来源】 北京孔伯华学院院长孔令谦捐献祖父孔伯华先生经验方，人物简介见本章"瘟疫验方"。

【适应病证】 奇恒。即下痢喉痛，气呛喘逆者，名曰奇恒，以其异于常痢也。

【药物组成】 大承气加竹叶石膏汤：生石膏900克（先煎），大黄12克，厚朴9克，枳实9克，竹叶9克，杏仁9克，芒硝9克（和入药内）。

【服用方法】 水煎服，每日一剂。

【按语】 本病为火逆攻肺，有即时败绝之象，最为危险，病至是者多死。仲景云急下之，宜大承气或加竹叶石膏汤，间有生者。

14. 噤口痢验方①

【方剂来源】 北京孔伯华学院院长孔令谦捐献祖父孔伯华先生经验方，人物简介见本章"瘟疫验方"。

【适应病证】 噤口痢。其症见下痢，热灼津液，舌干咽塞，食不得下，是痢疾之险者，若夫其治迟不得救，则肠胃腐烂而死。

【药物组成】 ①救胃煎：生石膏12～30克，生地黄9克，生白芍9克，黄连6克，黄芩9克，天花粉9克，杏仁9克，肥玉竹9克，麦冬9克，炒枳壳3克，苦桔梗6克，厚朴3克，生甘草3克。②开噤汤：党参9克，麦冬9克，天冬9克，生石膏15～30克（先煎），炒栀子9克，黄连6克，黄芩6克，黄柏6克，大生地黄12克，生白芍9克，当归9克，杏仁9克，枳壳3克，槟榔3克，甘草3克，花粉9克，白头翁9克。

【服用方法】 水煎服，每日一剂。

【按语】 本病为痢疾之危症，喻嘉言之仓廪汤、朱丹溪之石莲汤，似是而非，准于救治；际此津液干枯、胃火炽盛，非生津清热不能有效，故予救胃煎及开噤汤治之。此二方，升津液清热，服后舌上津液渐复，则渐能饮食，可谓开噤之奇方。唐容川先生自谓悟出切实之理，大声疾呼，为世之患噤口痢者觅得生路，有功后世，岂浅鲜哉。

15. 噤口痢验方②

【方剂来源】 沈氏中医后人沈莹、孙慧杰捐献名老中医沈梦周先生经验方，人物简介见本章"流行性感冒验方"。

【适应病证】 噤口痢（胃气虚者）。

【药物组成】 炒莲子、姜汁炒黄连各等份，人参（用量加倍）。

【服用方法】 水煎缓服。

16. 疫毒痢验方

【方剂来源】 全国基层名老中医药专家朱传伟经验方，人物简介见本章"风寒感冒轻症验方"。

【适应病证】 疫毒痢。本病相当于西医的中毒性菌痢。其症见发病急，高热口渴，头痛烦躁，恶心呕吐，痢下脓血，舌红绛，苔黄燥，脉滑数。

【方药组成】 白头翁30克，黄连、黄柏、大黄各10克，秦皮15克，白芍、牡丹皮各12克。

【服用方法】 水煎，每6小时服药1次。

17. 久痢虚滑验方

【方剂来源】 北京孔伯华学院院长孔令谦捐献祖父孔伯华先生经验方，人物简介见本章"瘟疫验方"。

【适应病证】 久痢虚滑症。

【药物组成】 ①桃花汤：赤石脂3克，糯米15克，炒黑干姜3克。②乌梅丸：乌梅10枚（去核），黄连9克，黄柏3克，人参3克，桂枝3克，细辛3克，黑附子3克（炮黑），当归3克，花椒3克，干姜6克。

【服用方法】 桃花汤水煎服，每日一剂。乌梅丸用法：上药共为细末，将乌梅在饭上蒸熟，捣和诸药，加蜜为丸，如梧桐子大，每服30丸，米饮送下。

【按语】 以上2方，皆为治久痢虚滑、无腹痛后重之主方。下痢既久，实邪渐化，治之失宜，或体气虚，或久痢伤肾，虚象既现，脉来微弱，则不能专持痢无补法，若但攻伐，虚虚之祸立见。不过痢症至此者少，即有之，亦须详辨，是否真虚，有无实邪，虚实寒热相似之际，极当审察，若果属虚寒，始可用以上2方治之。

18. 痢后脾阴虚验方

【方剂来源】 北京孔伯华学院院长孔令谦捐献祖父孔伯华先生经验方，人物简介见本章"瘟疫验方"。

【适应病证】 下痢愈后脾阴虚症。

【药物组成】 归地养荣汤：当归9克，生地黄9克，山药9克，麦冬9克，白芍9克，桑叶9克，莲子心9克，荷叶9克，石斛9克，肥玉竹9克，甘草3克，生薏苡仁12克，熟薏苡仁12克。

【服用方法】 水煎服，每日一剂。

【按语】 痢病既愈，壮者轻者固可自复，弱者重者难免伤脾。自复者无待调理，而伤脾者不为诊治，恐终有他患，是以宜养脾阴，不可助胃阳。盖胃阳盛则多食而伤脾，脾阴强则运化之力健，故宜养脾阴以为善后。

19. 休息痢验方

【方剂来源】　全国基层名老中医药专家朱传伟经验方，人物简介见本章"风寒感冒轻症验方"。

【适应病证】　休息痢。急性菌痢、阿米巴痢疾等治疗不彻底，往往转变为慢性痢疾，时好时坏，下痢时作时止，每因饮食不当，劳累受凉而诱发，大便夹有赤白黏冻，反复发作，体质虚弱。

【药物组成】　党参、茯苓、焦山楂、炒神曲各 12 克，白术、木香、枳实各 10 克，白扁豆、麦芽各 15 克，薏苡仁 20 克，黄连 7 克，甘草 3 克。

【服用方法】　水煎服，每日一剂。

20. 菌痢验方

【方剂来源】　1977 年曲阜县卫生局向济宁市卫生会议献方。

【适应病证】　细菌性痢疾。

【药物组成】　金银花 30 克，白芍 25 克，陈皮 12 克，郁金 9 克，甘草 6 克，山楂 30 克，白头翁 15 克，木香 9 克，黄连 6 克。

【服用方法】　水煎服，每日一剂。

十一、便血验方

1. 便血验方①

【方剂来源】　山东省名老中医药专家朱鸿铭经验方，人物简介见本章"预防流行性感冒验方①"。

【适应病证】　大便下血。

【药物组成】　鲜地黄、鲜小蓟根各 60 克，地榆炭 15 克。

【服用方法】　水煎服，每日 1 剂。

2. 便血验方②

【方剂来源】　全国基层名老中医药专家朱传伟经验方，人物简介见本章"风寒感冒轻症验方"。

【适应病证】　便血。

【药物组成】　鲜扁豆花 60 克，鸡子 1 枚。

【服用方法】　将鲜扁豆花水煎，冲鸡子内服；或鲜扁豆花 60～120 克，水煎，加白糖 15 克，内服。

3. 便血验方③

【方剂来源】　马氏中医马建国经验方，人物简介见本章"感冒验方"。

【**适应病证**】　无热象，无气血虚弱症状所致便血，排除其他因素外。

【**药物组成**】　地榆炭适量。

【**服用方法**】　每日 10～15 克，开水泡后代茶饮。或用地榆炭研细粉，每日一次敷肚脐内，胶布固定，疗效显著。

【**注意事项**】　坚持服用数日，便血症状可逐渐消失。

4. 肠风下血验方

【**方剂来源**】　乔氏中医乔尚熠捐献父亲乔根庭先生验方，人物简介见本章"霍乱验方"。

【**适应病证**】　主治肠风下血。

【**药物组成**】　淮山药、生地黄、椿根白皮、粉丹皮、金银花各 9 克，槐花、苦参子各 6 克，赤石脂、生甘草各 4.5 克。

【**服用方法**】　水煎服，每日一剂。

十二、便秘验方

1. 润肠通便汤①

【**方剂来源**】　全国基层名老中医药专家朱传伟经验方，人物简介见本章"风寒感冒轻症验方"。

【**适应病证**】　便秘。

【**药物组成**】　火麻仁 15 克，当归 12 克，郁李仁 12 克，赤芍 12 克，麦冬 12 克，制何首乌 20 克，桃仁 10 克，大黄 6 克，木香 12 克，枳实 12 克，厚朴 12 克，甘草 3 克。

【**服用方法**】　水煎服，每日一剂。嘱患者多饮水，多吃青菜，禁忌辛辣油腻之品。

2. 润肠通便汤②

【**方剂来源**】　曲阜市人民医院郑健经验方，人物简介见本章"高脂血症验方①"。

【**适应病证**】　肠燥便秘。

【**药物组成**】　生地黄 15 克，玄明粉（冲服）15 克，玄参 15 克，麦冬 15 克，火麻仁 15 克，瓜蒌 15 克，桃仁 15 克，赤芍 15 克，枳实 9 克，厚朴 9 克，杏仁 9 克，大黄 9 克，甘草 9 克，干姜 9 克。

【**服用方法**】　水煎服，每日一剂。

3. 肠胃积热便秘验方

【**方剂来源**】　山东省名老中医药专家朱鸿铭经验方，人物简介见本章"预防流行性感冒验方①"。

【**适应病证**】　肠胃积热引起的便秘，又称热秘。其症见大便干结，小便黄红量少，脸红，心烦，口干口臭，腹胀，舌红苔黄燥，脉滑数。

【药物组成】　火麻仁、白蜜（兑入）各15克，白芍、大黄、生地黄、玄参各12克，枳实、厚朴、杏仁、石斛各10克，黄芩、栀子各9克。

【服用方法】　水煎，每日一剂，分2次服。

4. 气机壅滞便秘验方

【方剂来源】　山东省名老中医药专家朱鸿铭经验方，人物简介见本章"预防流行性感冒验方①"。

【适应病证】　气机壅滞导致的便秘，又称气秘。其症见排便困难，大便干结或不干，嗳气频作，胁腹痞闷胀痛，舌苔薄腻，脉弦。

【药物组成】　木香、枳实、槟榔、白芍各12克，沉香3克，乌药、大黄各10克，合欢皮15克，柴胡7克。

【服用方法】　水煎，每日一剂，分2次服。

5. 便秘验方①

【方剂来源】　彭德功（1957～　　），男，曲阜市人民医院肛肠科，副主任医师。山东省肛肠名医；山东省肛肠专业突出贡献人物；济宁市名中医；中华中医学会肛肠分会理事；山东省中医学会肛肠分会常务委员；济宁市肛肠外科学会副主任委员。他擅长痔疮、肛瘘、肛裂、肛周脓肿等肛肠疾病的诊断与微创治疗，尤其在顽固性便秘、溃疡性结肠炎治疗上有较高建树。

【适应病证】　本方功能养血增液、润肠通便。主治各种便秘。

【药物组成】　制何首乌30克，麦冬、生地黄各10克。

加减变化：热秘重者可酌加生大黄2克；冷秘兼四肢不温者加桂枝3克；气秘兼胃脘胀痛者加陈皮10克；老年性虚秘可酌加枸杞10克。

【服用方法】　诸药纳入适量开水中浸泡后代茶频饮，汁淡弃渣。每日一剂，连用3日为一个疗程。必要时可续用一个疗程。

【注意事项】　治疗期间禁食辛辣刺激食物。

【应用小结】　便秘的机理是大肠传导失司，而大肠传导失司又与津液衰少，或津液不足有关。方中重用制何首乌30克，大补精血，且无收敛之性，能润肠通便。肺与大肠相表里，故佐以麦冬、生地黄以养阴润肺、增液导下。诸药合用，代茶泡饮，更助养血生津之力，故通便神速。

【典型病例】　孔某，女，55岁。大便困难半年，大便偏干，每1～2天一次。诊断：便秘。给予制何首乌30克，麦冬、生地黄各10克，纳入适量开水中浸泡后代茶频饮，汁淡弃渣。每日一剂，3日为一个疗程，一个疗程后症状缓解。

6. 便秘验方②

【方剂来源】　颜秉甲中医诊所秘验方，人物简介见本章"慢性支气管炎验方"。

【适应病证】　主治脾阴虚导致的便秘。

【药物组成】　火麻仁、生地黄、制何首乌、炒六神曲、焦山楂各15克，当归、麦冬、赤芍、玄参、知母各 12 克，陈皮、枳实各 10 克，甘草 3 克。

【服用方法】 水煎服，每日一剂。小儿剂量酌减。

【典型病例】 曹某，男，16 岁，曲阜市东关人。2006 年 11 月 11 日初诊：经常便秘，2 日 1 次，时轻时重，口唇干燥，平时学习紧张，因怕上厕所而喝水较少，舌苔薄黄，脉沉弦。诊为便秘。辨证：脾阴虚，大肠失于濡润。给以上方水煎服，每日一剂。加减调理月余，症状消失。嘱其平时禁忌辛辣油腻之品，多喝水。

7. 便秘特色疗法

【方剂来源】 朱恒燕（1970～），女，曲阜市人民医院，副主任医师，山东省医师协会肛肠病学医师分会委员，济宁市肛肠外科学会委员。她 1993 年毕业于山东中医学院针灸系，在曲阜市人民医院肛肠科临床工作 10 余年。她擅长运用中医外治疗法治疗混合痔、肛裂、肛瘘、肛周脓肿、肛门狭窄等多种肛肠疾病。她发表论文 6 篇，主编专著 1 部。

【适应病证】 便秘。

【操作方法】 取耳穴脾、三焦。用耳穴探针探压所选穴位，选有胀痛感部位，取王不留行籽用小块胶布固定于穴位上。虚证用较弱手法按压，实证用较强手法按压，以耳郭有胀热感为度。每周贴 1～2 次，两耳交替，治疗 5 次观察疗效。

【注意事项】 加减变化：兼有腰膝酸软、耳鸣、尿频者加肝、肾两穴；兼有失眠症者加脑点、皮质下；兼有肥胖者加胰、内分泌、子宫、卵巢；兼有烦热口臭，苔黄脉滑者加胃、大肠。

【应用小结】 取三焦为主穴之一，意在宣统三焦气机，三焦气机顺畅则腑气通调。脾为运化之源，水谷的运化吸收赖之以脾，故取脾穴以健脾益气，调理腑气。兼有其他症者，按上法取穴，共奏健脾通腑导滞之效。

【典型病例】 病案一：刘某，女，46 岁。排便困难，常有失眠。诊断：便秘。给予取耳穴脾、三焦、脑点、皮质下，用耳穴探针探压所选穴位，选有胀痛感部位，取王不留行籽用小块胶布固定于穴位上。嘱患者每日自行按压 2～3 次，每周贴 2 次，两耳交替，6 次后症状缓解。

病案二：李某，女，53 岁。大便困难，体型偏胖。诊断：便秘。给予取耳穴脾、三焦、胰、内分泌、子宫、卵巢，用耳穴探针探压所选穴位，选有胀痛感部位，取王不留行籽用小块胶布固定于穴位上。嘱患者每日自行按压 2～3 次，每周贴 2 次，两耳交替，4 次后症状减轻，6 次后症状明显缓解。

8. 大便闭结特色疗法

【方剂来源】 乔氏中医乔尚熠捐献父亲乔根庭先生验方，人物简介见本章"霍乱验方"。

【适应病证】 大便秘结。其表现为排便困难，便行干燥，或秘结不通，腹部有压重膨满感。常隔 3、5 日大便一次，也有隔 10 多日者。

【特色疗法】 （1）针刺：任脉的建里穴直针 5 分，胃经的天枢穴取双穴直针 1 寸，双归来穴直针 1 寸。肝经的右章门穴向外针刺 5 分，左大敦穴可灸多壮。三焦经的右支沟穴直针 8 分。肾经的双照海穴直针 5 分。上法均用泻法，留针 15 分钟。

（2）中药应用

1）习惯性便秘者：桃仁 10 克，杏仁 6 克，松子仁 10 克，柏子仁 10 克，郁李仁 10 克，陈皮 10 克，生枳实 10 克，大黄 10 克，火麻仁 10 克，番泻叶 3 克，槐花 3 克。水煎服，每日一剂。

2）老人津液不足，虚人血虚便秘者：当归尾 10 克，熟地黄 10 克，杏仁 10 克，火麻仁 6 克，苏子 10 克，肉苁蓉 6 克，柏子仁 6 克，松子仁 10 克，瓜蒌仁 10 克，生淮山药 10 克。水煎服，每日一剂。

3）血燥便秘者：当归尾 10 克，生地黄 10 克，桃仁 10 克，火麻仁 6 克。水煎服，每日一剂。

【按语】 肠胃素有积热，热搏津伤，肠胃燥结，腑气不能下行；思虑过度，气结不舒，肝木失于条畅，气滞不行；风燥搏肺，传入大肠，津液虚耗，肠胃干涩，传导困难；饮食无度，消化失常；阳气不足，下焦虚冷；病后重亡津液，精血枯燥，津液不能濡润肠腑，大便失于通润，均能引起大便闭结。

9. 气虚便秘验方

【方剂来源】 全国基层名老中医药专家朱传伟经验方，人物简介见本章"风寒感冒轻症验方"。

【适应病证】 气虚导致的便秘。其症见大便不一定干结，虽有便意而临厕努挣乏力，难于解出，挣则汗出，气短，大便后疲乏，面白神疲，肢倦懒言，苔白，脉弱。

【药物组成】 黄芪、白术各 30 克，陈皮 9 克，火麻仁、白蜜（兑入）各 15 克。

【服用方法】 水煎，每日一剂，分 2 次服。

10. 血虚便秘验方

【方剂来源】 全国基层名老中医药专家朱传伟经验方，人物简介见本章"风寒感冒轻症验方"。

【适应病证】 血虚导致的便秘。其症见大便干结，面色淡白无华，心悸健忘，头晕目眩，唇淡白，舌淡苔白，脉细。

【药物组成】 当归、生地黄、火麻仁各 15 克，制何首乌 30 克，枳壳、知母各 10 克，玉竹、郁李仁、柏子仁各 12 克。

【服用方法】 水煎，每日一剂，分 2 次服。

11. 阴虚便秘验方

【方剂来源】 全国基层名老中医药专家朱传伟经验方，人物简介见本章"风寒感冒轻症验方"。

【适应病证】 阴虚导致的便秘。其症见大便干结，形体消瘦，颧红，眩晕耳鸣，心悸怔忡，腰膝酸软，大便如羊屎状，舌红少津，脉细数。

【药物组成】 生地黄、熟地黄、玄参、麦冬、玉竹各 12 克，山茱萸 10 克，火麻仁、山药、蜂蜜（兑入）各15克，甘草3克。

【服用方法】 水煎，每日一剂，分2次服。

12. 肾阳虚便秘验方

【方剂来源】 全国基层名老中医药专家朱传伟经验方，人物简介见本章"风寒感冒轻症验方"。

【适应病证】 肾阳虚导致的便秘，又称冷秘。其症见大便不一定干结，但排出困难，小便清长，面色㿠白，四肢不温，喜热怕冷，腹中冷痛，舌淡苔白，脉沉迟。

【药物组成】 肉苁蓉、当归、淮牛膝各15克，黄芪30克，泽泻、枳壳各10克，升麻6克。

【服用方法】 水煎，每日一剂，分2次服。

13. 便秘腹胀验方

【方剂来源】 郑立胜，男，出身中医世家。自愿捐献父亲（郑令新，曲阜郑氏中医世家第十一代传人，主治中医师。他从医30余年，擅长治疗中医内科、儿科、妇科疑难杂症，对失眠、高血压、心律失常、哮喘、胃病、中风及后遗症等治疗疗效显著）临床经验方。

【适应病证】 脾虚气滞引起的便秘腹胀。

【药物组成】 木香、厚朴、白术、番泻叶、槟榔、甘草、焦六曲、焦麦芽、焦山楂各10克，枳实、陈皮各15克，大黄6克。

【服用方法】 水煎服，每日一剂。1~2剂便稀即止服。

【典型病例】 张某，男，46岁。经常便秘腹胀，加重3日。给以上方3剂，痊愈。

14. 老年人便秘验方①

【方剂来源】 防山陈氏中医世家陈庆年捐献祖传验方，人物简介见本章"预防流行性感冒验方⑤"。

【适应病证】 老年人便秘。

【药物组成】 女贞子30克，当归15克，生白术10克。

【服用方法】 上药水煎，代茶饮，7日为一个疗程。

【应用小结】 本方具有滋补肝肾，养血活血，润肠通便，补脾益胃的功效。

【典型病例】 病案一：陈某，男，65岁。便秘3年多未愈，平时大便干结不畅。来我处诊治，给予上方服用3个疗程痊愈。

病案二：赵某，女，71岁。便秘多年，用诸药不见好转。故投以此方连续用药5个疗程便秘痊愈。

15. 老年人便秘验方②

【方剂来源】 大庄刘氏中医世家刘天保经验方，人物简介见本章"失眠验方②"。

【适应病证】 老年人便秘。

【药物组成】　莱菔子（用文火炒出香气）适量。

【服用方法】　上药研成细末，饭后温开水冲服 5 克，每日一次。

【按语】　本病是因津液不足，肠道失于濡养和气机不利所致。炒莱菔子有行气、消食、理气、润肠的作用，故对老人便秘有效。

16. 老年习惯性便秘验方

【方剂来源】　曲阜市人民医院王国栋经验方，人物简介见本章"失眠验方③"。

【适应病证】　本方可润肠通便，主治老年习惯性便秘。

【药物组成】　蜂蜜、土豆各适量。

【制作方法】　取土豆适量，洗净煮熟剥皮，置器皿中，加入蜂蜜同等剂量，混合捣匀成稀泥状备用。

【服用方法】　每日早晚服用 3～4 汤匙，可长期服用。

【注意事项】　一次制作以不超 5 日量为度，平时需放入冰箱冷藏室储存。糖尿病患者慎用。

【按语】　老年习惯性便秘多为年老体衰，肠失甘润，大便燥结所致。蜂蜜甘平，能补中润燥；土豆中含有大量膳食纤维，既能预防大便干结，又能刺激肠道增加蠕动，促进排便。生活中长期应用该方法，疗效满意。

【典型病例】　李某，女，68 岁。1997 年 9 月 20 日初诊：大便干结，排解困难已 6 年多，每 3～5 日甚至 1 周大便 1 次。曾用大黄、果导片、开塞露、灌肠等中西医方药治疗，只可缓解一时，一停药则便秘，乏力努挣。来诊时已 7 日未解，苦不堪言，精神疲困，不欲饮食，面色少华，唇干，舌淡苔白，脉细无力。患者年越 6 旬，肾脾虚亏，阴液干涸，中气不足，大肠传导阻滞所致。诊断：习惯性便秘。嘱先用开塞露 2 支，肛门注入，待其解除本次痛苦后，应用上述方法治疗，并嘱其多饮水，多食蔬菜，注意按摩腹部，适当活动。坚持治疗 2 周，便秘症状改善，大便不硬，每日一次，随访 2 个月，患者感觉良好，嘱其不定时应用该方法维持治疗。

17. 习惯性便秘验方

【方剂来源】　李福平（1963～ ），女，副主任中医师。她 1985 年毕业于山东省中医药学校中医专业，1993 年毕业于山东省中医药大学中医专业，本科学历；1990 年 12 月进入曲阜市中医院肛肠科工作至今；曾在南京市中医院肛肠病治疗中心进修学习。她擅长治疗痔疮、脱肛、肛瘘、肛周脓肿、肛裂、直肠息肉、便秘、慢性溃疡性结肠炎、肛乳头瘤，直肠黏膜内脱垂，直肠前突、耻直肌肥厚、肛门狭窄、肛门失禁、肛周大汗腺炎等肛肠科常见病多发病，尤其对直肠黏膜内脱垂、直肠前突、耻直肌肥厚、溃疡性结肠炎、高位复杂性肛瘘、环状混合痔等疑难复杂疾病的治疗经验丰富。她发表论文 12 篇、论著 3 部。

【适应病证】　本方功能为润肠泄热，行气通便。主治胃肠燥热，津液不足，大便干结，腹部胀满者，老年习惯性便秘及妇人产后肠燥便秘尤佳。

【方药组成】 火麻仁 18 克，芍药 10 克，枳实 10 克，大黄 10 克，厚朴 10 克（炒黄），炒杏仁 6 克，黄连 8 克，玄参 18 克，麦冬 12，地黄 10 克，炙甘草 9 克。

【服用方法】 水煎，每日一剂，每次服 200 毫升，早晚各一次。

【注意事项】 服用期间忌食辛辣温燥食品。

【应用小结】 老年人因年老体弱，阴液不足，产妇血虚肠燥，加之饮食温燥肥厚之品、饮酒嗜辛等损伤人体阴液，肠道失润，导致便秘，表现为胃肠燥热，津液不足，大便干结，腹部胀满。笔者自拟习惯性便秘方，治疗热结肠燥的便秘，重在泄热润肠，通便不伤正，用小承气汤泄胃肠燥热积滞。火麻仁、杏仁、白芍润肠通便，玄参、麦冬、生地黄养阴生津。临床观察，总有效率在 92% 以上。

【典型病例】 颜某，男，73 岁，企业退休工人。自诉排大便困难 10 余年，加重半年，大便 3～7 日 1 次，质干燥，排出费力，长期依靠酚酞及开塞露，协助排便，心烦口干，腹部胀满，舌红苔薄黄，脉细数。初诊给予自拟习惯性便秘方 6 剂，症状好转，大便 1 日 1 次，质软，排出通畅，继用原方 9 剂调理，症状消失。

18. 顽固性便秘验方

【方剂来源】 曲阜市名老中医孔宪章先生经验方，人物简介见本章"哮喘验方"。

【适应病证】 老年人或顽固性便秘。

【药物组成】 生白术 30～200 克，枳壳 30～50 克，炒莱菔子 15～30 克。加减：气虚者加黄芪 60～200 克；血虚者加当归 30～60 克；阳虚者加肉苁蓉 30～60 克。

【服用方法】 水煎服，每日一剂。连服 1 个月大便可顺畅，2 个月后痊愈，亦可改为散剂应用。

【注意事项】 服药期间禁忌辛辣油腻，多食青菜。

19. 便秘、肠梗阻特色疗法

【方剂来源】 曲阜市中医院肝胆脾胃科经验方。

【适应病证】 本方功能为理气除胀、通腑泄热。主治便秘、肠梗阻、腹胀、胰腺炎等各类急腹症。

【药物组成】 柴胡 50 克，枳实 20 克，黄芩 20 克，白芍 50 克，牡丹皮 20 克，桃仁 15 克，冬瓜仁 30 克，太子参 30 克，厚朴 50 克，薏苡仁 30 克，白术 30 克，桔梗 15 克，木香 10 克，丁香 10 克，吴茱萸 15 克，肉桂 10 克，花椒 10 克，干姜 10 克，莪术 20 克，大黄 20 克（后下），芒硝 30 克（冲服），麦芽糖 50 克（冲服）。

【使用方法】 水煎取汁 300～400 毫升，趁温灌肠，每日一剂。

20. 耳压法治疗腰椎骨折长期卧床引起的便秘

【方剂来源】 袁文波（1965～），男，出身中医世家，济宁市非物质文化遗产"袁氏正骨"传承人。他自幼随父亲（袁立贵，袁氏正骨第三代传人，擅长中医整复、骨折及脱位）学习，博览群书，刻苦钻研，将现代医学与家传的中医正骨术相融合，使之发扬光大。他曾在曲阜中医药学校中医骨伤科进修学习；现为曲阜市石门山卫生院中医执业医师，济宁市基层名中医，山东省基层名中医。他从事中医诊疗工作 30 余年，擅长运用中医特色疗法治疗骨伤、筋伤、脱位等骨伤科疾病，疗效独特。

【适应病证】　腰椎骨折长期卧床引起的便秘。

【操作方法】　取王不留行籽一粒，寻找耳穴压痛点（大肠便秘点、热秘加耳尖点刺放血，气秘加肝，虚秘加脾、心，冷秘加脾、肾。）每穴按压 1 分钟，并嘱患者每日自行按压耳穴 3～4 次。

【应用小结】　临床应用本法治疗百余例，效果良好。

【典型病例】　病案一：李某，男，68 岁，腰椎压缩性骨折后便秘，应用此法 1 周后大便恢复正常。

病案二：张某，女，70 岁，腰椎压缩性骨折后便秘，应用此法 5 日后大便恢复正常。

病案三：徐某，85 岁，腰椎压缩性骨折后便秘，应用此法 1 周后大便恢复正常。

21. 羟考酮缓释片所致便秘特色疗法

【方剂来源】　曲阜市中医院蔺世峰经验方，人物简介见本章"肿瘤性顽固性呃逆验方"。

【适应病证】　服用羟考酮缓释片所致便秘患者。

【操作方法】　取大黄、玄明粉、苦杏仁、火麻仁、冰片，按 21∶1∶1∶1 比例研成细末，用蜜糖适量调制成糊状。取 5 克置于艾灸贴内，贴于神阙穴，每日 1 次，连敷 7 日为一个疗程。

【注意事项】　观察有无过敏、局部皮肤破损等情况，若皮肤发疱，则停用。

【应用小结】　临床应用本法防治羟考酮所致的便秘 100 例，85% 的患者效果明显。

【典型病例】　杨某，男，40 岁。肝癌，肝区阵发性胀痛，给予羟考酮 40 毫克，口服，每 12 小时一次，出现便秘，2～3 日一次，给予上述穴位贴敷一周后大便正常。

22. 猪脂饮

【方剂来源】　曲阜市神农中医药研究所吕建华经验方，人物简介见本章"预防流行性感冒验方④"。

【适应病证】　补虚，润燥，解毒。治脏腑枯涩，大便不利，燥咳，皮肤皲裂。

【药物组成】　猪脂 60 克。

【服用方法】　猪脂洗净，加水 1 斤煮 3 沸，饮汁。

【注意事项】　动脉粥样硬化、服抗高血压药及降血脂药、服驱虫药、急性肠炎、慢性肠炎患者不宜食用。

【应用小结】　本方疗效在 95% 以上。

【典型病例】　病案一：单某，女，69 岁。大便不利，上方连用 2 日立瘥。

病案二：李某，男，75 岁。便秘，上方连用 5 日后痊愈。

病案三：金某，男，63 岁。便秘，上方连用 5 日后痊愈。

十三、食物中毒验方

1. 诸鱼中毒验方

【方剂来源】 山东省名老中医药专家朱鸿铭经验方，人物简介见本章"预防流行性感冒验方①"。

【适应病证】 诸鱼中毒。

【药物组成】 鲜紫苏 15 克，芦根 30 克。

【服用方法】 水煎服。

2. 螃蟹中毒验方

【方剂来源】 山东省名老中医药专家朱鸿铭经验方，人物简介见本章"预防流行性感冒验方①"。

【适应病证】 螃蟹中毒。

【药物组成】 鲜紫苏 60 克。

【服用方法】 浓煎，稍冷代茶饮。

3. 海鲜中毒验方

【方剂来源】 山东省名老中医药专家朱鸿铭经验方，人物简介见本章"预防流行性感冒验方①"。

【适应病证】 海鲜中毒。

【药物组成】 鲜苏叶、甘草各 9 克。

【服用方法】 水煎服。

4. 鱼蟹河豚中毒验方

【方剂来源】 全国基层名老中医药专家朱传伟经验方，人物简介见本章"风寒感冒轻症验方"。

【适应病证】 解鱼蟹河豚毒。

【药物组成】 鲜苇根 500 克。

【服用方法】 捣汁饮服，或用 1000 克水煎，乘热频服。

5. 洗鱼肉中毒验方

【方剂来源】 曲阜市吴村卫生院陈贞来经验方，人物简介见本章"腹泻验方⑮"。

【适应病证】 洗鱼肉中毒。

【药物组成】 鲜菊花全棵。

【服用方法】 将鲜菊花洗净捣烂，用纱布挤出菊花汁液，一次 30 毫升口服，日 2 次，3 日即可痊愈。外用蟾蜍丸（用酒化开）涂抹患处，一日数次，直至痊愈。

【典型病例】 张某，男，54 岁。在宰杀猪之后，出现手指木、麻、胀，经上述方法给予治疗，3次后痊愈。

一、浮肿验方

1. 轻度水肿验方

【方剂来源】　全国基层名老中医药专家朱传伟经验方，人物简介见本章"风寒感冒轻症验方"。

【适应病证】　轻度水肿。

【药物组成】　紫苏240～300克。

【服用方法】　煎汤遍洗全身，洗后安睡，出汗为度。

2. 水肿特色疗法

【方剂来源】　曲阜市中医院蔺世峰经验方，人物简介见本章"肿瘤性顽固性呃逆验方"。

【适应病证】　本方功能利水消肿，主治水肿。

【药物组成】　芒硝500～1000克，冰片250～500克，醋乳香、醋没药各50克。

【服用方法】　上药混合均匀，装入缝制的布袋中置于水肿处外敷，1周后症状可缓解。

【注意事项】　外敷后皮肤出现过敏等不适者，应立即停止使用。

【应用小结】　一些肿瘤患者在终末期会出现腹水预后较差。若腹水压迫静脉及淋巴系统可伴有下肢水肿，另外一些肿瘤患者营养较差，低蛋白血症也可以出现下肢水肿。通过芒硝、冰片外敷可以利水消肿。该方简便易行，已多年应用于临床。作者曾观察治疗75例病，治愈率达80%以上。

【典型病例】　病案一：魏某，男，49岁。因直肠癌肝转移，出现大量腹水，下肢水肿。将芒硝1000克，冰片500克，醋乳香50克，醋没药50克装入缝制的布袋中置于水肿处外敷，一周后症状明显缓解。

病案二：刘某，女，53岁；因低蛋白血症致双下肢水肿，将芒硝500克，冰片250克，醋乳香50克，醋没药50克装入缝制的布袋中置于水肿处外敷，3日后症状明显缓解。

病案三：王某，男，60岁；因静脉血栓致左下肢肿胀，将芒硝500克，冰片250克，醋乳香50克，醋没药50克装入缝制的布袋中置于水肿处外敷，一周后症状缓解。

3. 水肿病验方①

【方剂来源】　沈氏中医后人沈莹、孙慧杰捐献名老中医沈梦周先生经验方，人物简介见本章"流行性感冒验方"。

【适应病证】　水肿。

【药物组成】　西瓜1个（2～3斤重），大蒜（去皮）适量。

【服用方法】　将西瓜切开，大蒜栽入瓜瓤内，以满为度，然后两半西瓜合在一起，用绳捆好，放锅内煮熟。取大蒜及瓜瓤一起吃，一日内分3～4次吃完，吃2～3个瓜即愈。

【应用小结】　本方为1954年12月淮阴市（现淮安市）中医代表会议的代表杨以珍献方，经临床应用，确有疗效。本方曾在《上海中医药杂志》1955年第11期刊登。据献方人介绍：此方系祖传秘方，曾治好数10人，服后有显著利尿现象，并无不良反应。笔者曾以此法治疗周集卿、汪传德之患者，证明确有上述利尿之功，唯颇难吃。

4. 水肿病验方②

【方剂来源】　沈氏中医后人沈莹、孙慧杰捐献名老中医沈梦周先生经验方，人物简介见本章"流行性感冒验方"。

【适应病证】　水肿病。

【药物组成】　甘遂3克，神曲9克，荞麦面适量。

【服用方法】　将神曲研末，与荞麦面和匀做成饼，再用纸将甘遂包好，用饼将甘遂包包裹，置锅内，放火中烤熟。去饼及纸，将甘遂研末与小麦面400克和匀，切成面条。如日常煮面条法，日分2次服之。忌盐。

【按语】　本方为1954年12月淮阴市（现淮安市）中医代表会议的代表杨以珍献方，经临床应用，确有疗效。本方曾在《上海中医药杂志》1955年第11期刊登。据献方人介绍：甘遂本为逐水峻药，合本法使用，自很妥当，虚人不任攻伐者尤宜。原方可见《寿世保元》。经30多年临床应用，治好的水肿患者很多。

5. 水肿病验方③

【方剂来源】　颜秉甲中医诊所秘验方，人物简介见本章"慢性支气管炎验方"。

【适应病证】　主治水肿（肾炎）。

【药物组成】　当归、泽泻、萹蓄、枳壳、陈皮、熟地黄各12克，薏苡仁、车前子（包煎）、大腹皮、金银花、生地黄、玄参、蒲公英各15克，茯苓、防风、牡丹皮、连翘各10克，甘草3克。

【服用方法】　水煎服，每日一剂。

【典型病例】　孔某，女，36岁，曲阜市息陬乡终吉人。2010年9月10日初诊：患者面目及下肢浮肿月余，时轻时重，曾在某大医院检查并住院治疗，好转出院。经他人介绍来我处行中医治疗。诊见患者面目及下肢轻度浮肿，有时腰痛，乏力，纳可，二便可，尿蛋白（＋），舌苔白厚，脉沉。诊断：水肿（慢性肾炎）。辨证：脾肾气虚，水液代谢失常。给予上方水煎服，每日一剂。加减调理月余，恢复正常。

6. 全身水肿验方

【方剂来源】　曲阜市吴村卫生院陈贞来经验方，人物简介见本章"神附止泻汤"。

【适应病证】　本方功能发汗解毒、祛瘀活血、利水。主治全身水肿。

【药物组成】　麻黄10克，桂枝10克，荆芥10克，防风10克，甘遂6克，当归20克，川芎10克，赤芍20克，白术10克，茯苓10克，大腹皮20克，炒大黄10克（后下），以姜皮为引药。

【服用方法】　水煎服，日3次。

【应用小结】　经长期临床验证，行之有效。

【典型病例】　张某，女，28岁。患全身水肿月余，经多次治疗无效来诊。全身浮肿，眼睑肿的不能看见人，小腿也肿胀，不思饮食，脉滑数。给予发汗解毒、祛瘀活血、利水，服上方3剂治愈。

7. 特发性浮肿验方

【方剂来源】　曲阜市卫生学会孔凡吉摘自赵俊欣著《十一师秘要》第六节，曲阜籍五台山高僧释妙一经验方。

【适应病证】　特发性浮肿。

【药物组成】　益母草、黄芪、赤小豆、车前子各60克，泽兰30克，杜仲24克，灯心草各6克。

【服用方法】　水煎服，每日一剂。

8. 血管性水肿

【方剂来源】　马氏中医马建国经验方，人物简介见本章"感冒验方"。

【适应病证】　本方功能清热止痒。主治血管性水肿。

【药物组成】　牡丹皮、白鲜皮各10克。

【服用方法】　上药入150毫升水中煎开待凉，按皮损大小用纱布6层，蘸药液稍微拧至不滴水为度，湿敷患处，每日数次。

【注意事项】　勿用热水洗。

【应用小结】　血管性水肿，多发生在皮肤松弛部位，如上眼睑、口唇等。临床观察，此病内服抗过敏药物易导致嗜睡，外用激素类药膏对皮肤有伤害。以牡丹皮、白鲜皮，水煎后外用，不仅使皮损较快消退，且具保护皮肤功效。

【典型病例】　王某，女，13岁。左上眼睑部发生局限性水肿红斑，显著隆起，肤色光亮，微痒，触之灼热2日。诊断：血管性水肿。取牡丹皮10克，白鲜皮10克，水150毫升煎后湿敷，每日数次。一日后皮损消退，痒感消失告愈。

9. 血管神经性水肿验方①

【方剂来源】　马氏中医马建国经验方，人物简介见本章"感冒验方"。

【适应病证】　血管神经性水肿，又称巨大荨麻疹，是一种急性的局限性水肿，多发生在组织松弛部位，如上眼睑、口唇、外生殖器。其发病特点多在夜间发生，只发于1～2处，或发于口唇或眼睑。其临床观察，儿童一般发生在外生殖器、口唇，成人多发于眼睑。其皮损表现为色红肿胀有弹性，边缘不清，局部有轻度痒感、麻木感，触之稍有灼热。

【药物组成】　地榆30克，牡丹皮30克，白鲜皮30克。

【服用方法】　水煎适量，待凉后用纱布沾药液湿敷患处，每5～10分钟更换一次。几小时后皮损颜色能明显转淡，并开始消退。1～2日内可全消，无任何症状。

【应用小结】　本病的治疗可服西药氯苯那敏、赛庚啶、葡萄糖酸钙、维生素 C。但不如使用上述中药外洗，结果更好。

10. 血管神经性水肿验方②

【方剂来源】　马氏中医马建国经验方，人物简介见本章"感冒验方"。

【适应病证】　贯发于眼睑、口唇等部位的血管神经性水肿。

【药物组成】　西瓜翠衣、牛蒡子、蝉蜕各等份。

【服用方法】　煎水待凉，用纱布沾药液持续湿敷，至皮疹消退。

11. 针刺治疗血管神经性水肿

【方剂来源】　小雪卫生院班庆桐经验方，人物简介见本章"久年气喘验方"。

【适应病证】　血管神经性水肿。其病变部位常发生在眼睑、口唇、外生殖器等处，表现为局部浮肿，边缘不清，而其他部位则很少出现皮疹。

【特色疗法】　以口唇为主者，针刺取穴：上星、曲池、合谷、内庭、足三里。手法：上星穴向下平刺，进针 1 寸；合谷、内庭穴直针各 1 寸；曲池、足三里穴进针 1.5 寸。以上五穴均采用平补平泻法。

若以眼睑为主，当取委中、阳陵泉穴；若以外生殖器为主，当取三阴交、血海穴。治疗中总以症状为依据，以辨证而施补泻。

【应用小结】　本病又称巨大荨麻疹，属于中医瘾疹的范畴。多因患者禀赋不足，气血虚弱，腠理空疏，风邪乘虚侵袭；或由于肠胃积热，腑气不下，内不能泻，外不能达，郁于肌肤而发。在治疗上，虽有内治、外洗多种治法，但笔者根据中医理论，采用针刺治疗，效果良好。曾总结治疗 26 例，针刺 1～2 次痊愈者 19 例，2 次以上痊愈者 7 例。

【典型病例】　刘某，30 岁，女，小学教师。1987 年 6 月 24 日初诊：近日上午突发上口唇瘙痒、麻木，继则出现浮肿，非常难受，下午 5 时来本院就诊。其症见上口唇浮肿，按压中等硬度，疼痛不明显，语言稍有不畅，舌脉正常。诊断：血管神经性水肿。治疗：以疏风散热为主。取穴：上星、曲池、合谷、内庭、足三里穴。手法：上星穴向下平刺，进针 1 寸；合谷、内庭穴直针各 1 寸；曲池、足三里穴进针 1.5 寸。以上五穴均采用平补平泻法。1 小时后，患者局部的麻木、痛痒消失，肿块变软，自觉有轻度舒适感，夜半后诸症皆除，复原如故。15 日后，患者又出现同样病症，笔者依样治愈，至今未发。

12. 气肿验方

【方剂来源】　息陬张氏中医世家张竟捐献祖传验方，人物简介见本章"气管炎验方③"。

【适应病证】　妇女因生气引起全身肿胀不适。

【药物组成】　龙须草适量，鸡蛋 3 个。

【服用方法】　用龙须草煮鸡蛋，煮至半熟时用银簪子在鸡蛋上钻 7 个孔，再煮一沸，服食鸡蛋。

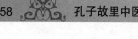

13. 虚胀验方

【方剂来源】 曲阜市第二人民医院康运吉捐献恩师徐景泉先生经验方，人物简介见本章"半身不遂验方②"。

【适应病证】 脾肾不足引起的周身虚胀。

【药物组成】 黄芪 15 克，当归 18 克，党参、山药各 12 克，茯苓、白芍、车前子（包）、木香、冬瓜皮、大腹皮、鸡内金各 9 克，川芎、麻黄、陈皮、菊花、白芷、赤小豆各 6 克，甘草 3 克。

【服用方法】 水煎服，每日一剂。

二、肾炎验方

1. 慢性肾炎验方①

【方剂来源】 1977 年曲阜县卫生局向济宁地区卫生会议献方。

【适应病证】 慢性肾炎。

【药物组成】 茯苓 24 克，瞿麦、枸杞子、连翘、桂圆肉各 15 克，泽泻、栀子、牡丹皮、通草、黄柏各 9 克，金银花 10 克，丹参 12 克。

【服用方法】 水煎服，每日一剂，连服 3 日，停一日。

【注意事项】 忌盐 150 日。

【应用小结】 作者共治 10 例，年龄为 14～30 岁，病程在半年以上，结果痊愈。

2. 慢性肾炎验方②

【方剂来源】 乔氏中医乔尚熠捐献父亲根庭先生经验方，人物简介见本章"霍乱验方"。

【适应病证】 慢性肾炎。

【药物组成】 生地黄、熟地黄、龙骨（先煎）、牡蛎（先煎）、肉苁蓉、当归、枸杞各 15 克，鹿角霜、巴戟天、菟丝子、怀牛膝、泽泻、泽兰各 12 克，制龟板（先煎）、石韦、黑豆各 30 克，黄芪、紫河车各 20 克，炒白芍 10 克，甘草 5 克。

【服用方法】 水煎服，每日一剂。

3. 急、慢性肾炎

【方剂来源】 朱氏中医朱正阳经验方，人物简介见本章"高热验方②"。

【适应病证】 急、慢性肾炎，浮肿尿少。

【药物组成】 鲜茅根、玉米须各 30 克。

【服用方法】 水煎服（服至症状减轻后，续服 4～5 日）。

4. 慢性肾炎肾虚湿热证验方

【方剂来源】 山东省名老中医药专家朱鸿铭经验方，人物简介见本章"预防流行性

感冒验方①"。

【适应病证】 慢性肾炎肾虚湿热证。其症见腰膝酸软，面色潮红，五心烦热，汗出，心悸，失眠，口苦而干，咽喉肿痛，小溲短赤，大便干结，面部、足跗轻度浮肿。舌质红，苔薄黄腻，脉象弦滑数。

【药物组成】 女贞子15克，旱莲草15克，黑大豆20克，蒲公英15克，泽泻10克，茯苓12克，薏苡仁20克，车前草15克，白茅根30克，赤芍10克，牡蛎20克，大黄4克。

加减：若咽喉红肿疼痛者，加金银花15克，连翘12克，黄芩10克，桔梗6克，牡丹皮10克。若常感冒者，宜合十味病感汤（笔者验方：苏叶、藿香、荆芥、白芷、金银花、连翘、黄连、黄芩、板蓝根、甘草）化裁。

【服用方法】 水煎服，每日一剂。

【注意事项】 忌酒及辛辣油腻之品。

【临床疗效】 曾治疗271例，治疗后尿检正常65例（29.9%），基本正常54例（25.3%），好转77例（35.4%），无效21例（9.4%），近期总有效率为90.4%。

【按语】 本方又名清热化湿汤，具有清利脾胃湿热的作用。故对脾胃湿热证用之适宜。

5. 慢性肾炎并腹水验方

【方剂来源】 息陬张氏中医世家张竞捐献祖传验方，人物简介见本章"气管炎验方③"。

【适应病证】 本方功能为利水消肿、温阳化气，主治慢性肾炎并腹水。

【药物组成】 桂枝15克，茯苓20克，泽泻30克，淫羊藿20克，吴茱萸6克，炮姜9克，薏苡仁15克，黄芪30克，川续断12克，炒山药20克，炒菟丝子10克，芡实20克，大腹皮20克，白茅根15克，泽兰15克。

【服用方法】 水煎服，每日一剂，日服2次。

【注意事项】 忌高盐饮食。

【典型病例】 刘某，女，71岁。患慢性肾炎6年，曾发生腹水肿胀，住院治疗2月余，病情缓解。现患者面部浮肿，面色苍白晦滞，乏力喘促，下肢浮肿，按之凹陷，不易复起，腰背酸痛，小腹亦坠胀作痛，身重卧床，难于转侧。白蛋白低于20g/L，尿蛋白（++）。精神不振，纳呆，不渴饮，小便短少，舌润苔灰，脉沉迟无力。服上方6剂，精神转佳，面足浮肿减轻，小便稍畅。后又加减调理15剂，面足浮肿消退，腰背痛明显减轻，舌苔灰黑已退，脉缓。复查白蛋白为39g/L，尿蛋白为（±）。

6. 肾盂肾炎、尿道炎、膀胱炎验方

【方剂来源】 1997年曲阜县卫生局向济宁地区卫生会议献方。

【适应病证】 肾盂肾炎、尿道炎、膀胱炎。

【药物组成】 大黄18克，鸡蛋12个，以黄酒为引。此剂量为3剂的量。

【配制方法】 将大黄研面，取鸡蛋黄炼油分 3 剂搅匀。

【服用方法】 黄酒为引，温开水服下，每剂分 2 次，每晚一次，共服 6 次为一个疗程。

【临床疗效】 治疗 12 例，治愈 11 例，均在一个疗程痊愈，有一人只服药 2 次即停药，未痊愈。

【注意事项】 服后发汗，服药期间可能大便变白色，不妨碍。

7. 蛋白尿土方

【方剂来源】 马氏中医马龙经验方，人物简介见本章"慢性胃炎、胃溃疡验方"。

【适应病证】 蛋白尿，血小板计数减少。

【药物组成】 玉米须一把（约 50 克）。

【配制方法】 水煎取汁。

【服用方法】 代茶饮。

【注意事项】 须长期坚持服用。

8. 关格症简便疗法

【方剂来源】 山东省名老中医药专家朱鸿铭经验方，人物简介见本章"预防流行性感冒验方①"。

【适应病证】 关格症。即由于脾肾阴阳衰惫，气化不利，浊邪内蕴而致小便不通与呕吐并见的病证。本症多见于水肿、癃闭、淋证等病的晚期，如西医的慢性肾功能不全导致的尿毒症。

【方药组成】 生大黄 30 克，生牡蛎 30 克，六月雪 30 克。

【使用方法】 上方浓煎 120 毫升，高位保留灌肠，2～3 小时后，再用 300～500 毫升清水清洁灌肠，每日一次，10 次为一个疗程。休息 5 日后，可继续下一个疗程。

9. 肾炎验方

【方剂来源】 中医世家颜世蝶经验方，人物简介见本章"四时温毒不解验方"。

【适应病证】 主治肾炎。

【药物组成】 法半夏 12 克，茯苓 25 克，太子参 30 克，大黄、黑附子、化橘红、杏仁各 10 克，甘草 3 克，生姜 3 片。

【服用方法】 每日一剂，水煎 40 分钟，取药汁 200～300 毫升，早晚 2 次温服。3 日为一个疗程。

【典型病例】 患者，女，40 岁。患肾炎数年，经兖州九一医院治疗效果不佳。经常出现腰酸乏力、疲倦、睡眠不佳、尿蛋白（+++）。给予上方治疗，服药 3 剂后尿蛋白变为（++），前后调理月余痊愈。

10. 肾炎特色疗法

【方剂来源】 乔氏中医乔尚熠捐献父亲乔根庭先生验方，人物简介见本章"霍乱验方"。

【适应病证】 肾炎。其症见肾部觉得有压重感，重时有一边痛，或两边痛，牵连全腰都不舒服，尿频量少，尿血，甚至无尿。脸上浮肿，晨起及晚间两眼泡肿胀，以后到下午膝以下至脚面，也会浮肿，昼间稍轻。伴食欲不振，消化不良，失眠，情绪不安。

【特色疗法】 （1）针刺：膀胱经的双肾俞穴直针1寸，双三焦俞穴直针1寸。脾经的双阴陵泉穴直针1寸，双三阴交穴直针1寸。肾经双然谷穴直针5分。上法均用泻法，留针15分钟。

（2）中药应用：①鲜茅根15克，赤小豆15克，玉米须15克，西瓜皮15克。煮水当茶饮之。②党参6克，生白术3克，猪苓10克，泽泻10克，白茯苓10克，生地黄10克，酒炒黄芩10克，木通10克，车前子20克，薏苡仁15克，赤小豆20克，滑石10克，甘草3克。水煎服，每日一剂。③制龟板15克，鹿角霜15克，黄柏6克，知母10克，黄芪10克，淫羊藿10克，白茅根15克，甘草3克。水煎服，每日一剂。

【按语】 梅毒或屡次感冒者，发病很慢，常几个月没有病变，直到全身觉得不对劲，消化不良，贫血，脸上脚踝浮肿才感到，而后浮肿蔓延全身。

11. 慢性肾衰竭特色疗法

【方剂来源】 曲阜市中医院杨昭凤经验方，人物简介见本章"糖尿病周围神经病变验方"。

【适应病证】 早、中期慢性肾衰竭。

【药物组成】 大黄12克，牡蛎60克，白花蛇舌草30克，丹参30克，蒲公英30克，黑附子6克。

【服用方法】 水煎或热水冲泡，取汁150～200毫升保留灌肠（保留40～60分钟），温度为35～38℃，每日一次，半个月为一个疗程。

【注意事项】 有痔疮患者不宜用。

【应用小结】 中药灌肠疗法可延缓早中期慢性肾衰竭进展，推迟尿毒症的发生。其疗效为通腑泄浊、化湿解毒、活血化瘀，驱邪以安正，恢复机体正常的新陈代谢功能。现代药理研究表明，大黄能有效地抑制肾小球系膜细胞和其他炎症细胞增殖，减轻肾小球代谢，促使氮质毒素的排除；增加肾血流量和肾小球滤过率；牡蛎收敛吸附脂类毒物的作用，与大黄合用增强其通腑泄浊的作用及减少大黄的不良反应，且富含多种钙盐，可使灌肠液成为高渗液而达到结肠透析的目的；蒲公英有抗菌消炎作用，可抑制细菌繁殖减少肠毒素的吸收及生成；附子能温脾肾之阳气，增加血流量，和大黄相互协调，诸药合用具有清热解毒、通腑泄浊、抗菌消炎、加快肠蠕动速度，加速毒物排泄的作用，且中药灌肠因直接作用于结肠而起到透析作用。本方法安全性高，操作简单，无不良反应，且费用低廉，患者容易接受，因此在临床值得推广应用。

【典型病例】 王某，男，72岁。因发现血肌酐升高1年余，既往有糖尿病病史10年余。于2015年1月19日门诊以"慢性肾功能衰竭、糖尿病肾病"收住院治疗。入院查肾功：血肌酐为279μmol/L，尿素氮为12.7mmol/L，入院后给予中药灌肠治疗每日一次，治疗一周后复查肾功能示：血肌酐为210μmol/L，尿素氮为8.5mmol/L，病情好转出院。

12. 肾炎肾变性验方

【方剂来源】　沈氏中医后人沈莹、孙慧杰捐献名老中医沈梦周先生经验方，人物简介见本章"流行性感冒验方"。

【适应病证】　肾炎、肾变性。

【药物组成】　茯苓 18 克，泽泻、猪苓各 12 克，白芍、清半夏各 9 克，厚朴、枳壳各 7 克，陈皮 2 克，生甘草 2 克。

【服用方法】　水煎服，每日一剂。小儿酌减。

三、尿路感染验方

1. 尿路感染验方①

【方剂来源】　全国基层名老中医药专家朱传伟经验方，人物简介见本章"风寒感冒轻症验方"。

【适应病证】　尿路感染。其症见尿频，尿急，尿痛，小腹不适等。

【药物组成】　金银花 15 克，连翘 15 克，蒲公英 15 克，茯苓 12 克，车前子 12 克，滑石 15 克，甘草 6 克，竹叶 12 克，石韦 12 克，萹蓄 12 克，白茅根 20 克，黄柏 10 克，败酱草 20 克。

【服用方法】　水煎服，每日一剂。

【注意事项】　多喝水，禁食辛辣油腻、酒、煎炸食品。

2. 尿路感染验方②

【方剂来源】　山东省名老中医药专家朱鸿铭经验方，人物简介见本章"预防流行性感冒验方①"。

【适应病证】　尿路感染急性期。其症见小便频数，点滴而下，尿色黄赤，灼热刺痛，急迫不爽，痛引脐中，腰痛拒按，或发热口苦，恶心呕吐，或大便秘结，苔黄腻，脉濡数或滑数。

【药物组成】　金银花 18 克，连翘、紫花地丁、茯苓、车前子、竹叶各 12 克，薏苡仁、滑石各 15 克，黄柏 9 克，山栀子 10 克，甘草梢 5 克，灯芯 2 克。

加减：若腹胀便秘者加枳实 10 克、大黄 12 克；发高热加柴胡、荆芥各 12 克；小腹坠胀加川楝子、乌药各 9 克。

【服用方法】　每日 1 剂，水煎早晚 2 次分服。

【注意事项】　治疗期间忌酒及辛辣油腻之品，多饮白开水。

【按语】　本方又名湿热下注方，具有通淋除湿、清热解毒的作用，用于湿热下注的尿路感染疗效卓著。曾在 1989 年 2 月 27 日《中医报》上刊出。

3. 尿路感染验方③

【方剂来源】　1977 年曲阜县卫生局向济宁地区卫生会议献方。

【适应病证】 膀胱炎、尿道炎、尿路感染。

【药物组成】 柳树皮 15 克，白砂糖 30 克。

【服用方法】 将柳树皮剥下，除去老皮，水煎去渣，加入白糖，口服，每日一剂。

【注意事项】 小儿及体弱者用药剂量酌减。

【应用小结】 轻者一剂、重者 2～3 剂可愈。

4. 淋症验方

【方剂来源】 颜秉甲中医诊所秘验方，人物简介见本章"慢性支气管炎验方"。

【适应病证】 淋证。

【方药组成】 牛膝 15 克，栀子 9 克，生地黄 9 克，泽泻 9 克，瞿麦 9 克，滑石 9 克，木通 6 克，赤茯苓 6 克，萹蓄 9 克，甘草 6 克，猪苓 6 克。

【服用方法】 水煎服，每日一剂。

5. 热淋验方

【方剂来源】 中医世家颜景琏捐献祖传验方，人物简介见本章"燥热咳嗽验方"。

【适应病证】 热淋。

【药物组成】 黄连 9 克，栀子 12 克，猪苓 15 克，知母 15 克，黄芩 15 克，黄柏 12 克，泽泻 21 克，淡竹叶 15 克，大黄 15 克，芒硝 30 克，甘草 9 克，茯苓 30 克，木通 10 克，车前子 15 克，白术 15 克。

【服用方法】 上药共为细末，每服 15 克，开水冲服，每日 2 次。

6. 淋症特色疗法

【方剂来源】 乔氏中医乔尚熠捐献父亲乔根庭先生验方，人物简介见本章"霍乱验方"。

【适应病证】 淋证。分五淋。①石淋：脐腹隐痛，小便难，痛不可忍，溲下砂石，轻者溲出如沙，尚未结石，又为沙淋。②劳淋：遇劳即发，小便淋漓不绝，如水滴沥而不断。③血淋：小便下血涩痛，小腹满急。④气淋：小腹满，尿涩，常有余沥。⑤膏淋：小便脂腻如膏，若堵塞尿道，便不得出，尿道中亦有疼痛。

【特色疗法】 （1）针刺：任脉的中极穴直针 1 寸，关元穴直针 1 寸，气海穴直针 5 分。脾经的双阴陵泉穴直针 1 寸。肝经的双太冲穴直针 5 分。肾经的双石关穴在任脉建里穴旁开 5 分直针 5～8 分。上法均用泻法。如系毒淋可加刺肾经的双筑宾穴 1 寸，留针 15～20 分钟。

（2）中药应用：当归 6 克，川牛膝 10 克，广木香 5 克，大黄 10 克，升麻 6 克，酒炒柴胡 6 克，海金沙 10 克，生山栀子 10 克，赤茯苓 6 克，瞿麦 10 克，萹蓄 6 克，琥珀 5 克，滑石 10 克，甘草 5 克，放入朱砂 3 克。上药共研细粉，每次用温开水送下约 5 克，日 3 次。

【按语】 因肾虚而下焦有热，或房劳不节，阴虚火动，忿怒无度，气动生火，酗酒厚味，酿成湿热，积热留蓄下焦所致，大致可分 5 类。①膀胱有热，浊液燥结，有如沙石，随溺而出，为石淋。②劳伤肾气，内生虚热，热传膀胱，气不施化，为劳淋。③热在下焦，搏于血脉，血得热而流溢，入于胞中，与溲俱下，为血淋。④膀胱气闭，不能化水，为气淋。⑤肾虚不能约制脂液，精散而随溺俱下，为膏淋。

7. 慢性膀胱炎、尿道炎、前列腺炎验方

【方剂来源】　曲阜市卫生学会孔凡吉摘自赵俊欣著《十一师秘要》第六节，曲阜籍五台山高僧释妙一经验方。

【适应病证】　慢性膀胱炎、尿道炎、前列腺炎。

【药物组成】　当归、赤芍、赤茯苓、地龙、淡豆豉各 21 克，山楂 30 克，胡桃肉 60 克。

【服用方法】　水煎服，每日一剂。

8. 膀胱炎验方①

【方剂来源】　曲阜市神农中医药研究所吕建华经验方，人物简介见本章"预防流行性感冒验方④"。

【适应病证】　本方功能清泻肝火、散结消肿、清热解毒、祛痰止咳、凉血止血。可用于治疗淋巴结核、甲状腺肿、乳痈、头目眩晕、口眼㖞斜、筋骨疼痛、肺结核、血崩、带下、急性传染性黄疸型肝炎及细菌性痢疾等。

【药物组成】　夏枯草 9 克。

【服用方法】　水煎，分 3 次服，连服 5 日。

【注意事项】　湿气重、脾胃虚弱的人或患风湿的人慎用。

【应用小结】　本方疗效在 90% 以上。

【典型病例】　病案一：高某，女，26 岁。膀胱炎、淋证，连用 5 日后痊愈。

病案二：姜某，男，21 岁。膀胱炎、淋证，连用 7 日后痊愈。

病案三：鲁某，男，32 岁。膀胱炎、淋证，连用 7 日后痊愈。

9. 膀胱炎验方②

【方剂来源】　乔氏中医乔尚熠捐献父亲乔根庭先生验方，人物简介见本章"霍乱验方"。

【适应病证】　主治膀胱炎。

【药物组成】　白茅根（鲜者更好）、西瓜皮、赤小豆、玉米须各 30 克。

【服用方法】　煎后每天当茶饮之。

10. 膀胱炎验方③

【方剂来源】　乔氏中医乔尚熠捐献父亲根庭先生经验方，人物简介见本章"霍乱验方"。

【适应病证】　膀胱炎。其症见尿频、尿急、尿痛、尿血等。

【药物组成】　猪苓 10 克，泽泻 10 克，滑石 15 克，车前子 15 克，生地黄 10 克，木通 6 克，生栀子 6 克，黄柏 6 克，知母 6 克，金银花 10 克，淡竹叶 12 克，甘草梢 6 克。

【服用方法】　水煎服，每日一剂。

11. 膀胱炎特色疗法

【方剂来源】　乔氏中医乔尚熠捐献父亲乔根庭先生验方，人物简介见本章"霍乱验方"。

【适应病证】　膀胱炎。其症见尿频、尿急、尿痛、尿血，尿中含有细菌，用显微镜可以看到。常有倦怠感，发中度热，如高热不退，就可发展成肾盂肾炎，慢性的天冷时加重，天暖时减轻。

【特色疗法】　（1）针刺：任脉的中枢穴直针 1 寸，关气穴直针 1 寸，气海穴直针 8 分；胃经的双水道穴直针 1 寸；脾经的双阴陵泉穴直针 1 寸；督脉的大椎穴直针 5 分。上法均用泻法，留针 15 分钟。

（2）中药应用：①猪苓 10 克，泽泻 10 克，滑石 10 克，车前子 15 克，生地黄 10 克，木通 10 克，海金砂 10 克，生栀子 10 克，黄柏 6 克，知母 6 克，金银花 10 克，芒硝 3 克，甘草梢 5 克。水煎服。②苇根 15 克，鲜茅根 15 克，小蓟根 10 克，川楝根 15 克，苦参根 15 克，淡竹叶 15 克。煎水当茶饮之。

【按语】　各种毒菌，如淋病菌、肺炎菌、伤寒菌、结核菌等，随着血液或经输尿管到达膀胱，如抵抗力下降，如怀孕、外伤、有膀胱结石、尿闭、膀胱积尿太多等，细菌可趁机发展，便会发生此症。

四、小便异常验方

1. 尿频特色疗法

【方剂来源】　乔氏中医乔尚熠捐献父亲乔根庭先生验方，人物简介见本章"霍乱验方"。

【适应病证】　尿频。其表现为经常想尿，尿量不多，小便色清，小腹部有冰冷感。

【特色疗法】　（1）针刺：任脉的关元穴可灸多壮。膀胱经的八髎穴每次可选 4 穴直针 8 分。脾经的双阴陵泉穴直针 1 寸，双三阴交穴直针 1 寸。督脉的命门穴亦可灸多壮。上法均用补法，留针 20 分钟。

（2）中药应用：银杏 10 克，小茴香 3 克，远志 6 克，炒淮山药 10 克，龙骨 10 克，牡蛎 10 克，石菖蒲 10 克，覆盆子 10 克，桑螵蛸 10 克，枸杞子 10 克，益智仁 10 克，补骨脂 10 克，山萸肉 10 克，巴戟天 10 克，党参 10 克，桂圆肉 10 克，甘草 3 克。上药共为细粉，炼蜜为丸，如梧子大，每次用盐开水送下 30 粒，日 2 次。

【按语】　房事过度、手淫、用脑过度、烟酒过量或神经质的人，幼年发育不良，易生此病。本病主要是膀胱括约肌松弛所致。

2. 肾虚尿频验方①

【方剂来源】　全国基层名老中医药专家朱传伟经验方，人物简介见本章"风寒感冒轻症验方"。

【适应病证】　尿路感染慢性期。其症见尿频、腰酸、气短、乏力。

【药物组成】　益智仁、桑螵蛸、乌药、茯苓各 10 克，山药、生地黄、薏苡仁各 12 克，黄芪、党参、菟丝子各 15 克。

【服用方法】　每日一剂，水煎早晚 2 次分服。

【注意事项】　治疗期间忌酒及辛辣油腻之品，可多食山药、核桃等以达食疗目的。

【按语】　本方又名自拟益智菟丝汤。方中党参、黄芪、生地黄、茯苓、菟丝子可增强免疫力，减少或防止复发。曾在 1989 年 2 月 27 日《中医报》上刊出。

3. 肾虚尿频验方②

【方剂来源】　颜秉甲中医诊所秘验方，人物简介见本章"慢性支气管炎验方"。

【适应病证】　主治肾气不足导致的尿频。其症见尿频，夜尿多，乏力，腰膝酸软，舌苔薄白，脉沉无力。

【药物组成】　黄芪 20 克，菟丝子、玄参、枸杞、牡蛎、续断各 15 克，当归、生地黄、益智仁、女贞子、旱莲草各 12 克，红参、炒白术、知母、川芎、白芍、牡丹皮、桑螵蛸各 10 克，甘草 3 克。

【服用方法】　水煎服，每日一剂。

【典型病例】　贾某，男，81 岁，曲阜市更道人。2007 年 10 月 7 日初诊：患者尿频，遇冷加重，夜尿 3～5 次，伴乏力、腰膝酸软、舌苔薄白、脉沉无力。诊为尿频。辨证：肾气不足，固摄无权。给予上方水煎服，每日一剂。加减调理 2 个月，小便次数逐渐减少，气力渐增。嘱其常服山药、核桃等，以善其后。

4. 老人儿童夜尿多、遗尿验方

【方剂来源】　全国基层名老中医药专家朱传伟经验方，人物简介见本章"风寒感冒轻症验方"。

【适应病证】　老人儿童夜尿多、遗尿。

【药物组成】　吴茱萸 50 克，白醋适量。

【配制方法】　将吴茱萸研成细末，用白醋调和成泥状，捏成如壹元硬币大小的药饼备用。

【服用方法】　将药饼置于胶布上或三伏贴用的穴位贴上，于睡前贴于足三里穴，晨起取下，每晚一侧，左右更替，直至痊愈。

【注意事项】　禁忌辛辣油腻之品。如有皮肤过敏，应立即停止使用。

5. 遗尿验方

【方剂来源】　息陬张氏中医世家张竞捐献祖传验方，人物简介见本章"气管炎验方③"。

【适应病证】　遗尿。

【药物组成】 覆盆子 30 克,桑螵蛸 60 克,益智仁 30 克,白糖 120 克。

【服用方法】 上药共研细末,开水冲服,每次 2 克,每日 2 次。

6. 遗尿症特色疗法

【方剂来源】 乔氏中医乔尚熠捐献父亲乔根庭先生验方,人物简介见本章"霍乱验方"。

【适应病证】 遗尿症。其症见小便遗出而不自知,裤子湿时方觉。稍加注意,症状会减轻或全无。

【特色疗法】 (1)针灸:膀胱经的肾俞穴可灸多壮。督脉的命门穴针后亦可灸多壮。任脉的关元穴针后亦可灸多壮。上法均用补法,留针 15 分钟。

(2)中药应用:龙骨 10 克,牡蛎 10 克,炒鸡内金 10 克,鹿角霜 10 克,桑螵蛸 10 克,大小金英各 10 克,益智子 10 克,熟附子 6 克,肉桂 3 克。水煎服。亦可将药量酌加倍,研细制成蜜丸如梧子大,每次用盐开水送下 30 丸,日 2 次。

【按语】 小孩遗尿,并不算病。大的小孩,如果遗尿是要教育训练,才能改正。如果小时候不训练,溺爱他,到 10 多岁,还会遗尿,但 12 岁以后,就很少遗尿。暴饮暴食,以及有肠寄生虫、尿结石、包皮过长等也会引起。至于成年人遗尿,常是为神经方面有病,或有精神病所致。

7. 小便不通验方

【方剂来源】 全国基层名老中医药专家朱传伟经验方,人物简介见本章"风寒感冒轻症验方"。

【适应病证】 因膀胱气化失司导致的小便不通。中医称为癃闭。

【药物组成】 大葱 3 枚,车前草 3 棵。

【服用方法】 上二味共捣烂,敷于脐上,小便通后取下。

8. 癃闭验方

【方剂来源】 王庄卫生院刘丙胜先生经验方,人物简介见本章"气臌水胀验方"。

【适应病证】 温补肾阳,化气利水。

【药物组成】 熟地黄 15 克,山萸肉 10 克,茯苓 15 克,泽泻 15 克,牡丹皮 10 克,肉桂 10 克,黑附子 15g(先煎),鹿茸 15 克,牛膝 15 克,车前子 20 克,木通 15 克,猪苓 10 克,萹蓄 10 克,瞿麦 50 克,大黄 10 克,甘草 10 克,滑石 30 克。

【服用方法】 水煎服,每日一剂。

【注意事项】 忌食生冷,辛辣饮食。

【应用小结】 本方特别适用于老年男性。该方简便易行,疗效独特。作者曾用本方加减治疗前列腺增生 70 例,治愈率达 95% 以上。

【典型病例】 病案一:徐某,男,62 岁。因去山东临沂儿子家,第 2 日小便不通,疼痛难忍,去检查,诊为前列腺增生,必须手术,因手术有风险,家属不同意手术要求回家治疗,邀余诊治。诊为癃闭。即用本方服药后 1 小时,症状缓解。

病案二：刘某，男，70 岁。因小便不通去王庄卫生院诊治，医师建议导尿，患者本人不同意，邀我来诊。病属癃闭，即用本方服用，之后小便通，疼痛缓解。

9. 小便淋沥刺痛验方

【方剂来源】 曲阜市神农中医药研究所吕建华经验方，人物简介见本章"预防流行性感冒验方④"。

【适应病证】 本方功能消食健胃，涩精止遗。主治食积胀满，呕吐反胃，泻痢，疳积，消渴，遗溺，疗大人淋沥、喉痹乳蛾，牙疳口疮。

【药物组成】 鸡内金 15 克。

【服用方法】 炒黄为末，一次服下，立愈。

【应用小结】 本方疗效在 90% 以上。

【典型病例】 病案一：于某，女，36 岁。小便淋沥伴刺痛，连用 3 日后痊愈。

病案二：杨某，男，25 岁。小便淋沥伴刺痛，连用 5 日后痊愈。

病案三：方某，男，32 岁。小便淋沥伴刺痛，连用 3 日后痊愈。

10. 白淋白浊验方

【方剂来源】 1977 年曲阜县卫生局向济宁地区卫生会议献方。

【适应病证】 白淋白浊。

【药物组成】 茯苓、甘草、车前子各 9 克，鸡蛋 3 个。

【配制方法】 将三味药共研细末，将鸡蛋磕一小口，去除蛋黄，保留蛋清。将药末放入鸡蛋内，糊好小口，慢火烧熟。

【服用方法】 口服，每日 1 次。

【临床疗效】 1～3 剂即愈。

11. 乳糜尿验方

【方剂来源】 1977 年曲阜县卫生局向济宁地区卫生会议献方。

【适应病证】 乳糜尿。

【药物组成】 旱莲草 30 克，白果仁 9 克，红糖、白糖各适量。

【服用方法】 每日一剂，水煎取汁，兑入红糖、白糖各 1 调羹，分 3 次口服。

【注意事项】 服药期间，忌食鸡、鸭蛋、猪肉、猪油。

【应用小结】 共治疗 3 例，均痊愈。

12. 陈氏清淋散

【方剂来源】 石门山卫生院陈淑玉经验方，人物简介见本章"陈氏中风康复汤"。

【适应病证】 膏淋。

【药物组成】 刘寄奴 100 克，白花蛇舌草 120 克，黄芪 200 克。

【服用方法】　上药混合碾成粉，每次 15 克，每日 2 次，温开水冲服。

【注意事项】　孕妇禁用。

【应用小结】　患者大病、久病，或长期劳累过度，致使身体虚弱，脾肾气虚，固涩无权，发为本病。用本方治疗，治愈率为 60%。

【典型病例】　病案一：屈某，男，58 岁，2014 年 11 月到来诊。其症见腰酸乏力，小便浑浊，舌质淡，苔薄白，脉细弱。诊为膏淋。处方：刘寄奴 100 克，白花蛇舌草 120 克，黄芪 200 克。上药碾成粉，每次 15 克，口服，每日 2 次。一剂为一个疗程。服药一个疗程后病情好转，3 个疗程后小便无浑浊，后坚持服用半年，随访正常。

病案二：张某，男，66 岁。胃癌后期引起肾衰弱，造成乳糜尿，来院就诊。给予中药治疗，在扶正祛邪的同时，加入了刘寄奴 15 克，白花蛇草 15 克，黄芪 30 克，尿浊明显好转。后继续服用月余，尿中无蛋白，后随访正常。

病案三：丁某，男，55 岁。腰酸乏力，小便浑浊，舌质淡，苔薄白，脉细弱。考虑为"膏淋"。处方：刘寄奴 100 克，白花蛇草 120 克，黄芪 200 克，共碾成粉。每次 15 克，口服，每日 2 次。服药一个疗程后病情好转，2 个疗程后小便无浑浊，后坚持服用 3 个月，随访正常。

13. 降尿酸验方

【方剂来源】　全国基层名老中医药专家朱传伟经验方，人物简介见本章"风寒感冒轻症验方"。

【适应病证】　痛风引起的尿酸偏高，痛风性关节炎。其症见关节红肿、疼痛、发热，中医称为热痹。

【药物组成】　生薏苡仁 18 克，桑枝 30 克，核桃仁 4 个。

【熬制方法】　将上药入锅内，加水 1000 毫升，浸泡 1 小时，水煎开锅后 30 分钟，倒出药液约 400 毫升。

【服用方法】　分早晚两次空腹温服。

【应用小结】　一般连喝 3 日即可缓解症状。

【按语】　方中薏苡仁清化湿热，桑枝通络止痛，核桃仁强化肾脏功能。

14. 小便不禁验方

【方剂来源】　全国基层名老中医药专家朱传伟捐献曾祖父朱荫楸先生经验方，人物简介见本章"风寒感冒轻症验方"。

【适应病证】　小便不禁。

【药物组成】　党参、炮附子先煎 20 分钟各 9 克，山茱萸 30 克，益智仁 6 克。

【服用方法】　水煎服，每日一剂。

五、尿血验方

1. 尿血、小便不利土方

【方剂来源】　马氏中医马建国经验方，人物简介见本章"感冒验方"。

【适应病证】　尿血、小便不利。

【药物组成】　白茅根一把（30 克）。

【服用方法】　水煎服，每日 2 次。

2. 尿血验方①

【方剂来源】　全国基层名老中医药专家朱传伟经验方，人物简介见本章"风寒感冒轻症验方"。

【适应病证】　气阴两虚导致的血尿。其症见长期血尿，伴心悸乏力，气短懒言，腰膝酸软，口干等。

【药物组成】　白茅根 30 克，党参 30 克。

【服用方法】　泡茶频服。要坚持长期服用。

3. 尿血验方②

【方剂来源】　曲阜市神农中医药研究所吕建华经验方，人物简介见本章"预防流行性感冒验方④"。

【适应病证】　本方功能行气活血，散瘀消肿，健胃止痛，清热解毒。主治心胃气痛，痞块，痢疾，痔血，尿血，咳嗽，喉痛，肺痈，胃、十二指肠溃疡，急性痢疾，咳嗽；外用可治流行性腮腺炎，乳腺炎，痈疖肿毒，痔疮，蛇咬伤，烧烫伤有特效。

【药物组成】　仙人掌 15～30 克。

【服用方法】　捣煎服。

【注意事项】　脾胃虚弱者少食，虚寒者忌用。刺内含有毒汁，人体被刺后，易引起皮肤红肿疼痛、瘙痒等过敏症状。

【应用小结】　本方疗效在 90% 以上。

【典型病例】　病案一：刁某，女，26 岁。尿血，连用 7 日后痊愈。

病案二：谷某，男，35 岁。尿血，连用 7 日后痊愈。

病案三：倪某，男，22 岁。尿血，连用 5 日后痊愈。

4. 尿血验方③

【方剂来源】　曲阜市神农中医药研究所吕建华经验方，人物简介见本章"预防流行性感冒验方④"。

【适应病证】　本方功能祛风活络，利水通经。用于关节痹痛，麻木拘挛，尿血，水肿胀满，乳少经闭。

【药物组成】　路路通 60 克。

【服用方法】　水煎，分服 3～4 次。

【注意事项】　阴虚内热者不宜；虚寒血崩者勿服；凡经水过多及孕妇忌用。

【应用小结】　本方疗效在 90% 以上。

【典型病例】　病案一：邓某，女，32 岁。尿血，水肿胀满，连用 15 日后痊愈。

病案二：洪某，男，22 岁。尿血，水肿胀满，连用 10 日后痊愈。

病案三：郭某，男，19岁。尿血，水肿胀满，连用10日后痊愈。

5. 尿血验方④

【方剂来源】 乔氏中医乔尚熠捐献父亲乔根庭先生验方，人物简介见本章"霍乱验方"。

【适应病证】 主治尿血症。

【药物组成】 麦冬、川丹参、生地黄各6克，血余炭、粉丹皮、当归、阿胶（烊化）、炒山栀子各4.5克，甘草3克。

【服用方法】 水煎服，每日一剂。

6. 小便下脓血验方

【方剂来源】 1977年曲阜县卫生局向济宁地区卫生会议献方。

【适应病证】 小便下脓血。

【药物组成】 琥珀、海金砂、没药、蒲黄（炒）各等份。

【配制方法】 上药共研细末。

【服用方法】 每日3次，每次1克，通草煎汤送下。

六、男科病症验方

1. 前列腺炎验方①

【方剂来源】 全国基层名老中医药专家朱传伟经验方，人物简介见本章"风寒感冒轻症验方"。

【适应病证】 急慢性前列腺炎。其症见小腹不适，小便不畅，或尿频、尿急，尿痛，或阳痿早泄等。

【药物组成】 金银花15克，连翘15克，败酱草20克，山萸肉10克，知母10克，黄柏10克，蒲公英15克，白茅根20克，王不留行15克，牛膝15克，甘草6克，桃仁10克。

【服用方法】 水煎服，每日一剂。

【注意事项】 禁食辛、辣、油腻、煎炸食品及酒。

2. 前列腺炎验方②

【方剂来源】 防山陈氏中医世家陈庆年捐献祖传验方，人物简介见本章"预防流行性感冒验方⑤"。

【适应病证】 本方具有补肾利水，活血化瘀，滋肾清热的功效。主治前列腺炎。

【药物组成】 山药30克，茯苓30克，泽泻10克，山萸肉15克，巴戟天15克，菟丝子15克，牛膝15克，杜仲15克，枸杞15克，青皮10克，红花10克，制穿山甲5克。

【服用方法】　水煎服，每日一剂。

【典型病例】　徐某，男，56岁。患前列腺炎多年未愈，投以此方20剂痊愈。本方对前列腺炎有神效。

3. 前列腺增生验方

【方剂来源】　乔氏中医乔尚熠捐献父亲乔根庭先生验方，简介见本章"霍乱验方"。

【适应病证】　主治前列腺增生，又称射护腺肿大（即小便困难而短涩）。

【药物组成】　赤茯苓、生地黄、泽泻、瞿麦、玄参、麦冬、金银花、滑石粉、生栀子各9克，萹蓄、黄柏、知母、木通各6克，车前子15克，甘草6克。

【服用方法】　水煎服，每日一剂。

4. 遗精验方①

【方剂来源】　全国基层名老中医药专家朱传伟经验方，人物简介见本章"风寒感冒轻症验方"。

【适应病证】　遗精。

【药物组成】　熟地黄15克，山药15克，茯苓12克，牡丹皮10克，菟丝子15克，山萸肉12克，莲须12克，芡实20克，龙骨30克，牡蛎30克，巴戟天12克，制龟板15克，黄芪15克，党参15克。

【服用方法】　水煎服，每日一剂。

【注意事项】　嘱患者睡觉时尽量侧卧。

5. 遗精验方②

【方剂来源】　山东省名老中医药专家朱鸿铭经验方，人物简介见本章"预防流行性感冒验方①"。

【适应病证】　遗精。

【药物组成】　①硫黄18克，母丁香15克，麝香3克，朱砂3克，去皮独头蒜2枚。②川椒50克，韭菜子、黑附子、肉桂、蛇床子各20克，独头蒜300克，芝麻油500毫升，黄丹250克。

【配制方法】　①诸药研细，与独头蒜混合，捣如膏，制丸如黑豆大，朱砂为衣，备用。②药品放入芝麻油内，入锅加热，将药炸枯，过滤去渣，再将油熬至滴水成珠，加入黄丹搅拌收膏后备用。

【服用方法】　将黑膏适量，加热软化，摊于6~8cm^{2}的牛皮纸或红布上，取药丸1粒研碎，放黑膏药中央，分别贴敷于曲骨、神阙、关元穴处。3~5日更换1次。

6. 遗精验方③

【方剂来源】　曲阜市神农中医药研究所吕建华经验方，人物简介见本章"预防流行性感冒验方④"。

【适应病证】　本方可补肝肾，暖腰膝，兴阳道，补肝及命门。主治阳痿，小便频数，遗尿，女人白淫白带。内服能散跌打损伤积瘀。治遗精漏泄，小便频数，女人带下，能入厥阴经，补下焦肝及命门之不足。

【药物组成】　炒韭菜籽 60 克。

【服用方法】　研末，每服 6 克，空心及食前用白酒调服或水煎服。

【注意事项】　韭菜籽，唯肾气过劳，不能收摄者为宜，若阴虚火旺及亢阳不交、独阴失合误用，是抱薪救火矣。

【应用小结】　本方疗效在 90% 以上。

【典型病例】　病案一：刘某，男，21 岁。阳痿，连用 20 日后痊愈。

病案二：贾某，男，25 岁。遗精漏泄，连用 15 日后痊愈。

病案三：付某，男，42 岁。小便频数，连用 10 日后痊愈。

7. 遗精验方④

【方剂来源】　曲阜市神农中医药研究所吕建华经验方，人物简介见本章"预防流行性感冒验方④"。

【适应病证】　本方功能清热解暑，升发清阳，凉血止血。可用于暑热烦渴，暑湿泄泻，脾虚泄泻，血热吐衄，便血崩漏遗精。荷叶炭收涩化瘀止血，亦可用于多种出血症及产后血晕。

【药物组成】　干荷叶适量，研末。

【服用方法】　空心酒调服 9 克，2～3 次即愈。或每服 3 克，每日早晚各 1 次，热米汤送下。

【注意事项】　体瘦气血虚弱者慎服。

【应用小结】　本方疗效在 90% 以上。

【典型病例】　病案一：汤某，男，23 岁。遗精，连用 15 日后痊愈。

病案二：尚某，男，19 岁。遗精，连用 20 日后痊愈。

病案三：瞿某，男，26 岁。遗精，连用 10 日后痊愈。

8. 遗精验方⑤

【方剂来源】　息陬张氏中医世家张竟捐献祖传验方，人物简介见本章"气管炎验方③"。

【适应病证】　遗精。

【药物组成】　白梅豆花 120 克。

【使用方法】　将梅豆花用瓦炉干，研末，黄酒冲服，每次 6 克，每日 2 次。

9. 遗精症特色疗法

【方剂来源】　乔氏中医乔尚熠捐献父亲乔根庭先生验方，人物简介见本章"霍乱验方"。

【适应病证】　遗精症。其症见睡梦中遗泄，3～5 日一次，病重时每日一次，心神恍惚不宁，头眩面赤，小便黄赤，口苦口渴，心中烦躁，睡眠不安，舌苔黄腻。滑精是不因梦而自泄，头眩神疲，四肢无力，面白气短，中气不足而滑泄，面色暗黑，腰腿酸懒，精神萎靡，形瘦无力，稍一动念，精即下泄，乃肾虚精关不固所致。

【特色疗法】　（1）针刺：任脉的中极穴直针 1 寸。肾经的双大赫穴直针 1 寸。心经的左神门穴针刺 5 分。脾经的双阴陵泉穴直针 1 寸。膀胱经的双心俞穴向外针刺 5 分。上法均用补法，留针 20 分钟。

（2）中药应用

1）有梦而遗者，心经虚热也：人参 6 克，白茯苓 10 克，茯神 10 克，远志 10 克，当归 10 克，川芎 5 克，金石斛 6 克，川黄连 3 克，车前子 6 克，淡竹叶 10 克，甘草 3 克。水煎服，每日一剂。

2）无梦而遗者，肾虚精关不固也：党参 10 克，熟地黄 10 克，炒白芍 10 克，龙骨 10 克，牡蛎 10 克，陈皮 10 克，莲须 10 克，沙苑子 10 克，补骨脂 10 克，五味子 6 克，小金英 10 克，炙甘草 3 克，生姜 3 片。水煎服，每日一剂。

3）房事过多而遗者，肾虚也：白茯苓 15 克，石莲子 10 克，炒淮山药 30 克，制龟板 30 克，制何首乌 30 克，山萸肉 15 克，枸杞子 15 克，鹿茸 6 克，熟地 10 克，当归 10 克，巴戟天 10 克，仙茅 10 克，琐阳 10 克，甘草 3 克，水煎服，每日一剂。亦可药量加倍，以蜜做丸，常服，愈后止服。

【按语】　本病主要在心、肝、肾三经。一般可分为梦遗和滑精两种。梦遗又分为君相火炽与下焦湿热两类：①用心过度，思欲未遂，以致心火偏盛，相火随炽，神气不宁，阴精因而走泄。②饮酒厚味，湿热内蕴，流注下焦，而致精宫不宁，精气下泄。滑精又有中气虚弱和精关不固两类：①中气虚弱、劳倦，不能固摄精液，而成此症。②杂欲无度，屡犯手淫，损伤肾气，精关不固，而病滑精，且不自知。

10. 滑精验方

【方剂来源】　曲阜市神农中医药研究所吕建华经验方，人物简介见本章"预防流行性感冒验方④"。

【适应病证】　本方功能为滋补肝肾，凉血止血。主治滑精，牙齿松动，须发早白，眩晕耳鸣，腰膝酸软，阴虚血热，吐血，衄血，尿血，血痢，崩漏下血，外伤出血。

【药物组成】　旱莲草适量，打成细末。

【服用方法】　空心米汤下 60 克，早晚服，7 日效佳。以蜜酒调，久服，黑鬓发，固精，极妙。

【注意事项】　脾肾虚寒者忌服。

【应用小结】　本方疗效在 90% 以上。

【典型病例】　病案一：翟某，女，31 岁。滑精，连用 15 日后痊愈。

病案二：李某，男，23 岁。滑精，连用 15 日后痊愈。

病案三：何某，男，25 岁。滑精，连用 10 日后痊愈。

11. 梦遗盗汗验方

【方剂来源】　曲阜市神农中医药研究所吕建华经验方，人物简介见本章"预防流行性感冒验方①"。

【适应病证】　主治梦遗盗汗，不论新旧均效。

【药物组成】　地龙 240 克。

【服用方法】　将地龙微炒黄，研细末分 21 包，7 日服完，每日 3 次，每次 1 包，饭前白水送下，轻者 1 料，重者 2 料即愈。

【注意事项】　体瘦气血虚弱者慎服。

【应用小结】　本方疗效在 90% 以上。

【典型病例】　病案一：施某，男，36 岁。梦遗盗汗，连用 7 日后痊愈。

病案二：齐某，男，25 岁。梦遗盗汗，连用 21 日后痊愈。

病案三：周某，男，32 岁。梦遗盗汗，连用 14 日后痊愈。

12. 生精汤

【方剂来源】　山东省名老中医药专家朱鸿铭经验方，人物简介见本章"预防流行性感冒验方①"。

【适应病证】　精子数量少，成活率偏低造成的不育。

【药物组成】　熟地黄 15 克，当归 10 克，枸杞 15 克，女贞子 15 克，旱莲草 12 克，车前子 12 克，菟丝子 15 克，五味子 6 克，续断 12 克，桑寄生 15 克，鹿角霜 10 克，巴戟天 10 克，淫羊藿 12 克，杜仲 12 克，沙苑子 10 克，甘草 6 克。

【服用方法】　水煎服，每日一剂。

【注意事项】　注意戒房，心情舒畅；忌吃芹菜、大蒜、豆腐、奶茶、炸鸡、烤腰子、蘑菇、油条等，禁忌烟酒；多吃西瓜、西红柿、胡萝卜、菠菜、韭菜等；远离手机，手机不要放在下衣口袋里。

13. 添眷种子丹

【方剂来源】　颜秉甲中医诊所捐献祖传秘验方，人物简介见本章"慢性支气管炎验方"。

【适应病证】　男子服用，能添精补髓，益气养血。主治肾虚精弱不育。

【药物组成】　枸杞子 250 克（酒浸），菟丝子 250 克（酒浸），五味子 30 克（研碎），覆盆子 120 克（去皮酒拌），车前子 60 克（扬净）。

【服用方法】　上药共为细末，炼蜜为丸，每丸重 9 克，每服 1 丸，空腹白开水送下。

14. 阳、阴痿症特色疗法

【方剂来源】　乔氏中医乔尚熠捐献父亲乔根庭先生验方，人物简介见本章"霍乱验方"。

【适应病证】　阳痿、阴痿症。男子为阳痿，女子为阴痿。男子在性交时，阳物不举，或举而不坚，坚而不久，容易痿软，导致及早泄精，平时也心情烦躁，易发无味的脾气，因性交时，达不到高潮，就缺乏对性交的情绪，非常痛苦。女子因有性冷感，对男女性生活，没有兴趣，也是非常痛苦。因为双方都有此缺点，或仅一方有此缺点，自感生活乏味，造成离婚，劳燕分飞的很多。

【特色疗法】　（1）针刺：任脉的阴交穴直针 5～8 分，关元穴直针 8 分，中极穴直针 1 寸，并可灸多壮。肾经的双四满穴直针 8 分，双大赫穴直针 8 分，双阴谷穴直针 1 寸。膀胱经的双肾俞穴向外针透志室穴，双上髎穴直针 5～8 分。督脉的命门穴可灸多壮。上法均用补法，留针 15～30 分钟。女子针灸法同上，但针任脉的穴道，要偏左或偏右下针，不要针正中线，恐影响生育机能。并可灸经外奇穴的左胞门穴，右子户穴，向下针 5～8 分即可（此两穴在关元穴旁开 2 寸处）。

（2）中药应用：五味子 10 克，菟丝子 15 克，蛇床子 15 克，枸杞子 15 克，覆盆子 15 克，泡天雄 10 克，龙骨 10 克，牡蛎 10 克，鹿角霜 15 克，大小金英子各 15 克，杜仲 10 克，山萸肉 15 克，生地黄、熟地黄各 15 克，淫羊藿 30 克，淮山药 15 克，芡实 15 克，肉苁蓉 15 克，巴戟天 15 克，补骨脂 15 克，砂仁 10 克，何首乌 15 克，莲须 15 克，阳起石 10 克，当归 10 克，黄芪 15 克，茯神 15 克，远志 15 克，白茯苓 10 克，雄蚕蛾 15 个，狗肾 1 对，小茴 6 克，甘草 10 克，青盐 3 克。上药共为细粉，炼蜜为丸，如梧子大，朱砂为衣，每次用温开水送下 30 粒，每日早晚各服一次，服药阶段，切禁房事，病愈后，即可恢复正常的性生活。否则，即无效果。

【按语】　阴阳从宗筋之会，会于气街，如房事过度，精气虚耗，命门火衰，败肾，阴道不振，苦忧思太过，损伤心脾，致气血亏损，宗筋失养，亦能导致。惊恐则胆虚精却，肝木失于条达，气机不能舒展，亦可形成。早婚，因发育不全，房事过度，亦是病因。女子：对男女性交，缺乏好感，性交时，没有兴趣，根本就达不到高潮，不易泄精。平时也没有主动找男性意愿，即是男性与之交媾，也勉强应付，甚至有痛苦的感觉。这种现象，也称为性冷感。

15. 早泄验方①

【方剂来源】　全国基层名老中医药专家朱传伟经验方，人物简介见本章"风寒感冒轻症验方"。

【适应病证】　阴虚火旺导致的早泄。其症见欲念时起，阴茎易勃起，但举而不坚，临房早泄，梦遗滑精，头晕目眩，心悸耳鸣，口燥咽干，舌质红，脉象细数。

【药物组成】　知母 10 克，黄柏 10 克，生地黄 15 克，山药 12 克，山萸肉 10 克，制龟板 12 克，西洋参 7 克，天冬 10 克，麦冬 10 克，芡实 15 克，金樱子 12 克，龙骨 20 克，莲须 12 克，甘草 3 克。

【服用方法】　水煎服，每日一剂。

16. 早泄验方②

【方剂来源】　全国基层名老中医药专家朱传伟经验方，人物简介见本章"风寒感冒轻症验方"。

【适应病证】　阴阳两虚导致的早泄。其症见畏寒肢冷，面黄白无华，气短乏力，腰膝酸软，阳事不举，临房早泄，排精稀薄，舌质淡，脉象微弱无力。

【药物组成】　熟地黄 18 克，山萸肉 12 克，山药 15 克，枸杞子 12 克，炮附子 9 克，肉桂 3 克，鹿角胶 10 克，肉苁蓉 15 克，淫羊藿 10 克，菟丝子 12 克，锁阳 12 克，杜仲 10 克，红参 9 克，黄芪 20 克，巴戟 10 克，五味子 6 克，紫河车 9 克。

【服用方法】　水煎服，每日一剂。

17. 阳痿早泄验方①

【方剂来源】　全国基层名老中医药专家朱传伟经验方，人物简介见本章"风寒感冒轻症验方"。

【适应病证】　阳痿早泄，遗精，精子质量下降。

【药物组成】　菟丝子 15 克，枸杞子 15 克，车前子 12 克，五味子 6 克，沙苑子 10 克，续断 12 克，桑寄生 15 克，鹿角胶（烊化）10 克，巴戟天 10 克，杜仲 15 克，淫羊藿 12 克，山茱萸 12 克，女贞子 15 克，甘草 6 克。

【服用方法】　水煎服，每日一剂。

18. 阳痿早泄验方②

【方剂来源】　防山李氏中医世家李全树祖传验方，人物简介见本章"心肌梗死验方"。

【适应病证】　本方功能为温肾补阳，益肾填精。主治阳痿，早泄，无精子。

【药物组成】　人参 60 克，鹿茸 60 克，韭菜子 100 克，淫羊藿 100 克，枸杞子 100 克，巴戟天 100 克，黄芪 30 克，肉桂 30 克，高度高粱酒 1000 克。

【服用方法】　上药入酒中浸泡 10 日后可饮用。每日 2 次，每次 20 毫升，屡试屡效。

【注意事项】　注意保持心情舒畅。

19. 阴阳互济汤

【方剂来源】　刘冰洋（1978～），男，出身中医世家，曲阜德正堂第四代传人，执业医师，高级中医刮痧师，曲阜市首届基层名医。他受家父（刘仲芹，曲阜德正堂第三代传人。他医学精湛，医德高尚，人们尊称为"救急菩萨"，著有《医道论》《医学从善》《德正救急笔记》等书。擅长中医妇科、内科病的治疗）的影响，热爱中医学，在继承家传的同时，结合农村工作实际，编写"简便十八法""新中医三字经"等简单实用歌诀，在农村基层广为流传，深受好评。他擅长治疗内科诸证及不孕不育，尤善中西医结合疗法。

【适应病证】　本方功能阴阳互济，生精止遗。主治阴阳失调，肾虚精关不固所致的阳痿早泄。

【药物组成】　补骨脂 15 克，菟丝子 20 克，山药 15 克，枸杞 30 克，烫狗脊 12 克，黄精 12 克，肉苁蓉 12 克，芡实 15 克，陈皮 10 克，淫羊藿 15 克，熟地黄 20 克，黄芪 30 克，山茱萸 15 克，甘草 6 克。

【服用方法】　水煎服，每日一剂。

【注意事项】　服药期间禁烟酒，忌饮茶。减房事。

【应用小结】　善补阳者，必于阴中求阳，则阳得阴助而生化无穷；善补阴者，必于阳中求阴，则阴得阳升而泉源不竭。阴虚补阴，阳虚补阳，亦须阴阳互济，互为根用。方中既有熟地黄、山茱萸、枸杞滋益肾阴、填精补髓，又兼用补骨脂、菟丝子、肉苁蓉、狗脊、淫羊藿益阳助火、补益肝肾、阴阳互济。黄芪补气升阳，山药、芡实固肾涩精，佐以陈皮行气健脾，以减滞腻，炙甘草调和诸药。本方可壮元阳，填真阴，阴阳互济，既益精髓，补精血，又可固涩止遗。

【典型病例】　李某，男，46岁，2016年11月10日初诊。主诉：全身无力、发凉2年余，阳痿、遗精半年。病史：全身乏力，腰膝酸软，下肢沉重发凉，后又盗汗，五更泄泻2年余，半年前述症状加重，出现房事不举，时有遗精。饮食尚可，小便清长，大便溏薄。初诊：神志清，精神差，舌质淡红少苔，脉沉而细。诊断：虚劳，阳痿，早泄。辨证：肾阴阳两虚，肾气不固。治法：滋阴补阳，固涩止遗。方药：补骨脂15克，菟丝子20克，山药15克，枸杞30克，烫狗脊12克，黄精12克，肉苁蓉12克，芡实15克，陈皮10克，淫羊藿15克，熟地黄20克，黄芪30克，山茱萸15克，甘草6克。水煎服，每日一剂，早晚各一次。

二诊：2016年11月20日，患者服药后腰背酸软感减轻，下肢较前有力，盗汗有明显减轻，仍有五更泻，但大便渐成型。房事遗精未见明显好转。饮食如常，小便清长，次数稍减。舌质淡红少苔，脉沉而细。守前法继进，着力加强补益肾阳，固涩止遗。前方加黑附子5克，肉桂5克，牡丹皮10克。水煎服，每日一剂，连服10剂。传授益肾固本按摩法，重点按揉腰眼，摩揉命门和推擦腰肾3部，每日自行按摩3次以上。

三诊：2016年12月1日，患者自诉精神大涨，全身温煦有力，睡眠酣畅，未再盗汗。大便成型，每日一次。房事较前明显好转，时间延长。未再发遗精。饮食较前增加。小便清利。舌质淡红，苔薄白，脉象平缓。滋阴补阳之效已显，肾气充盛，能固涩止遗。依前方去附子再服10剂，以巩固前效。益肾固本按摩法继续至少1个月。

20. 睾丸肿大验方

【方剂来源】　曲阜市吴村卫生院陈贞来经验方，人物简介见本章"神附止泻汤"。

【适应病证】　睾丸肿大。

【操作方法】　用白塔村南的郎亢石数斤，清水浸泡，用泡后的水做饭和喝水，坚持服用无不适。另将泡后的尘泥，用锅炒干，研细末备用。再用花椒树下的蚯蚓粪，炒干研细备用。上3味药用醋调膏，外敷直至痊愈。

【典型病例】　张某，男，2岁。父母发现睾丸大小不均，现局部外观正常，触诊发现一个较大，一个较小，大如鸽蛋，无疼痛，给予上述治疗，直至痊愈。

21. 睾丸鞘膜积液验方

【方剂来源】　马氏中医马建国经验方，人物简介见本章"感冒验方"。

【适应病证】　小儿常发的睾丸鞘膜积液，症状为阴囊内有肿块，表面光滑有波动感，与阴囊皮肤不粘连，肿块透光试验阳性。

【药物组成】　龙骨、牡蛎、五倍子、冰片少许。

【服用方法】　上药共研成细粉，与凡士林调成软膏后涂于患处，纱布包敷。每日1～2次。临床观察，敷药膏20～25日后，积液即可逐渐吸收。

【按语】　本病部分患儿虽经手术，但仍有不少复发，且费用较高，并造成了不少痛苦。此疗法较为简便，且无痛苦及不良反应。患儿及家长非常愿意接受。

22. 龟头炎验方

【方剂来源】 1977 年曲阜县卫生局向济宁地区卫生会议献方。

【适应病证】 龟头炎。

【药物组成】 绿皮鸭蛋 7 个，大黄 9 克（研细粉）。

【配制方法】 把鸭蛋开一小口，将大黄粉放入鸭蛋内，文火烧熟。

【服用方法】 每天吃 2 个，7 个为 1 个疗程。

【临床疗效】 宋某，患龟头炎。经用抗菌毒 15 日不愈，服此方痊愈。

23. 男性更年期综合征验方

【方剂来源】 时庄刘氏中医世家刘冰洋经验方，人物简介见本章"阴阳互济汤"。

【适应病证】 本方功能为疏肝解郁、健脾行气。主治肝郁脾虚所致的男性更年期综合征。

【药物组成】 郁金 10 克，石菖蒲 10 克，炒白术 15 克，白芍 15 克，陈皮 10 克，炒枳壳 12 克，香附（醋炒）12 克，柴胡 12 克，川芎 10 克，炙甘草 6 克。

【服用方法】 水煎服，每日一剂。

【按语】 本病肝郁脾虚者较多。肝性喜条达、恶抑郁，为藏血之脏，体阴而用阳。若情志不畅，肝木不能条达，则疏泄不畅，以致抑郁。故常情志抑郁或急躁易怒。肝木为病易于传脾，脾胃虚弱故神疲食少，脉弦而细。治宜疏肝解郁，健脾理气为要则。

【典型病例】 杨某，男，49 岁。情志抑郁一年余，近 3 个月来又急躁易怒，常感胸胁中有气游走，冲攻作痛，善叹息，喜嗳气，小便利，大便常涩滞不畅，食少，舌质淡，苔薄白，脉弦而细。诊断：男性更年期综合征。辨证：肝郁脾虚，情志不舒。治法：舒肝解郁，健脾行气，调达气机。方药：郁金 10 克，石菖蒲 10 克，炒白术 15 克，白芍 15 克，陈皮 10 克，炒枳壳 12 克，香附（醋炒）12 克，柴胡 12 克，川芎 10 克，炙甘草 6 克。共 10 剂，每日一剂，水煎服。

二诊：患者服药后胸胁胀满感减轻，两胁痛感未减，情志较前舒畅，烦躁易怒减轻，小便利，排气多，大便渐通畅成条，胃纳增，舌质淡，苔薄白，脉弦而细。守前法继进，着力疏肝解郁，调节情志，健脾理气，酌加柔肝理气止痛，补血和胃之药。前方去石菖蒲，加延胡索 12 克，鸡内金 15 克，每日一剂，连服 10 剂。

三诊：患者自诉两胁未再感胀满疼痛，心情舒畅，胃纳较前增加，睡眠极酣，小便利，大便通畅，舌质淡红，苔薄白，脉象平缓。肝郁脾虚基本消失。柔肝解郁之效已显，治宜先柔肝解郁，后健脾和胃，补后天之本。依二诊之方再服 10 剂，以巩固前效。

七、虚损病验方

1. 肾结核验方

【方剂来源】 山东省名老中医药专家朱鸿铭经验方，人物简介见本章"预防流行性

感冒验方①"。

【适应病证】　肾结核。

【药物组成】　鲜马齿苋 1500 克捣烂，黄酒 1000 毫升。

【服用方法】　将鲜马齿苋捣烂，用黄酒浸 3 昼夜后滤去渣，贮瓶内，每日饭前饮 1 盅。

2. 肾气虚验方

【方剂来源】　山东省名老中医药专家朱鸿铭经验方，人物简介见本章"预防流行性感冒验方①"。

【适应病证】　肾气虚导致的腰痛、乏力、畏寒，男子阳痿早泄，妇女月经后期，量少等。

【药物组成】　熟地黄 15 克，山药 15 克，茯苓 12 克，牡丹皮 10 克，菟丝子 15 克，山茱萸 12 克，芡实 20 克，巴戟天 12 克，制龟板 15 克，黄芪 15，党参 15 克，益智仁 10 克，覆盆子 10 克。

【服用方法】　水煎服，每日一剂。

3. 肾虚亏损验方

【方剂来源】　颜秉甲中医诊所捐献祖传秘验方，人物简介见本章"慢性支气管炎验方"。

【适应病证】　肾虚亏损。

【药物组成】　当归 9 克，茯苓 9 克，熟地黄 9 克，枸杞子 15 克，牡丹皮 9 克，山茱萸 15 克，川续断 15 克，菟丝子 15 克，覆盆子 12 克，北五味子 9 克，益智仁 9 克，制龟板 9 克，鹿角霜 12 克，黄精 15 克，人参 9 克，山药 15 克，制何首乌 9 克，白芍 9 克，女贞子 15 克，炮附子 6 克。

【服用方法】　水煎服，每日一剂。

4. 肾虚脚软疼痛验方

【方剂来源】　颜秉甲中医诊所捐献祖传秘验方，人物简介见本章"慢性支气管炎验方"。

【适应病证】　主治肾虚脚软疼痛。

【药物组成】　杜仲 30 克。

【服用方法】　水酒各 500 毫升，煎水内服，每日一剂。

5. 术后体虚验方

【方剂来源】　曲阜市中医院外三科经验方。

【适应病证】　本方益气活血、化瘀止痛，主治外科术后体倦乏力、局部气血阻滞所致疼痛等病证。

【药物组成】　黄芪 30 克，党参 30 克，当归 12 克，川芎 12 克，赤芍 12 克，丹参 30 克，红花 9 克，枳实 9 克，柴胡 15 克，川牛膝 9 克，甘草 6 克。

【服用方法】　水煎服，每日一剂。

第八节　肿　瘤　验　方

一、肺癌验方

【方剂来源】　乔氏中医乔尚熠捐献父亲乔根庭先生验方，人物简介见本章"霍乱验方"。

【适应病证】　主治肺癌。

【药物组成】　杏仁、海藻、昆布、桑白皮、薏苡仁、海浮石、全瓜蒌、鱼腥草、山慈菇各 9 克，薤白、川贝母、葶苈子、百部、射干、清半夏各 6 克。

【服用方法】　水煎服，每日一剂。

二、食管癌验方

1. 噎嗝症特色疗法

【方剂来源】　乔氏中医乔尚熠捐献父亲乔根庭先生验方，人物简介见本章"霍乱验方"。

【适应病证】　噎嗝症。其症可见食管梗阻，水饮可入，食物难下，胸部有闭塞阻满现象，粪如羊屎，兼有胸膈疼痛，气逆不舒，舌苔腻厚，脉弦滑，实证也。形肉瘦削，精神萎惫，舌苔绛色，脉细，虚证也。

【特色疗法】　（1）针刺：胃经的双足三里穴、脾经的双三阴交穴，均可直针 8 分。膀胱经的双肺俞穴向外斜刺 5 分。任脉的膻中穴向下刺 5 分。八卦穴中的右内关穴、右公孙穴直针 8 分。上法均用泻法，留针 15 分钟。

（2）中药应用：①白萝卜打成汁，频频饮之。②荜澄茄 10 克，白豆蔻 6 克。共研细粉，分 3 次温开水送服。③鲜芦根 150 克，煎后，当茶饮之。④生藕汁 3 茶杯，生姜汁 1 汤匙，雪梨汁 3 茶杯，甘蔗汁 3 茶杯，荸荠汁 3 茶杯，萝卜汁 1 茶杯，白果汁 1 茶杯，蜂蜜 5 汤匙，竹沥 1 汤匙，同搅拌匀，每次饮 1 茶杯，当茶饮之。

【按语】　情志抑郁，忧思悲恚，以致气结于胸，凝津生痰，久之气凝而血亦瘀，痰血瘀阻，胶结于上焦，使食管狭窄，形成噎嗝。或者暴饮暴食，损伤脾胃，气血俩耗，阴液内枯，以致营血不濡，津液不泽，虚火煎熬，食管干塞，成为此症。

2. 噎嗝验方

【方剂来源】　沈氏中医后人沈莹、孙慧杰捐献名老中医沈梦周先生经验方，人物简介见本章"流行性感冒验方"。

【适应病证】　噎嗝（嗝食）。

【药物组成】　党参 18 克，代赭石 24 克（研细），清半夏 9 克，当归身 9 克，天冬 12

克，知母 15 克，柿霜饼 15 克（服用后含化，徐徐咽之），肉苁蓉 12 克。加减：贲门有瘀血者，加桃仁、三棱各 6 克；上焦痰涎壅滞者，加旋覆花 6 克。

【服用方法】 水煎服，每日一剂。

3. 食管癌验方

【方剂来源】 乔氏中医乔尚熠捐献父亲乔根庭先生验方，人物简介见本章"霍乱验方"。

【适应病证】 主治食管癌。

【药物组成】 ①川红花、生赭石各 4.5 克，桃仁、党参各 6 克，淮山药、天花粉、天门冬各 9 克，土鳖虫 3 个。水煎后，冲服三七粉 1.5 克。②麦门冬、海蛤粉、浙贝母、白僵蚕、桔梗、化橘红、连翘、生山栀子、竹茹、海藻各 6 克，玄参、金银花、粉丹皮各 9 克，甘草 4.5 克，水煎服，每日一剂。

4. 食管癌特色疗法

【方剂来源】 乔氏中医乔尚熠捐献父亲乔根庭先生验方，人物简介见本章"霍乱验方"。

【适应病证】 食管癌。其常觉食管发烫疼痛，因食管痉挛，食物下行障碍，咽硬食物或试压喉头时，非常疼痛，严重时癌细胞还会破裂，蔓延到其他器官。

【特色疗法】 （1）针刺：胆经的双肩井穴向背方斜刺 5 分。任脉的天突穴向下针 5 分，廉泉穴直针 3～5 分。胃经的双足三里穴直针 8 分。脾经的双三阴交穴直针 1 寸，双大都穴直针 3 分。八卦穴中的左内关穴、右公孙穴各直针 5 分。上法均用泻法，留针 10～15 分钟。

（2）中药应用：生地黄 10 克，连翘 15 克，金银花 15 克，玄参 10 克，牡丹皮 15 克，金石斛 15 克，生栀子 15 克，牛蒡子 15 克，川黄连 5 克，赤苓 10 克，大黄 6 克，土茯苓 10 克，生枳实 10 克，黄柏 10 克，知母 10 克，蒲公英 10 克，桔梗 10 克，石膏 15 克，芦根 15 克，淡竹叶 10 克，薄荷 10 克。上法共为细粉，炼蜜为丸，如梧子大，每日早、中、晚用温开水送下 20～30 粒。

【按语】 食管间受过热的或刺激性强的食物刺激，或是口腔炎、咽头炎的蔓延，都易发此病。

5. 解除食管癌噎塞特色疗法

【方剂来源】 曲阜市吴村卫生院陈贞来经验方，人物简介见本章"神附止泻汤"。

【适应病证】 主治食管癌术后噎塞、食物不下、噎涩不适。

【操作方法】 喝一口凉开水（在口中噙着，不能下咽），同时自己按压内关穴，连按压跳 2 次，在第 3 次按压时咽下凉开水，可在胸部听到"吱"的响声，患者立刻感觉舒服。

【典型病例】 许某，男，65 岁。食管癌放疗后，在家吃饭时出现食物滞留在食管中难以吞咽。嘱用上法，给予凉开水（在口中噙着，不能下咽），同时自己按压内关穴，连续按压 2 次，在第 3 次时咽下凉开水，在胸部听到"吱"的响声，患者立刻感觉舒服。

三、胃癌验方

1. 胃癌验方

【方剂来源】　乔氏中医乔尚熠捐献父亲乔根庭先生验方，人物简介见本章"霍乱验方"。

【适应病证】　主治胃癌。

【药物组成】　茯苓、陈皮、川厚朴、夏枯草、山楂、广木香、山慈菇各 9 克，莱菔子、清半夏、旋覆花、柿蒂、砂仁、延胡索、生地黄、大黄、泽泻、乳香、没药、生白术各 6 克。

【服用方法】　水煎服，每日一剂。

2. 胃癌特色疗法

【方剂来源】　乔氏中医乔尚熠捐献父亲乔根庭先生验方，人物简介见本章"霍乱验方"。

【适应病证】　胃癌。初期不想吃，舌有厚苔，胃部有压重感，类似于慢性胃炎，左锁骨上窝的淋巴结肿大，逐渐消失，皮肤苍白，枯燥，手背和前臂的皮肤上生黑斑，胃痛，嗳气，呕吐，最后发生水肿。

【特色疗法】　（1）针刺：膀胱经的双膈俞、双胃俞、双三焦俞穴，均向外斜刺 5 分。胃经的双足三里穴直针 8 分。脾经的双三阴交穴直针 1 寸。八卦穴中的右公孙穴、左内关穴直针 5 分。上法均用泻法，留针 15～20 分钟。

（2）中药应用：酒炒香附 10 克，生枳壳 10 克，莪术 5 克，青皮 5 克，丹参 10 克，川黄连 3 克，生栀子 10 克，川厚朴 10 克，槟榔 10 克，当归 6 克，生山楂 10 克，生鸡内金 10 克，瓦楞子 10 克，甘草 3 克。水煎服，每日一剂。

【按语】　本病是胃内发生肿瘤，治疗很难见效。一般的能拖几年，大多发在 40～60 岁的人，胃溃疡，慢性胃炎，烟、酒、茶、香味料等的过度嗜好是发本病的原因，也有遗传性的关系。

四、肝癌验方

1. 肝癌验方①

【方剂来源】　乔氏中医乔尚熠捐献父亲乔根庭先生验方，人物简介见本章"霍乱验方"。

【适应病证】　主治肝癌。

【药物组成】　柴胡、生地黄、牡丹皮、龙胆草、生栀子、生白芍、淡竹叶、滑石、木通各 9 克，大黄、川黄连、川芎、郁金、延胡索、甘草、泽泻各 6 克，车前子 15 克，灯芯草 2 克。

【服用方法】　水煎服，每日一剂。病情不重者隔一二日服一剂亦可。

2. 肝癌验方②

【方剂来源】 沈氏中医后人沈莹、孙慧杰捐献名老中医沈梦周先生经验方，人物简介见本章"流行性感冒验方"。

【适应病证】 肝癌。其症见全身发黄如败土，皮肤甲错，大便白色，为肝阳虚之阴毒恶症。

【药物组成】 炮附子 20 克（先煎），焦白术 24 克，西洋参 30 克，干姜 5 克，炮姜 5 克，水炒甘草 9 克，金钱草 9 克，三角风（又名爬山虎，先煎）15 克，黄酒 30 克。

【服用方法】 水煎服，每日一剂。

【应用小结】 本方能抑制癌毒的发展，减少痛苦，延长一段生命。

五、肠癌验方

【方剂来源】 乔氏中医乔尚熠捐献父亲乔根庭先生验方，人物简介见本章"霍乱验方"。

【适应病证】 主治肠癌。

【药物组成】 生白芍、贯仲、紫花地丁、大黄、广木香、乳香、没药、山慈菇各 6 克，洗地龙、蒲公英、黄芩、当归尾、生地黄、火麻仁、薏苡仁各 9 克，川黄连 4.5 克，甘草 4.5 克。

【服用方法】 水煎服，每日一剂。

六、乳腺癌验方

1. 乳癌初起验方

【方剂来源】 乔氏中医乔尚熠捐献父亲乔根庭先生验方，人物简介见本章"霍乱验方"。

【适应病证】 主治乳癌初起。

【药物组成】 紫花地丁、生甘草、金银花各 9 克，蒲公英 15 克。

【服用方法】 水煎，每日当茶饮之，内服有特效。

2. 乳癌验方

【方剂来源】 乔氏中医乔尚熠捐献父亲乔根庭先生验方，人物简介见本章"霍乱验方"。

【适应病证】 主治乳癌。

【药物组成】 ①山慈菇、浙贝母、连翘、全瓜蒌、陈皮、白芷、白菊花、茜草根、乳香、没药、雄鼠屎、紫花地丁各 9 克，蒲公英、金银花、土茯苓、漏芦、夏枯草各 15 克，甘草 6 克。水煎服，每日一剂。②石柱参、全蝎、乳香、没药、苍术、三棱、莪术、生白术各 6 克，皂角刺 9 克，当归、甘草、炙黄芪各 4.5 克，蜈蚣 3 条。水煎服，每日一剂。

3. 乳腺癌特色疗法

【方剂来源】 乔氏中医乔尚熠捐献父亲乔根庭先生验方，人物简介见本章"霍乱验方"。

【适应病证】 乳腺癌，又称乳岩症。初开始时常打寒战、高热，乳房内现有一个或数个硬核，疼痛，按压时痛如刀刺，表皮渐发潮红，最后硬核破裂，溃烂流脓血，着眼看患处有如山岩，故称为乳岩。

【特色疗法】 （1）针刺：大肠经的双合谷穴直针 5 分，双曲池穴直针 1 寸。心包经的右天池穴直针 5 分，右内关穴直针 8 分，右曲泽穴直针 5 分。胃经的双足三里穴直针 8 分。胆经的双肩井穴针 3 分，双阳辅穴直针 1 寸。肝经的双行间穴直针 5 分。上法均用泻法，留针 15 分钟。

（2）中药应用

1）紫花地丁 10 克，金银花 10 克，蒲公英 10 克，土茯苓 15 克，甘草 3 克。水煎服，每日一剂。

2）犀黄 1 克，麝香 0.3 克，乳香 15 克，没药 15 克。上药共研细炼蜜为丸，如梧子大，每次 10～15 丸，薄荷汤冲服，日 2～3 次。

3）鲜蒲公英 15 克，槐花 15 克，生地黄 15 克，生栀子 15 克，金银花 15 克，浙贝母 10 克，大黄 6 克，鲜瓜蒌一个，活青蛙 3 个去内脏，同捣烂成泥，再入冰片少许，麝香 0.1 克，调匀，涂患处，干后再易。

4）丹参 6 克，玄参 10 克，生地黄 10 克，黄芪 10 克，黄柏 6 克，知母 6 克，金银花 10 克，天花粉 10 克，蒲公英 10 克，当归尾 10 克，全瓜蒌 15 克，制穿山甲 10 克，乳香 3 克，没药 3 克，生甘草 3 克。水煎服，隔日一剂。

【按语】 本病多因用不清洁的布擦拭乳房，或是有毒性细菌，随着毛孔进入体内，或者有细菌由阴道渗入血液，循环至乳部，都可引致乳腺发炎。

七、子宫癌验方

【方剂来源】 乔氏中医乔尚熠捐献父亲乔根庭先生验方，人物简介见本章"霍乱验方"。

【适应病证】 主治子宫癌。

【药物组成】 ①山慈菇、生白芍、贯仲、藕节炭、血余炭、甘草、紫草根各 6 克，党参、当归各 4.5 克，夏枯草、土茯苓、金银花各 9 克。水煎服，每日一剂。②山慈菇、海藻、昆布、当归、丹参、赤芍、延胡索、紫花地丁、白芷、桃仁、川楝子各 6 克，川黄连 3 克，夏枯草、金银花、生地黄、土茯苓、川草薢、蒲公英各 9 克，乳香、没药、川红花各 4.5 克，半枝莲 15 克，白花蛇舌草 30 克。水煎服，每日一剂。

八、放化疗副作用验方

1. 扶正抗癌汤

【方剂来源】 全国基层名老中医药专家朱传伟经验方，人物简介见本章"风寒感冒

轻症验方"。

【适应病证】　各种恶性肿瘤的保守治疗及放化疗后的康复治疗。

【药物组成】　白花蛇舌草 30 克，半支莲 30 克，七叶一支花 15 克，蒲公英 15 克，浙贝母 12 克，半夏 10 克，威灵仙 15 克，木香 12 克，厚朴 10 克，太子参 20 克，麦冬 12 克，五味子 6 克，黄精 15 克，黄芪 20 克，白英 20 克，土茯苓 15 克。

【服用方法】　水煎服，每日一剂。

【按语】　上方可根据肿瘤的发生部位及体质的强弱而进行加减。

2. 益髓升血汤预防放化疗副作用

【方剂来源】　曲阜市中医院蔺世峰经验方，人物简介见本章"肿瘤性顽固性呃逆验方"。

【适应病证】　健脾和胃、益气养血。

【药物组成】　黄芪 30 克，炒山药 15 克，女贞子 15 克，白芍 15 克，当归 12 克，太子参 15 克，木香 10 克，炙甘草 10 克，菟丝子 15 克，五味子 9 克，焦山楂 20 克，炒白术 15 克，地榆 15 克，黄精 20 克，枸杞子 20 克，牡丹皮 15 克，鸡血藤 15 克，重楼 10 克，麦冬 15 克，地黄 15 克，熟地黄 15 克，薏苡仁 20 克，佩兰 15 克，广藿香 15 克。

【服用方法】　浓煎 100 毫升，分早晚 2 次空腹服用，每日一剂。

【注意事项】　脾胃虚寒者慎用。

【应用小结】　肿瘤患者放化疗后易致中性粒细胞、红细胞、血小板、血红蛋白计数减少，食欲减退。本方又名益髓升血汤，由八珍汤和五子衍宗丸加减而成，可以健脾和胃、益气养血。该方简便易行，已临床观察 150 例，治愈率达 95% 以上。

【典型病例】　病案一：李某，男，49 岁。食管癌，给予多西他赛+顺铂方案化疗，并辅以益髓升血汤，患者 6 周期化疗过程中均未出现中性粒细胞、红细胞、血小板、血红蛋白计数减少的不良反应。

病案二：王某，女，44 岁。肺癌，化疗过程中出现恶心、纳差，给予益髓升血汤，每日一剂，服后患者症状逐渐缓解。

3. 肿瘤化疗胃肠道反应特色疗法

【方剂来源】　曲阜市中医院蔺世峰经验方，人物简介见本章"肿瘤性顽固性呃逆验方"。

【适应病证】　化疗药物导致的胃肠道反应。

【操作方法】　取 5 毫升注射器抽取甲氧氯普胺注射液 2 毫升（10mg），垂直刺入足三里穴 1.5～2.0cm，有酸胀感后，注入注射液。

【注意事项】　乳腺癌患者禁用。

【应用小结】　对于肿瘤患者化疗过程中出现的恶心、呕吐、呃逆等胃肠道反应，用甲氧氯普胺注射液 2 毫升穴位注射，疗效较好。经临床观察 90 例，治愈率达 90% 以上。

【典型病例】　病案一：王某，女，50 岁。乳腺癌，化疗结束后，夜间出现恶心，给予甲氧氯普胺注射液 2 毫升穴位注射，约半小时后症状缓解。

病案二：赵某，男，67 岁。食管癌，化疗过程中出现顽固性呃逆，给予甲氧氯普胺注射液 2 毫升穴位注射，2 次/日，一日后症状消失。

4. 防治化疗致恶心呕吐特色疗法

【方剂来源】 曲阜市中医院蔺世峰经验方，人物简介见本章"肿瘤性顽固性呃逆验方"。

【适应病证】 化疗引发的恶心、呕吐。

【操作方法】 于化疗前 30 分钟选取患者耳部穴位如胃穴、神门穴、内分泌等，用 75% 乙醇擦拭耳郭局部皮肤，左手固定耳郭，右手持止血钳夹王不留行籽贴于耳部所选穴位，贴压时稍加用力，注意刺激的强度，以耳郭有发热、胀麻感（即得气）为度。于化疗前 5～10 分钟，用手指进行耳穴按压刺激，手法由轻及重，按压每个穴位每次 120～150 下，使耳部产生疼痛、胀痛、热感、酸麻感，按压 5～7 次/日，留贴至化疗完成。3 日换豆 1 次。若王不留行籽移位或脱出，及时更正或补充，直至化疗结束后。

【注意事项】 如有不适立即停用。

【应用小结】 临床应用本法防治化疗所致恶心呕吐患者 300 例，90%的患者效果明显。

【典型病例】 张某，女，56 岁。食管癌，给予多西他赛+顺铂方案化疗。化疗前 30 分钟给予王不留行籽贴于耳部穴位，并辅以止痛药，未出现明显恶心呕吐不良反应。

5. 放疗引起的食管炎验方

【方剂来源】 曲阜市中医院肿瘤二科经验方。

【适应病证】 本方可益气养阴、活血解毒，主治放疗引起的食管炎。

【药物组成】 黄芪 20 克，白术 15 克，桃仁 15 克，红花 10 克，麦冬 20 克，北沙参 15 克，连翘 15 克，金银花 10 克，瓦楞子 20 克，玉竹 15 克，苦参 15 克，白花蛇舌草 30 克，佛手 15 克，甘草 10 克。

【服用方法】 水煎服，每日一剂。

6. 放疗后食管、肺损伤验方

【方剂来源】 曲阜市中医院肿瘤二科经验方。

【适应病证】 本方可益气养阴、活血解毒，主治放疗引起的食管和肺损伤。

【药物组成】 黄芪 20 克，白术 15 克，桃仁 15 克，红花 10 克，麦冬 15 克，玄参 15，连翘 20 克，金银花 15 克，瓦楞子 20 克，玉竹 15 克，苦参 15 克，白花蛇舌草 30 克，佛手 15 克，重楼 10 克，甘草 10 克，生地黄 20 克，当归 12 克，桔梗 12 克，浙贝母 15 克，鱼腥草 30 克。

【服用方法】 水煎服，每日一剂。

7. 放化疗后白细胞、血小板计数减少验方

【方剂来源】 曲阜市中医院肿瘤二科经验方。

【适应病证】 本方可填精益髓，治疗和预防放化疗引起的白细胞、血小板等计数

减少。

【药物组成】　黄芪 30 克，炒山药 15 克，女贞子 15 克，白芍 15 克，当归 12 克，太子参 15 克，木香 10 克，炙甘草 10 克，菟丝子 15 克，五味子 9 克，焦山楂 20 克，炒白术 15 克，地榆 15 克，黄精 20 克，枸杞子 20 克，牡丹皮 15 克，鸡血藤 15 克，重楼 10 克，麦冬 15 克，地黄 15 克，熟地黄 15 克，薏苡仁 20 克，藿香 15 克，佩兰 15 克。

【服用方法】　水煎服，每日一剂。

8. 放化疗致白细胞计数减少验方①

【方剂来源】　曲阜市中医院肿瘤一科经验方。

【适应病证】　本方可益气养血、补髓升白，主治放化疗过程中白细胞计数减少或免疫功能低下。

【药物组成】　太子参 30 克，炙黄芪 30 克，白术 30 克，茯苓 15 克，当归 15 克，炒白芍 15 克，熟地黄 15 克，阿胶（烊化）10 克，补骨脂 20 克，鸡血藤 30 克，焦山楂 30 克。

【服用方法】　水煎服，每日一剂。亦可按比例制成膏方服用。

9. 放化疗致白细胞计数减少验方②

【方剂来源】　曲阜市中医院肿瘤一科经验方。

【适应病证】　本方可补肾填精、益气养血，主治放化疗过程中白细胞计数减少或免疫功能低下。

【药物组成】　紫河车 15 克，当归 12 克，黄芪 30 克，仙鹤草 30 克，枸杞子 15 克，鸡血藤 40 克，北沙参 15 克，麦冬 15 克，墨旱莲 15 克，五味子 9 克，鹿角胶（烊化）10 克，黄酒 10 毫升。

【服用方法】　水煎服，每日一剂。亦可按比例制成膏方服用。

10. 放化疗后白细胞计数减少验方③

【方剂来源】　曲阜市中医院肿瘤二科经验方。

【适应病证】　本方可填精益髓，治疗和预防放化疗引起的白细胞计数减少等。

【药物组成】　黄芪 20 克，黄精 20 克，女贞子 10 克，白芍 15 克，牡丹皮 15 克，五味子 9 克，菟丝子 12 克，地榆 15 克，川芎 10 克，枸杞子 20 克，鸡血藤 15 克，红参 10 克，当归 9 克，白术 15 克，焦山楂 20 克，木香 10 克，炙甘草 10 克。

【服用方法】　水煎服，每日一剂。

11. 放化疗后食欲不振验方

【方剂来源】　曲阜市中医院肿瘤一科经验方。

【适应病证】　本方可疏肝健脾、消食导滞，主治放化疗过程中食欲不振、恶心腹胀。

【药物组成】　党参 20 克，炒白术 15 克，茯苓 20 克，炙甘草 6 克，山药 30 克，陈皮 12 克，阿胶 10 克（洋化），桔梗 15 克，炒苦杏仁 10 克，枳壳 10 克，柴胡 15 克，炒麦芽 30 克，炒鸡内金 20 克，焦山楂 30 克，炒六神曲 20 克，大枣 15 克，蜂蜜 30 克。

【服用方法】 水煎服，每日一剂。

12. 化疗后手足麻木验方

【方剂来源】 曲阜市中医院蔺世峰经验方，人物简介见本章"肿瘤性顽固性呃逆验方"。

【适应病证】 本方可温经散寒、养血通脉，主治化疗后手足麻木。

【药物组成】 当归 20 克，桂枝 20 克，黄芪 30 克，红花 10 克，透骨草 20 克，制川乌 10 克，细辛 6 克，地龙 10 克，烫水蛭 6 克。

【使用方法】 水煎后泡脚，每日一次，每次 30 分钟。

【注意事项】 如有皮肤不适时停药。

【应用小结】 肿瘤患者应用某些化疗后（如奥沙利铂）易致手足麻木。本方又名络痹宁洗剂，能温经散寒、养血通脉。该方简便易行，已多年应用于临床，曾观察 65 例，治愈率达 90%以上。

【典型病例】 纪某，男，54 岁。直肠癌，给予 FOLFOX 3 个周期化疗后出现手足麻木，给予络痹宁洗剂泡脚，5 剂后症状消失。

13. 血小板减少症验方

【方剂来源】 曲阜师范大学校医院颜平经验方，人物简介见本章"胃、十二指肠溃疡验方②"。

【适应病证】 白细胞减少症。其表现为贫血，皮下出血，全身乏力，睡眠多梦。脉沉细数。

【药物组成】 仙鹤草 30 克，当归 16 克，生地黄 24 克，白芍 20 克，川芎 12 克，熟地黄 24 克，麦冬 12 克，甘草 6 克，荆芥穗 12 克，茜草根 20 克。

【服用方法】 水煎服，每日一剂。

九、甲状腺病变验方

1. 甲状腺功能亢进验方①

【方剂来源】 山东省名老中医药专家朱鸿铭经验方，人物简介见本章"预防流行性感冒验方①"。

【适应病证】 甲状腺功能亢进。其症见疲乏无力，汗出，动则更甚，心烦易怒，燥热，心烦失眠，消瘦，大便溏量多，手抖，舌体瘦、细颤、质红，脉象细数。B 超示甲状腺肿大。

【药物组成】 黄芪 20 克，麦冬 15 克，五味子 6 克，乌梅 9 克，夏枯草 12 克，连翘 12 克，生地黄 15 克，黄药子 7 克，牡蛎 30 克，白芥子 6 克，制鳖甲 10 克，浙贝母 12 克，刘寄奴 20 克，炒酸枣仁 25 克，茯苓 20 克。

加减：若目突眼胀，可加石决明 20 克，珍珠母 30 克；若女子经闭，可加川楝子 9 克，青皮9克，桃仁12克，红花10克，五灵脂9克以疏肝活血；男子阳痿多为肝强肾弱，可酌加柴胡9克，栀子9克，牡丹皮9克，龙胆草6克，熟地黄15克，何首乌12克，沙苑子12克，女贞子12克，枸杞子12克，山萸肉12克以泻肝补肾。

【服用方法】 水煎服，每日一剂。

2. 甲状腺功能亢进验方②

【方剂来源】 乔氏中医乔尚熠捐献父亲乔根庭先生验方，人物简介见本章"霍乱验方"。

【适应病证】 甲状腺功能亢进。

【药物组成】 当归8克，川芎、黄连各4.5克，白芍、生地黄、牡丹皮、知母、泽泻、玉蝴蝶、牛蒡子、枸杞子、金银花、连翘、桔梗、炒枳壳、六曲、炒蛤粉、生甘草各6克，远志、石菖蒲、陈皮、海藻、昆布、阿胶（烊化）各9克。

【服用方法】 水煎服，每日一剂。

3. 甲状腺功能减退症验方

【方剂来源】 山东省名老中医药专家朱鸿铭经验方，人物简介见本章"预防流行性感冒验方①"。

【适应病证】 甲状腺功能减退症。症见极度疲乏，气短心慌，面色不华，嗜睡，畏寒，四肢不温，面浮肢肿，腰酸，发色不泽，女子性欲冷淡，男子阳痿，舌质淡、边有齿痕，脉象虚弱。

【药物组成】 红参7克，黄芪30克，白术10克，当归10克，熟地黄24克，山萸肉10克，川芎9克，制何首乌20克，肉桂5克，柴胡6克，鹿角胶9克（烊化），淫羊藿15克，菟丝子20克，路路通15克。

【服用方法】 水煎服，每日一剂。

4. 急性化脓性甲状腺炎验方

【方剂来源】 山东省名老中医药专家朱鸿铭经验方同，人物简介见本章"预防流行性感冒验方①"。

【适应病证】 急性化脓性甲状腺炎。其症见寒战高热，颈前肿胀灼热，疼痛剧烈，掣及耳后及枕部，吞咽时加重，色红、苔黄，脉象弦数。

【药物组成】 柴胡9克，牛蒡子9克，连翘15克，僵蚕9克，薄荷6克，黄芩9克，黄连6克，玄参15克，马勃9克，桔梗9克，板蓝根15克，蒲公英15克，升麻6克，陈皮9克，甘草3克。

【服用方法】 水煎服，每日一剂。

5. 慢性甲状腺炎验方

【方剂来源】 山东省名老中医药专家朱鸿铭经验方，人物简介见本章"预防流行性感冒验方①"。

【适应病证】 慢性甲状腺炎。其症见极度乏力，精神萎靡，声低懒言，畏寒肢冷，眼浮肢肿，尿频，触之颈前肿大坚硬，舌质淡，脉细弱。

【药物组成】 制附子6克，肉桂6克，淫羊藿15克，益智仁10克，熟地黄15克，山茱萸10克，白术10克，白芥子6克，浙贝母10克，牡蛎30克，制鳖甲10克，三棱9克，莪术9克，生黄芪20克，柴胡6克，升麻6克，甘草6克。

【服用方法】 水煎服，每日一剂。

6. 甲状腺肿大特色疗法

【方剂来源】 乔氏中医乔尚熠捐献父亲乔根庭先生验方，人物简介见本章"霍乱验方"。

【适应病证】 甲状腺肿大。表现：两耳下常觉膨胀，有灼热感，也会头晕目眩，食欲不振，容易疲劳，情绪不安，喜发脾气。病势严重时，两眼球突出，好像金鱼眼，瞳仁浑浊，白眼球发浅黄色，小便色黄而短少，大便秘结而困难，最后即形成脖子粗大，下颚下有像瘿瘤物出现，但不红肿破裂，会由小而长大，呼吸困难。

【特色疗法】 （1）针刺：三焦经的双中渚穴直针5分，双关冲穴直针2分。小肠经的双天窗穴（在耳下颈侧大筋间）直针3分，双天容穴（在天窗穴上1寸）直针5分。胆经的双风池穴向前针刺5分。膀胱经的双天柱穴直针5～8分。任脉的廉泉穴直针3分。上法均用泻法。留针15分钟。关冲穴可放血少许。

（2）中药应用：①海藻、昆布、龙胆草、海蛤粉、通草、陈皮、姜半夏、白芷、当归、赤芍、炒神曲、薄荷。药量酌用。水煎服。②沉香、乳香、丁香、广木香、藿香、酒炒香附、砂仁皮、母猪眼7对，好酒同药共煮3炷香的时间，露一宿，焙干为末。炼蜜为丸，如白果大。每晚睡前，口中含化7粒。药量酌用之。

【按语】 甲状腺位于两耳下颈部，为人体内分泌一主要腺体，据西医学理论，此腺体与发育有关，妇女则与月经有关，此与祖国医学理论大致相同，乃是认为与肝、脾、肾、三焦经有密切关联，此属气血调和，甲状腺自然会健全，否则就会发生疾病。

第二章

外　科

第一节　疮痈疖肿验方

一、疖疔痈肿验方

1. 疖痈初起验方

【方剂来源】　马氏中医马建国经验方，人物简介见第一章"感冒验方"。

【适应病证】　疖痈初起及浅 I° 烧、烫伤所致皮肤色红热痛。

【药物组成】　牡丹皮、金银花、连翘、地榆各等份。

【使用方法】　水煎待凉，纱布蘸药液外敷。或上药共研细粉与凡士林调膏涂敷。

2. 疮疖肿毒验方

【方剂来源】　马氏中医马建国经验方，人物简介见第一章"感冒验方"。

【适应病证】　夏秋季节常发疮疖肿毒。

【药物组成】　煅白矾、鲜马齿苋各等份。

【使用方法】　上味共捣碎，调敷患处。干后即换，不拘次数。

3. 疮疖验方

【方剂来源】　1977 年曲阜县卫生局向济宁地区卫生会议献方。

【适应病证】　疮疖。

【药物组成】　马齿苋 120 克，白矾 9 克。

【配制方法】　上药共捣成泥状。

【使用方法】　外敷患处。另用马齿苋 120 克，水煎服，3 日可愈。

4. 疔毒、痈、疖验方

【方剂来源】　马氏中医马龙经验方，人物简介见第一章"慢性胃炎、胃溃疡验方"。

【适应病证】　疔毒、痈、疖。

【药物组成】　蒲公英 30 克，紫花地丁 30 克，金银花 30 克，黄连 10 克，生地黄 15 克，牡丹皮 10 克，栀子 10 克，当归 12 克，赤芍 10 克，皂角刺 10 克，天花粉 10 克，甘草 10 克。

【服用方法】 水煎服，每日一剂，早晚分服。

【注意事项】 禁忌辛辣油腻之品。

【典型病例】 范某，男，22 岁。1999 年 9 月 18 日初诊。患者于 3 日前，右足大趾丛毛后1厘米处，突然起一豆粒大红色丘疹，稍高出皮面，顶部有一小白疱，并感灼热跳痛。某诊所给庆大霉素、复方新诺明，并予外用药（不详）治疗，但炎症未减。现右下肢行走困难，体温为 38.4℃，口苦，恶心欲吐，饮食欠佳，小便黄、大便干。白细胞计数为 14.6×10⁹/L，中性粒细胞为 0.78，淋巴细胞为 0.23。舌质红，苔黄，脉弦数。诊断：右足大趾疔毒。证属热毒炽盛。治则：解毒活血，散结消肿。上方 3 剂水煎服。外敷栀黄膏。

9 月 21 日二诊，局部红肿消退大部，稍有痛感，体温降至 36.8℃，原方继服 2 剂。

9 月 24 日追访，疮面愈合结痂，肿块消散，余症悉平。

5. 疔毒、痈验方

【方剂来源】 马氏中医马龙经验方，人物简介见第一章"慢性胃炎、胃溃疡验方"。

【适应病证】 疔毒、痈。

【药物组成】 大黄 15 克，芒硝 15 克（后入），黄芩 10 克，天花粉 10 克，金银花 30 克，连翘 15 克，蒲公英 30 克，皂角刺 10 克，木通 10 克，生甘草 10 克。

【服用方法】 水煎服，每日一剂，早晚分服。

【注意事项】 禁忌辛辣油腻之品。

【典型病例】 孔某，男，32 岁。2010 年 7 月 11 日就诊。患者右手食指中端起一黄豆粒大紫红色小疙瘩，灼热疼痛，伴恶寒发热、烦躁不安、恶心、口渴频饮。并述溲黄，大便燥结如羊屎。查体温为38.2℃，舌质红苔黄，脉滑洪数。诊断：手指疔毒。证属：阳明大肠热盛，蕴毒循经上熏外发。治则：通腑祛实，泻热解毒。上方水煎服。1 剂泻下热臭燥粪，皮疹明显缩小，余症减轻，上方去芒硝续服 1 剂，诸症获愈。

【按语】 《医宗金鉴·外科心法要诀》云："痈疽原是火毒生"，常见痈肿、疔毒的成因，皆由火热毒邪蕴结所发。上述病例发病部位为阳明大肠经所主，表现为热毒炽盛燥结之象。

6. 痈、疖、炎症验方

【方剂来源】 马氏中医马龙经验方，人物简介见第一章"慢性胃炎、胃溃疡验方"。

【适应病证】 急性乳腺炎、腮腺炎、淋巴结炎、痈、疖等。

【药物组成】 金银花、大黄、白芷、栀子各等份。

【配制方法】 上药共为细末，用食醋调成糊状。

【使用方法】 将上述药糊敷于患处，干后即换，不拘次数。并可配用消炎药物内服，可使热清毒解，肿消结散。

7. 小儿暑疖验方

【方剂来源】 马氏中医马建国经验方，人物简介见第一章"感冒验方"。

【适应病证】 小儿暑疖。其症见小儿头皮、颜面暑疖，初起肿而光亮，色红。

【药物组成】 地榆、金银花、连翘各 30 克。

【使用方法】 水煎待凉，每日数次湿敷。

【应用小结】 一般 3～4 日暑疖可全部消散。

8. 暑疖验方①

【方剂来源】 马氏中医马建国经验方，人物简介见第一章"感冒验方"。

【适应病证】 暑疖。夏季多发，10 岁以内小儿头面部易患本病，初起结节如橡子或樱桃大小，范围局限，皮色潮红，肿且光亮，有痒痛感，触之灼热。

【药物组成】 蒲公英 50 克，金银花 50 克，牡丹皮 50 克，地榆 50 克，大黄 50 克。

【使用方法】 煎水适量待凉，纱布蘸药液每日数次湿敷。待结节颜色转淡，触之无灼热感后，涂天芒膏（天花粉 15 克，芒硝 15 克，凡士林 100 克，调匀）。或用六神丸数粒研细，取鲜马齿苋适量捣碎，均匀外敷，干后即换，不论次数，亦能较快使热清毒解，暑疖消退。几日内消退较慢的，可配用抗菌药物注射或内服。

【注意事项】 避免挤压，禁忌辛辣油腻之物。

【典型病例】 孔某，男，8 岁。1996 年 7 月 10 日初诊。头皮、额部发生 4 个橡子大圆形结节，痒痛 3 日。查见患处皮肤肿且光亮色红，触之有灼热感微硬。诊断：暑疖。经用上述中药煎水凉敷，涂天芒膏。3 日后疖肿全消，皮肤变平治愈。

9. 暑疖验方②

【方剂来源】 马氏中医马建国经验方，人物简介见第一章"感冒验方"。

【适应病证】 暑疖。

【药物组成】 蒲公英 15 克，金银花 15 克，紫花地丁 15 克，鲜马齿苋 50 克，芒硝 20 克。

【配制方法】 水煎取汁适量备用。

【使用方法】 上药待凉后以毛刷蘸搽患处，每日 6～8 次。亦可用纱布 5 层蘸药液稍拧至不滴水为度，敷于患处，3～5 分钟更换，每日数次。直至炎性结疖消退。

【注意事项】 禁食辛辣油腻之品。

10. 芒硝治疗暑疖

【方剂来源】 马氏中医马建国经验方，人物简介见第一章"感冒验方"。

【适应病证】 清热解毒。主治暑疖。

【药物组成】 芒硝 50 克。

【使用方法】 将芒硝入 500 毫升水中煎开，待凉，纱布蘸药液拧至不滴水为度，敷患处，每日数次，至结节消退。

【注意事项】 忌食辛辣之品。

【应用小结】　夏秋季节，火热毒邪炽盛，儿童容易发生暑疖。芒硝外用有良好的清热解毒消炎功效。不用服药注射，均愿接受，多年用于临床，效果显著。

【典型病例】　高某，男，7岁。头皮起3个樱桃至橡子大圆形结节，痒痛2日。查体见患处皮肤色红，肿而光亮，中央突起，触之灼热微硬。诊断：暑疖。取芒硝30克，水煎200毫升待凉，纱布蘸药液湿敷患处，每日数次，2日后暑疖消退治愈。

11. 银黄膏

【方剂来源】　马氏中医马建国经验方，人物简介见第一章"感冒验方"。

【适应病证】　痈、疖。

【药物组成】　金银花15克，黄连15克，天花粉10克。凡士林100克。

【配制方法】　将上药研成细粉，入凡士林中调匀成膏。

【使用方法】　用时涂于患处，纱布包敷，每日2次。

12. 硝黄膏

【方剂来源】　马氏中医马建国经验方，人物简介见第一章"感冒验方"。

【适应病证】　暑疖。

【药物组成】　芒硝10克，天花粉10克，大黄10克，凡士林100克。

【配制方法】　上药研成细粉，入凡士林中调匀成膏。

【使用方法】　用时涂于患处，纱布包敷。每日1～2次。

13. 疮疖验方

【方剂来源】　曲阜市卫生学会孔凡吉经验方，人物简介见第一章"气管炎验方②"。

【适应病证】　疮疖。

【药物组成】　红尖辣椒7个。

【使用方法】　把红辣椒炒黄研成粉，用香油把辣椒粉调成膏敷于疮疖处，用纱布包扎。

【注意事项】　不用服抗菌药物。

【应用小结】　曾用本方治疗30多例，都痊愈。

14. 疔疮痈疖和乳痈验方

【方剂来源】　全国基层名老中医药专家朱传伟经验方，人物简介见第一章"风寒感冒轻症验方"。

【适应病证】　疔疮痈疖和乳痈。

【药物组成】　鲜野菊花30克。

【使用方法】　水煎内服，并捣烂外敷。

15. 疮疖、急性乳腺炎、蜂窝组织炎验方

【方剂来源】　马氏中医马建国经验方，人物简介见第一章"感冒验方"。

【适应病证】　疮疖、急性乳腺炎、蜂窝组织炎。

【药物组成】　鲜马齿苋、芒硝粉各等份。

【使用方法】　在应用抗菌药物治疗的同时，将现马齿苋洗净捣碎，与芒硝粉调匀外敷患处。

16. 疖、痈、毛囊炎、甲沟炎、隐翅虫皮炎验方

【方剂来源】　马氏中医马建国经验方，人物简介见第一章"感冒验方"。

【适应病证】　疖、痈、毛囊炎、甲沟炎、隐翅虫皮炎。

【药物组成】　穿心莲适量。

【使用方法】　穿心莲研细粉，与凡士林调成软膏外敷。取效显著。

17. 甲沟炎验方

【方剂来源】　息陬卫生院颜景君先生经验方，人物简介见第一章"病毒性感冒验方"。

【适应病证】　急慢性甲沟炎、嵌甲型甲沟炎、化脓性甲沟炎。

【药物组成】　无名异适量。

【操作方法】　上药研为细末，先用聚维酮碘消毒，再将药末敷在甲沟炎处，用纱布包扎，每晚一次。

【注意事项】　有脓液、血液渗出者，需注意消毒患处。

【应用小结】　本法能消肿止痛，生肌敛疮。

【典型病例】　病案一：杨某，女，57 岁。左侧大脚趾甲缘反复肿痛 1 个月，行走后疼痛加重，甲床可见肉芽高低不平，呈暗红色，有少量分泌物。先进行消毒，除去感染部位的嵌甲，外敷无名异细粉，7 日后痊愈。

病案二：邓某，男，41 岁。剪甲过深导致左右两侧大脚趾出现嵌甲症状一周，趾甲前端 2 个角刺入甲沟深处，外观红肿，不时分泌脓液，易擦伤出血，行走时钻心疼痛。先进行消毒，除去感染部位的嵌甲，外敷无名异细粉，4 日后痊愈，已无疼痛，未见脓液。

病案三：王某，男，36 岁。厨师，2 年前曾被鱼刺刺入环指指甲，未做治疗，手部常年浸水工作，指甲下呈现黄黑色异物，并有甲面凹凸不平。外敷无名异细粉，隔日一次，3 周痊愈，黄黑色异物消失。

18. 消炎解毒酊

【方剂来源】　马氏中医马建国经验方，人物简介见第一章"感冒验方"。

【适应病证】　手指甲沟炎。

【药物组成】　金银花 30 克，白芷 30 克，大黄 30 克。60%乙醇溶液 500 毫升。

【配制方法】　将上药研成粗末，入乙醇溶液中浸泡 5 日。过滤后贮瓶中备用。

【使用方法】　用此酊浸泡患指，每次 1 小时，每日 3 次。毛囊炎用毛刷或棉签蘸药酊外搽，每日 3 次。

19. 无名肿毒验方

【方剂来源】 1977 年曲阜县卫生局向济宁地区卫生会议献方。

【适应病证】 无名肿毒。

【药物组成】 鲜地龙 120 克，仙人掌 120 克（去刺），石膏 120 克。

【使用方法】 上药共捣烂，敷患处。

20. 疖、痈、疽前期验方

【方剂来源】 曲阜市吴村卫生院陈贞来经验方，人物简介见第一章"神附止泻汤"。

【适应病证】 疖、痈、疽前期。

【药物组成】 益母草、白糖、鸡蛋清各等份。

【使用方法】 上药共捣成泥，外敷患处，干后即换，直至痊愈。或使病灶破溃，缩小疮面面积，加速痊愈。后期有脓者手术切开排脓，清洁疮口后撒上二仙丹（火硝、煅白矾、水银各等份烧制备用），或用药捻蘸药上入患处，患处药捻用剪刀剪平，涂上药膏，无菌纱布包扎，每日换药 1 次。疮面无腐肉后撒上生肌散（煅石膏、硼砂、朱砂、冰片、煅石决明各等份，共研细末，混合均匀）抹上解毒膏（炼好的猪板油加入黄连粉 15 克，轻粉 6 克，白芷粉 6 克，共研极细末，成膏备用），直至痊愈。

21. 颈痈验方

【方剂来源】 曲阜市吴村卫生院陈贞来经验方，人物简介见第一章"神附止泻汤"。

【适应病证】 主治颈痈。

【药物组成】 当归、金银花、生地黄各 30 克，乳香、陈皮、川芎、没药、浙贝母、羌活、皂角刺、天花粉各 10 克，玄参 40 克，赤芍、连翘各 20 克，甘草 6 克。

【服用方法】 水煎服，每日一剂。

【典型病例】 陈某，男，30 岁，2014 年 4 月 10 日来诊。颈后发际处肿块，有压痛，少许红肿，大如核桃。给予上方清热解毒，活血化瘀，消肿止痛。5 剂痊愈。

22. 火疮红肿验方

【方剂来源】 息陬张氏中医世家张竟捐献祖传验方，人物简介见第一章"气管炎验方③"。

【适应病证】 火疮红肿。

【药物组成】 猪板油、黄土各适量。

【使用方法】 将猪板油和黄土烤焦，研为细末，用香油调敷患处。

二、毛囊炎验方

1. 毛囊炎特色疗法

【方剂来源】　马氏中医马建国经验方，人物简介见第一章"感冒验方"。

【适应病证】　毛囊炎。其表现为黄豆、蚕豆大小红色毛囊性丘疹，比较典型是皮疹顶部附有1脓点，破后可见少量脓液和血浆，散在分布，痒痛症状交替出现或痒痛俱作。

【特色疗法】　本症发于颈项，初起痒痛俱作，方取大黄30克，紫花地丁30克，金银花30克，白芷30克。上药入60%乙醇溶液500毫升浸泡1周后过滤，用毛刷蘸药酊外搽，每日5次。此药酊具有清热解毒散结功效。

此愈彼起，反复而发者，药用白芷30克，连翘50克，当归30克，苦参30克，皂角刺30克，防风30克，苍耳子30克，白鲜皮30克，赤芍30克，葱头数个。水煎适量频洗患处，每日2～3次，每次20分钟。

因湿热蕴毒所致者，可服清泄湿热解毒之药，方取木通10克，车前子10克，滑石12克，萹蓄10克，瞿麦10克，栀子10克，竹叶10克，灯心草6克，蒲公英30克，紫花地丁3克，黄连10克，连翘15克，甘草10克。水煎服，每日一剂。

发于头皮部多数聚集，融合相互贯通者，称穿凿性毛囊炎，中医称"蝼蛄串"。一般外用药治疗收效甚微，笔者在实践中认为比较有效的疗法，是做青霉素皮试后，选用青霉素注射液用水溶解，局部直接注射于皮损内，每日一次。10日为一个疗程，并口服1～2个月的马氏解毒消炎丸。经上述治疗方药，皮损便能逐渐变平消退。

发于臀部者中医称"坐板疮"。尤其是夏秋季节，特别是驾驶员及肥胖之人，因经常坐着，皮肤通透性不改变，致使湿热不能排出，蕴于肌肤，化为热毒，形成红色炎性丘疹，表现出热痒痛感。可用清湿热消炎止痒洗方治疗，获效良好。药取大黄50克，芒硝50克，地榆50克，赤芍30克，连翘30克，金银花30克，蒲公英30克，黄柏30克，地肤子30克，白芷30克。诸药水煎1500～2000毫升，倾入盆中，趁热先熏，待温度适宜后再坐浴，或用纱布蘸药擦洗，每日2～3次，每次20分钟，3日用药一剂。

【注意事项】　禁忌辛辣油腻之品，禁止饮酒。

【典型病例】　孟某，男，34岁。1999年7月22日初诊。臀部起数十个高粱粒至黄豆大红色炎性丘疹，部分皮疹顶部附有脓疱，先痒后痛，并有灼热不适感，反复而发2月余。其间曾肌内注射内服抗菌药物，外用几种抗菌、消炎、止痛、止痒霜膏收效不明显，仍痒痛俱作。经予抗菌消炎止痒洗方治疗，2剂后丘疹大部分消退，诸症明显好转。续用2剂，皮疹全消告愈。

【按语】　本病为细菌侵入毛囊所引起的亚急性、慢性化脓性毛囊炎和毛囊周围炎。多发于头皮、颈部、臀部，发于颈项部的，中医称"发际疮"。

2. 慢性毛囊炎验方

【方剂来源】　曲阜市吴村卫生院陈贞来经验方，人物简介见第一章"神附止泻汤"。

【适应病证】 慢性毛囊炎。

【药物组成】 硫黄 50 克，大黄 50 克，轻粉 5 克。

【使用方法】 上药共研细末，醋或者姜汁调匀后，抹于患处，每日 3 次，直至痊愈。

【典型病例】 李某，男，32 岁。因后发髻处出现多个脓疱，疼痛，有时发痒，最后出现脓点。用乙醇溶液把脓点擦去，外涂上述药物，4～5 日痊愈。

3. 颈部毛囊炎验方①

【方剂来源】 马氏中医马建国经验方，人物简介见第一章"感冒验方"。

【适应病证】 颈部毛囊炎。

【药物组成】 蒲公英 30 克，紫花地丁 30 克，白芷 30 克，连翘 30 克，苦参 30 克，皂角刺 30 克，赤芍 30 克，地肤子 30 克。

【配制方法】 水煎适量。

【使用方法】 待温，以纱布蘸药液洗患处，每日 2～3 次，每次 20 分钟，3 日一剂。

【注意事项】 禁忌辛辣油腻之品。

4. 颈部毛囊炎验方②

【方剂来源】 马氏中医马建国经验方，人物简介见第一章"感冒验方"。

【适应病证】 本方功能清热解毒消炎。主治颈部毛囊炎。

【药物组成】 金银花、苦参、紫花地丁、50%乙醇溶液。

【配制方法】 取金银花 20 克，苦参 20 克，紫花地丁 20 克，入 50%乙醇溶液 400 毫升中浸泡 1 周后，滤除药渣，贮瓶中备用。

【使用方法】 用时棉签蘸搽，日 3 次。

【注意事项】 忌食辛辣之物。

【应用小结】 颈部毛囊炎是常见多发皮肤病，通过该药酊外搽，能热清毒解，使皮损消退，痒痛症状消失。治疗效果显著。

【典型病例】 孙某，男，46 岁。颈部发生 5 个似蚕豆大红色毛囊性丘疹，中间有一脓疱，红肿，痒痛俱作 1 月余。期间注射、内服抗菌药物，疗效不显。诊断：颈部毛囊炎。取金银花 20 克，苦参 20 克，紫花地丁 20 克，入 50%乙醇溶液 400 毫升中浸泡 1 周后，滤除药渣，棉签蘸搽，日 3 次。10 日后丘疹消退，痒痛症状消失，皮肤变平。

5. 臀部毛囊炎验方

【方剂来源】 马氏中医马金榜先生经验方，人物简介见第一章"感冒后慢性干咳验方"。

【适应病证】 臀部毛囊炎。

【药物组成】 芒硝、蒲公英、连翘、川椒、独活、防风、白芷各等份。

【使用方法】 上药煎水熏洗坐浴。每日 2～3 次。应洗至皮肤有热痒感为适中。并配合抗菌药物注射或内服，能使炎性结节较快消散。

6. 清热消炎洗剂

【方剂来源】　马氏中医马建国经验方，人物简介见第一章"感冒验方"。

【适应病证】　毛囊炎。

【药物组成】　穿心莲粉 10 克，大黄粉 20 克，呋喃西林粉 20 克。蒸馏水 100 毫升。

【配制方法】　上药入蒸馏水中混匀贮瓶中。

【使用方法】　用时以毛刷蘸搽皮疹处，每日 3 次。

三、痄腮验方

1. 痄腮验方①

【方剂来源】　马氏中医马龙经验方，人物简介见第一章"慢性胃炎、胃溃疡验方"。

【适应病证】　痄腮。

【药物组成】　仙人掌适量。

【使用方法】　将仙人掌去刺后捣烂，外敷患处。

【注意事项】　禁忌辛辣油腻之品。

2. 痄腮验方②

【方剂来源】　朱明霞（1985 年～），女，中医师，陵城卫生院程庄卫生所所长。2002 年毕业于曲阜市中医药学校中西医结合专业，擅长运用中医特色疗法治疗儿科常见病、多发病。

【适应病证】　痄腮（流行性腮腺炎），能清热解毒、消肿散结。

【药物组成】　如意金黄散、食用醋各适量。

【使用方法】　如意金黄散、食用醋调成糊状，早、中、晚涂患处，5 日为一个疗程。

【注意事项】　禁忌辛辣油腻之品。

【应用小结】　痄腮（流行性腮腺炎），是由腮腺炎病毒引起的急性上呼吸道传染病，易感人群为 4～15 岁儿童，部分患儿易并发脑膜炎、睾丸炎、心肌炎。此法均应用于发病初期 1～2 日，患儿无并发症，经临床观察治疗 30 例，治愈率达 89% 以上。

【典型病例】　病案一：刘某，女，4 岁。无明显诱因出现发热 2 日，体温最高达 38.9℃。查体：双侧腮腺肿大、充血、疼痛、导管口无水肿，无其他并发症。给予该疗法治疗 3 日，病情好转，治疗两周后痊愈。

病案二：孔某，男，14 岁。发热 1 日，最高体温达 39℃，单侧腮腺肿大、充血、疼痛，导管口无红肿。给予该疗法治疗 5 日好转。

3. 痄腮验方③

【方剂来源】　全国基层名老中医药专家朱传伟经验方，人物简介见第一章"风寒感冒轻症验方"。

【适应病证】　痄腮。

【药物组成】　新鲜仙人掌 1 块，去刺，生石膏 30 克。

【使用方法】　上药共捣如泥，拌成膏状，敷贴于患处，每日 2～3 次。

【注意事项】　禁忌辛辣油腻之品。

4. 痄腮验方④

【方剂来源】　山东省名老中医药专家朱鸿铭经验方，人物简介见第一章"预防流行性感冒验方①"。

【适应病证】　痄腮。

【药物组成】　大黄 5 克，胡黄连 6 克，胆南星 6 克，吴茱萸 9 克。

【使用方法】　上药共研细末，以醋调匀，压成饼状，敷贴涌泉穴处，用纱布覆盖固定，每日 1 次。

【注意事项】　禁忌辛辣油腻之品。

5. 急性腮腺炎验方

【方剂来源】　马氏中医马建国经验方，人物简介见第一章"感冒验方"。

【适应病证】　本方功能清热解毒，主治急性腮腺炎。

【药物组成】　板蓝根、栀子各 10 克，凡士林 100 克。

【使用方法】　上药共研成细粉，入凡士林中充分调匀即可。用时涂于患处，纱布包敷，胶布固定，每日 2 次。

【注意事项】　忌食酸、辣之物。

【应用小结】　急性腮腺炎为常见多发病变，经临床多例观察，除酌情注射或内服抗病毒药物外，加用板蓝根、栀子膏外敷，能使炎性包块较快消散，并有明显的止痛效果，与单纯注射药物相比，缩短了治疗时间，为患者解除了痛苦。

【典型病例】　苗某，女，9 岁。头痛发热，乏力，食欲不振，双侧腮部肿痛 2 日。检查：两侧耳垂处皮肤发亮，周围可扪及肿大腮腺，有弹性感及明显压痛，边缘不清。诊断：急性腮腺炎。除注射抗病毒药物外，取板蓝根 10 克，栀子 10 克，磨成细粉，入凡士林 100 克中，调膏外敷，日 2 次。3 日后肿块消散，痛感消失治愈。

6. 腮腺炎验方

【方剂来源】　曲阜市第二人民医院康运吉经验方，人物简介见第一章"半身不遂验方②"。

【适应病证】　腮腺炎（痄腮）。

【药物组成】　生地黄、牡丹皮、连翘各 9 克，蒲公英、金银花、薏苡仁各 12 克，防风、升麻、炒牛蒡子、甘草各 6 克。

【服用方法】　每日一剂，水煎 2 次，每次 20 分钟，药液合并，分早晚 2 次趁温口服。可配合外敷如意金黄散，每日一次，用醋调膏外敷。

【注意事项】　禁忌辛、腥、酸食物；处方剂量可根据患者年龄、体重而加减应用；避免强烈声音刺激；一般治疗 3 日而愈，重者 1 周。

7. 流行性腮腺炎验方①

【方剂来源】　曲阜朱氏中医世家第六代传人朱正阳经验方，人物简介见第一章"高热烦渴验方"。

【适应病证】　流行性腮腺炎。

【药物组成】　鲜野菊花、野菊花叶适量。

【使用方法】　捣敷患处。

8. 流行性腮腺炎验方②

【方剂来源】　曲阜朱氏中医世家第六代传人朱正阳经验方，人物简介见第一章"高热烦渴验方"。

【适应病证】　流行性腮腺炎。

【药物组成】　鲜马齿苋 30 克。

【使用方法】　将鲜马齿苋洗净捣涂患处。另取鲜马齿苋 20 克捣汁饮用。

四、淋巴结炎验方

1. 急性淋巴腺炎验方

【方剂来源】　曲阜朱氏中医世家第六代传人朱正阳经验方，人物简介见第一章"高热烦渴验方"。

【适应病证】　急性淋巴腺炎。

【药物组成】　鲜野菊花 30 克，金银花 45 克，鲜石斛、紫花地丁各 15 克，甘草 6 克。

【使用方法】　水煎，每日一剂，分 2 次冷服，药渣敷患处。

2. 淋巴结炎验方

【方剂来源】　马氏中医马建国经验方，人物简介见第一章"感冒验方"。

【适应病证】　淋巴结炎。

【药物组成】　栀子 100 克，穿心莲 100 克，凡士林 1000 克。

【配制方法】　上药研成细粉，入凡士林中充分调匀成膏贮瓶中。

【使用方法】　用时涂于患处，日 2 次，纱布包敷，至炎症消散结节消退。

【注意事项】　禁忌辛辣油腻之品。

3. 颈部淋巴结炎验方

【方剂来源】　马氏中医马建国经验方，人物简介见第一章"感冒验方"。

【适应病证】　颈部淋巴结炎。症见颈部起橡子大结节肿块，疼痛，伴发热口渴咽干。

【药物组成】　玄参 12 克，黄芩 9 克，夏枯草 15 克，金银花 15 克，天花粉 12 克，赤芍 12 克。

【服用方法】 在应用抗菌药物的同时，可用上方水煎服，每日一剂。

【应用小结】 本方可清热解毒散结。

4. 颈部淋巴结肿大验方

【方剂来源】 曲阜师范大学校医院颜平经验方，人物简介见第一章"胃、十二指肠溃疡验方②"。

【适应病证】 颈部淋巴结肿大。

【药物组成】 牛蒡子 12 克，桔梗 12 克，浙贝母 12 克，夏枯草 16 克，海藻 12 克，昆布 12 克，板蓝根 12 克，连翘 12 克，玄参 16 克，升麻 3 克，柴胡 1 克，白僵蚕 12 克，蜂房 12 克，制穿山甲 20 克。

【服用方法】 水煎服，每日一剂。

5. 颈淋巴结破溃（老鼠疮）验方

【方剂来源】 韩效才（1941～），男，副主任医师，1962 年 9 月毕业于兖州医士学校，并在小雪卫生院参加工作。他退休前一直从事临床医疗业务工作，擅长内科、儿科疾病的治疗，年诊治患者近万人次，积累了大量临床经验。他撰写并发表卫生科普文章百余篇，在省和国家级医学杂志上发表专业学术论文 8 篇。

【适应病证】 颈淋巴结破溃（老鼠疮）。

【药物组成】 蓖麻仁、鲜山药各少许，蜈蚣一条，全蝎一条。

【使用方法】 将蓖麻仁和鲜山药一同捣烂，敷于患处，每日更换一次。蜈蚣、全蝎烤干研成细末，每日一剂，分 3 次服用。

【注意事项】 注意伤口清洁消毒，可同时服用抗结核药。

【应用小结】 蓖麻仁和鲜山药研末敷于患处，可起到收敛拔干作用，加速伤口愈合；蜈蚣、全蝎起到祛风、定惊、攻毒作用。经本方治疗 50 余例，治愈率达 70%以上。

【典型病例】 病案一：苗某，女，13 岁。颈部破溃 3 月余，经西医抗结核药治疗，效果不佳，应用本方 2 个月后痊愈。

病案二：戴某，男，20 岁。颈部淋巴结肿大，破溃流水年余。经西医治疗效果不佳，应用本方 3 个月后痊愈。

6. 颌下腺炎验方

【方剂来源】 马氏中医马金榜先生经验方，人物简介见第一章"感冒后慢性干咳验方"。

【适应病证】 颌下腺炎。其症见颌下一侧或两侧有核桃或鸡卵大小肿块，色红疼痛，伴发热咽喉干燥痛者。

【药物组成】 玄参 12 克，桔梗 9 克，黄芩 9 克，马勃 9 克，金银花 15 克，连翘 15 克，板蓝根 15 克。

【服用方法】 在应用抗菌药物的同时，可用上方水煎服，每日一剂。

【应用小结】 清热解毒消炎疗效较好。

7. 瘰疬膏

【方剂来源】　马氏中医马金榜先生经验方，人物简介见第一章"感冒后慢性干咳验方"。

【适应病证】　瘰疬（淋巴结核）。

【药物组成】　百部 30 克，雄黄 30 克，三棱 30 克，赤芍 30 克，蜂房 15 克。

【使用方法】　上药共研为细粉，用蜂蜜适量调成黏稠状，涂于患处，纱布覆盖。每日一次。

8. 瘰疬验方

【方剂来源】　全国基层名老中医药专家朱传伟捐献曾祖父朱荫楸先生经验方，人物简介见第一章"风寒感冒轻症验方"。

【适应病证】　瘰疬。

【药物组成】　川贝母、连翘、黄芪、皂角刺各 30 克，乳香、半夏、升麻、制穿山甲各 25 克，红娘子 12 克。

【服用方法】　上药共为细末，炼蜜为丸，如小豆大，开水送服 1 克，每日早晚 2 次，以后逐渐加至每次 2 克。

9. 淋巴结核验方

【方剂来源】　1977 年曲阜县卫生局向济宁地区卫生会议献方。

【适应病证】　淋巴结核。

【药物组成】　松香 6 克、蜈蚣 2 条、蓖麻仁适量。

【配制方法】　前两味药共研细末，加蓖麻仁混合成膏。

【使用方法】　每日一次，或隔日一次外敷。

【应用小结】　曾以此方治疗 5 人，治愈 3 人，好转 2 人。

10. 淋巴肉瘤验方

【方剂来源】　1977 年曲阜县卫生局向济宁地区卫生会议献方。

【药物组成】　羌活、防风、苍术、威灵仙各 9 克，川芎、白芷、黄芩、甘草各 6 克，细辛、柴胡、葛根、槐花、独活、麻黄各 3 克，桂枝 2.5 克。

【适应病证】　淋巴肉瘤。

【服用方法】　水煎服，每日一剂。

【注意事项】　上方为九味羌活汤加减而成。在口服治疗的同时，可配合以下外治疗法。①熏耳：九味羌活汤去生地黄，加钩藤、薄荷、荆芥、防风各 10 克，水煎取汁，趁热熏耳，每日数次。②熏鼻：樟脑 3 克，冰片 6 克。将上药用纸卷好，点燃鼻闻烟雾，每日数次。

【典型病例】　刘李氏，女，67 岁，已婚，汉族，农民，曲阜市陵城镇中町村人。1970 年 3 月 2 日发病，左侧耳垂下有豆粒大小包块，无压疼，活动变小，伴有严重的阵发性头疼。3 月 27 日赴县医院就诊，包块增大至 4cm×4cm，诊为淋巴结核。服抗结核药无效，日趋加重。呈剧烈性头疼，发热，胸闷，进行性消瘦。4 月 9 日去山东大学二医院就诊，肿瘤科诊断淋巴肉瘤，给以环磷酰胺 0.2 克加入 5%葡萄糖注射液静脉注射，每日一次，住院 18 日，头痛减轻，包块未完全消失回家。仍用上药病情出现反复，同时左肩上、头顶也起两个鸡蛋大包块，均坚硬边缘不清，无压痛。伴有头痛剧烈，日趋加重。又去九一医院、县医院均未给予治疗，患者绝望。无奈之下，在本村卫生室用上方内外兼治，用药 15 日后病情好转，30 日后头痛减轻，饮食增加。共用中药 60 剂，包块及临床症状消失。回访 6 年未复发。

11. 淋巴结炎、腮腺炎、颌下腺炎验方

【方剂来源】　马氏中医马建国经验方，人物简介见第一章"感冒验方"。
【适应病证】　淋巴结炎、血栓性浅静脉炎、腮腺炎、颌下腺炎。
【药物组成】　五倍子、大黄、栀子各等份。
【使用方法】　上药共研细粉，入凡士林中调匀成膏，外敷患处。

12. 祛湿热活络洗方

【方剂来源】　马氏中医马建国经验方，人物简介见第一章"感冒验方"。
【适应病证】　双下肢或小腿、踝关节，由湿热所致红肿热胀痛，下肢淋巴水肿。
【药物组成】　苍术 30 克，薏苡仁 30 克，土茯苓 30 克，木瓜 30 克，当归 30 克，红花 30 克，冬瓜皮 30 克，大腹皮 30 克，赤芍 30 克，淮牛膝 30 克，车前子 30 克，泽泻 30 克。
【使用方法】　上药入水中煎开约 2000 毫升，待温频洗患处，每次 20 分钟，每日 2 次，每剂药用 3 日。

13. 横痃特色疗法

【方剂来源】　乔氏中医乔尚熠捐献父亲乔根庭先生验方，人物简介见第一章"霍乱验方"。
【适应病证】　横痃。腹股沟部，红肿起硬核而痛，初起与外感相似，浑身发阵冷阵热，两大腿根部时有疼痛，行走不便，严重时，耻骨部一侧或两侧发现有硬核，按压感觉疼痛，或有灼热感，亦有红肿现象，但不破裂。或伴有情绪不安、精神萎靡、饮食睡眠异常。
【特色疗法】　（1）针刺：脾经的双血海穴直针 1 寸，双三阴交穴直针 1 寸。肝经的左行间穴直针 5 分。胆经的双阳辅穴向上斜刺 1 寸，天应穴亦可取用。上法均用泻法，留针 20 分钟。
（2）中药应用：①瓜蒌一个，黄连 10 克。水煎服。②制穿山甲 10 克，炒淮山药 15 克，鲜鲫鱼一条，雄黄 2 克，同捣烂，涂于患处，核可消失。③生地榆 3 克，金银花 10 克，白芷 5 克，皂角刺 3 克，甘草 3 克。水煎服。④大黄 10 克，牡丹皮 10 克，桃仁 10 克，川厚朴 10 克，金银花 15 克，芒硝 3 克。水煎服。

【按语】　本病多由足三阴经及冲任二脉气血失调，或冲脉、肝经感受风寒，或因房事不节，纵欲火过，性交后，当风而卧，炎热天喜冷浴，内部寒凝气聚，或者是性情急躁，易触怒火中烧，则肝气瘀阻，不得疏通，均为发病之因。

五、急性化脓性感染验方

1. 蜂窝组织炎验方

【方剂来源】　1977 年曲阜县卫生局向济宁地区卫生会议献方。

【适应病证】　蜂窝组织炎。

【药物组成】　生芝麻、猪板油各适量。

【配制方法】　将芝麻洗净晒干，炒黄，生熟各半研细末，用猪板油调成膏。

【使用方法】　疮初起用猪板油调膏外敷。如溃者将药末填满，外用消毒敷料包扎，每日或间日一次。

【注意事项】　①现用现制，不宜存放。②患者日久体弱，可兼用双花黄芪汤。

【应用小结】　使用本方 40 年之久，疗效达 98%以上，止疼好，愈合快。

2. 拔毒膏

【方剂来源】　为 1977 年曲阜市卫生局向济宁地区卫生会议献方。

【适应病证】　适用于急性化脓性感染。

【药物组成】　白蔹、苍术、连翘、黄芩、白芷、木鳖子、生穿山甲、赤芍、栀子、大黄、蓖麻子、金银花、生地黄、当归、黄柏、黄连各 6 克，蜈蚣、乳香、没药、血竭、儿茶、轻粉、樟脑各 15 克。

【配制方法】　将乳香、没药、血竭、儿茶、轻粉、红粉六味药研细粉，混合均匀。其余除樟脑外，将白蔹等 17 味药同麻油 7200 毫升同置锅中（或浸泡 3～10 日），用文武火炸枯去渣，炼到滴水成珠时取黄丹（2200～3000 克），加入搅匀，待温后再加入樟脑及细粉搅拌均匀，冷却后即是。

【使用方法】　涂抹患处。

【注意事项】　禁忌辛辣油腻之品。

3. 千锤膏

【方剂来源】　1977 年曲阜县卫生局向济宁地区卫生会议献方。

【适应病证】　本方适用于急性化脓性疾病。未脓者能消，成脓者能溃，溃后者能提脓祛腐。

【药物组成】　广松香、蓖麻子油、铜绿、皂荚、轻粉各 3 克，杏仁、乳香、没药各 6 克。

【配制方法】　将铜绿、皂荚、轻粉、杏仁、乳香、没药制成细粉，混合均匀；将蓖麻子油和松香炖烂后，离火待温，加入上述细粉，搅匀冷却后即成。

【使用方法】 用时摊于纱布上贴患处。

4. 蛇头疔验方

【方剂来源】 山东省名老中医药专家朱鸿铭经验方，人物简介见第一章"预防流行性感冒验方"。

【适应病证】 蛇头疔（指头炎）。

【药物组成】 葱白60克，雄黄6克。

【使用方法】 上药共捣烂，外敷患处。

5. 炎性肿块验方

【方剂来源】 马氏中医马建国经验方，人物简介见第一章"感冒验方"。

【适应病证】 发于身体某一部位的炎性肿块。

【药物组成】 西瓜翠衣（捣碎）、金银花粉、牡丹皮粉各等份。

【使用方法】 在选用抗菌药物治疗的同时，取上药调成稠糊状敷患处，干后即换。可较快使热清毒解，炎症消退。

六、丹毒验方

1. 清热消炎膏

【方剂来源】 马氏中医马建国经验方，人物简介见第一章"感冒验方"。

【适应病证】 丹毒。

【药物组成】 牡丹皮10克，栀子10克，金银花10克，凡士林100克。

【配制方法】 上药共研为细粉，入凡士林中调匀成膏。

【使用方法】 用时涂于患处，纱布包敷，每日2次。

2. 丹毒、乳痈验方

【方剂来源】 马氏中医马建国经验方，人物简介见第一章"感冒验方"。

【适应病证】 丹毒、乳痈。

【药物组成】 鲜马齿苋400克，栀子粉50克，大黄粉40克。

【配制方法】 将马齿苋捣烂，与大黄粉、栀子粉充分调匀成糊膏状备用。

【使用方法】 敷于患处，干后即换，保持药效，不拘次数。

【注意事项】 禁忌辛辣油腻之品。

3. 丹毒验方

【方剂来源】 马氏中医马建国经验方，人物简介见第一章"感冒验方"。

【适应病证】 丹毒。

【药物组成】 紫草30克，牡丹皮30克，赤芍30克，黄柏30克，穿心莲30克，金银花 30 克。

　　【配制方法】　水煎适量待凉备用。

　　【使用方法】　按皮损面积大小，用纱布 6 层蘸药液拧至不滴水为度，湿敷患处，不拘次数，有红热痛感即敷，至皮损消退，热痛症消失，行走正常。

　　【注意事项】　禁忌辛辣油腻之品。

4. 小腿丹毒验方①

　　【方剂来源】　马氏中医马建国经验方，人物简介见第一章"感冒验方"。

　　【适应病证】　清热解毒消炎止痛。主治小腿丹毒。

　　【药物组成】　鲜菊花叶 200 克，鲜马齿苋 200 克。

　　【使用方法】　上药洗净捣碎敷患处，不拘次数，干后即换，至皮损消退，肌肤正常。

　　【注意事项】　忌食辛辣之物，休息抬高患肢。

　　【应用小结】　小腿丹毒，中医称谓"流火"，红肿热痛。菊花叶、马齿苋有非常好的清热解毒消炎功效，通过该方治疗小腿丹毒多例，能使皮损尽快消退治愈。

　　【典型病例】　孔某，男，48 岁。右小腿处发生约 6cm×7cm 大红色皮损，表面光亮，疼痛较剧，活动受限，触之有灼手感 4 日。经过抗菌药物注射，红、热、痛症状仍然未见消退。诊断：小腿丹毒。取鲜菊花叶 200 克，鲜马齿苋 200 克，共捣碎，涂敷患处，干后即换。治疗 6 日皮损全部消退，行走如常。

5. 小腿丹毒验方②

　　【方剂来源】　马氏中医马建国经验方，人物简介见第一章"感冒验方"。

　　【适应病证】　小腿丹毒。中医又称"流火"。本证常发于小腿正侧下 1/3 处，发病前多由足癣感染病史或外伤引起。其皮损表现在发病部位呈鲜红色斑片，境界清楚，用手触压红色减退，表面紧张光亮，扪之灼热疼痛。初起表现头痛发热恶寒骨楚。体温在 38℃以上。化验：白细胞总数、中性粒细胞计数增多。或有口渴、便秘、尿黄等症状。舌质红，苔黄，脉数。

　　【药物组成】　金银花 30～50 克，连翘 15 克，蒲公英 50 克，紫花地丁 30 克，牡丹皮 12 克，赤芍 12 克，黄柏 10 克，栀子 10 克，淮牛膝 10 克，生甘草 10 克。

　　加减：口渴加知母 12 克，天花粉 12 克；大便干加大黄 10～15 克；小便黄加淡竹叶 10 克，木通 10 克。

　　【服用方法】　水煎服，每日一剂。因本病是由溶血性链球菌感染所致，除内服上药外，配合抗菌药物静脉滴注，中西医结合治疗收效较快。可先用青霉素、替硝唑，此药不良反应小，价格低。并以中药外用，均是较快治愈的重要方法。可取鲜马齿苋 200 克，芒硝 50 克，牡丹皮 50 克，金银花 50 克，穿心莲 50 克，赤芍 50 克，黄柏 50 克。水煎适量待凉用纱布蘸药液持续湿敷患处。湿敷后用马氏清热消炎膏外敷，可使火热毒尽快得以清解，炎症消散，皮损消退。

　　【注意事项】　本病因劳累或其他因素导致经常反复而发，尤其是夏季应特别注意休息，以免再复发。预防小腿丹毒的发生，应及早治疗足癣及足癣感染，是最重要的关键。

如果丹毒经常复发，下肢大量淋巴液增多，潴留在组织中，导致软组织肿胀，皮肤增厚、变粗，成为下肢淋巴水肿，可每天下午抬高患肢，并用马氏祛湿热活络洗方治之。

【典型病例】 林某，男，52 岁。1998 年 7 月 20 日初诊。左小腿下 1/3 处起约 10cm ×6cm 大鲜红色皮损，发热，体温为 38.6℃，头痛，口渴，纳差，疼痛较剧，活动受限 2 日。二便基本正常。舌质红苔黄，脉数。化验：白细胞总数为 17.2×10⁹/L，中性粒细胞计数为 0.86，淋巴细胞计数为 0.25。诊断：小腿丹毒。按上述中西药物内服、静脉滴注、外用。5 日后患处灼热疼痛大减，肤色由鲜红转淡，炎症范围明显缩小。共加减治疗 12 日，皮损全部消退，肤色正常告愈。

6. 小腿丹毒继发象皮肿验方

【方剂来源】 马氏中医马建国经验方，人物简介见第一章"感冒验方"。
【适应病证】 小腿丹毒继发象皮肿。
【药物组成】 牡丹皮、木瓜、苍术、冬瓜皮、茯苓皮、大腹皮、五倍子各等份。
【使用方法】 水煎后浸泡外洗患处。

7. 解毒消炎丸

【方剂来源】 马氏中医马建国经验方，人物简介见第一章"感冒验方"。
【适应病证】 复发性小腿丹毒、颈部毛囊炎、多发性疖、淋巴结炎及其他某些皮外科病变。
【药物组成】 蒲公英、金银花、紫花地丁、连翘、牡丹皮、赤芍、天花粉、黄芩、黄柏、白芷、栀子、白鲜皮、地肤子、木通、生甘草各等份。
【配制方法】 诸药粉碎，用打丸机制成高粱粒大小水丸，晒干，贮瓶中。
【服用方法】 每服 10 克，每日 2～3 次。
【注意事项】 禁忌饮酒及辛辣油腻之品。
【典型病例】 病案一：张某，男，46 岁。1996 年 8 月 27 日初诊。颈项部反复起高粱粒至黄豆粒大红色毛囊性丘疹，有时上附一米粒大脓点，痒痛俱作已半年余。其间虽内服或注射过抗菌药物多次，并进行过外用药治疗，但皮损仍经常再现。询其因常饮酒，过食辣椒、牛肉、羊肉、鱼、虾、香菜等腥辣之物。

辨证：湿热时常蕴结，日久化毒而发炎性毛囊丘疹结节。

治则：清热解毒，消疮散结。经解毒消炎丸内服，30 日后丘疹结节消退。未见新的丘疹再现，皮肤基本变平。为巩固疗效，续服 30 日。半年后随访再未发。

病案二：黄某，男，53 岁。1997 年 5 月 13 日初诊。背部、臀部、大腿处起十余个樱桃或橡子大小的红色结节，痒痛俱作，反复出现 2 月余。经注射抗菌药物，外用鱼石脂、红霉素软膏治疗。结节有时消退，但过后易经常再发。近年来有多食辛辣之物嗜好。

辨证：火热毒邪蕴聚肌肤而发。

治法：用解毒消炎丸内服。1 个月后红色结节全消，诸症治愈。

8. 无名肿毒验方

【方剂来源】 马氏中医马建国经验方，人物简介见第一章"感冒验方"。

【适应病证】 本方可清热解毒，主治无名肿毒。

【药物组成】 芙蓉叶 20 克，凡士林 100 克。

【服用方法】 取芙蓉叶 20 克，磨成细粉，入凡士林 100 克中充分调匀即可。用时涂于患处，纱布包敷，每日 2 次。

【注意事项】 多休息，勿食腥辣。

【应用小结】 临床中凡遇无名肿毒患者，均采用芙蓉膏外敷，疗效确切，效果显著。

【典型病例】 卞某，男，43 岁。6 日前发现右足背红肿热痛，经用抗菌药物注射治疗无效。查体见右足背红肿，触之灼热，疼痛拒按。诊断：肿毒。取芙蓉叶 20 克，磨成细粉，加入凡士林 100 克中调膏外涂，纱布包敷。每日 2 次，5 日后红肿热痛症状消失，行走如常。

9. 恶疮验方①

【方剂来源】 孔庆雨（1958～），男，曲阜市时庄街道土坡村人，中专学历，乡村中医师，曲阜市时庄街道刘家村卫生室乡村医生。

【适应病证】 痈疽恶疮，红肿疼痛。

【药物组成】 土井底凉泥沙、鲜枸杞根各适量。

【服用方法】 土井底凉泥沙用于痈疽恶疮未溃，外敷止痛。鲜枸杞根洗净，将外层皮和内层皮分开，外层皮捣烂外敷用于祛腐提脓，内层皮捣烂外敷用于生肌长肉。

【应用小结】 本人应用本法治疗恶疮多年，效果良好。

【典型病例】 病案一：张某，男。患痈疽，直径为 20cm，用本方治疗 3 周痊愈。
病案二：孔某，男。患漏脓疮多年，用本方治疗 10 个月痊愈。

10. 恶疮验方②

【方剂来源】 颜秉甲中医诊所捐献祖传秘验方，人物简介见第一章"慢性支气管炎验方"。

【适应病证】 主治恶疮红肿高尖，心痛难忍。

【药物组成】 干猫儿眼草 1 把。

【服用方法】 水煎服，每日 1～2 次。可加白糖少许，无糖亦可。

七、臁疮验方

1. 小腿溃疡验方

【方剂来源】 马氏中医马金榜先生经验方，人物简介见第一章"感冒后慢性干咳验方"。

【适应病证】 本方功能祛湿热消炎。主治小腿溃疡。

【药物组成】 青萝卜。

【使用方法】 取青萝卜切成薄片，贴敷皮损处，纱布包敷，每日 3 次。

【应用小结】 小腿溃疡为常见皮肤病，在临床中用青萝卜片外敷，通过多例治疗观察，效果比较显著，能使疮面渗出减少，疮口由外向内逐渐缩小愈合。此疗法费用低，且简便易行，无不良反应，得到患者一致认可。

【典型病例】 杨某，男，43 岁。右小腿正侧发生约 5cm×3cm 大皮损，疮面凹陷，深 1mm，伴有黄灰色黏液、脓液渗出，痒痛俱作年余。期间用数种方药治疗过，疮面未愈合。诊断：小腿溃疡。经以青萝卜片贴敷，每日 3 次。50 日后疮面渐渐愈合。

2. 小腿溃疡特色疗法

【方剂来源】 马氏中医马金榜先生经验方，人物简介见第一章"感冒后慢性干咳验方"。

【适应病证】 小腿溃疡。本病又称臁疮，贯发于小腿下 1/3 胫骨嵴两旁，多因长期站立行走，劳累气血耗伤，致使肌肤失养，或因蚊虫叮咬及湿疹瘙痒，抓后伤口久治不愈，致疮口下陷，疮面肉色灰白，或暗红，或灰黄，流出灰黑或带绿色的污水，疮面周围紫黯、灰黑。有些因患下肢静脉曲张、血液循环不畅、局部肌肤营养缺乏，皮肤呈黑褐色色素沉着表现者，称淤积性小腿溃疡。

【特色疗法】 如溃疡面流出灰黑黏液时，禁用油膏外涂，因凡士林或其他油类药膏涂后，会使疮面通透性不改变，造成愈用使溃疡口糜烂，渗出液更多症状。此时可用：土茯苓 30 克，薏苡仁 30 克，草薢 30 克，黄柏 30 克，栀子 30 克，金银花 30 克。水煎适量待凉，纱布蘸药液湿敷患处，每日数次或持续进行，直至渗液停止。

对于渗出比较少的，简便疗法是用水萝卜或土豆切成薄片，贴于溃疡处。每日坚持数次更换，贴上有凉舒适感。待皮肤通透性已改变，渗出液停止后，撒马氏愈臁散。

无静脉曲张单纯小腿溃疡，经上法治疗后溃疡面干燥，再涂薄薄一层生肌敛口药膏：氧化锌粉 15 克，白芨粉 15 克，血竭粉 3 克，凡士林 100 克。充分调匀即成。每日或隔日换药 1 次，直至疮面愈合。

对于病程较长，气血虚损所致疮口失养不能收敛的，患者表现有面色萎黄，倦怠乏力，纳差，舌质淡，苔薄，脉细弱。在外用上药同时，应加补益气血中药，收效较好。方取：当归 12 克，白芍 20 克，熟地黄 20～30 克，川芎 10 克，黄芪 30 克，党参 15～30 克，白术 12 克，茯苓 12 克，山药 15 克，枸杞子 12 克。水煎服，每日一剂。并可配合维生素 C、复合维生素 B 内服。

因静脉曲张所致瘀积性溃疡，待局部炎症消退后，宜做手术切除曲张静脉。或内服：丹参 30 克，当归 12 克，赤芍 10 克，牛膝 10 克，泽兰 10 克，红花 10 克，桃仁 10 克。每日一剂，可活血化瘀，使血管通、瘀血散，溃疡面得以愈合。

3. 臁疮特色疗法

【方剂来源】　乔氏中医乔尚熠捐献父亲乔根庭先生验方，人物简介见第一章"霍乱验方"。

【适应病证】　臁疮。其症见两腿胫内外臁骨部，时有灼热感，继则红肿，破裂后，形成臁疮，流出黄色黏液或血水，非常痛苦。

【特色疗法】　（1）针刺：脾经的双血海穴直针 1 寸。胃经的双足三里穴直针 8 分。亦可在患部刺出毒血。上法均用泻法，留针 15 分钟。

（2）中药应用：①金银花 10 克，滑石 15 克，薏苡仁 10 克，木通 6 克，泽泻 10 克，川牛膝 10 克，赤茯苓 10 克，猪苓 10 克，防己 3 克，生栀子 6 克，甘草 3 克。水煎服。②川乌 15 克，黄柏 20 克。同捣烂，用白麻油加雄黄、冰片、白矾、轻粉各适量，调匀，涂于患处，干后再易。③活鳖一个去壳，洗净，用醋炙，打碎入轻粉，麝香少许，与葱白再同捣成泥，涂于患处。干后再易。

【特色疗法】　禁食辛辣油腻、虾、蟹、香菜等刺激食物。

【按语】　由于平素喜食甘肥厚味，以致脾胃湿热内蕴，不得发泄，湿热常注下焦，气血凝结而成。

4. 小腿溃疡（臁疮），渗液多验方

【方剂来源】　马氏中医马建国经验方，人物简介见第一章"感冒验方"。

【适应病证】　小腿溃疡（臁疮），渗液多。

【药物组成】　萆薢 50 克，黄柏 50 克，土茯苓 50 克，薏苡仁 30 克，金银花 30 克，栀子 30 克。

【配制方法】　水煎适量待凉备用。

【使用方法】　按皮损面积大小叠纱布 6 层蘸药液稍拧至不滴水为度，敷于患处，每日数次，坚持更换纱布，有渗液即敷，渗出多时亦可持续进行，2 日一剂。

【注意事项】　禁忌辛辣油腻之品。

【按语】　湿敷后有凉舒适感，从而使皮肤通透性得到改变，待渗液停止后，再用生肌敛口药物治疗。

5. 小腿溃疡久不愈合验方

【方剂来源】　马氏中医马建国经验方，人物简介见第一章"感冒验方"。

【适应病证】　小腿溃疡久不愈合，疮面溃腐及褥疮收口期。

【药物组成】　煅龙骨、炉甘石、煅石膏、白芨各等份，冰片少许。

【使用方法】　上药共研细末，高压消毒后，撒于患处，油纱条覆盖，纱布包敷。每日换药一次。至疮面逐渐愈合。

6. 小腿溃疡，疮口久不愈合验方

【方剂来源】　马氏中医马建国经验方，人物简介见第一章"感冒验方"。

【适应病证】 小腿溃疡，疮口久不愈合。

【药物组成】 密陀僧、土茯苓、炉甘石各等份。

【使用方法】 上药共研细末，高压消毒后，外撒患处。

【应用小结】 有关资料表明，本品能收缩黏膜及溃疡处的血管，使分泌物减少。

7. 疮口久不愈合验方

【方剂来源】 马氏中医马建国经验方，人物简介见第一章"感冒验方"。

【适应病证】 疮口久不愈合。

【药物组成】 白芨、煅石膏各等份。

【使用方法】 上药共研细末，混合均匀，外撒患处，纱布包敷。

8. 疮口久不收敛验方

【方剂来源】 曲阜市第二人民医院孔德建祖传验方，人物简介见第一章"胃、十二指肠溃疡验方①"。

【适应病证】 去腐生肌，主治疮口不收。

【药物组成】 白及、香油。

【使用方法】 白及适量研粉，用香油调膏，涂抹患处，每日2～3次，7日为一个疗程。

【注意事项】 忌食辛辣。

【应用小结】 由于痈疮失治，脓出不畅；或切开不当，损络，疮口溢脓，以致长期流脓、久不收口；或因痈疮溃后，身体虚弱，日久不愈。该方外用，去腐生肌，经多年临床应用，疗效显著。

【典型病例】 柴某，男，69岁，糖尿病病史多年，因肛周脓肿，在外院行切开引流术，术后久不收口，脓液清稀，曾两次住院治疗，效果不佳，遂来诊要求中医治疗。体格检查：现瘘口紫暗，脓液清稀，疼痛不明显，舌质淡，苔薄，脉沉细数。遂用纱布条蘸上方药液，放入瘘口深处，每日换药。配服补中益气丸，1个月后痊愈。

9. 早期疮疡验方

【方剂来源】 曲阜市吴村卫生院陈贞来经验方，人物简介见第一章"神附止泻汤"。

【适应病证】 早期疮疡。

【药物组成】 益母草50克，鸡蛋清数个，白糖100克，蜂蜜100克。

【配制方法】 将益母草研成细末，与另三味药调和成膏备用。

【使用方法】 外敷患处，待干燥时，随时更换。

【典型病例】 贾某，男，53岁，1993年12月8日初诊。患者因小腿部外伤，在上级医院缝合后，伤口红肿疼痛，使用很多治疗方法，均不见好转，遂来我处诊治。经诊断给予上述药膏外用，1个月后基本治愈。

10. 中期疮疡验方①

【方剂来源】　曲阜市吴村卫生院陈贞来经验方，人物简介见第一章"神附止泻汤"。

【适应病证】　适用于中期疮疡。

【药物组成】　白芷 10 克，浙贝母 10 克，防风 16 克，赤芍 15 克，当归 20 克，甘草 6 克，炒皂角刺 9 克，炙穿山甲 10 克，天花粉 16 克，乳香 10 克，没药 10 克，金银花 20 克，陈皮 15 克，人参 20 克，白术 20 克，茯苓 20 克。

【服用方法】　以上药物，熬汤内服，每日一剂。

【应用小结】　本方又名陈氏托毒汤对中期疮疡效果良好。

【典型病例】　王某，女，32 岁，1995 年 8 月 11 日初诊。患者因左前臂部外伤，在上级医院处理后，伤口红肿、疼痛难忍，使用很多治疗方法，均不见好转，遂来诊治。经诊断给予上述药物口服，配药膏外用，2 个月后基本治愈。

11. 中期疮疡验方②

【方剂来源】　曲阜市吴村卫生院陈贞来经验方，人物简介见第一章"神附止泻汤"。

【适应病证】　主治中期疮疡。

【药物组成】　雄黄 10 克，煅白矾 5 克，冰片 16 克，青黛 20 克。

【使用方法】　上药共研细末，香油调膏，涂抹患处，每日 3 次。

【典型病例】　王某，男，72 岁。1997 年 9 月 27 日初诊。患者因腰部出现红色疱疹，疼痛难忍，有烧灼感来白塔卫生所诊治。诊断：中期疮疡。给予上述药膏外用，1 周后治愈。

12. 后期疮疡验方

【方剂来源】　曲阜市吴村卫生院陈贞来经验方，人物简介见第一章"神附止泻汤"。

【适应病证】　后期疮疡。

【药物组成】　朱砂 15 克，雄黄 15 克，水银 3 克，火硝 120 克，白矾 30 克，皂矾 18 克，煅石膏 7 克，人参 15 克，黄芪 20 克，黄灵药（中成药）10 克。

【使用方法】　以上药物，各为细末，混合均匀。取少许放置患处，待干燥时，随时更换。

【应用小结】　本方又名陈氏黄金条，对后期疮疡效果良好。

【典型病例】　孔某，男，28 岁，1999 年 7 月 6 日初诊。患者在骑摩托车时，因天气有雾，与小汽车相撞，发生车祸，导致小腿部开放粉碎性骨折，在上级医院给予清创缝合、骨折固定术等治疗后，伤口不愈，流黄色脓液、疼痛，遂来我处诊治。经诊断给予上述药膏外用，2 个月后基本治愈。

13. 生肌散

【方剂来源】　马氏中医马建国经验方，人物简介见第一章"感冒验方"。

【适应病证】　疮面久不敛口。

【药物组成】　炉甘石粉 20 克，煅石膏 20 克，血竭 3 克，冰片 1 克。

【配制方法】　将煅石膏、冰片、血竭研极细粉，与炉甘石粉混匀，高压消毒后贮瓶中。

【使用方法】　用时直接撒于疮面或溃疡面上，纱布覆盖。每日一次。

14. 愈臁散

【方剂来源】　马氏中医马建国经验方，人物简介见第一章"感冒验方"。

【适应病证】　溃疡（臁疮）。

【药物组成】　氧化锌 15 克，无名异 15 克，茯苓 15 克，儿茶 15 克，血竭 3 克，冰片 1 克。

【配制方法】　除氧化锌外，上药共研极细末，与氧化锌混合均匀，高压消毒后贮瓶中。

【使用方法】　用时撒于疮面上，每日一次。

15. 压疮散

【方剂来源】　马氏中医马建国经验方，人物简介见第一章"感冒验方"。

【适应病证】　压疮。

【药物组成】　鸡蛋壳 20 克，煅石膏 20 克，白芨 20 克，黄连 20 克，氧化锌 20 克，青黛粉 6 克。

【配制方法】　将鸡蛋壳焙黄，与煅石膏、白芨、黄连共研成极细粉，再入氧化锌粉、青黛粉混匀，装瓶中高压消毒后即可。

【使用方法】　用时撒扑患处，用纱布覆盖，每日一次。

【按语】　压疮在溃腐期禁用油膏，因愈用油膏，挤压处皮损通透性愈难以改善，更向周围皮肤蔓延，致使疮面渗液逐渐增多，影响愈合。所以宜保持疮面干燥，加之生肌敛口药物外用，使疮口愈合。要加强护理，尽量注意局部不再受压。

16. 压疮特色疗法

【方剂来源】　马氏中医马建国经验方，人物简介见第一章"感冒验方"。

【适应病证】　压疮。其症见初起时皮肤暗红，若不及时处理，会较快出现破损面。此时大多数家属给患者涂甲紫溶液治疗较多，使皮肤表面暂时干燥。但应注意有的表面虽干燥结痂，而皮下往往开始腐烂，假愈合者亦不少见。有些剪去痂皮后疮面组织坏死形成溃疡，溃腐期。大部分患者有疼痛感觉，但有的不觉疼痛。

【治疗方法】　此病关键在于早期发现，及时治疗。首先家人需给患者勤翻身，动作要轻，最好每一个小时翻身一次。初起局部肌肤受压出现淡红色时，可用二石粉（炉甘石粉、滑石粉各等份。混匀扑粉）后轻轻揉搓片刻。若皮肤上呈现暗红色，表皮仍未破时可用紫草 20 克，茜草 20 克，赤芍 20 克，芝麻油 260 克。诸药入油中浸泡 3 日后，炸枯滤渣，待凉后入冰片粉 4 克贮瓶中。用时取消毒纱布蘸药油直接贴于患处，每日 2 次。本药油具保护皮肤，促进血液流通之功效。

对于已经形成的压疮溃腐期，不能使用上述药物。可用压疮散治疗。换药时先清除分泌物后，再取药粉撒于疮面，凡士林纱布，敷料覆盖。每日1次。待有红色新鲜肉芽等组织长出时，宜隔日换药一次。一个时期后疮口处觉有痒及虫行蚁走感的，是溃疡处肉芽组织生长更加迅速，宜隔2～3日换药一次，直至疮面完全愈合。

【按语】　本病多发于脑梗死、脑溢血致半身不遂、肢体瘫痪、老年人慢性气管炎感染，因长期哮喘致肺心病、心力衰竭，及股骨颈骨折等慢性疾病呈气血亏虚、长期卧床不能翻身患者。本病贯发于脊背、尾骶、足跟等受压摩擦部位，尤其是身体肥胖者，加之摩擦，最易使局部肌肤气血运行受阻，形成此病。

17. 坐板疮验方

【方剂来源】　颜秉甲中医诊所捐献祖传秘验方，人物简介见第一章"慢性支气管炎验方"。

【适应病证】　坐板疮。

【药物组成】　丝瓜皮适量。

【使用方法】　将丝瓜皮烘干，研成细末，烧酒调涂患处。

18. 臀部肌注感染特色疗法

【方剂来源】　马氏中医马龙经验方，人物简介见第一章"慢性胃炎，胃溃疡验方"。

【适应病证】　臀部肌内注射感染。

【特色疗法】　初起阶段，病程短，只有硬结疼痛，肤色正常，触之无灼热感的，药取：天花粉20克，赤芍20克。研成细粉，加入凡士林100克，充分调匀成膏。用时涂于患处，纱布包敷，每日2次。直至结节消退。

对于肌内注射后出现硬结十几日以上未消并感染，其症见肤色已红，触之略有灼热感者，可取：芒硝50克，地榆50克，金银花50克。水煎适量，待凉后用纱布蘸药液湿敷患处，每5～10分钟更换一次，连续湿敷2～3小时后，再敷马氏地黄膏。

在夏秋季节亦可用最简便的疗法：取鲜马齿苋适量洗净捣碎，加入少量白矾粉，调成糊状，敷于患处。或用大黄粉与食醋调成稠糊状外敷。中成药如意金黄散，用凉茶调敷均可。上述药物外用不拘次数，干后即换。并可配合抗菌药物治疗，使炎性肿块尽早消散吸收。

若症见注射部位皮色已红，触之灼手，疼痛拒按，扪之有波动感的。表明已有脓液形成，应及早切开排脓。每日引流换药，至术口愈合。

【按语】　本病由于注射时消毒不严，或连续注射，或注射不易消散吸收的药液，如黄体酮、盐酸林可霉素等，极易在皮下形成结节或肿块，行走坐卧碰撞时均感疼痛。若不及时治疗，肿块不消，迁延时间较长，最易感染化脓。

19. 地黄膏

【方剂来源】　马氏中医马龙经验方，人物简介见第一章"慢性胃炎，胃溃疡验方"。

【适应病证】　臀痈（肌内注射感染）。

【药物组成】 地榆 10 克，大黄 10 克，天花粉 10 克，凡士林 100 克。

【配制方法】 上药研成细粉，入凡士林中调匀成膏贮瓶中。

【使用方法】 用时涂敷患处，纱布固定。每日 2 次。

20. 臁疮验方①

【方剂来源】 沈氏中医后人沈莹、孙慧杰捐献名老中医沈梦周先生经验方，人物简介见第一章"流行性感冒验方"。

【适应病证】 本方功能为清热拔毒，生肌收口。主治臁疮（慢性下肢溃疡），不论肉色紫黑或灰白，脓水的多少稀稠，均能治疗。

【药物组成】 制炉甘石、熟石膏各 30 克，水飞轻粉、水飞青黛各 4.5 克。

【使用方法】 上药共研细末，和匀。先用温开水洗净疮口，拭干，用毛笔或棉花蘸药粉遍扑疮口中，不宜太厚，外盖凡士林纱布，再用绷带包扎，依据脓水多少，每日换药 1～2 次。

【应用小结】 本病在肉色不正常时期，治疗无反应，如肉色转红润，可能有轻微疼痛，但不必顾虑。

21. 臁疮验方②

【方剂来源】 全国基层名老中医药专家朱传伟捐献曾祖父朱荫楸先生经验方，人物简介见第一章"风寒感冒轻症验方"

【适应病证】 臁疮。

【药物组成】 乳香、松香各 10 克，轻粉 3 克。

【使用方法】 上药共为细末，以香油调和，摊于无菌布上，先以花椒、追风草、避风草熬水熏洗患处，后敷以此膏。

22. 臁疮验方③

【方剂来源】 全国基层名老中医药专家朱传伟捐献曾祖父朱荫楸先生经验方，人物简介见第一章"风寒感冒经症验方"。

【适应病证】 臁疮。

【药物组成】 黑木耳 120 克，白糖 60 克。

【使用方法】 以热水将木耳泡透，与白糖一起捣烂，涂敷患处。

23. 疮毒肿胀验方

【方剂来源】 曲阜市姚村卫生院颜世蝶经验方。人物简介见第一章"四时温毒不解验方"。

【适应病证】 主治疮毒内攻肿胀或单腹胀大。

【药物组成】 金银花 90 克，连翘 15 克，黄芩 12 克，天花粉 9 克，化橘红 9 克，车前子 30 克，木通 6 克，大腹皮 9 克，绿豆（酌量轻重，看症加减）。加减：热毒内盛者加水牛角、黄连。

【服用方法】 每日一剂，水煎，早晚 2 次温服。

【按语】 本方取名双花散，为消热解毒之剂，治病求本之法。

八、冻疮验方

1. 冻疮初起验方

【方剂来源】 马氏中医马建国经验方，人物简介见第一章"感冒验方"。

【适应病证】 冻疮初起。

【药物组成】 密陀僧、白芷、干姜各等份。

【使用方法】 上药研极细粉，兑香霜外搽患处，每日 3 次。

2. 冻疮土方

【方剂来源】 马氏中医马建国经验方，人物简介见第一章"感冒验方"。

【适应病证】 已溃、未溃之冻疮。

【药物组成】 芫花 15 克、甘草 10 克。

【配制方法】 水煎取汁。

【使用方法】 趁热外洗。

3. 冻疮验方①

【方剂来源】 马氏中医马建国经验方，人物简介见第一章"感冒验方"。

【适应病证】 冻疮初起有麻木感，表皮未破，皮色紫红或暗红，触之有凉感觉。

【药物组成】 肉桂、红花、桂枝各 50 克。

【配制方法】 上药布包，入 75%乙醇溶液中浸泡 1 周，过滤后，加入樟脑粉适量。

【使用方法】 用毛刷外搽，每日数次。

【应用小结】 可收到较为明显的散寒活血消肿疗效。

4. 冻疮验方②

【方剂来源】 曲阜市卫生学会孔凡吉经验方，人物简介见第一章"气管炎验方②"。

【适应病证】 冻疮。

【药物组成】 经过霜打的茄棵一棵（把茄叶去掉）。

【使用方法】 把茄棵烧成炭，用香油调成糊状敷于患处。

【注意事项】 不用包扎。

【应用小结】 曾治疗 30 多例均痊愈。

5. 冻裂验方①

【方剂来源】 颜秉甲中医诊所捐献祖传秘验方，人物简介见第一章"慢性支气管炎验方"。

【适应病证】 手足冻疮。

【药物组成】 生姜适量。

【使用方法】 将生姜捣碎取汁，熬膏外涂。

6. 冻裂验方②

【方剂来源】 颜秉甲中医诊所捐献祖传秘验方，人物简介见第一章"慢性支气管炎验方"。

【适应病证】 手足冻裂。

【药物组成】 人乳、黄柏末各适量。

【使用方法】 将人乳于黄柏末调和成膏，外涂患处。

7. 山楂治疗冻疮

【方剂来源】 马氏中医马建国经验方，人物简介见第一章"感冒验方"。

【适应病证】 本方功能散寒消肿，主治浅 I°冻疮。

【药物组成】 山楂片 100 克。

【使用方法】 将山楂片加水 1000 毫升，水煎后取汁外洗患处，日 3 次。

【注意事项】 防止冻伤。

【应用小结】 冻疮是冬季常见病变，经用此药治疗冻疮初期多例，不仅疗效好，方法简便易行，均愿接受，倍受患者青睐。

【典型病例】 魏某，男，12 岁。双手背手指呈现紫红色水肿性红斑，伴有轻微痒痛，触之发凉，按之褪色 3 日。诊断：浅 I°冻疮。取山楂片 100 克，水煎约 1000 毫升待温，纱布蘸药液洗擦患处，每次 20 分钟，日 3 次。4 日后皮损消退，肌肤恢复正常。

8. 手足冻伤简便疗法

【方剂来源】 曲阜市中医院名老中医颜景琏经验方，人物简介见第一章"肺咯血、胃出血验方"。

【适应病证】 手足冻伤，局部红肿疼痛瘙痒。

【操作方法】 用梅花针局部叩击数次即愈。如冻伤破溃，可用桂枝汤原方加黄芪 30 克，水煎服。每日一剂，并用药渣煎水泡患处，能很好促进冻伤愈合并防止来年再次冻伤。

九、腋臭验方

1. 腋臭验方①

【方剂来源】 马氏中医马建国经验方，人物简介见第一章"感冒验方"。

【适应病证】 腋臭。

【药物组成】 密陀僧、山柰各等份。

【使用方法】 上药研细粉撒扑患处，或与香霜调搽患处。

2. 腋臭验方②

【方剂来源】　马氏中医马建国经验方，人物简介见第一章"感冒验方"。

【适应病证】　腋臭。本病多发于大汗腺发达的腋下，是腋窝发出的臭汗腺所致。夏季由于汗多，不易蒸发，有一种刺鼻难闻的特殊气味。本病多见于男女青春期，临床中女多于男，并有遗传因素。

【药物组成】　白芷 30 克，丁香 30 克，苍术 30 克，黄柏 30 克。

【使用方法】　用 65% 乙醇溶液 500 毫升浸泡上药 7 日，过滤后贮瓶中。每 100 毫升药液中加入甘油 5 毫升，冰片 1 克。用时摇匀，棉签蘸药液搽患处，每日 3 次。直至气味消失。

又方：藿香、苍术、白芷、土茯苓各等份。上药共研成极细粉，入冰片少许贮瓶内。每日 3 次用棉球蘸药粉撒扑腋窝。

【注意事项】　腋窝处少用市售刺激性强的药物，以免损伤皮肤。

3. 腋臭粉

【方剂来源】　马氏中医马建国经验方，人物简介见第一章"感冒验方"。

【适应病证】　腋臭。

【药物组成】　密陀僧 30 克，龙骨 30 克，滑石粉 40 克。

【配制方法】　将密陀僧、龙骨研成极细粉与滑石粉混匀贮瓶中。

【使用方法】　用前先将腋下皮肤洗净擦干，以棉球蘸药粉扑撒，每日 2 次。

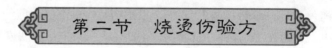

第二节　烧烫伤验方

1. 轻度烧烫伤验方

【方剂来源】　马氏中医马建国经验方，人物简介见第一章"感冒验方"。

【适应病证】　烧烫伤后症见肌肤潮红，痛如火燎者。

【药物组成】　西瓜翠衣、大黄各等份。

【使用方法】　水煎后待凉或浸泡，或纱布蘸药液敷于患处，每 5～10 分钟更换 1 次。直至肤色正常，灼热痛感消失。

2. 烧烫伤土方

【方剂来源】　马氏中医马建国经验方，人物简介见第一章"感冒验方"。

【适应病证】　烧烫伤、口唇干裂。

【药物组成】　香油半两，花椒 10 粒，蜂蜡适量。

【配制方法】　将香油加热，放入花椒粒，炸枯后滤渣，放入蜂蜡适量收膏。

【使用方法】　用时涂擦患处。

3. 烧烫伤验方

【方剂来源】 1977 年曲阜县卫生局向济宁地区卫生会议献方。

【适应病证】 烧烫伤。

【药物组成】 地骨皮 240 克，凡士林 90 克，麻油 30 克。

【配制方法】 将地骨皮焙干成半生半熟，研细末再把凡士林麻油放在锅内熔化均匀，加入地骨皮末，搅匀即可。

【使用方法】 如有疱可剪去皮，用上药敷于患处。

【应用小结】 曾治疗 5 人，4 人痊愈，1 人好转。

4. 浅 I° 烧烫伤验方

【方剂来源】 马氏中医马建国经验方，人物简介见第一章"感冒验方"。

【适应病证】 浅 I° 烧烫伤。其症见肌肤潮红灼热疼剧。

【药物组成】 芒硝适量。

【使用方法】 煎水待凉，用纱布蘸药液湿敷患处，有热痛感即敷。

5. I° 烧烫伤验方

【方剂来源】 马氏中医马建国经验方，人物简介见第一章"感冒验方"。

【适应病证】 I° 烧烫伤。其症见皮肤潮红，灼热剧痛。

【药物组成】 栀子粉 100 克。

【使用方法】 煎水待凉，持续湿敷患处。

【应用小结】 有较快止痛消炎功效。

6. 浅 I°、II°烧烫伤验方①

【方剂来源】 马氏中医马建国经验方，人物简介见第一章"感冒验方"。

【适应病证】 浅 I° 、II° 烧烫伤。

【药物组成】 穿心莲适量。

【使用方法】 穿心莲研细粉，高压消毒后与甘油调成稠糊状外涂患处。

7. 浅 I°、II°烧烫伤验方②

【方剂来源】 马氏中医马建国经验方，人物简介见第一章"感冒验方"。

【适应病证】 浅 I° 、II° 烧烫伤。

【药物组成】 蒲黄炭 30 克，冰片 10 克。

【使用方法】 上药用芝麻油调成糊状，涂于皮损上。

8. 火伤验方

【方剂来源】 沈氏中医后人沈莹、孙慧杰捐献名老中医沈梦周先生经验方，人物简介见第一章"流行性感冒验方"。

【适应病证】 轻度烧伤。

【药物组成】 鸡蛋黄、猪油各适量。

【使用方法】 鸡蛋煮熟去清留黄，猪油（去膜）各等份，捣匀外涂。

第三节 血管疾病验方

1. 通络散寒止痛酊

【方剂来源】 马氏中医马金榜先生经验方，人物简介见第一章"感冒后慢性干咳验方"。

【适应病证】 血栓闭塞性脉管炎（初期）。

【药物组成】 桂枝 30 克，干姜 30 克，熟附子 30 克，鸡血藤 30 克，红花 30 克。75%乙醇溶液 500 毫升。

【配制方法】 上药共研成粗末，入 75%乙醇溶液中密封浸泡 7 日后过滤贮瓶中。

【使用方法】 每 100 毫升药液中加入甘油 5 毫升，冰片 1 克。用时摇匀。每日数次毛涮蘸搽患处。

2. 脉管炎验方

【方剂来源】 曲阜市卫生学会孔凡吉摘自赵俊欣著《十一师秘要》第六节，曲阜籍五台山高僧释妙一经验方。

【适应病证】 脉管炎。

【药物组成】 苍术 15 克，薏苡仁 50 克，甘草 15 克，泽兰 15 克。

【服用方法】 水煎服，每日一剂。

3. 血栓性浅静脉炎验方①

【方剂来源】 马氏中医马建国经验方，人物简介见第一章"感冒验方"。

【适应病证】 血栓性浅静脉炎。其症见皮肤颜色明显发红，触之肌肤灼热，沿静脉走向扪之有硬束条状物，本病有的胀痛感明显，尤其发于下肢者，活动时疼痛加剧。

【药物组成】 苍术 10 克，茯苓 12 克，黄柏 10 克，栀子 10 克，川牛膝 10 克，当归 12 克，红花 10 克，桃仁 10 克，丹参 30 克，金银花 30 克，连翘 15 克，滑石 12 克，木通 10 克，生甘草 10 克。

【服用方法】 水煎服，每日 1 剂。外用：地榆 30 克，大黄 30 克，牡丹皮 30 克，赤芍 30 克。水煎适量待凉后用纱布蘸药液湿敷患处，每日数次，直至皮损消退，行走活动如常。

【按语】 本病多见于四肢浅静脉，发于上肢多为头静脉、贵要静脉，下肢多见于大小隐静脉。上肢的血栓性浅静脉炎多因静脉输注、注射抗菌药物或某些刺激性溶液及高渗葡萄糖溶液等，亦可由机械性损伤所致。发于下肢的血栓性浅静脉炎多因劳累站立过久，或继发于感染性病变。与中医文献记载的"恶脉""青蛇毒"相似，认为是由血瘀所致。

在治疗上，中西医结合收效较快，除酌情应用抗菌药物注射外，如兼有口渴不欲饮、口中黏腻、小溲发黄等症状表现，辨证属湿热互结、经脉瘀滞、不通而发，治宜祛湿热消炎通络，用上方治疗效果较好。对于某些患者，单纯外敷中药膏收效亦佳。可用栀银膏，方药组成：栀子25克，金银花25克，地榆25克，赤芍25克，乳香25克，没药25克，凡士林500克。上药共研细粉，入凡士林调匀即成。用时将药膏涂于患处，纱布包敷，每日早晚各1次。直至皮损消退，炎症消失。治疗期间应注意休息。本药膏祛湿清热，活络止痛功效颇佳。药物直接作用于病变部位发挥效用，与内服药有不可比拟收效快的特点。药中栀子、金银花、地榆祛湿热消炎；赤芍、乳香、没药活血通络止痛散结。诸药相用，治疗血栓性浅静脉炎，取效较捷。

最简便外治法可用：大黄、赤芍、牡丹皮、没药各等份。共研细末，食醋或凉茶调敷，干后即换，疗效亦佳。越是病情初起，收效越快。

【典型病例】 郑某，男，24岁。1996年9月22日初诊。自述左小腿上内侧灼热胀痛，行走活动受限5日。经肌内注射及内服消炎止痛西药收效不大明显。查体见上述部位皮色潮红，肌肤略肿，触之灼热，压痛明显。沿大隐静脉走向扪之有硬束条状物。化验：白细胞总数为11×10^9/L，中性粒细胞计数为73%。舌质红，苔黄略腻。脉濡数。诊断：急性血栓性浅静脉炎。证属湿热蕴结，脉络阻塞，不通则痛，发为此病。治则：祛湿热，活血通络，消炎。予栀银膏外敷，5日后诸症消失，站立行走如常。

4. 血栓性浅静脉炎验方②

【方剂来源】 马氏中医马建国经验方，人物简介见第一章"感冒验方"。

【适应病证】 本方可清热活血止痛，主治血栓性浅静脉炎。

【药物组成】 黄柏、栀子、赤芍、延胡索各10克，凡士林200克。

【使用方法】 上药共磨成细粉，加入凡士林，充分调匀成膏。用时涂于患者，纱布包敷，每日2次。

【注意事项】 忌食热物，抬高患肢休息。

【应用小结】 血栓性浅静脉炎，惯发于下肢大小隐静脉。发病之因站立过久，或者机械性损伤，患处有红肿热痛症状。中医辨证为湿热互结，经络阻塞所致。本药膏治疗此病，临床多例验之，药物直接作用于病变部位，清湿热，活络消炎止痛疗效颇佳。

【典型病例】 霍某，男，29岁。左小腿上内侧有热胀痛感，行走活动受限5日。经内服消炎止痛西药不详罔效。查体见患处肤色发红，略肿，触之灼热，压痛明显，扪之有硬束条状物。诊断：血栓性浅静脉炎。取黄柏10克，栀子10克，赤芍10克，延胡索10克，磨成细粉，加入凡士林200克，调膏涂于患处，纱布包敷，每日2次。6日后诸症消失，站立行走如常。

5. 血栓闭塞性脉管炎验方

【方剂来源】 马氏中医马建国经验方，人物简介见第一章"感冒验方"。

【适应病证】 血栓闭塞性脉管炎。其症见发病初期患肢有沉重、怕凉、麻木感觉，足趾并有针刺样疼痛，小腿肌肉有抽搐痛感。足部受寒后及夜间疼痛加剧，得热后稍能缓解。按足背动脉（趺阳脉）搏动减弱无力。中期，由于血流不畅，表现为局部皮肤冰冷，患肢紫红，抬高后皮肤颜色变白，下垂则暗红，可有持续性疼痛，行走较困难。患处见有粟米样瘀点，趺阳脉按之微弱。后期，可见患趾皮色暗红，肌肤上发生黄疱逐渐变黑，或五趾相传，波及足背，肉枯筋萎，呈干性坏死。或溃破腐烂，流出紫黑血水，清稀脓液，气味发臭。疮面肉芽不鲜，疼痛剧烈，夜间不能入眠，常抱足而坐，足背动脉完全消失。足背皮肤及患肢肌肉萎缩，趾甲变厚，或有发热、口渴、溲黄、便干等热盛症状。

【治疗方法】　（1）早期：益气补血活血通络，温阳散寒湿止痛。药用：黄芪60克，桂枝12克，生姜15克，当归15克，白芍30克，鸡血藤15克，熟附子15克，红花10克，丹参30克，乳香12克，没药12克，大枣5枚。水煎服，每日一剂。收效较好。

（2）中期：宜活血通络止痛，佐以温阳散寒。药用：当归12克，赤芍12克，桃仁10克，红花10克，丹参30克，牛膝10克，地龙10克，乳香12克，没药12克，延胡索15克，桂枝10克，熟附子10~15克。水煎服，每日一剂。可根据"气行则血行，气滞则血瘀"之论，酌情加入黄芪、党参，以增其益气活血之力。临床验之，疗效较好。

（3）后期：宜清热解毒止痛。药用：金银花30~50克，连翘15克，公英30克，紫花地丁30克，玄参30克，生地30克，知母12克，麦冬15克，天花粉12克，丹参30克，延胡索15克，乳香12克，没药12克，生甘草10克。大便干加生大黄10~15克，小便黄加木通10克，清稀脓液多加土茯苓15克，薏苡仁30克，萆薢10克，水煎服，每日一剂。其他据病情虚实，随症加减。并可配合西药扩张血管，维生素类药物治之。热清毒解后，酌情外用九一丹（熟石膏27克，升丹3克）共研细末，掺于疮面，凡士林纱条覆盖。每日换药2次。待腐肉脱落，疮面较洁净时，用生肌玉红膏掺生肌散。每日换药一次。

【注意事项】　本病愈合后应尽量避免不再受寒凉湿邪侵袭及外伤，忌烟酒等不良嗜好，并适当进行肢体运动锻炼，以增强体质及抗病能力。

【按语】　本病中医称"脱疽"，多见于20~50岁的男性青壮年。由于某些病因导致下肢远端血管腔发生闭塞，引起局部组织缺血所致。主因为患者素体气血虚损，外受寒凉，机体抵抗力不足，加之寒湿之邪久蕴经络，痹塞不通，致使气血运行不畅为发病根本。因此本病治愈的关键是早期发现、诊断明确、积极服药并配合外用药治疗。在近几年临床实践中，经过不断探索得知，除内服药物外，配合膏药外贴，可收到更加良好的治疗效果。外用方药：当归尾、赤芍、水蛭、牛膝、地龙、白芷、丹参、熟附子、延胡索。上药入芝麻油内浸泡7日，用文火炸枯滤渣，再用武火熬至滴水成珠时，加入黄丹，搅匀成膏，倾入凉水中去火毒。用时将膏药适量摊成条状，贴于足背动脉处（趺阳脉），6日更换1次。能直接通过皮下组织进入血管，发挥效用，促进血液循环加速，从而达到温阳散寒、活血通络止痛之良效。另外，亦可取上述中药晒干共研成细粉，用白酒调成糊状敷于足背动脉处，每日2次。同样可收到较为理想治疗效果。临床验证，上述疗法适用于血栓闭塞性脉管炎初期、中期。愈是初期疗效愈快，并且治疗时间短，贴敷后肌肤趾端肤色逐渐转红，疼痛大减，应坚持治疗直到变成正常肤色，疼痛症状消失。

【典型病例】 魏某，男，42岁。1990年3月4日初诊。自1989年12月间右下肢出现沉重怕冷感，不久右足麻木，大趾疼痛，尤其是受寒后加剧，得热稍能缓解，行走步履不便。某院诊为血栓闭塞性脉管炎。予中西药物内服（不详）及封闭疗法罔效。近日来痛如针刺，每晚得屈膝抱足暖按，痛甚时根本不能安眠，需服索米痛片暂时缓解。询其发病之因，述其发病前曾在野外看工地数月。现面色萎黄、肢体酸软乏力、舌质淡、苔白、脉细弱。检查：足背呈暗红色，大趾上有蚕豆大黑色皮损，触之发凉，足背动脉按之细弱无力。诸症辨属：阴寒湿之邪久蕴经络，气血虚弱运行不畅所发。治则：益气补血活血通络，温阳散寒湿止痛。以黄芪桂枝五物汤加味：黄芪60克，桂枝12克，生姜15克，当归15克，白芍30克，鸡血藤15克，熟附子15克，红花10克，丹参30克，乳香12克，没药12克，大枣5枚。10剂水煎服。外用通络散寒止痛酊，每日6次，揉擦小腿、足背、大趾处，至皮肤稍有热感为度。

二诊：疼痛明显减轻，精神振作，四肢有力，足背暗红色开始减退，大趾处黑色较前明显变淡，触之肌肤稍温，足背动脉搏动较前有力。宗上方略加减续服10剂。外用药同上。

三诊：足趾只觉有时疼痛，晚间能安眠，肌肤较温，足背、足趾肤色已转淡红，余症俱轻。原方黄芪减至40克，桂枝、熟附子、乳香、没药减至10克。复服15剂后，诸症治愈。

6. 脱疽验方

【方剂来源】 防山李氏中医世家李全树祖传验方，人物简介见第一章"心肌梗死验方"。

【适应病证】 本方功能温阳通经，散寒止痛，活血化瘀。主治脱疽（血栓闭塞性脉管炎），无名肿块疼痛难忍的疮疡（皮肤不变色者）属于阴寒症者。

【药物组成】 熟地黄30克，肉桂15克，麻黄10克，炮附子12克（先煎20分钟），白芥子10克，乳香12克，没药10克，鹿角胶15克（冲服），炮姜10克，黄芪30克，丹参30克，鸡血藤30克。

【服用方法】 水煎服，每日一剂。

【典型病例】 病案一：王某，男64岁。小腿处溃疡流血样清水，疼痛难忍，导致腿脚不利，卧床半年余。投以本方，每日一剂。服药40多日痊愈。

病案二：谢某，女，48岁。患脱疽1年余。疼痛，局部黑紫发凉，走路不便，上方服用30多日痊愈，未在复发。

7. 下肢静脉曲张验方

【方剂来源】 马氏中医马龙经验方，人物简介见第一章"慢性胃炎、胃溃疡验方"。

【适应病证】 症状较轻的下肢静脉曲张。

【药物组成】 丹参20克，牛膝15克，赤芍15克。

【服用方法】 水煎服，每日一剂。或单用丹参洗净后，用开水常浸代茶饮。

【应用小结】　通过数例观察，坚持服用1个时期，多能收到明显活血祛瘀疗效。

8. 大隐静脉曲张术后验方

【方剂来源】　曲阜市中医院外三科经验方。

【适应病证】　本方功能为益气、活血、通脉，主治大隐静脉曲张术后体倦乏力、气不摄血、局部气血阻滞、下肢疼痛等病证。

【药物组成】　黄芪15克，当归15克，赤芍15克，地龙6克，川芎12克，桃仁12克，红花9克，陈皮9克，党参15克，白术15克，茯苓15克，炙甘草6克。

【服用方法】　水煎服，每日一剂。

9. 静脉曲张痒痛验方

【方剂来源】　息陬张氏中医世家张竟捐献祖传验方，人物简介见第一章"气管炎验方③"。

【适应病证】　静脉曲张引起的下肢痒痛难忍。

【药物组成】　白附子10克，全蝎6克，荆芥穗10克，防风10克，老枣树枝刺30克。

【服用方法】　水煎服，每日一剂。轻者1剂，重者2～3剂可愈。

第四节　尿路结石验方

1. 通淋排石汤

【方剂来源】　全国基层名老中医药专家朱传伟经验方，人物简介见第一章"风寒感冒轻症验方"。

【适应病证】　各型尿路结石。

【药物组成】　金钱草30～60克，石韦、海金沙、鸡内金各9～15克，瞿麦、茯苓、木香、枳壳、牛膝各9克，黄芪、生地黄、滑石各15克，生甘草6克。

药物加减：血尿加白茅根、仙鹤草、大蓟、小蓟；绞痛甚加延胡索、香附、乌药；大便秘结加生大黄；气虚加党参，重用黄芪；偏肾阴虚去石韦、滑石，加枸杞子、女贞子、旱莲草；偏肾阳虚加菟丝子、补骨脂、淫羊藿；服药后泛恶，胃不适者去石韦、滑石，加姜半夏、竹茹、白术；结石经久不移者加桃仁、红花。

【配制方法】　凉水泡药半小时，文火煎煮半小时，取汁300毫升，再煎同前，两煎药汁混合备用。

【服用方法】　将上药早晚分两次趁温服下，每日一剂，10日为一个疗程。

【注意事项】　可于每次服药一小时后做简单的跳跃运动，以利用重力促使结石下行。未排石者间歇3～5日，再行下一个疗程治疗。

2. 玉米金钱排石汤

【方剂来源】　全国基层名老中医药专家朱传伟经验方，人物简介见第一章"风寒感

冒经症验方"。

【适应病证】 尿路结石。其症见尿中挟有砂石，尿道热涩疼痛，轻微腰痛。

【药物组成】 玉米须50克，海金沙15克，金钱草50克，车前草60克。

【配制方法】 凉水泡药1小时，上火煎煮半小时，取汁300毫升，再煎同前，两煎药汁混合备用。

【服用方法】 将上药早晚分2次趁温服下，每日一剂。

【按语】 本验方具有清热利湿、利尿通淋之功效，尿路结石患者可长期服用。

3. 胡桃仁溶石散

【方剂来源】 全国基层名老中医药专家朱传伟经验方，人物简介见第一章"风寒感冒轻症验方"。

【适应病证】 膀胱结石。

【药物组成】 胡桃仁120克，冰糖120克，香油120克。

【配制方法】 将胡桃仁用香油炸酥，捞出，然后与冰糖共研细，再以香油调为糊状备用。

【服用方法】 分6次服用，每日3次，2日一剂，连服2～3剂。

【按语】 本验方具有益气濡润、滑利尿道之功，膀胱结石患者长期服用，有利于结石顺利排出。

4. 排石荸荠内金茶

【方剂来源】 全国基层名老中医药专家朱传伟经验方，人物简介见第一章"风寒感冒轻症验方"。

【适应病证】 尿路结石，湿热型。其症见尿中有时挟有砂石，尿色黄赤混浊，小便艰涩灼痛，时或突然阻塞，尿意窘迫，尿道刺痛，或觉腹痛腰痛难忍，甚或尿中带有血等症。

【药物组成】 荸荠120克，鸡内金15克。

【服用方法】 煎汤取汁，代茶饮。

【按语】 本茶能清热利湿、消坚涤石，对患有泌尿系结石的患者很适宜，且取材方便，疗效可靠。

5. 尿路结石土方

【方剂来源】 马氏中医马建国经验方，人物简介见第一章"感冒验方"。

【适应病证】 尿路结石。

【药物组成】 金钱草1扎（约300克）。

【配制方法】 水煎取汁。

【服用方法】 代茶饮，每日尽量多饮。

6. 泌尿系结石验方①

【方剂来源】　全国基层名老中医药专家朱传伟经验方，人物简介见第一章"风寒感冒经症验方"。

【适应病证】　肾结石、输尿管结石、膀胱结石。

【药物组成】　金钱草30克，海金沙15克，鸡内金15克，茯苓12克，车前子12克，石韦12克，滑石15克，萹蓄12克，金银花15克，竹叶15克。

【服用方法】　水煎服，每日一剂。

【注意事项】　本方具有清热解毒、通利小便、化石排石的功效。禁忌食用辛辣油腻及菠菜、豆腐等高尿酸盐结晶之品，保持心情舒畅，多饮水。服药后1～2小时可做跳跃运动，以助药力推石下行；要坚持长期服用，才能达到满意疗效。

7. 泌尿系结石验方②

【方剂来源】　防山陈氏中医世家陈庆年捐献祖传验方，人物简介见第一章"预防流行性感冒验方⑤"。

【适应病证】　主治泌尿系结石。

【药物组成】　金钱草30克，海金沙20克，鸡内金15克，石苇20克，滑石15克，枳壳15克，牛膝15克，猪苓15克，泽泻15克。

【服用方法】　水煎服，每日一剂。

【典型病例】　王某，男，34岁。患膀胱结石，服用本方20剂痊愈。本方治疗尿路结石膀胱结石效果显著。

8. 泌尿系结石验方③

【方剂来源】　曲阜市神农中医药研究所吕建华经验方，人物简介见第一章"预防流行性感冒验方④"。

【适应病证】　祛风除湿，通络止痛，消痰水，散癖积。诸风，宣通五脏，去腹内冷滞，心膈痰水。通十二经脉，朝服暮效。主治泌尿系结石。

【药物组成】　威灵仙30克，白茅根30克。

【服用方法】　水煎，每日3次饭前服，连服6～8日。

【注意事项】　本品辛散走窜，久服易伤正气，气血虚弱，无风寒湿邪者慎服。

【应用小结】　本方疗效在95%以上。

【典型病例】　病案一：孙某，女，53岁。肾结石，连用10日后痊愈。

病案二：孔某，男，65岁。肾结石，连用15日后痊愈。

病案三：郜某，男，39岁。肾结石，连用10日后痊愈。

9. 泌尿系结石验方④

【方剂来源】　沈氏中医后人沈莹、孙慧杰捐献名老中医沈梦周先生经验方，人物简介见第一章"流行性感冒验方"。

【适应病证】 泌尿系结石。

【药物组成】 核桃仁、白糖、香油各 120 克。

【服用方法】 将核桃仁用香油炸酥，研成细末，再用糖、香油调成糊剂。每 4 小时服 1 汤匙，其石自下。

【应用小结】 曾试用于 2 例患者，均尿出结石，症状消失。

10. 肾结石验方

【方剂来源】 乔氏中医乔尚熠捐献父亲乔根庭先生验方，人物简介见第一章"霍乱验方"。

【适应病证】 主治肾结石。

【药物组成】 车前子、泽泻、萹蓄、猪苓各 9 克，石苇、瞿麦、木通各 10 克，广木香 4.5 克，柴胡、延胡素、甘草、冬葵子各 6 克，琥珀、肉桂各 3 克，鸡骨草 15 克，化石草 9 克。

【服用方法】 水煎服，每日一剂。做成蜜丸每日早晚服用亦可，治效同前。

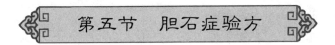

第五节 胆石症验方

1. 党参金钱汤

【方剂来源】 全国基层名老中医药专家朱传伟经验方，人物简介见第一章"风寒感冒轻症验方"。

【适应病证】 治胆石症。其症见肝郁脾虚，身倦乏力，食少腹胀，胁隐痛，大便不实。

【药物组成】 党参、白术、茯苓、木香、砂仁、柴胡、白芍各 15 克，金钱草 20 克，海金沙、鸡内金各 10 克，甘草 5 克。

【配制方法】 凉水泡药 1 小时，上火煎煮半小时，取汁 300 毫升，再煎同前，两煎药汁混合备用。

【服用方法】 将上药早晚分两次趁温服下，每日一剂，10 日为一个疗程。

2. 金钱郁金汤

【方剂来源】 全国基层名老中医药专家朱传伟经验方，简介见第一章"风寒感冒轻症验方"。

【适应病证】 胆囊结石，属湿热阻滞、肝胆不利者。

【药物组成】 金钱草 60 克，郁金 15 克，鸡内金 15 克，海金沙 15 克，柴胡 15 克，赤芍 15 克，延胡索 15 克，枳实 10 克，广木香 10 克，大黄 10 克（后下）。

【配制方法】 凉水泡药 1 小时，上火煎煮半小时，取汁 300 毫升，再煎同前，2 煎药汁混合备用。

【服用方法】 将上药早晚分两次趁温服下，每日一剂，10 日为一个疗程。

3. 金钱柴胡汤

【方剂来源】 全国基层名老中医药专家朱传伟经验方，人物简介见第一章"风寒感冒轻症验方"。

【适应病证】 胆石症。其症见形体肥胖，肩背酸困，右上腹闷胀疼痛，恶心纳呆，舌苔白腻，脉弦而滑者。

【药物组成】 金钱草 30 克，柴胡 9 克，枳实 9 克，白芍 9 克，炙甘草 3 克，郁金 9 克，海螵蛸 9 克，浙贝母 9 克。

【配制方法】 凉水泡药一小时，上火煎煮半小时，取汁 300 毫升，再煎同前，两煎药汁混合备用。

【服用方法】 将上药早晚分两次趁温服下，每日一剂，10 日为一个疗程。

4. 虎杖金钱汤

【方剂来源】 全国基层名老中医药专家朱传伟经验方，人物简介见第一章"风寒感冒轻症验方"。

【适应病证】 治胆道结石症。

【药物组成】 虎杖、金钱草、海金沙、广郁金、鸡内金各 15 克。加减：疼痛加白芍 12 克，川楝子 6 克，延胡索 12 克；湿热重加茵陈 15 克、黄芩 9 克；大便干加生大黄 6 克。

【配制方法】 凉水泡药一小时，上火煎煮半小时，取汁 300 毫升，再煎同前，两煎药汁混合备用。

【服用方法】 将上药早晚分两次趁温服下，每日一剂，10 日为一个疗程。

5. 三金汤

【方剂来源】 全国基层名老中医药专家朱传伟经验方，人物简介见第一章"风寒感冒轻症验方"。

【适应病证】 治胆石症其症见。肝胆湿热。其症见往来寒热，胸胁苦满，胁痛掣背，厌食油腻，尿黄。

【药物组成】 金钱草、海金沙、鸡内金各 15 克，柴胡、枳实、半夏、大黄、白芍各 10 克，甘草 5 克。

【配制方法】 上药加水煎沸 30 分钟，滤出药液，再加水煎 20 分钟，去渣。2 煎所得药液混合备用。

【服用方法】 每日 1～2 次趁温服下。

6. 胆结石验方①

【方剂来源】 曲阜朱氏中医世家第六代传人朱正阳经验方，人物简介见第一章"高热渴验方"。

【适应病证】 胆囊或胆管结石。

【药物组成】　茵陈 15 克，栀子 12 克，郁金 12 克，柴胡 6 克，金钱草 30 克，海金沙 15 克，鸡内金 15 克，赤芍 12 克，枳实 12 克，大黄 6 克，蒲公英 15 克，金银花 15 克。

【服用方法】　水煎服，每日一剂。

【注意事项】　本方具有清热解毒、通利胆道、化石排石的功效。禁忌食用辛辣油腻、酒、煎炸食品及菠菜、豆腐等高尿酸盐结晶之品，保持心情舒畅，多饮水。要坚持长期服用，才能达到满意疗效。

7. 胆结石验方②

【方剂来源】　曲阜市神农中医药研究所吕建华经验方，人物简介见第一章"预防流行性感冒验方④"。

【适应病证】　本方可利水通淋，清热解毒，散瘀消肿。主治肝胆及泌尿系结石，热淋，肾炎水肿，湿热黄疸，疮毒痈肿，毒蛇咬伤，跌打损伤。

【药物组成】　金钱草 60～90 克。

【服用方法】　水煎，代茶饮。

【注意事项】　本品辛散走窜，久服易伤正气，气血虚弱，无风寒湿邪者慎服。

【应用小结】　本方疗效在 95%以上。

【典型病例】　病案一：李某，女，36 岁。胆结石症，连用 7 日后痊愈。

病案二：孔某，男，25 岁。胆结石症，连用 5 日后痊愈。

病案三：翁某，男，32 岁。胆结石症，连用 7 日后痊愈。

8. 胆结石验方③

【方剂来源】　曲阜市神农中医药研究所吕建华经验方，人物简介见第一章"预防流行性感冒验方④"。

【适应病证】　本方祛风除湿，通络止痛，消痰水，散癖积。诸风，宣通五脏，去腹内冷滞，心膈痰水，腰膝冷疼，疗折伤。通十二经脉，朝服暮效。主治胆结石。

【药物组成】　威灵仙 30 克。

【服用方法】　水煎，代茶饮。

【注意事项】　本品辛散走窜，久服易伤正气，气血虚弱，无风寒湿邪者慎服。

【应用小结】　本方疗效在 90%以上。

【典型病例】　病案一：孙某，女，66 岁。胆结石，连用 10 日后痊愈。

病案二：王某，男，55 岁。胆结石，连用 7 日后痊愈。

病案三：丁某，男，62 岁。胆结石，连用 7 日后痊愈。

9. 胆结石特色疗法

【方剂来源】　乔氏中医乔尚熠捐献父亲乔根庭先生验方，人物简介见第一章"霍乱验方"。

【适应病证】　胆结石。其症见肝部有压痛感，食欲减退，影响睡眠，大便也时干燥，小便短赤，有时会头昏脑涨，疼痛时，面色会有青一阵、白一阵的现象。

【特色疗法】 （1）针刺：膀胱经的双肝俞穴、双胆俞穴均向外斜刺 5 分。胆经的双阳陵泉穴针透阴陵泉穴，双阳辅穴直针 8 分，双足临泣穴直针 3 分。肝经的右章门穴向外斜刺 5 分，左行间穴直针 5 分。上法均用泻法，留针 15 分钟。为预防胆石症不再生，可多食蔬菜，禁食油腻食物，并多做适当的运动。

（2）中药应用：当归 6 克，生白芍 6 克，生枳壳 6 克，生枳实 6 克，茯苓 6 克，郁金 10 克，川楝子 6 克，陈皮 6 克，姜半夏 6 克，茯神 6 克，酒炒柴胡 6 克，竹茹 6 克，没药 5 克，芒硝 3 克，金钱草 15 克，滑石 10 克，甘草 3 克。水煎服，每日一剂。

【按语】 本病多发于 40 岁以上的女子，男子较少。结石在形成时常不觉得，阻塞胆管，形成黄疸时，可以手术取出，小的结石通过输胆管时，常引起强烈的疼痛，多向右侧胁肋部放散，重时痛的人事不省，有的痛一两个小时即止，有的隐隐痛十多日。

第六节　肠道病验方

1. 小肠疝验方

【方剂来源】 为 1977 年曲阜县城关卫生院姚臻卿先生向济宁地区卫生会议献方。
【适应病证】 小肠疝。
【药物组成】 葫芦巴 4.5 克，木香 3 克，川楝子 3 克，吴茱萸 6 克，巴戟天（生熟各半）3 克，二丑 3 克，盐小茴香 3 克，川乌 1.5 克，黄酒少许。
【服用方法】 每日一剂，水煎取汁，兑入黄酒少许，早晚分 2 次口服。
【注意事项】 上为 3 岁小儿用量。
【应用小结】 治愈多例，疗效显著。
【典型病例】 城关供销社齐某之子，右腹下一卵，疼痛难忍，经用此方 4 剂而愈。

2. 阑尾炎验方

【方剂来源】 全国基层名老中医药专家朱传伟经验方，人物简介见第一章"风寒感冒轻症验方"。
【适应病证】 急慢性阑尾炎。
【药物组成】 金银花 15 克，连翘 15 克，蒲公英 20 克，牡丹皮 12 克，桃仁 12 克，败酱草 20 克，赤芍 12 克，大黄 6 克，甘草 6 克，木香 12 克，厚朴 12 克，枳实 12 克，芒硝 6 克（冲服），冬瓜仁 30 克。
【服用方法】 水煎服，每日一剂。

3. 阑尾炎外敷验方

【方剂来源】 小雪卫生院班庆桐经验方，人物简介见第一章"久年气喘验方"。
【适应病证】 阑尾炎未成脓期。
【药物组成】 大蒜 60 克，芒硝 30 克，大黄 30 克（研末）。

【服用方法】 将大蒜捣至泥状和芒硝混合敷阑尾部最痛处，约1小时，敷前必须外涂凡士林油剂类以防烫伤。可根据个人体质状况调整敷药，以不烫伤为宜。然后将大黄粉用醋调成糊状外敷6小时。

【注意事项】 在敷用大蒜和芒硝时，要注意患者疼痛程度，时间不宜太久，尤其是敷前必须外涂凡士林类油剂，以免将皮肤烫伤。

【应用小结】 本法经临床长期应用，对阑尾炎未成脓期疗效显著。临床上除应用抗菌药物外，用中药清肠饮、大黄牡丹汤等，再加用以外敷方，可极大缩短治愈期，疗效肯定。

【典型病例】 病案一：王某，男，42岁。因右下腹剧痛，后确诊为阑尾炎，来本处诊治。给予抗菌药物、中药治疗的同时，加以外敷方3日后减轻，一周痊愈。

病案二：刘某，女，60岁。自述腹痛，稍恶心欲呕，经本院医生检查发现：血象增高，B超确诊为阑尾炎。给予中西医结合治疗，静脉滴注青霉素，口服中药清肠饮加减，用上方外敷一周后痊愈。

第七节 囊肿验方

1. 脂肪瘤验方

【方剂来源】 马氏中医马建国经验方，人物简介见第一章"感冒验方"。

【适应病证】 脂肪瘤。

【药物组成】 硫黄粉30克，凡士林100克。

【服用方法】 上药调成30%硫黄软膏，涂于患处，纱布包敷。每日更换一次。

【典型病例】 曾治2例脂肪瘤，经用上药外敷月余，脂肪瘤逐渐被消散吸收，皮肤变平。诚然，其确切疗效及治疗机理，尚待在临床实践中进一步观察探讨。

2. 消囊肿膏

【方剂来源】 马氏中医马建国经验方，人物简介见第一章"感冒验方"。

【适应病证】 坐骨结节囊肿、腱鞘囊肿。

【药物组成】 牡蛎50克，皂刺角30克，赤芍30克，苍术30克，半夏30克，食醋1000毫升。

【配制方法】 上药共研成细粉，待醋熬至1/3时，将药粉倒入，慢慢搅匀收膏。

【服用方法】 用时摊于纱布上贴患处，每日或隔日更换一次。

【注意事项】 此药贴后个别患者可能局部出现痒的感觉，在揭下药膏后，用氟轻松软膏每日外搽数次。待痒感及皮疹消失后，再继续贴治。贴后渗出液增多，是药已中病的正常现象。应坚持用药，直至囊肿全部消退。

3. 瘿瘤验方

【方剂来源】 曲阜市吴村卫生院陈贞来经验方，人物简介见第一章"神附止泻汤"。

【适应病证】　主治颈部瘰瘤。

【方药组成】　当归、生地黄、赤芍各 20 克，夏枯草、金银花、牡蛎、玄参各 30 克，川芎、柴胡、青皮、白芍、浙贝母各 10 克，甘草 6 克。

【服用方法】　水煎服，每日一剂。

【典型病例】　张某，女，47 岁，吴村镇白塔村人，2015 年 10 月 5 日来诊。因颈前发现有肿块来诊。颈前肿块，不红不痛，约 3cm×2.5cm 大小，推之活动无粘连，稍硬，伴口苦、烦躁，舌暗红，脉弦滑数。诊为瘰瘤。因肝气郁滞成块所致。给予上方，连服 24 剂痊愈。

第八节　疝 气 验 方

1. 疝气验方

【方剂来源】　乔氏中医乔尚熠捐献父亲乔根庭先生验方，人物简介见第一章"霍乱验方"。

【适应病证】　主治疝气。

【药物组成】　荔枝核 15 克，青盐、炒大茴香各 3 克，炒小茴香、沉香各 4.5 克，广木香 6 克，川楝子 9 克。

【服用方法】　上药共研细粉，每次约 10 克，温酒送下，每日 2 次。

2. 疝气特色疗法

【方剂来源】　乔氏中医乔尚熠捐献父亲乔根庭先生验方，人物简介见第一章"霍乱验方"。

【适应病证】　疝气。分以下几种证型。①寒疝：阴囊发冷，结硬如石，阴茎不举，牵制睾丸疼痛。②水疝：阴囊湿肿，皮外发亮，有时出黄水，小腹按之有水声。③筋疝：阴囊肿胀，也有时抽痛，小便色白而浑浊。④血疝：在小腹两旁，横骨两端的纹中，有硬块，按之而痛，皮无异色。⑤气疝：有气攻冲，上至两肾以上，下至发阴囊坠痛。⑥狐疝：小腹两旁有硬块，卧则在腹中，行立则出小腹入囊中，有时攻冲而痛。⑦癩疝：阴囊肿大，其状如斗，不痛亦不痒，走路时有下坠感。

【特色疗法】　（1）针刺：大肠经的双合谷穴直针 5 分。肾经的双复溜穴针透交信穴，双阴谷穴直针 1 寸。肝经的左大敦穴可灸多壮，双中封穴直针 5 分，双蠡沟穴直针 1 寸，双曲泉穴直针 1 寸。脾经的双三阴交穴直针 1 寸。胃经的双归来穴直针 1 寸。上法均用泻法，留针 20 分钟。

（2）中药应用

1）炒大茴香 6 克，青皮 10 克，乌药 10 克，高良姜 6 克。上药共为细末，空心温酒送下 3 克，每日 2～3 次。

2）芙蓉叶、黄柏各 10 克，木鳖子 1 个。上药共为粉，醋调涂阴毛处，或阴囊上，干后再易。

3）炒香附 30 克，小茴香 15 克。上药共为粉，空心温酒送下 6 克，每日可服 3 次。

4）赤茯苓 10 克，泽泻 5 克，炒苍术 6 克，白茯苓 10 克，木通 6 克，炒白芍 10 克，川楝子 10 克，乌药 10 克，延胡索 5 克，青皮 3 克，橘核 10 克，荔枝核 10 克，槟榔 10 克，甘草 3 克，生姜 3 片。水煎服，隔日一剂。

【按语】 此症的病因及种类，大约可分为 7 种。①寒疝：久坐阴寒湿地，或冒受风冷，阴寒内积，肝气阻截所致。②水疝：醉酒，多涉水湿或汗出遇雨湿之气，致水聚阴囊而成。③筋疝：由于房事过度，或劳伤跌扑，致气血瘀滞，筋脉受伤所致。④血疝：由积血凝瘀，渗入睾囊，留而不去，或房事忍精不泄所致。⑤气疝：七情内蕴，肝气不畅，气攻阴囊。⑥狐疝：寒湿下注阴囊中，随气上下，或痰气走串而成。⑦癞疝：湿邪侵入肝经，气不得舒，郁于阴囊所成。

第九节 术后病变验方

手术后肠蠕动缓慢特色疗法

【方剂来源】 曲阜市中医院普外科经验方。

【适应病证】 促进外科手术或麻醉后肠蠕动恢复。

【药物组成】 桃仁 10 克，红花 10 克，赤芍 20 克，木香 10 克，醋延胡索 10 克，香附 10 克，肉挂 10 克，乌药 10 克，丁香 10 克。

【使用方法】 上药打粉，用姜汁调均，敷于双侧足三里穴（一般一个穴位用 1 克）。

第三章

骨 伤 科

第一节 外伤验方

一、破伤风验方

1. 防风汤

【方剂来源】 全国基层名老中医药专家朱传伟经验方，人物简介见第一章"风寒感冒轻症验方"。

【适应病证】 外伤后预防破伤风。

【药物组成】 防风、白芷、羌活、天麻、白附子、天南星、僵蚕各9克，甘草3克。

【服用方法】 水煎服，每日一剂，连服3日。

2. 破伤风验方①

【方剂来源】 为1977年曲阜市卫生局向济宁地区卫生会议献方。

【适应病证】 破伤风。

【药物组成】 蛴螬7个，槐枝（5厘米粗，50厘米长）。

【配制方法】 将蛴螬肚中水抽出，槐枝烧中间，取槐汁30毫升。

【服用方法】 蛴螬汁和5毫升槐汁一齐服下，每日1次。连用6日，配合西药治疗。

【临床疗效】 曾治2例均愈。

【典型病例】 患儿，出生后6日，发热，抽搐，抽风，角弓反张，经用西药无效，配合上方痊愈。

3. 破伤风验方②

【方剂来源】 防山陈氏中医世家陈庆年捐献祖传验方，人物简介见第一章"预防流行性感冒验方⑤"。

【适应病证】 主治破伤风。本方具有镇静熄风，清热解毒的功效。

【药物组成】 荆芥10克，防风10克，僵蚕10克，金银花30克，连翘15克，甘草10克，羌活10克，白附子10克，全蝎10克，茯苓10克。

【服用方法】 水煎服，每日一剂。

【典型病例】 颜某，男，47 岁。本人割麦子不慎割破小腿部，伤口不大很快恢复，但 7 日后发病。其症状发热，恶风，牙关紧闭，轻微抽风。经医院确诊为破伤风。后来我处诊疗，投以此方 3 剂而愈。后又以此方治疗多人，均治愈。

4. 破伤风验方③

【方剂来源】 颜秉甲中医诊所捐献祖传秘验方，人物简介见第一章"慢性支气管炎验方"。

【适应病证】 主治破伤风。

【药物组成】 姜半夏 9 克，防风 6 克，天麻 6 克，乌蛇 4.5 克，川乌 3 克，草乌 3 克，当归 6 克，蝉蜕 7 个（去头足），猪发灰少许。

【服用方法】 黄酒煎服，每日一剂。

二、软组织损伤验方

1. 外伤瘀血青紫疼痛简便疗法

【方剂来源】 曲阜市中医院名老中医颜景琏经验方，人物简介见第一章"肺咯血、胃出血验方"。

【适应病证】 外伤瘀血青紫疼痛。

【操作方法】 先将局部进行常规消毒，后用梅花针叩击 1～2 次即可消肿。

2. 软组织损伤简便疗法

【方剂来源】 马氏中医马建国经验方，人物简介见第一章"感冒验方"。

【适应病证】 软组织损伤。

【简便疗法】 损伤于胸肋部的，除触之疼痛外，在咳嗽及深呼吸时疼痛加剧。治疗方药：当归 12 克，天花粉 12 克，柴胡 10 克，炮穿山甲 10 克，赤芍 10 克，红花 10 克，延胡索 12 克，桃仁 10 克，枳壳 10 克，生甘草 10 克。水煎服，每日一剂。外用：红花 25 克，加入 75%乙醇溶液 300ml，浸泡 3 日后，过滤，入樟脑粉 12 克，摇匀外搽，每日 5 次。活血消肿止痛疗效较显著。

损伤于四肢及关节的方取：伸筋草 50 克，大黄 30 克，红花 30 克，牛膝 30 克，苏木 30 克，皂角刺 30 克，木瓜 30 克，鸡血藤 30 克。上药醋水各半煎开 1500～2000 毫升，待温浸泡或频洗患处，每次 20～30 分钟。每日 2 次。每剂药用 3 日。然后涂马氏活络止痛膏，直至肿消痛止。较轻的肢体软组织损伤，可用：当归、赤芍、红花、路路通、伸筋草、苏木。视其损伤面积大小酌情用量，煎水待温频洗患处，每日 3 次。3 日用药 1 剂。

局部外伤后血肿消散较慢者。可取：黄柏、栀子各等份。研细末水调外敷。干后即换，效佳。

【按语】 本病是因外伤作用或关节扭伤后，引起肌肉、筋膜、神经、血管、韧带、关节囊、软骨损伤，常见于胸腹壁、四肢关节软组织。其表现为局部肿胀疼痛，重则多呈青紫色，活动功能障碍。

3. 外伤后肢体肿胀验方

【方剂来源】　张圣魁（1973），男，主治医师，1998 年毕业于山东中医药大学骨伤系，就职于曲阜市中医院骨科。他擅长四肢骨折、脱位的闭合手法整复及复杂骨折的手术治疗，对运用中西医结合的方法治疗股骨头坏死、颈椎病、腰椎间突出症、风湿性关节炎、类风湿关节炎有独特疗效。他主持市级、县级科研项目 6 项，发表论文 10 余篇，出版论著 2 部。

【适应病证】　活血消肿，行气止痛。主治外伤后肢体肿胀疼痛，特别是下肢的瘀血肿痛。

【药物组成】　赤芍 15 克，丹参 20 克，川芎 9 克，当归 12 克，淮牛膝 15 克，红花 20 克，茯苓 20 克，延胡索 9 克，香附 9 克。

【服用方法】　水煎服，每日一剂。7 日为一个疗程。

【注意事项】　体弱气虚者注意加减。

【应用小结】　外伤后肢体肿胀，多有瘀血内停，若肿胀严重者更有形成下肢深静脉血栓的风险。本方通过活血化瘀、行气止痛、利水消肿的药物组合应用，达到瘀祛肿消、脉通痛止的效果。该方又名"活血通脉汤"，组方简单，疗效确切，在骨科临床多年应用，临床观察超过 2000 多例病例，对外伤后肿胀的消退及深静脉血栓的预防疗效确切。

【典型病例】　病案一：孔某，男，45 岁。骑摩托车摔伤致左小腿外伤血肿形成。查体见：左小腿及踝足部严重肿胀，胫前按之凹陷。下肢血管超声检查：静脉血流缓慢。舌质淡，苔白，脉弦。辨证属气滞血瘀证。给予活血通脉汤水煎服，日一剂，服药 1 周后肿胀消退。

病案二：陈某，男，72 岁。在家行走摔伤致左股骨颈骨折 1 周，卧床不能活动。查体见：左下肢屈膝内旋畸形，黏膝征（＋），左下肢严重肿胀，胫前按之凹陷。下肢血管超声检查：髂、股静脉血流缓慢。舌质淡，苔白，脉弦。辨证属气滞血瘀证。给予活血通脉汤，水煎服，日一剂，服药 1 周后肿胀消退。后给予左侧股骨头置换手术治疗，术后继续服用活血通脉汤 1 周，下肢肿胀消退，可下床活动。

病案三：张某，女，35 岁。行走摔伤，右小腿肿痛 12 日。查体：左小腿中段胫前血肿 5cm×4cm，波动感明显，小腿及踝足部均肿胀，舌质淡，苔白，脉弦涩。辨证属气滞血瘀证。给予小腿血肿切开引流，同时给予活血通脉汤，水煎服，日一剂，服药 7 日肿胀消退。14 日后，引流口愈合。

4. 创伤后肿痛特色疗法

【方剂来源】　田桂昌（1969～），男。曲阜市中医院关节骨科主任，副主任医师，山东中医药大学毕业。他现为国家级期刊《风湿与关节病》编委、济宁市骨伤专业委员会副主任委员、济宁市医学会风湿病学专业委员会委员，山东省中医药学会疼痛专业委员会常务委员、济宁市医学会关节专业委员会委员，曲阜市第二届名医。他擅长骨伤科及骨病的中西医诊疗工作，对膝关节骨性关节炎及股骨头缺血性坏死的中西医结合治疗，临床经验丰富，能进行髋关节、膝关节置换及复杂的关节部位骨折手术治疗。在核心期刊上发表论文 5 篇，参编论著 7 部，参与完成科研 4 项。

【适应病证】 各种闭合性跌打损伤导致的肿胀、疼痛。

【药物组成】 白芷 15 克，三七 15 克，血竭 9 克，炒栀子 15 克，黄柏 10 克，姜黄 15 克，赤芍 15 克，龙胆草 15 克，没药 9 克，红花 15 克，黄芩 20 克，牡丹皮 15 克，冰片 6 克。

【使用方法】 上药粉碎过 80 目筛，装袋备用，为一剂的用量。用时根据受伤部位取适量药粉用蜂蜜拌成糊状，摊涂于纱布上，敷于患处，无过敏情况下可保留 1 周。

【注意事项】 皮肤破损及皮肤过敏者禁用。

【应用小结】 我院骨科临床多年来应用此方治疗骨伤患者创伤后肿胀疼痛，疗效可靠，效果明显，能很好地解除患者的痛苦。

【典型病例】 张某，男，40 岁。左跟骨骨折，肢体肿胀明显，疼痛剧烈，给予外用活血消瘀外敷散后约 2 小时疼痛缓解，5 日后肿胀消退。

5. 软组织损伤验方

【方剂来源】 马氏中医马建国经验方，人物简介见第一章"感冒验方"。

【适应病证】 跌、扑、闪、挫所致软组织损伤，表现为瘀血、肿胀、疼痛等症。

【药物组成】 黄芪 30 克，当归 15 克，赤芍 12 克，丹参 30 克，花粉 10 克，炮穿山甲 10 克，泽兰 12 克，红花 10 克，酒大黄 6 克，乳香 10 克，没药 10 克。胸胁痛者加柴胡、枳壳；下肢痛者加牛膝 15 克，木瓜 12 克。

【服用方法】 水煎服，每日 1 剂，早晚分服。

【典型病例】 孔某，男，58 岁。2009 年 8 月 26 日就诊。患者于 7 日前碰伤左小腿下 2/3 至踝部足背局部肿胀疼痛，经服三七伤药片、吲哚美辛，外搽松节油症状未减，损伤部位依然肿胀明显，局部青紫疼痛，行走困难。X 线片示骨质未见异常，舌质暗苔薄、脉沉涩。诊断：软组织损伤。证属：气血两伤，瘀血肿胀。治则：益气活血，散瘀消肿。水煎服。

服上药 4 剂后肿胀已轻，肤色由青紫开始转淡，痛减，已能慢慢行走。续服 3 剂瘀肿全消，而痛亦止。

【按语】 本方是在复元活血汤基础上化裁而成。根据气为血之帅，气行则血行之理，在活血化瘀药如当归、赤芍、桃仁、丹参、红花等药中，专投黄芪为君，而益其补气之功，故较单纯活血祛瘀力大，从而达成气行血活瘀散之效。临床上不论胸胁或四肢的软组织损伤，经内服外用药效收效不显的，据其症状表现，本方均可收效较快。

6. 跌打损伤验方①

【方剂来源】 1977 年曲阜县向济宁地区卫生会议献方。

【适应病证】 跌打损伤。

【药物组成】　栀子 30 克。

【使用方法】　将栀子研末，用鸡蛋清调和敷患处，外用纱布包扎。

7. 跌打损伤验方②

【方剂来源】　马氏中医马建国经验方，人物简介见第一章"感冒验方"。

【适应病证】　活血止痛。主治跌打损伤。

【药物组成】　王不留行、延胡索各 100 克，醋 400 毫升。

【使用方法】　将王不留行、延胡索共研细末，入醋中调成糊状，涂敷于患处，每日 3 次。

【注意事项】　勿热敷揉搓。

【应用小结】　四肢、胸壁软组织跌打损伤常见，临床中有些患者经内服活血药物，外用热敷等疗法，大多获效不显著。经过此药外涂，能较快使损伤处软组织得到修复，肿消痛止，恢复正常。

【典型病例】　王某，女，35 岁。左踝关节下楼梯时不慎扭伤，1 小时后开始肿胀疼痛，行走活动受限。诊断：软组织损伤。取王不留行 100 克，延胡索 100 克，（磨成细粉），入醋 400 毫升中调成糊状敷患处，每日 3 次。3 日后肿胀痛感消失，行走如常。

8. 跌打伤肿验方

【方剂来源】　曲阜市吴村卫生院陈贞来经验方，人物简介见第一章"神附止泻汤"。

【适应病证】　适用于跌打损伤。

【药物组成】　牛膝 10 克，三七 10 克，大腹皮 20 克，陈皮 10 克，独活 10 克，乳香 10 克，泽泻 10 克，甘草 5 克，当归 20 克，没药 10 克，大黄 10 克，金银花 30 克，川芎 10 克，红花 10 克，桃仁 10 克。

【服用方法】　每日一剂，水煎服，日 3 次。

【注意事项】　忌黄瓜、莴苣、生菜、牛羊肉、鱼虾等发物。

【应用小结】　长期临床验证，十分有效。

【典型病例】　王某，男，32 岁。于 2003 年 10 月来诊，右小腿肿如暖瓶，自感木胀，刺痛。考虑局部有瘀血。用活血祛瘀、消肿、解毒、祛湿法，局部热敷增加效果，上述药物用 3 碗凉水浸泡半小时后再煎，开锅后再煎 20～25 分钟，温服，服用 12 剂，痊愈。

9. 跌打扭伤、风湿关节痛腰腿痛验方

【方剂来源】　马氏中医马建国经验方，人物简介见第一章"感冒验方"。

【适应病证】　跌打扭伤、风湿关节痛腰腿痛。

【药物组成】　活筋条（接骨木）50 克。

【配制方法】　将活筋条切成小段，水煎去渣备用。

【使用方法】　趁温外洗，每日 2 次。

10. 软组织扭挫伤验方①

【方剂来源】 马氏中医马建国经验方，人物简介见第一章"感冒验方"。

【适应病证】 因肢体外伤所致的软组织扭挫伤。

【药物组成】 栀子粉20克，没药粉10克，凡士林100克。

【配制方法】 将栀子粉、没药粉入凡士林中，调成软膏。

【使用方法】 外敷伤处，每日2次。

【典型病例】 邵某，男，38岁。1998年5月12日初诊。右踝关节、足背因重物撞伤后，肿胀疼痛8日，经X线片示骨质未见异常。曾服三七伤药片、云南白药胶囊、麦白霉素片等活血止痛消炎类药，外用正红花油、活血消肿酊，收效不明显。上述部位仍肿胀青紫疼痛，不能行走活动。用上方外敷，每日2次。

二诊：6日后肌肤肿胀已轻大半，疼痛大减，已能慢慢行走。效不更方，继用上药治疗8日后诸症消失，行走如常。

11. 软组织扭挫伤验方②

【方剂来源】 马氏中医马建国经验方，人物简介见第一章"感冒验方"。

【适应病证】 软组织扭挫伤后所致局部肌肤肿胀疼痛。

【药物组成】 制何首乌适量。

【使用方法】 将何首乌研成细粉，与凡士林调成30%何首乌软膏外敷，每日2次。

12. 软组织扭挫伤验方③

【方剂来源】 马氏中医马建国经验方，人物简介见第一章"感冒验方"。

【适应病证】 肌肤跌打损伤，软组织扭挫伤所致局部瘀血肿痛。

【药物组成】 蒲黄粉适量。

【使用方法】 取蒲黄粉与食醋调成糊状涂敷患处，干后即换。

【应用小结】 经临床验证，活血散瘀消肿止痛功效较好。

13. 痛点按压活动法治疗慢性软组织损伤

【方剂来源】 彭博（1974～），男，曲阜市妇保院康复科主治医师。他1993年毕业于曲阜市中医药学校针灸推拿专业，曾在航空总院疼痛治疗中心、齐鲁医院疼痛科、山东省中医院推拿科进修学习。他现任山东省中医药学会中医外治委员会委员；山东省妇幼保健协会中医和中西医结合分会委员。他擅长小儿推拿，辨证穴位贴敷治疗儿科常见病；小儿斜颈的推拿康复治疗；头颈肩腰腿痛的综合治疗；星状神经节阻滞治疗偏头痛、过敏性鼻炎、失眠、面神经炎等疑难杂症；引进山东省科技惠民项目——隔物灸脐疗治疗痛经、不孕、肠易激综合征性腹泻。本方为学习应用济宁市兖州区安家庄梁氏正骨诊所梁盛兴（山东省非物质文化遗产——梁氏正骨疗法传承人）医师特色疗法。

【适应病证】 慢性软组织损伤，压痛点明显者疗效佳。

【操作方法】 ①患者放松，取坐位或卧位。②治疗者仔细找寻肌肉硬化、高张力纤维或压痛点的位置。③用指节或肘部下压时多有强烈痛感。④令患者在指节或肘部下方向前、向后旋转移动肌肉。⑤维持接触直至疼痛明显减轻。⑥将目标肌肉或肌群被动拉伸数次。⑦隔日后评估。治愈：告知日常注意事项；有效：继续前法治疗；无效：改其他治疗方法。

【注意事项】　体质弱者减轻刺激强度，以患者能够耐受为度，伴有心脑血管疾患者慎用。

【应用小结】　2017 年 1～6 月，临床应用本法治疗慢性软组织损伤患者 200 例，70%的患者 1 个疗程治愈，15%的患者 2 个疗程治愈，5%的患者 3 个疗程治愈，10%的患者无效。

【典型病例】　病案一：赵某，女，37 岁。患者半年来自觉颈部僵硬感，颈部活动不灵活，静止不活动时，或晨起时僵硬感加重，适当活动后症状减轻，但疲劳或过度活动症状加重伴有疼痛。诊断：颈部肌筋膜炎。治疗：患者坐位，找寻肌肉最僵硬、压痛最明显的具体位置，发现双侧枕骨下方风池、天柱、定喘穴压痛明显，颈部肌肉手法放松后，依前法操作处理，一次明显减轻，两次而愈。

病案二：林某，男，48 岁。患者近 3 个月，右肩背部持续酸痛，僵硬感，右侧扭头时疼痛明显，近期加重趋势，右肺俞穴区域压痛明显。诊断：肩背肌筋膜炎。治疗：患者平卧位，背部肌肉手法放松后，依前法操作处理，隔日复诊，一次而愈。

病案三：孔某，女，26 岁。患者平日低头、卧位看手机时间过长，近一个月来，颈部、肩胛骨内侧区域酸痛，僵硬感，活动伴有疼痛，右侧尤甚，第 2 颈椎横突后结节，颈肩结合部位，肩胛内上角压痛明显。诊断：颈肩肌筋膜炎。治疗：患者坐位，颈肩部肌肉手法放松后，依前法操作处理，一次明显减轻，两次而愈。

14. 点按昆仑穴治疗急性腰扭伤

【方剂来源】　袁氏中医世家袁文波经验方，人物简介见第一章"耳压法治疗腰椎骨折长期卧床引起的便秘"。

【适应病证】　急性腰扭伤。

【操作方法】　患者俯卧位，取昆仑穴，用拇指反复点按，患者感觉麻、痛或有触电感向足心放射，左右昆仑穴各点按 3 次。

【注意事项】　体质弱、高血压以患者耐受为度，避免意外情况发生。

【应用小结】　临床应用本法治疗急性腰扭伤万余例，大部分患者治愈。

【典型病例】　病案一：赵某，女，45 岁。不慎腰扭伤 2 小时，弯腰疼痛明显，点按后疼痛明显减轻，3 日后痊愈。

病案二：张某，男，48 岁。抬重物不慎扭伤腰部 3 日，不能行走，口服药物不见好转，连续点按左右昆仑穴各 3 次，患者既能站立行走，连续 3 日点按，1 周后痊愈。

病案三：李某，50 岁。扭伤腰疼并伴左下肢疼痛 1 周，每天连续点按左右昆仑穴各 3 次，1 个疗程为一周，并严格卧床，患者 2 周康复。

15. 急性腰扭伤特色疗法

【方剂来源】　霍静（1972～）女，副主任医师，山东省基层名中医；山东省第一批中医药五级师承教育继承人;济宁市中西医结合学会委员;济宁市康复委员会委员。她1993年毕业于山东省中医药学校针灸专业,一直在曲阜市第二人民医院针灸科从事针灸临床工作,擅长利用针灸治疗颈肩腰腿疼痛及各种内科、妇科、儿科疾病,尤其对腰痛、偏瘫、面瘫、面神经麻痹、小儿腹泻、小儿斜颈等病疗效独到。她发表国家级论文3篇,申请国家专利4项,参与出版论著1部。

【适应病证】 急性腰扭伤。

【操作方法】 取1.5寸毫针一根,常规皮肤消毒,运用快速进针法,针刺后溪穴,进针后边捻转边提插,强刺激穴位,同时让患者活动腰部。

【注意事项】 体质弱者减轻刺激强度,以患者能够耐受为度,避免晕针等意外情况发生。

【应用小结】 临床应用本法治疗急性期腰扭伤患者506例,85%的患者一次治愈。通过临床实践,针刺后溪穴治疗急性腰扭伤疗效显著,而且取穴方便,操作简单,患者满意。

【典型病例】 病案一:赵某,男,18岁,体校大学生。篮球比赛时不慎扭伤腰部,活动受限,日常生活不能自理,弯腰、下蹲、转侧等动作不能完成,腰阳关穴压痛(+)。诊断为急性腰扭伤。给予1.5寸毫针一根,常规皮肤消毒,运用快速进针法,针刺后溪穴,施以提插捻转手法强刺激患侧穴位,并嘱患者活动腰部,留针10~15分钟,针刺1次后症状缓解,3次痊愈。

病案二:刘某,男,48岁。于工地搬运水泥时不慎扭伤腰部,活动受限,不能下蹲,转侧不能,诊断为急性腰扭伤。给予1.5寸毫针一根,常规皮肤消毒,运用快速进针法,针刺后溪穴,施以提插捻转手法强刺激双侧穴位,得气后嘱患者活动腰部,慢慢做下蹲、转侧、高抬腿等动作,留针15分钟,起针后立即感腰部症状缓解,第2日又巩固1次而愈。

16. 侧卧斜扳法治疗急性腰扭伤

【方剂来源】 曲阜市妇幼保健院彭博应用济宁市兖州区安家庄梁氏正骨诊所梁盛兴医师特色疗法,人物简介见本章"痛点按压活动法治疗慢性软组织损伤"。

【适应病证】 急性腰扭伤,俗称闪腰岔气。其症见一侧腰痛,患侧腰肌较健侧僵硬,压痛不向下肢放射。

【操作方法】 ①患者俯卧位,轻手法按摩放松患侧肌肉。②患者取健侧卧位,健侧下肢伸直在下,患侧下肢屈曲在上,健侧上肢置于身后,手置于体侧。医师站在腹侧,一手置于患侧肩前,另一上肢的前臂尺侧置于患者臀后。医师两手相对用力,逐渐加大患者腰部旋转角度,至最大限度时,医师双手瞬间交叉用力,听到弹响即表明操作成功。③虚拳轻轻叩击两侧腰部软组织数下,站起后慢慢活动下腰。

【注意事项】 高龄、骨质疏松症患者慎用,高龄患者注意鉴别椎体压缩性骨折。

【应用小结】 2017年1~6月,临床应用本法治疗急性腰扭伤10例,一次治愈100%,选择适应证患者非常重要。

【典型病例】 病案一:李某,女,47岁,本院职工。患者清晨起床后,弯腰捡拾物品，直腰时突感腰痛，不敢活动腰部，逐渐加重，遂来我门诊治疗。查体后诊断：急性腰扭伤。以前法操作，一次而愈。

病案二：张某，女，40岁，本院职工。患者操持家务时，不慎把腰扭伤，腰痛，不敢活动，卧床翻身困难，在家由家人按摩热敷治疗，未见明显减轻，次日来我门诊求治。查体后诊断：急性腰扭伤。以前法操作，一次而愈。

病案三：李某，女，36岁，本院职工。患者清晨起床后，长时间拖地，猛然直腰时突感腰痛，不敢活动腰部。曾在其他诊所推拿治疗一次，次日未见减轻，遂来我门诊治疗。查体后诊断：急性腰扭伤。以前法操作，一次而愈。

17. 黑虎镇痛膏

【方剂来源】　刘同全（1964～　），男，陵城卫生院北店卫生所中医执业医师。他从事中医临床30余年，擅长中医骨科病的研究，特别对骨关节病、颈椎病、腰椎间盘突出症、肩周炎、网球肘、腱鞘炎、膝关节骨性关节炎等疗效显著。

【适应病证】　跌打损伤，腰痛，腰椎间盘突出症，颈椎病，肩周炎，网球肘，膝关节骨性关节炎等骨关节病。

【药物组成】　血竭80克，阿魏150克，生乳香100克，生没药100克，生五灵脂150克，生大黄120克，生天南星120克，红花100克。

【配制方法】　将上药打粉过120目筛备用。取生豆油4000克，用铁锅武火熬至3000℃，加黄丹，用桑枝搅拌，待滴水成珠加入上药粉熬制成膏，压制成15克一张的黑虎镇痛膏备用。

【使用方法】　清洁患处，取上膏一张，适当温度化开，贴敷。每贴贴5日，7日1个疗程，1～3个疗程可临床痊愈。

【注意事项】　注意休息，避免寒冷，禁忌生冷食物。

【应用小结】　临床应用10余年效果很好，临床治愈率达85%以上

【典型病例】　病案一：李玉海，男，82岁。2016年3月2日因腰痛，腿疼，不能站立1月余，到医院CT检查：L_4～L_5腰椎间盘突出，L_5～S_1腰椎间盘突出并椎管狭窄。当时考虑岁数太大，采取保守治疗，口服药物加外用膏药（药物不详）20余日不见好转。2016年3月21日来我处就诊：当时由老人的3个儿子把老人抬到病床上，腰腿疼痛不适，痛苦面容。考虑患者的年龄没有做其他治疗，为解决痛苦，给予艾灸加松紧针治疗。病痛减轻后，给予自制的黑虎镇痛膏6贴外用，连贴3个疗程临床痊愈，一年后随访未在复发。

病案二：陈彦成，男，48岁，建筑工人。2015年6月23日初诊：自诉腰痛5年，每次均为劳累或下雨天加重，此次因10日前抬楼板致腰痛加重，口服药物只能暂时止痛。诊断：腰肌劳损。给予理疗灯治疗30分钟，黑虎镇痛膏每次两贴，7日换药一次。连续2个疗程痊愈，随访一年未在复发。

病案三：王某，女，55岁。患膝关节骨性关节炎2年，腿痛，走路不能用力。给黑虎镇痛膏外敷，每次2贴，5日换药一次，并配合口服仙灵骨葆胶囊。连续贴敷5个疗程，症状完全消失。

18. 中药洗剂治疗关节扭挫伤

【方剂来源】 袁氏中医世家袁文波经验方，人物简介见第一章"耳压法治疗腰椎骨折长期卧床引起的便秘"。

【适应病证】 关节扭挫伤。

【药物组成】 大黄 20 克，泽兰 20 克，薄荷 20 克，黄柏 20 克，侧柏叶 20 克，红花 20 克，三七 6 克，乳香 10 克，没药 10 克，丁香 20 克，伸筋草 20 克，透骨草 20 克。

【使用方法】 将上述药物水煎 15 分钟，冷温外洗患处。

【注意事项】 皮肤破损时禁用。

【应用小结】 临床应用本法治疗关节扭挫伤万余例，大部分患者治愈。

【典型病例】 病案一：徐某，女，25 岁，不慎扭伤踝关节 2 小时，熏洗后消肿止痛效果明显。

病案二：张某，女，42 岁，不慎扭伤踝关节 1 日，肿胀明显，用此法每日熏洗 2 次，1 周后痊愈。

病案三：李某，30 岁，摔伤肩部，应用此法效果良好。

19. 手法治疗颞颌关节脱位

【方剂来源】 袁氏中医世家袁文波经验方，人物简介见第一章"耳压法治疗腰椎骨折长期卧床引起的便秘"。

【适应病证】 颞颌关节脱位。

【操作方法】 助手双手抱住患者头部，术者以下颌关节脱位处为支点，口腔外旋转下颌骨，可听到入臼声，治疗颞颌关节脱位（如为双侧脱位分别给予复位）。

【注意事项】 体质弱、高血压病以患者耐受为度，避免意外情况发生。

【应用小结】 临床应用本法治疗百余例，均一次性复位，优于口腔内复位法。

【典型病例】 病案一：宋某，女，65 岁，双侧颞下颌关节脱位，应用此法一次性复位，无痛苦。

病案二：张某，女，80 岁，单侧颞下颌关节脱位，用口腔内复位法复位困难，应用此法一次性复位。

病案三：田某，55 岁，双侧颞下颌关节脱位，用此法一次性复位。

20. 手背肿胀验方

【方剂来源】 曲阜市吴村卫生院陈贞来经验方，人物简介见第一章"神附止泻汤"。

【适应病证】 适用于手背肿胀。

【药物组成】 桂枝 6 克，麻黄 10 克，当归 20 克，川芎 10 克，赤芍 20 克，红花 10 克，乳香 10 克，没药 10 克，大腹皮 20 克，金银花 30 克，蒲公英 30 克，沉香 6 克，甘草 5 克。

【服用方法】 水煎服，每日 3 次。

【注意事项】 忌黄瓜、莴苣、生菜、牛羊肉、鱼虾等发物。

【应用小结】　长期临床验证，行之有效。

【典型病例】　赵某，男，67岁。右手背肿如馒头，手指肿如胡萝卜来诊。给予活血祛瘀、消肿止痛，服上方12剂，痊愈。

21. 活络止痛膏

【方剂来源】　马氏中医马建国经验方，人物简介见第一章"感冒验方"。

【适应病证】　各个部位软组织扭挫伤。

【药物组成】　赤芍6克，大黄6克，栀子6克，没药6克，樟脑粉3克，凡士林100克。

【配制方法】　上药除樟脑粉外，共研成细末，与凡士林调匀成膏。

【使用方法】　用时摊于皮损处，厚约0.3cm，再用纱布5层固定包敷。每日换药1～2次。

22. 竹、木、钉刺伤验方

【方剂来源】　马氏中医马建国经验方，人物简介见第一章"感冒验方"。

【适应病证】　竹、木、钉刺伤，尤其是生锈钉刺伤肌肤后，往往出血较少，或不出血，最易感染化脓。

【药物组成】　蓖麻子数个。

【使用方法】　捣碎，捏成薄饼状，先用碘酊消毒后，直接敷于伤口处，纱布覆盖，胶布固定。每日1次。

【应用小结】　拔毒止痛疗效显著，且不容易感染，并能追风外出。

23. 活血消肿洗方

【方剂来源】　马氏中医马建国经验方，人物简介见第一章"感冒验方"。

【适应病证】　四肢软组织损伤后肌肤青紫、瘀血、肿胀、疼痛。

【药物组成】　当归30克，赤芍30克，红花20克，皂角刺30克，大黄30克，栀子30克，乳香30克，没药30克，苏木30克，伸筋草30克，刘寄奴30克。

【使用方法】　上药水煎1500～2000毫升，待温度适宜时，频洗或浸泡患处，每次20分钟，每日2次，3日用药一剂。

24. 五枝水

【方剂来源】　刘伟（1975～），男，中医世家，自幼受父亲（刘丙胜，曲阜市郑氏中医世家第十代传人郑祥森先生真传弟子，擅长中医儿科、妇科、内科常见病多发病）的影响，热爱中医。他1995年毕业于山东中医药大学中医临床，现就职于王庄卫生院，山东省基层名中医。他从事中医临床20余年，擅长运用中医特色疗法治疗常见病、多发病，尤其对中医骨伤、中医外科、中医内科、妇科，疗效独特。他发表论文2篇，后者获得国家二等奖。本方为捐献祖传验方。

【适应病证】　本方功能为清热解毒，活血消肿。主治瘀血、浮肿及疮疡肿疖。

【药物组成】 鲜刺槐枝、鲜大杨树枝、鲜桑树枝、鲜桃树枝、鲜花椒枝各50克。

【服用方法】 水煎1000毫升，每次内服200毫升，每日2次。剩余药液熏洗热敷患处，每日3次，每次30分。

【注意事项】 忌食生冷、辛辣饮食。

【应用小结】 本方用于外科病。五枝均有清热解毒，活血消肿功效。该方简便易行，经多年应用于临床，疗效突出。曾观察100例，治愈率达95%以上。

【典型病例】 病案一：王某，女，61岁，农民。2008年5月6日因骑三轮车下地不慎跌下车，造成左侧胫骨骨折，住院治疗1个月。回家后出现骨折处红肿疼痛，口服消炎止痛药未见好转，随改用五枝水汤剂服用，每日一剂；外用熏洗，每日2次。10日后痊愈。

病案二：刘某，男，20岁，工人。2005年8月12日下班回家路上，骑车在书院大桥南不慎被碰伤，右膝关节骨折，住院治疗20日后出院，之后又因过度劳累出现膝关节红肿疼痛，西药治疗无效，给予用五枝水汤剂（各30克，每日一剂）加熏洗（每日2次），10日后痊愈。

病案三：徐某，男，46岁，工人。2010年4月8日骑电车路上不慎摔伤，左脚踝关节骨折，住院半月余。出院后因劳累过度，出现骨折处红肿疼痛，服用抗菌药物、活血化瘀药治疗后未见好转，后改用五枝水汤剂（各30克，每日一剂），外用熏洗（每日2次）10日后痊愈。

三、外伤出血验方

1. 表浅擦伤出血

【方剂来源】 曲阜市中医院田桂昌经验方，人物简介见本章"创伤后肿痛特色疗法"。

【适应病证】 各种表浅擦伤出血。

【药物组成】 丝瓜叶7份，墨鱼骨3份。

【使用方法】 将丝瓜叶暴晒至干燥，与墨鱼骨共研细，过120目筛，装瓶高温消毒后备用。用时取少量均匀撒于患处，纱布按压止血。

【注意事项】 伤口过大或伤口污染过重避免使用。

【应用小结】 在农村曾经用于划伤及外出血病人，止血效果良好。

【典型病例】 田某，男，30岁。小腿皮肤划伤后出血，无法止血，将药粉涂于患处后出血即止。

2. 外伤出血土方①

【方剂来源】 马氏中医马建国经验方，人物简介见第一章"感冒验方"。

【适应病证】 外伤出血。

【药物组成】 鲜小蓟适量。

【使用方法】　将小蓟揉碎后，敷于伤口上，即可止血。

【注意事项】　伤口过大、出血过多或伤口污染过重避免使用。

3. 外伤出血土方②

【方剂来源】　马氏中医马建国经验方，人物简介见第一章"感冒验方"。

【适应病证】　轻度外伤出血。

【药物组成】　白及适量（研成细末）。

【使用方法】　将患处清洁消毒后，白及粉撒涂患处，纱布包扎。

四、骨折验方

1. 生骨散

【方剂来源】　袁氏中医世家袁文波经验方，人物简介见第一章"耳压法治疗腰椎骨折长期卧床引起的便秘"。

【适应病证】　跌打损伤，骨折，骨裂，生骨接骨。

【药物组成】　黄精 50 克，骨碎补 50 克，续断 50 克，当归 50 克，熟地黄 50 克，黄芪 50 克，威灵仙 50 克，鹿角胶 100 克，丹参 100 克。

【服用方法】　上药共为细末。每日 2 次，每次 6 克，温水冲服。

【应用小结】　临床应用本法治疗骨折骨裂万余例，大部分患者快速康复。

【典型病例】　病案一：孔某，女，35 岁，右手中指轻度骨裂，服用生骨散半个月，快速康复。

病案二：张某，男，56 岁，抬重物不慎砸伤右脚第 1 脚趾 3 日余，不敢行走，拍 X 线片示骨折，服用生骨散 1 个月，快速康复。

病案三：李某，51 岁，不慎摔倒，造成腰椎压缩性骨折，服用生骨散 1 个月，快速康复。

2. 整骨膏

【方剂来源】　袁氏中医世家袁文波经验方，人物简介见第一章"耳压法治疗腰椎骨折长期卧床引起的便秘"。

【适应病证】　跌打损伤，骨折，骨裂，生骨接骨。

【药物组成】　蟅虫、续断、自然铜、虎杖、骨碎补、接骨木、当归、延胡索、狗骨、红花、三七、甘草、丹参、桃仁、生地黄、牡丹皮、泽兰、川乌、草乌各等份。

【使用方法】　经过浸泡，煎煮，浓缩，外敷于患处。

【注意事项】　皮肤破溃，过敏者禁用。

【应用小结】　临床应用本法治疗骨折骨裂万余例，大部分患者快速康复。

【典型病例】　病案一：丁某，女，55 岁，右上肢外伤，桡骨骨折，外敷正骨膏 15 日，快速康复。

病案二：孔某，男，36 岁，右下肢外伤，肿痛，不敢行走，外敷正骨膏 5 日，快速康复。

病案三：宋某，男，72 岁，不慎摔倒，造成腰椎压缩性骨折，外敷正骨膏 1 个月，快速康复。

3. 骨折延迟愈合验方

【方剂来源】 胡彦（1963～），男，曲阜胡氏中医正骨第三代传人，山东中医药大学本科毕业。他幼承家训，刻苦学习，注重实践，助父（胡金奎，曲阜市中医院著名骨科专家）行医，正骨疗伤，惠益地方。他 16 岁开始走向独立行医之路，继承家学经验，以独到的手法临证实践，对小夹板等外固定器材的应用娴熟，辨证用药，疗效确切。曾多次到省、市级医院骨科深造。他对前沿的本专业新技术、新疗法有较好的了解和掌握，能把现代的高科技和传统的家传师授之技结合起来，解决临床上的常见问题和疑难问题。他长期从事骨伤科临床及科研工作，擅长四肢骨折、关节脱位、肌肉、肌腱、外周神经、血管损伤的治疗手法、手术治疗，对骨缺血性坏死、骨肿瘤的早期诊断治疗经验较为丰富，用中西医结合治疗骨折迟缓愈合或不愈合、筋结不伸、骨性关节炎、腰腿疼等伤痛疾病疗效较佳。他在核心期刊发表论文 6 篇，参与科研项目 4 项。

【适应病证】 骨折延迟愈合。

【药物组成】 自然铜、熟地黄各 30 克，续断、骨碎补、杜仲、木瓜、党参各 15 克，牛膝、五加皮各 12 克，蟅虫、当归、制乳香、血竭各 9 克，三七 4.5 克，麝香 0.3 克。

【服用方法】 水煎服，每日一剂，早晚分服。

【按语】 本病是伤科难治症。中医认为肝肾亏虚，气血不足，瘀血内停，血供不良是本病主因。补益肝肾，强筋壮骨，补益气血，接骨，续筋，佐以活血通络，祛瘀生新，以改善循环，促进骨痂生长。方中骨碎补、续断、杜仲补益肝肾，强筋健骨，接骨续筋；党参、熟地黄、当归补养气血；自然铜、血竭、蟅虫、乳香、三七活血祛瘀；五加皮、木瓜舒筋活络；麝香、牛膝通脉开窍，引经药。攻补兼施，治疗骨折迟缓愈合，正中病机。

4. 体弱骨折、伤筋验方

【方剂来源】 曲阜市中医院骨伤一科经验方。

【适应病证】 本方功能为益气活血、消肿止痛，主治体弱骨折、伤筋及术后增强体质。

【药物组成】 丹参 9 克，黄芪 30 克，黄精 9 克，生晒参 12 克，路路通 18 克，地龙 9 克，牛膝 15 克，陈皮 9 克，夏枯草 5 克，炙甘草 9 克。

【服用方法】 水煎服，每日一剂。

5. 骨折、伤筋肿痛验方

【方剂来源】 曲阜市中医院骨一科经验方。

【适应病证】　本方功能为活血化瘀、消肿止痛。主治各种骨折、伤筋及术后的患肢肿胀疼痛。

【药物组成】　赤芍 15 克，丹参 20 克，川芎 15 克，当归 15 克，红花 10 克，土茯苓 15 克，醋延胡索 12 克，醋香附 10 克，炒桃仁 12 克，川牛膝 12 克，三七粉 6 克，甘草 6 克。

【服用方法】　水煎服，每日一剂。

6. 跌打损伤及骨折验方

【方剂来源】　颜秉甲中医诊所捐献祖传秘验方，人物简介见第一章"慢性支气管炎验方"。

【适应病证】　跌打损伤及骨折。

【药物组成】　公猪下颌骨 1 个（木炭火炙焦），甜瓜种（炒焦）、红添谷子（炒焦）各适量。

【服用方法】　上药以猪下颌骨分量为准，取等份，共研细末。每服 9 克，黄酒送服。

第二节　关节病验方

1. 关节痛验方

【方剂来源】　息陬张氏中医世家张竟捐献祖传验方，人物简介见第一章"气管炎验方③"。

【适应病证】　各种关节痛。其症见筋挛骨胀，不能屈伸，动则疼痛不适。此证多因温热灼肝，筋失血润，以致拘急不舒。

【药物组成】　当归、牛蒡子、花粉、黄芪各 15 克，麦冬、玄参、生地黄、白芍各 30 克，大青叶 9 克，黄芩 9 克，甘草 9 克，柴胡 3 克。

【服用方法】　水煎服，每日一剂。

2. 治疗老年膝盖疼痛民间验方

【方剂来源】　朱氏中医朱传伟收集曲阜市中医药学校微博验方。

【适应病证】　中老年人膝关节疼痛。

【药物组成】　肉皮或猪蹄适量，辣椒蒂（辣椒与植株连接部分）10～20 个。

【配制方法】　将肉皮或猪蹄洗净，切成小块，辣椒蒂洗净，佐料少许，一并放入锅内，加水炖至熟透。

【服用方法】　除去浮油，吃肉喝汤，每日 1～2 次，可连服 1 周。

【临床疗效】　一般服用 3～5 日即可见效。

3. 肩周炎验方

【方剂来源】　曲阜市中医院名老中医颜景琏经验方，人物简介见第一章"肺咯血、胃出血验方"。

【适应病证】 肩周炎。

【药物组成】 透骨草 30 克，伸筋草 30 克，徐长卿 30 克。

【服用方法】 每日一剂，水煎分 3 次服用。另用药渣热敷患处。

【注意事项】 要坚持做患侧上抬锻炼，避风寒，勿劳累。

【应用小结】 曾用本法治疗 10 余例患者，均有良效。

4. 肩关节周围炎

【方剂来源】 马氏中医马建国经验方，人物简介见第一章"感冒验方"。

【适应病证】 肩关节周围炎。

【药物组成】 伸筋草 50 克，适骨草 50 克，红花 30 克，桑枝 50 克，威灵仙 50 克，鸡血藤 50 克，片姜黄 50 克，桂枝 30 克，防风 30 克，川乌 30 克，草乌 30 克。

【服用方法】 诸药以醋水各半煎开 1500～2000 毫升，用两块毛巾蘸药液交替热敷肩关节，每次一小时，每日 2～3 次。3 日用药一剂。据患者反映，用此疗法后，肩关节当时即感舒适，疼痛减轻。并配合进行上肢锻炼，方法是慢慢举起上肢，先向前做划圈转动，每次向前划 10 圈，再向后划 10 圈，每日逐渐地增加。只要坚持治疗并锻炼，粘连的肌肉软组织便能逐渐松解，恢复至正常的伸展功能。

【按语】 本病因肩部关节囊和关节周围软组织损伤退变后，导致关节囊或关节周围软组织的一种慢性炎症反应。肩部疼痛症状以夜间及受寒活动时加剧，肩峰下或喙突部压痛明显。另外，梳头穿衣上肢外展后伸时，均受限制。因而有些患者惧怕活动，日久可使肩部肌肉萎缩，软组织发生粘连，肩关节活动僵硬。中医称"五十肩""冻结肩""漏肩风"。发生本病的主要原因是风寒湿邪痹着于肩关节所致。若治不及时或治疗方法不当，常可迁延数月或更长时间。

另外，临床中见到有些患者，表现出类似肩关节周围炎的症状，但按肩周炎治疗却收效甚微，仍疼痛较剧。凡遇此种病情，一定要 X 线片检查颈椎，因由颈椎骨质增生压迫神经所致肩、臂痛沉症状，亦不少见。因而不论颈部有无酸痛，只要是按肩周炎治疗不显效的，很有必要检查颈椎。若是颈椎骨质增生，按颈椎骨质增生治疗后，肩关节及肩臂痛沉症状随之而愈了。所以颈椎骨质增生是本，肩关节疼痛是标，实质是看似肩周炎，其实是颈椎病的颈肩综合征。亦有个别老年患者因上肢骨折后，较长时间石膏固定，致使肩关节很长时间不能活动，所形成肩周炎者亦不少见。此类患者拆掉石膏后，慢慢逐渐增加运动次数，使粘连肩关节逐渐松解开，便可恢复正常功能。

【典型病例】 陈某，女，57 岁。1998 年 11 月 22 日初诊。右肩关节疼痛活动受限 3 月余。某医院诊断为肩关节周围炎。予以伸筋丹、小活络丸、吲哚美辛、布洛芬、地塞米松等药交替内服。外贴麝香虎骨膏及针灸理疗，收效均不显著。右肩关节仍疼痛剧烈，遇寒湿尤甚，右上肢外展后伸上举均受限制，肩峰及肩前部压痛明显。患者体质瘦弱，自述抗寒力差，热则体舒。舌质淡，苔薄白，脉沉弱。诸症辨属：形体虚弱，卫阳不固，寒邪痹着于肩关节所致。治则：补气血助阳，祛寒通络。以黄芪桂枝五物汤化裁：黄芪 50 克，当归 15 克，白芍 30 克，桂枝 15 克，片姜黄 15 克，羌活 10 克，伸筋草 10 克，红花 10 克，威灵仙 12 克，没药 10 克。水煎服，每日一剂。第 3 煎用毛巾蘸药液热敷肩关节。

二诊：服 10 剂后肩关节疼痛大减，并已觉有温热感，活动后较前轻松，其他症状亦有减轻。原方桂枝减为 12 克，片姜黄、威灵仙减为 10 克。复服 8 剂后，右肩关节活动正常。

5. 肩关节周围炎特色疗法①

【方剂来源】　曲阜市中医院桂清民经验方，人物简介见第一章"中风后遗症足内外翻特色疗法"。

【适应病证】　肩关节周围炎、肩袖损伤、肩关节手术后组织粘连。

【操作方法】　患者取端坐位，取患侧二间穴针刺。令患者微握拳，在穴位（第二掌指关节远端桡侧赤白肉际）局部行常规消毒，用 30 号 0.5 寸长毫针直针 0.3 寸，行小幅度捻转，留针时嘱患者主动活动患侧肩关节。

【注意事项】　伴严重高血压及心脑血管病症患者取仰卧位或侧卧位。

【应用小结】　手阳明经筋结于肩髃部，其分支贯绕肩胛部，挟脊柱。二间穴为手阳明大肠经穴，能通行阳明经经气，对本经经筋病症有较好的疗效，且具有取穴操作方便的特点，尤适于冬季寒冷季节患者脱衣不便者。

【典型病例】　孔某，女，65 岁，1988 年 9 月 10 日初诊。右肩关节疼痛 1 年，近 2 个月来，疼痛加剧，夜不能寐，右手不能梳头洗脸，曾服中西药物治疗不效。检查：右侧肩关节外形未见异常，右肩胛岗上窝明显压痛，外展抬举 7° 时疼痛加剧，屈肘不能触及左肩。治疗：取患侧二间穴针刺，令患者微握拳，在穴位（第二掌指关节远端桡侧赤白肉际处）局部行常规消毒，用 30 号 0.5 寸长毫针直刺 0.3 寸，行小幅度捻转，待患者局部出现酸胀感后留针 30 分钟。起针后，患者自诉疼痛大减，嘱其右手外展上举，此时，右手可摸及头部，如法每日一次，针刺 5 次后，诸症消失，随访一年未复发。

6. 肩关节周围炎特色疗法②

【方剂来源】　胡氏中医世家胡彦经验方，人物简介见本章"骨折延迟愈合验方"。

【适应病证】　肩关节周围炎。

【药物组成】　红花、伸筋草、透骨草、川芎、白芷、威灵仙、防风、花椒、羌活、赤芍、秦艽、姜黄、桂枝、木瓜各 15 克，当归 45 克。

【使用方法】　上药共研细末，加粗盐 30 克，白酒 30 克拌匀，装入布袋，每次用药 2 袋，蒸热后轮换贴敷肩周，每次持续 1 小时，每于热敷后做肩关节功能锻炼 10 分钟。药袋置风凉处，再次应用时，往药袋内加白酒 30 克，每袋药可连用 7 日。

【按语】　热熨是运用温经祛寒、行气活血止痛的药物，加热布包，热熨患处，借热力作用患处，适用于不易外洗的腰脊躯干之新伤、陈伤，药力集中，驱邪而不伤正，特别适合肩周炎的治疗。本方具有养血活血、温经、除湿、散寒、舒筋活血之功。诸药共进，可奏良效。

7. 肩周炎特色疗法

【方剂来源】 田冲（1981 年～），男，主治医师，2006 年毕业于山东中医药大学中医学专业。他在曲阜市第二人民医院从事中医、康复临床工作 8 年，擅长中西医结合治疗颈肩腰腿痛、脑血管病后遗症。

【适应病证】 肩周炎、颈肩背部疼痛等。

【操作方法】 食盐 500 克，小茴香 80 克，延胡索 20 克。放锅内炒熟，装入布包内，敷患处，每晚一次，能出汗止痛，3～7 次即有显效。

【注意事项】 孕妇禁用。

【应用小结】 本法简便易行，经多年应用于临床，疗效显著。曾观察治疗 51 例，有效率达 90%以上。

【典型病例】 病案一：颜某，男，51 岁。右肩关节麻痛、活动受限 3 月余。诊为肩周炎。用上法治疗 5 日后，症状明显减轻，活动度较前明显改善。

病案二：王某，女，52 岁。左肩关节麻痛、活动受限半年。诊断为肩周炎。用本法治疗 7 日后症状明显减轻。

病案三：陈某，女，49 岁。左肩关节麻痛、活动受限 5 月余。以本法治疗 5 日后，症状明显好转，配合推拿、功能锻炼，活动度明显改善。

8. 肩臂关节疼痛验方

【方剂来源】 马氏中医马建国经验方，人物简介见第一章"感冒验方"。

【适应病证】 肩臂关节疼痛，劳累受寒后加剧。

【药物组成】 伸筋草、透骨草、威灵仙、片姜黄、熟附子、鸡血藤、红花、桑枝各等份，食醋适量。

【使用方法】 将上药入食醋中浸泡，煎开，趁热频洗或用纱布蘸药液热敷痛处。

【应用小结】 本方能收到较好的散寒蠲痹活络舒筋祛痛功效。

9. 樟脑酒外用治疗肩周炎

【方剂来源】 张政（1978 年～），男，助理中医师。他在曲阜市第二人民医院从事中医工作 11 年，擅长中西医结合治疗颈肩腰腿痛、脑血管病后遗症。

【适应病证】 肩周炎、颈肩背部疼痛等。

【配制方法】 取樟脑 20 克，冰片 20 克，75%乙醇溶液 500 毫升。将樟脑、冰片入乙醇溶液中浸泡 1 日后即可使用。

【使用方法】 外擦患处。

【注意事项】 孕妇禁用。

【应用小结】 该方简便易行，已多年应用于临床。作者曾观察总结 65 例，有效率达 90%以上。

【典型病例】 病案一：冯某，男，57 岁。右肩关节疼痛 3 月余，诊为肩周炎。以该疗法治疗 5 日后，症状明显减轻，活动度较前明显改善。

病案二：王某，男，48岁。右肩关节疼痛、颈部僵硬半年，诊断为肩周炎、颈椎病。用该疗法治疗7日后，症状明显减轻。

病案三：陈某，女，49岁。左肩关节麻痛、活动受限一周。应用该疗法治疗6日后，症状明显好转。

10. 强直性脊椎炎验方

【方剂来源】　曲阜市中医院桂清民经验方，人物简介见第一章"中风后遗症足内外翻特色疗法"。

【适应病证】　强直性脊椎炎。

【药物组成】　独活10克，桑寄生12克，熟地黄10克，杜仲10克，细辛2克，淮牛膝15克，当归10克，白芍10克，伸筋草12克，鹿角胶（烊化）10克，肉桂5克。

加减：病变在骶髂关节和腰椎者加狗脊、川续断；病变发于项胸背部者加羌活、葛根、姜黄；风偏盛者加防风、荆芥；寒邪偏盛者加附子；湿邪偏盛者加防己、薏苡仁；病程日久呈痛势顽固者加地龙、全蝎、白花蛇。

【服用方法】　每日1剂，水煎400毫升早晚分服。

【应用小结】　强直性脊椎炎是一种病因未明的慢性进行性炎性疾患，多发于青壮年。其病变多自骶髂关节开始，逐渐向上发展至腰椎、胸椎和颈椎，四肢大关节亦可同时累及。本病具有一定遗传性，临床中发现部分患者家族中罹患本病。祖国医学认为本病属骨痹、肾痹范畴，其病因为素体禀赋不足，肾阳虚衰，脾阳不振，风寒湿邪先后杂至，合而为痹，既病之后，机体无力驱邪外出，风寒湿邪得以逐渐深入，侵袭血脉筋骨，气血凝涩，筋骨失养，以至筋挛骨松，关节变形不能屈伸。本病国内外目前尚无特异性治疗方法，早期治疗以缓解疼痛、减轻僵硬，抑制炎症反应，预防畸形的发生和功能的丧失，中晚期以抑制、减缓畸形的发展为主。方中独活、细辛入肾经，可发散阴经风寒，搜剔筋骨风湿；杜仲、熟地黄、桑寄生补益肝肾，强筋壮骨；当归、川芎、白芍和营养血；肉桂温阳散寒；鹿角胶为血肉有情之品，具有补肾阳、强筋骨、益精血的功效；伸筋草具有祛风湿、通经络的作用。诸药合用，共奏补益肝肾、祛风除湿、通络止痛之功效。

【典型病例】　秦某，男，32岁，干部，2001年10月3日初诊。腰骶部僵硬疼痛1年，伴腰部活动受限，翻转身困难，曾服用消络痛、芬必得等药物治疗，未见明显疗效。查体示：腰骶部呈板状，腰椎活动范围前屈30°，后伸15°，左右侧各屈20°，双下肢坐骨神经牵拉征（+），舌苔薄白，脉沉细。行组织相容抗原检查示HLA-B27（+），实验室检查示HLA-B27（+），Hb为10g/L，ESR为67mm/h，X线检查示双骶髂关节骨质疏松，软骨下骨质模糊，关节间隙狭窄。处方：基本方加狗脊15克，川续断10克。进服2个月后，腰骶部疼痛消失，症状解除，化验示红细胞沉降率结果正常，随访1年，疗效巩固。

11. 肱骨外上髁炎简便疗法

【方剂来源】　马氏中医马建国经验方，人物简介见第一章"感冒验方"。

【适应病证】　肱骨外上髁炎。

【简便疗法】　伸筋草 30 克，透骨草 30 克，当归 30 克，皂角刺 30 克，刘寄奴 30 克，木瓜 30 克，红花 30 克，苏木 30 克，乳香 30 克，没药 30 克。上药醋水各半煎开 1500～2000 毫升，趁温熏洗浸泡肘关节。每次 30 分钟，每日 2～3 次，3 日用药一剂。药中伸筋草、透骨草、路路通、当归、木瓜、苏木、舒筋活血通络；刘寄奴、红花辛散温通，活络消肿；乳香，没药活血止痛。本方特点是用醋水各半煎药，功专力宏，药效集中，直至病变部位发挥舒筋活络祛痛作用。病程愈短，显效愈快，且用药剂数较少。同时应注意用药治疗期间最好适当休息。

简便疗法或取大黄 20 克，骨碎补 20 克，没药 20 克，䗪虫 20 克，赤芍 20 克。上药共研细末，入蜂蜜或凡士林 300 克中调匀成膏，外敷痛点，纱布胶布固定。每日 2 次。直至痛止，活动正常。

【按语】　本病是因提拿物品用力时间较长，或经常转动手臂，屈伸肘关节，如织毛衣、洗搓衣物等过久，导致肌腱急性或慢性损伤，使肱骨外上髁形成骨膜下充血水肿，引起肌纤维变性，从而患肘肌肉受到摩擦和刺激，稍一活动即产生疼痛使正常活动受到限制。故表现为肱骨外上髁疼痛，按之痛甚，又称"网球肘"。

【典型病例】　梁某，男，46 岁。1999 年 8 月 21 日初诊。左肘关节外侧疼痛，持握用力时痛剧，且向臂外侧放射已 2 月余。经内服伸筋丹胶囊、芬必得、适洛特等中西药物和泼尼松龙、普鲁卡因几次封闭，以及外贴麝香壮骨膏、关节止痛膏收效均不明显。查体见：肱骨外上髁处略有肿胀，按之有明显压痛点。诊断：肱骨外上髁炎。予以上述方药治疗，5 剂后疼痛症状消失，持握活动正常。

12. 肱骨外上髁炎验方

【方剂来源】　马氏中医马建国经验方，人物简介见第一章"感冒验方"。

【适应病证】　本方舒筋活血止痛，主治肱骨外上髁炎。

【药物组成】　鸡血藤、伸筋草各 50 克，红花 30 克。

【使用方法】　水煎约 1500 毫升，待温以能耐受为度，纱布蘸药液频洗患处，每日 3 次，3 日用药一剂。

【注意事项】　勿劳累，适当休息。

【应用小结】　肱骨外上髁炎，又称"网球肘"，为经常从事肘关节活动工作者多发，如经常转动手臂，屈伸肘关节，临床观察，女多于男。治疗取上述 3 味中药外用，可使药效直达病变部位，较快发挥舒筋活血止痛效果。胜过内服药及西药封闭疗法，为此病患者解除了痛苦。

【典型病例】　柳某，女，38 岁。因从事家务活动过多，右肘关节肱骨外上髁处疼痛，按之痛甚月余。某院用泼尼松龙、利多卡因封闭治疗 2 次，仍然疼痛。诊断：肱骨外上髁炎。取鸡血藤 50 克，伸筋草 50 克，红花 30 克，水煎 1500 毫升外洗，每日 3 次。4 剂后疼痛症状完全消失。

13. 按碾法治疗膝关节髌骨炎

【方剂来源】　小雪卫生院班庆桐经验方，人物简介见第一章"针刺治疗疑是气胸"。

【适应病证】　膝关节髌骨炎。

【特色疗法】　让患者坐在凳子上自然放松，不要用力，然后把患者膝盖下推或上推，在其最敏感疼痛处，用指甲轻轻按碾，每次轻轻按碾 10 下，每日一次，7 日为一个疗程。

【按语】　按碾法是医者以患者膝盖骨（髌骨）为中心下推或上推，在最疼痛、敏感处，用指甲按碾其边缘。上部痛，则将膝盖向上推，反之亦然。本人曾以本法按碾多例，皆能好转。

【典型病例】　孔某，女，50 岁。因双膝疼痛行走时加重来诊，给予局部按碾法，取患者坐位，肌肉放松，看准部位，将膝盖下推，在突出的膝盖下沿轻轻按碾，开始患者感觉疼痛加重，继则感疼痛减轻，每日坚持一次，3 日后疼痛消失。

14. 足跟痛验方

【方剂来源】　息陬张氏中医世家张竟捐献祖传验方，人物简介见第一章"气管炎验方③"。

【适应病证】　足跟痛。

【药物组成】　菊花 60 克，白芍 30 克，枸杞 15 克，泽泻 9 克，甘草 3 克。

【服用方法】　水煎服，每日一剂。

15. 足跟痛简便疗法

【方剂来源】　马氏中医马建国经验方，人物简介见第一章"感冒验方"。

【适应病证】　足跟痛。本病多见于中老年人，多因跟骨骨质增生引起。本病俗称"跟骨刺"，其症状表现为足跟疼痛，每于早晨起床后或坐在沙发上起来踏地时痛重，不敢行走，稍走十几步后疼痛便有所减轻，走路多时疼痛又增剧，休息则痛减。

【简便疗法】　当归 15 克，白芍 20 克，熟地黄 20～30 克，枸杞子 12 克，黄精 15 克，牛膝 12 克，菟丝子 12 克，续断 12 克，木瓜 12 克，桑寄生 12 克。水煎服，每日一剂。外用：苍耳子 30 克，皂角刺 30 克，海风藤 30 克，鸡血藤 30 克，桑枝 50 克，独活 30 克，牛膝 30 克，红花 30 克，地龙 30 克，木瓜 30 克，伸筋草 30 克，透骨草 30 克，赤芍 30 克。上药醋水各半煎开 1500～2000 毫升，倾入盆中待稍温，以能耐受为度浸泡患足。每日 2 次，每次 30 分钟。3 日用药一剂。

或取：制川乌、制草乌、川芎各等份，研细粉贮于瓶中。用老陈醋调成稠糊状敷于痛点上，每晚 1 次。纱布包胶布固定，晨起取下。直至疼痛症状消失，行走如常。

16. 关节炎验方

【方剂来源】　1977 年曲阜县卫生局向济宁地区卫生会议献方。

【适应病证】 关节炎。

【药物组成】 白茄根 120 克，白酒 500 毫升。

【配制方法】 将茄根入酒中泡 7 日。

【服用方法】 每次 30 毫升，日服 3 次。

【应用小结】 本方疗效达 95%以上。

17. 关节及腰腿痛特色疗法

【方剂来源】 曲阜市中医院田桂昌经验方，人物简介见本章"创伤后肿痛特色疗法"。

【适应病证】 各种受凉后及退变性导致的关节及腰腿痛。

【药物组成】 透骨草 5 克，伸筋草 5 克，独活 10 克，桑寄生 10 克，肉桂 10 克，细辛 5 克，秦艽 5 克，杜仲 10 克，牛膝 5 克，防风 5 克，威灵仙 10 克，烫骨碎补 5 克，川续断 5 克，花椒 5 克，海桐皮 5 克，红花 5 克，鸡血藤 5 克，乳香 5 克，没药 5 克。

【使用方法】 上药共为细末，装袋备用。用时用温水和成糊状，摊于纱布上敷于疼痛部位，再用塑料薄膜覆盖，外用浴巾覆盖于药物上，先用温水打湿有药物部位的浴巾，再于打湿浴巾处涂擦少量无水乙醇后点燃，至患者感觉温热后用另一块毛巾熄火保温，如此反复点燃乙醇 3～4 次为一次治疗。5～7 日为一个疗程。

【注意事项】 皮肤破溃及过敏者禁用，患者热感明显即熄火，不能感觉过热再熄火，防止烫伤。

【应用小结】 本方又称隔物灸。曾治疗腰腿痛、膝关节疼痛及股骨头坏死关节痛约 300 余人，有效率约 90%。

【典型病例】 王某，男，74 岁，住院号为 148054。右髋关节疼痛不适 1 个月。髋关节 MR 检查显示关节积液，应用隔物灸方治疗 1 周后疼痛缓解。

18. 膝关节炎验方

【方剂来源】 曲阜市卫生学会孔凡吉摘自赵俊欣著《十一师秘要》第六节，曲阜籍五台山高僧释妙一经验方。

【适应病证】 膝关节炎。

【药物组成】 防己 20 克，黄芪、苍术、薏苡仁各 60 克，甘草 15 克。

【服用方法】 水煎服。

19. 膝关节积液、肿胀验方

【方剂来源】 曲阜市中医院桂清民学习应用朱汉章老师《针刀医学原理》书中经验方，人物简介见第一章"中风后遗症足内外翻特色疗法"。

【适应病证】 消除膝关节积液、肿胀。

【药物组成】 络石藤 10 克，黄柏 10 克，红花 10 克，泽泻 10 克，茯苓 10 克，薏苡仁 20 克，草薢 20 克。

【服用方法】 每日一剂，水煎 400 毫升，早晚分服。

【注意事项】　膝关节肿胀严重者，可配合关节腔穿刺抽出积液。

【应用小结】　上方具有消肿利水之功。曾观察治疗膝关节积液 100 余例，多数患者口服 3～6 剂后积液消退。

【典型病例】　王某，男，53 岁。膝关节摔伤后 2 年，右膝关节反复积液，经骨科抽取积液 4 次，症状未减轻，服用上方治疗 12 剂，症状消失，随访 1 年，未复发。

20. 膝关节骨性关节炎验方

【方剂来源】　曲阜市中医院桂清民经验方，人物简介见第一章"中风后遗症足内外翻特色疗法"。

【适应病证】　膝关节骨性关节炎。

【药物组成】　熟地黄 15 克，当归 12 克，桃仁 10 克，红花 10 克，地龙 12 克，川芎 10 克，桑寄生 15 克，独活 10 克，骨碎补 15 克，秦艽 10 克，川牛膝 15 克，烫狗脊 15 克，醋鳖甲 15 克，杜仲 15 克，延胡索 9 克，乳香 9 克，赤芍 12 克，白芍 12 克，炙甘草 6 克。

【服用方法】　每日一剂，水煎 400 毫升早晚分服。

【注意事项】　应配合针刀松解术治疗。

【应用小结】　方中桃仁、红花、川芎、赤芍、当归活血散瘀；熟地黄补血益精，滋肾养肝；独活、秦艽、牛膝祛风舒筋活络；地龙温通经络；桑寄生、狗脊、骨碎补补益肝肾，强筋骨，祛风湿；杜仲补肾益精；延胡索、乳香活血化瘀，行气止痛；牛膝活血通经，舒筋利关节；醋鳖甲软坚散结，为治疗膝痹病良药；炙甘草调和诸药。

【典型病例】　刘某，女，53 岁，双膝关节疼痛、蹲起活动受限 5 年，加重半年。患者诉 5 年前无明显诱因致双膝关节疼痛、蹲起活动受限，近 5 年来在家自行口服药物治疗，疗效不明显。近半年来双膝关节疼痛、蹲起活动受限症状加重，痛处固定，痛如针刺，每遇冷及上下楼时疼痛明显，夜晚痛甚，影响睡眠。2017 年 2 月于王庄乡当地诊所就诊，予以膝关节药物（药名不详）局部注射治疗，疗效不明显。2017 年 3 月于泰安市肥城市某诊所就诊，予以膝关节外用膏药治疗，疗效不明显。今来我科就诊，门诊以"膝关节骨性关节炎"收住入院。入院症见双膝关节疼痛、蹲起活动受限。诊断为膝关节骨性关节炎。经针刀松解配合以上药物 9 剂，症状明显缓解。

21. 膝关节骨性关节炎特色疗法

【方剂来源】　曲阜市中医院桂清民经验方，人物简介见第一章"中风后遗症足内外翻特色疗法"。

【适应病证】　膝关节骨性关节炎。

【操作方法】　（1）针刀松解治疗：嘱患者取仰卧位，暴露膝关节，腘下垫枕，使关节呈屈曲位，分析引起膝关节疼痛及功能障碍畸形的原因，寻找膝关节周围的肌腱挛缩点、韧带高应力点和神经卡压点，选择性地以甲紫溶液标记定点，局部常规消毒，标记点处以 0.5%利多卡因溶液局部浸润麻醉，选用一次性无菌 1mm×50mm 型号针刀，按针刀闭合性手术的操作规程，在各标记点施术，伴有关节积液者，可与髌骨外上缘先进行穿刺抽取膝关节积液，在股四头肌腱下缘，刀口线和股四头肌纤维平行，针体垂直于皮面刺入达骨面，行纵行疏通，横行剥离。在髌骨尖、底部及髌骨内外侧缘标记点处，刀口线垂直髌周切线位，针体与髌骨处平面呈 45° 刺入达髌骨周缘骨面，行切开剥离 2～3 刀。在膝关节内、外侧副韧带压痛点施术，刀口线与下肢纵轴方向一致，针体与皮面垂直刺入达骨面，调转刀口线 90°，行切开剥离 1～2 刀。在髌下脂肪垫处施术，刀口线与下肢纵轴方向一致，针体与皮面呈 45° 刺入髌韧带与髌下脂肪垫处，行通透剥离，然后调转刀口线 90°，达髌骨关节面，行切开剥离，松解髌下脂肪垫与髌骨尖部的粘连。其余的各点依次操作，将粘连挛缩及变性的软组织剥离松解，对两侧发病的患者，按病情程度，先选择症状较重的一侧治疗，1 周后治疗另一侧。

（2）膝关节整复治疗：针刀松解后，嘱助手右手握住踝关节，另一手托住患侧腿肚，用力行牵引膝关节 3 分钟后，术者手握患侧髌骨，将髌骨向上下左右侧推扳，以解除内侧支持带、腘斜韧带的挛缩及髌骨相连部位的粘连，应用内外牵拉旋膝法，膝关节牵引，胫骨内、外侧髁行顶折等手法，以改善髌骨关节粘连，增加髌骨的活动幅度，纠正和改善膝关节的内外翻畸形。手法整复治疗后，以小夹板及绷带固定膝关节，每天调整小夹板松紧度，并嘱患者在床上做踝关节的背伸和跖屈，加强股四头肌锻炼。1 周后拆除小夹板。

【注意事项】　伴严重糖尿病、高血压及心脑血管病待疾病稳定后再治疗。

【应用小结】　膝骨关节炎（KOA）属中医学"膝痹病""骨痹病"范畴，多发于老年人，年老体衰，肝肾亏虚，筋骨失养，气血失调，加之感受风寒湿邪、各种急慢性损伤、瘀血阻络、寒湿阻络、筋脉痹阻、寒湿瘀血流注关节所致。现代医学病因尚不明确，一般认为原发性膝骨关节炎与遗传和体质因素有一定关系，继发性膝骨关节炎可继发于关节的创伤、炎症、慢性反复的积累性劳损等多种因素。膝关节是人体关节中关节面最大、构造最复杂、以稳定性为主兼具灵活性的关节，关节组成及结构较为复杂。膝关节韧带和膝部肌肉丰富，所受的应力大，结构稳定而又灵活，膝关节在其基本结构或辅助结构上都有着特殊的解剖及生物力学特性，其结构和功能决定了其力学特性，而力学特性也影响着关节的结构和功能，使其发生适应性改变膝关节的支持结构和稳定由 2 个部分组成：一是由骨骼、半月板、韧带及关节囊组成的静力稳定结构；二是由肌肉及肌腱组成的动力性稳定结构。膝关节的动力或静力稳定因素一旦失去作用，就会引起不同程度的不稳定性，形成结构性的异常。多种积累性致病因素作用于膝部，可引起膝关节部位的肌腱韧带等软组织粘连、挛缩、瘢痕和堵塞，导致膝关节关节失内部力学平衡失调，可直接影响膝关节的稳定，膝稳又造成关节面应力分布异常，膝关节冠状面上的压应力分布异常，发生生物力学轴线改变时，也使股骨髁和胫骨平台之间压应力产生偏移，继而出现以单侧间隙狭窄为主的一系列退行性改变。

本研究采用针刀松解术配合手法整复及膝关节小夹板固定对膝骨关节炎进行治疗，针刀松解作为一种闭合性微创治疗，通过对病变膝关节的关节囊、滑囊、肌腱、韧带、筋膜等软组织的瘢痕、粘连、挛缩进行疏通剥离，解除关节内异常应力，降低局部疼痛部位的高张力状态，改变关节内及周围组织应分布，恢复力学平衡和膝关节的稳定，对减轻患者疼痛、减缓和治疗患者关节畸形、改善关节功能等方面具有其他疗法不可比拟的优势。膝关节的手法整复治疗，可伸张滑膜皱襞和前后交叉韧带，使松弛的韧带皱缩紧张，缓解关节囊挛缩，降低关节内的压力，扩大膝关节间隙，矫正膝内翻或外翻畸形，平衡各关节面的负荷使维系膝关节稳定的韧带恢复平衡。小夹板外固定是一种以制动达到动力平衡的固定方法，小夹板外固定后也不会妨碍肌肉的纵向收缩运动。根据肢体运动学特点，通过适当的牵引力和反牵引力，制动和解除肌肉痉挛等作用，使髌骨的移位得到矫正，重新恢复膝关节的动力平衡。髌股区是膝骨关节炎发病过程中最容易发生病变的部位，其次是膝关节内侧和胫骨髁间隆突区等部位，其与膝部关节周围肌腱韧带的应力改变有着因果关系。各种劳损因素引起膝周围肌腱韧带的力学平衡紊乱，使下肢力线改变，关节稳定性异常、关节负重增加或应力减退等生物力学的改变导致膝骨关节炎的发生和发展。髌骨是伸置能有效地发挥作用。膝骨关节炎髌股关节的病变较多，常见临床表现有髌股关节间隙变窄、髌骨活动幅度变小、髌骨有脱位倾向及髌骨脱位移位等。本研究通过针刀对挛缩粘连的髌股关节、胫股关节肌腱、筋膜的松解，有效改善髌骨的活动度，矫正髌骨的移位和异常的运动轨迹，增加伸膝时的力学效应，恢复髌股关节力平衡传导，改善髌股关节的功能。

针刀医学理论认为，膝骨关节炎发病原因是膝关节内部的力平衡失调所致，膝关节内外软组织的拉应力和压应力异常不平衡，使关节边缘形成高应力点，导致骨刺的产生。针刀松解膝关节囊和韧带的挛缩，缓解肌肉的痉挛，对阻断本病病理机制有重要作用。针刀治疗松解粘连，减轻关节内压力及骨内压，改善膝关节周围血液循环，促进软骨的新陈代谢。针刀松解能有效松解膝关节周围粘连、瘢痕和挛缩的肌肉、肌腱和韧带，从而恢复肌肉的力量及肌腱和韧带的延展性，调整关节的力学平衡，恢复关节的稳定度，改善关节软骨的营养，起到保护关节的作用。教会患者进行长期有效的股四头肌等长收缩锻炼，可增强膝关节肌力，尤其是伸肌群的力量，有助于稳定膝关节，对于疗效的维持和预后具有重要的意义。

22. 老年骨性膝关节炎特色疗法

【方剂来源】　董来（1968～　），男，中医助理执业医师，现任尼山中心卫生院桑庄卫生所所长。他 1985 年在山东中医学院短期培训班学习 1 年，师从刘家义、张登部教授；2002 年参加曲阜中医药学校中医提高班；2012 年毕业于曲阜中医药学校。他擅长中医治疗脾胃病、心系疾病，尤其擅长中药内服、外敷治疗痹症，疗效确切。

【适应病证】　老年骨性膝关节炎，风寒湿痹，膝关节骨质增生。

【药物组成】　青麻叶及紫包珠茎适量。

【使用方法】　每年三伏天（即初伏、中伏、末伏），早晨 6～7 时摘取新鲜青麻叶（以紫色珠茎者为佳），如无紫色珠茎、青麻，青色珠茎、青麻也可备用。用温水洗净患侧关节，擦干，于早晨 7～8 时，取新鲜青麻叶，敷于患侧关节（以膝关节常用，膝关节周围，穴位较多，如足三里、阳陵泉、阴陵泉、伏兔、梁丘、犊鼻等穴位是治疗风湿痹症的要穴）周围，覆盖 7 层，应根据疼痛面积大小，确定覆盖面积，需要超过疼痛面积 5cm。然后用两棵青麻珠茎皮纤维缠绕固定，至下午 4～5 时取下。

【注意事项】　避风寒，禁用凉水洗澡，吹冷风。热痹禁用，有皮损者禁用，对青麻过敏者禁用。

【应用小结】 老年骨性关节炎、各种关节疼痛属于中医痹症范畴。中医认为，本病由风寒湿热之邪合而杂至，痹阻经络，不通则痛。人到老年肾气以衰，不能御邪，易得此病也；农夫田间阴雨天劳作，易得此病；现代人穿着较少，空调的过度使用，运动过少，易患此病。临床应用此法 40 余年治愈数百人，疗效可靠，经济易得，使用方便。

【典型病例】 病案一：孟某，女，50 岁。患双侧膝关节炎 3 年余，经中药、西药、针灸、贴膏药等治疗不愈，每逢秋冬季节及阴雨天加重，疼痛不能下床，用此法治疗当年疼痛缓解，连续使用 3 年。至终年 81 岁未复发。

病案二：刘某，女，52 岁。因夏季阴雨天气，常去玉米地除草，雨露较多，感受寒湿之邪。双侧膝关节、肘关节、肩关节疼痛，遇阴雨天加重，关节活动受限。用此法治疗 3 年而愈。

病案三：朱某，男，75 岁。退休教师，患老年性双侧骨关节炎，经中西药治疗 2 年疗效不佳，今年使用此法治疗，初伏一次治疗疼痛明显减轻，连续治疗数次而愈。

23. 痹痛熥散

【方剂来源】 曲阜市中医院骨伤科经验方。

【适应病证】 本方功能为温经通络、补益肝肾、散寒除湿、活血止痛，主治寒湿虚损导致的颈肩腰腿疼痛。

【药物组成】 透骨草 5 克，伸筋草 5 克，独活 10 克，桑寄生 10 克，肉桂 10 克，细辛 5 克，秦艽 5 克，杜仲 10 克，牛膝 5 克，防风 5 克，威灵仙 10 克，骨碎补 5 克，川续断 5 克，川椒 5 克，海桐皮 5 克，红花 5 克，鸡血藤 5 克，乳香 5 克，没药 5 克。

【使用方法】 将上药共研为细面，用时以清水调成糊状，敷于疼痛部位，给予火疗，每日一次，一次 30 分钟，5 次为一个疗程。

【注意事项】 妊娠妇女禁用；阴虚火旺者慎用。

24. 痹症外敷散

【方剂来源】 孔维一（1989～ ），男，中医师，现为曲阜市石门山中心卫生院理疗科医师；2005 年函授毕业于滨州医学院中医学专业。他擅长运用针灸、推拿、中药外敷、熏蒸、牵引等方法治疗颈肩腰腿疼、肌肉拉伤等疼痛病证。

【适应病证】 本方可祛风散寒，活络止痛。主治痹病，风寒湿痹，膝关节骨性关节炎。

【药物组成】 五加皮 15 克，透骨草 30 克，防风 10 克，荆芥 10 克，姜黄 10 克，当归 10 克，赤芍 10 克，威灵仙 10 克，秦艽 10 克，牛膝 10 克，白芷 10 克，川续断 10 克，乳香 10 克，没药 10 克。

【使用方法】 将上药共为粗末，装布袋内，入水浸泡 30～60 分钟，取出不滴水，放入锅中蒸热（热度以皮肤耐受为宜）敷于膝关节，凉后再放入锅中蒸热，依次类推，每次 20～30 分钟，每日 2 次。

【注意事项】　外敷用方，禁止内服。

【应用小结】　膝关节疼痛，不能屈伸，活动受限，多因感受风寒湿邪阻滞经脉，不通则痛，故用祛风散寒，活络止痛法，达到治疗目的。曾临床治疗 100 余例，有效率为 90%以上。

【典型病例】　病案一：孔某，男，65 岁，农民。长期从事劳动，双膝关节疼痛，肿胀，活动受限，关节周围皮肤已红肿，不能下蹲，遇凉或劳累后加重。X 线片显示双膝关节均不同程度骨质增生，关节间隙内窄外宽样改变。诊断为膝关节骨性关节炎。遂给予"痹病外敷散"外敷膝关节，每日 2 次，每次 30 分钟。共用 14 日，患者自感不再疼痛，活动自如。

病案二：曹某，女，53 岁。左膝关节疼痛 5 年余，曾多次就医，口服药物（具体不详），外贴膏药，均效果不佳。X 线片示：左膝关节退行性变，遂用"痹病外敷散"外敷膝关节。20 日后，疼痛缓解，活动自如。

病案三：丁某，男，54 岁，工人。长期从事站立工作，双膝关节疼痛，肿胀，活动受限，遇凉或劳累后加重。诊断为膝关节关节炎，遂给予"痹病外敷散"外敷膝关节，每日 2 次，每次 30 分钟。共用 15 日，患者疼痛明显减轻，疗效显著。

25. 寒痹验方

【方剂来源】　全国基层名老中医药专家朱传伟经验方，人物简介见第一章"风寒感冒轻症验方"。

【适应病证】　寒痹。其症见肌肉、关节冷痛，喜热熨，周身沉重，四肢麻木，行动不灵活，舌苔白，脉沉缓。

【药物组成】　①黄芪 18 克，桂枝 12 克，白芍、当归、羌活、威灵仙、炮附子先煎20 分钟、生姜、大枣、炙甘草各 10 克。
②独活 12 克，桑寄生 30 克，秦艽、杜仲、牛膝、当归各 12 克，甘草 3 克。

【服用方法】　水煎，每日一剂，分 2 次服。以上肢为著者用①，以下肢为著者用②。

26. 热痹验方

【方剂来源】　全国基层名老中医药专家朱传伟经验方，人物简介见第一章"风寒感冒轻症验方"。

【适应病证】　热痹。其表现为发病较急，肢体关节红肿疼痛，热得发烫，肿胀疼痛剧烈，筋脉拘急，手不可近，不能下床活动，日轻夜重，兼有发热、口渴、心烦、喜冷恶热，小便黄，舌质红，苔黄燥，脉滑数。

【药物组成】　桑枝 30 克，忍冬藤 30 克，连翘、海桐皮、防己、防风、生地黄、甘草各 12 克，知母 10 克，桂枝 10 克，桑寄生 15 克。

【服用方法】　水煎，每日一剂，分 3 次服。

27. 风湿痹痛、四肢顽麻、鹤膝风验方

【方剂来源】　乔氏中医乔尚熠捐献父亲乔根庭先生验方，人物简介见第一章"霍乱

验方"。

【适应病证】 主治风湿痹痛、四肢顽麻，鹤膝风症。

【药物组成】 虎骨、制龟板、当归、川牛膝、防己、草薢、川羌活、川独活、秦艽、油松节、晚蚕沙各 60 克，枸杞子 90 克，五加皮 120 克。

【服用方法】 水泛为丸，如梧子大，每日早晚用温酒送下各 30 粒。

28. 鹤膝风特色疗法

【方剂来源】 乔氏中医乔尚熠捐献父亲乔根庭先生验方，人物简介见第一章"霍乱验方"。

【适应病证】 鹤膝风。表现：两膝初觉酸胀，走路发生困难，尤其是上下楼梯，非常疼痛，渐觉灼热，最后发展到红肿而痛。痛苦时有如火燎一般，不能站立，也不能步行，有时还会皮肉细胞破裂，有黏性黄色液体流出。

【特色疗法】 （1）针刺：取患侧的穴道施针。肝经的曲泉穴直针 1 寸，膝关穴直针 5～8 分。胃经的足三里穴直针 1 寸，梁丘穴向大腿方向针 5～8 分，阴市穴向梁丘穴方向针 1 寸。胆经的阳陵泉穴直针 1.5 并可透阴陵泉穴。脾经的三阴交穴直针 1 寸。膀胱经的委中穴可放血少许。经外奇穴的内外膝眼穴，可用三棱针放血，将败血及黄色液体多次放尽，即感轻松很多。转针时均用泻法，留针 10～20 分钟。

（2）中药应用

1）当归 15 克，生地黄 10 克，生白芍 10 克，川芎 6 克，川杜仲 10 克，川牛膝 15 克，五加皮 15 克，地骨皮 15 克，甘草 10 克。用好高粱酒 3 斤，浸 7 日后，于每日早中晚各饮一小杯，约 1 两。

2）酒糟 120 克，皂夹去子 1 个，五味子 30 克，芒硝 15 克，白砂糖 30 克，姜汁半茶盅，好酒浸之，频涂患处，红肿自消。

3）蛇胆 7 个或青蛙胆 13 个，捣烂后，加大黄、黄柏、生栀子、金银花各 15 克，甘草 6 克，冰片、雄黄少许，共为细末，好酒调匀，涂于患处，干后再易。3～5 次后红肿自消。

【按语】 两膝部为足三阴、三阳经络所过，此处有病，均与此六经有关。多因感受风寒，湿热凝聚于内，不得外泄，而发此症。

29. 类风湿关节炎验方

【方剂来源】 胡金奎（1936～），男，曲阜胡氏中医正骨第二代传人。自幼随其父胡丕祯（曲阜中医正骨名医）行医，学习正骨技术，十几岁时已能处理简单病症和骨伤患者的整复治疗。他 1956 年参加城关中医联合诊所，后转城关卫生院，长期担任中医骨科医师；1987 年 8 月创立曲阜市骨科医院，任院长；1991 年 4 月被曲阜市委任命为曲阜市中医院副院长。自制的正骨酊、正骨丸、骨疼丸、二号粉等中药制剂，临床疗效显著。擅长中医骨科闭合整复、骨牵引、小夹板、石膏外固定等骨伤科传统手法，疗效确切，在社会上享有较高的声誉。

【适应病证】 类风湿关节炎。

【药物组成】　忍冬藤、青风藤、鹿衔草、清半夏、白芍各 30 克，玄参、白花蛇舌草、生地黄、萆薢各 20 克，当归、威灵仙各 15 克，山慈菇、甘草各 10 克，蜈蚣 2 条。

加减：肾虚者加牛膝、杜仲、淫羊藿、桑寄生各 20 克；血虚者加鸡血藤、黄芪、当归各 30 克；瘀血者加桃仁、红花各 10 克；骨质增生者加骨碎补 15 克，续断 10 克；伴干燥综合征者半夏酌减，疼痛缓解后继续用原剂量。

【服用方法】　水煎服，每日一剂。可连续应用一个月以上。

【按语】　本病属湿热毒痹，急性期多表现为关节红肿热痛，且伴有身热、烦躁、口干、多汗等，发病急骤，热毒湿浊瘀阻是急性期病机所在。故以清热解毒，利湿通痹，活血止痛为治则。方中忍冬藤、白花蛇舌草清热解毒利湿；玄参泻火解毒；生地黄、当归、白芍活血散瘀；威灵仙、鹿衔草、青风藤、萆薢、山慈菇除湿通络；甘草配伍白芍缓急止痛；重用半夏化痰燥湿，还能止痛；蜈蚣通络止痛。据现代药理研究，以上药物多具有抗炎、抗病毒、解热止痛等药效，是一种免疫调节剂。故本方既符合中医传统理论，又为现代药理研究所支持，标本兼治，临床效显。

30. 痛风症验方

【方剂来源】　乔氏中医乔尚熠捐献父亲根庭先生经验方，人物简介见第一章"霍乱验方"。

【适应病证】　痛风症。

【药物组成】　当归尾、威灵仙各 15 克，秦艽、桑寄生、炒苍术各 10 克，油松节、川芎、知母、地龙、槟榔、赤芍各 6 克，细辛 3 克，桂枝、黄柏、汉防己、桃仁、炙甘草各 4.5 克，生姜 3 片。

【服用方法】　水煎服，每日一剂。

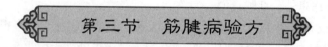

第三节　筋腱病验方

1. 筋骨疼痛验方

【方剂来源】　息陬张氏中医世家张竞捐献祖传验方，人物简介见第一章"气管炎验方③"。

【适应病证】　筋骨疼痛。

【药物组成】　当归 12 克，荆芥、防风、红花、续断、骨碎补、桂枝、木瓜、川牛膝、姜黄、全蝎、杜仲、化橘红、丹参各 9 克，白芷、制白附子、虎骨、甘草各 6 克，肉桂 3 克，红糖 120 克。原酒 5 斤。或加地风、千年健、鸡血藤、制何首乌、络石藤各 9 克。

【服用方法】　上药入瓷器，煮 1 炷香的时间，密封，半个月后饮用。每服 10～20 毫升，每日 2 次。

2. 按碾法治疗肘癖

【方剂来源】　小雪卫生院班庆桐经验方，人物简介见第一章"针刺治疗疑是气胸"。

【适应病证】　肘痨，又名网球肘。

【特色疗法】　医者用手指甲按碾其肘尖最痛部位，每日一次，每次 30 下，一周为一个疗程，大多数痊愈。

【典型病例】　曹某，女，50 岁。因受凉而突然右肘尖痛而来诊，当即给予指甲按碾法，按碾后患者自感疼痛减轻，隔日又痛，本人用同样的方法按碾，连续 5 日，患者好转。

3. 小腿抽筋土方

【方剂来源】　全国基层名老中医药专家朱传伟经验方，人物简介见第一章"风寒感冒轻症验方"。

【适应病证】　老年人夜间小腿抽筋。

【药物组成】　猪腿骨 1000 克，鸡蛋 2 个。

【服用方法】　将猪腿骨洗净砸碎，上锅加水煮沸，除去漂浮的污垢，加入葱、姜盐适量，小火慢煮 1 个半小时，去渣取汁。将鸡蛋入碗打匀，用热猪骨汤冲开，趁温服下，每日 1～2 次。

【临床疗效】　一般 2～3 次即可减轻，连续服用 7～10 日即可痊愈。

4. 腿抽筋验方

【方剂来源】　曲阜市中医院名老中医颜景琏经验方，人物简介见第一章"肺咯血，胃出血验方"。

【适应病证】　腿抽筋。

【药物组成】　木瓜 30 克，杭白芍 30 克，生甘草 15 克。

【服用方法】　水煎服，每日一剂。

【注意事项】　避免受凉。

【应用小结】　一般不过 3 剂即可治愈。

5. 腓肠肌痉挛验方

【方剂来源】　马氏中医马建国经验方，人物简介见第一章"感冒验方"。

【适应病证】　腓肠肌痉挛。

【药物组成】　硫黄粉、蜂蜜各等份。

【使用方法】　将硫黄粉与蜂蜜调成稠糊状外涂，纱布包敷。每日 1～2 次，疗效较佳。

6. 解痉酊

【方剂来源】　马氏中医马建国经验方，人物简介见第一章"感冒验方"。

【适应病证】　腓肠肌痉挛。

【药物组成】　红花 15 克，桂枝 15 克，鸡血藤 15 克，木瓜 15 克，75%乙醇溶液 300 毫升。

【使用方法】　上药入乙醇溶液内浸泡 7 日，过滤后以毛刷蘸搽，每日 3 次。搽后用热毛巾外敷15分钟。

7. 腱鞘炎验方①

【方剂来源】 马氏中医马建国经验方，人物简介见第一章"感冒验方"。

【适应病证】 腱鞘炎。

【药物组成】 伸筋草50克，苏木30克，皂角刺30克，续断30克，红花30，赤芍30克，当归30克，乳香30克。

【使用方法】 上药入食醋约1500毫升中煎开，保温将患处浸泡于药液中，每次30分钟，每日2～3次，3日用药一剂。一般3～4剂便可治愈。

【按语】 本病指桡骨茎突狭窄性腱鞘炎，好发于桡骨茎突部，指屈肌腱鞘炎多发于拇指。临床中患者女性多于男性。由于劳动时间较长，不注意适当休息，或有慢性损伤史。其症状表现手腕部、桡骨茎突及拇指周围疼痛，并且在桡骨茎突处压痛明显。肌肤轻度肿胀，拇指屈曲握拳及端碗提物时均可引起剧烈疼痛。

指屈肌腱鞘炎方取：骨碎补12克，没药12克，五倍子12克。共研细粉。入凡士林100克中充分调匀成膏，外涂患处，纱布包敷。每日1～2次，收效比较显著。治疗期间宜注意休息。

【典型病例】 王某，女，24岁。1997年9月23初诊。右手腕部桡骨茎突及拇指周围疼痛，腕部无力，桡骨茎突处压痛明显，伴有肿胀，拇指屈曲握拳时痛剧半月。某院诊断为狭窄性腱鞘炎，经两次醋酸泼尼松与普鲁卡因注射液封闭未能治愈。予上述方药外洗，3剂后诸症消失，活动正常。

8. 腱鞘炎验方②

【方剂来源】 马氏中医马建国经验方，人物简介见第一章"感冒验方"。

【适应病证】 本方功能舒筋活络止痛。主治腱鞘炎。

【药物组成】 伸筋草30克，红花30克，鸡血藤50克。

【使用方法】 上药加水1500毫升，加热煎开待温，浸泡或纱布蘸药液擦患处，每次20分钟，每日3次，3日一剂。

【注意事项】 治疗期间注意多休息。

【应用小结】 腱鞘炎，多发于桡骨茎突处，为慢性劳损后所致筋膜粗糙增厚，症状表现为患处肿胀，活动压痛明显。对于此病，用上述方药外洗治疗多例，临床观察，效果显著。

【典型病例】 刘某，男，38岁。患者从事建筑工程职业，左手腕桡骨茎突部及拇指周围疼痛，伴有轻微肿胀，拇指屈曲握拳时疼痛剧烈10余日。经过泼尼松龙封闭疗效不显著。诊断：腱鞘炎。取伸筋草30克，红花30克，鸡血藤50克，水煎1500毫升待温，纱布蘸药液外洗，每次20分钟，每日3次。3剂后患处肿消痛止，恢复正常。

9. 肩背筋骨疼痛验方

【方剂来源】 司马钦（1974～ ），男，乡村医生，现任钱家村卫生所所长。1992年毕业于济宁卫生学校，2002 年在中医药学校进行全科医疗培训 3 年。他擅长各种疑难性疾病的治疗。

【适应病证】 肩背筋骨疼痛。

【药物组成】 槐米、核桃、芝麻、细茶叶各 15 克。

【服用方法】 用水 5 碗，煎至一半，分早晚 2 次趁温口服。

【注意事项】 注意保暖，避免受凉。

【应用小结】 本方曾治愈患者 200 余例，治愈率在 95%以上。

【典型病例】 病案一：本村钱某，男，51 岁。肩膀疼痛，抬不起胳膊已 2 年余，经多方治疗，效果不佳。改用本法治疗半个月，恢复良好。

病案二：本村朱某，女，65 岁。骨质增生，腿麻，经本方治疗 1 个月，效果良好，至今未复发。

10. 肩、背、肘、臂、腰、腿部神经痛验方

【方剂来源】 乔氏中医乔尚熠捐献父亲乔根庭先生验方，人物简介见第一章"霍乱验方"。

【适应病证】 主治肩、背、肘、臂、腰、腿部神经痛。

【药物组成】 当归尾 9 克，杜仲、川续断、川牛膝、威灵仙、烫狗脊、香附、桑寄生、独活、秦艽、油松节、赤芍各 6 克，川红花、桂枝、防风、甘草、川芎各 4.5 克，生姜 3 片。

【服用方法】 水煎服，每日一剂。

11. 外伤致肘关节强直特色疗法

【方剂来源】 胡氏中医世家胡彦经验方，人物简介见本章"骨折延迟愈合验方"。

【适应病证】 外伤致肘关节强直。

【药物组成】 鸡血藤 20 克，伸筋草、透骨草、泽泻、威灵仙、木通、桑枝、桂枝各 15 克，艾叶、苏木、卷柏、黄柏各 10 克。

【使用方法】 上药置盆中，加水 1000 毫升，煮沸后，将患肘架于盆上，上盖毛巾，熏蒸 15 分钟。将火移开，继续熏蒸药液至温，将患肘放入盆中泡洗 30 分钟，并进行主动屈伸活动，每日 2 次，每剂用 3 日。熏洗后肘关节软组织软化，以揉按、拿捏、推、屈伸手法为主推拿。

【按语】 肘关节筋肉挛缩是骨伤疾患的常见并发症，是机体对损伤局部的一种保护性功能反应，用于限制损伤部位的活动，减轻疼痛，防止损伤的继续发展。但是，若肘关节损伤日久，加上长时间的外固定使肘关节难以活动，损伤造成的局部瘀血停滞，渗出的组织液潴留，以及滑液分泌减少，纤维蛋白沉积等均可使肘关节组织粘连、机化、挛缩，导致肘关节强直。本方中鸡血藤、桑枝、桂枝温通经脉，推陈致新；伸筋草舒筋活络，为治疗跌打损伤筋拘急之要药；威灵仙直通十二经络，善治经络壅滞；桑枝、桂枝温通经脉，为上肢痛引经药；艾叶温通经脉，调理气血；泽泻、木通善于行水消肿；苏木、黄柏、卷柏、透骨草活血通络止痛。诸药合用，可行气活血、温通经络、消肿止痛。自主功能锻炼

配合手法推拿，疗效更好。

12. 四肢麻木验方

【方剂来源】　乔氏中医乔尚熠捐献父亲乔根庭先生验方，人物简介见第一章"霍乱验方"。

【适应病证】　主治四肢麻木（气虚血少、周流不平衡故也）。

【药物组成】　当归、黄芪、赤芍各 15 克，川芎、续断、威灵仙、炙甘草、川牛膝各 6 克，熟地黄 15 克，川红花、桂枝各 4.5 克，黄芪 20 克、川续断 12 克，威灵仙 15 克，生姜 3 片，红枣 5 枚。

【服用方法】　水煎服，隔日服一剂亦可。

13. 肋骨、四肢疼痛验方

【方剂来源】　息陬张氏中医世家张竟捐献祖传验方，人物简介见第一章"气管炎验方③"。

【适应病证】　肋骨、四肢疼痛。

【药物组成】　当归、白芍各 30 克，黄芩、栀子各 15 克，菊花 60 克，柴胡 4.5 克，甘草 6 克。

【使用方法】　水煎服，每日一剂。

14. 脚痛验方

【方剂来源】　颜秉甲中医诊所捐献祖传秘验方，人物简介见第一章"慢性支气管炎验方"。

【适应病证】　主治脚痛。

【药物组成】　乳香、没药、草乌、川乌、威灵仙、朴硝各等份。

【服用方法】　煎水外洗。

15. 痿痹症特色疗法

【方剂来源】　乔氏中医乔尚熠捐献父亲乔根庭先生验方，人物简介见第一章"霍乱验方"。

【适应病证】　痿痹。其症见早起后或睡眠前，忽然感觉周身麻木，酸软无力，最后发觉两腿转动困难，不能步行，酸软而不能站立，但不觉疼痛，病势重者，知觉、触觉、温觉完全消失，有的肌肉还会萎缩。

【特色疗法】　（1）针刺：胃经的阴市穴直针 5 分，足三里穴直针 8 分。胆经的环跳穴直针 1.5 寸，肥人可深针 2.5 寸，风市穴直针 1 寸，阳陵泉透阴陵泉穴，阳辅穴直针 5 分，丘墟穴直针 8 分。膀胱经的肾俞穴直针 5～8 分，委中穴直针 5 分，承山穴直针 1 寸。肝经的太冲穴直针 5 分，督脉的腰俞穴直针 5 分。两侧穴道可轮流针之，不宜两侧均下针。足三里、阴市、风市、阳陵泉、环跳等穴可使用姜片艾灸。上法均用轻刺激，慢转针法，使气血和畅、筋骨强壮，则能立步。

（2）中药应用：当归 30 克，黄芪 30 克，川杜仲 15 克，淮牛膝 30 克，枸杞子 30 克，淫羊藿 30 克，鹿茸 15 克，川木瓜 15 克，川续断 15 克，虎骨 60 克，制龟板 60 克，甘草 10 克，生姜汁一大茶盅。上药共研细粉，炼蜜为丸，如梧子大，每日早晚用温开水送下 20～30 粒。

【按语】 本病为坐久伤骨，骨者肾所属，肝热则大筋萎缩，筋者肝所属，脊髓神经由脑部循脊至足底，这些部分不健全，都可以患两腿痿软。又经受外感风邪、高热后，也会遗留此症。

16. 昼痉症特色疗法

【方剂来源】 乔氏中医乔尚熠捐献父亲乔根庭先生验方，人物简介见第一章"霍乱验方"。

【适应病证】 昼痉，又称劳累性腕指痉挛。其症见每于手持工作用具如书法者执笔、缝匠持针、刻匠执刀等，立即发生指腕强直，而不能使用工具，或发生震颤，而不能如意进行工作，或者发生麻痹，如停止工作，则指腕如常，而不显病态。

【特色疗法】 （1）针刺：取患侧穴道施针。胆经的风池穴向前针 3～5 分。大肠经的合谷穴直针 5 分，曲池穴直针 1 寸。三焦经的天井穴直针 5 分，外关穴直针 1 寸。小肠经的后谿穴直针 5 分，小海穴直针 5 分。心经的神门穴直针 3 分，少海穴直针 5 分。上法均用轻刺激法，留针 15 分钟。必要时，可加针刺八卦穴，左内关穴直针 5～8 分，右公孙穴直针 5 分。上法留针 15 分钟。也可选适当穴位，用艾绒灸之。

（2）中药应用：党参 6 克，当归 6 克，炒白芍 6 克，白茯苓 6 克，川芎 5 克，熟地黄 10 克，生地黄 6 克，远志 10 克，石菖蒲 10 克，制龟板 10 克，熟酸枣仁 10 克，柏子仁 10 克，枸杞子 10 克，山茱萸 5 克，朱砂拌茯神 15 克，麦门冬 10 克，黄连 10 克，龙齿 10 克，淮山药 10 克，甘草 5 克，大枣 3 个（洗净去核），生姜 3 片。水煎服，每日一剂。

【按语】 本病为上肢及手腕分布之神经发生痉挛，多见于从事手腕手指工作，活动频繁，得不到适当休息者。每日精神受刺激，失望，情绪不快，过量饮酒，房事劳之，或热病后虚弱等亦可引起。

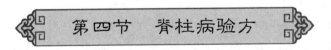

第四节　脊柱病验方

一、颈椎病验方

1. 颈椎病验方

【方剂来源】 曲阜市中医院张圣魁经验方，人物简介见本章"外伤后肢体肿胀验方"。

【适应病证】 本方可活血化瘀、行气通络、解痉止痛，主治颈椎病属气虚血瘀、寒湿痹阻证者。

【药物组成】 葛根 15 克，钩藤 15 克，鸡血藤 15 克，当归 15 克，川芎 9 克，桂枝

9 克，丹参 15 克，淮牛膝 9 克，全蝎 9 克，洗地龙 9 克，蜈蚣 2 条，延胡索 9 克，威灵仙 15 克，黄芪 20 克，姜黄 9 克，桑寄生 15 克，木瓜 9 克，党参 15 克，白术 15 克，甘草 6 克。

【服用方法】　水煎服，每日一剂。7 日为一个疗程。

【注意事项】　服药期间忌烟酒，可配合颈部热敷、理疗。

【应用小结】　颈椎病多由长期伏案、低头工作引起。本方又名"颈康宁方"，对神经根型颈椎病、脊髓型颈椎病及椎动脉型颈椎病均有疗效。

【典型病例】　病案一：王某，男，45 岁。颈肩部疼痛伴右上肢放射痛 2 周来诊。查体见：颈部椎间孔挤压试验（＋），头顶叩击试验（＋），颈部神经根牵拉试验（＋）。舌质淡，苔白，脉弦。颈椎 X 线片示颈椎生理曲度变直，钩椎关节增生。辨证属气滞血瘀。给予颈康宁方，水煎服，每日一剂，配合颈部热敷，针灸，治疗 1 周疼痛消失，活动自如。

病案二：孔某，女，33 岁。平素看手机较多，颈肩部疼痛伴 3 天来诊。查体示：颈部椎间孔挤压试验（＋），头顶叩击试验（－），颈部神经根牵拉试验（＋－）。舌质淡，苔白，脉弦。颈椎 X 线片示：颈椎生理曲度变直。辨证属气滞血瘀。给予颈康宁方，水煎服，每日一剂，配合颈部热敷，治疗 10 日疼痛消失。

病案三：张某，女，55 岁。左上肢疼痛 2 周来诊。查体见：颈部椎间孔挤压试验（＋－），头顶叩击试验（－），颈部神经根牵拉试验（＋）。舌质淡，苔白，脉弦。颈椎 X 线片示颈椎生理曲度反曲，钩椎关节增生。辨证属气虚血瘀。给予颈康宁方，水煎服，每日一剂，配合颈部热敷，治疗 1 周疼痛基本缓解。

2. 椎动脉型颈椎病验方

【方剂来源】　曲阜市中医院桂清民经验方，人物简介见第一章"中风后遗症足内外翻特色疗法"。

【适应病证】　本方能活血化痰、通络开窍。主治椎动脉型颈椎病导致的眩晕。

【药物组成】　半夏 9 克，茯苓 10 克，白术 12 克，天麻 12 克，陈皮 9 克，黄芪 15 克，党参 12 克，赤芍 10 克，桃仁 10 克，川芎 10 克，红花 10 克，白芷 10 克，地龙 10 克，葛根 15 克，丹参 20 克。

【服用方法】　每日一剂，水煎 400 毫升，分早晚 2 次温服。

【注意事项】　本方适用于痰湿阻络伴血瘀气滞型眩晕、头痛患者。

【应用小结】　本方又名"定眩汤"，是由涤痰汤合通窍活血汤加减组成，方中半夏、白术、茯苓、天麻、陈皮配伍化痰熄风，治疗痰湿上犯清阳之头痛；黄芪补气健脾，为补中气要药；桃仁、红花为活血化瘀常用药对，配伍川芎、地龙等活血化瘀之品。诸药合用，共奏活血化瘀之效。加葛根可缓解外邪瘀阻、经气不利、经脉失养。

【典型病例】　孔某，男，36 岁。枕颈部疼痛 2 年，加重伴眩晕 1 年。现病史：患者诉 2 年前无明显诱因致枕颈部疼痛，疼痛持续，2015 年 9 月就诊，颅脑 CT 平扫无明显异常。中药予以天麻钩藤饮加减，疗效不明显。近 1 年来枕颈部疼痛加重，痛处固定，拒按，并伴随眩晕症状、视物模糊、健忘。2016 年 3 月曾就诊，颈部拍片示颈椎生理曲度反曲，椎列连续，钩椎关节突增生变尖，$C_4 \sim C_7$ 椎体缘见骨质增生影，$C_5 \sim C_6$ 椎间隙略变窄。给予颈痛颗粒、氯唑沙宗片口服，症状减轻。2017 年 7 月 6 日就诊，行脊柱 X 线片检查提示：颈椎反曲，椎列连续；C_4～C_7 椎体缘见轻度唇状骨质增生影，后缘较明显，C_5～C_6 椎间隙狭窄。经颅多普勒检查示基底动脉血流速度增快。诊断为"椎动脉型颈椎病"，予以本方治疗 6 日，症状消失。

3. 椎动脉型颈椎病特色疗法

【方剂来源】 曲阜市中医院桂清民经验方，人物简介见第一章"中风后遗症足内外翻特色疗法"。

【适应病证】 椎动脉型颈椎病。

【操作方法】 （1）颈椎颌枕带牵引：患者取坐位，头前屈 15°，牵引重量为 4～7 千克，每日一次，每次 30 分钟，10 日为一个疗程，2 个疗程间休息 10 日后，根据病情程度进行第 2 个疗程。

（2）颈夹脊穴注射：取双侧 C_3～C_6 夹脊穴，皮肤常规消毒后，用 5 毫升注射器套齿科 5 号针头抽取骨宁注射液 2～4 毫升。垂直刺入相应穴位，每次取 1～2 个穴位，刺入深度为 20～30mm，局部有酸麻胀感后，回抽无回血时则缓慢注入，每穴每次注药 2 毫升，隔日注射一次，10 次为一个疗程，2 个疗程间间隔 10 天。

【注意事项】 ①注意牵引重量由小到大，勿过重；②颈部注射应熟悉颈部解剖特点。

【应用小结】 椎动脉型颈椎病病理基础是椎体退行性变、钩椎关节增生压迫、椎间盘退行性变致椎间隙狭窄、横突孔间距变短，使椎动脉发生扭曲或由于颈椎周围软组织无菌性炎症粘连，椎间关节失稳，椎体及小关节的异常活动刺激椎动脉周围的交感神经而使椎动脉发生不同程度的痉挛，致颅内供血减少，产生眩晕等一系列的症状表现。针对以上病理特点，采用颈椎颌枕带牵引以调整椎体及小关节的位置，增大椎间隙及横突孔间距，伸张被扭曲的椎动脉。经颈夹脊穴注射骨宁注射液是通过药物和穴位刺激的双重作用，促进椎动脉周围软组织无菌性炎症吸收，解除软组织粘连及血管痉挛。刺五加注射液具有平补肝肾、益气安神、活血通络之功效，有降低全血黏度及红细胞压积及血小板吸附率等作用，可扩张血管、降低血管外周阻力、改善大脑血氧供应，以上 3 种疗法内外兼治，以调整和恢复颈椎内外平衡，恢复其正常生理功能。

4. 神经根型颈椎病验方

【方剂来源】 曲阜市中医院桂清民经验方，人物简介见第一章"中风后遗症足内外翻特色疗法"。

【适应病证】 神经根型颈椎病。

【药物组成】 熟地黄 12 克，当归 12 克，白芍 12 克，川芎 10 克，桃仁 9 克，红花 9 克，地龙 12 克，桂枝 9 克，秦艽 10 克，羌活 9 克，蔓荆子 9 克，葛根 15 克，天麻 12 克，赤芍 12 克，乳香 9 克，延胡索 9 克，炙甘草 6 克。

【服用方法】 每日一剂，水煎 400 毫升早晚分服。

【注意事项】 伴糖尿病者去炙甘草加伸筋草 15 克。

【应用小结】 本方由四物汤加桃仁、赤芍、红花组成，方中熟地黄可滋补阴血，补血调经；当归补血活血；桃仁、红花、川芎具有活血散瘀，祛瘀止痛之效；地龙祛风通络；桂枝调和营血，通经络；白芍，炙甘草缓急止痛，柔筋舒挛；羌活、秦艽祛风舒筋活络；川芎配蔓荆子可疏风止痛；乳香、延胡索行气活血止痛；天麻温通经络，祛风化痰；葛根入足太阳膀胱经，为引经药，可疏表解肌。

【典型病例】 颜某，男，45 岁。颈肩部疼痛半个月。入院症见：颈肩部疼痛，左侧重于右侧，无恶寒发热，纳可，睡眠正常，体重无明显变化，大小便正常，患者颈椎曲度变直，颈肩部活动范围受限，$C_3 \sim C_6$ 椎间隙及棘突双侧 2cm 处压痛，左冈上肌、冈下肌、肩胛提肌处压痛，旋颈试验阴性，左椎间孔挤压试验阳性，双手握力可。服用本方 6 剂，症状消失。

5. 颈型颈椎病验方

【方剂来源】 曲阜市中医院桂清民经验方，人物简介见第一章"中风后遗症足内外翻特色疗法"。

【适应病证】 颈型颈椎病。

【药物组成】 熟地黄 12 克，当归 12 克，白芍 12 克，川芎 10 克，桃仁 9 克，红花 9 克，地龙 12 克，桂枝 9 克，秦艽 10 克，羌活 9 克，葛根 15 克，木瓜 15 克，赤芍 12 克，延胡索 9 克，乳香 9 克，炙甘草 6 克。

【服用方法】 每日一剂，水煎 400 毫升早晚分服。

【应用小结】 本方由四物汤加桃仁、红花组成。方中熟地黄可滋补阴血，补血调经；当归补血活血；桃仁、红花、赤芍、川芎具有活血散瘀，祛瘀止痛之效；地龙祛风通络；桂枝调和营血，通经活络，加白芍，炙甘草可缓急止痛，柔筋舒挛；羌活，秦艽祛风舒筋活络；川芎活血通络；延胡索、乳香活血祛瘀止痛；木瓜舒筋活络；葛根入足太阳膀胱经，为引经药，可疏表解肌。

【典型病例】 高某，女，43 岁。枕颈部伴左上肢疼痛半年，半年前低头劳累后致枕颈部伴左上肢疼痛，痛处固定，痛如针刺，每遇冷及低头学习劳累后疼痛加重，休息后症状缓解。2017 年 7 月 15 日在济宁医学院附属医院就诊，予以药物治疗，效果不佳。2017 年 7 月 17 日予以颈部 X 线放射检查，结果示颈椎生理曲度可，下部椎体变直，椎体后缘变尖，形态边缘基本规则，椎间隙未见明显变窄，椎间孔未见明显变小。诊为颈型颈椎病。以上方 6 剂治疗，症状消失。

6. 颈痹验方

【方剂来源】 胡氏中医世家胡彦经验方，简介见本章"骨折延迟愈合验方"。

【适应病证】 颈痹（颈椎病）。

【药物组成】 淫羊藿、羌活、黄芪各 15 克，姜黄、当归、白芥子、毛冬青各 10 克，葛根 30 克。

加减：风湿热痹去当归、黄芪，加黄柏 10 克，桑枝 15 克，苍术 12 克，防己 10 克，薏苡仁 15 克；风寒湿痹加桂枝 10 克，细辛 3 克，制川乌 10 克，制草乌 10 克，木瓜 10 克；痰瘀阻络者加法半夏 10 克，制天南星 9 克，竹茹 12 克，橘络 10 克，石菖蒲 10 克，制乳香 6 克，制没药 6 克；肝肾亏虚者加桑寄生 15 克，续断 12 克，杜仲 12 克，枸杞 12 克，旱莲草 12 克，女贞子 12 克；头痛者加白芷 9 克，白蒺藜 12 克。

【服用方法】 水煎服，每日一剂。2 周为一个疗程。

【按语】 本方活血祛瘀，祛痰散结，祛风宣痹，解肌止痛，益气固本，标本兼治，痰瘀并重，随症加减，灵活运用，疗效满意。

二、坐骨神经痛验方

1. 坐骨神经痛特色疗法

【方剂来源】 曲阜市中医院桂清民经验方，人物简介见第一章"中风后遗症足内外翻特色疗法"。

【适应病证】 坐骨神经痛。

【操作方法】 治疗方法：①取穴肾俞、秩边、环跳、阳陵泉、委中、昆仑。②刺法：每次取两穴，上下各一，取 28 号 1.5～10 寸毫针速刺入体内，根据针刺部位决定进针深度，行提插捻转补泻，得气后，将电针治疗仪的两根电极分别通于两穴上，采用连续频率为 60 次/秒，电流强度以患者耐受为度，留针 20 分钟，每日一次，7 次为一个疗程。

【应用小结】 坐骨神经痛为一常见综合征，临床病因分型多分为原发型和继发型，继发性又分神经根型和神经干型。原发型坐骨神经痛 多由于呼吸道感染，受寒冷湿所致，继发性坐骨神经痛由于原发病累及坐骨神经，故有较好的止痛作用，原发性的治愈率较高，对其应积 极治疗原发疾病，做到标本兼治。

【典型病例】 孔某，女，40 岁。农民。1988 年 10 月 5 日来诊。右下肢疼痛 1 个月，每夜间及步行时疼痛加重，不能下地劳动，曾服用中西药物治疗疼痛未减。查体示：右臀部梨状肌、腘窝压痛，右下肢直腿抬高 40° 时疼痛加剧，诊为坐骨神经痛，以针刺环跳、委中、昆仑穴，治疗方法同上。治疗 1 次后即感疼痛锐减，继续治疗 5 次后，疼痛消失，随访多年，未复发。

2. 坐骨神经连腰腿痛特色疗法

【方剂来源】 乔氏中医乔尚熠捐献父亲乔根庭先生验方，人物简介见第一章"霍乱验方"。

【适应病证】 坐骨神经连腰腿痛。其症见腰之下两侧疼痛，或阵痛或一直在痛，麻木，重者牵连腰腿也痛。有的是两侧痛，也有只一侧痛者。影响走路，坐卧都不舒服，非常痛苦。

【特色疗法】 （1）针刺：膀胱经的双肾俞穴透志室穴针刺 1 寸，双大肠俞穴直针 1 寸，双上髎穴直针 5 分。胆经的双环跳穴直针 1.5 寸，胖者可针 2～3 寸，双风市穴直针 1.5 寸，双阳陵泉穴直针 1.5 寸。膀胱经的双承扶穴直针 2 寸，殷门穴（双）直针 1 寸，双委中穴直针 5～8 分，双承山穴向腿肚方向刺 1 寸，双昆仑穴直针 5 分，环中穴（经外奇穴）即坐骨神经点，直针 1～2 寸。发于一侧者，只针患侧穴位。上法均用先泻后补法，留针15～20分钟。肾俞穴、上髎穴、环跳穴可灸多壮，也可加电疗法。

（2）中药应用

1）因肾虚肾亏者：当归10克，炒白芍10克，生地黄5克，熟地黄10克，白茯苓10克，陈皮10克，补骨脂10克，巴戟天10克，炒杜仲10克，淮牛膝10克，小茴香5克，黄柏3克，知母5克，人参6克，黄芪10克，山茱萸5克，虎胫骨15克，制龟板15克，甘草5克，生姜汁一大茶杯。上药共为细末，炼蜜为丸，如梧子大，每日早晚空心用温开水送服30粒。

2）因于湿热者：炒苍术10克，黄柏10克，羌活10克，生白芍10克，陈皮10克，生杜仲10克，川牛膝6克，生栀子10克，川木瓜10克，威灵仙10克，泽泻10克，甘草3克。水煎服，每日一剂。

3）因气滞，血瘀，闪挫者：当归10克，肉桂5克，延胡索10克，桃仁10克，红花5克，酒炒香附10克，川芎5克，川牛膝10克，黑丑3克，甘草3克，生姜3片。水煎服，每日一剂。

4）因受风寒侵袭而痛者：麦麸，不拘多少，炒热装入袋中，温暖腰部，痛止即止用。

5）因气血两虚，绵绵而痛，碍于俯仰者：雄猪腰子一对，剥去外膜，剖开洗净去死血，切成小方块，再加当归10克，黄芪15克，炒杜仲10克，枸杞子10克，川续断10克，小茴香5克，生姜3大片，甘草3克，大枣3个去核洗净，共放入大碗内，少加水，上笼蒸之，待腰熟后，再加好酒少许煮数滚，即可食腰子饮药汤，腰子食完，再加水煮后饮药汤。

6）因跌打损伤而痛者：活血七厘散，每3个小时服3克，吞后再饮好酒少许，以助药力。

7）云南白药，一次如花生米大，服后少饮好酒，一日3～5次可。

8）川田七打碎，每次服0.5克，一日2～3次可。吞后再饮好酒少许。

【按语】　坐骨属于膀胱经及胆经部位，相连于腰椎。膀胱经外受风寒湿所侵，或房劳过多、肾经亏虚、缺乏适当运动、坐的时间太久，或因气滞、血瘀、闪挫、跌扑损伤，都可发生此症。

3. 腰痛、坐骨神经痛验方

【方剂来源】　乔氏中医乔尚熠捐献父亲乔根庭先生验方，人物简介见第一章"霍乱验方"。

【适应病证】　主治腰痛、坐骨神经痛。

【药物组成】　金毛狗脊、淮牛膝、川木瓜、薏苡仁各9克，川杜仲、甘草各6克，雄猪腰子一对。

【服用方法】　上药共煮，食之，疗效在80%以上。

4. 坐骨结节囊肿、腱鞘囊肿验方

【方剂来源】　马氏中医马建国经验方，人物简介见第一章"感冒验方"。

【适应病证】 坐骨结节囊肿、腱鞘囊肿。

【药物组成】 龙骨、五倍子、牡蛎各等份。

【使用方法】 上药共研成细粉，食醋调成稠糊状，每日 2 次敷于患处。纱布包敷。亦可用凡士林与上述药粉调匀成膏外敷。

【应用小结】 本病西医多采用手术疗法，不仅患者痛苦大，并且易于复发。本法可使囊肿逐渐消散吸收。

5. 骨质增生验方

【方剂来源】 胡氏中医世家胡彦经验方，人物简介见本章"骨折延迟愈合验方"。

【适应病证】 骨质增生。

【药物组成】 白芍 45 克，威灵仙、木瓜、补骨脂、鸡血藤、乌梢蛇各 15 克，黄芪、牛膝各 30 克，蜈蚣 3 条，细辛 4 克，五灵脂、当归各 10 克，甘草 9 克。

加减：颈椎增生加葛根 30 克，姜黄 10 克，桑枝 15 克；腰椎增生加续断、狗脊各 30 克；跟骨增生加淫羊藿 15 克；阳虚者加鹿角霜 10 克，制川乌 15 克；阴虚者去当归、细辛，加枸杞、熟地黄各 15 克。

【服用方法】 上药加水 4 碗，文火煎至 1 碗，临睡前服，每日一剂。药渣用布包好，趁热敷患处，亦可再煎水熏洗患处。

【按语】 本方具有补肝肾、益气血、舒经通络而止痛的功效。药渣外敷或复煎熏洗，药物直接渗入肌肤，加强舒筋活络、温经止痛之效，故内服外用疗效佳。

6. 骨质增生简便疗法

【方剂来源】 马氏中医马建国经验方，人物简介见第一章"感冒验方"。

【适应病证】 骨质增生。本症多见于颈椎、腰椎、膝关节部位，是由于骨质疏松、软组织退变，压迫或刺激血管、神经根、脊髓所引起疼痛、麻木等症状。

【简便疗法】 各个部位骨质增生，可用针灸、理疗、牵引、按摩等方法，或内服中成药如伸筋丹胶囊、腰痛宁胶囊、抗骨质增生丸等；西药如芬必得、布洛芬、适洛特；或取维生素 B_1、维生素 B_{12} 注射液、当归寄生注射液、骨宁注射液，肌内注射，每日 1 次。

另可配合中药外治：桂枝 30 克，伸筋草 30 克，制川乌 30 克，独活 30 克，当归 30 克，秦艽 30 克，鸡血藤 30 克，清风藤 30 克，海风藤 30 克，白芷 30，木瓜 30 克，海桐皮 30 克。制用法：上药共研成粗末，入白酒 2000 毫升中，浸泡 7 日后过滤贮瓶中。用时以毛刷或棉签蘸药液搽于骨质增生部位，或痛点处，然后轻轻按摩局部片刻，每日 3 次。亦可取上述中药入芝麻油内浸泡后炸枯，熬至滴水成珠时，再入黄丹制成膏药。用时化开摊贴于骨质增生部位。6～7 日更换 1 次。或将上述中药研成粗末后，按骨质增生部位或痛点，装入大小适中的布袋内，药物厚度约为 2cm，平放在皮肤上，药袋上再置一热水袋，使药效透过皮肤到达皮下组织发挥效用。每日 2～3 次，每次一小时。

膝关节骨质增生可取：当归 30 克，伸筋草 30 克，木瓜 30 克，海桐皮 30 克，路路通

30 克，五加皮 30 克，红花 30 克，鸡血藤 30 克，防己 30 克，苍术 30 克，独活 30 克，延胡索 30 克，制草乌 30 克，牛膝 30 克。诸药醋水各半煎开约 2000 毫升，入盆中，坐在矮凳子上趁热先熏膝关节，待稍温以能耐受时再洗。或用毛巾、纱布蘸药液敷于关节上。每日 2 次，每次 20～30 分钟，3 日用药一剂，直至疼痛症状消失。

【注意事项】　治疗时或治愈后应注意休息，避免劳累着凉。

【典型病例】　患者，女，28 岁，教师，1999 年 3 月 26 日初诊。诉其近半年来时常头昏、头沉、眩晕、失眠、健忘。两家医院按神经衰弱治疗，给予中西药物内服，取效不著。询其除上述症状外，兼有手指麻木，颈、肩、臂痛。察其痛苦面容，精神不振。又联到是教师职业，诸症综合辨证分析认为，可能是由颈椎骨质增生所致。经过 X 线片证实，$C_4 \sim C_7$ 椎体后椽均有不同程度骨质增生。因而所有症状表现为颈椎增生压迫椎基底动脉供血不足及压迫颈神经根所造成。所以按颈椎骨质增生治疗后，诸症获愈。并继续返校任教。

7. 骨髓炎验方

【方剂来源】　1977 年曲阜县卫生局向济宁地区卫生会议献方。

【适应病证】　骨髓炎。

【药物组成】　煅牡蛎 30 克，蜈蚣 3 条。

【配制方法】　瓦上焙黄，共研细面。

【使用方法】　先用五枝水（杨、柳、桃、槐、艾煎水）洗净，将药面灌入疮孔内，患处流出溃腐浆液即愈。

【应用小结】　曾治疗 2 例，均痊愈。

三、腰痛验方

1. 腰椎管狭窄症验方

【方剂来源】　曲阜市中医院桂清民经验方，人物简介见第一章"中风后遗症之足内外翻特色疗法"。

【适应病证】　肾虚血瘀型腰椎管狭窄症。

【药物组成】　熟地黄 15 克，当归 12 克，桃仁 10 克，红花 10 克，地龙 10 克，川芎 10 克，桑寄生 15 克，独活 9 克，木瓜 15 克，赤芍 15 克，白芍 15 克，烫狗脊 15 克，鹿角胶 12 克（洋化），桂枝 9 克，丹参 15 克，醋延胡索 9 克，炒乳香 9 克，伸筋草 12 克，炙甘草 6 克。

【服用方法】　每日一剂，水煎 400 毫升早晚分服。

【注意事项】　伴有糖尿病者，去炙甘草后服用。

【应用小结】　方中桃仁、赤芍、丹参、红花活血散瘀；地龙祛瘀通络；桂枝通经活络；川芎、延胡索、乳香活血止痛；秦艽、川牛膝祛风舒筋活络；独活祛风除湿，通痹止痛，用于风寒湿痹；桑寄生补肝肾，补肝肾、强筋骨；木瓜舒筋活络；伸筋草舒筋利痹；

鹿角胶通督脉、补精益髓、壮阳健骨、为治疗腰椎管狭窄经验用药；炙甘草缓急止痛，调和诸药。

【典型病例】 冯某，女，55岁。腰部伴左下肢疼痛1年，加重20日。患者诉腰部伴左下肢疼痛、麻木，痛处固定，痛如针刺，疼痛放射致左脚踝处，疼痛呈进行性加重，久坐、劳累后症状加重，夜晚痛甚，翻身困难，影响睡眠。曾于2016年6月12日至曲阜市鼓楼医院就诊，予以腰椎间盘CT检查示：腰椎管狭窄症。今来我科就诊，门诊以"腰椎管狭窄症"收入院。其症见：腰部伴左下肢疼痛、麻木，痛处固定，无恶寒发热，纳可，舌淡暗，苔薄白，脉细弦。应用上方治疗10日，患者腰部及左下肢疼痛麻木症状消失。

2. 腰椎增生性脊椎炎特色疗法

【方剂来源】 曲阜市中医院桂清民经验方，人物简介见第一章"中风后遗症之足内外翻特色疗法"。

【适应病证】 腰椎增生性脊椎炎。

【操作方法】 依据X线片或CT显示病变部位，穴取肾俞、命门、腰阳关、大肠俞、$T_2 \sim T_5$夹脊穴。选用激光针灸仪，激光波长为6328 °A，光纤输出功率>2mV。穴位皮肤常规消毒后，将光纤插入经高压消毒过的激光空心针中，刺入相应穴位，深度为3～5cm，得气后，打开控制开关，每穴每次照射10分钟后起针，每次取3～5穴，每日治疗一次，10次为一个疗程，2个疗程间休息7日。

【注意事项】 患者诊治中发现，腰椎X线片或CT扫描中呈现的骨质增生程度与疼痛症状常不一致，部分临床治愈的患者中治疗前后的影像学检查无明显改善。故在本病的诊治过程中不能单凭腰椎CT等影像学检查资料定论，应结合患者的病史、病程、症状、体征等全面考虑。

【应用小结】 本病为中老年人的一种慢性退行性疾患，主要病理改变为椎体软骨变性、椎体下沉、椎间隙变窄、椎体边缘骨刺形成、椎间小关节增生等。中医学认为，中年以后肾气渐亏，复感风寒湿邪，邪气留滞经络，或因长期负重、劳伤，气血瘀阻，血脉凝涩不得宣通所致。小功率激光照射有抗炎、抗感染和促进组织修复的作用。激光针刺腰部穴位，可改善局部血液和淋巴循环，缓解局部软组织、神经根、血管的牵拉刺激和粘连，促进无菌性炎症的吸收，从而达到调补肾气、行气活血、舒筋通络止痛之功效。

3. 腰椎间盘突出特色疗法

【方剂来源】 曲阜市第二人民医院田冲临床经验，人物简介见本章"肩周炎特色疗法"。

【适应病证】 腰椎间盘突出。

【特色疗法】 牛膝10克，当归、川芎各12克，甘草15克，鸡血藤30克，伸筋草30克，炒杜仲20克。上药装入布袋内浸湿，微波炉加热，放患处，每日一次，每次20～30分钟。

【注意事项】　孕妇禁用。

【应用小结】　该方简便易行，已多年应用于临床。经临床观察 60 例，有效率达 95% 以上。

【典型病例】　病案一：孔某，男，52 岁。腰痛伴左下肢麻痛 2 月余。腰椎 CT 示：L_4/L_5、L_5/S_1 椎间盘突出。用上法治疗 3 日后，症状明显减轻，活动自如。

病案二：李某，男，49 岁。腰痛伴双下肢麻痛 5 月余。腰椎 CT 示：L_4/L_5、L_5/S_1 椎间盘突出，L_5/S_1 椎管狭窄。用上法治疗 5 日后症状明显减轻。

病案三：张某，女，46 岁。腰痛伴左下肢麻痛 1 月余，腰椎 CT 示：L_3/L_4、L_4/L_5、L_5/S_1 椎间盘膨出。用上法治疗 3 日后症状基本消失。

4. 七味龙蛇酒外用治疗腰椎间盘突出

【方剂来源】　曲阜市第二人民医院康运吉经验方，人物简介见第一章"半身不遂验方②"。

【适应病证】　腰椎间盘突出。

【药物组成】　淮牛膝、杜仲各 8 克，当归 6 克，蜈蚣 2 条，乌梢蛇 7 克，乳香 6 克，冰片 6 克。

【配制方法】　用高度酒浸泡 5 日后使用。

【服用方法】　抹患处，每日一次，每次 20～30 分钟。

【注意事项】　孕妇禁用。

【应用小结】　该方简便易行，已多年应用于临床。曾观察总结 60 例，有效率达 95% 以上。

【典型病例】　病案一：赵某，男，58 岁。腰痛伴左下肢疼痛 2 月余，腰椎 CT 示 L_5/S_1 椎间盘突出。用该疗法治疗 3 日后，症状明显减轻，活动自如。

病案二：李某，男，38 岁。腰痛伴双下肢麻痛 5 月余，腰椎 CT 示 L_4/L_5、椎间盘突出，L_5/S_1 椎管狭窄。以该疗法治疗 1 个星期后，症状明显减轻。

病案三：张某，男，46 岁。腰痛伴右下肢麻痛 1 月余，腰椎 CT 示 L_4/L_5、L_5/S_1 椎间盘膨出。以该疗法治疗 10 日后，症状基本消失。

5. 植物蛋白线穴位埋藏疗法

【方剂来源】　陵城卫生院刘同全经验方，人物简介见本章"黑虎镇痛膏"。

【适应病证】　腰椎间盘突出症，其症见腰肌劳损，腰椎管狭窄，坐骨神经痛。

【操作方法】　把植物蛋白线剪成 1cm 一段，放入 75%乙醇溶液中，然后放入麝香 1 克。取独活 10 克，牛膝 10 克，藏红花 10 克，川芎 10 克，威灵仙 20 克，共为药粉，经高压消毒后浸泡入乙醇溶液中 15 日。用 7 号埋线针，选腰部膀胱经穴位，如双侧大肠俞、关元俞、小肠俞穴位，进行埋藏。

【注意事项】　术后注意保暖，休息，禁忌生冷食品。

【按语】　腰为肾之府，足太阳膀胱经总督一身之阳气，阳气不足，外邪风寒湿侵入膀胱经，经脉受阻，气血瘀阻导致腰痛。

【典型病例】　病案一：魏某，女，53 岁。2015 年 2 月就诊：腰痛，腿痛 20 余日。CT 检查示 $L_3 \sim L_4$ 椎间盘膨出，$L_4 \sim L_5$、$L_5 \sim S_1$ 椎间盘突出，神经根受压。治疗：植物蛋白线穴位埋藏。选穴：双大肠俞，双关元俞，双小肠俞。15 日 1～2 次，临床痊愈。

病案二：陈某，男，48 岁。患腰肌劳损 15 年，劳累受凉后加重，五龙针加穴位埋藏植物蛋白线 2 次痊愈。

病案三：庞某，女，49 岁。头疼，头晕，眼睛模糊，眼花，伴上肢麻木疼痛一年。X 线检查示颈椎病。治疗：$C_5 \sim C_7$ 棘突旁开 1.5cm 脊间隙阿是穴植物蛋白线埋藏 2 次痊愈。

6. 腰痛验方

【方剂来源】　息陬张氏中医世家张竟捐献祖传验方，人物简介见第一章"气管炎验方③"。

【适应病证】　腰痛。

【药物组成】　香附 30 克，丹参 15 克。

【服用方法】　水煎服，每日一剂。

7. 慢性腰腿痛验方

【方剂来源】　曲阜市卫生学会孔凡吉经验方，人物简介见第一章"气管炎验方②"。

【适应病证】　慢性腰腿痛。

【药物组成】　全蝎 6 克，当归 12 克，川芎 9 克，川牛膝 9 克。

【服用方法】　水煎，每日一剂，分 2 次口服。

【注意事项】　避免受凉、劳累。

【应用小结】　曾用本方加减并配合针灸、理疗治疗 40 多例，效果良好。

【典型病例】　庞某，女。患腰痛和腿痛 2 年多，受凉及劳累后加重。用上方加减并配合针灸、理疗治疗月余，痊愈。

8. 腰腿痛验方①

【方剂来源】　颜秉甲中医诊所祖传秘验方，人物简介见第一章"慢性支气管炎验方"。

【适应病证】　腰腿痛。

【药物组成】　防风 9 克，桑寄生 15 克，当归 15 克，金毛狗脊 15 克，威灵仙 15 克，杜仲 9 克，秦艽 9 克，独活 15 克，制川乌 6 克，制草乌 6 克，川牛膝 9 克，川芎 9 克，生地黄 9 克，桂枝 9 克，甘草 6 克。

【服用方法】　水煎服，每日一剂。

9. 腰腿痛验方②

【方剂来源】　颜秉甲中医诊所秘验方，人物简介见第一章"慢性支气管炎验方"。

【适应病证】　肾虚劳累受凉引起的腰腿痛。

【药物组成】　黄芪 30 克，鸡血藤 20 克，当归、生地黄、女贞子、杜仲、木香、独活、伸筋草各 12 克，续断、枸杞、淫羊藿、金毛狗脊各 15 克，川芎、白芍、炒白术、茯苓、红花各 10 克，甘草 3 克。

【服用方法】　水煎服，每日一剂。

【典型病例】　孔某，女，46 岁，曲阜市邱家庄人。2005 年 11 月 3 日初诊：患者经常腰痛，时轻时重，劳累受凉时更为明显。近日因外出劳动，劳累受凉，腰痛加重，伴右侧腿疼、发凉，舌苔薄白，脉沉。诊为腰腿疼（寒痹）。辨证：肾虚感寒，筋脉失养。给予上方水煎服，每日一剂。6 剂后疼痛减轻，加减调理月余，腰腿疼消失。嘱其避免劳累受凉。

10. 虚寒性腰腿疼验方

【方剂来源】　胡氏中医世家胡彦经验方，人物简介见本章"骨折延迟愈合验方"。

【适应病证】　虚寒性腰腿疼（寒湿痹阻引起的腰椎间盘突出症）。

【药物组成】　熟地黄 50 克，鹿角胶（洋化）15 克，炮姜炭 5 克，肉桂 4 克，麻黄 2 克，白芥子 10 克，甘草 3 克。

【服用方法】　水煎服，每日一剂。

【注意事项】　严重高血压、冠心病患者及孕妇禁用。

【按语】　方中鹿角胶、熟地黄补精血，强壮筋骨；姜炭、肉桂温补阳气、寒凝得散，使组织粘连得以松解，因机械性压迫造成的神经根症状可得解除；麻黄辛温发散以祛寒邪；白芥子擅祛皮里膜外之痰，使受压迫的神经根周围水肿及渗出物吸收。全方温补托里、通气散寒，使病变之处的肿胀消退、粘连松解，并能解除肌肉和血管的痉挛，改善血液供应，可使腰椎间盘突出部分逐渐回纳，其产生的无菌性炎症消除，疼痛、凉麻、腰酸不适消退。

11. 腰腿疼药酒方

【方剂来源】　曲阜市第二人民医院康运吉经验方，人物简介见第一章"半身不遂验方②"。

【适应病证】　腰腿疼（坐骨神经痛、风湿性关节炎）。

【药物组成】　川乌、草乌各 4.5 克，淮牛膝、红花各 9 克，乌梅 15 克，甘草 6 克，白糖 250 克，原酒 1000 毫升。

【配制方法】　上药一起放入坛中，加盖并留有一小气孔。水浴加热半小时（即将坛子放入锅中，水煮坛加热），取出坛子，密封出气孔，存放 7 日后用之。

【服用方法】　每日 1 小盅（约 10 毫升），每日 3 次。

12. 颈肩腰腿痛熏洗方

【方剂来源】　张宪臣（1971～ ），男，毕业于山东省中医药大学中医专业，执业医师，曲阜旧县张氏中医世家第三代传人。他 18 岁开始随父（张昭志，曲阜一代名医，擅长中医内科、妇科、儿科等疑难杂症的治疗）从医，1989 年在书院医院旧县二街卫生所工作；2009 年在书院卫生院中医科工作至今。他能熟练进行颈肩腰腿痛的诊治，擅长针灸、推拿、针刀、熏蒸、中药、射频消融、三维牵引等治疗手段。

【适应病证】　本方可祛风湿、通筋络、除痹痛。主治颈、肩、腰腿痛等。

【药物组成】　艾叶 50 克，荆芥 30 克，防风 30 克，透骨草 30 克，红花 20 克，川乌 10 克，草乌 10 克，川芎 10 克，伸筋草 20 克，苏木 20 克。

【服用方法】　煎水熏洗或熏蒸浴，每日一次。

【注意事项】　严重心脑血管疾病、心肝肾功能不全者禁用。注意保温，水温在 30～40℃为宜，蒸汽可稍高，以人体能耐受为度。

【应用小结】　风寒湿痹之症，多因内外之邪或跌打损伤，气血痰饮阻于肌肉经络，乃至于骨骼之中，不通则痛。上述中药能达到祛风除湿、活血通络的作用风寒湿及痰饮之邪随汗而解，使气血畅行，通则不痛。此方易购而价廉，使用方便，多年应用于临床。曾临床观察 1000 余例，有效率在 95% 以上。

【典型病例】　病案一：宫某，女，47 岁。患类风湿关节炎 6 年，每年急性发作 3～4 次，出现双腕、双踝关节疼痛，痛苦异常。诊为痹证，辨证为风寒湿滞型。以上方加减进行熏蒸治疗 7 日，周身疼痛明显减轻。

病案二：王某，女，48 岁。患双膝关节疼痛 10 年，急性期时双膝关节肿胀，上下楼及蹲立困难。诊断为痹证，辨证属肝肾亏虚夹瘀型。以上方加减熏蒸 8 日好转。

病案三：王某，男，41 岁。患腰椎间盘突出 7 年，腰痛，左下肢放射痛，CT 示 L_4/L_5、L_5/S_1 椎间盘向后突出，硬膜囊受压。中医诊断为腰痹，属气滞血瘀型。以上方加减打碎封包，熏蒸后腰局部并热敷，加红外线照射 8 日好转。

13. 舒筋活络膏

【方剂来源】　马氏中医马建国经验方，人物简介见第一章"感冒验方"。

【适应病证】　跟骨骨质增生。

【药物组成】　川芎 50 克，独活 50 克，苏木 50 克，当归 50 克，延胡索 50 克，冰片 5 克。白酒适量。

【配制方法】　上药共研为细末，贮瓶中。

【服用方法】　用时与白酒调成稠糊状敷于痛处，纱布包敷，胶布固定，每日 1 次。

14. 肾虚腰痛验方

【方剂来源】　沈氏中医后人沈莹、孙慧杰捐献名老中医沈梦周先生经验方，人物简介见第一章"流行性感冒验方"。

【适应病证】　肾虚腰痛。

【药物组成】　杜仲（酒浸泡黄）120 克，菟丝子（酒浸蒸熟）90 克，续断（酒浸蒸熟）60 克，鹿角胶 60 克。

【服用方法】　上药共研细末，用水化鹿角胶，加入药末，制成药丸，如黄豆大，每服 9 克，每日 2 次。服药期间多吃核桃。

15. 瘀血腰痛验方①

【方剂来源】 沈氏中医后人沈莹、孙慧杰捐献名老中医沈梦周先生经验方，人物简介见第一章“流行性感冒验方”。

【适应病证】 瘀血腰痛。

【药物组成】 当归、丹参、制乳香、制没药各15克，䗪虫9克，葱白适量。

【服用方法】 水煎服，每日一剂。

16. 瘀血腰痛验方②

【方剂来源】 沈氏中医后人沈莹、孙慧杰捐献名老中医沈梦周先生经验方，人物简介见第一章“流行性感冒验方”。

【适应病证】 瘀血腰痛。

【药物组成】 生淮山药30克，枸杞24克，当归、丹参、制没药、五灵脂各12克，炮穿山甲、桃仁各6克，红花4.5克，䗪虫5个，三七粉6克（分2次冲服）。

【服用方法】 水煎服，每日一剂。腰痛止后去炮山甲，加核桃肉，善后调理。

17. 五更腰痛验方

【方剂来源】 乔氏中医乔尚熠捐献父亲根庭先生经验方，人物简介见第一章“霍乱验方”。

【适应病证】 五更起腰痛。

【药物组成】 独活、秦艽、赤芍、淮牛膝、熟地黄、柴胡各10克，桑寄生、杜仲、当归各15克，防风、桂枝各6克，细辛3克，甘草5克。

【服用方法】 水煎服，隔日一剂。

第五节 骨质疏松验方

1. 骨质疏松验方

【方剂来源】 胡氏中医世家胡彦经验方，人物简介见本章“骨折延迟愈合验方”。

【适应病证】 骨质疏松症。

【药物组成】 淫羊藿、仙茅各30克，巴戟天15克，知母、黄柏、当归各10克。

加减：阳虚明显者加牛膝10克；X线见骨密度过低者加煅龙骨、煅牡蛎各30克；绝经期加熟地黄20克。

【服用方法】 水煎服，每日一剂，连用8周。

【按语】 本方具有温补肾阳、活血养血、壮骨生髓作用，且补而不燥，滋而不腻，故可长服。

2. 股骨头坏死验方

【方剂来源】 曲阜市中医院张圣魁经验方，人物简介见本章"外伤后肢体肿胀验方"。

【适应病证】 本方可补肾活血、壮骨生髓、通络止痛，主治股骨头坏死 I 期、II 期及部分III期患者。

【药物组成】 当归 15 克，川芎 9 克，淮牛膝 15 克，防己 30 克，赤芍 12 克，丹参 15 克，茯苓 15 克，穿山甲（炮）9 克，全蝎 9 克，蜈蚣 2 条，鹿角胶（烊化）9 克，淫羊藿 9 克，羌活 9 克，独活 9 克，白芷 9 克，桃仁 9 克，红花 9 克，伸筋草 9 克，桂枝 9 克，木香 9 克，甘草 9 克。

【服用方法】 水煎服，每日一剂。30 日为一个疗程。

【注意事项】 服药期间忌烟酒，并应坚持服用 2 个疗程以上。

【应用小结】 股骨头坏死多由长期过量饮酒、髋部外伤、服用糖皮质激素类药物等原因造成，病程长，危害大，多导致明显的跛行及劳动力丧失。本方又名"股骨头坏死 1 号"方，可应用该方治疗早期股骨头坏死，经临床 300 余例患者观察总结，服药后能够很快缓解骨坏死引起的疼痛，症状改善快且明显，但如果患者不能遵医嘱忌烟酒，避免负重，仍有病情进展为III期、IV期的可能。

【典型病例】 病案一：陈某，男，32 岁。曾有强直性脊柱炎病史，双侧髋关节疼痛 1 月余来诊。查体见双侧腹股沟区压痛，双侧"4"字试验（+）。舌质淡，苔白，脉弦。髋关节磁共振检查示双侧股骨头坏死 II 期。辨证属肾虚血瘀、痰湿痹阻证。给予股骨头坏死 1 号方，水煎服，每日一剂。服药 1 周疼痛消失，活动明显改善，2 个月后跛行消失，改服中成药 1 年，骨坏死区硬化。

病案二：王某，男，33 岁。平素喜饮酒，双髋部疼痛、活动受限 2 月余，曾按腰椎间盘突出证治疗，效果不明显。查体见双侧腹股沟区压痛，双侧"4"字试验（+），髋关节活动受限。舌质淡，苔白，脉弦。髋关节磁共振检查示：双侧股骨头坏死 II 期。辨证属肾虚血瘀证。给予股骨头坏死 1 号方，水煎服，每日一剂。服药 10 日疼痛消失，活动明显改善，1 个月后跛行消失，3 个月后改服中成药仙灵骨葆胶囊 1 年，骨坏死区硬化。

病案三：孔某，男，35 岁。平素喜饮酒，双侧髋关节疼痛，活动受限 1 月余来诊。查体见双侧腹股沟区压痛，双侧"4"字试验（+）。舌质淡，苔白，脉弦。髋关节磁共振检查示双侧股骨头坏死 II 期。辨证属肾虚血瘀证。给予股骨头坏死 1 号方，水煎服，每日一剂，服药 1 周疼痛消失，活动明显改善，2 个月后跛行消失。后患者因工作原因未能戒烟酒，未能休息，导致病情反复，1 年半后股骨头坏死区塌陷，关节功能障碍加重，行关节置换术。

第四章

妇 产 科

第一节　月经病验方

一、月经先期验方

1. 月经先期验方

【方剂来源】　孔凡民（1965～ ），男，曲阜市玄帝庙村人，中医医师，出身中医世家。初中毕业后即随父（孔庆伟，曲阜一代名医，擅长伤寒、男女不孕不育、妇科疾病、阑尾炎、颈肩腰腿痛病、胃炎等病的治疗）学习中医，后在曲阜中医药学校学习并毕业；1984年在曲阜市砖瓦厂担任厂长；1986年开始在本村从事医疗卫生事业，现为陵城镇卫生院李杭卫生所所长。他擅长运用传统中医技术，治疗中医常见病、多发病。

【适应病证】　本方清热养血，主治月经先期。

【药物组成】　丹参、炒栀子、香附、麦冬、天花粉、柴胡、天冬各10克。

【服用方法】　水煎服，每日一剂。

【注意事项】　忌生凉辣鱼腥及刺激性食物。

【典型病例】　病案一：胡某，女，36岁。患月经先期，用上方6剂，痊愈。

病案二：张某，女，38岁。患月经先期，用上方10剂，痊愈。

2. 月经先期量多验方

【方剂来源】　乔氏中医乔尚熠捐献父亲乔根庭先生验方，人物简介见第一章"霍乱验方"。

【适应病证】　主治月经先期量多。

【药物组成】　炒白芍、生地黄、当归各9克，酒香附、牡丹皮、地骨皮、麦门冬、玄参、川芎各6克，川黄连3克，甘草4.5克。

【服用方法】　水煎服，每日一剂。

3. 月经先期量少验方

【方剂来源】　乔氏中医乔尚熠捐献父亲乔根庭先生验方，人物简介见第一章"霍乱验方"。

【适应病证】　主治月经先期量少。

【药物组成】　党参、焦白术、茯苓、淮山药、当归各9克，香附子、莲子、甘草、川芎各4.5克，薏苡仁、炒白芍各6克，艾叶3克。

【服用方法】　水煎服，每日一剂。

4. 月经先期特色疗法

【方剂来源】　乔氏中医乔尚熠捐献父亲乔根庭先生验方，人物简介见第一章"霍乱验方"。

【适应病证】　月经先期。表现：血热者，烦热面赤，唇红口燥，心烦易怒，头目眩晕，大便燥结，月水色红量多，舌红苔黄，脉弦数。气虚者，面色苍白，精神倦怠，心悸气短，腰腿酸软，经水量多质稀，色淡红，舌淡苔薄，脉虚弱。血瘀者，经水色紫成块，血行不畅，小腹胀痛或有块，脉现弦涩。

【特色疗法】　（1）针刺：①血热者，以清热凉血为主。脾经的双血海穴直针1寸，双三阴交穴直针1寸，肝经的双行间穴直针5分。上法均用泻法，留针15分钟。②气虚者，补脾益气。脾经的双地机穴直针1寸，任脉的气海穴直针5分，胃经的双足三里穴直针8分。上法均用补法，留针20分钟。③血瘀者，行气去瘀为主。任脉的中极穴直针1寸，脾经的双血海穴直针1寸，双漏谷穴（三阴交上3寸）直针1寸。上法均用泻法，留针15分钟。

（2）中药应用：当归10克，川芎6克，生白芍10克，生地黄10克，酒炒香附10克，黄连3克，牡丹皮10克，地骨皮6克，麦冬6克，玄参6克，甘草3克。水煎服，每日一剂。

【按语】　本病一般多属血热，也有因气虚及血瘀而致的。血热者，多因性急多怒，肝火炽盛；或嗜食辛辣，热干于血等，均能迫血妄行，促成经水先期而至。气虚者，多因劳倦内伤，致脾不能摄血，导致经水先期而至。血瘀者，多由经产之后，血瘀不净，凝阻胞宫，使正常的经血，不能循经而行，致经期超前而至。

二、月经后期验方

1. 月经后期量多验方

【方剂来源】　乔氏中医乔尚熠捐献父亲乔根庭先生验方，人物简介见第一章"霍乱验方"。

【适应病证】　月经后期量多。

【药物组成】　当归9克，川芎、焦白术、茯苓、炒白芍各6克，熟地黄15克，阿胶（烊化）、党参各4.5克，肉桂、炮姜、甘草、艾叶各3克。

【服用方法】　水煎服，每日一剂。

2. 月经后期量少验方

【方剂来源】　乔氏中医乔尚熠捐献父亲乔根庭先生验方，人物简介见第一章"霍乱

验方"。

【适应病证】　主治月经后期量少。

【药物组成】　当归、川芎、炒白芍、熟地黄各 9 克，川红花、郁金、砂仁、广木香、甘草、党参各 4.5 克，三棱、莪术、桃仁各 6 克。

【服用方法】　水煎服，每日一剂。

3. 月经后期特色疗法

【方剂来源】　乔氏中医乔尚熠捐献父亲乔根庭先生验方，人物简介见第一章"霍乱验方"。

【适应病证】　月经后期。①血虚者，身体瘦弱，面色萎黄，肌肤干涩不润，头晕目眩，心悸少寐，舌淡无苔，经水淡红，量亦不多，脉细弱。②虚寒者，面色苍白，畏寒喜暖，神疲倦卧，舌苔薄白，经色黯淡，量少质薄，脉沉迟。③气郁者，神情抑郁，胸闷气促，行经前后，小腹胀痛，胸胁乳房亦胀，经水色紫，舌苔白腻，脉弦。

【特色疗法】　（1）针刺

1）血虚者：以补脾养血为主，任脉的气海穴直针 8 分，脾经的双血海穴直针 1 寸，双三阴交穴直针 1 寸，胃经的双归来穴直针 1 寸，膀胱经的双膈俞穴向外针 5 分。上法均用补法，留针 15～20 分钟。

2）虚寒者：以温阳逐寒为主。依血虚穴道针之。再加炙任脉的关元穴 3～5 壮。

3）气郁者：以疏肝理气为主。心包经的右内关穴直针 8 分，任脉的中脘穴直针 5 分，肝经的双行间穴直针 5 分。上法均用泻法，留针 15 分。

（2）中药应用：当归 10 克，川芎 6 克，炒白芍 10 克，熟地黄 15 克，党参 6 克，焦白术 10 克，白茯苓 6 克，炮姜 3 克，生甘草 3 克，艾叶 10 克，阿胶（烊化）6 克，肉桂 3 克。上药共打碎，水煎服或冲服，隔日一剂。

【按语】　本病可分为血虚、虚寒、气郁 3 种。血虚者，有因各种出血疾患者，失血过多，营养亏损；有因思虑伤脾，生化之源不旺，冲任脉虚，致月经后期。虚寒者，因阳气不足，血室虚冷，或过食生冷之物，寒凝下焦，血行受阻，不能应期而至，以致延后。气郁者，因忧思气结，血行涩滞，而致月水后期而来。

4. 月经后期验方①

【方剂来源】　全国基层名老中医药专家朱传伟经验方，人物简介见第一章"风寒感冒轻症验方"。

【适应病证】　冲任不足引起的月经后期，量少、不孕、腰膝酸软、乏力等。

【药物组成】　熟地黄 15 克，当归 12 克，白芍 12 克，川芎 6 克，续断 12 克，桑寄生 15 克，菟丝子 12 克，枸杞 12 克，女贞子 12 克，山萸肉 12 克，甘草 6 克，阿胶 6 克（冲服）。

【服用方法】　水煎服，每日一剂。

5. 月经后期验方②

【方剂来源】　曲阜市第二人民医院王燕捐献祖父王捷山先生（曲阜市第二人民医院

中医师，一代名医）经验方。

【适应病证】　月经后期。

【药物组成】　炒白术6克，当归6克，生地黄9克，花粉9克，酒黄芩6克，白芍6克，川芎6克，知母6克，陈皮6克，六曲6克，炒川续断6克，甘草3克。

【服用方法】　水煎服，每日一剂。

【典型病例】　孔某，女，44岁，1966年9月10日诊。月经过期，作渴食少，诊为月经后期。宜用健脾和胃养肝之剂。给予上方调理，恢复正常。

三、月经先后无定期验方

1. 月经先后无定期验方①

【方剂来源】　乔氏中医乔尚熠捐献父亲乔根庭先生验方，人物简介见第一章"霍乱验方"。

【适应病证】　主治月经先后无定期。

【药物组成】　当归、川芎、炒白芍、黄芩、生地黄各9克，三棱、莪术、香附各6克，柴胡12克，甘草4.5克。

【服用方法】　水煎服，每日一剂。

2. 月经前后无定期验方②

【方剂来源】　曲阜师范大学校医院颜平经验方，人物简介见第一章"胃、十二指肠溃疡验方②"。

【适应病证】　月经先后不定期。其表现为月经周期或提前或推后，不孕，脉沉。

【药物组成】　菟丝子30克，当归20克，熟地黄24克，白芍24克，紫石英30克，山药16克，茯苓9克，荆芥穗12克，柴胡2克，山茱萸16克，巴戟天20克，白果16克。

【服用方法】　水煎服，每日一剂。

3. 月经先后无定期特色疗法

【方剂来源】　乔氏中医乔尚熠捐献父亲乔根庭先生验方，人物简介见第一章"霍乱验方"。

【适应病证】　月经先后无定期，分3种。①脾虚：体倦无力，面色萎黄，口淡食少，舌苔白腻，脉迟。②肝肾虚损：面色苍白、晦暗，头晕，耳鸣，腰酸背痛，腿膝软弱，经量多少不一，色淡，舌苔薄或见花剥，脉沉而弱。③气郁：头晕，胸闷，意气不舒，行经前后，小腹胀痛，经水不畅，形色暗，脉弦。

【特色疗法】　（1）针刺

1）脾虚：脾经的双太白穴直针5分，双三阴交穴直针1寸，胃经的双足三里穴直针8分。膀胱经的双脾俞穴、双胃俞穴向外各针针5分。上法均用补法，留针20分钟。

2）肝肾亏损：肾经的双气穴（在关元穴旁开 5～8 分）直针 8 分，双水泉穴直针 5 分（在太溪穴直下 1 寸）。肝经的双蠡沟穴（在内踝尖直上 5 寸）。任脉的中极穴直针 8 分。上法均用补法，留针 10～20 分钟。

3）气郁：心包经的右关冲穴直针 5 分，任脉的中脘穴直针 8 分，气海穴直针 8 分。膀胱经的双中髎穴直针 5 分。上法均用泻法，留针 15 分钟，再加灸膻中穴 3～5 壮更妙。

（2）中药应用：当归 10 克，川芎 6 克，炒白芍 10 克，生地黄、熟地黄各 10 克，炒香附 10 克，黄芩 10 克，三棱 6 克，莪术 6 克，甘草 3 克。水煎服，每日一剂。

【按语】　本病主要是由于脾虚、肝肾两亏及气郁导致。脾土虚弱，气血生化之源不足，血虚而致月经后期。同时脾虚气陷，统摄无权，故又易先期而致。房事过多，损伤肝肾，肝虚则藏血衰少，肾亏则气失归摄，以致经期先后无定期。因忧思气结，情志寡欢，致肝失条达，心脾气结，影响气血失调，而致经期无定期。

4. 月经不调验方①

【方剂来源】　曲阜市卫生学会孔凡吉经验方，人物简介见第一章"气管炎验方②"。

【适应病证】　月经不调。

【药物组成】　当归 9 克，川芎 6 克，白芍 9 克，香附（醋炒）9 克，红花 9 克，川楝子 6 克，丹参 9 克，延胡索 9 克，甘草 3 克。

【服用方法】　每日一剂，水煎，早晚 2 次口服。

【注意事项】　不要受凉和生气。

【应用小结】　曾使用本方治疗 30 多例，效果很好。

【典型病例】　孔某，女，成人。结婚 2 年，患月经不调，应用本方 12 剂痊愈，喜得一子。

5. 月经不调验方②

【方剂来源】　陵城卫生院孔凡民经验方，人物简介见本章"月经先期验方"。

【适应病证】　本方可温经调血，主治月经不调。

【药物组成】　当归、白芍各 25 克，丹参、牡丹皮、延胡索、香附、茯苓、陈皮各 10 克。

【服用方法】　水煎服，每日一剂。

【注意事项】　忌生凉辣鱼腥及刺激性食物。

【典型病例】　病案一：朱某，女，28 岁。患月经不调，用上方 10 剂，痊愈。

病案二：骆某，女，29 岁。患月经不调，用上方 8 剂，痊愈。

四、月经过少验方

1. 月经过少验方①

【方剂来源】　刘海洋（1976～），男，出身中医世家，曲阜德正堂第四代传人，中医执业医师。受家父（刘仲芹，曲阜德正堂第三代传人，医学精湛，医德高尚，人们尊称为"救急菩萨"，著有《医道论》《医学从善》《德正救急笔记》等书。擅长中医妇科、内科病的治疗）的影响，热爱中医学。他山东中医药大学毕业后，到曲阜市时庄卫生院工作，继承家学精髓，结合现代中医理论形成了一套独特的辨证论治方法，行医十余年，颇受病患者好评。

【适应病证】 本方可补肾养血、活血调经，主治肾虚血少兼瘀血型月经过少。

【药物组成】 党参15克，白术12克，黄芪15克，当归15克，川芎12克，熟地黄30克，制何首乌20克，阿胶（烊化）10克，丹参15克，鸡血藤30克，山药15克，枸杞15克，山萸肉12克，杜仲15克，菟丝子12克，淫羊藿15克，女贞子12克，香附12克，甘草6克。

【服用方法】 水煎服，每日一剂。

【注意事项】 吃药期间要劳逸结合，忌生冷、油腻、辛辣刺激食物。

【按语】 本病重在培补精血，充养冲任，使经血化源充足。肾藏精，肝藏血，故以滋补肝肾为主。经血畅行，赖气之推动，肝的疏泄，需要佐以益气疏肝的药物，才能使冲任调畅而经血如常。

【典型病例】 孔某，24岁，2010年6月20日初诊。主诉：人工流产后月经量少半年。半年前早孕行人工流产术，术后月经量明显减少，点滴即净，伴有腰酸，头晕，夜尿频多。6月3日末次月经，量少，色淡黯，行经2日，点滴即净。B超检查：子宫大小正常，内膜厚6mm，双侧附件未见异常。舌质淡黯，舌边齿痕，苔薄白，脉沉细。诊断：月经过少。辨证：肾虚血少兼瘀。治法：补肾养血，活血调经。上方10剂，每日一剂，水煎服。

7月2日二诊，今日月经来潮，量少点滴，时有时无，色淡，伴腰酸，下腹隐隐不适。血府逐瘀胶囊口服以活血调经，引血下行。

7月5日三诊，经量较以前略有增多，行经3日，腰酸症状消失。按经期和非经期分阶段治疗3个月。

9月10日四诊，自诉经量明显增多，色黯红，经期5日，无不适，病好停药。

2. 月经过少验方②

【方剂来源】 颜秉甲中医诊所秘验方，人物简介见第一章"慢性支气管炎验方"。

【适应病证】 主治气血不足导致的月经过少。其症见月经后期，量少，一日净，色淡，乏力，腰膝酸软，舌苔薄白，脉沉无力。

【药物组成】 生地黄、党参、枸杞、黄芪、山药各15克，当归、菟丝子、女贞子、旱莲草、陈皮、熟地黄各12克，炒白术、川芎、白芍、醋香附、红花、茯苓各10克，甘草3克。

【服用方法】 水煎服，每日一剂。

【典型病例】 孔某，女，23岁，曲阜市时庄人。2007年11月3日初诊：患者体质较弱，消瘦，平时月经后期，量少，一日净，色淡，乏力，腰膝酸软，舌苔薄白，脉沉无力。诊为月经过少。辨证：心脾两虚，冲任不足。给予上方水煎服，每日一剂。加减调理

3 个月，月经恢复正常。

3. 月经过少验方③

【方剂来源】　曲阜市韦氏中医后裔韦东民、屈兴东捐献韦孝敬先生经验方，人物简介见第一章"心脾两虚"。

【适应病证】　血虚冲任不足导致的月经过少。

【药物组成】　当归、赤芍、香附、牡丹皮、茺蔚子、桃仁、青皮、菟丝子、熟地黄、党参各 9 克，五灵脂、红花、柴胡、川芎、炮姜各 6 克，甘草 3 克。

【服用方法】　水煎服，每日一剂，以红糖为引。

4. 调补冲任验方

【方剂来源】　曲阜朱氏中医世家第六代传人朱正阳经验方，人物简介见第一章"高热烦渴验方"。

【适应病证】　肾气衰弱，冲任不足引起的月经不调、闭经，甚或不能受孕等病证。

【药物组成】　生地黄、熟地黄各 15 克，续断 15 克，桑寄生 15 克，杜仲 12 克，枸杞 12 克，菟丝子 15 克，山萸肉 10 克，女贞子 12 克，墨旱莲 12 克，甘草 3 克。

【服用方法】　水煎服，每日一剂。

【应用小结】　针对"冲任不足（或失调）"这一病机特点，将妇科相关经带胎产杂病病机高度概括为冲任虚证、冲任实证两类，制订了"调补冲任法"，并创制了基本方"龙水汤"，随症加减，灵活运用于防治各类月经病、不孕症、妊娠病、产后病及妇科疑难杂症，取得了较好的疗效。

【按语】　本方又名龙水汤。龙水之名，源于朱老的一次出游。在曲阜城东北 25 公里处有一名胜曰石门山，原名龙门山，山中有水雪洞、蟠龙洞等二十四景。某日，朱老出游至山中蟠龙洞时，观此龙腾水助之美景，立生遐想，此龙水涌腾，充满了山涧溪流，孕育着满山的树木、田间的禾苗，永不停息，犹如人身之肾水，每时每刻都在濡润着人体的五脏六腑、四肢百骸，何不以此"龙水"为调补冲任之方命名，随取名"龙水汤"，寓方中肾气肾阴并补，此生彼长之意。

方中以地黄补肾气、滋肾精、养阴血；菟丝子补肾、益精、助阳；续断、桑寄生、杜仲补肾助阳化气，强腰壮脊；枸杞、山萸肉滋补肝肾；二至丸滋肾阴，使阳得阴助。全方峻补肾气，缓滋肾阴，阴阳并补，滋肝肾之阴，调水木之气，共奏调补冲任的功效。

五、月经过多验方

【方剂来源】　颜秉甲中医诊所秘验方，人物简介见第一章"慢性支气管炎验方"。

【适应病证】　心脾两虚引起的月经过多。其症见月经过多，心悸，乏力，腰膝酸软，舌苔薄白，脉沉弦。

【药物组成】　黄芪 30 克，当归、菟丝子、旱莲草、生地炭各 12 克，熟地黄、枸杞、续断、山药、党参、桑寄生、女贞子、小蓟各 15 克，炒白术、醋香附、阿胶（烊化）、茜草各 10 克，甘草 3 克。

【服用方法】 水煎服，每日一剂。

【典型病例】 李某，女，35 岁，曲阜市东楼人。2005 年 12 月 16 日初诊：患者经常月经量多，1 周净。现行经 3 日，量多，伴心悸，乏力，面白无华，腰膝酸软，舌苔薄白，脉沉无力。诊为月经过多。辨证：心脾两虚，冲任不足。给予上方水煎服，每日一剂。6 剂后经血停止。加减调理 3 个月，月经恢复正常。

六、月经延长验方

1. 经来不止验方

【方剂来源】 乔氏中医乔尚熠捐献父亲乔根庭先生验方，人物简介见第一章"霍乱验方"。

【适应病证】 主治经来不止，绵绵不断，经期延长。

【药物组成】 当归、淮山药、炒白芍各 9 克，牡丹皮、党参、泽泻、茯苓、川芎各 6 克，熟地黄 15 克，炮姜、阿胶（牡蛎炒）各 4.5 克，大枣 5 枚，甘草 4.5 克。

【服用方法】 水煎服，每日一剂。

2. 经期延长验方

【方剂来源】 颜秉甲中医诊所秘验方，人物简介见第一章"慢性支气管炎验方"。

【适应病证】 主治经期延长。其症见行经 1 周以上或半个月方净，量少，色暗，乏力，舌苔薄白，脉沉弦。

【药物组成】 当归、八月札、女贞子、旱莲草各 12 克，生地黄、枸杞、菟丝子、续断、山药、小蓟、侧柏炭、玄参各 15 克，白芍、枳壳、麦冬、炒白术、醋香附各 10 克，甘草 3 克。

【服用方法】 水煎服，每日一剂。

【典型病例】 宋某，女，27 岁，曲阜市东关人。2006 年 10 月 7 日初诊：平时月经按时，行经时间长，10 余日方净，现行经 10 日，量少，色暗，腰酸乏力，舌苔薄白，脉沉弦。诊为经期延长。辨证：脾虚肝郁，冲任失调。给以上方水煎服，每日一剂。6 剂后流血停止。加减调理 3 个月，月经恢复正常。

3. 月经淋漓不止验方

【方剂来源】 曲阜市中医院妇产科验方。

【适应病证】 本方功能为补气摄血，凉血化瘀止血。主治气虚所致的经血淋漓日久不止，神疲乏力，血色暗红或有血块等病证。

【药物组成】 党参 30 克，炒白术 12 克，炙黄芪 20 克，升麻 6 克，益母草 20 克，墨旱莲 30 克，地榆 30 克，马齿苋 30 克，小蓟 12 克，茜草 15 克，蒲黄炭 12 克（包煎），荆芥炭 6 克。

【服用方法】　水煎服，每日一剂。

4. 月经愆期验方

【方剂来源】　韦氏中医韦东民、屈兴东捐献曾祖父韦孝敬先生经验方，人物简介见第一章"怔忡验方"。

【适应病证】　气血两虚引起的月经愆期，经行不断，腰酸乏力。

【药物组成】　白芍12克，炙黄芪12克，熟地黄、阿胶（洋化）、远志、炒酸枣仁、白术、茯神、菟丝子、桂圆肉各9克，艾叶炭、芥穗炭、红参、炙甘草各6克。

【服用方法】　水煎服，每日一剂。

七、闭经验方

1. 闭经验方①

【方剂来源】　全国基层名老中医药专家朱传伟经验方，人物简介见第一章"风寒感冒轻症验方"。

【适应病证】　冲任失调引起的闭经、行经不畅、行经腹痛、腰痛等。

【药物组成】　续断12克，桑寄生15克，枸杞12克，女贞子12克，当归12克，赤芍12克，川芎10克，桃仁10克，益母草20克，川牛膝10克，红花10克，甘草6克，生地黄15克，山萸肉10克。

【服用方法】　水煎服，每日一剂。

2. 闭经验方②

【方剂来源】　乔氏中医乔尚熠捐献父亲乔根庭先生验方，人物简介见第一章"霍乱验方"。

【适应病证】　主治经闭久而不来。

【药物组成】　党参、当归、茯苓、炒白芍各9克，川芎、大黄、枳实、桃仁各6克，甘草、川红花各4.5克，水蛭、虻虫各3克，田三七1.5克，生姜3片。

【服用方法】　水煎服，每日一剂。经来即止服。

3. 闭经验方③

【方剂来源】　颜秉甲中医诊所祖传秘验方，人物简介见第一章"慢性支气管炎验方"。

【适应病证】　闭经。

【药物组成】　当归12克，川芎10克，人参9克，焦白术10克，茯苓9克，赤芍12克，熟地黄12克，白芍10克，山萸肉12克，枸杞15克，炒杜仲12克，菟丝子15克，炒淮山药15克，泽兰15克，益母草15克，桃仁10克，淮牛膝12克，红花10克，柴胡9克，炒枳壳12克，丹参15克，制香附12克，莪术10克，甘草3克。

【服用方法】　水煎服，每日一剂。

4. 闭经验方④

【方剂来源】 曲阜市第二人民医院王燕捐献祖父王捷山先生（曲阜市第二人民医院中医师，一代名医）经验方。

【适应病证】 闭经。

【药物组成】 当归12克，红花9克，香附9克，五灵脂6克，赤芍12克，桃仁6克，广木香6克，郁金6克，三棱6克，川芎6克，茺蔚子9克，青皮6克，柴胡6克，炮姜6克。

【服用方法】 水煎服，每日一剂。红糖为引。

【典型病例】 马某，女，36岁，1966年9月6日诊。月经久闭，经常腹痛，诊为闭经。宜用调经化瘀之剂。给以上方调理半个月行经。

5. 闭经特色疗法

【方剂来源】 乔氏中医乔尚熠捐献父亲乔根庭先生验方，人物简介见第一章"霍乱验方"。

【适应病证】 闭经。血虚者：形体消瘦，皮肤枯燥不润，口唇、爪甲色泽不荣，精神不爽，头晕心悸，时有虚热盗汗，大便燥结，小便短赤，舌绛苔黄，脉细弱，月经始则延期后至，继而渐次减少以致停闭不来。血滞者：腹有癥瘕，小腹胀痛，头晕心烦，胸满胁痛，嗳气食少，腰酸带下，肌肤甲错，舌苔白腻或黄腻，月经初由紊乱衍期，而后停闭。

【特色疗法】 （1）针刺

1）血枯则补血养血：膀胱经的双膈俞、双肝俞、双脾俞穴，均向外针刺5分。任脉的气海穴直针8分，关元穴直针6分。脾经的双血海穴直针1寸。上法均用补法，留针20分钟。兼腰痛者，加膀胱经的双肾俞穴直针5～8分，补法。

2）血滞则通经行血：胃经的双气冲穴（在脐下5寸，旁开2寸）直针8分，肝经的双曲泉穴直针1寸，双行间穴直针5分，脾经双地机穴直针1寸，均用泻法。大肠经的双合谷穴直针5分，补法。脾经的双三阴交穴直针1寸，泻法。上法针刺留针15分钟。兼腹痛者，加胃经的双归来穴直针1寸，泻法。

（2）中药应用：以补血养血，通经行血，攻补兼施为法。当归10克，熟地黄15克，黄芪20克，炒白芍15克，川芎6克，白茯苓10克，炒枳实6克，红花6克，桃仁10克，䗪虫10克，大黄10克，三棱10克，莪术10克，甘草3克，生姜3片。水煎服，每日1剂。观其体质强弱水蛭、虻虫、苏木等破血药，可酌用之。

【按语】 本病可分为血枯、血滞两大类。血枯属虚，因多种出血症，久产堕胎等，失血过多；或因脾胃虚弱，生化之源不足，血海空虚；或因阴虚发热，以致热燥血枯；或因房劳不节，或产乳过多，经血耗损等引起。血滞属实，多因七情郁结，气机不畅，血脉凝滞；或风冷所伤，寒邪客于胞宫；或由湿痰内阻，阻塞精髓；或由瘀血凝结，阻碍血行等所致。

6. 倒经验方

【方剂来源】　曲阜市韦氏中医后裔韦东民、屈兴东捐献韦孝敬先生经验方，人物简介见第一章"心脾两虚验方"。

【适应病证】　肝肺郁热引起的倒经。其症见闭经，鼻出血，胸胁少腹胀痛不适。

【药物组成】　当归、赤芍、白术、生地黄、牡丹皮、莲子、麦冬、香附、炒栀子、淮牛膝各9克，甘草3克。

【服用方法】　水煎服，每日一剂。

八、痛经验方

1. 痛经验方①

【方剂来源】　全国基层名老中医药专家朱传伟经验方，人物简介见第一章"风寒感冒轻症验方"。

【适应病证】　冲任不足或冲任虚寒引起的痛经，行经不畅。

【药物组成】　当归12克，赤芍12克，川芎6克，红花9克，延胡索12克，蒲黄10克，五灵脂10克，菟丝子12克，续断12克，桑寄生15克，杜仲12克，益母草15克，甘草3克。

【服用方法】　水煎服，每日一剂。

【注意事项】　行经期间避风寒，禁忌生冷之品。

2. 痛经验方②

【方剂来源】　刘仲芹（1950～），男，出身中医世家，曲阜德正堂第三代传人，中学毕业后随父（刘依萱，德正堂第二代传人。医学精湛，医德高尚，人们尊称为"救急菩萨"，著有《医道论》《医学从善》《德正救急笔记》等书）从医，刻苦钻研医术，20岁开始坐堂行医。他秉承"术道并重"祖训，每有重症均免费上门医治，行医近50年，在中医妇科、内科方面有很深的造诣。他尤善治不孕不育、男子肾虚、少精、弱精、精液不液化等原因引起的不育症；妇女月经不调、痛经、宫寒、妇科炎症、卵巢早衰、子宫发育不良、多囊卵巢综合征等引起的不孕症；胎儿发育不良、小产、死胎、胎停等病症。

【适应病证】　气滞血瘀型痛经。

【药物组成】　当归15克，川芎12克，桃仁12克，红花15克，鸡血藤30克，川牛膝10克，香附12克，乌药10克，蒲黄10克，五灵脂10克，金毛狗脊10克，白花蛇舌草20克，姜半夏6克，炮姜6克，炒薏苡仁20克，甘草6克。

【服用方法】　水煎服，每日一剂。

【注意事项】　避寒凉，调压力，控制情绪波动。

【应用小结】　本病治疗以调理冲任气血为原则，以活血行气、通经止痛为主，寒温并用，使瘀去滞通，胞宫、胞脉气血通畅，而痛消病愈。

【典型病例】 王某，女，16 岁，1987 年 6 月 24 日初诊。主诉：行经腹痛 2 年余。现病史：患者 13 岁月经来潮，近 2 年来每次行经第 1 日略感腹痛，不影响学习，持续 10 小时左右渐缓解，近半年来，逐渐加重，末次月经疼痛剧烈，甚至呕吐，口服月月舒颗粒不能缓解。平素月经周期正常，第 1 日量少，色黯，有小血块，第 2 日经量渐多，疼痛随之缓解。今经净 12 日，舌红苔薄黄，脉沉细。辨证属气滞血瘀证，治以理气调经，化瘀止痛。上方 10 剂，每日一剂，水煎服。

7 月 20 日二诊，月经提前 3 日来潮，5 日净，腹痛明显减轻，疼痛 3~4 小时消失。原方 10 剂，继续服。

11 月 9 日，随访其母代诉，服药后近 3 个月月经周期未出现明显疼痛。嘱避寒凉，调压力，控制情绪波动。

3. 痛经验方③

【方剂来源】 曲阜市第二人民医院康运吉经验方，人物简介见第一章"半身不遂验方②"。

【适应病证】 痛经

【药物组成】 柴胡 12 克，当归 10 克，赤芍 10 克，陈皮 9 克，香附 10 克，川芎 9 克，生蒲黄 9 克，丹参 10 克，甘草 6 克。

加减：气虚者加生黄芪、党参、白术；寒重者加桂枝、吴茱萸、乌药、小茴香；腹痛重者加木香、延胡索；恶心呕吐者加半夏、生姜；月经量少挟血块加五灵脂、益母草；月经过多加阿胶、艾叶，去赤芍、丹参、当归、川芎。

【服用方法】 经前 3 日或经期用药。每日一剂，水煎分 2 次服，3 剂即可。

【注意事项】 服药期间应心平气和。禁忌辛辣、冷凉、腥腻食物。

4. 痛经验方④

【方剂来源】 曲阜市中医院妇产科验方。

【适应病证】 本方功能为行气活血化瘀，温经散寒止痛。主治经前或经期小腹胀痛或冷痛拒按，得热痛减，经血行而不畅，血色紫黯有块，块下痛减等病证。

【药物组成】 五灵脂 12 克，香附 12 克，延胡索 24 克，乌药 9 克，肉桂 6 克，当归 12 克，小茴香 6 克，川芎 9 克，炒桃仁 9 克，红花 10 克，蒲黄炭 12 克（包煎），白芍 15 克，炙甘草 9 克。

【服用方法】 水煎服，每日一剂。

5. 痛经验方⑤

【方剂来源】 颜秉甲中医诊所祖传秘验方，人物简介见第一章"慢性支气管炎验方"。

【适应病证】 痛经。

【药物组成】 当归 12 克，川芎 10 克，牡丹皮 9 克，赤芍 10 克，炒延胡索 10 克，制香附 12 克，生地黄 15 克，柴胡 9 克，炒枳壳 12 克，艾叶 9 克，红花 10 克，小茴香 9

克，五灵脂 9 克，制没药 9 克，益母草 15 克，甘草 3 克。

【服用方法】 水煎服，每日一剂。

6. 痛经验方⑥

【方剂来源】 曲阜市第二人民医院康运吉捐献恩师徐景泉先生经验方，人物简介见第一章半身不遂验方②。

【适应病证】 痛经。

【药物组成】 当归 12 克，生地黄、白芍、川芎、香附、郁金、茺蔚子、苏木、延胡索各 9 克，桃仁、红花、甘草各 6 克。

【服用方法】 水煎服，每日一剂。

7. 痛经验方⑦

【方剂来源】 颜秉甲中医诊所祖传秘验方，人物简介见第一章"慢性支气管炎验方"。

【适应病证】 主治肾虚肝郁引起的痛经。其症见月经后期，行经腹痛，小腹发胀，月经量少，色暗，乏力，腰膝酸软，舌苔薄黄，脉沉弦。

【药物组成】 丹参、生地黄、枸杞、菟丝子、山药各 15 克，当归、赤芍、女贞子、旱莲草、陈皮、枳壳、熟地黄、淮牛膝各 12 克，红花、醋延胡索、川芎、白芍、牡丹皮、柴胡、炒白术、茯苓各 10 克，甘草 3 克。

【服用方法】 水煎服，每日一剂。

【典型病例】 孔某，女，31 岁，曲阜市张王村。2008 年 8 月 26 日初诊：患者月经后期已半年，行经腹痛，小腹发胀，月经量少，色暗，乏力，腰膝酸软，舌苔薄黄，脉沉弦。诊为痛经。辨证：肾虚肝郁。给以上方水煎服，每日一剂。加减调理 2 个月，症状消失。嘱平时保持心情舒畅，禁忌辛辣油腻之品。

8. 热性痛经验方

【方剂来源】 乔氏中医乔尚熠捐献父亲根庭先生经验方，人物简介见第一章"霍乱验方"。

【适应病证】 热性痛经（行经前腹痛）。

【药物组成】 当归、川芎、生地黄、金铃子各 10 克，赤芍、炒五灵脂各 12 克，红藤 30 克，败酱草 20 克，乳香、没药各 5 克。

【服用方法】 水煎服，每日一剂。

9. 痛经特色疗法①

【方剂来源】 乔氏中医乔尚熠捐献父亲乔根庭先生验方，人物简介见第一章"霍乱验方"。

【适应病证】 痛经，分 4 型。①气滞：行经前后或来潮时，小腹胀痛，沉闷不欢，胸胁两乳均觉胀痛，胸苦满，爱噫气，经行不畅量亦不多，苔薄，脉弦。②血瘀：月经将来时，脐腹急痛，按之亦痛，甚则有硬块，可以触到。经色紫暗不畅，经行流畅后，即觉痛势缓减。舌红脉沉。③血虚：痛于行经之后，绵绵而痛，多喜热按，头晕，目眩，心悸，精神倦怠，食欲不振，舌淡苔薄，脉虚细无力。④血寒：行经前小腹冷痛，痛如针刺，四肢不温，形寒畏冷，经水如黑豆汁，行之不爽，舌淡薄白，脉沉迟。

【特色疗法】 （1）针刺

1）气滞：任脉的中脘穴直针 5 分，气海穴直针 8 分，中极穴直针 1 寸，肝经的双行间穴直针 5 分，脾经的双地机穴直针 1 寸。均用泻法，留针 15 分钟。

2）血瘀：大肠经的双合谷穴直针 5 分，补法。脾经的双血海穴直针 1 寸，双地机穴直针 1 寸，双三阴交穴直针 1 寸。胃经的双天枢穴直针 1 寸，双归来穴直针 1 寸。上法均用泻法，留针 10 分钟。

3）血虚：膀胱经的双肾俞、肝俞、脾俞穴，均向外针 5 分。脾经的双血海穴直针 1 寸，双三阴交穴直针 1 寸。上法均用补法。针后再选穴灸之更好。

4）血寒：任脉的气海穴直针 8 分，关元穴直针 8 分。胃经的双天枢穴直针 1 寸，双归来穴直针 1 寸，膀胱经的双脾俞、双肾俞穴，均向外针刺 5 分，均用补法。针后再选穴灸之更好。

（2）中药应用

1）经前腹痛：当归 10 克，川芎 6 克，生白芍 10 克，酒炒柴胡 10 克，黄芩 6 克，黄连 2 克，牡丹皮 6 克，广木香 6 克，红花 3 克，川牛膝 3 克，甘草 3 克。水煎服，每日一剂。

2）经后腹痛：党参 10 克，当归 10 克，川芎 6 克，炒白芍 10 克，白茯苓 6 克，炒白术 6 克，川牛膝 2 克，川杜仲 6 克，肉桂 1 克，熟附子 2 克，阿胶（冲服）6 克，艾叶 3 克，甘草 3 克，水煎服，每日一剂。

【按语】 本病之因有四：一因七情郁结，肝脾不和，气滞不宣，血行不畅，而发者；二因瘀血内阻，隧道不通，应下不下而痛者；三因风冷寒邪侵袭，或因饮食冷物，或因阳虚阴盛，均可影响冲、任二脉，血脉凝阻而痛者；四因气血不足，或经行时去血过多，血室空虚，经后腹痛者。一般情况，经前作痛，多属实，经后作痛多属虚，但有时也不尽然，不可拘泥耳。

10. 痛经特色疗法②

【方剂来源】 曲阜市中医院妇产科验方。

【适应病证】 本方功能为温经散寒，活血止痛，调经理气。主治经期或行经前后出现小腹部疼痛或痛及腰骶者。

【药物组成】 当归 10 克，红花 5 克，吴茱萸 3 克，荜茇 3 克，小茴香 3 克，艾叶 5 克，刘寄奴 5 克，五灵脂 5 克，延胡索 5 克，乳香 5 克，没药 5 克，细辛 3 克，干姜 5 克。

【服用方法】 将上药共研为细面，用时以清水调成糊状，敷于脐及小腹，给予火疗，每日一次，一次 30 分钟，5 次为一个疗程。

【注意事项】 妊娠妇女禁用；阴虚火旺者慎用。

【按语】 方中当归、红花养血活血；荜茇散寒逐冷、暖肾胞；吴茱萸、小茴香、细辛具有温经散寒、理气止痛之功效；乳香、没药、五灵脂、刘寄奴、延胡索活血化瘀、行滞止痛；艾叶、干姜温中逐寒，回阳通脉。合而用之，共成温经散寒、活血止痛、调经理气的功效。

11. 经前腹痛验方

【方剂来源】 乔氏中医乔尚熠捐献父亲乔根庭先生验方，人物简介见第一章"霍乱验方"。

【适应病证】 主治经前腹痛。

【药物组成】 炒白芍、柴胡、当归各9克，黄芩、牡丹皮、广木香、川芎各6克，川黄连1.5克，川红花、川牛膝、甘草各4.5克。

【服用方法】 水煎服，每日一剂。

12. 经后腹痛验方

【方剂来源】 乔氏中医乔尚熠捐献父亲乔根庭先生验方，人物简介见第一章"霍乱验方"。

【适应病证】 主治经后腹痛。

【药物组成】 党参、炒白芍、当归各9克，茯苓、焦白术、川牛膝、川杜仲、川芎各6克，炮附子、肉桂各1.5克，阿胶4.5克，甘草、艾叶各3克。

【服用方法】 水煎服，每日一剂。

13. 痛经、不孕验方①

【方剂来源】 李文华（1998～ ），女，出生中医世家，幼承家学，受传承中医文化影响，热爱中医事业，现就读于泰山护理学院。本方为其捐献祖传验方。

【适应病证】 妇女经行腹痛（痛经）和痛经不孕。

【药物组成】 丹参400克（研细末）。

【服用方法】 每次口服6克，每日2次。以酒少许为引服之即效。对痛经久不孕者，连续服用，次月即可怀孕。

【注意事项】 辨别有瘀血性质的效果最佳，乙醇过敏者不可服用（不能喝酒者可用黄酒代替）。

【应用小结】 本方来源于清·鲍云韶的《验方新编》。丹参味苦，微辛，性微寒，心、肝、脾、肾血分之药。具有活血祛瘀、养血安神、凉血消肿的功效，主治瘀血、积聚、月经不调等证。

【典型病例】 病案一：李某，女，36岁。痛经5年余，要二胎而不孕，因不能服用汤药来我处就诊。观其症状有血瘀倾向，故投单味丹参粉口服，每次6克，每日2次。服用3个月，痛经消失，月经正常，于第4个月怀孕，其后均正常。

病案二：泗水张某，女，28岁。婚前有痛经病史，每次月经来潮腹痛甚剧，后来我处就诊。观其症状有寒象，有瘀血，且病史久远，反复不愈，实为顽疾。给予丹参粉口服，每次6克，每日2次，服用4个月，痛经消失，未再复发。

14. 痛经、不孕验方②

【方剂来源】 防山李氏中医世家李全树祖传验方，人物简介见第一章"心肌梗死验方"。

【适应病证】 本方功能为活血祛瘀，温经止痛。其主治为痛经，输卵管不通，婚久不孕。

【药物组成】 小茴香 6 克，炮姜炭 10 克，延胡索 10 克，五灵脂 10 克，没药 10 克，川芎 12 克，当归 12 克，蒲黄 12 克，肉桂 6 克，赤芍、白芍各 15 克，甘草 10 克，益母草 15 克。

【服用方法】 水煎服，每日一剂。痛经：在月经来时开始服用，连服 6 剂，次月再服 6 剂，连续服用 3 个月可痊愈。输卵管不通、不孕：本方可连续服用 30 剂亦可痊愈。

【典型病例】 病案一：王某，女，21 岁。痛经 3 年余，平时患者喜冷饮。每次月经来潮少腹冷痛难忍。投以上方每日一剂，连续服用 6 剂，于次月行经之前 2 日服用本药。再次服用 6 剂病情痊愈。

病案二：李某，女，41 岁。求孕二胎两年多不孕，平时小腹冷痛，月经正常，四肢畏寒。查有输卵管不通。给予此方每日一剂，连续服用 4 个月后自然怀孕。

15. 调经止痛验方

【方剂来源】 息陬张氏中医世家张竟捐献祖传验方，人物简介见第一章"气管炎验方③"。

【适应病证】 本方专治妇女腰痛，痛经，崩漏，白带多。

【药物组成】 川芎 3 克，肉桂 3 克，延胡索 3 克，赤芍 6 克，五灵脂 6 克，没药 6 克，当归 9 克，蒲黄 9 克，干姜 2 克，小茴香 2 克。

【服用方法】 水煎服，每日一剂。

16. 王氏调经汤

【方剂来源】 曲阜市吴村卫生院王立君经验方，人物简介见第一章"支气管炎验方"。

【适应病证】 本方可补气血、活血祛瘀、止痛。主治痛经。

【药物组成】 红花 20 克，延胡索 6 克，枸杞子 20 克，大黄 10 克，番泻叶 6 克，䗪虫 10 克，人参 10 克，茯苓 20 克，白术 20 克，山萸肉 15 克，甘草 10 克，当归 20 克，白芍 15 克，熟地黄 15 克，泽泻 10 克，制龟板 10 克。

【服用方法】 水煎服，每日一剂。

【应用小结】 本人长期临床应用本方，效果良好。

【典型病例】 王某，女，21 岁，吴村镇张庄村人。每次来月经时，小腹疼痛、经血颜色黑、有块，经妇科检查为炎症，给予消炎止痛药物治疗，当时见轻，过后再次来月经时又出现腹痛。遂来就诊，给予上述汤药治疗，不久治愈。

17. 行经偏头痛验方

【方剂来源】 乔氏中医乔尚熠捐献父亲乔根庭先生验方，人物简介见第一章"霍乱验方"。

【适应病证】 主治行经偏头痛（经前或经后痛 1～2 天）。

【药物组成】　女贞子、石楠叶各9克、川天麻、川芎各6克、炙甘草、白芷各4.5克，细辛3克。

【服用方法】　水煎服，每日一剂。

18. 行经腰痛验方

【方剂来源】　沈氏中医后人沈莹、孙慧杰捐献名老中医沈梦周先生经验方，人物简介见第一章"流行性感冒验方"。

【适应病证】　妇女行经腰部坠痛，气短乏力，多为气虚所致。

【药物组成】　黄芪30克，桂枝、当归、制没药各9克。

【服用方法】　水煎服，每日一剂。

九、崩漏验方

1. 崩漏验方①

【方剂来源】　全国基层名老中医药专家朱传伟经验方，人物简介见第一章"风寒感冒轻症验方"。

【适应病证】　因气血不足、冲任失调引起的崩漏。其症见阴道长时间流血，或多或少，腰痛，乏力等。

【药物组成】　生地炭15克，升麻炭6克，黄芪20克，续断15克，桑寄生15克，旱莲草15克，山萸肉12克，枸杞12克，炙甘草6克，阿胶10克（烊化服），小蓟20克，茜草12克，仙鹤草20克，菟丝子12克，侧柏炭12克，杜仲炭12克。

【服用方法】　水煎服，每日一剂。注意休息。

2. 崩漏验方②

【方剂来源】　全国基层名老中医药专家朱传伟经验方，人物简介见第一章"风寒感冒轻症验方"。

【适应病证】　阴虚有火之崩漏。

【药物组成】　鲜生地黄30克，海螵蛸（研末）15克，小蓟30克。

【服用方法】　水煎，每日一剂，分3次口服。

3. 崩漏验方③

【方剂来源】　防山李氏中医世家李全树祖传验方，人物简介见第一章"心肌梗死验方"。

【适应病证】　本方功能补气养血、固冲摄血、益气健脾。主治脾肾亏虚，冲脉不固引起的崩漏（月经过多）。

【药物组成】　黄芪60克，白术15克，生地黄30克，龙骨30克，牡蛎30克，天花粉15克，黄柏10克，柴胡15克，海螵蛸15克，茜草10克，炒艾叶10克，红参10克，炒杜仲 15 克，三七粉（冲服）3 克。

【服用方法】 水煎服，每日一剂。

【典型病例】 孙某，女，49 岁。患者月经淋漓不断有 5 月余，面色萎黄，四肢无力，腰酸。用本方每日一剂。连续服用 20 剂，月经止，次月月经正常。巩固治疗半个月痊愈。

4. 崩漏验方④

【方剂来源】 颜秉甲中医诊所秘验方，人物简介见第一章"慢性支气管炎验方"。

【适应病证】 主治崩漏。

【药物组成】 黄芪 20 克，生地炭、女贞子、旱莲草、陈皮各 12 克，生地黄、牡蛎、海螵蛸、棕炭、党参、枸杞、炒山药、菟丝子、仙鹤草各 15 克，炒蒲黄、白芍、当归各 10 克，炒白术 9 克，升麻炭 6 克，甘草 3 克。

【服用方法】 水煎服，每日一剂。

【典型病例】 倪某，女，34 岁，曲阜市计划生育办公室职工。2007 年 7 月 20 日初诊：患者平时月经不规律，忽前忽后。现月经淋漓不断半个月，开始时量多，现已量少，色暗，伴腰痛、乏力、舌苔薄白、脉沉。诊断：崩漏。辨证：脾肾气虚，冲任失调。给予上方水煎服，每日一剂。1 周后经血即止，加减调理月余，未再复发。

5. 崩漏特色疗法

【方剂来源】 乔氏中医乔尚熠捐献父亲乔根庭先生验方，人物简介见第一章"霍乱验方"。

【适应病证】 崩漏。突然下血如注为崩，伴头晕、目眩、心悸、面色苍白、脉芤。持续不断、淋漓不尽为漏，伴形神萎疲，腰骨酸楚，肢软无力，面色萎黄，倦卧懒言，脉沉细。因寒者经色淡，小腹痛，喜热畏冷，大便溏泄，脉沉迟。因热者经色鲜红，血量多，有臭气，舌苔黄，胸闷胁胀，脉数。因瘀者经色紫黑成块，小腹胀痛拒按，经尽则痛减脉沉。

【特色疗法】 （1）针刺

1）血崩：任脉的关元穴直针 8 分。肝经左大敦穴直针 3 分，姜片艾灸三毛处多壮。膀胱经的双合阳穴直针 8 分。中极穴针后可灸多壮。上法均用补法，留针 15 分钟。

2）漏下：任脉的阴交穴直针 8 分，中极穴直针 8 分，曲骨穴直针 8 分。肾经的双交信穴直针 5 分。膀胱经的双合阳穴直针 8 分，双上髎穴直针 1 寸。上法均用补法，留针 15 分钟。督脉的腰俞穴、任脉的曲骨穴可灸多壮。

（2）中药应用

1）血崩实热者：生地炭 10 克，山栀炭 10 克，炒蒲黄 10 克，血余炭 6 克，芥穗 6 克，炒地榆 10 克，棕皮炭 10 克，甘草 3 克，白玫瑰花 10 克。水煎服，每日一剂。

2）血崩虚寒者：党参 10 克，当归 10 克，熟地黄 10 克，黄芪 10 克，炒白术 10 克，白茯苓 6 克，炒芥穗 6 克，炮姜 6 克，阿胶（同牡蛎炒）10 克，艾叶 6 克，炙甘草 6 克。水煎服，每日一剂。

3）漏下者：当归10克，炒白芍10克，川芎6克，熟地黄15克，牡丹皮5克，党参10克，川泽泻6克，炒淮山药10克，白茯苓5克，炮姜3克，大枣5个。水煎服，每日一剂。阿胶6克（打碎），用药汤分2次冲服之。

【按语】　崩漏之因，主要是冲、任二脉受损，不能摄血，肝脾失于统藏之故，大致可分为3种类型。因寒者每多兼虚，脾虚不能统血，或由肾阳虚，命门真火不足，不能温暖胞宫，冲任失于调摄所致。因热者多由阴分不足，阴虚内热，或由气虚化火，木火炽盛，肝热不能藏血，或因湿热久蕴，迫血妄行。因瘀者多因气滞血凝，瘀阻于胞中，血行失道。或由虚（宿）瘀内阻，新血不能归经而致。

6. 血崩验方

【方剂来源】　孔凡华（1966～　），曲阜市玄帝庙村人，出身中医世家，1985年随父（孔庆伟，曲阜一代名医，擅长伤寒、男女不孕不育、妇科疾病、阑尾炎、颈肩腰腿痛病、胃炎等病的治疗）在本村卫生室从事中西医工作。他1989年在曲阜市人民医院进修3年；后到曲阜卫校函授学习中医；1998年在曲阜中医院检验科进修，学习初级检验知识，掌握基本检验技能。他擅长运用中西医理论，辨证治疗男女不孕不育、妇科常见病、多发病，胃炎、阑尾炎等。

【适应病证】　本方补气养肝，主治血崩证（功能性子宫出血）。

【药物组成】　党参15克，炙黄芪、白术、熟地黄、白芍各30克，续断、阿胶（烊化）、杜仲炭各10克，艾叶炭2克。

【服用方法】　水煎服，每日一剂。

【注意事项】　忌生凉辣鱼腥及刺激性食物。

【典型病例】　病案一：冯某，女，40岁。患血崩，用上方10剂，痊愈。
病案二：郑某，女，32岁。患血崩，用上方6剂，痊愈。

7. 实热血崩验方

【方剂来源】　乔氏中医乔尚熠捐献父亲乔根庭先生验方，人物简介见第一章"霍乱验方"。

【适应病证】　主治实热性血崩。

【药物组成】　炒生地、炒山栀子、炒地榆、棕皮炭、白玫瑰花、炒蒲黄各9克，血余炭、甘草、炒荆芥各6克。

【服用方法】　水煎服，每日一剂。

8. 虚寒性血崩验方

【方剂来源】　乔氏中医乔尚熠捐献父亲乔根庭先生验方，人物简介见第一章"霍乱验方"。

【适应病证】　主治虚寒性血崩。

【药物组成】　党参、当归、熟地黄、黄芪、阿胶（牡蛎炒）、焦白术各10克，荆芥（炒）、炮姜、茯苓各6克，艾叶、甘草各4.5克。

【服用方法】 水煎服，每日一剂。

9. 功能性子宫出血验方①

【方剂来源】 1977 年曲阜县卫生局向济宁地区卫生会议献方。
【适应病证】 功能性子宫出血。
【药物组成】 贯仲（炭）30 克（研细末），党参 120 克。
【服用方法】 水煎党参取汁，冲服贯仲炭，2 日一剂。

10. 功能性子宫出血验方②

【方剂来源】 曲阜市卫生学会孔凡吉经验方，人物简介见第一章"气管炎验方②"。
【适应病证】 功能性子宫出血。
【药物组成】 向日葵蒂一个。
【服用方法】 将向日葵蒂烧成炭，研成细粉分成 6 包。每次一包，每日 2 次，用黄酒送服。
【应用小结】 曾用本方治疗 9 例，均痊愈。
【典型病例】 高某，女，成人。患功能性子宫出血，服用本方 3 剂痊愈。

11. 妇人血崩漏下验方

【方剂来源】 颜秉甲中医诊所祖传秘验方，人物简介见第一章"慢性气管炎验方"。
【适应病证】 妇人血崩漏下。
【药物组成】 马鬃炭 1.5 克，藕节炭 6 克，三七 3 克，棕榈炭 9 克。
【服用方法】 上药共研细末，冲服，每日 2 次。

12. 先崩后漏验方

【方剂来源】 乔氏中医乔尚熠捐献父亲根庭先生经验方，人物简介见第一章"霍乱验方"。
【适应病证】 先崩后漏，久漏不止。
【药物组成】 当归、白芍、熟地黄、阿胶（洋化）、制龟板各 9 克，陈皮、升麻、柴胡、黄芪、龙眼肉、牡丹皮、地榆炭、血余炭、栀子炭、侧柏炭、蒲黄炭、生地炭、炒五灵脂、甘草各 6 克，生姜 3 片，大枣 3 枚。
【服用方法】 水煎服，隔日一剂。

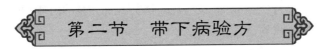

第二节 带下病验方

1. 赤带验方

【方剂来源】 乔氏中医乔尚熠捐献父亲乔根庭先生验方，人物简介见第一章"霍乱验方"。

【适应病证】　主治赤带。

【药物组成】　生地黄 9 克，甘草、生白芍各 4.5 克，牡丹皮、黄柏、知母、白鸡冠花、黄芩、生山栀子各 6 克，川黄连 1.5 克。

【服用方法】　水煎服，每日一剂。

2. 赤热性白带验方

【方剂来源】　1977 年曲阜县卫生局向济宁地区卫生会议献方。

【适应病证】　赤热性白带。

【药物组成】　黄柏 12 克，土茯苓 30 克，泽泻 12 克，牡蛎 20 克。

【服用方法】　水煎 300 毫升，分 4 次口服，2 日一剂，连服 4～5 剂。

【临床疗效】　本方疗效达 90%。

3. 白带多验方①

【方剂来源】　时庄刘氏中医世家刘仲芹经验方，人物简介见本章“痛经验方②”。

【适应病证】　脾虚肾亏，任带失固导致的白带增多病。

【药物组成】　党参 15 克，黄芪 15 克，山药 30 克，白术 20 克，茯苓 15 克，苍术 15 克，陈皮 12 克，车前子 15 克，金毛狗脊 12 克，金樱子 15 克，海螵蛸 15 克，炙甘草 6 克。

【服用方法】　水煎服，每日一剂。

【注意事项】　①保持外阴清洁，勤换内裤；②加强营养，多吃富含蛋白质、维生素、矿物质的食物，如瘦肉、蛋类、蔬菜、水果等，增强体质。

【应用小结】　治疗白带以健脾益气，升阳除湿为主。脾为湿浊产生之源，是带下病产生的关键。健脾益气，复其运化之职，使湿无从产生，带无有以得，再加固肾摄精止带之品，使脾健肾强，阴精得固。

【典型病例】　朱某，女，38 岁，1996 年 1 月 10 日初诊。主诉：白带量多 2 个月。病史：近期因工作劳累，饮食不规律造成白带明显增多，色白，质稀，无味，小腹坠胀，腰膝酸软，疲乏无力，纳少，二便可，近期月经经期为 5～6 日，周期为 23～24 日，量可，色黯红。舌脉：舌淡苔白，脉细弱。诊断：带下病。辨证：脾虚肾亏，任带失固。治法：健脾固肾，除湿升阳。上方 5 剂，水煎服，每日一剂。

1 月 16 日二诊，白带略减，全身略感有力，小腹仍有坠胀，腰酸，上方加杜仲 15 克，枸杞 15 克，黄芪增加到 30 克。上方 5 剂，每日一剂，水煎服。

1 月 22 日三诊，白带明显减少，腰腹症状消失，精力较好，嘱继续服 5 剂，平时注意劳累，忌食生冷肥甘，调节心情。

4. 白带多验方②

【方剂来源】　乔氏中医乔尚熠捐献父亲乔根庭先生验方，人物简介见第一章“霍乱验方”。

【适应病证】 主治白带多。

【药物组成】 莲子、白果、车前子、陈皮、薏苡仁、焦白术各 9 克，淮山药 15 克，甘草、木通各 4.5 克，红鸡冠花 6 克，海螵蛸 15 克。

【服用方法】 水煎服，每日一剂。

5. 白带多验方③

【方剂来源】 曲阜市中医院安玉芹捐献父亲安德成先生（曲阜一代名医）经验方。

【适应病证】 白带多。

【药物组成】 薏苡仁、白果各 12 克，芡实、山药各 30 克，龙骨、牡蛎各 15 克，党参、白芍、生地黄各 18 克，车前子 9 克，黄柏 6 克，白芷、蝉蜕各 3 克。

【服用方法】 水煎服，每日一剂。

6. 白带多验方④

【方剂来源】 曲阜市第二人民医院康运吉捐献恩师徐景泉先生经验方，人物简介见第一章"半身不遂验方②"。

【适应病证】 脾肾不足引起的白带多、腰痛、头痛等。

【药物组成】 芡实、薏苡仁各 30 克，党参、白果、山药各 12 克，茯苓、炒酸枣仁、续断、枸杞、益智仁、菊花、白芷各 9 克，陈皮 6 克，甘草 3 克。

【服用方法】 水煎服，每日一剂。

7. 黄带验方①

【方剂来源】 乔氏中医乔尚熠捐献父亲乔根庭先生验方，人物简介见第一章"霍乱验方"。

【适应病证】 主治黄带。

【药物组成】 炒苍术、生地黄、淮山药、芡实、车前子、茯苓各 9 克，白果 6 克，甘草 4.5 克。

【服用方法】 水煎服，每日一剂。

8. 黄带验方②

【方剂来源】 曲阜市中医院安玉芹捐献父亲安德成先生（曲阜一代名医）经验方。

【适应病证】 湿热下注引起的黄带。

【药物组成】 炒白术 24 克，泽泻、白芍各 12 克，薏苡仁 30 克，茯苓、车前子各 15 克，木香、黄连、黄芩、黄柏、炒莱菔子（研）各 6 克，炒六曲 9 克，防风、陈皮各 3 克。

【服用方法】 水煎服，每日一剂。

9. 青带验方

【方剂来源】 乔氏中医乔尚熠捐献父亲乔根庭先生验方，人物简介见第一章 "霍乱验方"。

【适应病证】 主治青带。

【药物组成】 酒柴胡、黄芩、生地黄、生白芍、茵陈各 9 克，生山栀子 6 克，甘草 4.5 克。

【服用方法】 水煎服，每日一剂。

10. 黑带验方

【方剂来源】 乔氏中医乔尚熠捐献父亲乔根庭先生验方，人物简介见第一章 "霍乱验方"。

【适应病证】 主治黑带。

【药物组成】 粉丹皮、细木通、黄柏、知母、川芎各 6 克，生白芍、生地黄、黄芩各 9 克，川黄连 3 克，甘草 4.5 克。

【服用方法】 水煎服，每日一剂。

11. 带下症特色疗法

【方剂来源】 乔氏中医乔尚熠捐献父亲乔根庭先生验方，人物简介见第一章 "霍乱验方"。

【适应病证】 带下症。表现：①脾虚可见精神疲倦，面色萎黄，四肢不温，大便溏薄，带下白色，量多，臭气不甚，舌苔白，脉缓而弱。②湿热可见带下量多，其色深黄，或黄赤相杂，有腥臭气，心烦口燥，小便赤色或频数刺痛，舌苔黄，脉数。③肝郁可见带下时多时少，或白或赤，精神不爽，肋下胀满，口干舌燥，心悸，头眩，胸闷，食少，舌苔黄白相兼，脉弦。④肾虚可见白带清晰，久而不止，面色晦暗，精神萎靡，腰骨酸痛，小便清长，腰腹有冷感，舌苔白淡，脉沉而细。

【特色疗法】 （1）针刺

1）白带者：胆经的双带脉穴直针 1 寸。任脉的气海穴直针 8 分。脾经的双三阴交穴直针 1 寸。上法均用补法，留针 20 分钟。气海穴可艾灸多壮。

2）黄、赤带者：胆经的双带脉穴直针 1 寸，任脉的气海穴直针 8 分，关元穴直针 8 分，脾经的双三阴交穴直针 1 寸，膀胱经的双白环俞穴直针 1 寸。上穴先泻后补，留针 15 五分钟。

3）赤白带者：胆经的带脉穴直针 1 寸，任脉的气海穴直针 8 分，关元穴直针 8 分。脾经的双三阴交穴直针 1 寸。膀胱经的双白环俞穴直针 1 寸，上穴先泻后补法，留针 15 分钟。

4）穴位加减：脾虚加膀胱经的双脾俞穴向外针刺 5 分，脾经的双三阴交穴直针 1 寸，均用补法。肾虚加膀胱经的双肾俞透志室针之，肾经的双然谷穴直针 5 分，均用补法。湿热者加脾经的双血海穴直针 1 寸，双阴陵泉穴直针 1 寸，均用泻法。肝郁者加肝经的左中都穴（在内踝尖上 7 寸，胫骨内缘）直针 1 寸，左行间穴直针 5 分，均用泻法。

（2）中药应用

1）白带：炒白术 10 克，炒淮山药 15 克，白莲子 10 克，白果 10 克，车前子 10 克，海螵蛸 15 克，陈皮 10 克，龙眼肉 10 克，红鸡冠花 10 克，甘草 3 克。水煎服，每日一剂。

2）赤带：大生地黄 10 克，生白芍 6 克，牡丹皮 6 克，生山栀子 6 克，黄芩 6 克，黄连 2 克，黄柏 6 克，知母 6 克，白鸡冠花 10 克，甘草 3 克。水煎服，每日一剂。

3）黄带：苍术 10 克，生地黄 10 克，生淮山药 10 克，芡实 10 克，白果 10 克，白茯苓 10 克，车前子 10 克，甘草 3 克。水煎服，每日一剂。

4）黑带：生白芍 10 克，川芎 6 克，生地黄 10 克，黄芩 10 克，牡丹皮 6 克，黄连 2 克，木通 6 克，黄柏 6 克，知母 6 克，甘草 3 克。煎服。

5）青带：酒炒柴胡 10 克，黄芩 10 克，生地黄 10 克，茵陈 10 克，生山栀子 6 克，生白芍 10 克，甘草 3 克。水煎服，每日一剂。

【按语】 妇女阴道中流出黏液，绵绵不断，甚则量多淋漓，经年累月，不能自止。黏液色白的称为白带，色赤的称为赤带，赤白相混的称为赤白带，色黄的称为黄带，色黑的称为黑带。其主要是由于带脉不调所致，其原因可分为 4 种：①劳倦伤脾，脾虚不能化湿，气虚不能摄液。②湿热内蕴，流于下焦带脉部分。③肝气不舒，郁结失其条达，久乃化火、化热，伤及脾土，湿热注于带脉。④肾虚，生育房劳伤肾，带脉不能约束，冲任失其固摄。

第三节 妊娠病验方

一、妊娠恶阻验方

1. 妊娠恶阻验方①

【方剂来源】 全国基层名老中医药专家朱传伟经验方，人物简介见第一章"风寒感冒轻症验方"。

【适应病证】 妊娠呕吐。

【药物组成】 鲜苏叶 4.5 克，姜汁 5 滴。

【服用方法】 鲜苏叶入茶杯中，用开水冲泡，滴入姜汁，频频饮用。

2. 妊娠恶阻验方②

【方剂来源】 全国基层名老中医药专家朱传伟经验方，人物简介见第一章"风寒感冒轻症验方"。

【适应病证】 孕妇胎元不安、呕吐酸水。

【药物组成】 鲜藿香 15 克、砂仁 7 克。

【服用方法】 水煎服，每日一剂。

3. 妊娠恶阻验方③

【方剂来源】 曲阜朱氏中医世家第六代传人朱正阳经验方，人物简介见第一章"高热烦渴验方"。

【适应病证】 恶阻。其症见妊娠恶心呕吐，严重时不能进食，水入即吐。

【药物组成】 黄芩10克，苏叶10克，砂仁10克，枇杷叶12克，竹茹12克，菟丝子12克，续断12克，桑寄生15克，甘草3克。

【服用方法】 水煎服，每日一剂。呕吐严重者要少量频服。

4. 妊娠恶阻验方④

【方剂来源】 全国基层名老中医药专家朱传伟经验方，人物简介见第一章"风寒感冒轻症验方"。

【适应病证】 妊娠恶阻。其症见妊娠后胃脘灼热，恶心呕吐，不能进食，甚则水入即吐。

【药物组成】 苏叶9克，陈皮9克，砂仁9克，炒半夏6克，黄芩9克，竹茹12克，菟丝子10克，续断12克，桑寄生12克，甘草3克。

【服用方法】 水煎服，每日一剂。

【注意事项】 要坚持服用，多次少量频服，吐后再服。

【按语】 朱氏中医认为，治疗妊娠恶阻，半夏虽为禁用之品，但加入少许炒半夏，能增强降逆止呕之效，并未见其有毒副作用。不宜多用，一般3～6克为宜。

5. 妊娠恶阻验方⑤

【方剂来源】 曲阜市第二人民医院康运吉捐献恩师徐景泉先生经验方，人物简介见第一章"半身不遂验方②"。

【适应病证】 妊娠呕吐（恶阻）。

【药物组成】 党参、当归、石膏、菟丝子、砂仁、竹茹各9克，生地黄、艾叶、酒黄芩、陈皮各6克，甘草3克。

【服用方法】 水煎服，每日一剂。

6. 妊娠恶阻验方⑥

【方剂来源】 曲阜市韦氏中医后裔韦东民、屈兴东捐献韦孝敬先生经验方，人物简介见第一章"心脾两虚验方"。

【适应病证】 妊娠恶阻。其症见妊娠后恶心呕吐、头晕不适。

【药物组成】 当归、白芍、菊花、陈皮、炒麦芽各6克，白术、泽泻、桑叶、茯苓、砂仁、竹茹各9克，炒半夏、炙甘草各3克。

【服用方法】 水煎服，每日一剂，以红糖为引。

7. 妊娠恶阻症特色疗法

【方剂来源】 乔氏中医乔尚熠捐献父亲乔根庭先生验方，人物简介见第一章"霍乱验方"。

【适应病证】 妊娠恶阻症。怀孕至两三个月时，发生恶心呕吐，头眩体倦，喜食酸碱及果类，怕闻食臭等症状。有肝木犯胃者，呕吐酸水，脘闷胁痛，嗳气太息，精神不爽，头胀晕痛而重，脉滑弦数或弦滑。有脾虚痰阻者，呕吐痰涎，头晕心悸，胸满不思食，口中淡腻，苔白，脉滑。有胃火上升者，口苦，呕吐酸水，心烦脘闷，夜卧不安，口干唇燥，大便干结，噫嗳腐臭之气，舌苔黄腻，脉滑数。

【特色疗法】 （1）针刺

1）肝木犯胃：任脉的膻中穴向下针刺 5 分，心包经的右内关穴直针 8 分，胃经的双内庭穴直针 5 分，肝经的双太冲穴直针 5 分。上法均用泻法，留针 15 分钟。

2）脾虚痰阻：上方去太冲穴，加胃经的双足三里穴直针 8 分，双丰隆穴直针 1 寸。任脉的中脘穴直针 5 分。上法均用泻法，留针 15 分钟。

3）胃火上升：针刺方法同"肝木犯胃"，去膻中穴，加胃经的双解溪穴直针 5 分，胆经的双阳陵泉穴直针 1 寸。上法均用泻法，留针 15 分钟。

（2）中药应用

1）胃虚失降：怀孕后，2～3 个月间，脘腹胀闷，呕恶不食，或食入即吐，全身无力，嗜睡，头晕，舌淡，苔白，脉滑无力。宜健脾和胃、降逆止呕法治之。广木香 6 克，苏梗 6 克，厚朴 6 克，砂仁 6 克，清半夏 6 克，陈皮 6 克，白茯苓 10 克，生姜汁约半汤匙，药煎好后放入调匀饮之。

2）肝热气逆：妊娠初期，呕吐苦水或酸水，脘腹胁痛，嗳气，叹息，头晕胀，精神萎靡，舌苔微黄，脉弦滑，宜清热和胃、降逆止呕法治之，黄连 2 克，黄芩 10 克，枇杷叶 10 克，陈皮 10 克，清半夏 6 克，嫩竹茹 10 克，生姜 3 片。水煎服，每日一剂。

【按语】 本病可因肝气郁结，木失条达，横逆犯胃，因怀孕之后，肾水涵养胎元，肝木失滋，木燥火生，上逆于胃而成。也可因妊娠时脾胃虚弱，夹气而痰涎内滞，以致恶阻；或素有内热，胃火本盛，加以受孕之后，热壅于上，胃失通降，或因嗳腐之气，上攻于胃所致。

8. 妊娠食欲不振验方

【方剂来源】 曲阜市韦氏中医后裔韦东民、屈兴东捐献韦孝敬先生经验方，人物简介见第一章"心脾两虚验方"。

【适应病证】 妊娠早期，食欲不振，恶心呕吐，口干口苦。

【药物组成】 白芍、白术、酒黄芩、菟丝子、炒麦芽、茯苓各 9 克，陈皮、竹茹、砂仁各 6 克，炙甘草各 3 克。

【服用方法】 水煎服，每日一剂。

二、妊娠腹痛验方

中妊腹痛验方

【方剂来源】 曲阜市韦氏中医后裔韦东民、屈兴东捐献韦孝敬先生经验方，人物简介见第一章"心脾两虚验方"。

【适应病证】 中妊血热、胎动不安导致的腹痛、头晕、腰酸、烦热。

【药物组成】 当归、白芍、白术、菟丝子、杜仲、白芷、远志、续断各9克，陈皮、艾叶炭、酒黄芩各6克，甘草3克。

【服用方法】 水煎服，每日一剂，以红糖为引。

三、妊娠小便不通验方

【方剂来源】 全国基层名老中医药专家朱传伟经验方，人物简介见第一章"风寒感冒轻症验方"。

【适应病证】 妊娠小便不通。

【药物组成】 大葱连根须500克。

【服用方法】 将大葱连根须洗净，用手指断，放在锅内炒热后，用布或毛巾分两包轮换自脐部顺次向耻骨部热熨，每日1次，每次约30分钟。初生儿尿闭，以生葱汁1滴，和乳灌下。

四、先兆流产验方

1. 养胎验方

【方剂来源】 曲阜朱氏中医世家第六代传人朱正阳经验方，人物简介见第一章"高热烦渴验方"。

【适应病证】 早期妊娠后出现的腰痛、乏力、小腹坠痛、先兆流产等胎失所养之证；亦用于习惯性流产、滑胎患者早孕后的养胎治疗。

【药物组成】 菟丝子15克，续断12克，寄生15克，杜仲12克，党参15克，白术10克，阿胶（烊化）10克，炙甘草6克，山药15克。

加减：伴恶心呕吐者加砂仁9克，广藿香12克，竹茹12克；胃热者去阿胶，加黄芩9克。

【服用方法】 水煎服，每日一剂。

2. 早期先兆流产、胎漏验方

【方剂来源】 山东省名老中医药专家朱鸿铭经验方，人物简介见第一章"预防流行感冒验方①"。

【适应病证】 早期先兆流产，胎漏。早期先兆流产是妇科常见病，指宫内妊娠12周前，出现少量阴道出血和（或）下腹痛，腰痛及下腹坠感，宫颈口未开，胎膜未破，妊囊物尚未排出，B超示胚胎存活，经休息及治疗后，出血停止，腹痛消失，尚有希望继续妊娠者。

【药物组成】　桑寄生 15 克，菟丝子 15 克，炒川续断 12 克，炒杜仲 12 克，枸杞 12 克，制何首乌 15 克，黄芪 20 克，白术 10 克，熟地黄 15 克，炒白芍 12 克，阿胶（烊化）9 克，苎麻根 20 克，砂仁 6 克，甘草 5 克。

加减：若有血热者，加炒黄芩 9 克，黄芩具有清热与止血双重作用，与方中苎麻根配伍，其清热安胎功效益彰。出血量多者，加艾叶炭 9 克，《药性论》称艾叶有"止崩血，安胎，止腹痛"之功，与方中的阿胶为伍，能加强"止血安胎"之效。若兼气虚者加红参 9 克，与方中黄芪配伍以补气固胎。

【配制方法】　每剂煎 2 遍。第一煎加冷水 1500 毫升，浸泡 1 小时，用武火煎沸，改文火煎 30 分钟，取药汁 250～300 毫升。第二煎加冷水 800 毫升，不用浸泡，武火煎沸，改文火再煎 20 分钟，取药汁 250 毫升。2 煎药汁混合，兑入烊化的阿胶液备用。

【服用方法】　于睡前服用总药量的 1/2。次晨将剩余的 1/2 药汁加热后服用，卧床半小时再起床进食。

【注意事项】　嘱患者卧床休息，注意阴部卫生，合理饮食，禁止房事，保持心情舒畅。服药 7 日为一个疗程。

【临床疗效】　笔者于 2009 年 1 月～2011 年 12 月运用本方治疗早期先兆流产患者 120 例，经治疗 2 个疗程，120 例中有效 114 例，无效 6 例，总有效率为 95%。在随访中发现，无效的 6 例中，有 3 例患者因工作原因未能做到卧床休息；另 3 例患者于服药期间整日生气恼怒。

【按语】　本方名为"菟生固胎汤"，专为妊娠早期先兆流产而设。先兆流产中医又称为"胎漏"，是因肾气虚，冲任不固，不能制约经血，以致胎漏下血，不能摄血养胎，导致胎元不固所致。治疗当以补肾固冲、止血安胎为法。菟生固胎汤以菟丝子、桑寄生为君，菟丝子补肾益精，治肾虚胎动、胎元不固、早期先兆流产，取其补益肾阳之功；桑寄生具养血安胎之功，胎漏由于精血不足者更宜；以炒川续断、炒杜仲为臣，补肾安胎、固精止漏；佐以枸杞滋补肝肾，治肾虚精亏；熟地黄滋肾养血生精；制何首乌养血固精益肾，尚有化阳之功；炒白芍养血敛阴；阿胶止血安胎；苎麻根凉血止血、清热安胎；白术安胎，与杜仲、川续断、阿胶同用，能增强保胎作用；砂仁行气合中而安胎。使以黄芪、甘草补气以载胎。

3. 妊娠期阴道出血验方

【方剂来源】　曲阜市中医院妇产科验方。

【适应病证】　本方功能为补肾益气，固冲止血安胎。主治妊娠期阴道出血，色淡黯，腰酸、腹痛、下坠，夜尿多等病证。

【药物组成】　菟丝子 15 克，桑寄生 12 克，续断 15 克，党参 20 克，炙黄芪 20 克，白术 10 克，杜仲 12 克，山药 15 克，山茱萸 15 克，紫苏梗 6 克，苎麻根 20 克，地榆炭 10 克，砂仁 9 克，陈皮 10 克。

【服用方法】　水煎服，每日一剂。

4. 滑胎特色疗法

【方剂来源】　乔氏中医乔尚熠捐献父亲乔根庭先生验方，人物简介见第一章"霍乱验方"。

【适应病证】　滑胎，亦称小产。怀孕后，胎已形成。每至三五个月，忽然感觉身体不适，小腹胀痛，至大痛，胎盘破裂，胎儿附下。

【特色疗法】　（1）针刺：大肠经的双合谷穴直针 5 分。脾经的双三阴交穴直针 1 寸。膀胱经的双肾俞穴向外透刺志室穴。上法均用补法，留针 15 分钟。任脉的关元穴可灸多壮。

（2）中药应用

1）黄芪 10 克，党参 6 克，当归 10 克，炒白术 10 克，炒白芍 10 克，川芎 6 克，熟地黄 10 克，炒杜仲 6 克，五味子 6 克，川续断 6 克，干姜 3 克，甘草 6 克，阿胶（烊化）6 克。自怀孕等一个月开始。每月连服 3 剂，服 3 个月后停服。

2）炒杜仲 240 克，川续断 60 克，炒淮山药 180 克，大枣 60 克。上药共研细末，炼蜜为丸，如梧子大，自怀孕等一个月开始，每日早晚用米饮冲服 30 丸。连服 3 个月后停服。

3）习惯性流产：桑寄生 60 克，川续断 60 克，菟丝子 60 克，椿根白皮 30 克。上药共研细粉，自怀孕第一个月开始，每日用阿胶 10 克浸水，早中晚各冲服药粉 5 克。每月连服 10 日，3 个月后停服即可。

【按语】　多由于素体质虚弱、贫血、受胎后不能养胎保胎，或由跌仆等外伤，或由受胎后行房，伤及胎盘，以致容易小产。发生此种情形，乃是母体最大的损失。由于小产，调补失当，可使身体大衰，不易再受孕，或发生其他病症，在治疗上也极困难。

5. 习惯性先兆流产，滑胎验方

【方剂来源】　山东省名老中医药专家朱鸿铭经验方，人物简介见第一章"预防流行感冒验方"。

【适应病证】　习惯性先兆流产，滑胎。

【药物组成】　菟丝子 20 克，枸杞 15 克，桑寄生 20 克，川续断 15 克，党参 20 克，白术 15 克，黄芪 30 克，熟地黄 20 克，制何首乌 20 克，当归 12 克，白芍 12 克，阿胶（烊化）10 克，炙甘草 5 克。

加减：无阴道流血而出现早孕反应恶心呕吐者，去阿胶，以免滋腻碍胃，加苏梗 7 克，砂仁 7 克，呕吐剧者，加半夏（炒黄）6 克；阴道流血、舌质偏红者，加苎麻根 20 克，炒黄芩 9 克；气虚明显者，去党参，加人参 10 克；阳虚明显者，加鹿角胶（烊化兑入）10 克；子宫颈内口松弛的滑胎者，应加柴胡 6 克，升麻 6 克。服药至晚期妊娠或超过已往流产的月份。

【配制方法】　将上药倒入砂锅内，加冷水 1500 毫升，冬季浸泡 2 小时，夏季浸泡 1 小时。第一煎用武火煎沸，改文火煎 30 分钟，取药汁 300 毫升。第二煎加冷水 800 毫升，不需浸泡，用武火煎沸，改文火再煎 20 分钟，取药汁 300 毫升。2 煎药汁混合，兑入烊化的阿胶液备用。

【服用方法】 于睡前温服总药量的 1/2。次晨将剩余的 1/2 药汁加热后服用，卧床半小时再起床进食。

【注意事项】 滑胎患者未孕前应避免过劳，节制房事，每周服上方 5 剂，共服 20 剂。已孕后应常卧床休息，安定情绪，不能整日恐惧小产，保持良好的心态，以助安胎；禁绝房事，极为重要，以免再伤肾气，扰动冲任；自确定妊娠后即开始服用上方，服 3 剂后休息 1 日，直至妊娠 8 周或超过已往流产的月份。

【临床疗效】 本方名为磐石固胎汤，经朱老多年临床验证，疗效卓著。

【典型病例】 病案一：患者，女，31 岁，2007 年 2 月 24 日初诊。主诉：停经 56 日，阴道流血及腹痛半日来诊。现阴道流血量少，色黯淡，下腹胀痛，小腹下坠，腰酸略痛，倦怠乏力，恶心食少，小便频数，舌淡苔白，脉细滑无力，两尺脉沉而无力。既往怀孕 4 次，均在妊娠 2 个月时自然流产。此次于停经 32 日时在当地医院查尿妊娠试验为阳性，诊断为早孕，未予治疗。B 超示：宫内早孕。西医诊断：习惯性流产。中医诊断：滑胎。辨证：肾气亏虚，冲任不固，胎失系载。治法：补肾固冲，健脾养血，佐以止血安胎。予磐石固胎汤加苎麻根 20 克，砂仁 9 克，6 剂。每日一剂，并嘱卧床休息。

2007 年 3 月 3 日二诊：阴道流血止，下腹胀痛及小腹下坠感大减，仍腰酸尿频，较前有力，纳食增加，舌淡苔白，脉滑细。予上方去苎麻根 6 剂。

2007 年 3 月 10 日三诊：诸症均止，舌淡红苔薄白，脉滑。予磐石固胎汤 20 剂，服 3 剂休息一日，至妊娠 4 个月，B 超示：胎儿发确正常。10 月 6 日足月顺产一健康男婴。

病案二：患者，女，33 岁，2009 年 11 月 26 日初诊。主诉：自 2004 年至今已怀孕 6 次，均于受孕 40 多日自然流产。自第一次自然流产后，即到各家医院求治，未能如愿，现自末次流产已逾半年，故而来诊。现症：经净一日，面色无华，精神萎靡，腰膝酸软，头晕耳鸣，夜尿频多，气短乏力，纳呆食少，舌淡苔白，脉象沉弱。西医诊断：习惯性流产。中医诊断：滑胎。辨证：屡孕屡堕，如期而堕，肾气亏虚，冲任不固，胎失系载。治法：补肾固冲，健脾养血。予磐石固胎汤去党参，加人参 10 克，20 剂，每周服 5 剂。并嘱避免过劳，节制房事，待下次月经干净后第一日来诊。

2009 年 12 月 26 日二诊：诸症均止，月经如期，经色红，经量可，历时 5 日，昨日经净，脉舌如常。告知患者可以试孕。予朱氏毓麟汤：熟地黄 15 克，当归 10 克，川续断 12 克，桑寄生 15 克，菟丝子 12 克，阿胶（烊化）10 克，淫羊藿 10 克，巴戟天 12 克，杜仲 10 克，紫石英 30 克，鹿角霜 10 克，山萸肉 12 克，女贞子 15 克，路路通 10 克，甘草 3 克。共 7 剂，每日一剂，一剂煎 2 遍，早晚分服。并嘱 3 个注意事项：①月经净后不要同房，自行经至 12 日时去医院监测卵泡，卵泡成熟（直径 2cm 左右）后同房；②男方 7 日内不能饮酒；③女方不食辛辣生冷食物，避免感冒。

2010 年 1 月 30 日三诊：停经 35 日，B 超示宫腔内见妊囊，胎芽、心芽搏动可，诊为宫内早孕。苔白舌淡红，脉滑细，两脉无力。既已受孕，即予磐石固胎汤 20 剂，每服 3 剂后休息 1 日。妊娠 2 个月后，改为隔日 1 剂，直至服至妊娠满 3 个月停药。至妊娠 4 个月，B 超示胎儿发育正常。2010 年 10 月 16 日足月顺产一健康男婴。

病案三：患者，女，31 岁，2011 年 7 月 25 日初诊。停经 35 日，B 超示：宫腔内见妊囊、胚芽，胎心搏动良好。诊断：宫内早孕。述自 2008 年 6 月～2009 年 12 月已连续自然流产 3 次，均在怀孕 6 个月，突然阵发腹痛，胎儿随之娩出。2010 年 5 月 16 日赴某医院检查，诊为宫颈内口松弛症，导致中妊习惯性流产，后于妊娠 12～14 周期间，又赴该院住院行宫颈环扎术。至妊娠 24 周，又突然阵阵腹痛，随之胎儿娩出。此次为第 5 次受孕，欲保住胎儿之心甚切。诊见：腰骶酸痛，夜尿 3 次，体倦乏力，纳谷不馨、量少，大便不实，面色不华，舌淡苔白，脉软尺弱。病机：肾为冲任之本，冲为血海（胞宫），任主胞胎，肾气虚则冲任不固，胎失系载；冲脉隶于阳明（胃），任脉隶于少阴（肾），脾与胃相表里，脾主肌肉，脾气虚则胞宫肌肉失养，可致子宫颈内门松弛。辨证：肾脾两虚，冲任不固，胎失系载而滑胎。治法：补肾固冲，健脾增肌，益气升提。方用磐石固胎汤，加柴胡 6 克，升麻 6 克，枳壳 10 克，隔日一剂，守方服用。妊娠 4 个月，B 超示：胎儿发育正常。上方每 2 日服一剂，嘱患者待妊娠满 5 个月来诊。

2011 年 11 月 17 日诊：腰不酸痛，下腹不坠痛，纳食增进，精神可，舌淡红，苔薄白，脉滑。进入妊娠 6 个月，为原来堕胎之时，上方改为服 3 剂后休息一天。并卧床休息，生活起居格外小心，禁绝房事。2012 年 3 月 16 日患者丈夫来诉：妊娠 9 个月（270 日），其妻稍感头晕。足部轻度浮肿，血压为 156/90mmHg。将上方黄芪改为 20 克，加茯苓 12 克继服；嘱其赴当地县医院待产观察。5 日后该院为其剖宫产出一男婴，母子均健。

【按语】　堕胎或小产连续发生 3 次或 3 次以上，多数发生在同一妊娠月。孕前腰膝酸软，夜尿频多，目下黯黑，或面色晦暗，头晕耳鸣，神倦乏力，舌淡苔白，脉象沉弱。孕后多无症状，或有腰酸腹痛，或有阴道少量流血。另外，子宫颈内口松弛的习惯性流产者，多无自觉症状，突然阵发腹痛，胎儿随之排出。其病机为肾气亏虚，冲任不固，胎失系载，或气血两虚，冲任不足，不能养胎载胎。应选用补肾固冲、健脾养血法，故用磐石固胎汤治之。

第四节　产后病验方

一、产后恶露病验方

1. 胎衣不下验方

【方剂来源】　颜秉甲中医诊所祖传秘验方，人物简介见第一章"慢性支气管炎验方"。
【适应病证】　主治产后胎衣不下。
【药物组成】　蓖麻子 49 粒，明雄黄 3 克。
【使用方法】　上药共捣成膏，外敷脚心，胎衣下即去之。

2. 排恶露验方

【方剂来源】　马氏中医马建国经验方，人物简介见第一章"感冒验方"。

【适应病证】 产后排恶露。

【药物组成】 益母草 30 克（鲜品加倍）。

【服用方法】 水煎去渣取汁。趁温口服，每次 200～300 毫升，每日 2～3 次，一般连用 3～7 日。

【注意事项】 避风寒。

3. 缩宫清瘀汤

【方剂来源】 曲阜市中医院妇产科经验方。

【适应病证】 本方功能为益气活血、化瘀止血。用于促进药流或人流后宫内积血排出，促进子宫恢复。

【药物组成】 益母草 30 克，马齿苋 30 克，党参 30 克，黄芪 15 克，川芎 12 克，川牛膝 12 克，当归 12 克，炒桃仁 9 克，莪术 9 克，茜草 15 克，蒲黄 15 克（包煎），连翘 15 克，枳壳 20 克，炙甘草 9 克。

【服用方法】 水煎服，每日一剂。

4. 产后恶露不尽验方①

【方剂来源】 曲阜市中医院妇产科经验方。

【适应病证】 本方功能为活血化瘀、行气止痛、益气通乳。主治产后恶露不尽，小腹疼痛，乳汁少等病证。

【药物组成】 益母草 20 克，赤芍 12 克，太子参 15 克，麦冬 10 克，升麻 9 克，木香 9 克，乌药 9 克，当归 12 克，川芎 12 克，茯苓 10 克，醋延胡索 15 克，桔梗 9 克，陈皮 9 克，路路通 10 克，黄芪 15 克，炒王不留行 10 克。

【服用方法】 水煎服，每日一剂。

5. 产后恶露不绝验方②

【方剂来源】 曲阜市韦氏中医后裔韦东民、屈兴东捐献韦孝敬先生经验方，人物简介见第一章"心脾两虚验方"。

【适应病证】 产后血瘀引起的恶露不绝。

【药物组成】 当归、赤芍、白芷、茺蔚子、茯苓、香附、泽泻各 9 克，红花、炮姜各 6 克，桃仁、炙甘草各 3 克。

【服用方法】 水煎服，每日一剂，以红糖为引。

6. 产后血晕症特色疗法

【方剂来源】 乔氏中医乔尚熠捐献父亲乔根庭先生验方，人物简介见第一章"霍乱验方"。

【适应病证】 产后血晕症。气虚者，头晕眼花、心下闷满，甚至昏迷不省人事，面色㿠白，口噤气冷，呼吸短促，冷汗淋漓，手足冰冷，恶露多而不止，舌淡无苔，脉虚细无力。血虚者，头目眩晕，突然昏厥，症状与气虚相似，脉细促或浮大而虚。瘀血者，小腹阵痛怕按，面赤唇紫，渐至心下急满，甚则气粗喘促，神昏口噤，不省人事，两手握拳，牙关紧闭，舌质紫黯，脉弦紧有力。

【特色疗法】 （1）针刺：督脉的人中穴向上针刺3分，可以急救。再取心经的左神门穴针刺3分，右通里穴针刺3分。心包经的右间使穴直针8分。八卦穴中的左内关穴直针8分，右公孙穴直针5分。胃经的双足三里穴直针8分。上法均用轻刺激，留针20分钟。

（2）中药应用：①以其丈夫小便，研浓墨约半茶杯，服下，即可苏醒如常人，不效再服，3次可愈。②姜半夏为末，吹入鼻中即醒。③荆芥穗为末，每次6克，调童便一小杯趁热下。④人参6克，苏叶15克，童便一小杯，酒一汤匙。水煎服。⑤当归10克，川芎6克，荆芥6克，水煎后入童便一茶盅服之。

【按语】 本病可分为气虚、血虚两种。气虚：由于体质素虚，临产时用力过度，耗伤元气，或由难产，时间延长，体力不支所致。血虚：分娩时出血过多，阴血暴亡，心肝血虚，神魂失其守藏，而致晕厥。

7. 产后大出血验方

【方剂来源】 防山李氏中医世家李全树祖传验方，人物简介见第一章"心肌梗死验方"。

【适应病证】 本方功能为大补元气，止渴生津，调营养卫。主治产后大出血。

【药物组成】 高丽参（人参）60克。

【服用方法】 水煎200毫升，频频饮之，有起死回生之神效。

【注意事项】 无不良反应

【应用小结】 本方使用多年效果非常有效。本病随着医疗条件的逐步提高已较少见到，如遇此病，不妨一试。

【典型病例】 赵某，38岁。产后回家3日出现出血症状，心慌气短，大汗淋漓。患者有大气下陷之症状，投以人参60克煎水徐徐服用，出血止，后加以中药调理数天痊愈。

8. 产后发热土方

【方剂来源】 1977年由曲阜县卫生局向济宁地区卫生会议献方。

【适应病证】 产后发热。

【药物组成】 小米50克。

【配制方法】 将小米炒黄，加水一碗，小火煎至半碗。

【服用方法】 趁热口服，保暖出汗即见效，隔日一次，连服2次即可。

9. 产后腹痛验方

【方剂来源】 曲阜市韦氏中医后裔韦东民、屈兴东捐献韦孝敬先生经验方，人物简介见第一章"心脾两虚验方"。

【适应病证】 产后血瘀引起的腹痛。

【药物组成】 当归、茺蔚子各9克，赤芍、白芷、炮姜各6克，桃仁、红花、炙甘草各3克。

【服用方法】 水煎服，每日一剂。红糖为引。

二、产后大便异常验方

1. 产后腹泻验方①

【方剂来源】 曲阜市第二人民医院康运吉经验方，人物简介见第一章"半身不遂验方②"。

【适应病证】 产后腹泻。

【药物组成】 炒苍术6克，炒白术6克，党参9克，猪苓2.4克，茯苓6克，泽泻2.4克，厚朴4.5克，枳实3克，车前子（包煎）9克，诃子肉9克，山药9克，陈皮3克，黄芩4.5克。以生姜片、红枣1枚为引。

【服用方法】 每日一剂，水煎分2次服。药量按年龄、体重增减。

【应用小结】 轻者1剂药痊愈，重者2剂。

2. 产后腹泻验方

【方剂来源】 息陬张氏中医世家张竟捐献祖传验方，人物简介见第一章"气管炎验方③"。

【适应病证】 产后受凉或饮食不洁引起的腹泻，久治不愈。

【药物组成】 羊肉、胡萝卜各适量。

【服用方法】 同煮食用。

3. 产后便秘验方

【方剂来源】 时庄刘氏中医世家刘仲芹经验方，人物简介见本章"痛经验方②"。

【适应病证】 本方可滋阴、养血、润燥，主治产后血虚津亏导致的大便难。

【药物组成】 当归30克，生地黄30克，熟地黄30克，太子参15克，麦冬12克，桃仁10克，牡丹皮12克，木香10克，香附15克，肉苁蓉12克，杜仲12克，郁李仁15克，火麻仁12克，柏子仁12克，甘草6克。

【服用方法】 水煎服，每日一剂。

【注意事项】 产后尽早起床适当活动，摩腹促进肠功能恢复，多饮水，多吃蔬菜水果，禁食辛辣油炸食品。

【应用小结】 本病多由产后亡血伤津，肠道燥涩，兼气虚推动无力，大肠传导不利所致。治宜补润，使之化源充足，肠道得润，不可用苦寒峻泻的药物，以免伤阴和中气。在补润中加行气活血之品，使气机得畅。

【典型病例】 刘某，女，23岁，1996年8月21日初诊。主诉：产后20日，排便困难。现病史：20日前顺产一足月女婴，产时有会阴侧切，产后第3日排便一次，质干，排便时伤口疼痛。出院后，畏惧会阴切口疼痛，大便时不敢用力，致使大便数日不解，现已5 日未解大便。3 日前已有便意，感轻微腹胀。舌红苔薄，脉细数。辨证：血虚津亏肠燥。诊断：产后便秘。治法：500 毫升温生理盐水灌肠，灌肠 1 小时后，顺利排出较硬宿便数枚，其后为软便。上方 5 剂，每日一剂，水煎服。服中药后大便较前软，仍干燥，1～2 日一行，5 剂后大便如常。

三、产后乳病验方

1. 乳汁不足食疗验方

【方剂来源】　全国基层名老中医药专家朱传伟经验方，人物简介见第一章"风寒感冒轻症验方"。

【适应病证】　乳汁不足。

【药物组成】　豆腐 1 斤，活鲜鲤鱼 1 条

【服用方法】　将鲤鱼洗净，去除内脏，与豆腐一起上锅炖煮食用。

【按语】　长期服用有益气养血通乳的作用。

2. 乳汁不足验方①

【方剂来源】　全国基层名老中医药专家朱传伟经验方，人物简介见第一章"风寒感冒轻症验方"。

【适应病证】　因气血不足或生气造成的产后乳汁不足。

【药物组成】　（1）气血不足方：熟地黄 15 克，当归 12 克，川芎 6 克，黄芪 20 克，党参 15 克，王不留行 15 克，通草 10 克，炮穿山甲 6 克，炙甘草 6 克，桔梗 10 克，白芷10 克，白术 10 克，路路通 12 克。

（2）肝郁气滞方：柴胡 6 克，蒲公英 15 克，天花粉 10 克，漏芦 12 克，炮穿山甲 6克，桔梗 10 克，白芷 10 克，甘草 6 克，炒王不留行 15 克，通草 10 克，生地黄 15 克，当归 12 克，赤芍 12 克，川芎 6 克，青皮 10 克。

【服用方法】　水煎服，每日一剂。

【注意事项】　保持心情舒畅。方中穿山甲价格昂贵，也可改 3 克冲服。

3. 乳汁不足验方②

【方剂来源】　曲阜市中医院孔亚梅收集民间验方。

【适应病证】　产后乳汁不足。

【药物组成】　王不留行 18 克，穿山甲 9 克，通草 12 克，猪后蹄 1 对。

【服用方法】　猪蹄煮熟，用猪蹄汤与上述药品同煎口服。

【注意事项】　禁忌辛辣食物。

【应用小结】　曾使用本方治疗 20 例，乳汁均逐渐增加。

【典型病例】　患者，女，夏家村人。产后下乳汁很少，经服用本方 3 剂后，乳

汁增多。

4. 乳汁不足验方③

【方剂来源】 曲阜市人民医院侯庆勋经验方，人物简介见第一章"面瘫验方②"。

【适应病证】 本方可益气、养血、通络，主治乳汁不足。

【药物组成】 炮穿山甲 5 克，炒王不留行 15 克，路路通 12，通草 9 克，黄芪 15 克，当归 12 克，甘草 6 克，猪前蹄 2 只。水煎服，每日一剂。

【应用方法】 先用冷水适量（约够煎 3 剂中药用）煮猪蹄，去除浮沫浮油后，将 3 剂的穿山甲 15 克用纱布包好与猪蹄一同煮约 2 小时，捞出猪蹄另服用，用其猪蹄汤煎煮中药，每次煎药时，再把原穿山甲包与其他中药一同煎煮。因其穿山甲贵重，3 剂的穿山甲一同反复应用，临床效果也很好。

【注意事项】 猪蹄汤应用第 1 剂中药后，应放入冰箱冷藏，备第 2、3 剂应用。

【应用小结】 产后缺乳，原因很多。中医认为主要有产妇身体虚弱，气血生化之源不足，无以化乳；或产妇肝郁气滞，经脉涩滞，乳汁运行受阻引起。该方起到益气养血通络的作用，简便易行，多年应用于临床，有效率为 100%。

【典型病例】 病案一：裴某，女，28 岁，于 2016 年 4 月 16 日初诊。患者生产 40 日，感觉乳汁分泌不足来诊。用上方 3 剂，乳汁分泌逐渐增多，半个月及 1 个月随访，未再出现乳汁不足情况。

病案二：任某，女，28 岁，于 2016 年 9 月 11 日初诊。患者生产 2 个月，因生气后感觉乳汁不足，小儿好哭闹来诊。用上方 3 剂，乳汁分泌增多，产妇心情好转。

病案三：孔某，女，25 岁，于 2017 年 5 月 18 日初诊。患者生产 20 日，感觉乳汁不足，伴胸闷气短，烦躁易怒，饮食可，二便正常。用上方治疗 3 日，乳汁逐渐增多，胸闷气短烦躁减轻。

5. 乳汁不足验方④

【方剂来源】 颜秉甲中医诊所秘验方，人物简介见第一章"慢性支气管炎验方"。

【适应病证】 主治产后血虚引起的乳汁不足。

【药物组成】 黄芪 20 克，当归、生地黄各 12 克，炒王不留行、通草、路路通、益母草、党参各 15 克，川芎、红花、白芷、炮穿山甲、桔梗各 10 克，甘草 3 克。

【服用方法】 水煎服，每日一剂。

【典型病例】 东某，女，27 岁，曲阜市东林西人。2004 年 10 月 25 日初诊：患者产后 1 周，乳汁不足，纳可，乏力，气短，舌苔薄白，脉沉。诊为乳汁不足。辨证：产后血虚。给予上方水煎服，每日一剂。3 剂后乳量开始增多，加减调理 10 剂，哺乳正常。

6. 乳汁不足验方⑤

【方剂来源】 曲阜市韦氏中医后裔韦东民、屈兴东捐献韦孝敬先生经验方，人物简介见第一章"心脾两虚验方"。

【适应病证】 产后血虚导致的乳汁不足。

【药物组成】　当归、通草、炒王不留行、黄芪、党参各 9 克，川芎、香附、白芷、红花、白术、炮穿山甲各 6 克，甘草 3 克。

【服用方法】　用前猪蹄 1 对煮汤，用猪蹄汤煎药，每日一剂，以红糖为引。

7. 产后缺乳验方

【方剂来源】　时庄刘氏中医世家刘海洋经验方，人物简介见本章"月经过少验方①"。

【适应病证】　本方可益气养血、理气通乳，主治气血不足、乳络瘀滞型产后缺乳。

【药物组成】　太子参 15 克，白术 12 克，黄芪 15 克，当归 15 克，熟地黄 30 克，阿胶（洋化）10 克，制何首乌 30 克，柴胡 10 克，郁金 10 克，鸡内金 15 克，砂仁 10 克，丹参 12 克，鸡血藤 30 克，路路通 12 克，丝瓜络 15 克，炒王不留行 15 克，通草 3 克，甘草 6 克。

【服用方法】　水煎服，每日一剂。

【注意事项】　①饮食要易消化，高蛋白，多食汤汁类食物。②避免情志刺激，保持愉悦的心情。③按需哺乳，养好良好的哺乳习惯，采取正确的哺乳姿势。

【按语】　缺乳在治疗上要以补血为主，使乳汁化生有源，补益元气也很重要，生气也不能生乳汁，略加些疏肝理气通络之品即可。

【典型病例】　刘某，26 岁，2012 年 10 月 22 初诊。主诉：产后 42 日，乳汁不足。患者产后乳量尚可，因小儿生病住院暂停哺乳 1 周，现乳汁不足，每次哺乳后都要添加奶粉 20 毫升左右，睡眠差，乳房局部有肿块，胀痛，纳差，二便调，舌淡红，苔薄白，脉沉弦。诊断：产后缺乳。辨证：气血不足，乳络瘀滞。治法：益气养血，理气通乳。上方 10 剂，水煎服，每日一剂。

10 月 29 日二诊：服药后乳量明显增加，每日仍需加喂奶粉 2 次，食欲、睡眠均可，乳房无结块，二便调。舌脉没有变化。原方 5 剂后随访，已基本满足需要。

8. 回乳验方

【方剂来源】　全国基层名老中医药专家朱传伟经验方，人物简介见第一章"风寒感冒轻症验方"。

【适应病证】　哺乳期结束，回乳。

【药物组成】　炒麦芽 120 克，陈皮 6 克。

【服用方法】　每日一剂，水煎，分 2 次服。同时外用皮硝 100 克捣碎，用布包，用水喷潮湿，外敷乳部，每 6 小时敷一次。

9. 回乳后乳房胀痛验方

【方剂来源】　全国基层名老中医药专家朱传伟经验方，人物简介见第一章"风寒感冒轻症验方"。

【适应病证】　回乳后乳房胀痛。

【药物组成】　炒麦芽 60 克，枳壳 10 克，甘草 3 克。

【服用方法】　每日一剂，水煎，分 2 次服。

10. 乳缩疼痛验方

【方剂来源】 全国基层名老中医药专家朱传伟经验方，人物简介见第一章"风寒感冒轻症验方"。

【适应病证】 新产妇乳头不出，疼痛剧烈，小儿不能吮吸。

【药物组成】 南瓜藤须一握。

【服用方法】 水煎炖服，或加食盐少许，同捣烂，开水泡服。

四、产后发汗验方

【方剂来源】 全国基层名老中医药专家朱传伟经验方，人物简介见第一章"风寒感冒轻症验方"。

【适应病证】 产后满月发汗。

【药物组成】 透骨草 30 克，桂枝 15 克。

【服用方法】 水煎 15~20 分钟，取药汁 200 毫升，趁温服下，卧床盖被，微微汗出，一次即可，不可再发。

【注意事项】 产后发汗，微微汗出即可，不可大汗淋漓。出汗过多，易伤阳气，导致四肢无力、心悸等虚证发生。特别注意的是慎做汗蒸。产后多虚，汗蒸出汗过多，极易导致患者虚脱。

五、产后身痛验方

1. 产后血虚身痛浮肿验方

【方剂来源】 曲阜市韦氏中医后裔韦东民、屈兴东捐献韦孝敬先生经验方，人物简介见第一章"心脾两虚验方"。

【适应病证】 产后血虚引起的身痛浮肿。

【药物组成】 当归、赤芍、白芷、茯苓、白术、炙桑白皮、陈皮、泽泻、天冬、麦冬、菟丝子、车前子各 9 克，炮姜 15 克，香附 6 克，炙甘草 3 克。

【服用方法】 水煎服，每日一剂，以红糖为引。

2. 产后腰痛验方

【方剂来源】 曲阜市韦氏中医后裔韦东民、屈兴东捐献韦孝敬先生经验方，人物简介见第一章"心脾两虚验方"。

【适应病证】 产后血虚感寒引起的腰痛、乏力、白带多、四肢麻木等。

【药物组成】 续断、桑寄生、黄芪各 12 克，赤芍、白芷、熟地黄、山药、白术各 9 克，茺蔚子、枸杞、车前子、红花、肉豆蔻各 6 克，炮姜、甘草各 3 克。

【服用方法】 水煎服，每日一剂，以红糖为引。

3. 产后受风验方

【方剂来源】 全国基层名老中医药专家朱传伟捐献曾祖父朱荫楸先生经验方，人物简介见第一章"风寒感冒轻症验方"。

【适应病证】 产后受风，筋骨疼痛。

【药物组成】 当归、赤芍、红花、香附、麻黄、茯苓、益母草、甘草各9克。蜂蜜60克为引。加减：产后停瘀可去麻黄、茯苓，加川芎6克，青皮9克。

【服用方法】 水煎服，每日一剂。

六、子宫脱垂验方

1. 子宫脱垂验方①

【方剂来源】 全国基层名老中医药专家朱传伟经验方，人物简介见第一章"风寒感冒轻症验方"。

【适应病证】 子宫脱垂。

【药物组成】 乌梅15克，五倍子、石榴皮各9克。

【服用方法】 水煎趁热熏洗阴部。

2. 子宫脱垂验方②

【方剂来源】 全国基层名老中医药专家朱传伟经验方，人物简介见第一章"风寒感冒轻症验方"。

【适应病证】 子宫脱垂。

【药物组成】 苦参12克，蛇床子15克，黄柏、白芷各9克，枯矾6克。

【服用方法】 水煎趁热熏洗阴部。

3. 子宫脱垂验方③

【方剂来源】 全国基层名老中医药专家朱传伟经验方，人物简介见第一章"风寒感冒轻症验方"。

【适应病证】 子宫脱垂。本病多因中气不足，冲任不固，提摄无力所致，可分气虚和肾虚两种治疗。气虚症见子宫下移，或脱出阴道口外，劳累时加剧，小腹下坠，神倦懒言，少气乏力，小便频数，或白带量多，质稀，面色不华，舌淡、苔薄，脉象缓弱。肾虚症见子宫下移，或脱出阴道口外，小腹下坠，小便频数，腰酸腿软，头晕耳鸣，阴道干涩，舌淡、苔薄白，脉象沉细、尺脉弱。

【药物组成】 （1）气虚方用：黄芪30克，红参10克，当归10克，陈皮6克，升麻3克，柴胡3克，白术10克，炙甘草5克，枳壳12克，山药15克，芡实15克，桑螵蛸12克。

（2）肾虚方用：山萸肉12克，炙甘草5克，炒山药15克，杜仲12克，当归10克，枸杞12克，红参10克，熟地黄24克，鹿角胶（烊化）12克，炙升麻9克，枳壳12克。

【服用方法】 水煎服，每日一剂。

【按语】 要坚持服药，方显疗效。

第五节 妇科杂病验方

一、不孕症验方

1. 不孕（多囊卵巢综合征）

【方剂来源】 时庄刘氏中医世家刘海洋经验方，简介见本章"月经过少验方①"。

【适应病证】 本方滋补肝肾、养血活血、理气调经，主治不孕（多囊卵巢综合征）。

【药物组成】 当归 30 克，生地黄、熟地黄各 30 克，山茱萸 12 克，女贞子 15 克，制何首乌 20 克，桑椹子 12 克，菟丝子 30 克，杜仲 12 克，川芎 15 克，赤芍 12 克，丹参 15 克，鸡血藤 30 克，益母草 30 克，柴胡 10 克，香附 15 克，郁金 12 克，甘草 6 克。

【服用方法】 水煎服，每日一剂。

【注意事项】 吃药期间要劳逸结合，忌生冷、油腻、辛辣刺激食物。

【应用小结】 本病的病机主要与肾、肝和冲任气血密切相关，精血是月经产生的来源，所以治疗的关键在于补肾填精。"女子以肝为先天"，肝体阴而用阳，主宰着气机的条达和血液的蓄溢调节，故治疗本病疏肝养血之法必不可少；"冲为血海""任司精血津液"，"冲任之本在肾"，故补肾即所以益冲任，疏肝即所以调冲任，补肾养血疏肝是治疗本病的主要治则。

【典型病例】 王某，27 岁。月经稀发 3 年，停经 5 个月。患者体型略胖，孕 2 产 0，性生活正常，未避孕，至今未孕。B 超显示左侧卵巢为 31mm×16mm，右侧卵巢为 32mm×23mm，内均见 10 余个小卵泡，提示双侧卵巢多囊样改变。患者经常腹胀不适，近日乳房发胀，纳食可，睡眠一般，大小便正常。舌体略胖，舌质淡暗，苔白，脉沉细。诊断：不孕症（多囊卵巢综合征）。辨证：肝肾虚损，冲任瘀滞。治法：滋补肝肾，养血活血，理气调经。方药：当归 30 克，生地黄、熟地黄各 30 克，山茱萸 12 克，女贞子 15 克，制何首乌 20 克，桑椹子 12 克，菟丝子 30 克，杜仲 12 克，川芎 15 克，赤芍 12 克，丹参 15 克，鸡血藤 30 克，益母草 30 克，柴胡 10 克，香附 15 克，郁金 12 克，甘草 6 克。共 10 剂，每日一剂，水煎服。

二诊，患者服药第 9 日月经来潮，经量可，现月经第 4 日，量少将净，乳胀消失，仍觉胃脘小腹部不适，舌质淡黯，苔淡黄。上方加木香 10 克以理气消胀。续服 10 剂，每日 1 剂，水煎服。

半年后，再次来诊，诉服药治疗后，月经基本规律，均为 40 多日一次。现停经 42 日，3 日前自测尿早孕（＋），连查 3 日均为（＋），嘱注意休息，禁房事。数日后做 B 超确认，必要时行保胎治疗。

2. 输卵管阻塞性不孕验方

【方剂来源】　山东省名老中医药专家朱鸿铭经验方，人物简介见第一章"预防流行性感冒验方①"。

【适应病证】　输卵管阻塞性不孕。本病属于中医学中因血瘀、癥瘕、冲任受阻、胞脉不通而致的不孕。

【药物组成】　桂枝 15 克，淫羊藿 15 克，皂角刺 12 克，炮穿山甲 3 克（研细冲服），当归 15 克，川芎 10 克，赤芍 12 克，三棱（醋炒）10 克，莪术（醋炒）10 克，水蛭 7 克，路路通 12 克，忍冬藤 30 克，鸡血藤 20 克，川牛膝 12 克。

加减：若小腹灼疼、拒按、月经色红、质黏有块者，可去桂枝、淫羊藿，加败酱草 20 克，金银花 15 克，连翘 15 克，薏苡仁 15 克，甘草 3 克以清热解毒；若经前少腹及乳房胀痛，心烦易怒者，可加炒枳壳 10 克，香附 12 克，荔枝核 12 克，八月札 15 克，以疏肝理气、行气止痛；若兼有神疲乏力、心悸气短、纳呆便溏、白带量多、色白质稀者，可加党参 15 克，炒白术 15 克，炙黄芪 20 克，以益气健脾；若伴有输卵管积水者，可加车前子 15 克，猪苓 12 克，泽兰 15 克以利湿行水。

【配制方法】　将上药倒入砂锅内，加冷水 1500 毫升，冬季浸泡 2 小时，夏季浸泡 1 小时。第一煎用武火煎沸，改文火煎 30 分钟，取药汁 300 毫升。第二煎加冷水 800 毫升，不需要浸泡，用武火煎沸，改文火再煎 20 分钟，取药汁 300 毫升。2 煎药汁混合，兑入烊化的阿胶液备用。

【服用方法】　于睡前温服总药量的 1/2，次晨将剩余的 1/2 药汁加热后服用，卧床半小时再起床进食。

【注意事项】　服药期间，忌食生冷之物，不饮浓茶，调畅情志，节制房事。每周服 5 剂，月经期停服。服 30 剂，行子宫输卵管通液术，以验证疗效。

【临床疗效】　本方经朱老多年临床验证，疗效卓著。

【典型病例】　病案一：孔某，26 岁，2010 年 2 月 23 日初诊。患者婚后月经规律，于 2 年前行人工流产一次，半年后又行药物流产一次，近 2 年未避孕一直未再孕。现症见畏寒肢冷，腰膝酸软，夜尿 2～3 次，大便稀溏，带下量多，色白质稀，月经量少，经行下腹坠痛，每于受寒或劳累后两少腹扯痛。曾于 2009 年 12 月 16 日于外院行子宫输卵管造影示双侧输卵管不通。2010 年 1 月 30 日本院妇科行子宫输卵管通液，显示双侧输卵管不通。配偶精液常规正常。其苔薄白，舌稍黯，脉沉无力，两尺细弱。诊断：输卵管阻塞性不孕症。辨证：肾阳虚亏，胞脉血瘀。予桂仙皂甲汤加炮附子 10 克（先煎半小时），10 剂。二诊时畏寒减轻，四肢已温，上方去炮附子，10 剂。2010 年 4 月 13 日再诊：已服桂仙皂甲汤 30 剂，上症均止，适值月经净后第 5 日，在本院妇科经子宫输卵管通液证实，双侧输卵管通畅。嘱患者停药，待下月月经净后第 1 日来取朱氏毓麟汤 6 剂，以助受孕。2010 年 6 月 7 日：停经 35 日，B 超示有妊娠囊与胎芽，宫内早孕。2011 年 2 月 8 日顺产一足月健康男婴。

病案二：颜某，27 岁，2010 年 2 月 24 日初诊。自 2006 年 3 月～2007 年 12 月人工流产 2 次，药物流产 1 次至今不孕。1 个月前在某医院行子宫输卵管造影显示，左侧输卵管通而不畅，右侧输卵管不通。昨日在本院经子宫输卵管通液示结果同上。其症见 2 年余不孕，腰与小腹凉痛，热敷则舒，夜尿 3～4 次，白带量多，月经愆后，经量少，色黯红，经前不畅，有时有血块，平日性欲冷淡，舌黯红，脉沉涩无力。辨证：肾阳虚亏，寒凝血瘀，冲任失于温煦而受阻，胞脉不通。予桂仙皂甲汤加鹿角胶 10 克（烊化兑入），10 剂，每周服 5 剂。2010 年 3 月 11 日二诊：诸症均减轻，性欲恢复如常，上方去鹿角胶，继服 10 剂。2010 年 5 月 26 日三诊：因患者求嗣心切，服完桂仙皂甲汤 20 剂，于月经净后 6 日即同房求孕。现停经 50 日，B 超见妊娠囊与胎芽，胎心搏动好，诊为宫内早孕。2011 年 1 月 10日顺产一足月健康女婴。

病案三：王某，37 岁。2007 年 12 月 6 日初诊。患者 10 年前生一子，未满月即置宫内节育环，3 年前其子因病夭折，即取出节育环，至今未孕。曾到各地医院求治，2 次行输卵管造影均示双侧输卵管不通。其症见经前少腹及乳房胀痛，心烦易怒，精神抑郁，经行后期，经量少，色黯红，经下不畅，夹有血块，腰与小腹冷痛，手足不温，夜尿 3次，白带较多，舌略黯，脉弦涩。辨证：阳虚血瘀，胞脉不通，兼有肝气郁滞。桂仙皂甲汤加香附 12 克，荔枝核 12 克，八月札 15 克，炒枳壳 10 克。10 剂，每周服 5 剂。2007 年 12 月 21 日二诊：经前少腹及乳房已不胀痛，心烦易怒消失，精神较佳。上方去香附、荔枝核、八月札、枳壳，20 剂。嘱其服尽 20 剂，待月经净后 3～7 日来诊。2008 年 1 月 23 日三诊：共服桂仙皂甲汤 30 剂，经妇科行输卵管通液术证实，双侧输卵管已通。嘱患者下月月经过后，值排卵期可同房求孕。2008 年 12 月 10 日剖宫产一健康男婴。

【按语】 本病占不孕症的 30%～35%，多由于性传播疾病，宫内感染，诸如反复多次行人工流产，以及不规范的宫腔操作、盆腔子宫内膜异位症等因素引起。西医治疗本病大多采用子宫输卵管通液术、输卵管插管术或腹腔镜下输卵管粘连松解和整形等手术，但术后易复发和出现异位妊娠的风险较大，而且妊娠者仅占复通者的 20%～30%。中医认为本病是由湿热、湿毒、寒湿之邪内侵，邪气与胞脉气血搏结成瘀，日久导致胞脉闭塞；或因医者认为感受湿热湿毒之邪，习用寒凉之药治疗，日久寒凉药物伐伤肾阳；或感受寒湿之邪，日久不祛，寒性凝滞，湿性黏滞，两者均可阻遏阳气，肾阳亏虚则胞宫、冲任无以温煦，气血运行迟缓而瘀阻胞脉，以致胞脉不通，不能摄精成孕。故其病机归纳为寒凝、阳虚和血瘀。

临床症见多年不孕，月经后期，经量少，色紫黯，经行不畅，或有血块，少腹冷痛拒按，经前痛剧，腰部冷痛，小腹及腰部得热则舒，夜尿次频，带下量多。舌黯或边有瘀点，脉弦涩或沉而无力。辨证：寒凝，阳虚，血瘀，冲任失于温煦而受阻，胞脉不通。治法：温阳除湿，化瘀通络。故选用上方治疗，疗效满意。

本方又名"桂仙皂甲汤"，方中穿山甲价格昂贵，故不用 10 克，临床实践证实，炮穿山甲 3 克研细随药液冲服，亦可达到治疗效果。

3. 百子附归丸

【方剂来源】 颜秉甲中医诊所祖传秘验方，人物简介见第一章"慢性支气管炎验方"。

【适应病证】 本方功能调养经血，安胎顺气。主治气血失和，胎失所养所致的胎动不安。

【药物组成】 炒香附 60 克，阿胶 60 克，全当归 60 克，熟地黄 60 克，白芍 60 克，川芎 60 克，艾叶 60 克（酒洗）。

【服用方法】 上药共为细末，炼蜜为丸，每丸重 9 克，每服 1 丸，空腹白开水送下。

4. 不孕验方

【方剂来源】 颜秉甲中医诊所秘验方，人物简介见第一章"慢性支气管炎验方"。

【适应病证】 主治不孕。

【药物组成】 当归、生地黄、女贞子、旱莲草、太子参、陈皮各 12 克，续断、枸杞、菟丝子、玄参、山药各 15 克，牡丹皮、川芎、牡蛎、醋香附、炒白术、麦冬、白芍各 9 克，升麻炭 6 克，甘草 3 克。

【服用方法】 水煎服，每日一剂。

【典型病例】 牛某，女，24 岁，曲阜市旧县一街人。2007 年 7 月 5 日初诊：婚后 2 年未孕，平时月经后期，量少，小腹发凉，腰膝酸软，舌苔薄白，脉沉无力。诊为不孕。辨证：肾虚冲任不足。给予上方水煎服，每日一剂。加减调理 2 个月而受孕。

5. 原发性不孕验方

【方剂来源】 息陬张氏中医世家张竞捐献祖传验方，人物简介见第一章"气管炎验方③"。

【适应病证】 本方功能为暖宫温经，养血活血。主治元阳不足、宫寒血冷导致的原发性不孕。

【药物组成】 熟附片（先煎半小时）15 克，当归 9 克，炮姜 9 克，桂枝 12 克，炒艾叶 12 克，赤芍 12 克，炒白芍 24 克，炙甘草 6 克，细辛 2 克，丹参 15 克，黄芪 30 克，阿胶（烊化）5 克。

【服用方法】 水煎服，每日一剂，日服 2 次。

【注意事项】 忌生冷。

【典型病例】 孙某，女，32 岁。结婚 4 年未孕，16 岁初潮，月经先后不定期，经期少腹坠胀冷痛，遇寒加重，经量少，色暗，腰膝酸软。素日面色萎黄，倦怠无力，畏寒肢冷，带下清稀。纳眠一般，小便正常，大便时稀。B 超示子宫无明显阳性体征。舌淡苔润，右脉细弱，左脉沉弱无力。按上方加减调理 2 个月，月经正常，痛经症状明显减轻，大便已正，手足凉减轻，精神佳。后又加减调理 2 月余，成功怀孕并产一女。

6. 子宫内膜炎验方

【方剂来源】 曲阜师范大学校医院颜平经验方，简介见第一章"胃、十二指肠溃疡验方②"。

【适应病证】 子宫内膜炎。其症见月经量少，腹痛，不孕不育，月经淋漓不尽，子宫内膜不均质改变。

【药物组成】 当归 12 克，川芎 12 克，熟地黄 24 克，白芍 16 克，益母草 12 克，马鞭草 9 克，艾叶 6 克，紫石英 30 克。

【服用方法】 水煎服，每日一剂。

二、乳房疾病验方

1. 乳头皲裂验方

【方剂来源】 马氏中医马建国经验方，人物简介见第一章"感冒验方"。

【适应病证】 乳头皲裂。

【药物组成】 生地黄 30 克，麦冬 15 克，当归 15 克，白芍 15 克，柴胡 10 克，黄芩 10 克，栀子 10 克，天花粉 12 克，夏枯草 12 克，白芨 12 克，木通 6 克，甘草 10 克

【服用方法】 水煎服，每日一剂，早晚分服。

【注意事项】 禁忌辛辣油腻之品，保持心情舒畅。

【典型病例】 颜某，女，26 岁。2013 年 3 月 23 日就诊。患者双乳头有裂口，呈条纹裂纹，皮肤色红疼痛，甚时似刀割，不敢让小儿吮乳 4 月余。曾内服外用药（不详）多次收效不显。现症见口苦头胀，眩晕耳鸣，溲黄，舌质红苔黄，脉弦数。诊断：乳头皲裂。证属：肝经阴血不足，乳头失润而出现燥裂。治则：滋阴清肝，泄热敛口。上方水煎服。外用愈裂膏涂抹。5 剂后皲裂疼痛俱轻，裂纹已趋愈合，头胀眩晕感已无，原方续服 4 剂，皲裂痊愈。

【按语】 乳头皲裂，中医称为"乳头破碎"，上举例子迁延时间较长，经内服外用药治疗收效不显，诸症详辨此乃肝经阴血不足，乳头失其润养，而现燥裂之状。方以当归、白芍、生地黄、麦冬、玄参、枸杞子、天花粉、白芨养血益阴润燥敛口；黄芩、柴胡、栀子、夏枯草、木通、生甘草等清热而收良效。

2. 乳痈初起验方①

【方剂来源】 全国基层名老中医药专家朱传伟经验方，人物简介见第一章"风寒感冒轻症验方"。

【适应病证】 乳痈初起。

【药物组成】 马齿苋 60 克，皮硝 30 克。

【服用方法】 上药共捣烂，涂敷患处。

3. 乳痈初起验方②

【方剂来源】 马氏中医马建国经验方，人物简介见第一章"感冒验方"。

【适应病证】 乳腺炎初起，乳房肿胀疼痛，乳汁分泌不畅。

【药物组成】 西瓜翠衣、大黄粉各等份。

【服用方法】 上药共捣，调成糊状涂敷，干后即换，直至炎性肿块消散吸收。

4. 急性乳腺炎验方①

【方剂来源】 马氏中医马建国经验方，人物简介见第一章"感冒验方"。

【适应病证】　急性乳腺炎。

【药物组成】　牛蒡子 10 克，大青叶 15 克，鹿角霜 10 克，金银花 20 克，天花粉 12 克，赤芍 12 克。

【服用方法】　水煎服，每日一剂。

【应用小结】　本方具有消炎解毒，排脓消肿功效。

5. 急性乳腺炎验方②

【方剂来源】　马氏中医马建国经验方，人物简介见第一章"感冒验方"。

【适应病证】　急性乳腺炎。

【药物组成】　蒲公英 20 克，金银花 20 克，大青叶 15 克，炮穿山甲 6 克，天花粉 12 克，赤芍 12 克。

【服用方法】　水煎服，每日一剂。另用蒲公英鲜品捣碎外敷患处，干后即换，收效较好。

【应用小结】　本病愈是初起，显效愈快。

6. 急性乳腺炎验方③

【方剂来源】　马氏中医马建国经验方，人物简介见第一章"感冒验方"。

【适应病证】　本方功能清热解毒消炎。主治急性乳腺炎。

【药物组成】　鲜牛蒡叶 100 克，大黄粉 60 克。

【配制方法】　取鲜牛蒡叶 100 克洗后捣碎，然后加入大黄粉 60 克，调为糊状。

【服用方法】　涂敷患处，干后即换，不拘次数，至肿块消散。

【注意事项】　勿挤压热敷。

【应用小结】　急性乳腺炎为产妇常见病。临床中对于初起者，除酌情用抗菌药物外，以此 2 种药物外敷，治疗百余例，疗效非常明显。

【典型病例】　刘某，女，26 岁。右乳房部发生约鸡蛋大肿块，肤色略红疼痛，触之灼热，伴有恶寒发热 2 日，口渴，舌质红，苔薄黄，脉数。诊断：急性乳腺炎。取鲜牛蒡叶 100 克捣碎，大黄粉 60 克，调成糊状，敷患处，干后即换。3 日炎性肿块全部消退，无任何症状告愈。

7. 急性乳腺炎验方④

【方剂来源】　1977 年曲阜县卫生局向济宁地区卫生会议献方。

【适应病证】　急性乳腺炎。

【药物组成】　蒲公英 30 克，石膏 60 克，瓜蒌 10～15 克，橘叶 10 片。

【服用方法】　水煎服，每日一剂。

【临床疗效】　曾治 10 余例效果满意。

8. 妇女乳房术后久溃验方

【方剂来源】 曲阜市吴村卫生院陈贞来经验方，人物简介见第一章"神附止泻汤"。

【适应病证】 妇女乳房术后久溃。主治乳房手术后刀口不愈合。

【药物组成】 ①生肌散：煅石膏 80 克，硼砂 6 克，朱砂 6 克，煅石决明 20 克，冰片 6 克，共研极细备用。②解毒膏：炼好的猪板油加入黄连粉 15 克，轻粉 6 克，白芷粉 6 克，共研极细成膏备用。

【服用方法】 清洁消毒疮口后，先撒生肌散，外抹解毒膏，用辅料包扎后，隔日一次换药，直至痊愈。

【典型病例】 陶某，女，43 岁。于 1995 年 10 月因左侧乳房手术后刀口不愈合，伤口长 8cm，宽 4cm，深 3cm。给予消毒后，先撒生肌散，外抹解毒膏，用辅料包扎后，隔日一次换药，换药 6 次痊愈。

9. 乳腺增生验方

【方剂来源】 防山李氏中医世家李全树祖传验方，人物简介见第一章"心肌梗死验方"。

【适应病证】 本方功能为疏肝解郁，健脾养血，活血止痛，软坚散结。主治乳腺增生，乳房肿块，乳腺炎。

【药物组成】 柴胡 15 克，白芍 15 克，陈皮 12 克，当归 12 克，川芎 15 克，浙贝母 12 克，茯苓 12 克，炒麦芽 30 克，乳香 10 克，没药 6 克，皂角刺 10 克，川楝子 10 克，延胡素 9 克，甘草 10 克，鸡血藤 20 克，蒲公英 30 克，生姜片 5 片。

【服用方法】 水煎服，每日一剂。连服 1 个月。

【典型病例】 病案一：孔某，女，39 岁。患乳腺增生 5 年多，平时局部胀痛如针扎刺痛，月经不正常，面色黄伴有斑点。用上方每日一剂，连续服用 30 剂痊愈。月经亦转为正常，面部斑块消失。

病案二：赵某，女，29 岁。二胎孩子断奶不到 3 周，左侧乳房部红肿热痛，周身不利，诊断为乳腺炎。用本方加金银花 60 克，连翘 15 克，连续服用 15 剂而愈。

10. 乳腺小叶增生验方①

【方剂来源】 全国基层名老中医药专家朱传伟经验方，人物简介见第一章"风寒感冒轻症验方"。

【适应病证】 乳腺小叶增生。其症见乳房胀痛，有包块，月经前及生气后加重，或伴月经失调等。

【药物组成】 柴胡 6 克，栀子 10 克，生地黄 12 克，赤芍 12 克，夏枯草 15 克，白花蛇舌草 15 克，香附 12 克，浙贝母 12 克，玄参 12 克，蒲公英 15 克，八月扎 15 克，橘核 12 克，荔核 12 克，甘草 3 克。

【服用方法】 水煎服，每日一剂。

【注意事项】 禁食辛辣油腻、酒，保持心情舒畅。

11. 乳腺小叶增生验方②

【方剂来源】 马氏中医马建国经验方，人物简介见第一章"感冒验方"。

【适应病证】 乳腺小叶增生。

【药物组成】 当归 12 克，白芍 20 克，柴胡 12 克，青皮 10 克，香附 10 克，枳壳 10 克，赤芍 12 克，三棱 10 克，莪术 10 克，炮穿山甲 10 克，丹参 20 克，炒王不留行 10 克。

【服用方法】 水煎服，每日一剂。也可配合以下方法治疗。

（1）口服逍遥丸，每次 9 克，每日 2～3 次。

（2）膏药贴治。方药及制法：当归 30 克，海藻 30 克，皂角刺 30 克，香附 30 克，半夏 30 克，白芷 30 克，青皮 30 克，五倍子 30 克，赤芍 30 克，没药 30 克，芝麻油 1000 克。将前 9 味药泡入油内 1 周，先以文火炸枯后滤渣，再用武火熬至滴水成珠时，加入樟丹 20%，然后再将没药粉慢慢撒入搅匀即成，倾入凉水中去火毒。用时化开摊布上贴敷患处，每 6 日更换膏药 1 次。

（3）取半夏 50 克，皂角刺 50 克，牡蛎 50 克，夏枯草 30 克。上药共研细粉，入凡士林 600 克中充分调匀敷于患处，纱布覆盖，每日 1 换，至增生消退。

【注意事项】 禁忌辛辣油腻之品，保持心情舒畅。

【按语】 本病多发于 28～45 岁之间，50 岁也可发病。中医称"乳癖"。乳房的 4 个象限均可发生。包块多为樱桃至核桃大，触之坚韧有囊性感，形状为扁平形，边缘不清，推之能活动，与皮肤及周围组织无粘连，时常有较为明显痛胀感。中医认为，肝喜条达而恶抑郁，临床观察，本病贯发于心情不畅，郁闷不乐，忧思多虑，或性情急躁，肝气不舒，胸胁胀满患者。乳房包块常随情志变化而消长。

12. 乳腺小叶增生验方③

【方剂来源】 马氏中医马建国经验方，人物简介见第一章"感冒验方"。

【适应病证】 本方可散结，主治乳腺小叶增生。

【药物组成】 天葵子粉、赤芍粉各 20 克。凡士林 200 克。

【服用方法】 上药入凡士林中充分调匀成膏。用时涂敷患处，纱布包，每日 2 次，至增生包块消散。

【注意事项】 保持好的心态，勿挤捏揉搓。

【应用小结】 乳腺小叶增生是中年女性常见的病变，根据中医"外治之法即内治之法""外治之理即内治之理"之论，取上述中药膏直接外敷，临床观察，效果比较显著，经过治疗后乳腺增生包块可得到逐渐消散。

【典型病例】 庞某，女，41 岁。双乳房外上象限发生 2 个如橡子大小包块，扪之质韧而不硬，推之移动，与皮肤深部组织无粘连。诊断：乳腺小叶增生。取天葵子粉 20 克，赤芍粉 20 克，入凡士林 200 克中调匀成膏外敷，每日 2 次。治疗 25 日后乳腺包块全部消散治愈。

13. 行气化瘀汤

【方剂来源】 时庄刘氏中医世家刘冰洋经验方，人物简介见第一章"阴阳互济汤"。

【适应病证】 本方功能疏肝行气，活血化瘀，消肿散结。主治乳癖。

【药物组成】 柴胡 12 克，郁金 12 克，青皮 12 克，橘核 12 克，鹿角片 10 克，香附 10 克，桃仁 10 克，红花 12 克，丹参 30 克，赤芍 10 克，黄芪 20 克，延胡索 12 克。

【服用方法】 水煎服，每日一剂。

【注意事项】 服药期间忌食生冷、辛辣之品，禁饮茶。保持心情舒畅。

【应用小结】 妇人乳癖，多因脏腑功能失调，气血失和，病变脏腑责之肝脾，尤其脾土虚弱之人；或过食辛辣肥甘厚味，损伤脾土运化，聚湿为痰；或天生性格内向，情绪压抑，好生闷气，或性情急躁，动则易怒；或七情所伤，忧思过度，而致肝失疏泄、郁而成痰，均可导致痰湿结聚，气血凝滞而形成肿块。本方尤善治肝失疏泄，气机不畅，气滞血瘀，血行不畅，乳腺胸胁胀痛，痰湿未聚或初聚者。青皮、桔核苦辛温，疏肝破气；柴胡疏肝解郁；香附理气疏肝；郁金、延胡索活血止痛；鹿角配黄芪以强行气；桃仁、红花、丹参、赤芍以强活血。诸药合用以成疏肝行气，活血化瘀，消肿散结之功。

【典型病例】 孔某，女，42 岁，2015 年 4 月 7 日初诊。主诉：经前或生气后双乳胀痛 2 年余。近半年疼痛加重，局部硬结。病史：胸胁胀满偶感刺痛多年，2 年前于经前期吵架后胸胁胀痛加剧，双乳胀痛，月经推迟 7 日，经色发暗，有血块。以后每于经前或生气后双乳必胀痛，月经干净后，疼痛稍减。近半年双乳胀痛加剧，局部可触到硬结，经后疼痛缓解，硬结稍软变小。饮食可，二便正常。初诊：舌质暗红苔薄白，脉沉而弦。诊断：乳癖。辨证：肝气郁结，气滞血瘀。治法：疏肝行气，活血化瘀，消肿散结。方药：柴胡 12 克，郁金 12 克，青皮 12 克，桔核 12 克，鹿角 10 克，香附 10 克，桃仁 10 克，红花 12 克，丹参 30 克，赤芍 10 克，黄芪 20 克，延胡索 12 克。每日一剂，水煎服，早晚各一次。

二诊：2015 年 4 月 16 日。患者服药后胸胁胀痛减轻，双乳胀痛稍减，月经提前，经量增多，颜色暗红，血块减少，就诊时仍在经期，前方减桃仁，加益母草 12 克。每日一剂，水煎服，早晚各一次。另以川芎、羌活、延胡索、细辛加醋炒后研粉，加热布袋装外敷双乳及胸胁部。

三诊：2015 年 4 月 25 日。患者月经干净第 6 日，自诉胸胁胀痛全消，双乳无明显胀痛硬结完全消散。饮食较前增加。二便正常。舌质淡红，苔薄白，脉象平缓。依前方再服 10 剂，以巩固前效。药物外敷亦可停止。下次月经期前 6 日复诊。

14. 乳房囊性增生验方①

【方剂来源】 马氏中医马建国经验方，人物简介见第一章"感冒验方"。

【适应病证】 乳房囊性增生。

【药物组成】 柴胡 12 克，香附 10 克，青皮 10 克，当归 15 克，玄参 15 克，茯苓 12 克，赤芍 10 克，陈皮 10 克，半夏 10 克，三棱 10 克，莪术 10 克，皂角刺 10 克，夏枯草 20 克，昆布 10 克，海藻 10 克。气虚加党参、黄芪。

【服用方法】　水煎服，每日 1 剂，早晚分服。

【注意事项】　禁忌辛辣油腻之品。

【典型病例】　蒋某，女，41 岁。2009 年 5 月 14 日就诊。患者双乳房部上外侧发生 3 个橡子至核桃大小结节 7 月余。时常唉声叹气，有头晕及乳房两侧胀感。查体见双乳房外上象限有 3 处 3cm×4cm、4cm×5cm 包块，扪之质韧而不硬，推之移动，与皮肤深部组织无粘连。纳差，舌苔薄白略腻，脉弦细。诊断：乳房囊性增生。证属：肝气郁结，脾失健运，聚而成结。治则：舒肝理气，健脾散结。上方水煎服，每日一剂。10 剂后包块明显变小，余症亦轻，按上方略以加减续服 8 剂后囊性增生全消而愈。

【按语】　乳房囊性增生为青壮年妇女多发，属一种非炎性病变。据其临床表现，多由情志不遂，致使肝郁气滞，影响脾胃运化，日久肝郁痰凝，乳络阻滞，聚而成结所发。其本在肝脾，故以柴胡、茯苓、香附、青皮、陈皮、玄参、半夏、夏枯草、昆布、海藻舒肝理气、健脾软坚；当归、赤芍、皂角刺、三棱、莪术散结。笔者认为，夏枯草解郁散结之力颇佳，故重用之。诸药相用，可使肝舒、脾健、肿散、结消。

15. 乳房囊性增生验方②

【方剂来源】　马氏中医马建国经验方，人物简介见第一章"感冒验方"。

【适应病证】　本方可疏肝理气、健脾散结，主治乳房囊性增生。

【药物组成】　柴胡 9 克，香附 9 克，青皮 9 克，白术 10 克，茯苓 10 克，当归 9 克，赤芍 10 克，陈皮 9 克，半夏 9 克，皂角刺 9 克，夏枯草 10 克，昆布 9 克，海藻 9 克。

【服用方法】　水煎服，每日一剂。

【注意事项】　勿挤按，勿生气。

【应用小结】　乳房囊性增生，亦称乳腺小叶增生，为中青年女性多发的乳房病变。本病多由情志不遂，肝郁气滞，影响脾胃运化，经络阻滞，聚而成结所发。本方是祖父治疗此病的经验方，多数患者服用本方药，能使肝气舒、脾胃健、囊性包块逐渐消退。

【典型病例】　徐某，女，43 岁。双乳房上外侧发生 3 个似橡子大小囊性结节，触之质韧，光滑活动，与皮肤深部组织无粘连。患者时常沉默寡言，爱生闷气，胸胁胀痛。经过超声检查，诊断为乳房囊性增生。舌质淡，苔白腻，脉弦滑。治宜疏肝理气，健脾胃散结。处方：柴胡 9 克，香附 9 克，青皮 9 克，白术 10 克，茯苓 10 克，当归 9 克，赤芍 10 克，陈皮 9 克，半夏 9 克，皂角刺 9 克，夏枯草 10 克，昆布 9 克，海藻 9 克，水煎服，每日一剂。上药服 28 剂后，囊性结节全部消退，诸症获愈。

16. 乳房纤维腺瘤验方①

【方剂来源】　马氏中医马建国经验方，人物简介见第一章"感冒验方"。

【适应病证】　乳房纤维腺瘤。

【药物组成】　牡蛎 15 克，青皮 10 克，赤芍 10 克，冰片 2 克。凡士林 100 克。

【配制方法】　上药共研成细粉，入凡士林中调匀成膏贮瓶中。

【服用方法】 用时摊贴于患处，纱布包敷，每日1～2次。

17. 乳房纤维腺瘤验方②

【方剂来源】 马氏中医马建国经验方，人物简介见第一章"感冒验方"。

【适应病证】 乳房纤维腺瘤。

【药物组成】 当归12克，白芍15克，柴胡10克，青皮6克，香附10克，厚朴10克，苍术12克，茯苓12克，夏枯草15～20克，浙贝母10克，三棱10克，莪术10克，赤芍12克，甘草10克。疼痛者加延胡索12克。

【使用方法】 水煎服，每日一剂。另可配合外用乳癖膏。

【注意事项】 禁忌辛辣油腻之品，保持心情舒畅。

【按语】 本方具有疏肝理气解郁，健脾化痰散结的作用。对常见多发的乳房囊性增生、乳房纤维腺瘤，除内服药物外，临床验之，采用中药外治亦是较快治愈的重要治法。因药物直接作用于病变部位，通过乳房丰富的皮肤汗腺孔、毛细血管、淋巴组织、末梢神经，吸收进入乳腺组织中，发挥舒肝理气、活血软坚散结药效。内服与外贴药物结合治疗1个时期，乳房部良性包块便可逐渐缩小治愈。

18. 乳部结核验方①

【方剂来源】 乔氏中医乔尚熠捐献父亲根庭先生经验方，人物简介见第一章"霍乱验方"。

【适应病证】 乳部结核症（乳腺增生、乳腺癌等）。

【药物组成】 当归尾、青皮、浙贝母各9克，炮穿山甲、甘草各6克，白芷4.5克。

【服用方法】 水煎服，隔日一剂。

19. 乳部结核验方②

【方剂来源】 乔氏中医乔尚熠捐献父亲根庭先生经验方，人物简介见第一章"霍乱验方"。

【适应病证】 乳部结核症（乳腺增生、乳腺癌等）。

【药物组成】 野葡萄根、藤梨根各30克，生天南星、八角金盘、甘草各6克。

【服用方法】 水煎服，隔日一剂。

20. 乳部结核验方③

【方剂来源】 乔氏中医乔尚熠捐献父亲根庭先生经验方，人物简介见第一章"霍乱验方"。

【适应病证】 乳部结核症（乳腺增生、乳腺癌等）。

【药物组成】 薏苡仁、半枝莲各30克，制全蝎、甘草各15克，白花蛇舌草60克。

【服用方法】 水煎，每日代茶饮。

21. 乳部结核验方④

【方剂来源】 乔氏中医乔尚熠捐献父亲根庭先生经验方，人物简介见第一章"霍乱验方"。

【适应病证】 乳部结核症（乳腺增生、乳腺癌等）。

【药物组成】 生鲜蟹壳（越多越好）。

【服用方法】 将蟹壳入砂锅内焙焦，研成细末，每服 9 克，黄酒冲服，不可间断。每日早 10 时前，午后 3 时前，晚睡前各一次。

22. 乳汁自出验方

【方剂来源】 全国基层名老中医药专家朱传伟经验方，人物简介见第一章"风寒感冒轻症验方"。

【适应病证】 因气虚或肝经郁热造成的乳汁自出、乳头溢液。

【药物组成】 ①气虚方：黄芪 20 克，人参 10 克，当归 10 克，陈皮 6 克，升麻 3 克，柴胡 3 克，白术 10 克，炙甘草 5 克，芡实 20 克，五味子 9 克。②肝经郁热方：柴胡 9 克，当归 12 克，白芍 12 克，白术 9 克，茯苓 9 克，薄荷 8 克，牡蛎 25 克，夏枯草 12 克，丝瓜络 12 克，川楝子 6 克，甘草 3 克。

【服用方法】 水煎服，每日一剂。

【注意事项】 肝经郁热所致者要保持心情舒畅，禁食辛辣油腻及饮酒。

23. 慢性囊性乳房病验方

【方剂来源】 全国基层名老中医药专家朱传伟经验方，人物简介见第一章"风寒感冒轻症验方"。

【适应病证】 慢性囊性乳房病。其症见情志郁闷，心烦易怒，乳房刺痛或胀痛，同时或相继在两侧乳房内发生多个大小不等的圆形硬结，逐渐增大，与周围组织不粘连，分界清楚，行经前症状加重，月经过后症状缓解。本症常伴月经不调，周期紊乱或闭经，多因肝郁气滞，冲任失调而引起。

【药物组成】 当归、白芍、香附、郁金各 10 克，夏枯草、益母草各 12 克，八月札、鸡血藤各 15 克，川楝子 9 克，青皮、陈皮各 9 克。

【服用方法】 每日一剂，水煎分 2 次服。

24. 乳腺管囊性扩张病验方

【方剂来源】 全国基层名老中医药专家朱传伟经验方，人物简介见第一章"风寒感冒轻症验方"。

【适应病证】 乳腺管囊性扩张病。特点是乳房胀痛。

【药物组成】 柴胡 9 克，当归、白芍、香附各 12 克，白术、茯苓各 10 克，鸡血藤、八月札各 15 克，王不留行 18 克，丹参 15 克。

【服用方法】 每日一剂，水煎分 2 次服。

三、癥瘕验方

1. 卵巢囊肿验方①

【方剂来源】 全国基层名老中医药专家朱传伟经验方，人物简介见第一章"风寒感冒轻症验方"。

【适应病证】 卵巢囊肿、子宫肌瘤等。

【药物组成】 香附 12 克，八月扎 15 克，夏枯草 15 克，蒲公英 15 克，荔核 12 克，三棱 10 克，莪术 10 克，赤芍 12 克，甘草 6 克，炮穿山甲 6 克，橘核 15 克，皂角刺 12 克，路路通 12 克，小茴香 10 克，乌药 12 克。

【服用方法】 水煎服，每日一剂。

【注意事项】 禁忌食用辛辣油腻之品，保持心情舒畅，尽量不要熬夜。方中穿山甲价格昂贵，可改为 3 克冲服。要坚持服用，才能有明显疗效。

2. 卵巢囊肿验方②

【方剂来源】 防山李氏中医世家李全树祖传验方，人物简介见第一章"心肌梗死验方"。

【适应病证】 本方可活血祛瘀、软坚散结、理气止痛，主治卵巢囊肿。

【药物组成】 生牡蛎 30 克，海藻 15 克，昆布 15 克，夏枯草 10 克，桃仁 10 克，红花 9 克，茯苓 12 克，陈皮 10 克，三棱 9 克，莪术 9 克，赤芍 15 克，白芍 15 克，麦芽 30 克，鸡血藤 20 克，五灵脂 10 克。

【服用方法】 水煎服，每日一剂，早晚服用，2 个月为一个疗程。

【注意事项】 注意保持心情舒畅。

【典型病例】 王某，女，42 岁。患卵巢囊肿多年，月经紊乱，面色无华，小腹胀痛。西医让其手术，患者惧怕，故服用中药投以本方。服用 3 个月后痊愈，月经正常，其症状全无。

3. 癥瘕验方

【方剂来源】 乔氏中医乔尚熠捐献父亲乔根庭先生验方，人物简介见第一章"霍乱验方"。

【适应病证】 主治癥瘕。

【药物组成】 当归尾、赤芍、生地黄、粉丹皮、泽兰、益母草、香附各 9 克，川红花、花蕊石、炒五灵脂各 4.5 克，斑蝥 3 克，甘草、三棱、莪术各 6 克。

【服用方法】 水煎服，每日一剂。

4. 荔核姜黄散

【方剂来源】 曲阜市神农中医药研究所吕建华经验方，人物简介见第一章"预防流行性感冒验方④"。

【适应病证】　祛瘀止痛，消癥散结。主治各种癥瘕，腹满实痛。

【药物组成】　荔枝核2份，酒大黄2份，干姜1份。

【服用方法】　上药研成细粉，每次5克，每日2次，温水冲服。

【注意事项】　虚证慎用，孕妇忌用，可以根据不同证候调整药物之间的比例。

【应用小结】　本方根据《伤寒论》桂枝大黄汤化裁而来。张师活用此方临症如探囊取物。方中大黄、干姜、荔枝核，泻中有补，寒热并济，行气散结，散寒止痛；荔枝核，主入肝经，味辛能行，味苦能泄，性温祛寒，有疏肝理气、行气散结、散寒止痛之功。《本草衍义》云本方可"治心痛及小肠气"；《本草纲目》云本方司"行散滞气，治㿗疝气痛，妇人血气痛"《本草备要》云本方可"入肝肾，散滞气，辟寒邪，治胃脘痛，妇人血气痛"本方用药简、精、专，三味配伍，相得益彰。

偏气滞血瘀者：症见胞中结块，积块不坚，推之可动，或积块坚硬，固定不移。下腹胀痛或胀满，或月经不调，或腰酸痛；面色晦暗，肌肤乏润。舌尖边瘀斑，苔薄白，脉弦或涩。加橘核30克水煎冲服上述药末。偏痰瘀互结者：症见下腹包块时或作痛，按之质不硬或略硬不坚。带下量多，色白质稠；月经常后期，或停闭不来。形体多肥胖，胸脘痞满、痰多。舌淡黯，苔薄白，脉细滑。加制半夏15克，水煎1小时，冲服上述药末，临症有效率达90%以上。

【典型病例】　病案一：陈某，女，27岁。患子宫肌瘤，痛经。给予上方，早、晚加橘核30克熬水冲服。按平时、经时肌瘤对月经的影响情况，随症加减用量。经前7日服药至月经干净3日停药。连续治疗3个月经周期，痛经消失，子宫B超示肌层回声均匀。

病案二：林某，男，48岁。患胃脘胀痛，给予上方，早、晚加制半夏15克煎熬1小时，倒出药液，分两次趁温冲服2日，痛泄浊物，3日止，7日痊愈，饮食及大便正常。

病案三：张某，女，37岁。身高为153cm，体重为167斤，诊为气虚型肥胖。给予上方，早、晚加茯苓50克，黄芪30克熬水冲服，连续治疗30日，体重减掉27斤，感觉神清气爽。

四、盆腔炎、阴道炎验方

1．盆腔炎验方

【方剂来源】　曲阜市中医院妇产科经验方。

【适应病证】　本方功能为清热利湿，化瘀止痛。主治盆腔炎引起的下腹疼痛或胀满，腰痛，带下量多，色黄等。

【药物组成】　蒲公英20克，连翘18克，莪术9克，当归12克，炒桃仁9克，川芎9克，醋延胡索15克，败酱草20克，赤芍12克，丹参30克，醋香附12克，皂角刺12克，大血藤15克，泽兰15克。

【服用方法】　水煎服，每日一剂。

2. 盆腔积液验方

【方剂来源】 颜秉甲中医诊所秘验方，人物简介见第一章"慢性支气管炎验方"。

【适应病证】 盆腔积液。

【药物组成】 当归、茯苓、连翘、炒白术、小茴香各 10 克，薏苡仁、车前子（包煎）、乌药、益母草、炒山药、炒延胡索各 15 克，陈皮、萹蓄、醋香附、没药各 9 克，甘草 3 克。

【服用方法】 水煎服，每日一剂。

【典型病例】 史某，女，35 岁，曲阜市西河套村人。2000 年 9 月 5 日初诊：经常小腹疼痛不适半年余，曾在医院行 B 超检查，诊为盆腔积液，治疗效果不佳而来诊。其诊见患者小腹隐痛，白带多，发黄，月经先期，有时急躁，舌苔薄黄，脉弦滑。诊为腹痛（盆腔积液）。辨证：脾虚肝郁，下焦湿热。给予上方水煎服，每日一剂。禁忌辛辣油腻之品。加减治疗半个月，症状消失而痊愈。

3. 外阴炎验方

【方剂来源】 全国基层名老中医药专家朱传伟经验方，人物简介见第一章"风寒感冒轻症验方"。

【适应病证】 外阴炎。

【药物组成】 土茯苓 30 克，黄柏 15 克，苦参 15 克，蛇床子 15 克，威灵仙 15 克。

【服用方法】 水煎熏洗外阴部，每日 1～2 次。

4. 外阴肿痛验方

【方剂来源】 曲阜市第二人民医院康运吉捐献恩师徐景泉先生经验方，人物简介见第一章"半身不遂验方②"。

【适应病证】 下焦湿热引起的外阴肿痛，小便灼热。

【药物组成】 瞿麦、萹蓄、车前子、蛇床子、金银花、天花粉、茯苓、椒目各 9 克，木通、荆芥、甘草各 6 克，薏苡仁 12 克。

【服用方法】 水煎服，每日一剂。

5. 滴虫性阴道炎验方

【方剂来源】 全国基层名老中医药专家朱传伟经验方，人物简介见第一章"风寒感冒轻症验方"。

【适应病证】 滴虫性阴道炎。

【药物组成】 鹤虱 30 克，当归 30 克，苦参 15 克，威灵仙 15 克，蛇床子 15 克。

【服用方法】 水煎熏洗阴部，临洗时加入猪胆汁 2～3 滴更佳，每日一次，10 次为一个疗程。

【注意事项】 若外阴并发溃疡者忌用。

6. 霉菌性阴道炎验方

【方剂来源】　全国基层名老中医药专家朱传伟经验方，人物简介见第一章"风寒感冒轻症验方"。

【适应病证】　霉菌性阴道炎。

【药物组成】　花椒 30 克。

【服用方法】　花椒煎水熏洗局部，擦干涂以花椒粉，每日一次，可连用一周。

7. 老年性阴道炎验方

【方剂来源】　全国基层名老中医药专家朱传伟经验方，人物简介见第一章"风寒感冒轻症验方"。

【适应病证】　老年性阴道炎。

【药物组成】　野菊花 15 克，紫花地丁 15 克，半枝莲 15 克，蛇床子 20 克，苦参 15 克。

【服用方法】　水煎先熏后洗，每日 1～2 次，10 次为一个疗程。

8. 妇女小便不通验方

【方剂来源】　颜秉甲中医诊所祖传秘验方，人物简介见第一章"慢性支气管炎验方"。

【适应病证】　主治妇女小便不通。

【药物组成】　白矾 0.3 克。

【服用方法】　将白矾入脐中，以一指甲水滴之。

9. 阴痒验方

【方剂来源】　颜秉甲中医诊所祖传秘验方，人物简介见第一章"慢性支气管炎验方"。

【适应病证】　主治阴痒。

【药物应用】　蛇床子 30 克，吴茱萸 10 克，苦参 30 克。

【服用方法】　水煎外洗患处。

10. 血虚阴痒验方

【方剂来源】　沈氏中医后人沈莹、孙慧杰捐献名老中医沈梦周先生经验方，人物简介见第一章"流行性感冒验方"。

【适应病证】　老年人阴血不足引起的外阴瘙痒。

【药物组成】　党参、桂圆肉各 30 克。

【服用方法】　上药浓煎，于申时、戌时、子时分 3 次服完。

【按语】　本方主治老年人血燥生风引起的外阴瘙痒，故以养血为主，血足则风灭痒止。如用清热利湿药，则阴血愈虚，故不效。

第五章

儿　科

第一节　时病验方

1. 小儿感冒咳嗽验方

【方剂来源】　全国基层名老中医药专家朱传伟经验方，人物简介见第一章"风寒感冒轻症验方"。

【适应病证】　主治小儿感冒咳嗽。

【药物组成】　金银花 12 克，连翘 10 克，板蓝根 12 克，黄芩 6 克，鱼腥草 15 克，杏仁 6 克，前胡 9 克，桑白皮 9 克，芦根 15 克，紫菀 6 克，款冬花 6 克，半夏 5 克，甘草 3 克，白芷 6 克。

【服用方法】　水煎服，每日一剂。本方可根据患儿症状及年龄适当调整剂量。

2. 小儿发热简便疗法

【方剂来源】　曲阜市中医院名老中医颜景琏经验方，人物简介见第一章"肺咯血、胃出血验方"。

【适应病证】　主治小儿发热。

【操作方法】　生姜捣碎取汁，用纱布块浸湿，平放于小儿脑门前，用手捂住，干则易之，十余分钟，小儿微微汗出，发热即退。或用鲜姜块切开的断面蘸食醋在背后脊椎及两边中间进行由轻到重擦拭，以皮肤发红、微微汗出为度。

【注意事项】　嘱其多喝开水。

【应用小结】　很快即可退热。

3. 小儿暑温发热验方

【方剂来源】　山东省名老中医药专家朱鸿铭经验方，人物简介见第一章"预防流行性感冒验方①"。

【适应病证】　主治小儿暑温发热证。症见突然发热，面赤气粗，自汗量多，头痛嗜睡，口渴呕吐，唇赤略干，苔微黄或黄，指纹浮露色红，多在风关，脉浮数有力。证属暑热之邪外袭卫表而偏于热。

【药物组成】　金银花、连翘、淡竹叶各 10 克，牛蒡子、薄荷各 6 克，菊花 9 克，鲜荷叶、西瓜翠衣各 20 克，竹茹 9 克，鲜芦根 30 克。

【服用方法】　水煎服，每日一剂。

【按语】　本方又名"清暑银翘汤"，具有透热解暑之功，能清解暑热，对暑热之邪外袭卫表而偏于热者用之适宜。

4. 小儿暑温偏湿验方

【方剂来源】　山东省名老中医药专家朱鸿铭经验方，人物简介见第一章"预防流行性感冒验方①"。

【适应病证】　主治小儿暑温偏湿证。症见嗜睡头痛，体重烦痛，身热不高，午后较显，口干，或渴而不引饮，小便黄浊，苔白黄腻浊，脉浮滑而数，指纹浮露略红，多在风关。证属暑湿之邪侵袭卫表而偏于湿。

【药物组成】　藿香、佩兰各 6 克，杏仁 9 克，半夏、厚朴、赤茯苓各 6 克，滑石 9 克，通草 3 克，大豆黄卷 6 克，生薏苡仁 15 克。

【服用方法】　水煎服，每日一剂。

【按语】　本方又名"加减藿朴夏苓汤"，具有芳香化浊、淡渗利湿之功，对暑湿之邪侵袭卫表而偏于湿者用之适宜。

5. 小儿暑温证气营（血）两燔验方

【方剂来源】　山东省名老中医药专家朱鸿铭经验方，人物简介见第一章"预防流行性感冒验方①"。

【适应病证】　主治小儿暑温之气营（血）两燔证。症见高热烦躁，头痛如劈，大渴引饮，呕吐项强，或昏狂谵语，或衄血发斑，或神志昏迷，或四肢抽搐，舌绛唇焦，脉洪数，或弦数，或细数。

【药物组成】　生石膏 30 克，知母 10 克，金银花 15 克，连翘 12 克，生地黄、钩藤各 10 克，生栀子 6 克，玄参 9 壳，石菖蒲 4.5 克，紫草 6 克，羚羊粉 1 克（冲）。

【服用方法】　水煎服，每日一剂。羚羊粉分 2 次冲服。

【按语】　本方又名"变通清瘟败毒饮"，既清气分之邪热，兼透营分之毒邪。对气分火毒有入营征象，气营（血）两燔者宜急用之。

6. 小儿暑温证热邪初入营分验方

【方剂来源】　山东省名老中医药专家朱鸿铭经验方，人物简介见第一章"预防流行性感冒验方①"。

【适应病证】　主治小儿暑温证热邪初入营分。症见身热夜甚，口渴或不渴，心烦不寐，时有谵语，或斑疹隐隐，舌绛而干，脉象弦数。

【药物组成】　水牛角 3 克（冲），生地黄、丹参、玄参、麦冬各 9 克，金银花 15 克，黄连 6 克，生石膏 20 克，板蓝根 15 克，知母 10 克，鲜芦根 30 克。

【服用方法】　水煎服。

【按语】　本方又名"透营转气汤"。小儿暑温证热邪初入营分，治宜清气泄热。透营转气又称为透热转气，出自叶天士《温热论》。叶氏指出"入营犹可透热转气"，其意即是当病邪初传入营分之时，急于清营解毒方中，加入清气分之药，以引邪出气分，达到从外而解的目的。因为病邪由气入营，标志着邪气由浅入深，病机由轻转重，所以在病邪初传入营之际，急予此法，预后良好。此时若有贻误，待邪热入营已深，热毒内闭心包，出现神昏谵语，治疗每多棘手，治不得法，可危及生命，或留有痴呆、失语等后遗症。

7. 小儿暑温证热毒入营验方

【方剂来源】 山东省名老中医药专家朱鸿铭经验方，人物简介见第一章"预防流行性感冒验方①"。

【适应病证】 主治小儿暑温之热毒入营伤阴，痰热蒙蔽心包证。症见灼热午后或入夜尤甚，神志昏沉，四肢抽搐，项强口噤，目窜视或直视，痰鸣如曳锯，肌肤发斑，唇口焦干，舌质红绛，苔黄而干，或舌光绛无苔，指纹紫红，多在命关，脉弦数。

【药物组成】 水牛角 3 克（冲），羚羊角 1 克（冲），天竺黄 6 克，钩藤 10 克，金银花 15 克，连翘 9 克，大青叶 12 克，板蓝根 15 克，黄连 6 克，生地黄 12 克，玄参 12 克，竹叶卷心、麦冬、牡丹皮各 9 克，石菖蒲 6 克。

【服用方法】 水煎，用汤药送服安宫牛黄丸（小儿量）。

【按语】 本方又名"加味清营汤"，具有清营解毒、开窍豁痰、息风养阴的作用，用于本症较为适宜。此时痰涎壅盛不可忽视，上方可再加胆南星、竹沥水，或送服中成药猴枣散（《全国中药成药处方集》，即将猴枣、羚羊角、天竺黄、川贝母、沉香、礞石、麝香、硼砂共研末）。每次冲服 0.3～0.6 克。

8. 小儿暑温证热入血分验方

【方剂来源】 山东省名老中医药专家朱鸿铭经验方，人物简介见第一章"预防流行性感冒验方①"。

【适应病证】 主治小儿暑温之热毒深羁血分，伤阴损血证。症见夜热早凉，昏迷不醒，二目天吊，夜烦喊叫，颈项强硬，抽掣蠕动，大便色黑，小便失禁，唇色紫暗焦干，或舌体卷缩不灵，状若猪肝，或黑苔无津，脉弦细数，或沉伏细数，指纹沉滞紫暗，直达命关。

【药物组成】 水牛角 3 克（冲），生地黄 12 克，玄参、白芍各 10 克，牡丹皮、麦冬、知母各 9 克，青蒿 6 克。

【服用方法】 水煎，用汤药送服局方至宝丹（小儿量）。

【按语】 本方又名"凉血养阴解毒汤"，具有凉血解毒、增液养阴的作用。用本方送服局方至宝丹，能清心经营热，豁痰开窍。

9. 清感方

【方剂来源】 郝爱青（1975 年～），女，曲阜市中医院儿科，主治医师。曾在济宁第一人民医院、济宁医学院附属医院、山东省立医院进修学习。2010 年、2014 年两次被医院评为"十佳医生"。其完成"止咳贴治疗小儿支气管肺炎的疗效观察""益生菌治疗儿童口源性口臭的临床研究""葛根芩连汤保留灌肠治疗小儿泄泻的疗效观察"科研课题 3 项。主编著作 2 部，发表专业论文 4 篇。本方为学习应用北京市中医药管理局防治儿童甲型流感中医治疗方案经验。

【适应病证】　本方功能清热宣肺、利咽消肿。主治小儿风热感冒。

【药物组成】　蜜麻黄 3 克，炒杏仁 6 克，生石膏 10 克，知母 6 克，金银花 8 克，炒牛蒡子 6 克，浙贝母 6 克，黄芩 9 克，芦根 10 克，青蒿 9 克，炙甘草 3 克。

【服用方法】　水煎服，每日一剂。

【注意事项】　脾胃虚寒者慎用。

【应用小结】　清感方的应用能明显地减少抗菌药物的使用，缩短疾病病程。

【典型病例】　病案一：患儿，女，12 岁。以发热 3 天于 2017 年 5 月 23 日就诊。入院症见：暂无发热，偶咳嗽，干咳为主，喉间无痰，无恶寒，纳眠可，二便调。查体：咽部充血，扁桃体Ⅱ°肿大，可见散在脓点，双肺呼吸音粗，未闻及干湿啰音。舌质红，苔薄黄，脉浮数。予中药清感方加减，处方：蜜麻黄 6 克，炒杏仁 9 克，生石膏 10 克，知母 6 克，金银花 9 克，炒牛蒡子 6 克，浙贝母 6 克，黄芩 6 克，芦根 10 克，炙甘草 3 克。配方颗粒，3 剂，每日一剂，早晚分服。3 天后复诊，未再发热，无咳嗽，扁桃体脓点明显减少，舌质红，苔薄黄，脉浮数。

病案二：患儿，男，4 岁。以"发热伴咽痛 2 天"于 2017 年 6 月 18 日就诊。入院症见：发热，体温 38.3℃，无恶寒，无咳嗽，纳可，眠差，小便调，大便干，2～3 日 1 行。查体：咽部充血，扁桃体Ⅰ°肿大，可见散在脓点，双肺呼吸音粗，未闻及干湿啰音。舌质红，苔黄厚，脉浮数。予中药清感方加减，处方：蜜麻黄 3 克，炒杏仁 6 克，生石膏 9 克，知母 6 克，金银花 9 克，炒牛蒡子 6 克，浙贝母 6 克，黄芩 6 克，芦根 10 克，瓜蒌 6 克，炙甘草 3 克。配方颗粒，3 剂，每日一剂，早晚分服。3 天后复诊，未再发热，无咳嗽，咽痛减轻，扁桃体脓点减少，舌质红，苔薄黄，脉浮数。

病案三：患儿，女，3 岁。以"咽痛 2 天，发热 1 天"于 2017 年 7 月 21 日就诊。入院症见：发热，体温 37.9℃，无恶寒抽搐，无咳嗽，咽痛，纳眠差，小便调，大便干，每日 1 次。查体：咽部略充血，扁桃体Ⅰ°肿大，可见散在脓点，双肺呼吸音粗，未闻及干湿啰音。舌质红，苔黄厚，脉浮数。予中药清感方加减，处方：蜜麻黄 3 克，炒杏仁 6 克，生石膏 6 克，知母 6 克，金银花 6 克，炒牛蒡子 6 克，浙贝母 6 克，黄芩 6 克，芦根 10 克，薄荷 6 克，炒麦芽 6 克，炙甘草 3 克。配方颗粒，3 剂，每日一剂，早晚分服。3 天后复诊，未再发热，无咳嗽，咽痛减轻，扁桃体脓点消失，舌质红，苔薄黄，脉浮数。

第二节　惊风病验方

1. 小儿急惊风特色疗法

【方剂来源】　乔氏中医乔尚熠捐献父亲乔根庭先生验方，人物简介见第一章"霍乱验方"。

【适应病证】 主治小儿急惊风症。表现：壮热不退，神志昏迷，两目直视或斜视，口唇颤动，牙关紧闭，痰鸣气促，头项强直，角弓反张，面赤唇紫，四肢抽搐抖动，时时惊惕，脉弦动数疾，关纹青紫，重症每多不治而亡。如治疗不当或不及时，气血耗伤太过，每可发生瘫痪、失语、痴呆等后遗症。

【特色疗法】 针刺：取十宣穴或十二井穴轻刺出血急救之。再在督脉的百会穴向后针2分，印堂穴向下针2分，大椎穴直针3～5分。三焦经的右外关穴直针5分。大肠经的双合谷穴直针3分，双曲池穴直针五分。胃经的双丰隆穴直针5分。胆经的双阳辅、双阳陵泉穴直针5分，均用泻法，不须留针。如口噤不语，加针双颊车穴，双下关穴，均在胃经。手足抽搐，加针左行间穴，左太冲穴。

中药应用：①里热外感，热盛动风者，高热无汗，烦躁口渴，面赤气粗，惊惕，抽搐，抽止神志正常，舌红苔黄，脉滑数。治宜清热解表、平肝息风。芥穗3克，金银花6克，连翘6克，黄芩6克，珍珠母20克，知母6克，生石膏15克，黄连2克，钩藤5克，菊花6克，薄荷3克，甘草1克。水煎服。②邪传心包，肝风内动者，高热不退，神昏谵语，口噤痰鸣，抽搐反张，或发斑疹，舌绛苔黄，脉滑数。治宜清营开窍、镇肝息风。生地黄10克，生石膏15克，金银花15克，连翘15克，知母6克，黄连1克，牡丹皮6克，石菖蒲10克，郁金6克，石决明15克，珍珠母20克，竹叶6克。水煎服。牛黄0.9克，两次冲服。③乳食停滞，心肝蓄热者，突然抽搐，反复发作，身不发热，惊惕不安，夜眠易惊，食欲减退，腹胀，舌淡红苔白，脉滑。治宜清心凉肝、消食化滞。生地黄6克，黄连1克，木通1克，菊花3克，白莲子6克，鸡内金6克，钩藤5克，炒山楂6克，珍珠母10克，淡竹叶1克，甘草1克。水煎服。

【按语】 本病分为急慢两种，急惊属阳证，慢惊属阴证。根据"阳动而速，阴静而缓"的原理，凡起病迅速，形证有余，属阳、属热、属实的，统称为急惊风。病久中虚，形证不足，属阴、属寒、属虚的，统称为慢惊风。

小儿体质薄弱，或乳食不节，积滞停痰，感受外邪，内挟痰火，极易化热，引动肝风，而成此病。大惊卒恐，是导致本病发作的诱因，由于小儿神气怯弱，心脾脆弱，肝木易乘，偶遇惊恐，更兼上述原因，则发本病。

2. 小儿慢惊风特色疗法

【方剂来源】 乔氏中医乔尚熠捐献父亲乔根庭先生验方，人物简介见第一章"霍乱验方"。

【适应病证】 主治小儿慢惊风。表现：面色惨白，两目无神，睡则露睛，毛发焦枯，四肢厥冷，大便溏薄，或完谷不化，余热不清，神情烦躁，舌色淡白，脉沉微或细数。病重则嗜睡、瘛疭等症。

【特色疗法】 针刺：膀胱经的双脾俞穴、双肾俞穴可轻刺3～5分。任脉的关元穴直针5分。胃经的双足三里穴直针5分，均用补法，可多用灸。如泻肚加针胃经的双天枢穴5分，任脉的建里穴针5分，均用补法。昏睡加心包经的右大陵穴直针5分，心经的左神门穴直针3分，均用补法。瘛疭加针膀胱经的双肝俞穴向外针3分，用补法。双太冲穴3分，用泻法。

中药应用：①热伤阴液，阴虚肝旺。热病以后，形体瘦弱，四肢拘急，时时抽搐，小抽无力，无苔脉细。治宜滋阴益肾，柔肝息风。阿胶 10 克（冲服），生地黄 10 克，制龟板 10 克，制鳖甲 10 克，白薇 10 克，五味子 6 克，龙骨 10 克，牡蛎 10 克，川断 10 克，制地龙 6 克，甘草 1 克。水煎服。②先天不足，肾不养肝。发育迟缓，语言障碍，面白神呆，智力不足，四肢无力，时发轻型抽搐，舌淡红，脉细弱。治宜滋肾养肝、潜镇息风。熟地黄 10 克，炒淮山药 15 克，山萸肉 10 克，党参 10 克，白茯苓 6 克，白莲子 10 克，菟丝子 10 克，补骨脂 10 克，川牛膝 6 克，龙骨 10 克，牡蛎 10 克，甘草 3 克。水煎服。③脾肾阳微，肝气将绝。面色青晦，额出凉汗，昏睡摇头，口鼻气冷，哭声微弱，手足蠕动，抽搐微弱，斜视天吊，脉沉弱。治宜温阳救逆、培元固本。炙黄芪 15 克，党参 10 克，白茯苓 6 克，炒白术 10 克，炒山药 10 克，炒白芍 10 克，龙骨 10 克，牡蛎 10 克，干姜 3 克，炮附子 2 克，肉桂 2 克，甘草 1 克。水煎服。

【按语】　本病多由平素脾胃虚弱，饮食积滞，或虫积不化，日久而致脾气损伤，中气虚弱，肝风内动而发。

3. 小儿惊风及破伤风验方

【方剂来源】　颜秉甲中医诊所祖传秘验方，人物简介见第一章"慢性支气管验方"。

【适应病证】　主治小儿惊风及破伤风。

【药物组成】　炙蜈蚣半条，钩藤 4.5 克，朱砂 3 克（水飞），焙僵蚕 3 克，全蝎尾 3 克，麝香 0.15 克。

【服用方法】　上药共研细末，混合均匀，每次 0.6 克，白开水送服。

4. 小儿麻痹症特色疗法

【方剂来源】　乔氏中医乔尚熠捐献父亲乔根庭先生验方，人物简介见"第一章霍乱验方"。

【适应病证】　主治小儿麻痹症。初起时都有程度不同的发热。热退后，继而出现肢体瘫痪。一般肢软无力，肌肤温减，关节缓纵，轻者反运动障碍，重者完全丧失活动能力，如下肢麻痹，踝关节呈现牵强，足形常内翻或外翻。有的左右俱麻痹，有的仅一侧，患侧的肌肉，逐渐萎缩。亦有见颜面麻痹，颈项活动障碍，腹肌也有的会麻痹。

【特色疗法】　针刺：胆经的双风池穴浅针 3 分，双阳陵泉穴直针 5 分。膀胱经的双天柱穴直针 5 分。任脉的气海穴可灸多壮。督脉的大椎穴、身柱穴各直针 5 分。膀胱经的双肾俞穴、双三焦俞穴各针 5 分。胃经的双阴市穴、双足三里穴直针 8 分，均用轻刺激，有感应即出针。不须留针。

中药应用：①早期麻痹，属于邪实者，治宜清利湿热、通经活络法。炒苍术 6 克，黄柏 6 克，萆薢 6 克，薏苡仁 6 克，川牛膝 6 克，晚蚕沙 10 克，汉防己 5 克，丝瓜络 5 克，甘草 1 克。水煎服。②晚期麻痹，属于正虚者，治宜补益肝肾、强壮筋骨法。川杜仲 10 克，肉苁蓉 10 克，川牛膝 6 克，枸杞 10 克，萆薢 6 克，菟丝子 10 克，川断 16 克，桑寄生 10 克，川木瓜 10 克，锁阳 6 克，生甘草 3 克。水煎服。

【按语】　此症与痿症相似，以肺与胃两经受病为主因。因肺脏外合皮毛，内朝百脉，肺金受邪则清肃失职，蕴而生热，肺热叶焦，则百脉枯萎。又因胃为多气多血之腑，为五脏六腑之海，主润一身宗筋，束骨而利机关，如阳明湿热内蕴，内灼经络，筋脉功能失常，亦能致痿。冲脉、带脉、督脉皆联系阳明之脉，如湿热不去，则见大筋软短，小筋弛长。说明小儿麻痹，为肺热叶焦、百脉枯萎、湿热蕴结、宗筋失润所致。

第三节 肺系病证验方

一、小儿上呼吸道感染验方

1. 小儿上呼吸道感染验方

【方剂来源】 1977 年曲阜县卫生局向济宁地区卫生会议献方。

【适应病证】 主治小儿上呼吸道感染。

【药物组成】 蒲公英 30 克，板蓝根 30 克，羌活 9 克，苏叶 9 克。

【服用方法】 每日一剂，水煎分两次服。

2. 小儿支气管炎验方

【方剂来源】 1977 年曲阜县卫生局向济宁地区卫生会议献方。

【药物组成】 蝎子草花 3~4 朵，生姜适量，香油适量。

【配制方法】 用香油（或其他植物油也可），将花与生姜放锅内油炸后，加水适量煎开，入红糖少许调味。

【适应病证】 主治小儿支气管炎。

【服用方法】 分早晚两次服。

【应用小结】 效果良好。

【典型病例】 患者患支气管炎，发热 39℃。经用西药抗菌药物治疗 2 日无效，第 3 日改用此方，服后即见好转，连服 3 日痊愈。

二、小儿肺炎验方

1. 小儿细菌性肺炎验方

【方剂来源】 全国基层名老中医药专家朱传伟经验方，人物简介见第一章"风寒感冒轻症验方"。

【适应病证】 主治细菌性肺炎。

【药物组成】 青黛 3 克，白果 9 克，地骨皮 9 克，车前草 9 克，陈皮 9 克。

【服用方法】 每日一剂，水煎分 2~3 次服。有条件者可以改为免煎配方颗粒，每日一剂，早晚两次开水冲 100 毫升左右温服。

2. 病毒性肺炎验方

【方剂来源】　全国基层名老中医药专家朱传伟经验方，人物简介见第一章"风寒感冒轻症验方"。

【适应病证】　主治病毒性肺炎。

【药物组成】　板蓝根 15 克，大青叶 15 克，金银花 15 克，百部 6 克，桑白皮 6 克，玄参 9 克，甘草 3 克。

【服用方法】　每日一剂，水煎分 2～3 次服。有条件者可以改为免煎配方颗粒，每日一剂，早晚两次开水冲 100 毫升左右温服。

3. 小儿肺炎特色疗法

【方剂来源】　全国基层名老中医药专家朱传伟经验方，人物简介见第一章"风寒感冒轻症验方"。

【适应病证】　适用于表实无汗，高热喘急，风寒闭肺，痰不易咯出，寒包热郁的肺炎患儿。

【药物组成】　生大黄末 9 克，枳实末 9 克，鲜松柏 1 把，青萝卜中节 3 寸，生姜 1 块，带根葱白 3 寸，麸子半碗，黄酒 1 杯。

【使用方法】　共捣烂置锅内炒热，用纱布分包，趁温热轮流敷于前胸，见鼻尖及面部有汗为止。

【按语】　方中大黄、枳实取承气汤之义荡涤蕴肺之热结；松柏清热凉血；葱白、萝卜、黄酒辛温发散，加麸子炒热，共奏散发结胸之毒热、通里达外、纵横齐开、宽胸散结、宣肺定喘之效。

4. 小儿肺炎高热特色疗法

【方剂来源】　全国基层名老中医药专家朱传伟经验方，人物简介见第一章"风寒感冒轻症验方"。

【适应病证】　适用于小儿肺炎高热不退伴喘急者。

【药物组成】　生大黄 100 克，黄柏 100 克，黄芩 30 克，天花粉 100 克，赤芍 100 克，甘草 100 克，姜黄 100 克，白芥子 100 克，樟脑 30 克，冰片 30 克，薄荷霜 15 克，乳香 15 克，没药 15 克。

【使用方法】　上药共研极细末，贮于不泄气之瓷瓶内。用时取药末适量，以清水调成糊状，敷贴于肺部病灶的体表部位，每天更换 1 次。

5. 小儿肺炎肺部啰音特色疗法

【方剂来源】　全国基层名老中医药专家朱传伟经验方，人物简介见第一章"风寒感冒轻症验方"。

【适应病证】　适用于小儿肺部湿啰音久不消失的肺炎患儿。

【药物组成】　肉桂 12 克，丁香 18 克，川乌 15 克，草乌 15 克，乳香 15 克，没药 15

克，当归 30 克，红花 30 克，赤芍 30 克，川芎 30 克，透骨草 30 克。

【使用方法】 制成 10% 油膏敷背部。每日 2 次，5～7 日为一个疗程。

6. 小儿肺炎后期啰音不消失特色疗法

【方剂来源】 全国基层名老中医药专家朱传伟经验方，人物简介见第一章"风寒感冒轻症验方"。

【适应病证】 适用于肺炎后期啰音不消失者。

【特色疗法】 取穴在肩胛骨双侧下部，用拔罐法，每日 1 次，每次 5～10 分钟，5 日为一个疗程。

三、小儿哮喘验方

1. 小儿哮喘膏贴疗法

【方剂来源】 全国基层名老中医药专家朱传伟经验方，人物简介见第一章"风寒感冒轻症验方"。

【适应病证】 主治小儿哮喘。

【药物组成】 白芥子 21 克，延胡索 21 克，甘遂 12 克，细辛 12 克。

【配制方法】 上药共研细末，分成 3 份，每隔 10 日使用 1 份。

【使用方法】 每年夏天的初伏、中伏、末伏，取药末 1 份，加生姜汁调成膏，摊成如 1 分钱币大 4 贴，分别贴在肺俞、心俞、膈俞、膻中穴，贴 2～4 小时揭去。若贴后皮肤发红，局部出现小疱疹，可提前揭去。连用 3 年。

【按语】 本方膏贴现已由药厂制成成品，于每年三伏天各大医院的中医科或理疗科等均有贴敷，故又称"三伏贴"。

2. 小儿过敏性哮喘验方

【方剂来源】 全国基层名老中医药专家朱传伟经验方，人物简介见第一章"风寒感冒轻症验方"。

【适应病证】 主治小儿过敏性哮喘。症见突然作喘，昼轻夜重，不能平卧，鼻塞多嚏，咳痰不多，胸憋喉窒，鼻痒咽痒，呼长吸短，双肺均满布哮鸣音等症状。多见苔净或苔薄白，舌质淡红，脉象多弦细。

【药物组成】 麻黄 3.5 克，苍耳子、辛夷、僵蚕、炒杏仁、紫菀、款冬花、地龙各 6 克，蝉衣、炙甘草各 4 克，射干 4.7 克（以上为 3 岁儿童量）。

【服用方法】 每日一剂，水煎 2 次，共取 150 毫升，分 3 次服。

【注意事项】 服药 9 剂观察疗效，无效者改用辨证论治处理。有效者继续服药，10 日为一个疗程。避风寒，调饮食，忌食生冷之品。

【临床疗效】 曾治疗 62 例，显效 38 例，有效 21 例，无效 3 例，总有效率为 95.1%。

【按语】 本方为自拟脱敏止喘方，具有疏风宣肺、降气平喘、解痉的作用。曾刊登在《中国中西医结合杂志》1993 年第 5 期。方中麻黄开腠理，宣肺气，解痉平喘，无汗表实者宜生用，有汗表虚者宜水制；苍耳子、辛夷、蝉衣、僵蚕散风脱敏；杏仁苦温，善于豁痰下气，配麻黄宣开肺气；紫菀、款冬花下肺气之逆；地龙镇痉平喘；射干利咽，治痰咳气喘；炙甘草甘以缓之。此外，地龙咸寒，善治肺热喘嗽顿咳；僵蚕辛咸性平，能祛风泻热而兼有化痰散结之力。此两味伍于一方之中，主要取其味咸可软坚，虫类可除风之共性，以治疗哮喘之有宿根易反复发作之小儿。

四、小儿咳嗽验方

1. 小儿咳嗽验方

【方剂来源】 王胜山（1960～ ），男，中医师。1975 年在 142 部队医院学习中医，1989 年在曲阜中医药学校学习 3 年，现已从事中医工作 42 年。擅长中医内科、妇科、儿科常见病、多发病及疑难杂症，积累了丰富的治疗经验。

【适应病证】 主治小儿咳嗽。

【药物组成】 百部、僵蚕、地龙、全虫、蝉蜕、甘草各等份，共研细末。

【服用方法】 1 岁以下小儿每次 1 克口服，每日 3 次；1～5 岁小儿 3 克口服，每日 3 次；5 岁以上 5 克，连服 5～7 日。

【注意事项】 忌食生凉、油腻、咸之品。

【应用小结】 本方又名"百特灵"，具有清热化痰、解痉止咳的作用。临床治疗 100 余例患者，治愈率 95% 以上。

【典型病例】 病案一：患者，男，1 岁。由于感冒发热，造成咳嗽，给予百特灵 1 克口服，每日 3 次，3 日后病情好转，咳嗽止。

病案二：患者，男，1 岁 6 个月。由于感冒发热，造成咳嗽，给予百特灵 1.5 克口服，每日 3 次，4 日后病情好转，咳嗽止。

病案三：患者，女，3 岁。由于受凉，感冒，造成咳嗽，给予百特灵 3 克口服，每日 3 次，4 日后病情好转，咳嗽止。

2. 小儿咳嗽气喘验方

【方剂来源】 曲阜市中医院儿科经验方。

【适应病证】 功能宣肺止咳、化痰平喘。主治咳嗽、气喘、喉间有痰等病证。

【药物组成】 炙麻黄 6 克，炒杏仁 6 克，白果 6 克，桑白皮 12 克，炒紫苏子 12 克，半夏 6 克，款冬花 9 克，黄芩 6 克，炙甘草 3 克。

【服用方法】 水煎服，每日一剂。

3. 小儿咳嗽发热验方

【方剂来源】 曲阜市中医院儿科经验方。

【适应病证】 功能清泻肺热、化痰止咳。主治咳嗽、发热、痰多等病证。

【药物组成】 炙麻黄 6 克，炒杏仁 6 克，生石膏 12 克，黄芩 6 克，鱼腥草 12 克，桑白皮 9 克，金银花 12 克，连翘 9 克，炙甘草 3 克。

【服用方法】 水煎服，每日一剂。

五、小儿百日咳验方

1. 小儿百日咳验方

【方剂来源】 1977 年曲阜县城关卫生院姚臻卿先生向济宁地区卫生会议献方。
【适应病证】 主治小儿百日咳。
【药物组成】 青黛 15 克，百部 15 克，蛤粉 30 克，甘草 15 克。
【配制方法】 共研细粉备用。
【服用方法】 1～2 岁服 2 克，3～6 岁服 3 克，白糖水冲服，每日 2 次。
【应用小结】 效果良好。
【典型病例】 患儿，男，患百日咳，服本方 3 日痊愈。

2. 百日咳验方①

【方剂来源】 全国基层名老中医药专家朱传伟经验方，人物简介见第一章"风寒感冒轻症验方"。
【适应病证】 主治小儿百日咳。
【药物组成】 独头蒜 1 个（切片），白糖 30 克。
【服用方法】 上两味放碗中，加开水浸泡一夜，滤出糖液，每服 1 酒盅，每日服 2 次，连服 3 日。

3. 百日咳验方②

【方剂来源】 全国基层名老中医药专家朱传伟经验方，人物简介见第一章"风寒感冒轻症验方"。
【适应病证】 主治小儿百日咳。
【药物组成】 炙百部 9 克，前胡 9 克，杏仁 9 克。
【服用方法】 上三味放锅中水煎，倒出药液，加蜂蜜适量，分 4 次服完，每日一剂，连服 3 日。

4. 百日咳症特色疗法

【方剂来源】 乔氏中医乔尚熠捐献父亲乔根庭先生验方，人物简介见第一章"霍乱验方"。
【适应病证】 主治百日咳症。症见阵发性咳嗽，初起时与伤风感冒相似，咳嗽发热，打喷嚏，流清涕等症。数日后，咳嗽即转为阵发，呛咳声不断，能持续数分钟，喉间如鸡鸣声，最后以深长的吸气或咳出痰涎而暂止。过时咳嗽又起，如此反复发作，一昼夜十数次至数十次不等。最重时呼吸阻碍，涕泪交流，弯腰曲背，小便失禁，面赤唇紫，呕吐食物，痰血鼻衄等。后期，咳嗽次数和持续时间逐渐减少，其他症状也逐渐消退。

【特色疗法】 针刺：膀胱经的双肺俞穴、双脾俞穴均向外针 5 分，用补法，肺俞穴起针后，可灸 3～5 壮。肺经的右太渊穴针 3 分，双尺泽穴直针 5 分，右少商穴直针 2 分，可刺出血少许。大肠经的双合谷穴直针 5 分，均用泻法。可留针 15 分钟。

中药应用：麻黄 1 克，杏仁 3 克，石膏 1 克，牛蒡子 3 克，桔梗 3 克，细辛 1 克，天花粉 2 克，苏子 3 克，陈皮 6 克，姜半夏 5 克，川贝母 2 克，霜桑叶 2 克，前胡 2 克，枇杷叶 2 克，炒枳壳 2 克，射干 1 克，甘草 1 克，青黛 1 克，共研细粉，用薄荷汤每次送下 2 克，每日可服 3 次。

【按语】 本病系从病体内有百日咳嗜血杆菌，传染而成。1～6 岁小儿为多，冬春发者最多，夏季亦常有之。

六、小儿急性气管异物验方

倒拍治疗小儿急性气管异物

【方剂来源】 小雪卫生院班庆桐经验方，人物简介见第一章"久年气喘验方"。

【适应病证】 主治小儿急性气管异物。

【操作方法】 速将患儿头朝下倒立，一手提腿一手拍背，使异物受到震动顺着气管而排出。

【按语】 治疗本病必须将患儿倒立，假若直立顺拍，异物会在气管内越拍越深，最终使患儿呼吸停止而危及生命。

【典型病例】 患儿，女，和其他小孩玩耍游戏之中，突然因吃糖块使其呛入气管。患儿当时憋呛严重，面色变青，其祖父把我叫去，本人立即用上法，将异物拍出，缓解了症状。又有本村小儿，刚好七个月，因哭闹不止，其姐将一花生塞入其口，误入气管，患儿立即停止哭声，面色青紫，情急之中，本人正好在场，立即将患儿倒立，一手提双腿，一手拍背，1 分钟后，花生被呛出，诸症消除。

第四节　小儿厌食验方

1. 小儿厌食证验方①

【方剂来源】 曲阜市第二人民医院孔德建祖传验方，人物简介见第一章"胃、十二指肠溃疡验方①"。

【适应病证】 主治小儿厌食证。

【药物组成】 炒鸡内金、茯苓、炒白术、山药各 10 克。

【服用方法】 将炒鸡内金、茯苓、炒白术、山药研粉，与小麦粉、白糖适量，和面做饼，烙熟食用。7 日为一个疗程。

【按语】 小儿脾常不足，加之饮食无常，容易食积厌食。本方名为"金术苓药饼"，具有消食积、健脾胃之功。方中炒鸡内金消积食化积；茯苓、炒白术、山药健脾胃。该方简便易行，味美可口，儿童易于接受，经多年临床验证，疗效显著。

【典型病例】 病案一：患者，女，7岁。父母长期在外，老人溺爱，嗜食零食，食欲不振，不思饮食，便溏。嘱其家长，制作金术苓药饼，分早晚给孩子食用，7日后食欲大增、大便正常。

病案二：患者，男，5岁。父母溺爱，嗜零食，纳差，便溏，口流唾液，口有异味。嘱其家长，制作金术苓药饼，分早晚给孩子食用，半月后，饮食如常。

2. 小儿厌食证验方②

【方剂来源】 全国基层名老中医药专家朱传伟经验方，人物简介见第一章"风寒感冒轻症验方"。

【适应病证】 主治脾胃不和导致的小儿厌食证。症见食欲不振，甚则厌恶进食，食少而不香，多食或强迫进食可见脘腹饱胀，形体略瘦，面色欠华，精神良好，舌苔薄白或薄白腻，脉象细滑。

【药物组成】 苍术6克，陈皮5克，炒神曲10克，炒鸡内金9克，佩兰6克。

加减：若腹胀明显者，可加木香6克，炒莱菔子6克以消积理气；若舌苔黄腻者，可加藿香6克，薏苡仁15克以化湿醒胃。

【服用方法】 水煎1日分3～6次服。本证也可用以下验方：苍术10克，山楂10克，陈皮6克，鸡内金6克。用法同前。为服用方便，有条件者可以将上方改为免煎配方颗粒，每日一剂，早晚两次开水冲100毫升左右温服。

【注意事项】 禁忌生冷之品，注意保暖。上方剂量可视患儿年龄及病情轻重进行加减。

3. 小儿厌食证验方③

【方剂来源】 全国基层名老中医药专家朱传伟经验方，人物简介见第一章"风寒感冒轻症验方"。

【适应病证】 主治脾胃气虚导致的小儿厌食证。症见食欲不振，少食懒言，精神萎靡，面色萎黄，大便溏薄，夹有不消化的食物残渣，舌淡、苔薄，脉象细弱。

【药物组成】 红参6克，白术6克，茯苓6克，薏苡仁15克，桔梗4克，山药9克，白扁豆12克，莲子肉9克，砂仁5克，甘草3克，大枣2枚。

加减：若舌苔薄腻者，可加苍术7克以运脾燥湿；若腹胀者，可去甘草，加木香6克，香附6克以理气宽中；若易汗出者，可加黄芪12克，防风3克，牡蛎15克以顾护卫表；若口吐清涎，大便溏薄者，可加煨姜5克，肉豆蔻6克以温运脾阳。

【服用方法】 水煎1日分3～6次服。为服用方便，有条件者可以将上方改为免煎配方颗粒，每日一剂，早晚两次开水冲100毫升左右温服。

【注意事项】 禁忌生冷之品，注意保暖。上方剂量可视患儿年龄及病情轻重进行加减。

4. 小儿厌食证验方④

【方剂来源】 全国基层名老中医药专家朱传伟经验方，人物简介见第一章"风寒感

冒轻症验方"。

【适应病证】　主治脾胃阴虚导致的小儿厌食证。症见不欲饮食，口舌干燥，食少饮多，面色少华，皮肤不润，小便黄赤，大便偏干，舌红少津、苔少或花剥，脉象细数。

【药物组成】　石斛 6 克，乌梅 5 克，沙参 7 克，玉竹 9 克，白芍 7 克，甘草 3 克。

加减：若脾气虚者，可加山药 9 克，白扁豆 12 克以补气健运；若手足心热，口干舌红者，可加胡黄连 6 克，牡丹皮 5 克，莲子心 2 克以清热养阴，宁心安神；若口渴引饮者，可加芦根 15 克，天花粉 9 克以生津止渴；若大便秘结者，可加火麻仁 9 克，瓜蒌仁 6 克以润肠通便。

【服用方法】　水煎 1 日分 3～6 次服。为服用方便，有条件者可以将上方改为免煎配方颗粒，每日一剂，早晚两次开水冲 100 毫升左右温服。

【注意事项】　禁忌辛辣油腻之品，多喝水。上方剂量可视患儿年龄及病情轻重进行加减。

5. 小儿单纯性消化不良验方

【方剂来源】　曲阜市卫生学会孔凡吉经验方，人物简介见第一章"气管炎验方②"。

【适应病证】　主治小儿单纯性消化不良。

【药物组成】　炒六曲 9 克，车前子 6 克，炒白术 6 克。

【服用方法】　水煎服，每日 3 次。

【注意事项】　要食用容易消化的食物。

【应用小结】　曾应用本方治疗 20 多例效果良好。

【典型病例】　患者，男，2 岁。患消化不良两个月，使用本方 6 剂痊愈。

6. 小儿积滞症特色疗法

【方剂来源】　乔氏中医乔尚熠捐献父亲乔根庭先生验方，人物简介见第一章"霍乱验方"。

【适应病证】　主治小儿积滞症。一般是大便稀软，次数或多或少，甚则完谷不化，间有呕吐、腹胀、倦怠，面色萎黄，食欲不振。伤食停滞者：腹部胀痛拒按，嗳气腐臭，呕吐、不思食、大便臭气很重。外感时邪者：感受寒冷时，腹痛即泄，大便清稀，无热臭气。感受暑湿的，每见于夏秋之间，泻下急迫，烦渴便赤。脾肾两虚者：大便清稀，完谷不化，小便清长，腹部隐痛，面色不荣，肢体消瘦，睡时露睛，呈现营养不良。

【特色疗法】　针刺：胃经的双天枢穴直针 1 寸，寒者便溏，可灸多壮。双足三里穴直针 8 分。膀胱经的双胃俞穴、双大肠俞穴各直针 1 寸。脾经的双三阴交穴直针 1 寸，均用轻刺激法。留针 15 分钟。如果呕吐加针心包经的右内关穴 5 分。嗳气加针任脉的中脘穴 5 分。有暑气者加针膀胱经的委中穴 5 分。出血少许更好。

中药应用：①乳食停滞、脾胃失调者，乳幼儿胃纳减退，恶心呕吐，吐出不化之奶块，或不化食物，腹胀而硬，腹泻，烦躁哭闹，苔白厚腻，脉滑有力。治宜化食消积、调中和胃法。陈皮 6 克，藿香 6 克，炒山楂 10 克，炒莱菔子 5 克，白茯苓 6 克，清半夏 5 克，黄芩 5 克，竹茹 5 克，甘草 1 克。水煎服，每日一剂。②积滞不解、湿热内生者，食欲不振，两颊发红，午后尤甚。手足心热，夜眠不安，盗汗，口渴喜饮，尿黄，便干，腹胀，舌苔厚，脉细而滑数。治宜清热化滞法。陈皮 10 克，地骨皮 6 克，知母 5 克，炒山楂 10 克，胡黄连 3 克，鸡内金 10 克，熟大黄 2 克，木通 1 克，淡竹叶 3 克，甘草 1 克。水煎服，每日一剂。

【按语】 本病成因有三：一是哺乳过多，或饮食无节，胃不受纳，脾不运化，停滞运中，而致消化不良。二是感受寒热暑湿诸邪，侵袭脾胃，使消化功能紊乱，运化失常所致。三是本元不足，脾气虚不能运化谷液，肾气虚不能腐熟水谷，致消化吸收失常，而成本症。

7. 小儿脾胃虚弱验方

【方剂来源】 曲阜市中医院儿科经验方。

【适应病证】 功能益气健脾，渗湿和胃。主治小儿脾胃虚弱，厌食，食欲不振，胃肠功能紊乱、慢性腹泻等症状。

【药物组成】 太子参 10 克，茯苓 10 克，白术 10 克，桔梗 5 克，白扁豆 10 克，薏苡仁 10 克，砂仁 5 克，莲子肉 5 克，山药 10 克，甘草 6 克，大枣 3 枚。

【服用方法】 水煎服，每日一剂。

第五节 小儿疳积验方

1. 小儿疳积验方

【方剂来源】 全国基层名老中医药专家朱传伟经验方，人物简介见第一章"风寒感冒轻症验方"。

【适应病证】 主治小儿疳积。症见消瘦，纳呆，面黄乏力，精神萎靡等。

【药物组成】 党参 10 克，茯苓 9 克，白术 9 克，山药 10 克，炒鸡内金 10 克，炒麦芽 15 克，炒六神曲 12 克，焦山楂 10 克，黄芪 10 克。

【服用方法】 水煎服，每日一剂。有条件者可以改为免煎配方颗粒，每日一剂，早晚两次开水冲 100 毫升左右温服。

【注意事项】 禁忌生冷油腻。上方剂量可视患儿年龄及病情轻重进行加减，要坚持长期服用方显疗效。

2. 小儿疳积特色疗法

【方剂来源】 全国基层名老中医药专家朱传伟经验方，人物简介见第一章"风寒感冒轻症验方"。

【适应病证】 主治小儿疳积。

【药物组成】 芒硝、生大黄、生山栀、杏仁、桃仁各 6 克。

【使用方法】 上药共研细末，加面粉适量，以鸡蛋清、葱白汁、醋、白酒各少许，调成膏糊状，敷于脐部。每日 1 次，连用 3～5 日。

3. 小儿疳症验方①

【方剂来源】　全国基层名老中医药专家朱传伟经验方，人物简介见第一章"风寒感冒轻症验方"。

【适应病证】　主治小儿疳症。症见面黄肌瘦，毛发稀疏，肚大青筋，精神萎靡，饮食异常等。

【药物组成】　苍术 36 克，牛黄 1.5 克，生蒲黄 18 克，炒蒲黄 18 克，元明粉 36 克，炮穿山甲 36 克，猪肝一具。

【配制方法】　上药共研为细末。将猪肝煮熟，剔除白色血管，趁热合上药于药蹍中压碎，晒干（烘干），研成细末。

【服用方法】　1 岁患儿每次 0.6 克，每日服 3 次，白开水送服。1 岁以上者，每岁增加 0.3 克。大多用药 1 周后即可见效。

4. 小儿疳症验方②

【方剂来源】　全国基层名老中医药专家朱传伟经验方，人物简介见第一章"风寒感冒轻症验方"。

【适应病证】　主治小儿疳症。症见面黄肌瘦，毛发稀疏，肚大青筋，精神萎靡，饮食异常等。

【药物组成】　山药、炒莲子肉、炒白扁豆、炒神曲、炒麦芽各 30 克，炒鸡内金 60 克，炒白术 15 克。

【配制方法】　上药共研为细末。每次取药粉 30 克，加炒芝麻面 30 克，白面 200 克，制作成薄焦饼，也可稍加白糖。

【服用方法】　每日 1 料，口服月余，即可发胖。

【按语】　本方又称八仙糕。主要是食疗，方中诸药既是食品，又是药品，白糖、芝麻更是日常所用。因此，久服有益无害。

5. 小儿疳积特色疗法

【方剂来源】　乔氏中医乔尚熠捐献父亲乔根庭先生验方，人物简介见第一章"霍乱验方"。

【适应病证】　主治小儿疳积。症见身微发热，或午后潮热，呕吐乳食，大便酸臭，尿如米泔，面黄肌瘦，肚大脐突，青筋暴露，胀硬如鼓，毛发枯少，如见干噫口臭，矢气频频者，为食积。腹中搅痛，咬牙错齿，贪食易饥，嗜生果、泥炭、纸屑等异物者，为虫积。如神疲肢软，面色惨白，气乏，骨瘦如柴，脉微弱者，为元气虚弱。

【特色疗法】　针刺：①食积者，膀胱经的膏肓俞、脾俞、胃俞、大肠俞穴，取双穴向外针 5 分。胃经的双足三里穴直针 5 分。任脉的中脘穴直针 5 分。奇穴中的四缝穴（在二、三、四、五指掌面近端，指关节横纹中点），刺出黄水。泻法。②虫积者，如上针穴位，加针奇穴的双百虫窝（在血海穴的上 1 寸处）8 分，均用泻法。

中药应用：①使君子、芦荟各适量。研为细粉，每次用米汤送下 3 克，每日可 3

次。②川楝子 15 克，川芎 6 克。研细用猪肝汁和为丸，每次用米汤送下 10 丸，一日两次。以上二方治虫积。③炒白芍 6 克，茯苓 6 克，泽泻 2 克，青皮 2 克，槟榔 5 克，使君子 6 克，炒山楂 3 克，黄连 1 克，炒白术 3 克，甘草 1 克，红枣 3 枚。生姜 3 片。水煎服，每日一剂。此方食积、虫积均可服用。

【按语】 本病多由积滞症发展而来，大致可分为三种。①恣食肥甘、生冷，脾胃不能消化，损伤中气而成。②饮食不洁，细菌盘留肠道，损伤脾胃，食物传化失常。③小儿体质素弱，元气不足，因而脾胃薄弱，或因他病，攻伐太过，中焦运化失职。

第六节 小儿脱肛验方

小儿脱肛验方

【方剂来源】 1977 年曲阜县向济宁地区卫生会议献方。
【适应病证】 主治小儿脱肛。
【药物组成】 黄芪 9 克，防风 6 克，甘草 6 克，五倍子适量。
【使用方法】 黄芪、防风、甘草三味水煎服，每日一剂。将五倍子研成细末，取少许药末撒在纸上，大便后用此纸托上。

第七节 小儿腹泻验方

1. 小儿腹泻土方

【方剂来源】 1977 年曲阜县向济宁地区卫生会议献方。
【适应病证】 主治受凉引起的小儿腹泻。
【药物组成】 丁香 10 克，木香 10 克，肉桂 5 克。
【配制方法】 上药研细备用。
【使用方法】 将上药装入纱布袋内，用绷带固定于患儿脐周，8～12 小时更换 1 次，1～3 次见效。

2. 小儿腹泻验方

【方剂来源】 曲阜市卫生学会孔凡吉经验方，人物简介见第一章"气管炎验方②"。
【适应病证】 小儿腹泻。
【药物组成】 鲜白扁豆花 30 克。
【服用方法】 水煎，每天 3 次，口服。
【注意事项】 禁忌生冷之品。
【应用小结】 曾用本法治疗 32 例，均痊愈。

【典型病例】　患者，男，5 岁。患腹泻两天，服用西药效果不好，改用本方 3 天痊愈。

3. 小儿泄泻验方

【方剂来源】　息陬卫生院颜景君先生经验方，人物简介见第一章"病毒性感冒验方"。

【适应病证】　主治感受风寒、脾虚所致的小儿泄泻。

【药物组成】　川椒、吴茱萸、肉桂、干姜、小茴香各等份。

【使用方法】　上药共为细末，用醋调和成糊状，现用现调。先将患儿的脐部擦洗干净，再取适量药糊敷脐窝处，用纱布覆盖，胶布固定，6～8 小时换药一次，一般 3 日内即可痊愈。

【注意事项】　2 岁以下、脐部有感染者及湿热内蕴中焦者禁用。

【应用小结】　该方针对先天不足，后天失调，外感寒邪，或过服寒凉之品，戕伤脾胃阳气所致的小儿泄泻疗效显著，能起到温中祛寒止泻的作用。

【典型病例】　病案一：患者，女，7 岁。夏季吹空调受凉后腹泻 2 日，每日大便 3 次以上，大便稀溏，食少，伴有恶寒发热，鼻流清涕，舌淡苔白润，脉浮紧。在口服藿香正气口服液 10 毫升，每日 2 次的同时，采用此方进行治疗，8 小时后，体温恢复正常，第三日，腹泻好转，饮食正常。

病案二：患者，女，3.5 岁。自幼常发腹泻，大便稀，食凉或外感后泻甚，平日脘腹绵绵作痛，完谷不化，不思饮食，畏寒，比同龄形体羸瘦，舌质淡，脉细缓。采用该方外敷，3 次为一个疗程，隔天一次。第一个疗程后，腹部疼痛减轻，到第三个疗程，腹泻次数明显减少，食量增加。随访半年腹泻未发。

病案三：患者，男，6 岁。天热吃冰镇西瓜后出现腹泻 1 日，白天大便 5～6 次，阵发性腹痛，喜按，自觉有寒气自上下迫，肠鸣，舌淡苔白滑，脉沉紧。采用该方温中止泻，当晚腹痛减轻，腹泻次数减少到 2 次，第 2 日，再敷一剂，泻止而愈。

4. 婴儿腹泻验方①

【方剂来源】　曲阜市神农中医药研究所吕建华经验方，人物简介见第一章"预防流感验方④"。

【适应病证】　主治婴儿腹泻。

【药物组成】　生姜适量。

【使用方法】　把鲜姜剁成碎末，放在一块药布上，贴在肚脐处，用橡皮膏黏牢即可，此法立竿见影，屡试不爽。

【应用小结】　治愈率达 90% 以上。

【典型病例】　患者，女，3 岁。经常拉稀，上方连用 3 天痊愈。

5. 婴儿腹泻验方②

【方剂来源】　大庄刘氏中医世家刘天保经验方，人物简介见第一章"失眠验方②"。

【适应病证】　主治婴儿腹泻。

【药物组成】　炒白术、炒车前子、炒诃子、炒薏苡仁各10克，炒丁香、炒白胡椒、炒吴茱萸各 5 克。

【使用方法】　上药共研细末，用香油调如黄豆粒大小，塞入婴儿肚脐内，用胶布固定，每日一换。

【应用小结】　治疗多人，疗效满意。

6. 幼儿寒性腹泻验方

【方剂来源】　马氏中医马建国经验方，人物简介见第一章"感冒验方"。

【适应病证】　主治幼儿寒性腹泻。

【药物组成】　硫黄、肉桂各等份。

【使用方法】　上药共研细末，混合均匀，敷于肚脐内，纱布胶布固定，每日一次。

【应用小结】　本方具有温阳散寒止泻的作用。

7. 小儿风寒腹泻验方

【方剂来源】　全国基层名老中医药专家朱传伟经验方，人物简介见第一章"风寒感冒轻症验方"。

【适应病证】　主治小儿感风寒之邪，客于脾胃，运化失常，寒湿内阻，气机不利所致的腹泻。症见大便溏夹泡沫，色淡略臭，1 日 3～6 次，肠鸣即便，鼻流清涕，咳嗽咽痒，或恶风寒，口淡不渴，舌淡、苔薄白，脉象弦滑或浮缓。

【药物组成】　藿香 8 克，紫苏 4 克，白芷 3 克，桔梗 4 克，白术 4 克，厚朴 4 克，半夏 4 克，大腹皮 4 克，茯苓 4 克，陈皮 3 克，甘草 3 克，大枣 1 枚。

加减：若夹食积者，可加炒神曲 9 克，焦山楂 9 克，消食和胃；若里寒重者，可加干姜 2 克以温中散寒。

【服用方法】　水煎服，每日一剂。有条件者可以改为免煎配方颗粒，每日一剂，早晚两次开水冲 100 毫升左右温服。

【注意事项】　禁忌生冷油腻。上方剂量可视患儿年龄及病情轻重进行加减。

8. 小儿湿热腹泻验方

【方剂来源】　全国基层名老中医药专家朱传伟经验方，人物简介见第一章"风寒感冒轻症验方"。

【适应病证】　主治小儿湿热之邪，蕴结脾胃，下注大肠，传化失司所致的腹泻。症见泻下大便如水样，或如蛋花样，泻下急迫，1 日十余次，气味臭秽，神倦乏力，口渴引饮，烦躁，纳差食少，或伴恶心，或有发热，小便短黄，舌苔黄腻，脉象濡数或滑数。

【药物组成】　葛根 9 克，黄芩 6 克，黄连 6 克，滑石 6 克，金银花 9 克，连翘 9 克，薏苡仁 15 克，扁豆 12 克，茯苓 6 克，车前子 6 克，甘草 3 克。

加减：若呕吐甚者，可加竹茹 9 克；若腹胀满者，可加厚朴 6 克，木香 6 克以行气除满。

【服用方法】　水煎服，每日一剂。有条件者可以改为免煎配方颗粒，每日一剂，早晚两次开水冲 100 毫升左右温服。

【注意事项】 禁忌零食及油腻之品。上方剂量可视患儿年龄及病情轻重进行加减。

9. 小儿脾虚腹泻验方

【方剂来源】 全国基层名老中医药专家朱传伟经验方，人物简介见第一章"风寒感冒轻症验方"。

【适应病证】 主治小儿脾气虚弱，清阳不升，运化失职，精微不布所致的腹泻。症见大便稀溏，食后作泻，便色淡而不臭，时轻时重，形体消瘦，面色萎黄，神疲倦怠，舌淡、边有齿痕、苔白，脉象细而无力。

【药物组成】 红参6克，白术9克，茯苓9克，薏苡仁12克，桔梗4克，山药9克，白扁豆12克，莲子9克，砂仁5克，大枣2枚，甘草4克。

加减：若纳呆者，可加炒神曲12克，炒麦芽12克以消食助运；若腹胀重者，可加厚朴6克，木香6克以行气除满；若脾湿重，舌苔薄腻者，可加藿香6克，佩兰6克以芳香化湿；若舌淡嫩者，可加炮姜炭以温脾止泻。

【服用方法】 水煎服，每日一剂。有条件者可以改为免煎配方颗粒，每日一剂，早晚两次开水冲100毫升左右温服。

【注意事项】 禁忌生冷之品。上方剂量可视患儿年龄及病情轻重进行加减。

10. 小儿惊泻验方

【方剂来源】 全国基层名老中医药专家朱传伟经验方，人物简介见第一章"风寒感冒轻症验方"。

【适应病证】 小儿受惊吓后，大便稀色绿，量少次频，惊惕不安，夜间啼哭，山根青色，舌淡、苔薄白，脉促不匀。此为小儿神气未充，脾胃虚弱，突受惊吓，气机逆乱，升降失调所致之惊泻。

【药物组成】 酒炒黄芩4.5克，茯苓6克，焦山楂4.5克，谷芽4.5克，炙泽泻4.5克，车前子4.5克，陈皮3克，白芷3克，甘草1.5克。

【服用方法】 水煎服，每日一剂。有条件者可以改为免煎配方颗粒，每日一剂，早晚两次开水冲100毫升左右温服。泻止后继用镇惊安神法以治本，方用镇惊醒脾散：钩藤、连翘、石菖蒲、茯神、白芍、川贝、酒炒黄芩、炒栀子、炒内金、红参、白术各4.5克，炒酸枣仁、龙齿、瓜蒌皮、焦山楂、炒神曲、炒麦芽、生龟板各6克，羚羊角3克。共研为细末，周岁小儿每次0.5克，日服3次。

【注意事项】 禁忌生冷之品。上方剂量可视患儿年龄及病情轻重进行加减。

11. 小儿脾肾阳虚泄泻验方

【方剂来源】 全国基层名老中医药专家朱传伟经验方，人物简介见第一章"风寒感冒轻症验方"。

【适应病证】 小儿久泻不愈，脾肾阳虚，命门火衰，不能温煦，阴火内生，脾虚气陷所致泄泻。症见久泻不止，大便清稀，甚或完谷不化，1日3～4次以上，或伴脱肛，面白无华，精神萎靡，睡时露睛，形寒肢冷，舌淡、苔白，脉象沉细。

【药物组成】　红参 6 克，白术 6 克，炮姜 3 克，吴茱萸 1.5 克，炮附子 3 克，补骨脂 5 克，肉豆蔻 5 克，五味子 3 克，炙甘草 3 克。

加减：若久泻不愈者，可加赤石脂 5 克，禹余粮 5 克，诃子 5 克；若伴脱肛者，可加黄芪 12 克，升麻 3 克，枳壳 5 克。

【服用方法】　水煎服，每日一剂。有条件者可以改为免煎配方颗粒，每日一剂，早晚两次开水冲 100 毫升左右温服。

【注意事项】　禁忌生冷之品，注意保暖。上方剂量可视患儿年龄及病情轻重进行加减。

12. 焦谷芽治疗小儿腹泻

【方剂来源】　瞿成文（1970～ ），男，中医师。曲阜市石门山镇董大成卫生所所长。中医世家，随父从医 28 载。擅长中医治疗各型肿瘤、小儿常见病及杂病、不孕不育、脱发、烧烫伤等疾病。参加各种学习培训 20 余次，出版论著 3 部。

【适应病证】　主治小儿积食，腹胀，腹泻，不思饮食。

【药物组成】　焦谷芽 12 克，焦鸡内金 20 克，焦神曲 12 克，焦山楂 10 克。

【服用方法】　水煎 200 毫升，早、晚温服。3 日为一个疗程。

【注意事项】　湿热内阻者不宜服用。

【应用小结】　小儿脾常不足，容易食积腹泻。上四味能消积食、健脾胃且简便易行，疗效突出。曾临床观察 200 余例，治愈率达 95% 以上。

【典型病例】　病案一：患者，男，3 岁。在泰安儿童医院治疗腹胀、腹泻一周余，效果不见好转。求余诊治：考虑食伤脾胃，给予炒焦谷芽 12 克，焦鸡内金 20 克，焦神曲 12 克，焦山楂 10 克。水煎服，每日 2 次。3 日后，患儿症状明显好转。

病案二：患者，女，2 岁半，宁阳人，留守儿童。由于喂食不当导致小儿消化不良，腹泻 3 日。在宁阳县医院输液治疗 5 日不见好转，来我处诊治。给予焦谷芽 12 克，焦鸡内金 20 克，焦神曲 12 克，焦山楂 10 克。水煎服，每日 2 次。3 日后症状明显改善，饮食正常。

病案三：患者，女，3 岁半，幼儿园小班。由于喂食不当导致小儿消化不良，患者腹泻，不思饮食 2 日，在村卫生室输液治疗 3 日不见好转，来我处诊治。予焦谷芽 12 克，焦鸡内金 20 克，焦神曲 12 克，焦山楂 10 克。水煎服，每日 2 次。3 日后症状明显改善，饮食正常。

13. 鸡蛋油治疗婴儿腹泻

【方剂来源】　小雪卫生院班庆桐经验方，人物简介见第一章"针刺治疗疑是气胸"。

【适应病证】　主治婴儿腹泻。

【药物组成】　鸡蛋 3 个。

【使用方法】　将鸡蛋煮熟，去蛋白，将蛋黄放入铁勺碾碎，文火慢炖，待色变黄黑，出油，一次服下，每日 1 次。1～3 次即可痊愈。治愈率达 95%。

【典型病例】　病案一：患儿，女，7 个月，陵城镇西果庄村人。因腹泻在兖州医院治疗 7 日未愈，于 1980 年 4 月 6 日来诊。给予鸡蛋油治疗，口服 2 次痊愈。

病案二：患儿，男，8 个月。因患腹泻于 1986 年 3 月 15 日在小雪医院治疗数日，未见明显好转，后经服鸡蛋油 2 次痊愈。

病案二：患儿，7 个月。因腹泻多次用药不愈，后用鸡蛋油治疗 2 次痊愈。

14. 小儿消化不良性腹泻验方

【方剂来源】　1977 年曲阜县卫生局向济宁地区卫生会议献方。

【药物组成】　车前子 9 克（布包），炒麦芽 9 克，枣树皮 9 克（焙）。

【适应病证】　主治小儿消化不良性腹泻。

【服用方法】　水煎服，1～5 岁患儿每日服 2 次，每日一剂。

【应用小结】　疗效良好。

15. 小儿伤食腹泻验方

【方剂来源】　全国基层名老中医药专家朱传伟经验方，人物简介见第一章"风寒感冒轻症验方"。

【适应病证】　主治小儿伤食腹泻。症见大便稀烂夹有奶瓣或食物残渣，1 日 3～5 次或 7～8 次，便前腹痛，吵闹，不思乳食，腹胀拒按，嗳气或呕吐，大便气味酸臭，夜寐欠安，苔黄腻或黄垢，脉象滑数。

【药物组成】　炒神曲 12 克，炒麦芽 12 克，焦山楂 12 克，陈皮 6 克，砂仁 6 克，香附 6 克，炒莱菔子 9 克，半夏 6 克，苍术 9 克，茯苓 9 克，连翘 9 克，甘草 3 克。

加减：若呕吐者，可加生姜 5 克以和胃止呕；若腹胀腹痛重者，可加木香 6 克，厚朴 6 克以行气止痛。

【服用方法】　水煎服，每日一剂。有条件者可以改为免煎配方颗粒，每日一剂，早晚两次开水冲 100 毫升左右温服。

【注意事项】　禁忌辛辣油腻，节制饮食。上方剂量可视患儿年龄及病情轻重进行加减。

16. 小儿秋季腹泻验方①

【方剂来源】　曲阜市第二人民医院霍静经验方，人物简介见第三章"急性腰扭伤特色疗法"。

【适应病证】　本方功能燥湿健脾，温中止泻。主治小儿秋季腹泻。

【药物组成】　吴茱萸 30 克，丁香 6 克，胡椒 20 克，肉桂 15 克，五倍子 30 克。研末即可。

【使用方法】　上药共研为细末。嘱患儿平卧，充分暴露脐部，75% 酒精棉球消毒，然后取上方药末 3 克，用醋调成糊状，敷于脐部，胶布固定，轻揉 1～2 分钟，每 24 小时换药 1 次，3 日为 1 个疗程。

【注意事项】　敷贴时间不宜太长，胶布过敏者禁用。

【应用小结】 脐部内连脏腑，敷药较易吸收而起到很好的治疗作用。该方能燥湿健脾，温中止泻，扶正祛邪，止泻生津，调节脏腑气血平衡。此法简便易行，见效快，效果好，避免了小儿喂药的困难和药物对小儿肝胃的损害，更适用于腹泻伴有呕吐的患儿。曾用本法治疗患儿 680 例，90%的患者经 3～5 次即可治愈。

【典型病例】 病案一：患者，男，1 岁 2 个月。因夜晚睡觉受凉致发热、呕吐，继而腹泻，一日数次，大便稀薄，呈清水样，偶有黏液，无腥臭。诊为小儿腹泻。给予敷脐疗法治疗 5 日后，症状好转，饮食、大便均正常。

病案二：患者，女，8 个月。添加辅食不当，食乳过饱，加之受凉，导致腹泻频繁，1 日十余次，大便稀薄，无特殊腥臭异味，呈蛋花样。诊为小儿腹泻。给予敷脐疗法治疗 3 日后，症状好转，饮食、大便均正常。

17. 小儿秋季腹泻验方②

【方剂来源】 石门山卫生院王胜山经验方，人物简介见第五章"小儿咳嗽验方"。

【适应病证】 主治小儿秋季腹泻。

【药物组成】 枣树皮 10 克（炒），高粱 10 克（炒），青黛 6 克，车前子 1 克，共研细末。

【服用方法】 6 个月以下小儿每次 1.5 克口服，每日 3 次；6 个月以上至 1 岁小儿 2～3 克口服，每日 3 次。

【注意事项】 忌食生凉、油腻之品。

【应用小结】 本方又名"枣粱散"，具有清热燥湿、健脾利湿的作用。临床治疗 100 余例患者，治愈率达 90%以上。

【典型病例】 病案一：患者，男，1 岁。由于天气转凉，饮食不节，造成秋季腹泻。给予枣粱散 2 克口服，每日 3 次，2 日后病情好转，饮食正常。

病案二：患者，男，1 岁 6 个月。饮食不节，造成腹泻，呕吐，给予枣粱散 3 克口服，每日 3 次，2 日后病情好转，症状消失。

病案三：患者，女，8 个月。由于受凉，饮食不节，造成腹泻，呕吐，腹痛，给予枣粱散 1.5 克口服，每日 3 次，1 日后病情好转，症状消失。

18. 小儿秋季腹泻验方③

【方剂来源】 李永法（1954～ ），男。从医 40 余年，在做好农村常见、多发疾病治疗的同时，突出中医特色，中西医结合，在脑血管病、皮肤病的治疗中，运用传统针灸技术，特别是治疗脑中风后遗症效果十分显著。很多外乡镇乃至外县市的脑中风后遗症患者慕名前来诊治，每日就诊中医的患者数十人，针灸上百人次，深受患者及其家属的一致好评。

【适应病证】 功能温中散寒，止泻。主治小儿秋季腹泻。

【药物组成】 吴茱萸 3 克，干姜 10 克，小茴香 3 克。

【使用方法】　上药共同研成细粉，混匀，装入纱布袋内，放脐部固定，外敷热水袋，每次热敷 10 分钟，每日 2～3 次，每日更换药粉 1 次。

【注意事项】　药粉与外敷热水袋隔离，不要被水浸湿。

【应用小结】　因天气变化引起饮食后消化不良，本方是吴茱萸汤加减，用灶心土 10 克，生姜 1 片，水煎温服，效果更佳。

【典型病例】　病案一：患者，男，出生 8 个月，曲阜市小雪街道铁炉村。每日腹泻 7～8 次，经本方治疗，3 日痊愈。

病案二：患者，女，出生 6 个月，曲阜市小雪街道南兴村。每日腹泻 10 余次，经本方治疗，3 日痊愈。

第八节　小儿口疮验方

1. 小儿鹅口疮验方

【方剂来源】　1977 年曲阜县向济宁地区卫生会议献方。

【适应病证】　主治小儿鹅口疮。

【药物组成】　生半夏 6 克，黄连 3 克，栀子 3 克。

【配制方法】　上药共研细末，用陈醋调成糊状（一次量）备用。

【使用方法】　睡前用上药涂于患儿两足涌泉穴，纱布包扎，次日早晨取下，重者可连敷 2～4 次。

2. 小儿口腔炎验方

【方剂来源】　1977 年曲阜县向济宁地区卫生会议献方。

【适应病证】　主治小儿口腔炎。

【药物组成】　吴茱萸 12 克。

【使用方法】　研细面后，睡前用醋调敷于涌泉穴（脚心），纱布固定，次晨取下。

3. 小儿口疮验方①

【方剂来源】　1977 年曲阜县向济宁地区卫生会议献方。

【适应病证】　主治小儿口疮（流涎，大人口疮）。

【药物组成】　黄柏 30 克，薄荷 9 克，青黛 3 克。

【配制方法】　上药共研细末。

【使用方法】　每次用 1.5 克涂于患处，每日 3 次，2～3 日有效。

【临床疗效】　经用 40 年，效果良好。

4. 小儿口疮验方②

【方剂来源】　1977 年曲阜县向济宁地区卫生会议献方。

【适应病证】　主治小儿口疮。

【药物组成】 天南星 30 克，醋适量。

【配制方法】 将天南星研成细面，用醋调成糊状。

【使用方法】 晚上临睡前涂于足心涌泉穴，男左女右。每次 12 小时，外用布包扎紧。

5. 小儿口疮验方③

【方剂来源】 曲阜市卫生学会孔凡吉经验方，人物简介见第一章"气管炎验方②"。

【适应病证】 主治小儿口疮。

【药物组成】 藕汁、水萝卜汁、鲜生地汁各 60 毫升，蜂蜜、白糖、香油各 30 克。

【使用方法】 把蜂蜜、白糖、香油用锅加热，和以上三汁混合后备用。口服，每日 3 次，每次 15～30 毫升。

【注意事项】 根据患儿大小，服用量适当掌握。

【应用小结】 曾使用本法治疗 20 例，效果很好。

【典型病例】 患者，男，6 岁。患口疮 10 多天，经多方治疗不好，使用本法治疗一剂痊愈。

6. 小儿口腔溃疡验方

【方剂来源】 张昭印（1974～），男，主治医师。1995 年毕业于枣庄市第二卫生学校社区医学系，在防山镇卫生院工作。擅长运用中医特色疗法治疗儿科常见病、多发病，尤其对小儿遗尿症、慢性鼻炎、腹泻病、口腔溃疡等疗效独特。

【适应病证】 主治小儿口腔溃疡。

【药物组成】 吴茱萸 350 克，白醋适量。

【使用方法】 将吴茱萸研碎成粉末状，每次用 50 克加食醋少许调成糊状，睡时外敷双侧足心（涌泉穴），用透明胶带固定，第二日早上取下，连续 7 日，效果非常明显。

【注意事项】 禁忌辛辣油腻之品。如有皮肤过敏，应立即停止使用。调膏时不能调和得过稀。

【应用小结】 小儿脏腑发育不全，易感外邪时毒或脾胃积热，引发口腔溃疡。吴茱萸，味辛、苦，性热，有小毒，归肝、脾、肾经，具有温中、止痛、理气、燥湿等作用。外用贴足心，能引火下行。

【典型病例】 患儿，女，2 岁。多次患口腔溃疡，此次发作 2 日，舌尖、舌边两侧、口唇内侧多处有溃疡面，拒食，发热，舌质红，苔稍黄，大便干，小便黄。用吴茱萸末 25 克，加食用醋少许调成糊状，外敷于双侧足心（涌泉穴），1 次痛减，3 次退热，7 次治愈。

第九节 小儿皮肤病验方

1. 新生儿红斑验方

【方剂来源】 马氏中医马建国经验方，人物简介见第一章"感冒验方"。

【适应病证】　功能清热润肤。主治新生儿红斑。

【药物组成】　紫草，芝麻油。

【使用方法】　取紫草 10 克，入芝麻油 100 克中浸泡 3 日，然后加热炸枯，捞出药渣待凉，贮瓶中。用时以棉签蘸搽患处，每日 3 次。

【应用小结】　新生儿红斑为出生婴幼儿常见多发，此中药油外用于皮损处，确实为数十例患儿解除了痛苦，因是中药药油，无任何副作用，受到患儿家长的青睐。

【典型病例】　患者，男，新生儿 5 天。面、颈、胸、背部发生约 20 个 1 平方厘米大小红色斑湿疹，边缘不清，触之有热感 3 日。诊断：新生儿红斑。依上法外用，每日 3 次。3 日后皮损消退，皮肤正常。

2. 婴儿湿疹验方①

【方剂来源】　马氏中医马建国经验方，人物简介见第一章"感冒验方"。

【适应病证】　婴儿湿疹，主要发于头皮、颜面、胸腹部，皮疹为米粒大小红色丘疹，密集分布，有的相互融合成大小不一片状，边缘不清。痒剧，患儿常哭闹不安，多为湿热蕴结肌肤所致。中医有"胎敛疮""奶癣"等病名。

【药物组成】　薄荷 40 克，白鲜皮 40 克，地肤子 40 克（均研成极细粉），炉甘石粉 40 克，青黛 40 克，香霜 1500 克。

【配制方法】　将上药充分调匀，贮瓶备用。

【使用方法】　每日 3 次搽患处。

【注意事项】　治疗期间或治愈后 1 个时期，其母应忌食鱼、虾、辣椒等物。

【按语】　本病治宜清热祛湿止痒。上方又名清热祛湿止痒霜。方中薄荷性凉，祛风止痒；白鲜皮苦寒，清热燥湿止痒；地肤子苦寒，功可清热除湿止痒；青黛性寒，清湿热解毒是其所长；炉甘石甘平，功可收湿收敛。诸药合用外搽，直达病所，发挥效用，且无任何不良反应及副作用，比较适用于婴儿湿疹的治疗，同时亦避免了外搽激素类霜、膏所造成的不良反应。

对于头部皮损表现干燥，结成黄色或黄褐色黏腻痂皮者，药用：黄连粉 20 克，凡士林 100 克。调匀成膏，涂于患处。每日 1 次，次日用梳子轻轻将黏腻痂皮梳下来，直至皮损消退，皮肤正常。

值得注意的是，婴儿湿疹，尤其是疹色潮红的，临床中发现有不少患儿家长过多给婴儿洗擦，次数多的每日达 3 次，致使皮损更加潮红、干燥、患儿哭闹不宁。因此，每日应少用香皂热水洗擦，以免刺激皮肤使皮损加重。治疗得当，皮疹消退较快，反之迁延时间较长，且易反复再现。

【典型病例】　患儿，男，50 天。1998 年 6 月 15 日初诊。颜面、颈部、耳后及胸部起大小不一潮红皮损，内有米粒大丘疹、丘疱疹密集分布，部分略有少许黄色黏痂附着，边缘不清。诊断：婴儿湿疹。予清热祛湿止痒霜外搽。6 日后皮疹全部消退治愈。

3. 婴儿湿疹验方②

【方剂来源】　马氏中医马建国经验方，人物简介见第一章"感冒验方"。

【适应病证】　功能清湿热止痒。主治婴儿湿疹。

【药物组成】　青黛、白鲜皮粉、地肤子粉各 10 克，香霜 200 克。

【使用方法】　上药混合均匀备用。用时涂搽于患处。每日 3 次。

【注意事项】　勿用花椒水、盐水洗。

【应用小结】　婴儿湿疹为婴幼儿最常见多发的皮肤病，不少患儿家长大多是先用激素类药膏外搽，能给婴儿皮肤造成某些副作用。本药霜是纯中药，治疗婴儿湿疹不仅使皮疹消退，无任何副作用且具保护皮肤功效。本方在临床中治疗婴儿湿疹确能彰显出其独特疗效。

【典型病例】　患者，女，4 个月。患儿面、颈部，胸部起较密集米粒大小红色丘疱疹，哭闹不安半月。期间去某院给予地塞米松软膏涂抹，家长用花椒水洗等均未见明显效果。诊断：婴儿湿疹。取青黛粉 10 克，白鲜皮粉 10 克，地肤子粉 10 克，入香霜 200 克中调匀外搽，每日 3 次。5 日后湿疹全部消退，患儿一切正常。

4. 婴幼儿湿疹验方③

【方剂来源】　曲阜市人民医院侯庆勋经验方，人物简介见第一章"面瘫验方②"。

【适应病证】　功能消肿解毒，敛疮生肌。主治婴幼儿湿疹。

【药物组成】　鸡蛋黄 5～10 个。

【配制方法】　将鸡蛋洗净，用水煮熟，剥出蛋黄。放入锅内，用锅铲压碎，越细越好。以中火干煎，连续翻炒使蛋黄均匀受热。至蛋黄稍烧焦冒浓烟，继续翻炒蛋黄会变成黑色，此时用锅铲压，会流出蛋黄油。熄火，将蛋黄油倒进瓷碗中。等冷却后，用纱布过滤，留下的蛋黄油是黑色的。放在干燥的阴凉处或冰箱里可保存 1、2 年，作为家里的备用药。

【使用方法】　婴儿湿疹患处先以生理盐水清洗，擦干，用棉签蘸蛋黄油涂患处。1 日 2～3 次。一般涂用 2 日皮疹即可减轻、渗液减少，继用 3～5 日红斑即可消退而愈。

【注意事项】　翻炒蛋黄时，一定要细心、耐心，用文火慢慢煎熬，火大易使蛋黄炒焦部分过多，每个鸡蛋黄约能煎熬出 2 毫升蛋黄油。温度低时，可凝固成固体，加热溶化为液体。

【应用小结】　用蛋黄油治病，历史久远。据明代《本草纲目》记载"鸡卵炒取油，和粉敷头疮""鸡卵黄熬油搽之，治杖疮已破，甚妙"。现代以蛋黄油治疗的疾病颇多，外涂可治疗湿疹、皮炎（婴幼儿的湿疹或是尿布皮炎）、烫伤、冻疮、口腔及各种体表溃疡、唇风、鼻前庭炎、中耳炎、乳头皲裂、癣等，内服可治疗胃溃疡、慢性胃炎、小儿消化不良及腹泻等。外用一般涂抹在患处就可以，内服一般每日 5～20 毫升，分 2～3 次服用，有胃病的患者要饭前喝。

【典型病例】　病案一：患者，女，11 个月，于 1992 年 6 月 19 日初诊。7 天前患儿不明原因头面部、胸前皮肤红疹湿烂，有时渗液，边缘结黄痂，全身皮肤轻度瘙痒，有抓痕，大便干，小便色黄，舌苔黄腻，脉数。在外院诊断为湿疹，给予派瑞松乳膏及氯雷他定糖浆等多种西药，患儿妈妈考虑激素及西药的毒副作用，不愿应用，邀余诊治，随用上述方法治疗，7 日病愈。

病案二：患者，女，5 个月，于 2006 年 5 月 16 日初诊。患儿 10 日前头面部出现红斑、水疱，有的地方糜烂、渗液，有结痂。皮疹遍布躯干，烦哭不宁，小便短赤，大便干结。舌质红，苔黄腻，指纹紫，脉滑数，诊为湿疹。因患儿不能服用中药汤剂，其父母又不愿用西药，随用上述方法治疗，嘱其妈妈用 20 个鸡蛋黄煎熬蛋黄油涂抹，治疗 15 日，回访疾病痊愈。

病案三：患者，女，3 个月，于 2016 年 8 月 18 日初诊。3 日前因用了不同品牌的尿不湿后，臀部、大腿内侧及生殖器部至肛门周围出现红色斑丘疹，表皮脱落，小儿哭闹不宁，嘱其停用该型号尿不湿，更换正规品牌尿不湿，每于小便、大便后，用温开水洗干净患处，涂以蛋黄油，用药 5 日，疾病痊愈。

5. 小儿湿疹验方

【方剂来源】　曲阜市吴村卫生院陈贞来经验方，人物简介见第一章"神附止泻汤"。

【适应病证】　主治小儿湿疹。

【药物组成】　冰片、枯矾、炉甘石、轻粉各等份。

【使用方法】　上药共研细末，凡士林调成膏外涂于患处。

6. 尿布皮炎简便疗法

【方剂来源】　马氏中医马龙经验方，人物简介见第一章"慢性胃炎、胃溃疡验方"。

【适应病证】　主治尿布皮炎。凡婴儿接触尿布的部位，如臀部、肛门周围、会阴部、大腿内侧。皮肤上呈现边界清楚的潮红皮损，较重者则有水疱，治不及时表皮可溃烂。以哺乳期婴幼儿多见。

【简便疗法】　表皮已溃破者：紫草 30 克，地榆 30 克，芝麻油 250 克。将上药入油内浸泡 2 日后炸枯，滤渣待凉贮瓶中。用时以毛刷蘸搽患处，再用消毒纱布覆盖，每日 2 次。

表皮未破肌肤潮红者，方取：炉甘石粉 50 克，滑石粉 50 克，大黄粉 50 克，青黛粉 10 克。诸药掺匀，用时以棉球蘸药粉撒扑患处，每日 3 次。上述疗法，一般 5～7 日便可治愈。

【注意事项】　因小儿皮肤较嫩，表皮未破者治疗期间禁用肥皂水、热水洗擦。

7. 小儿头皮疖肿验方

【方剂来源】　马氏中医马建国经验方，简介见第一章"感冒验方"。

【适应病证】　主治夏秋季节小儿头部惯发的疖肿，肤色发红灼热，痒痛俱作。

【药物组成】　西瓜翠衣、天花粉各适量。

【使用方法】　将西瓜翠衣洗净捣碎，配天花粉调成糊状敷于疮疖上。每日 2～3 次。至疖肿消散。

第九节　小儿舞蹈症验方

1. 小儿舞蹈症验方①

【方剂来源】　山东省名老中医药专家朱鸿铭经验方，人物简介见第一章"预防流行性感冒验方①"。

【适应病证】　用于小儿舞蹈症因"外受风邪，引动肝风"所致者。症见情绪不稳，喜怒无常，手舞足蹈，似不规则、无意义的不自主的舞蹈动作。不热或低热，二便自调，舌质淡红，苔多薄白，诊脉时需医者一手按其前臂，脉多浮弦。

【药物组成】　羌活6克，菊花9克，白附子、白芷、天麻各6克，钩藤9克，白芍12克，蝉衣4.5克，防风5克，生石决明、珍珠母各15克，制南星4.5克。

【服用方法】　水煎服，每日一剂。

【按语】　本方又名"羌菊白麻汤"，具有疏散外风、平息内风之功。方中羌活、防风、白芷、菊花、蝉衣疏散风邪；白芍、钩藤、天麻、生石决、珍珠母平肝息风；白附子、制南星化痰祛风。

2. 小儿舞蹈症验方②

【方剂来源】　山东省名老中医药专家朱鸿铭经验方，人物简介见第一章"预防流行性感冒验方①"。

【适应病证】　用于小儿舞蹈症因"风邪化热，肝风发动，痰瘀阻络"所致者。症见小儿舞蹈病验方①方症状逐渐加重，并出现呼吸不规则，四肢动作障碍，言语、咀嚼和吞咽困难，失眠。舌苔白厚，脉象弦滑。

【药物组成】　白芍10克，钩藤12克，石决明15克，天麻、全虫各9克，蜈蚣2克，僵蚕、地龙、制南星各9克，牛膝10克，炮山甲9克。

【服用方法】　水煎服，每日一剂。

【按语】　本方又名"五虫熄风汤"。因病情急重，"急则治其标"，故用本方平肝息风、豁痰通络。方中白芍柔肝息风；钩藤、天麻、石决明平肝息风；全虫、蜈蚣、地龙、山甲搜风镇痉；僵蚕、制南星化痰止痉。

3. 小儿舞蹈症验方③

【方剂来源】　山东省名老中医药专家朱鸿铭经验方。人物简介见第一章"预防流行性感冒验方①"。

【适应病证】　用于小儿舞蹈症因"肝风虽止，肝肾阴亏未除"所致者。症见急性发作期过后，不自主运动消失，情绪稳定，能自然地伸出前臂让医生诊脉，舌偏红无苔或苔薄黄，脉沉弦或沉缓。

【药物组成】　熟地黄15克，白芍、女贞子、旱莲草各12克，枸杞9克，制何首乌、生地黄、玄参各 12 克，金银花 15 克，黄芩 9 克，黄连 6 克，淮牛膝 12 克。

【服用方法】 水煎服，每日一剂。

【按语】 本方又名"滋肾养肝汤"。小儿舞蹈症急性期过后，肝风虽止，肝肾阴亏未除。治宜滋养肝肾，以固其本，并少佐清热解毒，以固其标。方中熟地黄、女贞子、旱莲草、枸杞滋肾水；白芍、制何首乌养肝肾；淮牛膝补益肝肾；生地黄、玄参滋阴降火，肝肾真阴得复、筋脉濡润，动风因之可止。佐以黄连、黄芩、金银花清热解毒。

4. 多动症验方

【方剂来源】 全国基层名老中医药专家朱传伟经验方，人物简介见第一章"风寒感冒轻症验方"。

【适应病证】 主治阴虚肝热导致的小儿多动症。症见小儿好动，动作不停，有时不由自主。

【药物组成】 钩藤 10 克，煅牡蛎 12 克，茯苓 10 克，白芍 6 克，炒酸枣仁 10 克，五味子 3 克，麦冬 9 克，菊花 9 克，煅龙骨 12 克。

【服用方法】 水煎服，每日一剂。有条件者可以改为免煎配方颗粒，每日一剂，早晚两次开水冲 100 毫升左右温服。

第十一节 小儿杂病验方

一、小儿破伤风验方

1. 破伤风验方

【方剂来源】 小雪卫生院韩效才先生经验方，人物简介见第二章"颈淋巴结破溃（老鼠疮）验方"。

【适应病证】 治疗小儿破伤风引起的抽搐、牙关紧闭等症状。

【药物组成】 鲜蛴螬挤出液，火烤鲜桑枝出油。

【使用方法】 鲜蛴螬挤出液涂抹口腔，桑枝油内服。

【注意事项】 文火烤桑枝油，应结合西医青霉素脐周封闭。

【应用小结】 蛴螬挤出液能治疗牙关紧闭，桑枝油能杀菌抗毒。该方易于取材，费用低，经临床应用 30 余例，治愈率达 60% 以上。

【典型病例】 病案一：患者，男，出生 10 余日。全身抽搐，牙关紧闭，奶水不进，经西医治疗，疗效不佳，加本方 1 日后，抽搐症状明显减轻，可以进食奶水，7 日后痊愈。

病案二：患者，女，出生 7 日。来诊时牙关紧闭，全身抽搐，应用本方加青霉素脐周封闭，5 日痊愈。

2. 小儿脐风验方

【方剂来源】 山东省名老中医药专家朱鸿铭经验方，人物简介见第一章"预防流行性感冒"。

【适应病证】 防治小儿脐风。

【药物组成】 枣猫 3 只，研细末，珍珠 49 粒槌研，炒黄丹、枯矾、蛤粉、血竭各 1.5 克研匀。

【使用方法】 上药混合贮瓶备用。新生儿断脐后，若脐头发硬，取 0.6 克敷于断脐处，轻轻揉散，再以艾柱灸脐头 3 壮。

【按语】 枣猫，是生于枣树上的一种飞虫，卵生大如枣子，青灰色，有两角。6～8 月捕捉后阴干入药。

3. 脐疝验方

【方剂来源】 曲阜市吴村卫生院陈贞来经验方，人物简介见第一章"附神止泻汤"。

【适应病证】 主治小儿脐疝。

【药物组成】 玉米粒 1 粒。

【使用方法】 将玉米粒及局部清洁消毒，把小肠推入脐中，用玉米粒压入脐中，医用棉球覆盖，用绷带将脐腰一周包扎固定，数日后小肠已在里面长好，玉米粒亦随其由里往外而自行退出。即告痊愈。

【典型病例】 患儿，男，3 个月，诊为脐疝，给予上述方法治疗，4 周左右痊愈。

二、小儿黄疸验方

新生儿黄疸验方

【方剂来源】 小雪卫生院韩效才先生经验方，人物简介见第二章"颈淋巴结破溃（老鼠疮）验方"。

【适应病证】 本方具有清热利湿、解毒、去黄疸作用，用于治疗新生儿黄疸。

【药物组成】 茵陈 5 克，栀子 1 克，大枣 2 枚。

【服用方法】 每日一剂，水煎，分次服用。

【注意事项】 本方适用于新生儿能进食，精神佳，不发热，非感染，非溶血性疾病。

【应用小结】 茵陈具有清热利湿、退黄疸作用，栀子具有凉血消炎的作用，大枣具有补气养血的作用。经本方治疗上百例，治愈率达 90% 以上。

【典型病例】 病案一：患者，男，出生 10 日。经西医蓝光照射，黄疸不退，经本方服用 10 日痊愈，黄疸指标正常。

病案二：患者，女，出生 15 日。患母乳性黄疸，经西医治疗，症状缓解缓慢，服用本方十余日，痊愈。

病案三：患者，男，出生 19 日。黄疸不退，经服用本方，7 日后痊愈。

三、小儿多涎症验方

【方剂来源】 小雪卫生院李永法经验方，人物简介见本章"小儿秋季腹泻验方③"。

【适应病证】　功能清脾泻热，温中健脾，治疗小儿多涎症。

【药物组成】　土炒白术 20 克，麸炒山药 30 克，益智仁 15 克。

【服用方法】　以上药品研成细粉，混匀，分 20 份，每日 2 份温开水冲服，如有喜热饮者，生姜汤送服。

【注意事项】　腹泻者慎用。

【应用小结】　小儿多涎症，多见于脾胃虚弱，气虚不摄。此方经治疗 30 余例，均收到良好的效果。

【典型病例】　病案一：患者，男，3 岁。颈部和上衣经常被口水浸湿，颈部皮肤变红，时有糜烂，经本方治疗后，5 日好转，10 日痊愈。

病案二：患者，男，1 岁 10 个月。口水较多，下颌及颈部糜烂，经本方治疗，7 日痊愈，因家人担心复发，后每 10 日服用 3 日，连用 1 个月，未再复发。

四、小儿风痫验方

【方剂来源】　山东省名老中医药专家朱鸿铭经验方，人物简介见第一章"预防流行性感冒验方①"。

【适应病证】　主治小儿风痫。

【药物组成】　枣猫 7 只，白胡椒 49 粒，黄酒适量。

【服用方法】　将枣猫（枣树上的一种飞虫，详见上页）、白胡椒各焙干压细末后混匀，作 7 次服。每晚 1 次，黄酒作引子（即用米酒 1 盅，加入白开水中）趁热冲服，7 日为一个疗程。

五、小儿夜啼证验方

1. 夜啼证验方①

【方剂来源】　马氏中医马建国经验方，人物简介见第一章"感冒验方"。

【适应病证】　小儿夜啼证。症见小儿因惊吓所致夜啼不能安眠或躁动不宁。

【药物组成】　煅龙骨粉适量。

【使用方法】　上药用温开水调成稠糊状敷于肚脐内，每晚 1 次，纱布覆盖，晨起取下。

2. 夜啼验方②

【方剂来源】　全国基层名老中医药专家朱传伟经验方，人物简介见第一章"风寒感冒轻症验方"。

【适应病证】　主治肝经郁热导致的小儿夜啼症。症见小儿夜间哭闹，急躁易怒，不能正常入眠。

【药物组成】　钩藤 10 克，蝉蜕 6 克，茯苓 10 克，白芍 6 克，黄连 3 克，淡竹叶 10 克，麦冬 6 克，菊花 9 克，煅龙骨 15 克。

【服用方法】　水煎服，每日一剂。有条件者可以改为免煎配方颗粒，每日一剂，早晚两次开水冲 100 毫升左右温服。

六、小儿遗尿验方

1. 小儿遗尿验方①

【方剂来源】　曲阜市第二人民医院孔德建祖传验方，人物简介见第一章"胃、十二指肠溃疡验方①"。

【适应病证】　主治小儿遗尿。

【药物组成】　公鸡肠一具。

【服用方法】　将公鸡肠剖开洗净，在瓦片上焙干，研粉，早晚温服。3 付为一个疗程。

【注意事项】　对鸡肉过敏者禁用。

【应用小结】　小儿肾气不充，容易发生遗尿。公鸡肠具有安神缩尿的作用，故对小儿遗尿用之适宜。该方简便易行，经多年临床验证，疗效确切，曾临床观察 30 例，治愈率达 95% 以上。

【典型病例】　病案一：患者，男，4 岁。长期尿床。曾用多种方法治疗，效果不佳来诊。遂嘱其家长，取公鸡肠一具，在瓦片上焙干，研粉，早晚温服。3 付为一个疗程。服一个疗程后遗尿愈。

病案二：患者，女，5 岁。长期尿床，重时午睡亦尿床。曾用多种方法治疗，疗效不佳来诊。遂嘱其家长，取公鸡肠一具，洗净，在瓦片上焙干，研粉，早晚温服。3 付为一个疗程。治疗一个疗程后明显减轻，两个疗程后遗尿愈。

病案三：患者，男，9 岁。长期尿床，面色㿠白，体胖，学习差。遂嘱其家长，取公鸡肠一具，在瓦片上焙干，研粉，早晚温服。3 付为一个疗程，并配服桂附地黄丸治疗，三个疗程后遗尿愈。

【按语】　此方为祖传验方，传至我辈已 14 代。原方为白公鸡肠，后经临床验证，与其他毛色公鸡肠疗效无明显差异。

2. 小儿遗尿验方②

【方剂来源】　曲阜市第二人民医院孔德建祖传验方，人物简介见第一章"胃、十二指肠溃疡验方①"。

【适应病证】　本方功能安神益智、补肾缩尿。主治小儿遗尿。

【药物组成】　猪尿脬一具洗净，覆盆子、益智仁、金樱子、鸡内金各 10 克。

【服用方法】　上药放入猪尿脬内，加水适量，小火慢炖，喝汤吃猪尿脬，每天一剂，7 剂为一个疗程。

【注意事项】　湿热下注膀胱者禁用。

【应用小结】　小儿肾气不充，容易遗尿。此方利用以脏补脏理论，加入覆盆子、益智仁、金樱子、鸡内金以安神益智、补肾缩尿而起到治疗作用，该方简便易行，多年应用于临床，效果极佳。

【典型病例】 病案一：患者，男，6岁。长期尿床，曾用多种方法治疗，效不佳来诊。遂以上法治疗，一个疗程愈。

病案二：患者，女，5岁。长期尿床，重时午睡亦尿床，曾用多种方法治疗，效不佳，来诊。遂以上法治疗，两个疗程愈。

3. 小儿遗尿验方③

【方剂来源】 曲阜市神农中医药研究所吕建华经验方，人物简介见第一章"预防流行性感冒验方④"。

【适应病证】 用于肾虚遗精、早泄、阳痿、白浊、带下。主治伤中、疝瘕、阴痿，可益精生子。疗男子虚损、五藏气微、梦寐失精、遗溺。

【药物组成】 桑螵蛸适量。

【服用方法】 将桑螵蛸酒炒，研为细末，每服6克，每日2次，生姜汤调下。

【注意事项】 阴虚火旺或膀胱有热者慎服。

【应用小结】 治愈率达90%以上。

【典型病例】 病案一：患者，女，9岁。遗溺，连用15日痊愈。

病案二：患者，男，11岁。遗溺，连用10日痊愈。

病案三：患者，男，13岁。遗溺，连用15日痊愈。

4. 小儿遗尿验方④

【方剂来源】 曲阜市神农中医药研究所吕建华经验方，人物简介见第一章"预防流行性感冒验方④"。

【适应病证】 本方功能温脾止泻摄唾，暖肾固精缩尿。主治脾寒泄泻、腹中冷痛、口多涎唾、肾虚遗尿、小便频数、遗精白浊。

【药物组成】 益智仁30克，乌药（研粉）12克。

【服用方法】 用盐炒益智仁，水2碗，煎1碗，分2次冲服乌药粉，每次6克。每日一剂。

【注意事项】 阴虚火旺或因热而患遗滑崩带者忌服。

【应用小结】 治愈率达90%以上。

【典型病例】 病案一：患者，男，13岁。肾虚遗尿，连用15日痊愈。

病案二：患者，男，11岁。肾虚遗尿，连用10日痊愈。

病案三：患者，男，15岁。小便频数，遗精，连用15日痊愈。

5. 小儿遗尿特色疗法

【方剂来源】 小雪卫生院班庆桐经验方，人物简介见第一章"针刺治疗疑是气胸"。

【适应病证】 主治小儿遗尿。

【特色疗法】 头针泌尿生殖区，双下肢三阴交穴。

【操作方法】 以上穴位进针后留针40～60分钟，适时醒针。每日一次，7～10日为一疗程。

【应用小结】 本法治疗小儿遗尿多例，效果良好。但年龄不宜太大，一般以 10 岁以下为宜，个别只能好转，减少次数，并不能痊愈。

【典型病例】 病案一：患者，男，7 岁，曲阜市小雪村人。1986 年 2 月 17 日来诊：家人代诉，患儿经常睡中尿床。用以上穴位手法针刺，每日 1 次，针 7 日后，痊愈。

病案二：患者，男，12 岁。1990 年 3 月 12 日就诊。曾因尿床到省立医院治疗，未能好转。给以针刺治疗 7 日，第 6 日出现尿床，第 7 天未尿，后又针刺 3 日，间歇 7 日又针刺 7 日，2 日尿床，5 日未尿，可见此例患者的疗效只能好转，不能痊愈。

6. 小儿遗尿验方⑥

【方剂来源】 曲阜市名老中医孔宪章先生经验方，人物简介见第一章"咳喘验方"。

【适应病证】 主治小儿遗尿。

【药物组成】 益智仁、炒山药各 30 克，乌药、麻黄（研）、北五味子（研）各 6 克，金樱子、炒芡实、党参、桑螵蛸各 15 克，莲须、鸡内金（研）各 10 克。

加减：湿热重者加萆薢 30～60 克。

【服用方法】 水煎，每日一剂，分 3 次服。前 3 日晚上家长需叫醒 3 次为宜。

【按语】 方中益智仁必须用 30 克，如减半以下效果较差。麻黄不可减。

7. 小儿遗尿验方⑦

【方剂来源】 乔氏中医乔尚熠捐献父亲乔根庭先生验方，人物简介见第一章"霍乱验方"。

【适应病证】 主治小儿遗尿，亦治一般成人频尿症及老人小便不禁。

【药物组成】 方一：桑螵蛸 6 克，益智仁 4.5 克，银杏 4.5 克，补骨脂 6 克，淮山药 6 克，肉桂 2 克，桂圆肉 6 克，甘草 4.5 克。

方二：党参 6 克，黄芪 6 克，生白术 6 克，乌药 6 克，淮山药 6 克，益智仁 6 克，五味子 4.5 克，桑螵蛸 9 克，芡实 6 克，山萸肉 6 克，桂圆肉 6 克，黑芝麻 6 克，甘草 4.5 克，生姜 3 片，黑枣 3 个。

【服用方法】 水煎服，隔日或每日一剂均可。

8. 小儿遗尿特色疗法

【方剂来源】 曲阜市卫生学会孔凡吉经验方，人物简介见第一章"气管炎验方②"。

【适应病证】 主治儿童遗尿。

【特色疗法】 针刺治疗。取穴：三阴交、曲骨、关元、阴陵泉。每日针一次，7 次为一个疗程。

【注意事项】 交替针刺以上穴位。

【应用小结】 曾治疗 6 例都痊愈。

【典型病例】 患者，男，16 岁。从小经常尿床，天冷或下雨天加重，诊为遗尿症。使用本针刺方法治疗三个疗程痊愈。半年后随访未复发。

9. 儿童遗尿特色疗法

【方剂来源】 乔氏中医乔尚熠捐献父亲乔根庭先生验方，人物简介见第一章"霍乱验方"。

【适应病证】 主治小儿遗尿。症见夜间睡中不自主遗尿，醒后方知。如兼有面色㿠白，恶寒肢冷，腰腿痿软，小便清长，或尿意频数，脉沉迟无力，为肾阳（火）不足；如神疲肢倦，食欲不振，大便稀薄，为脾胃虚症。

【特色疗法】 针刺：任脉的中极穴可灸3～5壮。胃经的双足三里穴直针5分。脾经的双三阴交穴，直针5分。肾经的双交信穴直针3分，均用补法。留针15分钟。加灸命门穴3～5壮更好。

中药应用：炒淮山药10克，益智仁6克，乌药6克，银杏3克，桑螵蛸6克，补骨脂3克，枸杞子3克，五味子2克，覆盆子6克，车前子5克，菟丝子3克，炙甘草3克。每日一剂，水煎服。

【按语】 先天禀赋不充，以致肾火衰微，下元虚冷，不能温制水道，膀胱约束无力；或脾虚不能散精，气虚下陷，肺失通调水道，下焦不能固摄，均可导致本病的发生。

10. 小儿阴囊虚肿验方

【方剂来源】 颜秉甲中医诊所家传秘方，人物简介见第一章"慢性支气管炎验方"。
【适应病证】 主治小儿阴囊虚肿。
【药物组成】 甘草、地龙粪各适量。
【使用方法】 将甘草浓煎取汁，调和地龙粪，轻涂于患处。

七、小儿虚汗验方

1. 小儿虚汗验方①

【方剂来源】 全国基层名老中医药专家朱传伟经验方，人物简介见第一章"风寒感冒轻症验方"。
【适应病证】 主治小儿出虚汗，活动后加重。
【药物组成】 五倍子适量。
【使用方法】 将五倍子研成细末，睡前用米汤调成糊状，敷肚脐上，用纱布固定，或用绷带包扎，第2日早晨取下。

2. 小儿虚汗验方②

【方剂来源】 全国基层名老中医药专家朱传伟经验方，人物简介见第一章"风寒感冒轻症验方"。
【适应病证】 主治小儿出虚汗，活动后加重。
【药物组成】 牡蛎粉10克，浮小麦30克。
【服用方法】 水煎频服，每日一剂。

八、蛲虫病

1. 蛲虫病验方①

【方剂来源】 曲阜市中医院李福平经验方，人物简介见第一章"习惯性便秘验方"。

【适应病证】 本方功能驱虫止痒，主治肠道蛲虫寄生引起的肛门发痒，夜间尤甚，睡眠不安。晚间肛门发痒时，可在肛门周围见到细小蠕动的白色小虫。久病则出现纳减、腹痛、腹泻、消瘦等症。

【药物组成】 槟榔20克，乌梅15克，川楝子8克。

【服用方法】 水煎，每服200毫升，早晚各服1次，每日一剂，连服3剂。

【注意事项】 中病即止，不可过服。防止重复感染，注意个人卫生，勤洗肛门，勤换衣裤、被褥，勤剪指甲，保持双手清洁。

【应用小结】 蛲虫病是由于吞入蛲虫卵而引起的，以儿童发病较多。成熟的雌虫在夜间由肠道移行至肛门附近产卵。虫卵经过不洁的手、食物等，直接或间接地经口进入胃肠，在肠内发育成为成虫而引起蛲虫病。其病机主要有两个方面：一是蛲虫寄生肠内，影响脾胃运化功能；二是雌虫移行产卵时，使肛门发痒，影响睡眠，甚至产生其他症状。笔者自拟驱蛲虫方，运用槟榔杀虫消积、行气导滞；乌梅涩肠安虫；川楝子杀虫、行气止痛。临床观察，该方治疗蛲虫病有效率达90%以上。

【典型病例】 患儿，男，8岁。其母亲诉患儿夜间肛门发痒，睡眠不安1个月，有时腹痛，昨晚发现肛门周围有细小蠕动的白色小虫，如葱根状。初诊给予驱蛲虫方3剂治疗。二诊，母亲诉患儿服药后泻下大量蛲虫，睡眠安腹痛止。

2. 蛲虫病验方②

【方剂来源】 曲阜市中医院李副平经验方，人物简介见第一章"习惯性便秘验方"。

【适应病证】 本方功能驱虫止痒，主治肠道蛲虫寄生引起的肛门发痒、夜间尤甚、睡眠不安。晚间肛门瘙痒时，可在肛门周围见到细小蠕动的白色小虫。久病则出现纳减、腹痛、腹泻、消瘦等症。

【药物组成】 苦杏仁。

【使用方法】 用7个苦杏仁捣烂，适量香油调，作丸似花生仁大小，每晚清洗肛门后塞入肛内，连用两周。

【注意事项】 防止重复感染，注意个人卫生，勤洗肛门，勤换衣裤、被褥，勤剪指甲，保持双手清洁。

【应用小结】 据《本草纲目》曰："苦杏仁能杀虫，治诸疮疥，消肿，祛头面诸风皴疱。"据现代药理研究，苦杏仁中含有杏仁油，对蛔虫、钩虫、蛲虫及伤寒杆菌、副伤寒杆菌有抑杀的作用。笔者应用本验方，治疗蛲虫病效果显著。

【典型病例】 患儿，女，7岁。其母亲诉患儿夜间肛门发痒，睡眠不安半月，3天前晚发现肛门周围有细小蠕动的白色小虫，如葱根状。初诊给予苦杏仁栓塞肛门治疗两周。二诊，母亲诉患儿，睡眠安稳，无不适。

3. 蛲虫病验方③

【方剂来源】　沈氏中医后人沈莹、孙慧杰捐献名老中医沈梦周先生经验方，人物简介见第一章"流行性感冒验方"。

【适应病证】　主治小儿蛲虫病。

【药物组成】　使君子粉 3 克。

【服用方法】　每日两次，每次 0.5 克，温开水冲服，连服 3 天。

【应用小结】　完全死亡的小蛲虫可混于大便内排出。

【按语】　本方曾在《中华儿科杂志》第六卷第二期报道，具有好吃、价廉、易得、疗效好的优点，经临床验证无中毒现象。

第六章

五 官 科

第一节 眼病验方

一、角膜炎验方

1. 结膜炎初起验方

【方剂来源】 全国基层名老中医药专家朱传伟经验方，人物简介见第一章"风寒感冒轻症验方"。

【适应病证】 主治急性结膜炎初起。

【药物组成】 嫩野菊花头 30 克。

【服用方法】 将嫩野菊花头捣汁，每次服 2 匙，并用药渣敷眼皮上。

2. 急性结膜炎验方①

【方剂来源】 马氏中医马建国经验方，人物简介见第一章"感冒验方"。

【适应病证】 急性结膜炎。

【药物组成】 蒲公英、黄芩、菊花、桑叶各等份。

【使用方法】 水煎熏洗患处。

3. 急性结膜炎验方②

【方剂来源】 朱文平（1970～ ），女，济宁十大中医世家——曲阜朱氏中医世家第五代传人，主治中医师。北京中医药大学本科毕业。1988 年进入曲阜市中医院工作至今。1988年开始随家父朱鸿铭（山东省名老中医药专家）学习中医。1994 年到山东中医学院附属医院进修中医眼科。擅长运用中医中药治疗眼睑带状疱疹、急性结膜炎、病毒性角膜炎、浅层巩膜炎、急慢性虹睫炎、玻璃体混浊及积血、早期白内障、中心性浆液性视网膜炎、糖尿病性视网膜病变及各种眼底出血性疾病，临床经验丰富。取得科研成果 5 项；参编 80万字以上专著 5 部；在省级以上核心期刊发表论文 6 篇；参加眼科专业学术会议交流论文3 篇。

【适应病证】 天行赤眼（急性传染性结膜炎）肝肺热盛型，症见眼睑肿胀，结膜红赤，疼痛、畏光、流泪、眵多，伴视物模糊等，舌红苔黄，脉数。

【药物组成】　金银花 20 克，连翘 15 克，蒲公英 12 克，紫花地丁 12 克，生地黄 12 克，当归 10 克，川芎 6 克，赤芍 10 克，菊花 15 克，牡丹皮 10 克，木贼 12 克，黄芩 12 克，葶苈子 10 克，栀子 12 克，甘草 9 克。

【服用方法】　每日一剂，用砂锅水煎，沸腾后煎煮 20 分钟，倒出药液，加水再煮 15 分钟。两次药液合并，分早晚空腹或饭后 2 小时后服用。

【注意事项】　药液应温服，忌食生冷、辛辣、油腻、鱼腥等食物。

【典型病例】　患者，女，61 岁。双眼红赤伴异物感、流泪、眵多 1 天。有感冒熬夜史。检查：双眼球混合性充血（+++），睑结膜乳头肥大，滤泡增生满布。结膜囊内可见黄白色分泌物。中医诊断：天行赤眼（西医：急性结膜炎）。处理：急性结膜炎方 3 剂，配合滴眼液外用。3 日后复诊，已基本痊愈，嘱继续外用滴眼液巩固即可。

【按语】　本方功能清热解毒，泻肝肺火。方中金银花、连翘、蒲公英、紫花地丁、黄芩、栀子清热解毒；生地黄、当归、川芎、赤芍、牡丹皮凉血散血；葶苈子泻肺火；菊花清肝泻火；木贼退翳明目；甘草和中解毒，以防清热解毒药物苦寒伤胃。

4. 慢性结膜炎验方

【方剂来源】　朱氏中医朱文平经验方，人物简介见本章"急性结膜炎验方②"。

【适应病证】　用于白涩症（慢性结膜炎）余热未清型。症见结膜轻度红赤，干涩不爽，轻度羞明流泪，少量眼眵等，舌红少津苔薄，脉数。

【药物组成】　菊花 15 克，葶苈子 10 克，炒白蒺藜 15 克，蒲公英 12 克，桑白皮 12 克，黄芩 12 克，地骨皮 10 克，桔梗 9 克，甘草 9 克。

【服用方法】　水煎服，每日一剂，分早晚空腹或饭后 2 小时后服用。

【注意事项】　药液应温服，忌食生冷、辛辣、油腻、鱼腥等食物。

5. 巩膜炎验方

【方剂来源】　全国基层名老中医药专家朱传伟经验方，人物简介见第一章"风寒感冒轻症验方"。

【适应病证】　主治巩膜炎。

【药物组成】　鲜野菊花、夏枯草各 30 克。

【服用方法】　水煎，每日一剂，分 2 次服。

6. 病毒性角膜炎验方

【方剂来源】　朱氏中医朱文平经验方，人物简介见本章"急性结膜炎验方②"。

【适应病证】　用于聚星障（单纯疱疹病毒性角膜炎）肝火炽盛型，症见眼睛红赤、疼痛、畏光、流泪伴视物模糊等，舌红苔黄，脉弦数。

【药物组成】　金银花 20 克，连翘 15 克，蒲公英 12 克，紫花地丁 12 克，生地黄 12 克，当归 10 克，川芎 6 克，赤芍 10 克，菊花 15 克，牡丹皮 10 克，木贼 12 克，蝉蜕 12 克，黄芩 12 克，栀子 12 克，香附 12 克，夏枯草 12 克，车前子 12 克，甘草 9 克。

【服用方法】　每日一剂，用砂锅水煎，沸腾后煎煮 20 分钟，倒出药液，加水再煮 15

分钟。两次药液合并，分早晚空腹或饭后 2 小时后服用。

【注意事项】 药液应温服，忌食生冷、辛辣、油腻、鱼腥等食物。

【临床疗效】 曾于 1998～2002 年临床观察治疗 63 例，治愈率为 87.5%，好转率为 11.11%，无效率为 1.38%，总有效率为 98.61%。

【按语】 本方能清肝泻火，凉血解毒。方中生地黄、当归、川芎、赤芍为四物汤，伍以香附养血活血、理气止痛；金银花、连翘、蒲公英、紫花地丁、黄芩、牡丹皮、栀子清热解毒凉血；菊花、夏枯草清肝胆火炽；辅以木贼、蝉蜕、车前子退翳明目；甘草和中解毒，且防清热解毒药物苦寒伤胃。

7. 睑缘腺炎特色疗法

【方剂来源】 曲阜市中医院桂清民经验方，人物简介见第一章"中风后遗症足内外翻特色疗法"。

【适应病证】 主治睑缘腺炎、睑板腺炎。

【操作方法】 取患侧对侧后溪穴进行艾柱灸法。后溪穴：第 5 掌指关节尺侧赤白肉际，将艾绒搓捏成枣核粒大小艾柱若干，灸治前先用凡士林在穴位皮肤涂抹，取艾柱放置在穴位皮肤表面，点燃后待局部皮肤感烧灼样疼痛时，用镊子去掉灰烬后易柱再灸，每次灸 3～5 壮。

【注意事项】 局部皮肤如有灼伤，可外涂京万红药膏。

【应用小结】 本病每因风热侵袭，或脾胃蕴热，心火上炎，上攻于目，壅阻于眼睑所致。后溪穴为手太阳小肠经腧穴，且通于督脉，手太阳小肠经经脉循环至目外眦，督脉为阳脉之海，总督诸阳，艾灸后溪穴可宣散郁热，消肿散结，选取对侧穴位以经络循行交叉的特点为依据，多用于头面部疾病，灸治于红肿期可促使炎症消散，红肿消退，脓成未溃期可加速破溃排脓，脓清后自愈。

【典型病例】 患者，女，19 岁，实习学生，1990 年 11 月 3 日就诊。左眼下睑红肿 1 日，局部痒痛。查：左眼下睑内 1/3 处有一麦粒大肿物，触痛，无分泌物。诊断为"睑腺炎"。经上法治疗 1 次后，肿消病愈。

8. 眼睑疖肿验方

【方剂来源】 朱氏中医朱文平经验方，人物简介见本章"急性结膜炎验方②"。

【适应病证】 主治眼睑疖肿（眼睑脓肿、急性泪囊炎发作，睑腺炎成熟期未行切开排脓者）脾胃积热，热毒上攻型。症见眼睑红肿、灼热疼痛，硬结肿大明显，伴口渴喜饮，便秘溲赤等，舌苔黄，脉数。

【药物组成】 金银花 24 克，连翘 15 克，蒲公英 12 克，败酱草 12 克，野菊花 12 克，皂角刺 6 克，芒硝 9 克（药液冲服），薏苡仁 18 克，滑石 18 克，大黄 9 克（后下），炮穿山甲 6 克，甘草 9 克。

【服用方法】 水煎服，每日一剂，分早晚空腹或饭后 2 小时后服用。

【注意事项】 药液应温服，忌食生冷、辛辣、油腻、鱼腥等食物。本方药性峻烈，应根据患者体质及病情随症加减剂量，中病即止。

【典型病例】　患者，女，53 岁。左眼皮红肿疼痛 3 天。有慢性泪囊炎史，近日食辛辣食物过多。检查：左眼下睑内眦部皮肤红肿突起，如花生米大小，表面可见黄白色脓头。处理：上方 3 剂，配合滴眼液、眼膏外用。3 日后复诊，肿消至半，继服 6 剂。三诊时基本痊愈，嘱其继续外用滴眼液、眼膏巩固即可。

【按语】　本方具有清热解毒、泻火消肿之功。方中金银花、连翘、蒲公英、败酱草、野菊花清热解毒；皂角刺、炮穿山甲消肿排脓；薏苡仁、滑石清热利湿；大黄、芒硝泻火解毒；甘草和中解毒，以防清热解毒药物苦寒伤胃。

9. 荆防退赤散

【方剂来源】　朱氏中医世家朱文平经验方，人物简介见本章"急性结膜炎验方②"。

【适应病证】　主治风赤疮痍（过敏性眼睑皮炎、过敏性结膜炎）风热外袭型。症见眼睑红肿，痒若虫行，喜揉眼等，苔薄黄，脉沉数。

【药物组成】　荆芥 12 克，防风 12 克，生地黄 10 克，当归 10 克，川芎 6 克，赤芍 10 克，牡丹皮 10 克，木贼 12 克，蝉蜕 12 克，密蒙花 12 克，玄参 12 克，黄连 6 克，柴胡 9 克，甘草 6 克。

【服用方法】　水煎服，每日一剂，分早晚空腹或饭后 2 小时后服用。

【注意事项】　药液应温服，忌食生冷、辛辣、油腻、鱼腥等食物。

10. 电光性眼炎验方

【方剂来源】　1977 年曲阜县向济宁地区卫生会议献方。

【药物组成】　人乳适量。

【适应病证】　主治电光性眼炎。

【使用方法】　用新鲜人乳数滴点眼内，每日数次。

【应用小结】　疗效很好。

11. 红眼病验方①

【方剂来源】　曲阜市第二人民医院孔德建祖传验方，人物简介见"第一章胃、十二指肠溃疡验方①"。

【适应病证】　本方功能疏风、清热、解毒，主治红眼病。

【药物组成】　薄荷 5 克，野菊花 10 克，黄连 5 克，金银花 10 克。

【服用方法】　上药沸水浸泡，趁热熏眼，水凉后代茶饮，1 日两次。

【注意事项】　忌食辛辣、油腻食物，保持情绪舒畅。

【应用小结】　红眼病中医俗称为"红眼""火眼"。现代医学称为"急性流行性结膜炎"，是以结膜充血、脓性黏液及脓性分泌物为特征的急性传染性眼病，好发于春、夏、秋季，通过接触传染。发病急，双眼同时或先后发病。本病在中医学属于"暴风客热"范畴。该方功能疏风、清热、解毒，多年应用于临床，治疗红眼病（急性结膜炎）疗效显著。

【典型病例】　病案一：患者，男，37 岁。红眼病 5 日，在外院输液 5 日，药物不详，效不佳，遂来诊。现症：眼痛难睁开，怕热畏光，眵多黄稠，热泪如汤，眼睑红肿，结膜充血、水肿；舌红苔黄，脉数。用此方一日诸症大减，3 日愈。

病案二：患者，男，52 岁。眼部灼热赤痛，刺痒交作，怕热畏光，泪热眵结，眼睑肿胀，结膜充血水肿；兼见头痛鼻塞、恶寒发热、便秘溲赤、口渴引饮；舌红苔黄，脉数。辨证：红眼病（风热并重）用此方熏眼配服防风通圣丸。5 日愈。

12. 红眼病验方②

【方剂来源】 颜秉甲中医诊所祖传秘方，人物简介见第一章"慢性气管炎验方"。

【适应病证】 主治红眼病。

【药物组成】 炉甘石 15 克，古铜钱 7 个，银碗 2 个，人乳 1 茶杯。

【使用方法】 将炉甘石放入银碗中，掺入古铜钱，外用银碗合上，加炭火围煅好，取出浸入人乳内。再煅再浸共 7 次，煅成后外入冰片 1.5 克，共研细末，用清水和开，取汁搽眼。

13. 天行赤眼（俗称红眼病）验方

【方剂来源】 孔维峰（1985～），男，出身中医世家。自幼受祖父（孔令健，孔子七十六代孙。曲阜一代名医。小雪卫生院退休职工。擅长中医内科、妇科）的影响，热爱中医事业。1996 年毕业于曲阜中医药学校中医专业，同年到邹城叔和中医院进修学习，1998 年开始在前宣东卫生所工作，2015 年被小雪中心卫生院调入白杨树卫生所任所长。善用经方治疗外感病、脾胃病。

【适应病证】 本方功能疏风散邪，清热凉血。主治天行赤眼（俗称红眼病）。

【药物组成】 生地黄 9 克，赤芍 12 克，蝉蜕 12 克，黄芩 12 克，牡丹皮 12 克，荆芥 10 克，当归 12 克，防风 10 克，柴胡 12 克，车前子 10 克。

【服用方法】 水煎服，每日一剂。

【注意事项】 阳虚体质及虚阳上浮者不宜服用。

【应用小结】 肺主皮毛，外邪入侵常先犯肺，在眼则易发生白睛赤红肿痛疾病。上方又名凉血散火汤，凡白睛红肿疼羞明流泪者宜服；如兼见头痛恶风发热加羌活；眼疼不可忍，胞睑红肿宜加黄连；如肿痛不消红不退宜加红花、炒桃仁。

【典型病例】 病案一：患者，男，29 岁。白睛红赤，羞明流泪 2 日，无恶寒发热，给予凉血散火汤，服 6 剂痊愈。

病案二：患者，男，46 岁。白睛红赤，胞睑微肿疼痛剧烈，给予凉血散火汤加黄连 12 克，服 9 剂痊愈。

病案三：患者，男，32 岁。因与人争吵后白睛红赤，羞明流泪 10 日，近一天加剧，给予凉血散火汤，加红花 10 克，桃仁 9 克，服 6 剂痊愈。

14. 暴发火眼验方

【方剂来源】 曲阜市第二人民医院康运吉经验方，人物简介见第一章"半身不遂验方②"。

【适应病证】 主治暴发火眼。

【药物组成】　当归、赤芍、白芍、菊花、蝉蜕、木贼、谷精草、石决明、生地黄各9克，红花、柴胡、甘草各6克。

【服用方法】　每日一剂，水煎两次，每次20分钟，两次药液合并，分早晚2次趁温口服。可配合外敷如意金黄散，每日1次，用醋调膏外敷。

【注意事项】　禁忌辛辣、鱼腥、酸性食物及酒类；处方剂量可根据患者年龄、体重而加减应用；避免烈日暴晒；可进行冷敷。

15. 眼睛红肿疼痛验方

【方剂来源】　乔氏中医乔尚熠捐献父亲乔根庭先生验方，人物简介见第一章"霍乱验方"。

【适应病证】　主治肝胆火旺导致的眼睛红肿疼痛。

【药物组成】　羌活、赤芍、酒黄芩、玄参、连翘、白蒺藜、石决明、枸杞叶、桑叶、谷精子、夏枯草各6克，防风、川芎、白菊花、蝉蜕、黄连、栀子、薄荷各4.5克，生地黄、车前子各9克，甘草3克。

【服用方法】　水煎服，每日一剂。

二、花眼、近视验方

1. 老花眼验方

【方剂来源】　全国基层名老中医药专家朱传伟经验方，人物简介见第一章"风寒感冒轻症验方"。

【适应病证】　预防和治疗老花眼。

【药物组成】　枸杞20克，鸡蛋2个。

【使用方法】　将枸杞洗净，鸡蛋打入碗内，加入枸杞，然后再加温开水适量，加盐，搅匀，上锅蒸，水开后3～5分钟即可服食，每日1次。

2. 儿童近视验方

【方剂来源】　乔氏中医乔尚熠捐献父亲乔根庭先生验方，人物简介见第一章"霍乱验方"。

【适应病证】　主治学童近视。

【药物组成】　黄芪、茯苓、远志、枸杞、生地黄、车前子、天冬、石斛、菟丝子、川连、杭菊花、谷精子、沙苑子、石决明、当归、甘草各15克，山茱萸、牡丹皮、蝉蜕、党参各9克，夜明砂45克，千里光、鹿角胶、龟板胶各30克。

【配制方法】　共研细粉，炼蜜为丸，如黄豆大。

【服用方法】　每日早晚各服15粒。用温开水送下，此方治愈数千学童。

3. 近视眼特色疗法

【方剂来源】　乔氏中医乔尚熠捐献父亲乔根庭先生验方，人物简介见第一章"霍乱

验方"。

【适应病证】 近视眼。表现为从幼年开始，即视远物不明，有的视力度数，从幼年至壮年、中年无加深的现象，还有的至老年看远处的东西，感觉比从前清楚些。此症，外表看来，与检查视力时一样，在看东西时才有分别。

【特色疗法】 针刺：胆经的目窗穴，在头临泣穴后 1 寸 5 分，取双穴向后斜针 3 分。双侠溪穴直针 3 分。双光明穴向大腿方向斜针五分至 1 寸。膀胱经的双天柱穴直针 5 分。双睛明穴直针 3 分。肾经的复溜穴取双穴直针 5 分。肝经的曲泉穴取双穴直针 1 寸，均用补法，留针约 30 分钟。间日施针为宜。

【按语】 此症可分为先天性、后天性、遗传性三种。所谓先天性者，乃是出生后，体质不健全，肝肾两经特别衰弱，从三四岁开始，就发现此症。后天性者，乃是从幼年多病，开始读书时，所用灯光或强或弱，使视力发生障碍，慢慢地演变成近视眼。遗传性者，其父母是近视眼，再加上个人体质，从小即衰弱，即成为近视眼。但有近视眼父母者，所生子女，并不是每人都是近视眼，主要是视其个人体质而定。本人即是一例，我父母亲是近视眼，本人亦是，而我弟弟妹妹们，多半都视力很好，有者也是轻度的，所以说遗传性则不是绝对的。关于此症，西医有对眼部解剖，说明甚详，其病因与中医的生理病理虽不相同，但大同小异，并不是个人立论，独创其说。

有人从学童时期，发现近视，最好是不佩戴眼镜以前，受中西医的药物及针灸治疗，在短期内即可恢复正常视力。已经配戴眼镜，年龄已读中学者，较为难治。早婚者再开始治疗，更为难治。

三、夜盲症验方

1. 夜盲症验方

【方剂来源】 乔氏中医乔尚熠捐献父亲乔根庭先生验方，人物简介见第一章"霍乱验方"。

【适应病证】 主治夜盲症（每到黄昏时即视物不明）。

【药物组成】 夜明砂 9 克，谷精子 9 克，草决明 9 克，石决明 9 克，密蒙花 9 克，甘草 6 克。

【服用方法】 水煎服，每日一剂。

2. 夜盲症特色疗法

【方剂来源】 乔氏中医乔尚熠捐献父亲乔根庭先生验方，人物简介见第一章"霍乱验方"。

【适应病证】 主治夜盲。症见白昼间视力稍好，每至夜晚，即视物模糊，看不清东西，眼球并不疼痛，有时会有发胀的感觉。

【特色疗法】 针刺：膀胱经的双睛明穴直针 3 分。胆经的双瞳子髎穴向耳方针 5 分。双头临泣穴向后针、双足临泣穴针 3 分。双光明穴向上针 5 分。肝经的左行间穴、右太冲穴直针 3～5 分。双曲泉穴直针 1 寸，均用先泻后补法，留针 10～20 分钟。如属肝肾两经太虚，并可灸双足临泣穴。

内服中药：方一，夜明砂、谷精草、草决明、密蒙花、生甘草。水煎服。药量酌用。方二，鲜鸡肝用不沾水者一个，竹刀切碎微烘干，加炉甘石、滑石、川连、石决明各 5 克，赤石脂 2 克，上朱砂 0.5 克，青黛 1 克，共研细末，每次用温开水冲服 3 克，一日 3 次。

【按语】　本病多由气血两衰、肝肾亏损而发，时常发于如火眼、结膜炎、角膜炎等眼疾愈后，影响视神经所致。

四、视物不清验方

1. 视物不清验方①

【方剂来源】　防山李氏中医世家李全树祖传验方，人物简介见第一章"心肌梗死验方"。

【适应病证】　用于目瞳散大昏耗，视物不清。

【药物组成】　山萸肉 60 克，党参 20 克，柏子仁 30 克，玄参 30 克，菟丝子 30 克，羊肝一具焙干。

【服用方法】　上药共研细末，炼蜜为丸，每丸重 5 克。每次服两丸，开水送服，日 2 次，服用两个月眼病可除。

【典型病例】　患者，男，74 岁。视物模糊，目瞳散大昏耗多年，用此方服用两剂，眼疾症状消失痊愈。

2. 视物不清验方②

【方剂来源】　曲阜市第二人民医院康运吉捐献恩师徐景泉先生经验方，人物简介见第一章"半身不遂验方②"。

【适应病证】　用于肝肾阴虚引起的视物不清。

【药物组成】　白蒺藜 12 克，熟地黄、枸杞、木贼、石斛、石决明、夜明砂、菊花、青葙子、桑椹子各 9 克，蝉蜕、陈皮各 6 克，甘草 3 克。

【服用方法】　水煎服，每日一剂。

3. 视物不清验方③

【方剂来源】　乔氏中医乔尚熠捐献父亲乔根庭先生验方，人物简介见第一章"霍乱验方"。

【适应病证】　主治肝肾阴虚导致畏光羞明，时常流泪，时觉涩胀，视物不清，时有黑花飘空等。

【药物组成】　当归、熟地黄、山药、石决明、千里光、夜明砂、沙苑子、石斛各 30 克，生地黄、茯苓、山茱萸、牡丹皮、泽泻、菊花、车前子、蝉蜕、甘草各 15 克，枸杞 45 克。

【服用方法】　上药共研细末，炼蜜为丸，每丸重 9 克，每次 1 丸，每日 3 次，用淡盐开水送服。

4. 视物不清验方④

【方剂来源】 乔氏中医乔尚熠捐献父亲乔根庭先生验方，人物简介见第一章"霍乱验方"。

【适应病证】 用于肝肾虚热导致的眼目昏花、视物不清、头目晕痛、眼球酸胀、上焦火盛等症。

【药物组成】 麦冬、茯苓、党参、生地黄、草决明、五味子、川芎、白蒺藜、谷精草、当归、青葙子、川牛膝、防风各 30 克，天冬、熟地黄、菟丝子、菊花、山药、肉苁蓉、黄连、车前子、千里光、夜明砂、石决明、黄芩各 45 克，枸杞、石斛各 60 克，甘草 15 克。

【服用方法】 上药共研细末，炼蜜为丸，每丸重 9 克，每次 1 丸，每日 3 次，白开水送服。

5. 视物不清验方⑤

【方剂来源】 颜氏中医颜世蝶捐献父亲颜景泗先生经验方，人物简介见第一章"四时温毒不解验方"。

【适应病证】 主治风火上炎引起的视物不清。

【药物组成】 当归、川芎各 10 克，赤芍、蒺藜各 12 克，生地黄、连翘、菊花、石膏、草决明各 15 克，黄连、黄芩、蔓荆子、炒栀子各 9 克，密蒙花、羌活、桔梗、荆芥、防风各 6 克，甘草 3 克。

【服用方法】 水煎服，每日一剂。禁忌辛辣油腻之品。

6. 视物不清验方⑥

【方剂来源】 颜氏中医颜世蝶捐献父亲颜景泗先生经验方，人物简介见第一章"四时温毒不解验方"。

【适应病证】 主治肝火上炎引起的视物不清。

【药物组成】 生地黄、麦冬、当归、柴胡、栀子、连翘、桔梗、菊花各 30 克，黄芩、天冬、赤芍各 45 克，木通 15 克。

【服用方法】 上药共研细末，炼蜜为丸，如梧子大。每服 9 克，每日 3 次。禁忌辛辣油腻之品。

7. 视物不清验方⑦

【方剂来源】 颜氏中医颜世蝶捐献父亲颜景泗先生经验方，人物简介见第一章"四时温毒不解验方"。

【适应病证】 主治肝肾阴虚引起的视物不清。

【药物组成】 生地黄、熟地黄、山药、山茱萸、茯神、牡丹皮、泽泻、柴胡、当归、五味子各 10 克。

【服用方法】 上药共研细末，炼蜜为丸，如梧子大。每服 9 克，每日 3 次。

五、青光眼、白内障验方

1. 青光眼验方

【方剂来源】　乔氏中医乔尚熠捐献父亲乔根庭先生验方，人物简介见第一章"霍乱验方"。

【适应病证】　主治青光眼。

【药物组成】　熟地、枸杞子、沙苑子、谷精草、石斛、当归尾各 9 克，夜明砂、羊肝、生地黄各 15 克，柴胡、川连、粉丹皮、云苓、石决明、草决明、泽泻、木贼草、知母、密蒙花、山茱萸、西洋参、蝉蜕各 6 克，羚羊角 1.5 克，甘草 4.5 克，青盐 1.5 克。

【服用方法】　水煎服，每日一剂。药量加倍，炼蜜为丸亦可。

2. 白内障特色疗法

【方剂来源】　乔氏中医乔尚熠捐献父亲乔根庭先生验方，人物简介见第一章"霍乱验方"。

【适应病证】　主治白内障（俗称瞪眼瞎）。症见眼球无显著的变化，看上去与正常眼一样，平时也没有疼痛感，就是视力渐渐减退，看东西模糊，视线放射有黑、黄、绿等影点发现，病势严重时，一点东西也看不见。

【特色疗法】　针刺：可取五脏之荥穴，六腑之经穴，轮流刺之。膀胱经的双睛明穴直针 3～5 分，双肝俞穴斜刺五分至 1 寸。大肠经的双合谷穴直针 5 分。三焦经的双中渚穴直针 3～5 分。肝经的左行间穴直刺 3 分。右太冲穴直刺 5 分。胆经的双瞳子髎穴直针 5 分。双头临泣穴向后斜刺 3～5 分。双阳陵泉穴透针阴陵泉穴一寸 5 分。右地五会穴针 5 分。左丘墟穴直针 1 寸，均用先泻后补法。留针 15～20 分钟。以上诸穴，可依左右及主穴轮流施针。隔日施针一次为宜。

内服中药：方①，石决明研细后，用鲜小羊肝一个，剖开洗净，其内入药末后扎紧，放砂锅内煮熟，食羊肝饮汁。

方②，鲜羊肝一个洗净，夜明砂、蝉蜕、木贼草、当归各等份，共研细粉，同羊肝捣烂，加蜂蜜为丸，如梧子大，每日早、中、晚用温开水送服 20 粒。

方③，乌鸦胆一个，以线系于阴凉干燥处，干后为末，点入内外眼角内，每日 3～5 次均可。

方④，白羊肝一个，洗净。川黄连、生地黄、熟地黄各 30 克，同捣烂后，加蜂蜜为丸，如梧子大，每次空腹服 30 粒，一日 3 次。

【按语】　本病多由内伤五脏，功能减退，气血亏虚；或时常失眠，夜间工作者，昼间的睡眠时间太少；或做无益而有损身心健康，不正当的娱乐（如常通宵玩麻将），耗损精神所致。发病大多在 50 岁以上者。初期治疗得当，可以痊愈。病势越深，年龄越大，越不好医治。

3. 白内障验方

【方剂来源】　乔氏中医乔尚熠捐献父亲乔根庭先生验方，人物简介见第一章"霍乱

验方"。

【适应病证】　主治白内障。

【药物组成】　党参、白茯苓、天冬、麦冬、甘菊、草决明、杏仁、淮山药、枸杞子、白蒺藜、肉苁蓉、炒枳壳、青葙子、防风、川连、车前子、生地黄各 9 克，五味子、川牛膝、川芎、甘草、熟地黄各 6 克，夜明砂、金石斛、菟丝子各 15 克，水牛角、羚羊角各 3 克。

【服用方法】　水煎服，每日一剂。药量加倍做蜜丸，每日服更好。

4. 明目丸

【方剂来源】　乔氏中医乔尚熠捐献父亲乔根庭先生验方，人物简介见第一章"霍乱验方"。

【适应病证】　主治一切眼疾。

【药物组成】　当归、白茯苓、白蒺藜、牡丹皮、石决明、泽泻各 6 克，山茱萸、白菊花、生地、车前子、淮山药各 9 克，枸杞子 12 克，夜明砂 15 克，甘草 4.5 克。

【服用方法】　水煎服，每日一剂。酌加倍做蜜丸每日服更好。

第二节　耳　病　验　方

1. 中耳炎土方

【方剂来源】　马氏中医马建国经验方，人物简介见第一章"感冒验方"。

【适应病证】　主治中耳炎。

【药物组成】　水青苔、香油适量。

【配制方法】　将水青苔晒干，烧成灰。

【使用方法】　将上灰用香油适量调和后滴耳。

2. 化脓性中耳炎验方

【方剂来源】　马氏中医马建国经验方，人物简介见第一章"感冒验方"。

【适应病证】　主治化脓性中耳炎。

【药物组成】　穿心莲粉、炉甘石粉各适量。

【使用方法】　将穿心莲粉与炉甘石粉混合均匀，高压消毒后，取适量吹入耳内，每日 2 次。同时可配合外用过氧化氢溶液治疗。

【应用小结】　临床验之，疗效较为显著。

3. 耳流脓水验方

【方剂来源】　息陬张氏中医世家张竟捐献祖传验方，人物简介见第一章"气管炎验方③"。

【适应病证】　主治耳流脓水。

【药物组成】　韭菜适量。

【使用方法】　将韭菜榨汁，滴入耳中。

4. 外耳道湿疹验方

【方剂来源】　马氏中医马建国经验方，人物简介见第一章"感冒验方"。

【适应病证】　主治外耳道湿疹。

【药物组成】　枯矾粉、青黛粉各等份。

【使用方法】　将枯矾粉与青黛粉混匀贮瓶中，用时以棉球蘸药粉撒扑患处。

5. 耳鸣验方

【方剂来源】　全国基层名老中医药专家朱传伟经验方，人物简介见第一章"风寒感冒轻症验方"。

【适应病证】　主治耳鸣、耳聋。

【药物组成】　生地黄15克，当归10克，白芍10克，菊花12克，夏枯草12克，蝉蜕6克，女贞子15克，旱莲草15克，牡丹皮10克，栀子9克，泽泻10克，枸杞12克，山茱萸10克，甘草3克。

【服用方法】　水煎服，每日一剂。

【注意事项】　禁忌辛辣、油腻之品。

6. 耳聋验方

【方剂来源】　防山李氏中医世家李全树祖传验方，人物简介见第一章"心肌梗死验方"。

【适应病证】　本方功能祛风开窍，活血助阳。主治耳聋。

【药物组成】　细辛6克，炮附子6克，防风10克，川芎15克，石菖蒲15克，白芷10克，薄荷叶15克，雄鲤鱼脑20克。

【使用方法】　水煎后去药渣，再文火煎成膏状，冷后备用。取0.5克徐徐灌耳中。效果显著。

7. 久年耳聋、耳鸣验方

【方剂来源】　乔氏中医乔尚熠捐献父亲乔根庭先生验方，人物简介见第一章"霍乱验方"。

【适应病证】　主治久年耳聋、耳鸣症。

【药物组成】　赤芍、甘菊、蝉蜕、牡丹皮、玄参、柴胡、龙胆草、川芎各3克，桃仁9克，川红花6克，枸杞子4.5克，葱白连须3支，生姜3片，红枣3个，麝香0.9克（后下）。

【服用方法】　水煎服，隔日一剂。

8. 耳鸣耳聋特色疗法

【方剂来源】　乔氏中医乔尚熠捐献父亲乔根庭先生验方，人物简介见第一章"霍乱

验方"。

【适应病证】 主治耳鸣、耳聋。

【特色疗法】 针刺：因肾虚者，大肠经的双合谷穴直针 3 分。脾经的双三阴交穴直针 2 分至 1 寸。小肠经的双听宫穴直针 3 分，双后溪穴直针 5 分。三焦经的双耳门穴直针 3 分。胆经的双听会穴直针 3 分。膀胱经的双申脉穴直针 3 分。双肾俞穴直针 1 寸，均用中刺激，留针 30 分钟。肾俞穴用姜片可灸 3～5 壮。因实火虚火上升者，可选五脏六腑本经之火穴，针而泻之。肾肝两经之火穴，针而补之。留针 15 分钟。

内服中药：肾虚耳聋耳鸣者，方①，当归、酒炒白芍、熟地黄、黄芪、人参、茯神、山萸肉、粉丹皮、泽泻、菟丝子、金石斛、蛇床子、肉苁蓉、巴戟天、干姜、远志、石菖蒲、防风、炒淮山药、肉桂、熟附子、甘草、鲜羊肾一对洗净，药为末同捣烂蜜丸，如梧子大，每日早晚用温开水送下 30 丸。方②，乌骨雄鸡一只杀后洗净，留心肝，将金匮肾气丸料装入鸡肚内，用高粱酒一斤，少加水煮熟后，食肉饮药汤，食 3～5 只可痊愈。

实火或虚火上升耳聋耳鸣者，方①，生苍术、生白术、川芎、陈皮、炒香附、黄柏、知母、黄芩、玄参、生栀子、生地黄、广木香、槟榔、甘草。水煎服。药量酌用。方②，知柏八味丸，每日早晚服 30 粒，用盐开水送下。

【按语】 本病可分为内因、外因两种。内因：五脏六腑有虚火实火上升，肾开窍于耳，肾精亏损，也会引起。外因：有时头部被外物打击，脑部受了伤，或被隆隆炮声震伤脑神经，或游泳时，水侵入耳鼓内，耳膜受伤，听神经发生障碍，会发生耳聋耳鸣，还有先天性的，从出生以后就耳聋，此种情况者不易治疗。外因者，耳器官某部已伤，也是不易治疗的。还有时常掏耳屎，将耳膜撞伤，也会发生耳聋耳鸣。这也是外因之一。根据临床经验，外因及先天性者，疗效不佳。内因不严重者，较为难治。

此症有发两边者，有单一边者，也有昼轻夜重，夜轻昼重者，也有时轻时重者。耳聋，也有实聋、重听者。耳鸣，耳内时常有蝉鸣之声，也有如水滔滔之声者。肾虚者较难治，见效较慢。实火虚火上升者较易治，见效较快。此症针药并用为宜。

9. 中耳炎验方

【方剂来源】 沈氏中医后人沈莹、孙慧杰捐献名老中医沈梦周先生经验方，人物简介第一章"流行性感冒验方"。

【适应病证】 主治中耳炎。

【药物组成】 木鳖子 6 枚，芝麻油 150 毫升。

【使用方法】 将木鳖子入芝麻油锅中炸焦，去木鳖子，用油滴耳。

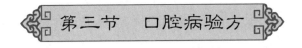

第三节 口腔病验方

一、咽炎验方

1. 急性咽炎验方

【方剂来源】 全国基层名老中医药专家朱传伟经验方，人物简介见第一章"风寒感

冒轻症验方"。

【适应病证】　主治急性咽炎。

【药物组成】　金银花 15 克，连翘 15 克，板蓝根 15 克，射干 10 克，生地黄 15 克，玄参 12 克，桔梗 6 克，瓜蒌皮 12 克，黄连 9 克，黄芩 9 克，麦冬 10 克，青果 10 克，甘草 3 克。

【服用方法】　水煎服，每日一剂。

【注意事项】　禁食辛辣、油腻之品及酒、煎炸食品。

2. 慢性咽炎验方

【方剂来源】　马氏中医马建国经验方，人物简介见第一章"感冒验方"。

【适应病证】　主治慢性咽炎。

【药物组成】　山豆根 6 克，胖大海 9 克，青果 9 克，射干 6 克，麦冬 12 克。

【使用方法】　开水冲泡后每日代茶饮。

3. 咽炎验方

【方剂来源】　曲阜市卫生学会孔凡吉经验方，人物简介见第一章"气管炎验方②"。

【适应病证】　主治咽炎。

【药物组成】　桔梗、麦冬、玄参、青果各 9 克，甘草 6 克。

【服用方法】　代茶饮。

【注意事项】　禁忌辛辣、油腻之品。

【应用小结】　曾使用本方治疗 60 多例，效果很好。

【典型病例】　患者，男，成人。患咽炎 5 年，本人怀疑得了食管癌，思想压力很大。经服用本方，逐步好转。

4. 咽炎茶

【方剂来源】　曲阜市中医院五官科验方。

【适应病证】　功能滋阴润燥、清喉利咽。主治慢性咽炎。

【药物组成】　沙参 12 克，麦冬 12 克，陈皮 12 克，青果 3 克，金银花 12 克，夏枯草 15 克。

【服用方法】　水煎代茶饮。

5. 翟氏清咽汤

【方剂来源】　石门山卫生院翟成文祖传验方，人物简介见第五章"焦谷芽治疗小儿腹泻"。

【适应病证】　主治慢性咽炎，喉炎。

【药物组成】　柴胡 10 克，厚朴 10 克，郁金 12 克，香附 15 克，青皮 15 克，金银花 20 克，桔梗 12 克，射干 12 克，麦冬 12 克，木香 10 克，生地黄 18 克，泽泻 10 克，茯苓 10 克，青果 10 克，藏红花 6 克，胖大海 10 克，木蝴蝶 10 克，山豆根 12 克，甘草 6 克。

【服用方法】 水煎 500 毫升，早晚温服。7 日为一个疗程。

【注意事项】 孕妇不宜服用。

【应用小结】 本方应用于临床多年，疗效较好。曾观察治疗 100 余例，治愈率达 90% 以上。

【典型病例】 病案一：患者，女，45 岁。生气着凉后感觉咽部不适，干呕。输液及口服药物治疗月余未见明显改善。考虑患者受凉，寒气瘀滞，方用柴胡 10 克，厚朴 10 克，郁金 12 克，香附 15 克，青皮 15 克，金银花 20 克，桔梗 12 克，射干 12 克，麦冬 12 克，木香 10 克，生地黄 18 克，泽泻 10 克，茯苓 10 克，青果 10 克，藏红花 6 克，胖大海 10 克，木蝴蝶 10 克，山豆根 12 克，甘草 6 克。上方加减服药一周后，痊愈。

病案二：患者，男，47 岁，某局干部。从政多年，身体每况愈下，特别是嗓子，总是不舒服，多处求医疗效甚微。考虑工作劳累、操心费力导致肝郁气滞，肝气郁结，肝气犯胃，方用柴胡 10 克，厚朴 10 克，郁金 12 克，香附 15 克，青皮 15 克，金银花 20 克，桔梗 12 克，射干 12 克，麦冬 12 克，木香 10 克，生地黄 18 克，泽泻 10 克，云苓 10 克，青果 10 克，藏红花 6 克，胖大海 10 克，木蝴蝶 10 克，山豆根 12 克，甘草 6 克。上方加减服药两周后，效果显著。

病案三：患者，女，48 岁。感冒后咽部不适，干呕。输液及口服药物治疗半月余，未见明显改善。考虑患者受凉，寒气瘀滞，方用柴胡 10 克，厚朴 10 克，郁金 12 克，香附 15 克，青皮 15 克，金银花 20 克，桔梗 12 克，射干 12 克，麦冬 12 克，木香 10 克，生地黄 18 克，泽泻 10 克，茯苓 10 克，青果 10 克，藏红花 6 克，胖大海 10 克，木蝴蝶 10 克，山豆根 12 克，甘草 6 克。加减服药一周余，痊愈。

6. 咽痛验方

【方剂来源】 颜秉甲中医诊所秘验方，人物简介见第一章"慢性支气管炎验方"。

【适应病证】 主治阴虚所致的咽痛（慢性咽炎）。

【药物组成】 金银花、黄芩、生地黄、芦根、当归、炒枳壳、陈皮、女贞子、旱莲草、白薇各 12 克，玄参、蒲公英、紫花地丁各 15 克，牡丹皮、北沙参、木香各 10 克，连翘 9 克，射干 6 克，甘草 3 克。

【服用方法】 水煎服，每日一剂。

【典型病例】 患者，男，74 岁，曲阜市龙虎居委会居民。2008 年 5 月 7 日初诊：自述口干咽燥月余，加重 3 天，咽部隐痛不适，发红，舌红少苔，脉细数。诊断：咽痛（慢性咽炎）。辨证：肺胃阴虚，虚火上炎。给以上方水煎服，每日一剂。加减调理半个月，恢复正常。

二、口腔溃疡验方

1. 口腔溃疡验方①

【方剂来源】 全国基层名老中医药专家朱传伟经验方，人物简介见第一章"风寒感冒轻症验方"。

【适应病证】　主治脾胃湿热导致的口腔溃疡。

【药物组成】　黄芩 10 克，黄连 10 克，栀子 10 克，大青叶 15 克，板蓝根 15 克，金银花 15 克，连翘 15 克，青黛 5 克，蒲公英 15 克，生地黄 15 克，赤芍 12 克，牡丹皮 10 克，甘草 3 克。

【服用方法】　水煎服，每日一剂。

【注意事项】　禁忌食用辛辣、油腻之品。

2. 口腔溃疡验方②

【方剂来源】　曲阜市中医院名老中医颜景琏经验方，人物简介见第一章"肺咯血、胃出血验方"。

【适应病证】　口舌生疮，口腔溃疡。

【药物组成】　生地黄 30 克，淮牛膝 30 克，黄连 10 克，干姜 10 克。

【服用方法】　将生地黄、淮牛膝煎水适量代茶饮；将黄连、干姜研末，用鸡蛋清调涂于患处，每日数次。

【注意事项】　禁忌辛辣、油腻之品。

【应用小结】　一般 3～5 日即愈。

3. 口腔溃疡涂抹散

【方剂来源】　陈金平（1968～　），男，曲阜旧县陈氏中医世家第五代传人。16 岁随祖父（陈秉义，曲阜一代名医，治病救人，活人无数）学习针灸及中医疾病的诊治。他毕业于山东中医药大学中医专业，现为曲阜市书院卫生院旧县一街诊所中医师。遵祖上教诲，努力学习中医知识，认真参悟医学经旨，兼顾中西医各科临床，融会贯通，以继承发扬中医事业为己任，造福百姓。其擅长中医内科、妇科、儿科疾病的诊治，专攻疑难杂症的单验方研究。

【适应病证】　主治成人及儿童的各种口腔溃疡。

【药物组成】　冰片、青黛、珍珠各等份，研细末备用。

【使用方法】　局部涂抹，每日 6 次，咽下亦可。

【注意事项】　寒湿型口腔溃疡及对上述药物过敏者不宜使用。

【应用小结】　口腔溃疡往往系由心经热盛、胃腑实热所致，口腔黏膜溃破，由于口腔唾液浸泡恢复较慢。本方具有清热、生肌、祛腐作用。该方在临床应用已有六七十年，治疗急慢性口腔溃疡，效果良好，一般两三天即可痊愈。

【典型病例】　病案一：患者，女，60 岁。经常患慢性复发性口腔溃疡，每次发作十余天，每月 2～3 次发作。经用该散剂涂抹后，3～5 日痊愈，发作次数减少到一年 3～5 次。

病案二：患者，女，55 岁。患慢性复发性口腔溃疡 6 年，一月发作 3～4 次，每次发作 6～7 日，溃疡创面大小不等。经用该散剂涂抹后，2～3 日即可达到临床治愈。以后在刚发生溃疡时立即使用，1 日即可痊愈，减少了痛苦。

病案三：患儿，女，2 岁。患急性口腔炎，哭闹异常，不进饮食数日。经用该散剂，用香油调和后，涂抹 3 次，即可正常进食，5 日后痊愈。

4. 复发性口腔溃疡验方①

【方剂来源】 马氏中医马建国经验方，人物简介见第一章"感冒验方"。

【适应病证】 主治复发性口腔溃疡。

【药物组成】 五倍子、白及各等份。

【使用方法】 上药共研细末，混合均匀，高压消毒后，棉球蘸药粉外搽于患处。每日 2～3 次。

5. 复发性口腔溃疡验方②

【方剂来源】 马氏中医马建国经验方，人物简介见第一章"感冒验方"。

【适应病证】 主治复发性口腔溃疡。症见舌、唇、颊等部位，呈现出孤立的高粱粒大圆形溃疡面，上覆灰白色薄膜，进食疼痛尤甚。

【药物组成】 西瓜翠衣、煅石膏粉各等份。

【使用方法】 将西瓜翠衣晒干（或烘干），研成细粉，与煅石膏粉混匀，经高压消毒后，再研入冰片少许涂于患处。每日 5～8 次。直至溃疡面愈合。

6. 复发性口腔溃疡验方③

【方剂来源】 魏修华（1961～ ），男，中医执业医师，高级讲师，济宁市名中医药专家。现为曲阜市卫生学会中医专业委员会副主任委员，济宁市中医药学会理事，毕业于山东中医学院中药系和山东中医药大学中医系，医药双修，先后于济宁市中医院、曲阜中医药学校、江苏省中医院等工作或进修。擅长运用中医治疗肾病、脾胃病、妇科病等疑难杂症，学验俱丰。

【适应病证】 本方功能阴阳双补，育阴潜阳。用于肾阴不足、阴不制阳所致的复发性口腔溃疡。

【药物组成】 金匮肾气丸（蜜丸、浓缩丸）。

【服用方法】 于口腔溃疡消失时，开始服用。蜜丸：一次一丸，每日两次；浓缩丸：一次 8 丸，每日两次。服两周，停一周，为一个疗程，共用三个疗程。

【注意事项】 服药期间，如遇发热或咽痛等，停服。服药时口腔溃疡复发，即停服，等溃疡消失后再服。平时饮食宜少食辛辣、苦瓜、苦菊、黄瓜及莴笋、冷饮，防止复发。

【应用小结】 只用于复发性口腔溃疡。

【按语】 基于对较多患者的证候分析，多表现为肾阴阳两虚，以阴虚为主。治宜阴阳双补，以补阴潜阳、引火归元为原则。药选金匮肾气丸。方中六味滋补肾阴，纯阴无阳，缺乏生生之机，配伍桂枝、附子以温补肾阳，意在微微生长少火以养肾气，引浮越之阳气归于故宅。正可谓"善补阴者，必于阳中求阴，则阴得阳升，而源泉不竭"。

【典型病例】 病案一：患者，女，32 岁。口腔溃疡反复发作，间隔时间逐渐缩短，渐呈一个月多次发作之势。刻下在患者下唇内门齿处呈 3 毫米×3 毫米溃疡，周围红晕略高起，中间白腐，刺激时发生疼痛，影响唇齿活动，伴心烦不寐，难以入睡，时有盗汗，腰酸，下肢不耐凉气，纳可，大便时干时溏，小便常呈黄色，舌体胖大有齿痕，舌质淡红，苔白滑，脉细迟沉。证属肾阴不足，虚阳外越。治宜阴阳双补。药用金匮肾气丸（蜜丸），每次 1 丸，每日 2 次，空腹服，连用 5 日。服药 3 日时，溃疡渐愈，至 5 日时，溃疡消失。继续服药 5 日，以防复发。

病案二：患者，男，15 岁。口腔溃疡多发，在下唇内犬齿处、门齿处呈 2 毫米×2 毫米、2 毫米×5 毫米两处，周围淡红略肿，疮面被覆黄膜，刺激时疼痛，影响进食。盗汗，阴部潮湿，时有遗精，面目易红，咽干，大便时溏，小便觉凉，舌质淡红，苔白根剥，脉细迟沉。证属肾阴不足，虚阳外越。治宜阴阳双补。药用金匮肾气丸（浓缩丸），每次 8 丸，每日 2 次，空腹服，连用 10 日。服药后，溃疡渐消。愈后随访多年未复发。

7. 口腔溃疡、口疮验方

【方剂来源】　防山李氏中医世家李全树祖传验方，人物简介见第一章"心肌梗死验方"。

【适应病证】　主治口腔溃疡、口疮。

【药物组成】　黄连、黄柏、细辛、白矾、冰片各等份。

【使用方法】　共研细末，涂抹于患处。

【注意事项】　禁忌辛辣之品。

【应用小结】　本方经临床应用，屡试屡效。方中黄连、黄柏清热解毒，祛火；细辛止痛；白矾、冰片生肌收敛。

【典型病例】　患者，女，6 岁。患口疮多日，饮食受阻，疼痛哭闹，流涎，涂抹后一日见效，继用 3 日而愈。

8. 口疮验方①

【方剂来源】　马氏中医马建国经验方，人物简介见第一章"感冒验方"。

【适应病证】　主治胃火炽盛所致的口舌生疮。

【药物组成】　山豆根 9 克，生石膏 30 克，黄连 10 克。

【使用方法】　除内服清胃泻火中药外，取上药共研为细粉，高压消毒后，涂于口疮处。每日数次。

9. 口疮验方②

【方剂来源】　马氏中医马建国经验方，人物简介见第一章"感冒验方"。

【适应病证】　本方功能清脾胃湿热，敛口。主治脾胃湿热导致的口疮。

【药物组成】　白术、茯苓、黄连、薏苡仁、白及各 10 克。

【使用方法】　共磨成极细粉，高压灭菌后贮瓶中备用。用时以消毒棉签蘸药粉搽于患处，日 3 次。

【注意事项】　忌食热辣之物。

【应用小结】　口疮，亦称为口腔溃疡，是常见多发口腔病变。西药治疗多是补充维生素等疗法。中医采取辨证施治效果良好。本方为治疗脾胃湿热内蕴所发，故以健脾胃清湿热药物，磨成细粉直接搽于患处，每收良效。不用服药，患者均愿接受。

【典型病例】 患者，男，53 岁。舌中部、上下唇内侧有 6 个绿豆大小溃疡面，呈圆形，上覆灰白色薄膜，周围色红，灼热疼痛已月余。经服维生素类及中成药收效不著。诊断：口腔溃疡（脾胃湿热）。用白术 10 克，茯苓 10 克，黄连 10 克，薏苡仁 10 克，白及 10 克，磨成细粉，高压灭菌后，棉签蘸搽患处，每日 3 次。10 日后溃疡面愈合，诸症消失。

10. 口疮验方③

【方剂来源】 陈站杰（1999～），男，出身中医世家。受父亲（陈庆年，曲阜名乡医。擅长辨证论治，运用中医单方验方治疗常见病、多发病）的影响，热爱中医事业。2016 年曲阜卫校中医专业毕业。现拜师于曲阜朱氏中医世家、全国基层名老中医药专家朱传伟门下学习中医。本方为捐献祖传验方。

【适应病证】 主治口疮。本方具有清心泻火、凉血生津的功效。

【药物组成】 淡竹叶 15 克，甘草 10 克，木通 15 克，生地黄 15 克。

【服用方法】 水煎服，每日 1 剂，儿童减半。

【典型病例】 患者，男，24 岁。经常有口疮发病，吃西药无效，后投以此方服用 10 剂而愈。

11. 口舌生疮验方

【方剂来源】 曲阜市第二人民医院康运吉经验方，人物简介见第一章"半身不遂验方②"。

【适应病证】 主治口舌生疮。

【药物组成】 儿茶、朱砂、黄柏、牛蒡子、青黛、黄连、生石膏、连翘、黄芩、金银花、甘草各 6 克，天花粉、冰片、蝉蜕各 3 克，薄荷 5 克。

【配制方法】 上药共研极细末，或过 400 目筛，手捻之如面。

【使用方法】 吹涂患处。

【注意事项】 治疗期间禁忌辛辣刺激性食物，愈合亦当少用，并多饮水。

【应用小结】 轻者吹涂之，一夜急退；稍重者 1～3 天，重者 1 周到半个月可愈。

【按语】 本病因过食辛辣厚味，或饮酒过度，致心肺积热，或心肾阴虚，虚火上炎，治疗期间或愈合后宜服玉屏风散（黄芪、白术、防风）10～15 日调理。

12. 复发性口舌疮验方

【方剂来源】 曲阜市卫生学会孔凡吉摘自赵俊欣著《十一师秘要》第六节，曲阜籍五台山高僧释妙一经验方。

【适应病证】 主治复发性口舌疮。

【药物组成】 天冬、白芍、骨碎补、胡黄连、藿香各 20 克，熟地黄 30 克，柴胡、甘草各 15 克。

【服用方法】 水煎服。

13. 鹅口疮验方

【方剂来源】 马氏中医马建国经验方，人物简介见第一章"感冒验方"。

【适应病证】 主治鹅口疮。

【药物组成】 食醋适量。

【使用方法】 将食醋煎开，趁热先熏口腔，待温度适宜时含漱。或用棉签蘸药液擦，每日 3 次。杀霉菌功效显著。

【按语】 食醋又名苦酒。味酸，性温。功专收敛。杀霉菌功效显著。

14. 咽喉疮验方

【方剂来源】 曲阜市卫生学会孔凡吉摘自赵俊欣著《十一师秘要》第六节，曲阜籍五台山高僧释妙一经验方。

【适应病证】 主治咽喉疮。

【药物组成】 生地黄 60 克，竹茹、玄参、薄荷各 30 克，茯苓、麦冬 20 克。

【服用方法】 水煎，去渣，分 3 次服。

三、白喉验方

1. 咽白喉验方

【方剂来源】 全国基层名老中医药专家朱传伟经验方，人物简介见第一章"风寒感冒轻症验方"。

【适应病证】 咽白喉。

【药物组成】 鲜马齿苋 60 克，白糖 15 克。

【服用方法】 将鲜马齿苋捣烂绞汁，加白糖调和，饮用；另取鲜马齿苋 30 克水煎，频频漱口。

2. 白喉特色疗法①

【方剂来源】 乔氏中医乔尚熠捐献父亲乔根庭先生验方，人物简介见第一章"霍乱验方"。

【适应病证】 白喉（咽喉糜烂）。症见咽喉肿胀，时有灼热感，甚而疼痛，起白点，黏液很多，饮食难下，不能言语，有时还会阵阵发高热，神志昏迷，沉沉欲睡，而不能安眠。治不得当，喉中糜烂，气不得通，闭塞而死。

【特色疗法】 针刺：取十二井穴轮流放血少许。任脉的天突穴向下针 5 分。肺经的右列缺穴向肘部针 5 分。肾经的左照海穴向足心斜刺 5 分，双然谷穴向大踇趾方向针 5 分，均用泻法，留针 15 分钟。

中药应用：①胆矾、硼砂、枯矾、薄荷霜、青黛、梅片、鸡内金、熊胆。药量酌用，共研细粉，用鹅羽管吸入喉中，一日 3～5 次。②金银花鲜者连茎捣成汁，频频饮之甚效。③青鱼胆 7 个取汁，入胆矾少许，点入喉中。④灯心草研成灰加梅片少许，吹入喉中。

⑤玉蝴蝶 30 克，大的露蜂房一个微炒，共研细，加入薄荷霜、梅片少许，吹入喉中。一日 3～5 次。⑥知柏地黄丸，每日早、中、晚各服 20 粒，用少凉开水送服。

【注意事项】 切勿用太寒凉之药。

【按语】 祖传《白喉辨症指南》云："白喉古无此症，故少专书，推其根源，不独由手少阴心经之君火，手少阳三焦经之相火，气热内结而发。实发于三阴经，所以治法与其他喉症不同。"

3. 白喉特色疗法②

【方剂来源】 沈氏中医后人沈莹、孙慧杰捐献名老中医沈梦周先生经验方，人物简介见第一章"流行感冒验方"。

【适应病证】 主治白喉。

【特色疗法】 ①外用方，名巴豆朱砂膏，巴豆 0.5 克（不去油），朱砂 0.5 克。用法：共研细为膏，贴患者两眉之间，用胶布或小膏药覆盖固定 6～7 小时去药。起有小疱时可用消毒刀刺破，涂以甲紫药水，引毒外出。②内服方，生石膏 30 克，玄参 24 克，生地黄 18 克，黄柏、赤芍、黄芩各 9 克，川贝母 3 克。用法：水煎服，每日一剂，小儿酌减。③吹喉方，名熊冰散，净硼砂 210 克，麝香 9 克，牛黄 7 克，明雄黄 6 克，冰片 6 克，银珠 6 克，熊胆 2.5 克，人中白 6 克。用法：共研细末，每取 0.5 克左右，吹喉上，每日 3 次。

【应用小结】 曾治疗 300 余例，均经涂片检查，有白喉杆菌存在，经用上述方法治愈。

4. 白喉、口腔溃疡

【方剂来源】 防山陈氏中医世家陈庆年捐献祖传验方，人物简介见第一章"预防流行性感冒验方⑤"。

【适应病证】 用于口疮、白喉、咽喉肿痛等。

【药物组成】 冰片 15 克，马兰头 25 克，玄参 30 克，射干 20 克，甘草 30 克，芦根 20 克，紫草 15 克。

【配制方法】 上药共研细粉，放入碗中，用另一碗相扣，用香油灯加热 24 小时，将药物挥发到上面碗上形成的结晶取出密封备用。

【使用方法】 用时吹入咽喉适量即可。

【注意事项】 禁忌辛辣之品。

【应用小结】 本方治愈患者 100 余例，治愈率达 95%。

【典型病例】 病案一：患儿，男，2 岁。患咽喉肿痛 5 日，疼痛不能进食来诊。吹入上药少许疼痛减轻，哭闹停止，又用 3 日治愈。

病案二：患儿，女，9 岁。患口腔溃疡 3 日，疼痛来诊。吹入上药少许，疼痛即减，又 2 日治疗而愈。

病案三：患者，女，60 岁。顽固性口腔溃疡，急性发作 2 日，疼痛难忍，吹入少许，配合口服药治疗，3 日痊愈。

四、扁桃体炎验方

1. 急性扁桃体炎验方

【方剂来源】　马氏中医马建国经验方，人物简介见第一章"感冒验方"。

【适应病证】　主治急性扁桃体炎。

【药物组成】　龙骨粉、鲜马齿苋各适量。

【配制方法】　将龙骨粉与鲜马齿苋（捣碎）调成稠糊状外敷。

【使用方法】　在肌内注射或内服抗菌药物的同时，可将龙骨粉与鲜马齿苋（捣碎）调成稠糊状外敷于患处。

【应用小结】　疗效比较满意。

2. 急慢性扁桃体炎验方

【方剂来源】　1977年曲阜县向济宁地区卫生会议献方。

【适应病证】　主治急慢性扁桃体炎。

【药物组成】　陈旧猪皮带或牛皮带适量。

【配制方法】　将皮带洗净泥土，放锅内炒焦研成细面备用。

【使用方法】　将药面少许吹喉部，每日3次。

【应用小结】　经实用效果很好。

3. 扁桃体炎验方

【方剂来源】　孔祥珍（1991～），男，曲阜市玄帝庙村人。出身中医世家，热爱中医事业，继承家传，刻苦学医。2012年，毕业于淄博万杰医学院。2015年考入陵城卫生院。本方为捐献家传验方。

【适应病证】　本方功能辛凉解表，清热解毒。主治咽痛红肿、扁桃体炎、口渴、头痛、痰黄稠、痤疮、面部黄褐斑等。

【药物组成】　金银花15克，连翘15克，甘草3克，荆芥9克，淡豆豉9克，芦根15克，淡竹叶15克，薄荷6克，桔梗6克，牛蒡子9克。

【服用方法】　水煎服，每日一剂。

【注意事项】　忌食生冷、辣及刺激性食物。

【应用小结】　此方治疗咽痛红肿、扁桃体炎、口渴、头痛、痰黄稠、痤疮、面部黄褐斑等，疗效确切。

【典型病例】　病案一：患者，男，17岁。面部痤疮多发，用此方服药10付，痊愈。

病案二：患者，女，18岁。痤疮，用此方服药15付，痊愈。

4. 扁桃腺炎特色疗法

【方剂来源】　乔氏中医乔尚熠捐献父亲乔根庭先生验方，人物简介见第一章"霍乱

验方"。

【适应病证】 主治扁桃体炎。症见喉两侧感觉不舒服，发炎而肿痛，有时还会起硬核，咽东西不方便，小便短少而色赤，大便硬结而困难。心情容易烦躁。

【特色疗法】 针刺：肺经的双少商穴针刺出血少许。三焦经的双关冲穴针刺出血少许，双液门穴直针3分。小肠经的双阳谷穴直针5分。胆经的双阳辅穴直针1寸。肝经的双行间穴直针5分。肾经的双然谷穴向足心针5分，均用泻法，留针15分钟。

内服中药：当归尾、牛蒡子、枳实、桔梗、防风、黄芩、连翘、川贝母、金银花、夏枯草、青皮、海藻、昆布、白僵蚕。药量酌用。水煎服，每日一剂。

【按语】 扁桃体位于下颚喉部左右两边，与内部各器官组织都有关系，五脏有火上炎，均可使扁桃体发炎肿痛，患部均有灼热感。

5. 咽喉肿痛验方①

【方剂来源】 张向军（1985～ ），男，主治医师。1996年毕业于曲阜中医药学校中医专业，先后在邹城中医院、省中医院进修学习，多次到上级医院、院校参加业务讲座，博学中医理论，集众家之长应用于临床。善于诊治脾胃病、面瘫、针灸治疗腰腿疼、偏瘫等疑难杂症，积累了丰富的临床经验。曾被曲阜新闻报道为"老百姓身边的120"。2014年2月被曲阜市卫生学会命名为"曲阜市首届基层名医"。

【适应病证】 本方功能清热解毒，利咽。主治咽喉肿痛。

【药物组成】 玄参15克，麦冬12克，桔梗10克，射干8克，金银花20克，蒲公英20克。

【服用方法】 水煎服，每日一剂。

【注意事项】 风寒者不宜服。

【应用小结】 咽喉为肺胃之门户，热毒从口鼻入侵，造成咽喉红肿疼痛，表面有脓点，经此方临床治疗，症状明显减轻。

【典型病例】 病案一：患者，男，48岁。因感冒出现咽喉疼痛，并逐渐加剧，在家口服抗菌药症状无改善来诊。经辨证诊断后给予上方3剂，服后当天，疼痛明显减轻，3剂后痊愈。

病案二：患者，女，31岁。因上午吵架后，夜间出现咽喉疼痛，并且吞咽时疼痛加剧，次日来诊。经辨证诊断后，给予上方5剂，服后痊愈。

病案三：患者，男，76岁。咽喉疼痛来诊，有慢性支气管炎病史，夜间经常口干，口渴，经辨证诊断后，给予上方3剂，服后疼痛明显减轻，口渴、口干症状消失。

6. 咽喉肿痛验方②

【方剂来源】 乔氏中医乔尚熠捐献父亲乔根庭先生验方，人物简介见第一章"霍乱验方"。

【适应病证】 主治咽喉肿痛。

【药物组成】 生石膏、薄荷霜、硼砂、人中白各3克，牛黄、珍珠各0.6克，儿茶1.5克，冰片0.9克。

【使用方法】 上药共研细粉，用笔管或鹅翎管吹入喉中。两小时一次。

7. 咽喉肿痛验方③

【方剂来源】 颜秉甲中医诊所家传秘方，人物简介见第一章"慢性支气管炎验方"。
【适应病证】 主治咽喉肿痛。
【药物组成】 嫩艾叶适量。
【服用方法】 将艾叶捣烂取汁少许服用。冬季可用干艾叶10克水煎服。

8. 咽喉肿痛特色疗法

【方剂来源】 乔氏中医乔尚熠捐献父亲乔根庭先生验方，人物简介见第一章"霍乱验方"。
【适应病证】 主治咽喉肿痛。初起咽喉干燥，继而肿痛，吞咽、说话时均痛。严重时会有化脓破裂现象。
【特色疗法】 针刺：肺经的双少商穴，刺出血少许，双鱼际穴直刺3分。三焦经的双关冲穴直刺2分并放血少许，双液门穴向手掌方向针3分。任脉的天突穴向下针3～5分，廉泉穴直刺3分。肾经的双照海穴直刺5分，均用泻法，留针15分钟。
内服中药：青黛、薄荷霜、人中白、元明粉、马勃、儿茶、牛黄、珍珠、故纸花各等份，共研细末，每次服3克，每日3～5次服。禁食辣椒、酒及诸热性刺激性的东西。
【按语】 五脏皆连于咽，一脏病则咽病。多因肺、脾、肾三经功能失常而发，三经有火上炎，熏蒸咽红而发肿痛。或因喜食热性、刺激性食物，或熬夜伤阴、吸烟过多、喝水过少等均可引起本病。

9. 咽部红肿疼痛验方

【方剂来源】 马氏中医马建国经验方，人物简介见第一章"感冒验方"。
【适应病证】 用于扁桃体炎所致的咽部红肿疼痛。
【药物组成】 山豆根6克，马勃6克，黄芩9克，金银花15克，射干7克。
【服用方法】 在应用抗菌药物的同时，取上药水煎服，每日一剂。亦可单取山豆根6克与食醋煎后含漱。每日3次。或以山豆根研为细粉，与凡士林调成30%软膏外敷。使药效直接作用于病变部位，解毒清热消炎。

10. 鱼骨卡喉验方

【方剂来源】 1977年曲阜县向济宁地区卫生会议献方。
【适应病证】 主治鱼骨卡喉。
【药物组成】 活鸭子1只。
【使用方法】 将鸭子倒垂取其涎水，口服缓咽，其骨自化。

五、口腔炎验方

【方剂来源】 曲阜市卫生学会孔凡吉经验方，人物简介见第一章"气管炎验方②"。
【适应病证】 主治口腔炎。
【药物组成】 蚯蚓3条、白糖适量。
【使用方法】 把鲜蚯蚓洗干净、捣烂加上白糖搅拌均匀涂于患处，每日3次。
【注意事项】 用膏后不要马上喝水和吃食物。
【应用小结】 曾使用本方治疗50多例都痊愈。

六、牙病验方

1. 牙痛验方①

【方剂来源】 曲阜市卫生学会孔凡吉经验方，人物简介见第一章"气管炎验方②"。
【适应病证】 主治牙痛。
【药物组成】 白芷15克，石膏18克，黄芩9克，细辛1.5克。
【服用方法】 每日一剂，水煎服，每日3次，每次一小碗。
【注意事项】 不能吃辛辣食物。
【应用小结】 曾治疗60例，效果很好。

2. 牙痛验方②

【方剂来源】 曲阜市卫生学会孔凡吉经验方，人物简介见第一章"气管炎验方②"。
【适应病证】 主治牙痛。
【药物组成】 冰片3克，细辛1.5克，白芷9克。
【使用方法】 上药共研细粉搅拌均匀，用药棉蘸少许药粉塞入鼻孔内。
【注意事项】 药粉不要吸入气管内。
【应用小结】 本方法简单好用，曾治疗100多例效果良好。

3. 牙痛验方③

【方剂来源】 1977年曲阜县向济宁地区卫生会议献方。
【适应病证】 主治牙痛。
【药物组成】 细辛3克，樟脑3克，薄荷霜3克，乙醇60毫升。
【配制方法】 前三味药研细面，加入乙醇即成。
【使用方法】 用棉球蘸药水点痛处。
【应用小结】 疗效80%。

4. 牙痛验方④

【方剂来源】 曲阜市卫生学会孔凡吉经验方，人物简介见第一章"气管炎验方②"。

【适应病证】　主治牙痛。

【药物组成】　黄连 9 克，冰片 3 克，五倍子 3 克（焙黄），雄黄 1.5 克。

【使用方法】　上药共研细粉，用药棉蘸药粉少许放牙痛处。

【应用小结】　曾使用本法治疗 60 例，效果很好。

【典型病例】　患者，男，36 岁。患牙痛 5 年，使用本法治疗 5 次效果很好。

5. 牙痛咽痛验方

【方剂来源】　曲阜市时庄街道刘家村卫生室孔庆雨经验方，人物简介见第二章"恶疮验方①"。

【适应病证】　主治上焦火旺引起的牙痛、咽痛等。

【药物组成】　鲜败酱草（苦菜）50～100 克。

【服用方法】　水煎服。

【应用小结】　民间多年使用，效果良好。

【典型病例】　病案一：患者，男，41 岁。咽痛多年，时轻时重，久治不效。服用本草月余痊愈。

病案二：患者，女，36 岁。口苦多年，多方治疗，时轻时重，改服鲜败酱草，水煎服，连用月余痊愈。

6. 牙痛特色疗法①

【方剂来源】　曲阜市中医院五官科经验方。

【适应病证】　功能祛风止痛。用于缓解各类牙痛症状及拔牙后口腔清洁。

【药物组成】　独活 3 克，防风 3 克，细辛 2 克，荜茇 2 克，川椒 2 克。

【使用方法】　上药打粉，热水浸泡 10 分钟后，取上清液漱口，勿咽，每日 1 付。

7. 牙痛特色疗法②

【方剂来源】　防山李氏中医世家李全树祖传验方，人物简介见第一章"心肌梗死验方"。

【适应病证】　主治牙痛。

【特色疗法】　方一：全蝎尾 6 克，川芎 20 克，细辛 15 克，白芷 15 克。上药共研细末，每服少许，擦牙痛处或和牙膏刷牙同时用。吐津，误咽不妨碍。不计时候可用。

方二：内服汤药，生石膏 20 克，生地黄 15 克，牡丹皮 6 克，荆芥 10 克，防风 10 克，薄荷 10 克，甘草 10 克，白芷 10 克，羌活 6 克，黄柏 10 克，葛根 10 克，细辛 2 克。水煎服，连服两剂牙痛可止。屡试屡效。

【按语】　一方蝎尾祛风通络，解毒止痛；川芎、细辛祛风止痛；白芷祛风燥湿、消肿止痛。联合应用则以祛风止痛为主，尤其是对风火牙痛为宜。结合二方配以内服中药效果更好。

【典型病例】　患者，男，17 岁。有牙痛病史，投以此方涂抹病牙处，牙痛即止，紧接着服用上述内服汤药 3 剂，牙痛痊愈至今未复发。

8. 风火牙痛验方①

【方剂来源】 1977年曲阜县向济宁地区卫生会议献方。

【适应病证】 主治风火牙痛。

【药物组成】 冰片25克，苍耳子6克，白胡椒3克。

【配制方法】 三味药混合放入一瓷碗内，上用一瓷碗扣合密封，下面加文火烧10分钟，待凉后打开，取下瓷碗上之结晶物装瓶密封备用。

【使用方法】 取上法炼取之丹药少许，用棉棒蘸药抹在患牙处，牙痛立止。

【注意事项】 切勿咽下药物。

【应用小结】 经实践有效率在90%以上。

9. 风火牙痛验方②

【方剂来源】 曲阜市第二人民医院王燕捐献祖父王捷三先生经验方。

【适应病证】 主治风火牙痛。

【药物组成】 升麻6克，细辛3克，薄荷6克，生地黄9克，石膏15克，白芷6克，菊花6克，酒黄芩6克，栀子9克，连翘12克，赤芍9克，盐黄柏6克，知母6克，甘草3克。

【服用方法】 水煎服，每日一剂。

【典型病例】 患者，女，51岁，1966年9月10日诊。风火牙痛，宜用散风清火之剂。给予上方调理1周痊愈。

10. 风火牙痛验方③

【方剂来源】 曲阜市名老中医孔宪章先生经验方，人物简介见第一章"咳喘验方"。

【适应病证】 主治风火牙痛。

【药物组成】 荜茇3克，升麻、白芷各6克，粉葛根12克，细辛、牡丹皮、露蜂房各9克，生石膏30克。

【服用方法】 每日一剂，水煎2次，煎液混合，昼夜分四次服，先含后咽。3剂即愈。

11. 温风胃火牙痛验方

【方剂来源】 曲阜市第二人民医院康运吉经验方，人物简介见第一章"半身不遂验方②"。

【适应病证】 主治温风胃火牙痛。

【药物组成】 黄芩、生石膏、菊花、白芷、玄参、葛根、升麻、荜茇、细辛、麦冬、生地黄、藁本、蔓荆子、牡丹皮、知母、露蜂房。剂量按年龄、体重用之。细辛最多不超过3克。

【服用方法】 每日一剂，水泡0.5~1小时，水煎两次，药液合并，分2次趁温口服。

【注意事项】 禁忌辛辣、油腻、腥、酸、甜性食物及饮料。

【应用小结】　一般 3 剂（轻者），重者 6 剂可治愈。

12. 牙缝出血验方

【方剂来源】　沈氏中医后人沈莹、孙慧杰捐献名老中医沈梦周先生经验方，人物简介第一章"流行性感冒验方"。

【适应病证】　用于牙缝出血。

【药物组成】　玄明粉适量。

【使用方法】　将玄明粉研成细末，取适量掺入牙缝，含数分钟即可吐出，每日 2～3 次。

13. 牙缝出血特色疗法

【方剂来源】　乔氏中医乔尚熠捐献父亲乔根庭先生验方，人物简介见第一章"霍乱验方"。

【适应病证】　用于牙缝出血（亦名牙宣）。症见牙缝时常出血，牙龈肿胀，舌干，口燥，头痛眩晕，情绪不安，容易烦躁，小便短少而色赤，大便硬结而困难等。

【特色疗法】　针刺：大肠经的双合谷穴直针 5 分。胃经的双地仓穴向外针 3 分，双足三里穴直针 1 寸，双解溪穴直针 5 分。肾经的双然谷穴直针 5 分。脾经的双三阴交穴直针 5 分，均用泻法，留针 15 分钟。三阴交穴、然谷穴可放血少许。

内服中药：①嫩竹茹一两，用好醋浸后，含于口中，一日 3～5 次。②地骨皮为末，每日早、中、晚用温开水送下 3 克。③川黄连 3 克，生地黄 10 克，龙胆草 6 克，生石膏 6 克，小蓟 10 克。水煎服。隔日服一剂。

【按语】　牙齿属肾，牙龈属脾胃，牙缝时常出血，晨起后刷牙时，出血更多，加之平时常吃热性食物，肾、脾、胃三经火热上升所致。

14. 陈氏清风泻火汤

【方剂来源】　石门山卫生院陈淑玉经验方，人物简介见第一章"陈氏中风康复汤"。

【适应病证】　主治风火牙痛。功能清泻热毒，止牙痛。

【药物组成】　白芷 12 克，花椒 10 克，防风 12 克，细辛 3 克（后下），黄连 10 克，枳实 10 克，厚朴 12 克，大黄 6 克（后下）。

【服用方法】　加水适量，泡 40 分钟，煎 10 分钟后再入大黄、细辛，再煎 5 分钟即可，取 300 毫升药汁，每日 2 次温服。

【注意事项】　脾胃虚弱者慎用。

【应用小结】　牙痛一症，大多胃火炽盛，需清泻中焦之火。本方又名"陈氏清风泻火汤"。方中黄连、大黄、枳实、厚朴，清除阳明之火；白芷、花椒、细辛止痛；防风祛除肠中之风，达到治疗目的。曾治疗 300 余病例，治愈率达 90% 以上。

【典型病例】　病案一：患者，男，68 岁，退休干部。1992 年 2 月 9 日，突然牙痛，口苦，咽干，心烦，大便干燥。诊断为牙痛。辨证胃火炽盛。给予黄连、枳实、厚朴、白芷、花椒、细辛（后下），晚上 20 时煎药，21 时服用，次日 6 时疼痛大减。再续 2 剂，痊愈。

病案二：患者，男，53岁。1994年6月12日，天气炎热，患者下地劳动回来，在家饮白酒半斤，片刻突然牙痛，来院就诊，症见口干咽燥、牙痛明显。诊为牙痛，辨证为胃火炽盛。处方：大黄15克，芒硝10克，枳实12克，厚朴15克，白芷12克，花椒10克，细辛3克（后下）。水煎服1剂，疼痛大减。后续3剂，没再痛过，疗效奇佳。

病案三：患者，男，38岁。在工地干活，整日饮水甚少，突然牙痛，口苦，咽干，心烦，大便干燥。诊断：牙痛。辨证：胃火炽盛。给予大黄15克，芒硝10克，枳实12克，厚朴15克，白芷12克，花椒10克，细辛3克（后下）。水煎服3剂，药到病除，疗效显著。

15. 牙齿动摇验方

【方剂来源】　颜秉甲中医诊所家传秘方，人物简介见第一章"慢性支气管炎验方"。
【适应病证】　主治牙齿动摇。
【药物组成】　五倍子、生地黄各等份。
【使用方法】　共研细末，以生姜片蘸药粉敷上。

第四节　鼻　病　验　方

1. 鼻衄验方①

【方剂来源】　1977年曲阜县向济宁地区卫生会议献方。
【适应病证】　主治鼻衄。
【药物组成】　侧柏叶12克（炒），艾叶12克（炒），荷叶1张，生地黄15克，小蓟9克。
【服用方法】　水煎服，每日一剂。

2. 鼻衄验方②

【方剂来源】　颜秉甲中医诊所经验方，人物简介见第一章"慢性支气管炎验方"。
【适应病证】　主治鼻衄（鼻出血）。
【药物组成】　棕榈炭、旱莲草、枳壳、生地炭、白薇各12克，生地黄、玄参、黄芩、金银花、蒲公英、板蓝根、前胡、淮牛膝、白茅根、仙鹤草各15克，牡丹皮、赤芍、栀子、北沙参、知母、茜草、地骨皮各10克，甘草3克。
【服用方法】　水煎服，每日一剂。
【典型病例】　患者，女，56岁，曲阜市小雪镇南雪村人。2004年10月26日初诊：患者经常上火，鼻腔干燥，近日因食辛辣过多，出现鼻出血2次，量多，伴口干口苦，便秘。舌苔薄黄，脉弦滑。诊为鼻衄。辨证：肺胃郁热，迫血妄行。给予上方水煎服，每日一剂。服药1周内未再鼻衄，加减调理半个月痊愈。

3. 鼻衄特色疗法

【方剂来源】　乔氏中医乔尚熠捐献父亲乔根庭先生验方，人物简介见第一章"霍乱

验方"。

【适应病证】　主治鼻衄。症见两鼻腔时常有热感，尤其是吃了热性的东西，血从鼻腔流出，或者是间接性的，并发头痛头晕，大便干燥或困难，小便短少等症状。妇女每到行经期，血不向下行，而往上冲，鼻中流血，一二日而止。

【特色疗法】　针刺：督脉的上星穴向头顶方向斜针 3 分。大肠经的双合谷穴直针 3 分。肺经的右少商穴直针 2 分。胃经双足三里穴直针 1 寸。肝经的双太冲穴直针 5 分，均用泻法，留针 15 分钟。

内服中药：①上好京墨研浓汁，滴入鼻中用棉球塞之立止。②男用女发，女用男发，烧灰塞鼻中立止。③生韭菜汁吸入鼻中立止。④萝卜汁半茶杯，入好酒少许，煎后待凉。滴入鼻中立止。⑤苇根（鲜者更好）、小蓟根、生地黄、白茅根（鲜者更好）、黄芩、生栀子、枇杷叶、玄参、薄荷、甘草。药量酌用，水煎服，每日一剂。

【按语】　肺开窍于鼻，肺经火郁，气血上冲，鼻腔流血，有每月数次，或每日早晨洗脸擦鼻涕时有血流出。有的幼儿常患此症。妇女也有每月一次，鼻腔流血，称为倒经。

4. 重症鼻衄验方

【方剂来源】　沈氏中医后人沈莹、孙慧杰捐献名老中医沈梦周先生经验方，人物简介见第一章"流行性感冒验方"。

【适应病证】　用于重症鼻衄，出血如注。

【药物组成】　玄参 90 克，生地黄 60 克，麦冬 30 克。

【服用方法】　水煎服。

5. 习惯性鼻衄验方

【方剂来源】　沈氏中医后人沈莹、孙慧杰捐献名老中医沈梦周先生经验方，人物简介见第一章"流行性感冒验方"。

【适应病证】　主治习惯性鼻衄。

【药物组成】　当归 12 克，生地黄 18 克，麦冬 9 克，牡丹皮 9 克，茜草 6 克，连翘 9 克，白茅根 15 克。

【服用方法】　水煎服，每日一剂。

6. 鼻出血验方①

【方剂来源】　曲阜市卫生学会孔凡吉经验方，人物简介见第一章"气管炎验方②"。

【适应病证】　主治鼻出血。

【药物组成】　鲜茅根 100 克。

【服用方法】　将鲜茅根洗干净切碎，水煎，每日一剂，分两次口服。

【注意事项】　禁忌辛辣油腻之品。

【应用小结】　曾使用本方治疗 20 多例全部治愈。

【典型病例】　患者，女，成人。经常无规律鼻出血，服用本方 8 剂，观察 2 年未再复发。

7. 鼻出血验方②

【方剂来源】 曲阜市神农中医药研究所吕建华经验方，人物简介见第一章"预防流行性感冒验方④"。

【适应病证】 本方功能敛气，渗痰，止血，消痈。主治鼻出血。

【药物组成】 白及粉适量。

【使用方法】 用口水调白及末涂鼻梁上低处（山根）；另取白及末 3 克，水冲服。

【注意事项】 不宜与乌头类药材同用。外感咳血，肺痈初起及肺胃有实热者忌服。

【应用小结】 治愈率达 95% 以上。

【典型病例】 病案一：患者，女，16 岁。鼻血不止，连用 3 日痊愈。

病案二：患者，男，18 岁。鼻血不止，连用 2 日痊愈。

病案三：患者，男，11 岁。鼻血不止，连用 3 日痊愈。

8. 鼻出血验方③

【方剂来源】 曲阜市神农中医药研究所吕建华经验方，人物简介见第一章"预防流行性感冒验方④"。

【适应病证】 本方功能清虚热，除骨蒸，解暑热，截疟，退黄。主治疥瘙痂痒，恶疮，杀虱，留热在骨节间，明目。生用敷金疮，可止血、生肌、止疼痛。用于温邪伤阴、夜热早凉、阴虚发热、骨蒸劳热、暑邪发热、疟疾寒热、湿热黄疸等病症的治疗。主治鼻出血。

【药物组成】 鲜青蒿适量。

【服用方法】 洗净绞汁，服之极验。

【注意事项】 胃虚者慎用。凡产后血虚、内寒作泻及饮食停滞者忌用。

【应用小结】 治愈率达 90% 以上。

【典型病例】 病案一：患者，男，36 岁。鼻衄，服之立效。

病案二：患者，男，25 岁。鼻衄，服之立效。

病案三：患者，男，32 岁。鼻衄，服之立效。

9. 鼻窦炎验方①

【方剂来源】 全国基层名老中医药专家朱传伟经验方，人物简介见第一章"风寒感冒轻症验方"。

【适应病证】 主治鼻窦炎。

【药物组成】 黄芩 9 克，鱼腥草 15 克，杏仁 10 克，前胡 12 克，桑白皮 12 克，辛夷 10 克，白芷 10 克，金银花 15 克，连翘 15 克，板蓝根 15 克，枇杷叶 12 克，炒苍耳子 10 克，鹅不食草 6 克，甘草 6 克。

【服用方法】 水煎服，每日一剂。小儿酌减。

10. 鼻窦炎验方②

【方剂来源】 曲阜师范大学校医院颜平经验方，人物简介见第一章"胃、十二指肠溃疡验方②"。

【适应病证】　鼻窦炎。表现为鼻塞、头痛、流浊涕。

【药物组成】　白芷 12 克，桑白皮 9 克，辛夷 9 克（包煎），荆芥 12 克，羌活 9 克，细辛 7 克，甘草 6 克，防风 12 克，川芎 16 克，薄荷 6 克（后下）。

【服用方法】　水煎服，每日一剂。

11. 鼻流清涕特色疗法

【方剂来源】　乔氏中医乔尚熠捐献父亲乔根庭先生验方，人物简介见第一章"霍乱验方"。

【适应病证】　主治鼻流清涕（亦名鼻渊）。症见两鼻腔时有清涕流出，有时也会有稠黏的现象，所流出的鼻涕，并没有臭味，有时鼻腔内有发痒的感觉。此症会引起头痛、头晕、视力模糊、记忆力减退等症状。天冷会严重，天暖会减轻些。

【特色疗法】　针刺：大肠经的双合谷穴直针 3 分，双迎香穴向鼻柱方向针 3 分。督脉的上星穴向头顶方向针 2 分。胆经的双风池穴向颈前方向针 5 分。胃经的双内庭穴直针 5 分，均用轻刺激，留针 15 分钟。迎香穴可用姜片灸 3～5 壮。

内服中药：①炒苍耳子、香附、白芷各等份，共研细粉，用温开水冲服，药量酌用。②炒苍耳子、黄芪、辛夷、细辛、防风各适量，共研细粉，用温开水送服 2 克，每日 2 次。

【按语】　本病多由肺经虚寒，受外来之风邪所侵，鼻腔流出清涕，平时不能被风吹，一见风就打喷嚏，流鼻涕，有的人在早上这段时间，流鼻涕特别严重，到日高气暖就轻些。

12. 鼻息肉验方

【方剂来源】　马氏中医马建国经验方，人物简介见第一章"感冒验方"。

【适应病证】　主治鼻息肉。

【药物组成】　枯矾研细末适量。

【使用方法】　每日 2 次用药粉点蚀于鼻息肉处。

【注意事项】　临床观察收效非常显著。用药后时流清稀鼻涕，即药已中病，应坚持治疗，直至鼻息肉全部消退。此药使不少患者免除了手术或激光治疗的痛苦。

13. 鼻炎验方

【方剂来源】　曲阜市卫生学会孔凡吉经验方，人物简介见第一章"气管炎验方②"。

【适应病证】　主治鼻炎。

【药物组成】　炒苍耳子 9 克，细辛 1.5 克，黄芩 9 克，白芷 9 克。

【服用方法】　每日一剂，水煎服，每日两次，每次一碗。

【注意事项】　避免受凉和感冒。

【应用小结】　曾用本方治疗 20 多例，均治愈。

【典型病例】　患者，男，成人，土坡村人。经常感冒头痛，鼻子不透气，流鼻涕，憋气，非常难受。经服用上方 6 剂效果很好，以后再感冒再用本方治疗后痊愈。

14. 过敏性鼻炎验方①

【方剂来源】 中医世家颜世蝶经验方，人物简介见第一章"四时温毒不解验方"。

【适应病证】 主治过敏性鼻炎。

【药物组成】 桂枝、杏仁各 12 克，白芍、蝉蜕各 15 克，黄芪、牛蒡子各 18 克，薄荷、百部各 10 克。

【服用方法】 每日一剂，水煎至 200 毫升，早晚两次温服。7 日为一个疗程。

【典型病例】 病案一：患者，女，36 岁。经常感冒后鼻流清涕，换季时尤为明显，鼻痒，喷嚏不止，入眠差。服用上方 9 剂痊愈。

病案二：患者，男，40 岁，浙江人。患过敏性鼻炎数年，因南方天气潮湿，常感鼻腔湿痒。服用本方半个月渐痊愈。

15. 过敏性鼻炎验方②

【方剂来源】 乔氏中医乔尚熠捐献父亲乔根庭先生经验方，人物简介见第一章"霍乱验方"。

【适应病证】 主治过敏性鼻炎。

【药物组成】 银柴胡、白术、黄精、辛夷各 15 克，黄芪 20 克，防风、荆芥、乌梅各 10 克，五味子 6 克，炙甘草 5 克。

【服用方法】 水煎服，每日一剂。

16. 过敏性鼻炎特色疗法

【方剂来源】 马光斌（1969～），高级讲师，现为中国中医药促进会新中医分会常务委员；中国民族医药学会针灸分会理事；世界中医药学会联合会针刀专业委员会委员。先后于曲阜中医药学校、山东医科大学、江苏省中医院等工作或进修。擅长运用刃针和火针治疗颈肩腰腿疼、鼻炎、痔疮、静脉曲张、面肌痉挛、干眼症等疑难杂症。本方为学习中国人民解放军总参干休所王自斌（男，52 岁，中医世家）少将经验。

【适应病证】 主治过敏性鼻炎（刃针松解配合自血疗法）。

【操作方法】 取 40 毫米×50 毫米刃针，常规消毒皮肤。①依次松解第二颈椎椎板、定喘穴、肺俞穴。要求彻底松解穴位皮下的硬结和条索。松解完毕时，患者会有鼻子通气或脑子突然清醒的感觉。②松解任脉的天突穴：先垂直于皮肤刺入 3～5 分深，然后改变进针方向，贴胸骨柄后缘进针 1.5 寸。③刺内迎香穴：从下鼻甲黏膜内迎香穴向鼻根方向迅速刺入 5 分深后立即拔针，刺双侧内迎香穴后嘱患者坐起，使血液流出。④如患者有鼻窦炎，除进行上述操作外，再用刃针以透刺法从外迎香穴透向睛明穴。⑤自血疗法与穴位注射：抽取患者肘静脉血 4～8 毫升，混合人体胎盘组织液 2 毫升，注入患者双侧足三里穴各 3～5 毫升。每周一次，4～6 周为一个疗程。

【注意事项】 避开女性月经期；体质虚弱者减轻针刺强度，避免晕针等意外情况发生。

【典型病例】 病案一：患者，男，56 岁，山东沂源人，教师。二十余年来，每日早晨鼻痒、打喷嚏、流清涕，持续 0.5～1 小时，四季无明显差别，天冷尤甚。2014～2015年 14 次到北京大医院治疗未见明显疗效，2016 年 7 月来诊：患者面色㿠白，舌淡，津液多，口不渴，食欲差，小便少，脉沉细。诊断为过敏性鼻炎，给予刃针松解第二颈椎椎板、定喘、肺俞、天突等穴位，肘静脉自血 8 毫升混合入胎盘组织液 2 毫升均分注射双侧足三里，3 次后症状明显减轻，6 次后基本消失。半年后随访，患者自述基本痊愈，偶有打喷嚏流清涕情况。

病案二：患者，女，16 岁，山东曲阜人，学生。患过敏性鼻炎 7 年，每日晨起鼻痒、打喷嚏、流清涕，持续半小时左右，冬春季较重，天冷尤甚；近 2 年经常感冒，感冒时鼻塞严重伴头痛，平时清涕脓涕交替出现，头痛时重时轻。诊断为过敏性鼻炎伴鼻窦炎，给予刃针松解第二颈椎椎板、定喘、肺俞、天突等穴位；刃针以透刺法从外迎香穴透向睛明穴；针刺内迎香穴：从下鼻甲黏膜内迎香穴向鼻根方向迅速刺入五分深后立即拔针，刺双侧内迎香穴后嘱患者坐起，使血液流出；肘静脉自血 8 毫升混合入胎盘组织液 2 毫升均分注射双侧足三里。治疗 1 次后患者各种症状明显减轻，4 次后症状基本消失，后又加强 2次治疗。近期随访，患者自述基本痊愈，头痛症状消失，偶有打喷嚏、流清涕情况。

17. 各种鼻病验方

【方剂来源】　乔氏中医乔尚熠捐献父亲乔根庭先生验方，人物简介见第一章"霍乱验方"。

【适应病证】　主治各种鼻病。

【药物组成】　当归、杭白菊、焦白术、白茯苓、熟地、党参、款冬花、辛夷、麦冬、杏仁、桔梗、枣仁、葱白头（连须）、远志各 6 克，五味子、川芎、白芷、干姜、乌梅肉、甘草、防风各 4.5 克，细辛 3 克，上梅片 1 克（后下）。

【服用方法】　水煎服，隔日一剂，做蜜丸服更好。

18. 酒齄鼻验方

【方剂来源】　乔氏中医乔尚熠捐献父亲乔根庭先生验方，人物简介见第一章"霍乱验方"。

【适应病证】　主治酒齄鼻（俗名红鼻子）。

【药物组成】　凌霄花不拘多少，密陀僧少许。

【服用方法】　上药共研细粉，用好酒调匀，涂于患处，早晚各一次。

19. 变态反应性鼻炎验方

【方剂来源】　曲阜市人民医院郑健经验方，人物简介见第一章"高脂血症验方①"。

【适应病证】　主治变态反应性鼻炎。

【药物组成】　黄芪 30 克，防风 15 克，白术 15 克，党参 15 克，当归 15 克，柴胡 15克，五味子 15 克，乌梅 15 克。

【服用方法】　每日一剂，水煎，早晚分服。

第七章

皮 肤 科

第一节 面部黄褐斑验方

1. 面部黄褐斑验方①

【方剂来源】 山东省名老中医药专家朱鸿铭经验方，人物简介见第一章"预防流行性感冒验方①"。

【适应病证】 主治面部黄褐斑。

【药物组成】 菟丝子15克，女贞子12克，旱莲草10克，制何首乌15克，生地黄、熟地黄各15克，白芍12克，当归10克，阿胶9克（烊化），枸杞9克，八月札15克，甘草3克。

加减：合并贫血者加党参15克，黄芪15克，鸡血藤30克，补骨脂9克。

【服用方法】 水煎服，每日一剂。

【注意事项】 要坚持服用，禁食辛辣油腻之品，多饮白开水，勿生气，避免熬夜。

【临床疗效】 曾以此方治疗53例。一般用本方15剂后即可见黄褐斑减退或消失，少数重度患者用药30剂后也多见效。有5例复发后再次服药15剂又获愈，有8例合并贫血者，加重养血益气药，服药45剂后亦获痊愈。

【典型病例】 患者，24岁，未婚，农民。1974年5月28日就诊。自3月初农田劳动时面部经日光暴晒，鼻部皮肤即出现淡黑色斑块，枯暗无光泽，境界清楚，不高出皮肤。后斑色渐渐加深，呈深褐色，对称性，斑块逐渐向上唇、面颊、眉、额部蔓延，形状不一，无自觉症状。曾在当地治疗1个月不效，又经皮肤科静脉注射大量维生素C未见效而来就诊。查舌苔薄白，舌淡红，脉细略数。综观脉证，属肾阴亏损，阴精不足，经暴烈日光照射，而致面部黄褐斑加重。治宜滋阴养血，予菟丝祛斑汤，先后服药15剂，色斑消失。次年5月因日光直接照射面部致黄褐斑又发，且合并贫血，予菟丝祛斑汤加黄芪15克，党参18克，补骨脂9克，鸡血藤30克，服药30剂又获愈。

【按语】 面部黄褐斑的病因西医尚不清楚，中医学认为，不外乎肾亏火旺、血虚不荣、火燥结滞和肝郁气滞四端。临床观察发现，以阴亏、阴血虚者为多。主药菟丝子祛面部黄褐斑效果可靠，正如《食疗本草》所说，菟丝子"益体添精，悦颜色，黑须发"，《本草正义》谓其"多脂微辛，阴中有阳，守而能走，与其他滋阴诸药之偏于腻者绝异"。菟丝子与女贞子、旱莲草、枸杞、生地黄、熟地黄相伍能起到滋养肾阴的作用。

2. 面部黄褐斑验方②

【方剂来源】 马氏中医马建国经验方，人物简介见第一章"感冒验方"。

【适应病证】 主治面部黄褐斑，本病常发于面颧、鼻部、额部。

【药物组成】 白芷、滑石粉各等份。

【使用方法】 将白芷研成细粉，与滑石粉混匀，每晚1次，凉开水调成糊状，涂于患处，次日早晨洗去。或用白芷粉15克，香霜或单纯霜100克。调匀入瓶中。用法同上。

3. 面部黄褐斑验方③

【方剂来源】 马氏中医马建国经验方，人物简介见第一章"感冒验方"。

【适应病证】 主治面部黄褐斑及其他色素沉着斑。

【药物组成】 密陀僧、白附子、白芷、赤芍各等份。

【使用方法】 上药共研细粉，每晚1次凉开水调敷患处。

4. 祛斑霜

【方剂来源】 马氏中医马建国经验方，人物简介见第一章"感冒验方"。

【适应病证】 主治黄褐斑。

【药物组成】 白芷8克，天花粉8克，赤芍8克，香霜100克。

【使用方法】 将上药研为极细粉，入香霜中调匀。最好现调现用。每晚1次涂于患处。

5. 黄褐斑

【方剂来源】 马氏中医马建国经验方，人物简介见第一章"感冒验方"。

【适应病证】 主治面部黄褐斑。本病惯发于面颧、鼻、额及口周围，为黄褐色或咖啡色斑片，形状不同，斑片大小不一，鼻部及其两侧常相互融合成蝴蝶样，边缘不清，表面光滑，无自觉症状。但与季节亦有明显关系，经春末夏初阳光暴晒后，斑色加重，冬季较轻，多见于青年妇女。中年以后的男性，患肝病、结核病及其他原因所致慢性病变也可发生。中医称为"面尘"，又名"黧黑斑"。

【药物组成】 活血祛斑汤：当归12克，赤芍12克，泽兰12克，柴胡10克，红花10克，丹参30克，白芷10克。

【服用方法】 水煎服，每日一剂，并用自拟祛斑霜、祛斑粉外搽。

祛斑霜：白芷粉10克，金生石粉10克，氧化锌10克，香霜100克。调匀外用。

祛斑粉：天花粉、滑石粉、槐花粉、赤芍粉各等份，混匀。凉开水调成糊状，每晚1次涂抹于患处，次日早晨洗去。

亦可单用天花粉20克（研极细粉），与香霜100克调匀外搽。

【注意事项】 注意避免阳光照射，室外戴布帽子，以免使皮损加重，影响疗效。

【应用小结】 上述疗法坚持治疗一个时期，疗效比较好。因其他慢性疾病引起的，除外用上药外，应积极治疗原发性病变。

6. 雀斑土方

【方剂来源】 胡显东（1954年～），男，主治医师。小雪街道办事处大雪村人，全科医生。1971年在小雪卫生院参加工作。从事临床工作40余年，擅长应用一些土单验方治疗皮肤病、内科、儿科常见病。

【适应病证】 主治雀斑、蝴蝶斑、黄褐斑。

【药物组成】 杏仁30克，蜂蜜适量。

【配制方法】 将杏仁磨成细粉，用蜂蜜调糊备用。

【使用方法】 每晚睡前涂面部，次日清晨用温水洗去，每日1次，10～15日显效。

【注意事项】 面部避免强烈日光照射。

【应用小结】 杏仁主要含有蛋白质、脂肪、糖、微量苦杏仁苷，对面部皮肤有保护、营养、祛斑的作用。经临床治疗20余例，治愈率达80%以上。

【典型病例】 病案一：患者，女，28岁。面部雀斑，经本方治疗15日后，雀斑基本消失。

病案二：患者，女，25岁。面部蝴蝶斑2年，经本方治疗15日后，蝴蝶斑全部消失。

病案三：患者，女，36岁。面部黄褐斑，用本方治疗20日，黄褐斑基本消失。

7. 颜面色素沉着验方

【方剂来源】 为1977年曲阜县向济宁地区卫生会议献方。

【适应病证】 主治颜面色素沉着。

【药物组成】 蝉蜕30克，紫草30克。

【服用方法】 水煎服，每日一剂。

第二节 面部痤疮验方

1. 面部寻常痤疮验方

【方剂来源】 马氏中医马建国经验方，人物简介见第一章"感冒验方"。

【适应病证】 功能清湿热解毒。主治面部寻常痤疮。

【药物组成】 桑白皮、土茯苓、枇杷叶、金银花各20克。

【使用方法】 上药入水500毫升中煎开待凉贮瓶中。用时以棉签蘸搽患处，每日4次。

【注意事项】 勿挤捏，忌食油腻辛辣之物。

【应用小结】 面部痤疮为青年男女最常见多发病，不同程度影响了患者青春美貌。本方治疗此病比较行之有效，临床观察，不少患者用本药外搽，能够使颜面红色丘疹结节脓疱，逐渐得到消退，皮肤恢复正常，为痤疮患者解除了痛苦。

【典型病例】 患者，女，23岁。面部发生较多的黄豆粒大小红色炎性丘疹、结节、囊肿，个别皮疹顶部伴有脓点，痒痛俱作2年余。内服外用过数种西药及制剂，皮疹未见消退。诊断：寻常痤疮。取白桑皮20克，土茯苓20克，枇杷叶20克，金银花20克，水煎 500 毫升待凉，以棉签蘸搽患处，每日 4 次。40 日后皮损全部消退，诸症治愈。

2. 痤疮验方①

【方剂来源】　马氏中医马建国经验方，人物简介见第一章"感冒验方"。

【适应病证】　主治痤疮。

【药物组成】　白术 12 克，土茯苓 15 克，黄芩 15 克，栀子 10 克，枇杷叶 10 克，赤芍 12 克，薏苡仁 30 克，牡丹皮 12 克，生甘草 10 克。

加减：有脓疱感染疼痛者，加金银花 30 克，连翘 15 克，地丁 30 克。小便黄加淡竹叶 10 克，木通 10 克。大便干燥加大黄 10～15 克。

【使用方法】　水煎服，每日一剂。也可用外治法：白芷、苦参、土茯苓、青黛、金银花等。制法：上药除青黛外，共研成极细粉与青黛粉混匀，装入瓶中高压消毒即成。用时取药粉适量，每晚 1 次，凉开水调成糊状涂抹于面部皮疹处，次日早晨洗去。

【按语】　本病中医称为"肺风粉刺"，多发于男女青年的面部，亦可见于胸背上部及肩胛处，是一种毛囊皮脂腺的慢性炎症。因青春期后皮脂腺活动亢进，皮脂分泌旺盛，导致皮脂腺管与毛孔的堵塞，使皮脂增多，形成粟粒至高粱粒大红色丘疹结节，散在或密集分布。有些形成黄豆至蚕豆大小结节，或脓肿、脓疱、囊肿等多种皮损。

【典型病例】　病案一：患者，女，24 岁。1997 年 7 月 13 日初诊。颜面起密集的高粱粒至黄豆大小红色炎性丘疹，部分皮疹顶部常有脓点脓疱已 3 年余。在几家医院内服中药及中成药（不详），西药甲硝唑、四环素、维生素 B_6 等。外用复方硫黄洗剂、硫黄霜、市售粉刺露、粉刺一扫光，皮疹未见明显消退。经用上述消痤粉治疗，40 日后皮疹消退 70%，未见新疹再现。60 日后皮损全消，皮肤变平治愈。8 个月后追访未复发。

病案二：患者，男，22 岁。1998 年 10 月 11 日初诊。面部发生黄豆粒大红色丘疹结节 3 年余。其间曾以西药数种内服（不详）多次，外用过氧苯甲酰洗剂、新肤螨灵霜收效不显著。查见颜面部有较多的黄豆粒大红色丘疹、结节分布，触之灼热，面部伴油性皮脂溢出。予上述药粉外用，每晚 1 次。70 日后皮损全部消退，留有暂时色素沉着告愈。

3. 痤疮验方②

【方剂来源】　马氏中医马建国经验方，人物简介见第一章"感冒验方"。

【适应病证】　本方功能祛湿热皮脂，消炎。主治囊肿性痤疮。

【药物组成】　蒲公英 15 克，连翘 12 克，赤芍 12 克，薏苡仁 30 克，苦参 10 克，防风 9 克，白鲜皮 10 克。

【服用方法】　水煎 500 毫升，早晚 2 次分服。

【注意事项】　忌食热辣、油腻之物。

【应用小结】　囊肿性痤疮为青年男女面部最常见多发皮肤病，通过上述中药内服，能使囊肿结节得以较快消退，皮肤变平。此方治疗囊肿性痤疮患者数百例，均反映效果显著。

【典型病例】　患者，男，26 岁。颜面发生多个黄豆至蚕豆大小炎性结节，高出皮肤表面，疹色发红，且有较多油性皮脂溢出，有痛感 1 年余。曾内服外用过多种中西药物，疗效甚微。诊断：囊肿性痤疮。取蒲公英 15 克，连翘 10 克，赤芍 12 克，薏苡仁 30 克，苦参 10 克，防风 9 克，白鲜皮 10 克，水煎 500 毫升，早晚 2 次分服。28 剂后面部丘疹结节完全消退，皮肤变平恢复正常治愈。

4. 痤疮验方③

【方剂来源】 曲阜市人民医院侯庆勋于 1992 年北京中医药大学的师传经验方，人物简介见第一章"面瘫验方②"。

【适应病证】 功能宣肺清热，健脾利湿。主治痤疮。

【药物组成】 生地黄 3 克，枇杷叶 3 克，蒲公英 3 克，苦杏仁 3 克，补骨脂 3 克，茯苓 3 克。

【服用方法】 上药于每日上午用茶杯（每次约 300 毫升）开水浸泡约 15 分钟，像喝茶一样频频饮用，喝完再次倒入开水，15 分钟后饮用，共饮用 3～4 杯。

【注意事项】 脾胃虚寒者慎用。

【应用小结】 祖国医学认为本病多由肺热熏蒸、血热蕴阻肌肤；或饮食不节、偏食辛辣、多食腥发等导致脾失健运，水湿内停、湿郁化热、酿湿成痰、湿热挟痰、凝滞肌肤所致湿热蕴结；该方生地黄、蒲公英清热；枇杷叶、苦杏仁宣肺；茯苓健脾利湿；补骨脂补肾，肾为先天之本，是人的生长、发育的原始动力。该方可起到宣肺清热、健脾利湿的作用，临床上还可治疗女性面部黄褐斑，用于女性美容。该方简便易行，20 多年的临床应用证明，其有效率达 80% 以上。

【典型病例】 病案一：患者，女，17 岁，于 1997 年 9 月 20 日初诊。面部痤疮半年，痤疮满布面颊及额部，此起彼伏，经多方治疗后症情不减，特来门诊求治。面颊及额部脓肿、囊肿、结节，色红疼痛，皮肤较油腻，月经量适中，色暗，有血块，伴大便不爽，小便黄，舌红偏黯，苔黄厚腻，脉滑数。患者因上中学，离家远，服用中药汤剂不便，遂给予上述方法治疗，连续饮用 30 余日，面部痤疮大部分消失，嘱其继续服用，用药 2 个月余，痤疮消失。

病案二：患者，女，20 岁，于 2006 年 5 月 16 日初诊。面颊、下颌处前胸部多发性丘疹，有的白头，基底部红肿，反复发作，进行性加重，多方治疗，不见好转。因病情较重，门诊给予中药丹栀逍遥散加减治疗 12 付，后改用上述方法治疗，服药 3 个月余，症状减轻。嘱其视其病情，可以继续服用。

病案三：患者，女，47 岁，于 2016 年 8 月 18 日初诊。面颊鼻旁发现黄褐色斑块，颜色逐渐加重，伴倦怠乏力，不欲饮食，急躁易怒，口干口渴，月经量少色红，舌质红苔薄黄脉滑数。辨证为肝郁脾虚、湿热熏蒸所致。嘱其服用加味逍遥丸，每次一包，每日 3 次，配合上述方法治疗，连续治疗 3 个月，黄褐斑颜色减轻，尚未完全消退，嘱其可以用此方法长期治疗。

5. 痤疮验方④

【方剂来源】 曲阜市人民医院郑健经验方，人物简介见第一章"高脂血症验方①"。

【适应病证】 用于青年男女颜面、上胸及背部等皮脂腺发达部位痤疮或伴发丘疹、脓疮者。

【药物组成】 丹参30克，白花蛇舌草30克，紫草15克，制大黄9克，神曲15克。

【服用方法】 每日一剂，水煎，早晚分服。

6. 痤疮验方⑤

【方剂来源】 曲阜市人民医院郑健经验方，人物简介见第一章"高脂血症验方①"。

【适应病证】 主治痤疮。

【药物组成】 黄芩9克，天花粉9克，葛根9克，生地黄9克，赤芍9克，川芎9克，当归6克，红花6克，薄荷6克。

【服用方法】 每日一剂，水煎，早晚分服。

7. 面部痤疮验方

【方剂来源】 全国基层名老中医药专家朱传伟经验方，人物简介见第一章"风寒感冒轻症验方"。

【适应病证】 主治肺胃郁热导致的面部痤疮。

【药物组成】 黄芩9克，黄连9克，栀子12克，蒲公英15克，金银花15克，连翘15克，白鲜皮12克，白蒺藜15克，蛇床子9克，地肤子10克，牡丹皮12克，赤芍12克，甘草6克，苦参6克。

【服用方法】 水煎服，每日一剂。

【注意事项】 饮食宜清淡，禁食辛辣油腻、酒、煎炸食品。

8. 青年痤疮验方

【方剂来源】 乔氏中医乔尚熠先生经验方，人物简介见第一章"风寒感冒验方②"。

【适应病证】 主治青年面部痤疮。

【药物组成】 枇杷叶10克，连翘12克，板蓝根20克，桑白皮20克，黄芩12克，玄参20克，牡丹皮15克，生地20克，桃仁12克，杏仁12克，红花10克，蒺藜15克，僵蚕12克，薏苡仁20克，夏枯草10克，牡蛎30克，赤芍15克，蒲公英30克，栀子10克，苦参12克，地丁20克。

加减：大便秘结，加枳实15克，槟榔15克，生大黄12克，炒莱菔子20克；如面部痤疮瘙痒，加蝉蜕10克，白鲜皮15克，地肤子15克。

【服用方法】 加水1000毫升，浸泡3小时，煎取800毫升，早饭后晚睡前各温服400毫升。

可配合针刺拔罐：第一组，取穴为肺俞、膈俞。第二组，心俞、肝俞。每次一组穴，左右交替进行，每组穴治疗两次，四次为一疗程，隔日一次。操作：消毒、左手提起穴位皮肤，用三棱针以稳准快的手法点刺皮肤2～3点，深2～3毫米，然后双手挤压使血液外出再拔罐。

【注意事项】 禁食生冷辣，饮食易清淡，晚上早休息，尽量少看手机，不上网，心情开朗，不生气。

【按语】　青年痤疮多责之于肺，因肺主皮毛，痤疮之疾可由风寒郁而化热所致，风热外袭，每易犯肺，《医宗金鉴·外科心法要诀》曰："此证由肺经血热而成。"患者平日嗜辛辣、鱼、虾食品，《黄帝内经》云："鱼者，使人热中"，故日久则热毒内生，蕴积阳明，阳明经行于面部，若积热循经上攻，则发为痤疮。油腻、油炸、烧烤食之过多，手机电脑上网过多，熬夜睡眠不足，性情急躁，临床诊疗中发现与遗传基因也有密切关系。总之本证为肺胃蕴热所致，治当清泄肺胃为法，此方一般服 15 剂左右均可痊愈。

9. 青春痘特色疗法

【方剂来源】　乔氏中医乔尚熠捐献父亲乔根庭先生验方，人物简介见第一章"霍乱验方"。

【适应病证】　青春痘（面部皱纹，雀斑）多发于颜面部，初起觉面部木胀发痒，继而起红色的疹点。湿性的以手指挤破，会渗出黄色黏液，干性的挤破后则没有，甚则成片，色红，或同时伴有皱纹、雀斑等。皱纹常发生在两外眼角、眉头、前腮部分，影响美观。雀斑可发生在面部某一部分，如黑色芝麻样大的紫黑点，不痒，有的是在皮里肉外。

【特色疗法】　针刺：①青春痘，大肠经的双合谷穴直针 5 分，双曲池穴直针 1 寸。脾经的双血海穴直针 1 寸，双三阴交穴直针 1 寸。肾经的双筑宾穴直针 1 寸。胆经的双阳辅穴直针 1 寸。肝经的左行间穴直针 5 分。均用泻法。留针 25 分钟。男士者，三阴交穴，可易肾经的双复溜穴直针 1 寸。此症系热性病者不宜灸。

②皱纹、雀斑：胆经的双阳白穴向外斜针 5 分，双瞳子髎穴直针 5 分。三焦经的双丝竹空穴向鬓角斜刺 5 分。胃经的双四白穴向外针 5 分。脾经的双血海穴直针 1 寸，双三阴交穴直针 1 寸。肾经的双筑宾穴直针 1 寸。胆经的双阳辅穴直针 1 寸，双临泣穴直针 5 分。肝经的双行间穴针 5 分，双太冲穴针 5 分，均用泻法，留针 30 分钟。

中药应用：①当归尾 16 克，赤芍 30 克，生白术 3 克，苍术 45 克，白茯苓 60 克，川朴 15 克，泽泻 30 克，生枳实 30 克，大黄 15 克，车前子 45 克，生栀子 70 克，木通 15 克，生地黄 70 克，牡丹皮 70 克，薄荷 50 克，甘草 10 克。分量再各加两倍。共研细粉，每日早、中、晚各服 2 克，空腹用温开水送下。

②当归尾 60 克，白芷 30 克，升麻 30 克，炒苍耳子 60 克，黄芪 60 克，菊花 45 克，牡丹皮 60 克，连翘 60 克，生地黄 90 克，白芝麻 60 克，甘草 15 克。分量再各加两倍，共研细粉，每日早、中、晚各服 2 克，空腹用温开水送下。

③白附子 30 克，蛤粉 30 克，白芷 15 克，密陀僧 15 克，山奈 15 克，白及 30 克，藁本 30 克，辛夷 30 克，官粉 45 克，轻粉 1 克，冰片 1 克。共研细粉，用凡士林调成 10% 软膏，每晚睡前，洗脸后，将药膏涂于患处，翌晨洗去，晚再涂，愈后止。

④甘松 15 克，山楂 15 克，僵蚕 30 克，白芷 15 克，梅肉 150 克（微炒），牙皂 30 克，浮萍草 15 克，密陀僧 15 克。共为细末，蜂蜜 1000 克调匀，涂于患处。用法同上方。

【按语】　本病多发于 14～28 岁，发育时期，气血未稳；或脾胃不和，肝气不舒，平时喜食热性及油炸物品，或情志多怒，心情不稳定，平时睡眠不好，缺乏适当运动，也有因是在求学时期，功课繁重，用功过度，疲劳不易恢复，生活起居不正常，女性也有月经不调，亦有因皮肤排泄功能不好，均可引发此症。但此症女性患者为多，男性较少。

10. 粉刺验方

【方剂来源】 曲阜市人民医院郑健经验方，人物简介见第一章"高脂血症验方①"。

【适应病证】 主治肺风粉刺。

【药物组成】 桑白皮 30 克，当归 15 克，生地 15 克，牡丹皮 15 克，赤芍 15 克，黄芩 9 克，桃仁 9 克，红花 9 克，茜草 9 克。

【服用方法】 每日一剂，水煎服，早晚各服一次。

11. 面部粉刺土方

【方剂来源】 小雪卫生院胡显东经验方，人物简介见本章"雀斑土方"。

【适应病证】 主治面部粉刺。

【药物组成】 鲜黄瓜汁、白醋各等量。

【配制方法】 将鲜黄瓜汁、白醋各等量混匀备用。

【使用方法】 先用热水洗脸后再用上述药液擦脸，擦后 10 分钟用温水洗净，一日 3 次，连用半月可愈。

第三节　玫瑰糠疹验方

1. 玫瑰糠疹验方①

【方剂来源】 马氏中医马建国经验方，人物简介见第一章"感冒验方"。

【适应病证】 主治玫瑰糠疹。

【药物组成】 当归 30 克，玉竹 30 克，甘草 30 克，白蒺藜 30 克，蛇床子 30 克，芝麻油 500 克。

【配制方法】 诸药入油中浸泡 3 日后炸枯滤渣，待凉贮瓶中。

【使用方法】 用时以棉签蘸搽患处，每日 6 次，直至皮损消退，痒感消失。

【注意事项】 禁忌辛辣油腻之品。

2. 玫瑰糠疹验方②

【方剂来源】 马氏中医马建国经验方，人物简介见第一章"感冒验方"。

【适应病证】 本方功能润肤疏风止痒。主治玫瑰糠疹。

【药物组成】 当归、玉竹、蛇床子、牛蒡子各 20 克，芝麻油 500 克。

【使用方法】 上药入芝麻油中浸泡 1 周，然后加热炸枯捞出药渣，待凉贮瓶中。用时以棉签蘸搽患处，每日 3 次。

【注意事项】 少洗澡，忌食辛辣之物。

【应用小结】 玫瑰糠疹比较常见，属于红斑鳞屑性皮肤病的一种，皮损表面覆有糠状鳞屑，痒感程度不一。临床观察有些患者用西药内服外用治疗，作用不明显。取本药油外搽，具有润肤疏风止痒功效，糠疹可较快消退。

【典型病例】 患者，男，46 岁。胸、背、腹、臀部、四肢近端，发生较多 0.5～1 平方厘米大小淡红色皮损，上覆细薄糠状鳞屑，微痒 12 日。经内服复方青黛丸，外用哈西奈德乳膏，皮疹未有消退。诊断：玫瑰糠疹。取当归 20 克，玉竹 20 克，蛇床子 20 克，牛蒡子 20 克，入芝麻油 500 克中浸泡 1 周，加热炸枯，捞出药渣，待凉。用棉签蘸药油外搽，每日 3 次。治疗 8 日后糠疹消退，肌肤正常。

3. 玫瑰糠疹验方③

【方剂来源】 马氏中医马建国经验方，人物简介见第一章"感冒验方"。

【适应病证】 主治玫瑰糠疹。初起时先在身体某一部位，发生 2～3 个约钱币大椭圆形红斑，不规则。1 周后逐渐增多，密集或散在分布，疹色潮红，上覆较干燥细薄的糠状鳞屑。一般在颈部以下，膝部以上躯干、大腿处多发，并有不同程度痒感。临床观察冬春季节发病，因上呼吸道感染后所致者，尤其是疾病初起时，除皮损色红外，兼有口渴咽燥，小便黄，大便干。舌质红，苔黄，脉滑数者。

【药物组成】 方取：生地黄 30 克，牡丹皮 12 克，赤芍 10 克，玄参 10 克，知母 12 克，黄芩 10 克，麦冬 15 克，天花粉 12 克，大黄 10～12 克，淡竹叶 10 克，白鲜皮 12 克，蝉蜕 10 克，牛蒡子 10 克，浮萍 10 克，生甘草 10 克。

【服用方法】 水煎服，每日一剂。一般服药 6 剂后，皮疹即可消退大半，12 剂后皮损完全消失治愈。

对于皮疹迁延时间较长，消退较慢或持续不消，疹色呈现淡红白色。舌质淡，苔少，脉细数者。宜投养血滋阴润肤祛风之药治之。方取：当归 12 克，白芍 20～30 克，熟地黄 20～30 克，制何首乌 15 克，麦冬 12 克，玄参 15 克，僵蚕 10 克，白鲜皮 12 克，白蒺藜 10 克，甘草 10 克。水煎服，每日一剂。外用：当归 30 克，黄精 30 克，防风 30 克，蛇床子 30 克，蜂蜡 200 克，液状石蜡 300 克。制法：先将蜂蜡与液状石蜡化开，再入上药炸枯，过滤后贮瓶中，每日 2 次外搽，直至皮疹消退。

【注意事项】 治疗期间皮疹未完全消退时，切勿洗澡，以免影响疗效。

【按语】 本病现代医学认为可能是由病毒所引起，但有不少患者用抗病毒药物肌内注射、内服，收效却不明显。中医认为本病属热邪蕴于血分肌肤，兼受风侵所发。治疗宜用滋阴清热、凉血消风止痒药物，收效颇佳。

4. 玫瑰糠疹验方④

【方剂来源】 马氏中医马建国经验方，人物简介见第一章"感冒验方"。

【适应病证】 用于玫瑰糠疹，痒感较剧，皮疹上覆糠秕状鳞屑，兼口渴，咽喉干燥者。

【药物组成】 玄参 12 克，生地黄 15 克，知母 10 克，白蒺藜 12 克，浮萍 10 克，牛蒡子 10 克，苦参 10 克。

【服用方法】 水煎服，每日一剂。

【应用小结】 本方功能滋阴清热，消疹止痒。

5. 血热风盛型玫瑰糠疹验方

【方剂来源】 马氏中医马建国经验方，人物简介见第一章"感冒验方"。

【适应病证】 玫瑰糠疹（血热风盛型）。症见发病急，疹色潮红，鳞屑密布，痒剧，口渴，舌红苔黄，脉滑数。

【药物组成】 生地黄 30 克，牡丹皮 12 克，赤芍 10 克，黄芩 10 克，牛蒡子 10 克，蝉蜕 10 克，浮萍 10 克，白蒺藜 10 克，荆芥 10 克，防风 10 克，金银花 15 克，苦参 10 克，白鲜皮 12 克，木通 10 克，生甘草 10 克。

【服用方法】 水煎服，每日一剂，早晚分服。

【注意事项】 禁忌辛辣、油腻之品。

【典型病例】 患者，男，27 岁。1981 年 3 月 23 日就诊。半月前右腹部起两个钱币大椭圆形红色皮疹，上覆糠秕状鳞屑，1 周后胸、背、双上肢近端相继出现较多钱币大小的皮损，瘙痒剧烈。经肌内注射氯苯那敏，口服葡萄糖酸钙、维生素 C、泼尼松，外搽炉甘石洗剂皮损未消，瘙痒仍甚。查见除糠状鳞屑外，皮肤潮红，皮纹与长轴一致。其口渴，舌质红，苔薄黄，脉滑数。诊断：玫瑰糠疹。证属：血热内蕴，兼受风侵。治则：清热凉血，疏风止痒。上方水煎服。服药 3 剂，皮损开始消退，余症俱轻。5 剂后糠疹全消而愈。

【按语】 玫瑰糠疹春秋两季多发，古医籍中有"风癣"之称。现代医学认为多与病毒感染有关，然绝大多数患者肌内注射内服抗病毒药物却取效甚微。除了血热风盛型外，笔者从临床实践认为，阴虚肤燥者有之，气虚血瘀者亦有之，均当详辨。本方又名"凉血清热疏风止痒汤"，具有凉血清热、疏风止痒之效，故能治疗血热风盛引起的玫瑰糠疹。

6. 阴虚肤燥型玫瑰糠疹验方

【方剂来源】 马氏中医马建国经验方，人物简介见第一章"感冒验方"。

【适应病证】 主治玫瑰糠疹（阴虚肤燥型）。本型病程较长，疹色淡，口干，舌质红，苔净等。

【药物组成】 玄参 15 克，生地黄 30 克，麦冬 15 克，天花粉 12 克，知母 10 克，当归 15 克，地骨皮 12 克，白蒺藜 12 克，生甘草 10 克。

【服用方法】 水煎服，每日一剂，早晚分服。

【注意事项】 禁忌辛辣油腻之品。

【典型病例】 患者，女，19 岁。1988 年 5 月 16 日就诊。患者躯干及双上肢起钱币大小圆形、椭圆形淡红色皮疹，上有糠状鳞屑，伴瘙痒已两个月余。曾在某院诊为玫瑰糠疹，口服盐酸吗啉胍，外搽氟轻松软膏、炉甘石洗剂多次，然收效甚微。患者自感肌肤干燥、口干口渴，察舌质红苔少，脉细数。诊断：玫瑰糠疹。证属：阴液不足，肌肤失润，复受风邪。治则：养阴清热润肤，佐以疏风。上方水煎服。5 剂后肌肤渐润，糠疹变薄，趋于消退，余症皆轻。继服 4 剂，皮损消退，肌肤正常而病瘥。

【按语】 本方又名养阴清热疏风汤，具有养阴清热、润肤疏风的作用，故对阴虚肤燥引起的玫瑰糠疹有效。

7. 气虚血瘀型玫瑰糠疹验方

【方剂来源】 马氏中医马建国经验方，人物简介见第一章"感冒验方"。

【适应病证】 主治玫瑰糠疹（气虚血瘀型）。病情迁延较长，皮损不退，兼疹色暗红，伴少气懒言、舌淡暗、脉沉涩。

【药物组成】 黄芪 30 克，党参 30 克，丹参 30 克，当归 15 克，赤芍 10 克，桃仁 10 克，红花 10 克，防风 10 克，淮牛膝 10 克，白蒺藜 12 克，甘草 10 克。

【服用方法】 水煎服，每日一剂，早晚分服。

【注意事项】 禁忌辛辣、油腻之品。

【典型病例】 患者，男，47 岁。1989 年 3 月 28 日就诊。患者于两个月前，胸背四肢近端相继出现大小不一圆形、椭圆形淡红色皮疹，并覆较薄糠状鳞屑，微痒。其间某院按玫瑰糠疹予聚肌苷酸-聚胞苷酸、板蓝根注射液肌内注射，外用药（不详），皮损未退。查见皮损除糠状鳞屑外，疹色略暗红，兼有面色淡白，身倦乏力，少气懒言，舌淡暗，脉沉涩。诊断：玫瑰糠疹。证属：气虚血瘀，肌肤失养，外感风邪。治则：益气活血，润肤疏风。上方水煎服。5 剂后疹色由暗红转淡，皮损明显消退，余症亦轻。按上方稍事加减继服 4 剂，诸症悉除。

【按语】 本方又名益气活血疏风汤，具有益气活血疏风的作用，故对气虚血瘀引起的玫瑰糠疹有效。

8. 儿童面部单纯糠疹验方

【方剂来源】 马氏中医马建国经验方，人物简介见第一章"感冒验方"。

【适应病证】 春冬季发于儿童面部的单纯糠疹，呈现出灰白色糠状鳞屑者。

【药物组成】 白芷粉 20 克，凡士林 100 克。

【使用方法】 上两味调匀成膏外搽于患处。

【应用小结】 润肌肤消疹，皮损消退较快。

9. 单纯糠疹验方

【方剂来源】 马氏中医马建国经验方，人物简介见第一章"感冒验方"。

【适应病证】 主治单纯糠疹。主要发生于儿童和青少年。春秋季节较多，惯发于面部。皮损为数个钱币大小圆形淡红色或淡白色斑，上有少许糠状鳞屑覆着，有轻度痒感并觉皮肤干燥。

【药物组成】 当归 10 克，防风 10 克，白芷 10 克，凡士林 100 克。

【配制方法】 上三味研成极细粉，与凡士林充分调匀成膏。

【使用方法】 用时涂于患处，轻轻揉搓，每日早晨 1 次，晚间用棉球擦去。

【注意事项】 治疗期间少用肥皂水洗。

【按语】 现代医学认为是由肠道寄生虫所引起，但临床观察多数服灭虫药物获效不大，皮疹不消。本病笔者认为是因季节影响，肌肤干燥兼受风侵所发。本膏具有滋润肌肤、泽面涂容、疏风止痒功效，可使糠状鳞屑逐渐消退。

10. 热疮（单纯疱疹）验方

【方剂来源】　马氏中医马建国经验方，人物简介见第一章"感冒验方"。

【适应病证】　主治热疮（单纯疱疹）。

【药物组成】　芒硝、炉甘石粉、黄连粉各等份，凡士林适量。

【使用方法】　上药入凡士林中调匀成 10% 软膏外涂。每日 2 次。

11. 白屑膏

【方剂来源】　马氏中医马建国经验方，人物简介见第一章"感冒验方"。

【适应病证】　主治单纯糠疹、石棉样癣。

【药物组成】　当归 10 克，白芷 10 克，硫黄粉 10 克，凡士林 100 克。

【配制方法】　上药研成细粉，入凡士林中调匀成膏。

【使用方法】　用时直接涂抹于患处，每日 1 次。

第四节　带状疱疹验方

1. 清热解毒止痛膏

【方剂来源】　马氏中医马建国经验方，人物简介见第一章"感冒验方"。

【适应病证】　主治带状疱疹初起。

【药物组成】　雄黄 5 克，金银花 5 克，没药 5 克，大黄 5 克，芒硝 10 克。凡士林 100 克。

【配制方法】　上药共研成细粉，入凡士林中调匀成膏。

【使用方法】　用时涂于患处，纱布包敷。每日 2 次。

2. 带状疱疹验方①

【方剂来源】　马氏中医马建国经验方，人物简介见第一章"感冒验方"。

【适应病证】　主治带状疱疹。

【药物组成】　龙胆草 10 克，柴胡 10 克，黄芩 10 克，生地黄 15 克，栀子 10 克，连翘 15 克，金银花 15 克，牡丹皮 10 克，板蓝根 30 克，蒲公英 30 克，夏枯草 15 克，甘草 10 克。

　　加减：若口渴者加天花粉 12 克；便秘者加大黄 10 克；湿热重者加滑石 15 克。

【服用方法】　水煎服，每日一剂，早晚分服。

【注意事项】　禁忌辛辣、油腻之品。

【典型病例】　患者，男，54 岁。1994 年 6 月 3 日初诊。患者 1 周前自觉右额部不适，两天后有小片状红斑发生，相继出现几个大小不等的水疱，有灼热和针刺样疼痛，延及右侧头部颜面。肌内注射维生素 B_1、维生素 B_{12}，口服盐酸吗啉胍等 3 日未效，皮疹继续扩展，仍头痛头胀、恶心欲吐、口苦口渴、饮食不振，大便干、小便黄。查见右侧眉部至额部发际有 10 厘米 ×6 厘米紫红色炎性皮损一片，内有数个绿豆至黄豆大水疱血疱，互相聚合簇集密布，少数疱疹破溃，渗出黏液呈现湿润糜烂状。舌质红，苔黄腻，脉弦数。诊断：带状疱疹。证属：肝胆湿热，火毒内盛。治则：清利湿热，泻火解毒。上方水煎服，每日一剂。外用生地榆 30 克，鲜马齿苋 60 克。水煎适量凉敷，每日数次。

6月7日二诊。皮疹颜色变淡，水疱消退，干燥结痂，疼痛大减，口已不渴，二便正常。原方去大黄、天花粉，续服 2 剂，诸症消失。

【按语】 带状疱疹又称为"蛇串疮""蛇丹"。本病发病急骤，来势凶猛。多因肝胆湿热引起。治以清利肝胆、祛湿解毒为主。因肝胆两经相表里，清肝即可治胆，故本方又名"清肝利湿解毒汤"。取龙胆草、柴胡、栀子、黄芩泻肝胆之热；车前子、大黄、木通、滑石、生甘草利湿清热并导热下行；金银花、蒲公英、板蓝根、夏枯草、连翘清热解毒。诸药相伍可热清、湿祛、毒解、痛止。

3. 带状疱疹验方②

【方剂来源】 马氏中医马建国经验方，人物简介见第一章"感冒验方"。

【适应病证】 用于带状疱疹，辨属肝胆湿热蕴结所发者。

【药物组成】 板蓝根 15 克，龙胆草 6 克，夏枯草 15 克，黄芩 10 克，栀子 12 克，金银花 15 克，柴胡 9 克。

【服用方法】 水煎服，每日一剂。因脾胃湿热内蕴化毒所致者，药用板蓝根 15 克，白术 10 克，茯苓 12 克，栀子 10 克，滑石 15 克，连翘 15 克，黄连 9 克。水煎服，每日一剂。

4. 带状疱疹验方③

【方剂来源】 全国基层名老中医药专家朱传伟经验方，人物简介见第一章"风寒感冒轻症验方"。

【适应病证】 主治带状疱疹。

【药物组成】 生地黄 15 克，牡丹皮 12 克，赤芍 15 克，栀子 12 克，地骨皮 12 克，黄芩 9 克，白茅根 15 克，知母 10 克，小蓟 15 克，连翘 15 克，蒲公英 15 克，甘草 6 克，金银花 15 克，玄参 12 克，紫草 9 克。

【服用方法】 水煎服，每日一剂。

【注意事项】 禁食辛辣油腻之品、酒、煎炸食品。

5. 带状疱疹验方④

【方剂来源】 全国基层名老中医药专家朱传伟经验方，人物简介见第一章"风寒感冒轻症验方"。

【适应病证】 主治带状疱疹。

【药物组成】 黄芩 30 克，黄连 30 克，黄柏 30 克，大黄 30 克，苦参 30 克。

【使用方法】 水煎适量，外洗患处。

【注意事项】 禁忌辛辣、油腻之品，忌酒。

6. 带状疱疹验方⑤

【方剂来源】　孔凡伟（1967 年～），男，出身中医世家，执业医师。1985 年到息陬卫生院跟随家父（孔庆坤，中医师。出身中医世家，自幼跟祖父学医，继承家传。1958 年进入息陬卫生院工作）学习中医临床并担任中医司药；1992 年在枣庄第二卫生学校社区医学班学习；1995 年进入曲阜息陬卫生院工作；2001 年至今，在曲阜康宁卫生所工作。2015 年考入山东中医药大学西医学习中医班。对中医内科、妇科、儿科常见病、多发病的治疗积累了丰富的经验。擅长中西医结合治疗脾胃病、冠心病、高血压、颈肩腰腿痛、妇科月经不调、淋漓不断、更年期综合征、皮肤瘙痒、痤疮、带状疱疹、湿疹等。

【适应病证】　本方功能燥湿止痒止痛，主治带状疱疹。

【药物组成】　白糖、地龙各适量。

【使用方法】　取地龙若干洗净，放玻璃瓶中，加大致等量白糖浸泡几天，取上澄清液，涂于带状疱疹处，每 2～3 小时涂抹一次。

【按语】　地龙含多种氨基酸、同工酶、蚯蚓解热碱、蚯蚓素、嘌呤类、胆碱及含氮物等成分，有解热、镇痛、抗惊厥、抗血栓、抑菌利尿等作用。该方法制取使用简便易行，经济实惠，止痒止痛效果明显。

【典型病例】　病案一：患者，男，18 岁。右肩峰处起疱疹约 5 厘米×6 厘米，瘙痒、灼痛。给予上液涂抹，每日 5～6 次。使用上液后局部瘙痒、灼痛明显减轻，维生素 B_{12} 肌内注射每日一次，10 日左右痊愈。

病案二：患者，男，63 岁，退休工人。左肩胛骨下缘起疱疹约 7 厘米×8 厘米，瘙痒、灼痛 3 天。用上液涂抹，每日 5～6 次，使用上液后局部瘙痒、灼痛明显减轻，10 日左右痊愈。

病案三：患者，女，78 岁。右腋窝下起疱疹约 10 厘米×10 厘米，用上液涂抹，每日 5～6 次，使用上液后局部瘙痒、灼痛明显减轻，结合口服龙胆泻肝丸 6 克，每天两次，万氏牛黄清心丸一丸，每日两次，10 日左右痊愈。

7. 带状疱疹验方⑥

【方剂来源】　曲阜市吴村卫生院陈贞来经验方，人物简介见第一章"神附止泻汤"。

【适应病证】　主治带状疱疹。

【药物组成】　雄黄、枯矾、冰片、青黛各 10 克。

【服用方法】　上药共研极细末，香油调成膏外涂患处，每日 3 次。可配合口服自制解毒汤：栀子 10 克，车前子 12 克，连翘 15 克，黄芩 9 克，生地黄 15 克，大青叶 15 克，甘草 6 克，三七粉（冲）2 克。水煎服，每日一剂。

8. 带状疱疹验方⑦

【方剂来源】　曲阜市中医院皮肤科经验方。

【适应病证】　本方功能疏肝解郁，通络止痛。主治肝经郁热型带状疱疹。

【药物组成】　瓜蒌皮 30 克，红花 9 克，姜黄 12 克，桑枝 12 克，柴胡 9 克，旋覆花

12 克，茜草 12 克，虎杖 12 克，合欢皮 21 克，炒酸枣仁 30 克，醋香附 9 克，甘草 6 克，栀子 12 克。

【服用方法】 水煎服，每日一剂。

9. 带状疱疹（大疱型）验方

【方剂来源】 马氏中医马建国经验方，人物简介见第一章"感冒验方"。

【适应病证】 主治带状疱疹（大疱型）。

【药物组成】 板蓝根 30 克，大黄 30 克，大青叶 30 克，牡丹皮 30 克，延胡索 50 克，地丁 30 克。

【配制方法】 水煎适量。

【使用方法】 待凉按皮损大小用纱布叠至 5 层，蘸药液稍拧至不滴水为度，湿敷患处，不拘次数，有热痛感即敷，至皮损消退，痛感消失。

【注意事项】 禁忌辛辣、油腻之品。

10. 带状疱疹特色疗法①

【方剂来源】 曲阜市中医院桂清民经验方，人物简介见第一章"中风后遗症足内外翻特色疗法"。

【适应病证】 带状疱疹初期。

【操作方法】 取微薄的一层医用脱脂棉，将病灶部位完全覆盖，点燃一端，使之一过性燃烧完毕，除去灰烬即可，以上灸治，每日 1 次，直至痊愈。

【注意事项】 术前做好告知，嘱患者治疗过程中勿动，局部如有灼伤可涂京万红软膏。

【应用小结】 本病多由心肝两经风火或肺脾两经湿热蕴结皮肤所致。贴棉灸属温热刺激，可疏通局部经脉，促进局部血液和淋巴循环。本病应用此疗法，意在"以热引热，使热外出"，正如《医学入门》所言："热者灸之，引郁热之气外发，火就燥之义也。"另外，灸法有提高机体免疫功能的作用，故应用上方取得明显的疗效。

【典型病例】 患者，男，60 岁，1993 年 6 月就诊。右侧腰背部烧灼样疼痛 1 天，后发现右腰背部见红色米粒样红疹，呈片状，局部触痛明显，应用贴棉灸治疗 1 次，患者感局部疼痛减轻，继续治疗 2 次，疼痛症状消失，疱疹颜色变淡，逐渐消退。

11. 带状疱疹特色疗法②

【方剂来源】 马氏中医马建国经验方，人物简介见第一章"感冒验方"。

【适应病证】 主治带状疱疹。根据其临床表现可以将其分为肝胆湿热蕴毒型、肝胃湿热化毒型、脾胃湿热化毒型 3 种。

【特色疗法】 肝胆湿热蕴毒型。方取：龙胆草 12 克，夏枯草 20 克，栀子 10 克，柴胡 10 克，黄芩 10 克，生地黄 30 克，板蓝根 30 克，大青叶 30 克，金银花 30 克，蒲公英 30 克，连翘 15 克，延胡索 12 克，生甘草 10 克。加减：疹色潮红触之有灼热感，加牡丹皮 12 克，紫草 15 克；小便黄加木通 10 克，车前子 10 克；大便干加大黄 10～15 克。水煎服，每日一剂。

肝胃湿热化毒型。方取：龙胆草 10 克，牡丹皮 10 克，夏枯草 15 克，黄连 10 克，天花粉 10 克，黄芩 10 克，知母 10 克，栀子 10 克，茯苓 12 克，薏苡仁 30 克，金银花 30 克，板蓝根 30 克，延胡索 12 克，生甘草 10 克。水煎服，每日一剂。

脾胃湿热化毒型。方取：白术 10 克，茯苓 12 克，佩兰 10 克，栀子 10 克，砂仁 10 克，厚朴 6 克，黄连 10 克，滑石 10 克，板蓝根 30 克，金银花 30 克，大青叶 20 克，连翘 12 克，延胡索 12 克，木通 10 克，甘草 10 克。水煎服，每日一剂。

3 型均可配以聚肌苷酸-聚胞苷酸肌内注射，每日或隔日 1 次。或利巴韦林，每日 2 次肌内注射。同时可用维生素 B_1、维生素 B_{12}，每日 1 次肌内注射。

对于疱疹色红灼热疼痛，兼有口渴，咽喉干燥疼痛。舌质红，苔少，脉细数者。方取：生地黄 30 克，玄参 30 克，麦冬 15 克，知母 12 克，天花粉 12 克，板蓝根 30 克，金银花 30 克，连翘 15 克，山豆根 10 克，射干 10 克，延胡索 12 克，紫草 10 克，牡丹皮 10 克，甘草 10 克。水煎服，每日一剂，并配合抗病毒西药肌内注射。

除上述药物治疗外，加上中药外用疗效更加显著。方取：地榆 50～100 克，大黄 50 克，马齿苋 100 克，连翘 50 克，金银花 50 克，芒硝 100 克，紫草 50 克，板蓝根 50 克，亦可据皮损大小酌情用量。水煎适量待凉后，用纱布蘸药液湿敷皮疹处，5～10 分钟更换 1 次。湿敷后大疱型带状疱疹可搽复方炉甘石洗剂（炉甘石粉 15 克，滑石粉 15 克，氧化锌粉 15 克，青黛粉 2 克，呋喃西林粉 1 克，蒸馏水 100 毫升，诸药混匀）用时摇匀毛刷蘸搽，以利疱疹干涸消退。

另有红斑型带状疱疹。可取：牡丹皮 10 克，大黄 10 克，紫草 10 克，共研细粉与凡士林 100 克充分调匀，涂于患处。每日 2 次，纱布包敷。清热解毒，有利于疱疹较快消退。

【注意事项】　禁忌辛辣、油腻、酒及刺激性食物。

【按语】　带状疱疹是由水痘-带状疱疹病毒所引起。一年四季均可发生，皮损为成群水疱发于身体一侧，以额神经（面部）、肋间神经（胸部）及臀部、大腿分布区多见。其他部位亦可发生，笔者发现某些患者亦可发生于手指、足底部。中医按其发病部位不同，又有"蛇串疮""蛇丹""缠腰火丹"之称。仅发生红斑丘疹称为不全性带状疱疹。形成大疱称为大疱性带状疱疹。水疱内呈出血性，称为出血性带状疱疹。结成黑褐色痂皮，称为坏疽性带状疱疹。神经痛是本病最典型症状特点，多数在皮疹出现之前 3～5 日内发生疼痛，有的伴随皮损出现时疼痛。尤其是老年患者，痛甚时如汤泼火灼，或锥刺样，难以忍受，夜间不能睡眠。有些患者在皮损完全消退后，遗留神经痛症状，仍可持续较长时间，或几个月及 1～2 年不等。因而对于此病不可轻而视之，应及早治疗。临床观察，中老年人特别是老年人，患大疱性带状疱疹的疼痛最剧烈，治疗不当，遗留神经痛时间最长。发于额部、耳廓前后、颈项部的多为肝胆湿热蕴毒所致；发于季肋、腹部的多因肝、脾、胃湿热化毒所发。

12. 带状疱疹遗留神经痛简便疗法

【方剂来源】　马氏中医马建国经验方，人物简介见第一章"感冒验方"。

【适应病证】　主治带状疱疹遗留神经痛。

【简便疗法】 病程短者，疱疹结痂消退后，皮疹处仍有潮红灼痛感，得凉则舒适。方取：板蓝根、大黄、紫草、牡丹皮、连翘、地榆各等份。视皮损大小酌情用量，水煎待凉后湿敷患处，不拘次数，有热痛感即敷。或将以上药物研成细粉，加冰片少许入蒸馏水中，充分摇匀，待凉后用毛刷蘸搽患处，每日数次。本疗法可使蕴结湿热毒邪较快清解，疼痛消失。

病程迁延较长者，常以自拟解毒祛痛饮内服。方药：板蓝根 30～50 克，贯众 15 克，紫草 12 克，延胡索 12～15 克，金银花 30 克，连翘 15 克。皮损暗红加丹参 30 克，赤芍 12 克；有灼热感加地骨皮 12 克，牡丹皮 10 克。水煎服，每日一剂。

【注意事项】 禁忌辛辣、油腻之品及饮酒。

【按语】 带状疱疹经过治疗皮损消退后，有些遗留神经痛症状的来诊者亦不鲜见。年轻者在数日内消失，老年人遗留神经痛时间较长，特别是发于额部、季肋、腹部的大疱性带状疱疹，遗留神经痛时间最长，有的老年患者可长达 1～2 年或更长时间。表现在原发部位疼痛剧烈难忍，呈阵发性，甚时如汤泼火灼针刺样疼痛，难以忍受，夜间不能安眠。造成神经痛的主因，笔者认为是治疗过程中湿热毒未能及时彻底清解，蕴结所发。

13. 带状疱疹遗留神经痛验方①

【方剂来源】 马氏中医马建国经验方，人物简介见第一章"感冒验方"。

【适应病证】 本方功能清热解毒逐瘀止痛。主治带状疱疹遗留神经痛。

【药物组成】 板蓝根 30 克，大青叶 15 克，栀子 10 克，黄芩 10 克，黄连 10 克，知母 10 克，石膏 10 克，金银花 12 克，丹参 20 克，木通 6 克。

【服用方法】 水煎服，每日一剂。

【注意事项】 忌食腥热辣之物。

【应用小结】 带状疱疹治疗不及时，最易遗留神经痛，本方具有较好的抗病毒、解毒清热、逐瘀止痛功效。多数患者服后能使热毒尽快得以清解，疼痛症状消失，肌肤安宁。

【典型病例】 患者，男，51 岁。1 个月前，右胸背肋部患大疱性带状疱疹，虽然经抗病毒止痛西药注射内服多次，外用氧化锌洗剂，皮疹消退。但上述部位遗留神经痛的症状却有增无减，阵发性剧烈疼痛难以忍受。患处皮肤色呈明显暗红，触之灼热。口渴，口苦，尿黄便干，舌质红，苔黄，脉数。诊断：带状疱疹遗留神经痛。辨证：患疱疹后，热毒未得及时清解，灼于肌肤所发。治宜：解毒泻热，活血逐瘀。处方：板蓝根 30 克，大青叶 15 克，栀子 10 克，黄芩 10 克，黄连 10 克，知母 10 克，石膏 10 克，金银花 12 克，丹参 20 克，木通 6 克，水煎服，每日一剂。上方加减服 12 剂，诸种症状消失治愈。

14. 带状疱疹遗留神经痛验方②

【方剂来源】 曲阜市中医院皮肤科经验方。

【适应病证】 本方功能解毒止痛，镇心安神。主治带状疱疹后遗神经痛，失眠焦虑、心烦等症。

【药物组成】 煅磁石 30 克，代赭石 30 克，牡蛎 30 克，石决明 30 克，金银花 30 克，忍冬藤 30 克，当归 12 克，川芎 9 克，白芍 15 克，鸡血藤 30 克，钩藤 9 克，薏苡仁 30

克，甘草 9 克。

【服用方法】 水煎服，每日一剂。

15. 解毒止痛膏

【方剂来源】 马氏中医马建国经验方，人物简介见第一章"感冒验方"。
【适应病证】 主治带状疱疹遗留神经痛。
【药物组成】 制何首乌 10 克，乳香 15 克，连翘 10 克，冰片 1 克，凡士林 100 克。
【配制方法】 上药共研细末，与凡士林调匀成膏。
【使用方法】 涂于患处，纱布包敷。每日 2 次。

16. 清湿热解毒洗剂

【方剂来源】 马氏中医马建国经验方，人物简介见第一章"感冒验方"。
【适应病证】 主治带状疱疹。
【药物组成】 炉甘石粉 120 克，滑石粉 120 克，大黄粉 120 克，青黛粉 40 克，蒸馏水 1000 毫升。
【配制方法】 上药入蒸馏水中混匀贮瓶中。
【使用方法】 用时摇匀毛刷蘸搽患处。每日 3～4 次。
【应用小结】 经临床验证，此药剂外搽对于疹色潮红，疱壁光亮，灼热疼痛者尤为适宜。用后均感舒适；可使热清痛止，疱疹干涸，结痂消退。

17. 口周单纯疱疹验方

【方剂来源】 马氏中医马建国经验方，人物简介见第一章"感冒验方"。
【适应病证】 主治发热后惯发于口周的单纯疱疹。
【药物组成】 板蓝根 15 克，黄芩 9 克，天花粉 12 克，大青叶 15 克，连翘 15 克。
【服用方法】 水煎服，每日一剂。

第五节 湿疹验方

1. 急性湿疹验方①

【方剂来源】 马氏中医马建国经验方，人物简介见第一章"感冒验方"。
【适应病证】 主治急性湿疹。症见皮损潮红灼热，或丘疱疹密布，痒感剧烈。
【药物组成】 土茯苓、地榆、白鲜皮、地肤子各等份。
【使用方法】 水煎适量待凉浸泡，或纱布蘸药液湿敷。若丘疱疹破溃，渗液多时，先以土茯苓粉、炉甘石粉、氧化锌粉、青黛粉各等份混匀，撒于患处。收到清湿热止痒功效。据其症状，亦可配合少量地塞米松、葡萄糖酸钙、维生素 C、氯苯那敏内服。

2. 急性湿疹验方②

【方剂来源】 马氏中医马建国经验方，人物简介见第一章"感冒验方"。

【适应病证】　主治急性湿疹。症见皮损表现除丘疹密布外，并有潮红灼热，痒感剧烈。

【药物组成】　制何首乌 15 克，牡丹皮 10 克，白鲜皮 12 克，地肤子 10 克，苦参 9 克。

【服用方法】　水煎服，每日一剂。第三煎待凉用纱蘸药液湿敷患处。

3. 急性湿疹验方③

【方剂来源】　马氏中医马建国经验方，人物简介见第一章"感冒验方"。

【适应病证】　主治急性湿疹，表现为皮损色红糜烂渗液。

【药物组成】　枯矾、土茯苓、白鲜皮、蛇床子、地肤子各等份。

【使用方法】　水煎适量待凉，纱布蘸药液湿敷后，再用枯矾配白鲜皮、炉甘石，共研细粉，混匀撒扑。

4. 慢性湿疹验方

【方剂来源】　曲阜市中医院皮肤科经验方。

【适应病证】　本方功能养血祛风、清热止痒。主治亚急性、慢性湿疹，神经性皮炎、角化性湿疹等。

【药物组成】　荆芥 9 克，当归 12 克，白芍 12 克，制何首乌 12 克，丹参 12 克，蒺藜 12 克，防风 15 克，重楼 9 克，熟地黄 21 克，珍珠母 15 克，牡蛎 15 克，炒酸枣仁 21 克，甘草 6 克，首乌藤 15 克。

【服用方法】　水煎服，每日一剂。

5. 祛湿热止痒洗方

【方剂来源】　马氏中医马建国经验方，人物简介见第一章"感冒验方"。

【适应病证】　主治急性湿疹。皮损以红斑、丘疹、水疱为主，灼热痒剧。

【药物组成】　土茯苓 30～50 克，白鲜皮 30 克，黄柏 30 克，地肤子 30 克，苦参 30 克，苍术 30 克，白矾 30 克，牡丹皮 30 克。

【使用方法】　水煎 1500～2000 毫升，待凉入盆中，浸泡患处，每次 30 分钟。每日 2～3 次。有渗液时，亦可用纱布蘸药液湿敷。2 日用药 1 剂。

6. 亚急性湿疹验方

【方剂来源】　马氏中医马建国经验方，人物简介见第一章"感冒验方"。

【适应病证】　主治亚急性湿疹，表现为黏腻性鳞屑皮损，伴有不同程度痒感。

【药物组成】　土茯苓、白鲜皮、地肤子各等份。

【使用方法】　共研细粉，与凡士林调成 15% 软膏外敷。每日 1～2 次，可收祛湿止痒良效，使皮损消退。

7. 亚急性、慢性湿疹验方

【方剂来源】　马氏中医马建国经验方，人物简介见第一章"感冒验方"。

【适应病证】 主治亚急性、慢性湿疹。

【药物组成】 枯矾、冰片、苦参粉各等份。

【使用方法】 将上药磨成细粉混合，入凡士林中调匀成膏敷于患处。每日1次。

【应用小结】 可获较好除湿止痒功效。

8. 亚急性、慢性湿疹、局限性神经性皮炎验方

【方剂来源】 马氏中医马建国经验方，人物简介见第一章"感冒验方"。

【适应病证】 主治亚急性、慢性湿疹、局限性神经性皮炎。其皮损表现为鳞屑及少量黏痂，或苔藓样变。

【药物组成】 制何首乌、苦参、地肤子、白鲜皮、土茯苓、蛇床子、防风各等份。

【配制方法】 上药用白酒适量浸泡7日后过滤，加适量冰片、樟脑成酊剂。

【使用方法】 每日多次以毛刷蘸搽皮疹上，除湿祛风止痒效佳。

9. 除湿止痒膏

【方剂来源】 马氏中医马建国经验方，人物简介见第一章"感冒验方"。

【适应病证】 主治慢性湿疹。

【药物组成】 苦参12克，土茯苓12克，白鲜皮12克，樟脑4克，凡士林100克。

【配制方法】 上药共研成细粉，入凡士林中调匀成膏。

【使用方法】 用时涂抹于患处，纱布胶布固定。每日1次。

10. 湿疹验方①

【方剂来源】 ，1977年曲阜县向济宁地区卫生会议献方。

【适应病证】 主治湿疹。

【药物组成】 麻黄15克，羌活30克，生地黄30克，黄连30克，防风9克，白附子30克，地骨皮15克，当归15克，雄黄15克，轻粉15克，黄柏15克，血余9克，蜂蜡250克，香油1000克，樟脑15克。

【配制方法】 先将轻粉、樟脑、雄黄研细备用。其余上药放入油内泡5天，再放入锅内熬数滚，药渣炸焦，捞出去焊，再加入黄蜡熔化后，再入药粉搅匀即成。

【使用方法】 先用食盐水清洗患处擦干，再涂药。

【应用小结】 经多年验证，效果良好。治愈多人。

11. 湿疹验方②

【方剂来源】 曲阜市中医院皮肤科经验方。

【适应病证】 本方功能清肝泻火，清热利湿。主治湿疹、过敏性皮炎、银屑病、带状疱疹等皮肤病，症见皮肤红斑、瘙痒，或有水疱、渗出，头痛目赤，胁痛，口苦咽干，阴痒、多汗等症。

【药物组成】 龙胆草9克，柴胡9克，泽泻9克，车前子30克，栀子9克，黄芩9

克，当归9克，甘草6克，土茯苓30克，牡丹皮15克，生地黄15克，金银花30克。

【服用方法】 水煎服，每日一剂。

12. 湿疹（阴虚型）验方

【方剂来源】 马氏中医马建国经验方，人物简介见第一章"感冒验方"。

【适应病证】 湿疹（阴虚型）。症见颜面、双手背、小腿、踝部呈现大小不等的片状红褐色皮疹。自觉干燥、灼热瘙痒，搔抓甚时可见少量黏液溢出。伴五心烦热，朝轻暮重，皮疹热痒甚时触之灼手。口渴咽燥，溲黄，舌质红苔少，脉细数。

【药物组成】 生地黄30克，玄参15克，麦冬15克，地骨皮12克，沙参15克，天花粉10克，知母10克，胡黄连10克，制鳖甲12克，黄柏10克，地肤子15克，白鲜皮15克，白蒺藜12克，甘草10克。

【服用方法】 水煎服，每日一剂，早晚分服。

【注意事项】 禁忌辛辣、油腻之品。

【典型病例】 患者，女，41岁。2007年9月2日 初诊。患者颜面、双手背、小腿、踝部大小不等的片状红褐色皮疹，已2年余。自觉干燥、灼热瘙痒，搔抓甚时可见少量黏液溢出。几家医院诊为湿疹，曾以激素、钙剂、抗组胺、维生素类药物内外并治未愈。常感五心烦热，朝轻暮重，皮疹热痒甚时触之灼手。查见上述部位皮损潮红，并有少许鳞屑，边缘不清。口渴咽燥，溲黄，舌质红苔少，脉细数。诊断：慢性湿疹（阴虚型）。证属：阴液不足，虚热内生，与湿交合，蕴于肌肤。治则：滋阴清热，祛湿止痒。上方加减，水煎服。外用除湿止痒膏涂抹。

9月18日三诊。五心烦热及皮疹灼热感已退，基本不痒，肌肤觉润，舌质转淡，苔润。原方去鳖甲、玄参，生地黄易为15克，再进5剂，诸症悉除。

【按语】 临床上不少慢性湿疹患者，因病变发展变化，往往表现于阴虚火旺之象，如疹色潮红，触之灼热，瘙痒较剧，遇热尤重，或皮损粗糙，鳞屑痂皮附着，甚则可呈皲裂之状。或口燥咽干，五心烦热，午后尤甚，舌质红，苔净，脉细数等症状。故在治疗时不能只局限于清热除湿止痒，亦应顾阴，若不滋阴必造成阴愈虚、热愈盛而虚火上炎的趋势。这亦是某些湿疹久治不愈的主要因素。

13. 湿疹（湿热并重型）验方

【方剂来源】 马氏中医马建国经验方，人物简介见第一章"感冒验方"。

【适应病证】 本方功能利湿清热止痒。主治湿热并重型湿疹。

【药物组成】 黄芩10克，黄连10克，栀子10克，苦参10克，白鲜皮10克，地肤子10克，薏苡仁30克，滑石10克，淡竹叶6克。水煎服，每日一剂。

【服用方法】 水煎服，每日一剂。

【注意事项】 忌食辛辣之物，勿用花椒热水洗。

【应用小结】 湿热并重型湿疹为常见皮肤病，通过此药内服，能使湿热尽快得以清解，皮损消退，瘙痒症状消失，治疗效果显著。

【典型病例】 患者，女，32岁。躯干四肢起密集粟粒大小红色丘疱疹，部分相互融合成片状，伴有少量渗液，瘙痒难忍半月。某院诊断为急性湿疹，予泼尼松、氯苯那敏、葡萄糖酸钙、维生素 C 注射内服，外用氧化锌洗剂等疗法，皮疹未见消退，瘙痒症状未减轻。口苦口中黏腻，纳食不香，小便黄，舌质红，苔黄腻，脉濡数。诊断：湿疹（湿热并重）。予利湿清热止痒汤内服，处方：黄芩 10 克，黄连 10 克，栀子 10 克，苦参 10 克，白鲜皮 10 克，地肤子 10 克，薏苡仁 30 克，滑石 10 克，淡竹叶 6 克，水煎服，每日一剂。

二诊：服药 7 剂后，皮损开始大部分消退，瘙痒感明显减轻，纳食增加，小便正常，余症俱轻。原方去淡竹叶，黄连易为 6 克，续服 5 剂后，皮疹消退，无任何症状告愈。

14. 湿疹感染验方

【方剂来源】　马氏中医马建国经验方，人物简介见第一章"感冒验方"。

【适应病证】　主治湿疹感染，症见肌肤潮红，并有黄色黏液、脓液、糜烂、结黄色黏痂等。

【药物组成】　土茯苓、黄连、黄柏、白鲜皮各适量。

【使用方法】　煎水适量待凉后湿敷。至黏液渗出停止后，再用：土茯苓粉 30 克，无名异粉 30 克，青黛粉 5 克，西药呋喃西林粉 2 克。诸药混匀后撒扑患处，每日 2 次。至皮损全部消退。

15. 湿疹感染、脓疱疮验方

【方剂来源】　马氏中医马建国经验方，人物简介见第一章"感冒验方"。

【适应病证】　主治湿疹感染、脓疱疮。

【药物组成】　穿心莲粉、青黛、黄连粉各 10 克。

【使用方法】　将上药入蒸馏水 100 毫升中摇匀，毛刷外搽患处。

16. 湿疹、掌跖脓疱病验方

【方剂来源】　马氏中医马建国经验方，人物简介见第一章"感冒验方"。

【适应病证】　主治湿疹、掌跖脓疱病（脾胃湿热所致者）。

【药物组成】　白术 12 克，茯苓 12 克，黄芩 10 克，栀子 10 克，黄连 10 克，白鲜皮 15 克，防风 10 克，蒲公英 15 克，天花粉 10 克，木通 10 克，甘草 10 克。

若痒甚者加苦参，湿重者加佩兰、苍术。

【服用方法】　水煎服，每日一剂，早晚分服。

【注意事项】　禁忌辛辣、油腻之品。

【典型病例】　患者，男，24 岁。1997 年 10 月 15 日初诊。自 8 月份以来，下颏部、鼻两旁、双面颊部，发生几处蚕豆至钱币大皮损，呈红色，内有米粒大丘疹密布，边缘不清，剧痒。当时在本地服泼尼松、氯苯那敏、葡萄糖酸钙，外搽氟轻松软膏、氧化锌洗剂稍有好转，然后过后皮疹仍反复再发，痒甚时抓后可见少许黏液外溢。查见皮损色暗红，上有数十个小丘疹。小便微黄，舌质红，苔黄略腻，脉濡数。诊断：湿疹。证属：脾胃湿热。治则：祛湿热，止风痒。上方 6 剂水煎服。外用除湿止痒膏。

10 月 21 日二诊。皮疹已基本消退，稍有痒感，遵上方继服 4 剂后症状消失。5 个月后随访未发。

　　【按语】　湿疹多为脾胃湿热引起，故用白术、茯苓、黄芩、黄连、栀子、天花粉、木通健脾清热；白鲜皮、防风祛风止痒；蒲公英解毒消炎而使皮损消退。

17. 掌跖脓疱病验方

　　【方剂来源】　马氏中医马龙经验方，人物简介见第一章"慢性胃炎、胃溃疡验方"。
　　【适应病证】　本方功能清湿热解毒消炎。主治掌跖脓疱病。
　　【药物组成】　苦参、白鲜皮、黄柏、地肤子、地丁、薏苡仁各50克。
　　【使用方法】　上药加水1500毫升煎开待温，浸泡患处，每次30分钟，每日3次。2日1剂。
　　【注意事项】　忌食辛辣之物。
　　【应用小结】　掌跖脓疱病为常见皮肤病，皮疹表现似粟粒至高粱粒大小黄绿色脓疱，较多分布，瘙痒。西药外用效果不显，中药外洗治疗此病可使药效直至病变部位，充分发挥清湿热解毒消炎功效，皮损得以较快消退。
　　【典型病例】　患者，女，46岁。双手掌、足底发生较多粟粒至高粱粒大疱疹，内有黄绿色脓液，瘙痒1年半。期间经过几家医院治疗，仍然反复发作。诊断：掌跖脓疱病。取苦参50克，白鲜皮50克，黄柏50克，地肤子50克，地丁50克，薏苡仁50克，水1500毫升煎开待温，浸泡患处，每次30分钟，每日3次，12剂后脓疱疹全部消退，治愈。

18. 手足部慢性湿疹验方

　　【方剂来源】　马氏中医马建国经验方，人物简介见第一章"感冒验方"。
　　【适应病证】　本方功能润肤祛风止痒。主治手足部慢性湿疹。
　　【药物组成】　黄精、玉竹、白鲜皮、苦参各50克。
　　【使用方法】　水煎2000毫升待温，泡洗患处，每次30分钟，每日3次。3日用药一剂。
　　【注意事项】　忌食辛辣食物。
　　【应用小结】　慢性湿疹，尤其是发生于手足部位的，皮损干燥粗糙皲裂痒。为解除患者痛苦，临床上用上述4味中药水煎后泡洗，治疗效果非常明显，受到患者一致好评。
　　【典型病例】　患者，女，53岁。双手指、掌、足底皮肤干燥粗糙皲裂1年半，表面有抓痕鳞屑，除瘙痒剧烈，并且有痛感。经过数种药膏涂搽，仍然未愈。诊断：慢性湿疹。取黄精50克，玉竹50克，白鲜皮50克，苦参50克，水煎2000毫升后待温泡洗，每次30分钟，每日3次。治疗1个月，皮损完全消退，干燥皲裂痒痛症状消失，恢复成正常肌肤。

19. 慢性皮肤皲裂性湿疹验方

　　【方剂来源】　马氏中医马建国经验方，人物简介见第一章"感冒验方"。
　　【适应病证】　主治慢性皮肤皲裂性湿疹。
　　【药物组成】　白鲜皮、枯矾、土茯苓各等份。
　　【使用方法】　上药共研细末，与凡士林调成20%软膏，外敷患处。

20. 除湿润肌止痒洗方

【方剂来源】　马氏中医马建国经验方，人物简介见第一章"感冒验方"。

【适应病证】　主治手足部慢性、皲裂性湿疹。

【药物组成】　土茯苓30克，薏苡仁30克，枯矾30克，当归30克，制何首乌30克，黄精30克，白鲜皮30克，苦参30克，蛇床子30克，地肤子30克，防风30克。

【使用方法】　水煎1500～2000毫升，倾入盆中，待温度适宜时浸泡患处，每次20～30分钟，每日2次。3日用药1剂。

21. 复方消炎渗湿洗剂

【方剂来源】　马氏中医马建国经验方，人物简介见第一章"感冒验方"。

【适应病证】　主治传染性湿疹样皮炎、脂溢性湿疹。

【药物组成】　苦参粉100克，黄连粉100克，炉甘石粉100克，氧化锌粉100克，青黛粉30克，呋喃西林粉30克。蒸馏水1300毫升。

【配制方法】　上药入蒸馏水内摇匀贮瓶中。

【使用方法】　用时以毛刷蘸搽皮损处，每日3次。

22. 祛湿止痒散

【方剂来源】　马氏中医马建国经验方，人物简介见第一章"感冒验方"。

【适应病证】　主治肛周、阴囊湿疹。

【药物组成】　白鲜皮30克，炉甘石粉30克，滑石粉30克，枯矾10克。

【配制方法】　将白鲜皮、枯矾研成极细粉与炉甘石粉、滑石粉混匀贮瓶中。

【使用方法】　用时撒扑患处。每日2次。

23. 湿疹特色疗法

【方剂来源】　乔氏中医乔尚熠捐献父亲乔根庭先生验方，人物简介见第一章"霍乱验方"。

【适应病证】　主治湿疹。初起皮肤发痒，渐渐发现红斑疹状，四肢部分最明显，颜面部分也会有，抓破时流出黄色黏液。

【特色疗法】　针刺：大肠经的双合谷穴直针3分，双曲池穴直针1寸。胆经的双绝骨穴直针5分，双风市穴直针1寸5分，双环跳穴直针2寸。脾经的双血海穴直针1寸，双三阴交穴直针1寸。胃经的双足三里穴直针8分，双解溪穴直针5分，均用泻法，留针15分钟。

中药应用：①芙蓉叶50克，大黄50克，金银花50克，密陀僧10克，甘草6克，青黛6克，轻粉1克，共研细粉，用凡士林调成15%软膏，涂于患处，每日1次即可。②赤芍6克，薏苡仁10克，赤茯苓10克，猪苓10克，金银花10克，当归尾10克，牡丹皮10克，天花粉10克，萆薢10克，泽泻10克，木通3克，防风3克，苦参6克，甘草3克。水煎服，每日一剂。

【注意事项】　禁食辛辣油腻及虾、蟹、芫荽等刺激物品。

【按语】　本病多因五脏湿热内伏，气血不和，汗腺不能正常排泄，阻塞络脉；或多食热性及油炸物品，血分炽热，影响血液循环；或血分不清，内含细菌，均可发生此症。

24. 慢性湿疹、银屑病验方

【方剂来源】　马氏中医马建国经验方，人物简介见第一章"感冒验方"。

【适应病证】　主治慢性湿疹、银屑病。

【药物组成】　秦艽 10 克，当归 15 克，白芍 15 克，熟地黄 30 克，制何首乌 15 克，玄参 15 克，麦冬 15 克，龙胆草 10 克，苦参 10 克，白鲜皮 15 克，白蒺藜 12 克，防风 10 克，全蝎 10 克。

【服用方法】　水煎服，每日一剂，早晚分服。

【注意事项】　禁忌辛辣油腻之品。

【典型病例】　患者，男，40 岁。2010 年 2 月 25 日初诊。患者 4 年前，阴囊部开始瘙痒，当时有数个小丘疹，搔抓后见少许溢液。后逐渐干燥，瘙痒加重，影响工作、睡眠。4 年来所用肌内注射内服用药难以计数，只能见效一时，过后依然如故。查见皮损呈红褐色，皮疹肥厚，皮沟加深，表面粗糙，伴有搔痕鳞屑附着，边缘不清。口干舌质淡苔少，脉细数。诊断：慢性阴囊湿疹。证属：病程日久，肌肤失润，风湿之邪久蕴肌肤腠理所致。治则：养血滋阴，润肤息风，除湿止痒。上方水煎服，外用除湿止痒膏。

3 月 7 日二诊，服上药后，瘙痒症状已减，晚间已能入眠，皮损开始变薄，余症亦轻。遵上方略加变更续服 10 剂皮损消退，症状消失而告愈。

【按语】　慢性阴囊湿疹多表现为皮损粗糙，皮沟加深，苔藓样变，搔痕鳞屑。笔者认为，属阴血虚损，肤失其养，而受风温之邪侵袭所发。故以养血润肤息风汤内服，方中当归、白芍、熟地黄、制何首乌、玄参、麦冬养血滋阴润肤；白蒺藜、防风、全蝎、苦参等祛风除湿止痒，使阴血充，肌肤润，风疏湿除，则痒自愈。

25. 慢性湿疹苔藓样变验方

【方剂来源】　马氏中医马建国经验方，人物简介见第一章"感冒验方"。

【适应病证】　主治慢性湿疹苔藓样变。

【药物组成】　大枫子粉、五倍子粉、地肤子粉各等份。

【使用方法】　入凡士林中调成 15% 软膏，外敷患处。

26. 慢性湿疹、神经性皮炎验方

【方剂来源】　马氏中医马建国经验方，人物简介见第一章"感冒验方"。

【适应病证】　主治慢性湿疹、神经性皮炎。

【药物组成】　五倍子、蛇床子、制何首乌、黄柏、薏苡仁、苦参、枯矾各等份。

【使用方法】　煎水适量外洗患处，每日 2～3 次。

27. 手掌湿疹简便疗法

【方剂来源】 马氏中医马建国经验方，人物简介见第一章"感冒验方"。

【适应病证】 主治手掌湿疹。症见双手掌、手指湿疹，密集米粒至粟粒大水疱、丘疱疹，基底潮红，自觉发痒及有灼热感。

【药物组成】 土茯苓、白矾、地肤子、白鲜皮各等份。

【使用方法】 水煎待凉，浸泡患处。每日 2～3 次。

【应用小结】 可使丘疱疹较快消退，痒感消失。

28. 阴囊湿疹验方①

【方剂来源】 马氏中医马建国经验方，人物简介见第一章"感冒验方"。

【适应病证】 主治阴囊湿疹，表现为渗出黏液、糜烂面，痒甚。

【药物组成】 密陀僧、黄柏、五倍子、炉甘石各等份。

【使用方法】 上药共研细粉混匀，干撒扑患处。

29. 阴囊湿疹验方②

【方剂来源】 马氏中医马建国经验方，人物简介见第一章"感冒验方"。

【适应病证】 功能祛风除湿止痒。主治阴囊湿疹。

【药物组成】 制何首乌、防风、白鲜皮、蛇床子各 50 克。

【使用方法】 上药入 1500 毫升水中煎开待温，先熏再坐浴，每次 20 分钟，每日 3 次。2 日用药 1 剂。

【注意事项】 忌食辛辣之物。

【应用小结】 阴囊湿疹，中医谓之"绣球风"，为常见皮肤病变。此病特点是阵发性剧烈瘙痒，晚间休息时痒甚。西药治疗主要是激素类药膏，当时止痒，过后仍痒如故。多年临床中，凡有阴囊湿疹患者来诊，均以此药水煎后熏洗，疗效显著。

【典型病例】 患者，男，58 岁。阴囊部经常阵发性瘙痒，反复而发 2 年余。经内服数种抗组胺药物，外搽哈西奈德乳膏、莫米松、曲安奈德尿素软膏等，止痒暂时。诊断：阴囊湿疹。取制何首乌 50 克，防风 50 克，白鲜皮 50 克，蛇床子 50 克，水 1500 毫升煎开待温熏洗坐浴，每次 20 分钟，每日 3 次。嘱咐忌口，用药 12 剂痒感消失，皮损消退，无任何症状治愈。

30. 止痒擦膏

【方剂来源】 马氏中医马建国经验方，人物简介见第一章"感冒验方"。

【适应病证】 主治慢性湿疹（皮损肥厚）、局限神经性皮炎（苔藓样变）。

【药物组成】 土茯苓 30 克，苍术 30 克，艾叶 30 克，苦参 30 克，白鲜皮 30 克，地肤子 30 克，防风 30 克，炒苍耳子 30 克，蛇床子 30 克，白矾 30 克，食醋 1500 毫升。

【配制方法】 上药共研成细粉，待醋熬至约 500 毫升时，将药粉倾入后再熬，即能成膏。

【使用方法】 用时取适量药膏，纱布 2 层包上，蘸醋搽患处。每日 2～3 次，或感痒即搽。

第六节 黄水疮验方

1. 黄水疮、湿疹验方

【方剂来源】 1977 年曲阜县城关卫生院姚臻卿先生向济宁地区卫生会议献方。
【适应病证】 主治黄水疮、湿疹。
【药物组成】 青黛 15 克，牡蛎 30 克，冰片 3 克。
【配制方法】 上药共研细末备用。
【使用方法】 临用时用香油调成糊状，搽患处，溃疡者撒干粉。
【应用小结】 四十余年治疗多例，疗效显著。

2. 黄水疮验方①

【方剂来源】 1977 年曲阜县城关卫生院姚臻卿先生向济宁地区卫生会议献方。
【适应病证】 主治黄水疮，能消炎、渗湿、止痒。
【药物组成】 侧柏炭 30 克，樟脑 3 克，凡士林适量。
【配制方法】 侧柏炭研细过箩，樟脑研细，先把凡士林溶化，再加入侧柏粉和樟脑粉调成糊状即成。
【使用方法】 把黄水疮洗干净，晾干皮再涂药膏，每日 1～3 次。
【应用小结】 曾治 50 例，治疗率达 90%。

3. 黄水疮验方②

【方剂来源】 曲阜市卫生学会孔凡吉经验方，人物简介见第一章"气管炎验方②"。
【适应病证】 主治黄水疮。
【药物组成】 冰片 3 克，黄连 9 克，香油适量。
【使用方法】 上药研细粉，用香油调成糊状，涂于患处，每日 3 次。
【注意事项】 禁忌辛辣、油腻之品。
【应用小结】 曾用本方治疗 40 多例均痊愈。
【典型病例】 患者，男孩。经常患黄水疮，经多方治疗效果不好，经使用本方 5 日后痊愈。

4. 黄水疮验方③

【方剂来源】 马氏中医马建国经验方，人物简介见第一章"感冒验方"。
【适应病证】 功能清湿热消炎。主治黄水疮。
【药物组成】 无名异、黄连、凡士林。
【使用方法】 取无名异 10 克，黄连 10 克，共磨成细粉，入凡士林 100 克中充分调匀即成。用时以膏板涂搽患处，每日 2 次。

　　【注意事项】　忌食辛辣食物，勿用水洗。

　　【应用小结】　黄水疮，既现代皮肤病中的传染性湿疹样皮炎。流黄色黏液，因是金黄色葡萄球菌感染，故取渗湿祛湿热的无名异，灭菌清热的黄连，两药相用，临床验之，治疗黄水疮，疗效非常显著。

　　【典型病例】　患者，男，11 岁。头、颈部发生 4 处约钱币大小的红色皮损，上有黄色渗液及黏痂，边缘不清，痒感较剧 4 日。诊断：黄水疮。取无名异 10 克，黄连 10 克，磨成细粉，入凡士林 100 克中调膏外用，每日 2 次。治疗 5 日后皮疹消退治愈。

5. 黄水疮验方④

　　【方剂来源】　曲阜市神农中医药研究所吕建华经验方，人物简介见第一章"预防流行性感冒验方④"。

　　【适应病证】　主治黄水疮。

　　【药物组成】　荷叶适量。

　　【使用方法】　荷叶烧炭，研成细末，香油调匀，涂敷于患处，一日两次，有特效。

　　【注意事项】　体瘦气血虚弱者慎用。

　　【应用小结】　治愈率达 95% 以上。

　　【典型病例】　病案一：患者，女，6 岁。黄水疮，连用 5 日痊愈。

　　病案二：患者，男，8 岁。黄水疮，连用 3 日痊愈。

　　病案三：患者，男，5 岁。黄水疮，连用 3 日痊愈。

6. 黄水疮验方⑤

　　【方剂来源】　刘翠（1973 年～ ），女，出身中医世家。高中毕业后即随其父亲刘丙胜学习中医，1993 年曲阜中医药学校中医专科 3 年毕业，到王庄卫生院工作。中医函授专科毕业。曾到曲阜市中医院进修学习。2002 年调曲阜市第二人民医院至今，任卫生所所长。

　　【适应病证】　本方功能清热解毒，利湿。主治黄水疮、湿疹、皮炎、疖疮。

　　【药物组成】　生大黄粉 100 克，香油适量。

　　【使用方法】　上药调成 20% 软膏，外涂患处，每日 2 次。

　　【注意事项】　禁忌辛辣、油腻食物。

　　【应用小结】　运用本方治疗疗效确切，治愈率达 95% 以上。

　　【典型病例】　病案一：患者，女，5 岁，2016 年 4 月就诊。当时患者鼻孔、口周起水疱，流黄水，局部发痒 2 日。给予调膏外敷患处，当天见效不流黄水，坚持用 2 日后痊愈。

　　病案二：患者，男，7 岁，2016 年 11 月就诊。患者来时双侧耳垂下流黄水黏液，发痒 3 日，口周有散在的水疱，诊断为小儿黄水疮，当即调膏外敷患处，3 日后痊愈。

　　病案三：患者，女，28 岁，2017 年 4 月就诊。当时患者口周鼻腔流黄水伴有结痂，反复月余，诊为肺胃湿热，给予口服清胃黄连丸，外用上药敷患处，一周后痊愈。

第七节 结节性痒疹验方

1. 结节性痒疹验方①

【方剂来源】 马氏中医马建国经验方，人物简介见第一章"感冒验方"。

【适应病证】 主治结节性痒疹。

【药物组成】 土茯苓 30 克，白术 12 克，苦参 10 克，白鲜皮 15 克，连翘 12 克，防风 10 克，白蒺藜 15 克，地肤子 15 克，黄柏 10 克，当归 15 克，赤芍 10 克，三棱 10 克，莪术 10 克，皂角刺 10 克。

【服用方法】 水煎服，每日一剂，早晚分服。

【注意事项】 禁忌辛辣油腻之品。

【典型病例】 患者，女，32 岁。2002 年 7 月 8 日初诊。患者四肢、腹部、臀部发生散在黄豆大暗红色丘疹结节 8 个月余，奇痒难忍，经多次内服外用药（不详）治疗仍罔效。查见皮疹肥厚，结节周围有灰褐色色素沉着，个别皮疹搔抓处略有少许黏液。纳差，舌质淡，苔白腻，脉濡缓。诊断：结节性痒疹。证属：顽湿久蕴肌腠，凝滞积聚而呈痒性结节。治则：除湿，止痒，散结。上方 10 剂，水煎服，每日一剂。

9 月 18 日二诊。瘙痒症状大减，丘疹已趋消退，结节开始缩小，纳增，余症亦轻，上方土茯苓减至 12 克，白术 9 克。续服 14 剂后痒疹全消，皮肤变平，仅留色素沉着而痊愈。

【按语】 结节性痒疹为缠绵之疾，因其剧烈瘙痒而有"马疥"之称。上举之例迁延时间较长，多治不效，辨属顽湿久蕴肌腠，凝滞积聚而成痒性结节。治疗关键为除湿止痒，故重用土茯苓及白术、黄柏、连翘、白鲜皮、苦参、防风、地肤子、白蒺藜除湿止痒；当归、赤芍、皂角刺、三棱、莪术软坚散结。一般坚持服药，便可治愈。服药期间最好忌食辛辣之物。

2. 结节性痒疹验方②

【方剂来源】 马氏中医马建国经验方，人物简介见第一章"感冒验方"。

【适应病证】 结节性痒疹。

【药物组成】 白鲜皮 12 克，苦参 12 克，蛇床子 12 克，地肤子 12 克，五倍子 12 克，赤芍 12 克，三棱 12 克，莪术 12 克，白蒺藜 12 克，防风 12 克。75%乙醇 500 毫升。

【配制方法】 上药入乙醇中浸泡 7 日后，滤渣贮瓶中，每 100 毫升药液中加入甘油 5 毫升，冰片 2 克。

【使用方法】 用时以棉签蘸搽患处，每日 3～4 次，或感痒即搽。

【注意事项】 禁忌辛辣、油腻之品。

3. 治疗结节性痒疹③

【方剂来源】 马氏中医马建国经验方，人物简介见第一章"感冒验方"。

【适应病证】　除湿、止痒、散结。主治结节性痒疹。

【药物组成】　土茯苓 10 克，白术 10 克，苦参 10 克，白鲜皮 10 克，蛇床子 10 克，地肤子 10 克，赤芍 10 克，三棱 10 克，莪术 10 克，白蒺藜 6 克。

【服用方法】　水煎服，每日一剂。第三煎待温用纱布蘸药液洗患处。

【注意事项】　忌食辛辣食物。

【应用小结】　结节性痒疹是比较缠绵的皮肤病，阵发性剧痒难忍，中医认为属于顽湿聚结所发。用上述除湿止痒散结药物外治，临床中每收良好效果，为此病患者解除了痛苦。

【典型病例】　患者，男，54 岁。四肢起散在如黄豆大小丘疹，呈淡褐色，伴有抓痕黏痂，阵发性瘙痒剧烈，晚间难以入眠 1 年半。期间内服止痒西药外用多种激素药膏，治疗作用不明显。诊断：结节性痒疹。取土茯苓 10 克，白术 10 克，苦参 10 克，白鲜皮 10 克，蛇床子 10 克，地肤子 10 克，赤芍 10 克，三棱 10 克，莪术 10 克，白蒺藜 6 克，水煎服，每日一剂。上药服用 10 剂后皮损开始消退，瘙痒症状减轻，继服 16 剂结节性痒疹全部消退。

4. 除湿止痒散结酊

【方剂来源】　马氏中医马建国经验方，人物简介见第一章"感冒验方"。

【适应病证】　主治结节性痒疹。

【药物组成】　白芷 20 克，苦参 20 克，防风 20 克，百部 20 克，苍耳子 20 克，苍术 20 克，白鲜皮 20 克，蛇床子 20 克，五倍子 20 克，皂角刺 20 克，白蒺藜 20 克，三棱 20 克，莪术 20 克。

【配制方法】　上药共研成粗末，入 75%乙醇 1500 毫升中，浸泡 1 周，过滤后入瓶内。

【使用方法】　每 100 毫升药液中加入甘油 5 毫升，樟脑粉 3 克。用时摇匀，毛刷蘸搽皮疹处，每日数次或感痒即搽。

5. 木疙瘩验方

【方剂来源】　息陬张氏中医世家张竟捐献祖传验方，人物简介见第一章"气管炎验方③"。

【适应病证】　主治木疙瘩。症见遍身起疙瘩如红云，时起时消，瘙痒不适。

【药物组成】　当归 9 克，川芎 6 克，白芍 45 克，生地黄 15 克，栀子 15 克，黄连 9 克，黄芩 12 克，防风 9 克，甘草 3 克，柴胡 3 克。

【服用方法】　水煎服，每日一剂。

第八节　脓疱疮验方

1. 脓疱性细菌疹验方

【方剂来源】　马氏中医马建国经验方，人物简介见第一章"感冒验方"。

【适应病证】 脓疱性细菌疹，发于手掌、足跖，并可蔓延到手足的侧面，初起时为水疱，较快变成不含细菌的脓疱，如黄豆粒大小，有不同程度的灼热痒痛感。

【药物组成】 白术 12 克，茯苓 12 克，白鲜皮 12 克，地肤子 12 克，佩兰 10 克，砂仁 10 克，黄芩 10 克，黄连 10 克，栀子 10 克，苦参 10 克，木通 10 克，蒲公英 30 克，金银花 30 克，连翘 12 克，甘草 10 克。

【服用方法】 水煎服。每日一剂。

【注意事项】 禁忌辛辣、油腻之品。

【按语】 本病西医认为与体内存在着的化脓菌感染病灶有关，但用抗菌药物治疗却收效不著。中医认为脾主四肢肌肉，辨属脾经湿热，蕴于掌跖，日久化毒所致。方中白术、茯苓、佩兰、砂仁、黄连、黄芩健脾祛湿热；栀子、苦参、白鲜皮、地肤子除湿热止痒；木通、甘草导湿热下行；蒲公英、金银花、连翘清热解毒。

【典型病例】 患者，男，49 岁。1996 年 8 月 15 日初诊。双手掌、足跖始起数个黄豆粒大水疱，后迅速变成黄绿色脓疱，并逐渐增多至整个手掌、足底，灼热痒痛，反复发作月余。某院诊断为脓疱性细菌疹，经注射内服外用药（不详），未见明显疗效。现胃脘部不适，纳呆，口腻、口黏、口甜，渴不欲饮，溲黄，舌质红，苔黄腻，脉濡数。查见：双手掌指、足跖仍有较多的豆粒大黄绿色脓疱分布，少数已相互融合。证属脾胃湿热内生，蕴于掌跖酿成湿热毒所发。治应健脾除湿清热解毒。上方水煎服。每日一剂。

二诊：服上药 6 剂后，多数脓疱趋于干涸消退，未见新疱再现，纳增，余症俱轻。综上方据症略加减续服 6 剂。后脓疱疹全消告愈。

2. 脓疱疮验方①

【方剂来源】 马氏中医马建国经验方，人物简介见第一章"感冒验方"。

【适应病证】 主治脓疱疮。症见皮肤上呈现黄色黏液、脓液及脓痂，痒痛俱作。

【药物组成】 土茯苓、穿心莲、黄连各等份，呋喃西林粉、凡士林各适量。

【使用方法】 将土茯苓、穿心莲、黄连研成细粉，与呋喃西林粉，凡士林调匀成 15% 软膏，涂于患处。每日 2 次。消炎清湿热解毒效佳。

3. 脓疱疮验方②

【方剂来源】 马氏中医马建国经验方，人物简介见第一章"感冒验方"。

【适应病证】 本方功能清热解毒。主治脓疱疮。

【药物组成】 马鞭草，凡士林。

【使用方法】 取马鞭草 20 克，磨成细粉，入凡士林 100 克中充分调匀。用时以棉签蘸药膏涂于患处，纱布包敷，每日 2 次。

【注意事项】 忌食辛辣之物。

【应用小结】 脓疱疮为夏秋季节常见皮肤病，对于此病，临床中取马鞭草药膏涂于患处，能收到较好的清热解毒消炎效果，使脓疱性皮损得以消退。

【典型病例】 患者，男，5 岁。头颈部发生四处似蚕豆大红色皮损，有黄色混浊液，痒痛俱作 6 日。经用红霉素软膏治疗无效。取马鞭草 20 克，磨成细粉，入凡士林 100 克中调膏外用，每日 2 次。4 日后脓疱性皮损全部消退治愈。

4. 脓疱疮、传染性湿疹样皮炎验方

【方剂来源】　马氏中医马建国经验方，人物简介见第一章"感冒验方"。

【适应病证】　主治脓疱疮、传染性湿疹样皮炎。

【药物组成】　苍术 10 克，苦参 10 克，黄连 10 克，黄柏 10 克，金银花 30 克，连翘 15 克，地肤子 15 克，白鲜皮 15 克，蚤休 10 克，佩兰 10 克，滑石 10 克，白芷 10 克，生甘草 10 克

【服用方法】　水煎服，每日一剂，早晚分服。

【注意事项】　禁忌辛辣、油腻之品。

【典型病例】　患者，女，23 岁。2003 年 7 月 3 日初诊。患者自 5 月份以来，躯干四肢起散在蚕豆大红色皮疹，上覆黏液脓疱，瘙痒剧烈。经肌内注射青链霉素，口服四环素，外搽氟轻松、红霉素软膏等无效，脓疱性皮疹仍不断发生，痒痛俱作。查见上述部位有散在豌豆大小红色皮疹，上有黏质脓液，个别结痂。小便黄，舌质红苔黄略腻，脉濡数。诊断：脓疱疮。证属：湿热毒邪蕴于肌肤所发。治则：除湿清热解毒。上方 3 剂，水煎服。外用苦苓川楝膏涂抹。

7 月 6 日复诊。皮疹处黏质脓液明显减少，痒减大半，续服 3 剂，原发皮损全消获愈。

【按语】　脓疱疮多发于夏秋炎热之季，系体内湿热加之外受热毒，熏蒸肌肤所致，故取苍术、佩兰、苦参、黄连、黄柏、地肤子、白鲜皮、滑石、生甘草除湿清热止痒；金银花、连翘、蚤休、白芷清热解毒，使脓疱性皮疹较快消退。

5. 火流验方

【方剂来源】　息陬张氏中医世家张竟捐献祖传验方，人物简介见第一章"气管炎验方③"。

【适应病证】　主治火流。症见四肢各部红肿成片，疼如火炙。

【药物组成】　黄连 9 克，黄芩 12 克，栀子、连翘、花粉、牛蒡子各 15 克，白芍、菊花各 30 克，牡丹皮 6 克，甘草 9 克。

【服用方法】　水煎服，每日一剂。

6. 风潮疙瘩验方

【方剂来源】　息陬张氏中医世家张竟捐献祖传验方，人物简介见第一章"气管炎验方③"。

【适应病证】　主治风潮疙瘩。症见遍身红点大如粮粒，抓破出血水，瘙痒不适。

【药物组成】　苍术、防风、黄芩各 9 克，川芎、黄连各 6 克，羌活、独活、甘草各 3 克，石菖蒲、白芍各 15 克，柴胡 4.5 克。

【服用方法】　水煎服，每日一剂。

第九节 皮 炎 验 方

一、夏季皮炎验方

1. 夏季皮炎验方

【方剂来源】 马氏中医马建国经验方，人物简介见第一章"感冒验方"。

【适应病证】 夏季皮炎。因炎热夏季外界温度高，湿度大，汗孔不能及时散热而发生。症状为皮肤上出现米粒、粟粒大红色丘疹，密集分布，或相互融合成大小不一片状，痒感剧烈，遇热尤重，得凉则舒适，皮疹亦减少。某些患者每年夏季均复发，多发于躯干四肢及肥胖之人。

【药物组成】 黄芩 10 克，薄荷 10 克，牡丹皮 10 克，浮萍 10 克，蝉蜕 10 克，牛蒡子 10 克，地肤子 10 克，甘草 10 克。

【服用方法】 水煎服，每日一剂。有灼热感者先外用西瓜翠衣（按皮损大小酌情用量），煎水待凉，毛巾蘸药液湿敷，5～10 分钟更换一次，或有热痒感即敷。再用炉甘石粉 50 克，浮萍粉 50 克，滑石粉 50 克，薄荷脑 3 克。混匀入瓶中。用时棉球蘸之撒扑皮疹上，每日 2 次。

【注意事项】 洗澡时少用肥皂水洗搓，忌食辛辣之物。

2. 过敏性皮炎、夏季皮炎验方

【方剂来源】 马氏中医马建国经验方，人物简介见第一章"感冒验方"。

【适应病证】 过敏性皮炎、夏季皮炎。

【药物组成】 黄连 10 克，黄芩 10 克，白术 10 克，茯苓 12 克，佩兰 10 克，栀子 10 克，防风 10 克，白鲜皮 15 克，地肤子 15 克，滑石 10 克，淡竹叶 10 克，甘草 10 克。

【服用方法】 水煎服，每日一剂，早晚分服。

【注意事项】 禁忌辛辣、油腻之品。

【典型病例】 患者，女，36 岁。2004 年 5 月 7 日就诊。两个月前颈部、躯干先起米粒大红色丘疹，较密集分布，瘙痒较剧，用氟轻松软膏外搽，皮疹稍有消退，然新疹仍不断发生，四肢相继出现，部分已相互融合成大片状。某院予地塞米松、葡萄糖酸钙、维生素 C 静脉注射，仍未治愈，瘙痒至今。小便黄，渴不欲饮，舌苔黄腻，脉濡数。诊断：过敏性皮炎。证属：湿热内蕴，熏蒸肌表。治则：除湿、清热、止痒。上方水煎服。外用二石粉。

服上药 3 剂后，皮疹已大部消退，余症俱轻，续服 2 剂，诸症告瘥。

【按语】 本病多因湿热内蕴熏蒸肌肤而现丘疹作痒，投黄连、黄芩、白术、栀子、地肤子、白鲜皮等除湿、清热、止痒，药中病机，故取效较好。

3. 颜面春夏季过敏性皮炎验方

【方剂来源】 马氏中医马建国经验方，人物简介见第一章"感冒验方"。

【适应病证】　颜面春夏季过敏性皮炎。

【药物组成】　赤芍 30 克，牡丹皮 30 克，白鲜皮 30 克。

【配制方法】　水煎适量后待凉备用。

【使用方法】　按皮损面积叠纱布 6 层，蘸药液稍拧至不滴水为度，湿敷患处，每 3～5 分钟更换 1 次，亦可不拘次数，有热痒感即敷，至皮损消退，痒感消失。

【注意事项】　禁忌辛辣、油腻之品。

4. 春夏季过敏性皮炎简便疗法

【方剂来源】　马氏中医马建国经验方，人物简介见第一章"感冒验方"。

【适应病证】　春夏季过敏性皮炎。春末夏初由于季节转换因素，不少患者特别是青年女性，对季节暂不适应过敏所发。主要表现为颜面潮红，以双面颊部明显，自觉肌肤灼热痒剧，得凉则舒适，有些患者伴有面部干燥不适感。

【简便疗法】　有热痒感者，方取：牡丹皮 30 克，赤芍 30 克，白鲜皮 30 克，牛蒡子 30 克。水煎适量待凉，毛巾蘸药液持续湿敷，5 分钟更换 1 次，有热痒感即敷，并可服用少量抗组胺药。能收到明显清热止痒功效。晚间用滑石粉、白鲜皮粉混匀，凉开水调成糊状外涂，亦可用棉球蘸药粉撒扑。

有干燥感的，方取：当归粉 10 克，白芷粉 10 克，入凡士林 100 克中调匀外搽，每晚 1 次。禁外用氟轻松软膏、皮炎平霜（膏）等激素类药物。忌食鱼、虾、辣椒。外出戴布帽子。

5. 日光性皮炎验方

【方剂来源】　防山李氏中医世家李全树祖传验方，人物简介见第一章"心肌梗死验方"。

【适应病证】　功能清营凉血，泻热化毒，祛风止痒。主治日光性皮炎、过敏性皮炎、荨麻疹等皮肤病。

【药物组成】　生地黄 15 克，牡丹皮 10 克，赤芍 12 克，金银花 15 克，连翘 12 克，防风 12 克，荆芥 12 克，土茯苓 12 克，蛇床子 10 克，薄荷 10 克，甘草 10 克，炒麦芽 20 克。

【服用方法】　水煎服，每日一剂。

【典型病例】　病案一：患者，男，18 岁。在学校打篮球流汗多，与当日夜间全身发痒，红肿发热，心中不适难受。诊断为荨麻疹。投以上方服用 3 剂痊愈。

病案二：患者，女，42 岁。因在海边晒海带打工维持生计。不慎全身出现绿豆大小红疹，奇痒无比，脚心手心发热，回家诊治。给予此方每日 1 剂连续服用 10 剂痊愈。

6. 皮炎散

【方剂来源】　马氏中医马建国经验方，人物简介见第一章"感冒验方"。

【适应病证】　夏季皮炎、药物性皮炎、痱子。

【药物组成】　炉甘石粉 40 克，氧化锌粉 30 克，滑石粉 30 克。

【配制方法】　上药混匀贮瓶中。

【使用方法】 用时撒扑于患处，每日3次。

【按语】 此药无刺激性，并具保护皮肤作用，疗效非常显著，用后均感舒适。

二、剥脱性皮炎验方

1. 剥脱性皮炎（红皮症）验方

【方剂来源】 马氏中医马建国经验方，人物简介见第一章"感冒验方"。

【适应病证】 剥脱性皮炎（红皮症）。

【药物组成】 生地黄60克，玄参30克，沙参30克，麦冬30克，石斛15克，天花粉15克，石膏12克，牡丹皮10克，黄芩10克，当归15克，栀子10克，金银花30克，紫草10克，蝉蜕10克，白术10克，甘草10克。

【服用方法】 水煎服，每日一剂，早晚分服。

【注意事项】 禁忌辛辣油腻之品。

【典型病例】 患者，男，53岁。2005年4月16日初诊。自3月26日因头痛、发热，肌内注射复方氨林巴比妥注射液，口服安乃近片1天半后，全身皮肤弥漫潮红瘙痒，肌肤并见少许麸皮样白屑脱落，后逐渐增多，手足部尤甚，可见完全脱落之厚皮。在当地医院按剥脱性皮炎，曾予激素等治疗，病情略有控制，然停药后症状同前。口渴频饮，体温37.8℃，四肢无力，步履艰难，站立不稳，肌肤色红干燥，舌质红苔净，脉细滑数。诊断：剥脱性皮炎。证属：内中药毒，化热入营，伤阴耗液，致使肌肤失润，干燥甲错。治则：凉血滋阴，清热解毒，增液润肤。上方水煎服，每日一剂。

4月28日三诊。皮肤已基本不红，脱屑不显，微有痒感，但觉周身乏力，气短，上方去牡丹皮、金银花、黄芩、紫草，沙参易为20克，入党参30克、熟地黄30克，以增益气补血之功。复服5剂后皮损消失，诸症痊愈。

2. 剥脱性皮炎特色疗法

【方剂来源】 马氏中医马建国经验方，人物简介见第一章"感冒验方"。

【适应病证】 剥脱性皮炎。

【特色疗法】 ①对于全身皮肤潮红，触之有灼热感，伴口渴，喜冷饮，小便色黄，大便干结。舌质红、苔黄，脉数者。治宜凉血清热解毒为主。方取：生地黄30克，赤芍12克，牡丹皮12克，黄芩10克，黄连10克，知母12克，天花粉12克，玄参20克，大黄12克，石膏10克，金银花30克，连翘15克，白鲜皮112克，地肤子12克，木通10克，甘草10克。水煎服，每日一剂。外用：紫草60克，地榆60克。芝麻油500克。制法：上药入麻油内浸泡5日后炸枯滤渣，入冰片少许贮瓶中。用时每日2次抹搽于皮损处，并多食含维生素C的蔬菜水果。②皮损呈暗红色，脱屑痒，伴口干舌燥。舌质红，苔少，脉细数者。治宜：养阴清热，润肤止痒。方取：生地黄30克，玄参20克，沙参20克，麦冬15克，石斛15克，秦艽10克，地骨皮12克，黄柏10克，白鲜皮12克，蛇床子12克，甘草6克。水煎服，每日一剂。外用药同上。③对于病程较长，皮疹干燥，脱屑痒，周身无力，肢体倦怠。舌质淡，苔薄，脉细无力者。治宜：养血润肤，疏风止痒。方取：

当归 15 克，白芍 20 克，熟地黄 30 克，川芎 12 克，枸杞子 12 克，制何首乌 15 克，黄精 12 克，白蒺藜 10 克，防风 10 克。水煎服，每日一剂。外用：当归 30 克，何首乌 30 克，白及 30 克（碎）。芝麻油 500 克。上药入麻油内浸泡 5 日后，炸枯滤渣，入冰片适量贮瓶中。用时涂抹患处，每日 2 次。

【按语】　本病中医称为"红皮病"，是因内服或注射某些药物，或外用刺激强烈的药物，以及多种原因引起的一种较重皮肤疾病。初期症状表现为皮肤潮红，在数日内便可扩展到全身。除皮色发红外，表现干燥，并覆有较多鳞屑，有的细薄如糠状，有的呈大片脱屑，少数皮损湿润糜烂。病程日久，指（趾）甲灰暗发黄增厚，主要症状为干燥痒。继发感染者，全身表浅淋巴结可肿大。

3. 润肌膏

【方剂来源】　马氏中医马建国经验方，人物简介见第一章"感冒验方"。
【适应病证】　剥脱性皮炎。
【药物组成】　当归 50 克，白芷 30 克，冰片 10 克，麻油 500 克。白蜡 150 克。
【配制方法】　将前三味药入麻油内浸泡 5 日后，炸枯滤渣，再入白蜡，冰片搅匀，待冷凝即可。
【使用方法】　用时搽于患处，每日 1～2 次。

三、色素性紫癜性苔藓样皮炎验方

1. 色素性紫癜性苔藓样皮炎验方①

【方剂来源】　马氏中医马建国经验方，人物简介见第一章"感冒验方"。
【适应病证】　色素性紫癜性苔藓样皮炎。
【药物组成】　当归 15 克，赤芍 12 克，生地黄 20 克，淮牛膝 12 克，黄柏 10 克，桃仁 10 克，红花 10 克，丹参 30 克，滑石 12 克，白蒺藜 10 克，秦艽 10 克，白鲜皮 15 克，生甘草 10 克。
【服用方法】　水煎服，每日一剂，早晚分服。
【注意事项】　禁忌辛辣、油腻之品。
【典型病例】　患者，男，53 岁。2007 年 5 月 22 日初诊。患者 1 年前，双足背小腿处起大小不等的片状紫红色皮损，并逐渐扩散蔓延至大腿伸侧、腹部、臀部，有瘙痒感，其间经用激素及抗组胺药内外并治，收效不显，双下肢时有灼热感，延续至今。查见上述部位有紫红色皮疹，压之不褪色，上覆少许细薄白色鳞屑，部分略有苔藓样改变。舌质淡紫，苔薄黄，脉濡涩。诊断：色素性紫癜性苔藓性皮炎。证属：内蕴湿热，灼伤脉络，外感风邪而发。治则：除湿清热，化瘀疏风。上方加减，水煎服，每日一剂。

6 月 11 日三诊。臀部、腹部、大腿处皮疹明显消退，下肢灼热感已无，皮肤稍觉有干燥感，原方去黄柏、滑石，加熟地黄 30 克，玄参 15 克，续服 6 剂后皮疹全消。1 年后随访未复发。

【按语】　色素性紫癜性苔藓性皮炎，以躯干下肢多发，现代医学认为属于一种血性毛细血管炎。多因风湿热邪久蕴，灼伤血络，溢于肌肤，日久伤阴化燥而现紫红色苔藓样皮损。本方以牛膝、黄柏、滑石祛湿清热；当归、生地黄、赤芍、桃仁、红花、丹参养血活血祛瘀化斑；白蒺藜、白鲜皮、秦艽疏风止痒；甘草调合诸药。合而共奏，除湿清热、祛瘀疏风之效。

2. 色素性紫癜性苔藓样皮炎验方②

【方剂来源】 马氏中医马建国经验方，人物简介见第一章"感冒验方"。

【适应病证】 色素性紫癜性苔藓样皮炎，是一种出血性慢性毛细血管炎，多发于50～60岁的男性。皮损发生多从小腿部位开始，逐渐向上累及大腿，躯干部。初起时为铁锈色苔藓样小丘疹，数目较多，并有紫癜性损害，以后相互融合成大小不一斑片，部分皮疹上覆细薄鳞屑，边缘不清，压之不褪色，稍有痒感。有些皮损可持续较长时间不消退。多因脉络瘀滞于皮下，日久瘀血凝滞，肌肤失养，兼受风袭所致。

【药物组成】 丹参30克，当归12克，生地黄20克，赤芍15克，泽兰10克，淮牛膝12克，桃仁10克，玄参15克，地骨皮12克，白鲜皮12克，白蒺藜10克，生甘草10克。

【服用方法】 水煎服。每日一剂。

【注意事项】 禁忌辛辣、油腻之品。

【典型病例】 患者，男，57岁。1998年5月19日初诊。双踝部、小腿处发生大小不一片状紫褐色皮疹，并逐渐扩展蔓延至大腿伸侧、臀部、腹部，觉有痒感已年余。经内服外用药（不详），皮损未见消退。双下肢午后时有热胀感。查见上述部位皮疹压之不褪色，并有少许细薄鳞屑附着，部分略见苔藓样改变。诊断：色素性紫癜性苔藓样皮炎。治宜活血化瘀为主，佐以润肤清热疏风止痒。给予上方，水煎服，每日一剂。

二诊：服上药20剂后皮疹消退大半，细薄鳞屑基本已无，下肢热胀感消失。上方略事加减，续服15剂后，皮损全部消退，诸症消失告愈。

四、神经性皮炎验方

1. 神经性皮炎验方①

【方剂来源】 1977年曲阜县向济宁地区卫生会议献方。

【适应病证】 神经性皮炎。

【药物组成】 紫荆皮9克，斑蝥3克，槟榔9克，白酒120毫升。

【配制方法】 将上药放酒内浸泡7天。

【使用方法】 用棉球蘸药擦患处，如起水疱可用竹签刺破，将水挤出即愈。

【应用小结】 治疗多例，效果良好。

【典型病例】 东风大队一小队患者，59岁，右上肢患此病，经用此方治愈。

2. 神经性皮炎验方②

【方剂来源】 马氏中医马建国经验方，人物简介见第一章"感冒验方"。

【适应病证】　神经性皮炎。症见皮肤肥厚、粗糙、皮沟加深。

【药物组成】　大枫子、皂角刺、炒苍耳子、白蒺藜、白鲜皮、三棱、莪术各等份。

【使用方法】　上药共研成粗末，入食醋或白酒中浸泡 1 周后过滤，用毛刷蘸药液外搽患处。

【典型病例】　患者，男，39 岁。1988 年 3 月 26 日初诊。颈部两侧、双小腿正侧、臀部，发生大小不一片状淡褐色皮疹，阵发性瘙痒已 2 年余。曾外用过多种激素类霜、膏，只能当时止痒，药后依然如故，未能治愈。查见患处皮损肥厚，皮沟加深，表面粗糙，有抓痕，血痂，边缘不清。诊断：神经性皮炎。药用：白蒺藜 20 克，炒苍耳子 20 克，五倍子 20 克，苦参 20 克，蛇床子 20 克，白矾 30 克，大枫子 30 克，共研成粗末，置一瓶中入醋 600 毫升浸泡 1 周后过滤，以毛刷蘸搽患处。每日 3～5 次。35 日后皮疹全消，皮肤变平，无任何自觉症状告愈。半年后追访再未发。

3. 神经性皮炎验方③

【方剂来源】　马氏中医马建国经验方，人物简介见第一章"感冒验方"。

【适应病证】　本方功能祛风止痒。主治神经性皮炎。

【药物组成】　花椒 25 克，白蒺藜 25 克。

【配制方法】　将花椒、白蒺藜用纱布包好，放入高粱酒 200 毫升中浸泡 10 日后，去除药渣，贮瓶中备用。

【使用方法】　用时以棉签蘸搽患处，每日 3 次，至皮损消退痒感消失。

【注意事项】　勿用热水洗擦，忌食辛辣之物。

【应用小结】　神经性皮炎好发于颈部、双肘关节、双小腿等部位，阵发性瘙痒剧烈，该方疗法简便，治疗神经性皮炎，据临床观察，可发挥出明显止痒祛风的疗效。

【典型病例】　患者，男，53 岁。颈部双侧阵发性皮肤瘙痒 1 年余，期间经过 3 家医院诊断为神经性皮炎，予数种药膏外搽，获效不著。患处皮肤见有抓痕、血痂、色素沉着、苔藓样变。诊断：神经性皮炎。取花椒 25 克，白蒺藜 25 克，纱布包，入高粱酒 200 毫升中浸泡 10 日，去除药渣，棉签蘸搽外用，每日 3 次。25 日后皮损消退，瘙痒症状消失，皮肤变平。

4. 神经性皮炎特色疗法

【方剂来源】　马氏中医马建国经验方，人物简介见第一章"感冒验方"。

【适应病证】　神经性皮炎。

【特色疗法】　①对于病程短，皮疹初起表现为片状红色丘疹，边缘不清的，可搽些激素类霜膏，如氟轻松软膏、哈西奈德溶液、哈西奈德乳膏等，每日 3～5 次，多能较快治愈。不能用肥皂水，热水洗搓，更不能用皮炎宁酊等刺激性强的药物，以免使皮损加重。②对于病程较长，阵发性痒剧，皮损表面粗糙，伴抓痕、血痂、肥厚及苔藓样变者，可内服抗组胺药，如氯苯那敏、苯海拉明。外用：制何首乌 30 克，苦参 30 克，防风 30 克，僵蚕 30 克，乌梢蛇 30 克，威灵仙 30 克，当归 30 克，白矾 30 克，五倍子 30 克，白蒺藜 30 克，炒苍耳子 30 克。水煎约 1500 毫升待温，洗患处，每次 20 分钟，每日 2 次。3 日用药 1 剂。洗后搽马氏皮炎酊，直至皮损消退，痒感消失。

【注意事项】　避免情绪急躁，要有舒畅心情，并注意休息好。

【按语】　本病常对称发生于颈部双侧、上眼睑、肘部、上肢伸侧、骶尾部、小腿正侧、阴囊部等。阵发性剧烈瘙痒是此病最典型症状特点，多在安静或休息时及饮酒、食辛辣刺激物后，痒感加剧。因长期反复搔抓，患处可见抓痕、血痂、皮沟加深，苔藓样变，边缘不清等皮损。初发能较快治愈，但有的病情缠绵，可迁延较长时间，愈后易复发。发于颈项部者，中医称为"摄领疮"。由于皮损肥厚状如牛领之皮，故又称为"牛皮癣"。

5. 局限性神经性皮炎（苔藓样变）验方

【方剂来源】　马氏中医马建国经验方，人物简介见第一章"感冒验方"。

【适应病证】　局限性神经性皮炎（苔藓样变）。

【药物组成】　土茯苓 30 克，苍术 30 克，艾叶 30 克，苦参 30 克，白鲜皮 30 克，地肤子 30 克，防风 30 克，炒苍耳子 30 克，蛇床子 30 克，食醋 1500 毫升。

【配制方法】　上药共研细粉，醋加热熬至 1/3 时，将药粉倾入后再熬，即可成膏。

【使用方法】　用时取药膏适量，纱布 2 层包上，蘸醋搽患处，每日 2～3 次，或感痒即搽。

【注意事项】　禁忌辛辣油腻之品。

6. 皮炎酊

【方剂来源】　马氏中医马建国经验方，人物简介见第一章"感冒验方"。

【适应病证】　神经性皮炎（皮损肥厚苔藓样变）。

【药物组成】　苦参 20 克，大枫子 20 克，白芷 20 克，蛇床子 20 克，白鲜皮 20 克，皂角刺 20 克。75%乙醇 600 毫升。

【配制方法】　上药研为粗末，入乙醇中浸泡 7 日，过滤后入樟脑粉 15 克，甘油 15 毫升。

【使用方法】　用时摇匀，以毛刷蘸搽皮损处。每日 3～5 次。

五、面部皮炎验方

1. 面部激素性皮炎简便疗法

【方剂来源】　马氏中医马建国经验方，人物简介见第一章"感冒验方"。

【适应病证】　面部激素性皮炎。

【简便疗法】　首先停用激素类霜、膏，若用时间较长，暂时不能停搽，最好应先减少应用次数，待逐渐适应后直至停用。

如面部皮损痒剧、潮红、灼热者。方取：牡丹皮 30 克，地榆 30 克，白鲜皮 30 克，茜草 30 克。水煎适量待凉，纱布蘸药液湿敷。5～10 分钟更换 1 次。或有热痒感即敷，不拘次数。敷后用炉甘石粉、滑石粉各等分混匀，凉开水调成糊状涂于皮损处，从而改善了局部症状，收到清热止痒功效。

皮肤干燥有少许鳞屑痒者。药取：当归 15 克，白鲜皮 15 克，共研成细粉与凡士林 150 克，调匀外搽。每晚 1 次，次日早晨擦去。

【注意事项】　治疗期间，皮疹处禁用香皂热水过多洗搓，忌食辛辣之物。

【应用小结】　中药外用治疗本病有较为独特的疗效。上述方药坚持治疗一个时期，激素类霜、膏所致皮炎便能逐渐消退，恢复正常肤色。

【按语】　近十几年中，愈来愈多的激素类外用药，已广泛应用于某些皮肤病的治疗。但不能正确地使用会给患者面部肌肤带来不应有的损害。临床观察并通过患者反应，使用过多如醋酸氟轻松软膏、皮康王、皮康霜、肤康王、曲安西龙尿素软膏、哈西奈德乳膏、皮炎平软膏、皮炎平霜、哈西奈德溶液等。尤其是青年女性，面部见有少数丘疹、痤疮、皮炎，总之只要觉有痒感，使用上述中的某种药物外搽，少则几个月，多则 1 年以上。有的甚至当作化妆品用，致使颜面失去原有的肤色。或形成红色斑片，毛细血管扩张，自觉干燥发痒。或表皮萎缩变薄，皮肤粗糙，伴少许鳞屑，色素沉着，触之皮损灼热。殊不知由于长期使用，会形成一种依赖性、成瘾性，不搽便觉不舒适。

2. 面部激素皮炎验方

【方剂来源】　马氏中医马建国经验方，人物简介见第一章"感冒验方"。

【适应病证】　面部激素皮炎。

【药物组成】　茜草 30 克，牡丹皮 30 克，地榆 30 克，白鲜皮 30 克。

【配制方法】　上药水煎适量待凉备用。

【使用方法】　按皮损面积，将纱布叠至 6 层，蘸药液稍拧至不滴水为度，湿敷患处，5 分钟更换 1 次，或有热痒感即敷，不拘次数，至痒热感症状消失。

【注意事项】　禁忌辛辣油腻之品。

3. 颜面部化妆品性皮炎验方

【方剂来源】　马氏中医马建国经验方，人物简介见第一章"感冒验方"。

【适应病证】　颜面部因经常外用激素类霜、膏等化妆品所致的皮炎，表现肌肤发红，自感灼热痒剧。

【药物组成】　白芷、地榆、牡丹皮、薄荷各等份。

【使用方法】　煎水待凉湿敷患处，有热痒感时即敷。再取白芷粉配炉甘石粉各等份。用凉开水调成稠糊状外涂，每晚 1 次，次日早晨洗去。皮肤若有干燥脱屑时，以凡士林与白芷粉调成 30%软膏外搽。至皮损全部消退，症状消失。

六、脂溢性皮炎验方

1. 脂溢性皮炎简便疗法

【方剂来源】　马氏中医马建国经验方，人物简介见第一章"感冒验方"。

【适应病证】　脂溢性皮炎。症见头皮和颜面等皮脂腺丰富的部位皮肤油腻发亮，手摸后有黏腻的感觉，多见于成年人。部分患者头皮瘙痒较甚，抓后可见油腻性鳞屑脱落，尤其是在饮酒及过食辛辣之物后，症状特别明显。因经常搔抓有些会继发成脂溢性湿疹，湿疹样皮炎。

【简便疗法】 先将头发剪短，渗出液多时，可用3%硼酸溶液湿敷，再搽马氏复方消炎渗湿洗剂，并配合抗菌药物注射或口服。黄色黏液消退结痂时，涂苦参膏（苦参粉30克，凡士林100克，调匀即成）。待感染皮疹治愈后，头皮再痒时可搽马氏去屑止痒酊，或用市售复方硫黄乳膏、硫黄皂。

【注意事项】 患病部位若呈现黄色黏液及糜烂皮损后，应禁用肥皂水、花椒水、盐水洗，因渗出液中含有金黄色葡萄球菌，所以越洗越往周围正常皮肤上传染蔓延。

2. 脂溢性皮炎验方①

【方剂来源】 马氏中医马建国经验方，人物简介见第一章"感冒验方"。

【适应病证】 脂溢性皮炎。

【药物组成】 白芷、土茯苓、苦参、白鲜皮各等份。

【使用方法】 入75%乙醇中浸泡1周后外搽患处。

【注意事项】 禁忌辛辣、油腻之品。

3. 脂溢性皮炎验方②

【方剂来源】 马氏中医马建国经验方，人物简介见第一章"感冒验方"。

【适应病证】 脂溢性皮炎。

【药物组成】 制何首乌、侧柏叶、女贞子、苦参、苍术、白鲜皮、炒苍耳子各30克。

【使用方法】 入75%乙醇1000毫升中浸泡7日后过滤，加入升华硫粉适量。每日2次，用棉签蘸药酊外搽患处。

4. 去屑止痒酊

【方剂来源】 马氏中医马建国经验方，人物简介见第一章"感冒验方"。

【适应病证】 脂溢性皮炎。

【药物组成】 炒苍耳子30克，苍术30克，土茯苓30克，胡麻仁30克，白鲜皮30克，制何首乌30克，蛇床子30克，荆芥30克，薄荷30克。75%乙醇1000毫升。樟脑粉30克。

【配制方法】 诸药研成粗末，入乙醇中浸泡7日后过滤，再入樟脑粉中化开，装瓶中备用。

【使用方法】 用时以棉球蘸搽，每日3次。

七、接触性皮炎验方

1. 接触性皮炎、血管神经性水肿验方

【方剂来源】 马氏中医马建国经验方，人物简介见第一章"感冒验方"。

【适应病证】 接触性皮炎、血管神经性水肿。症见局部肌肤表现色红肿胀，灼热瘙

痒较剧。

【药物组成】　芒硝、白鲜皮各等份。

【使用方法】　煎水适量后待凉，用纱布蘸药液湿敷患处。

【应用小结】　能较快收到热清痒止功效。

2. 接触性皮炎验方①

【方剂来源】　马氏中医马建国经验方，人物简介见第一章"感冒验方"。

【适应病证】　接触性皮炎。症见皮肤潮红，触之灼热，痒剧难忍。

【药物组成】　西瓜翠衣、牡丹皮、白鲜皮各等份。

【使用方法】　水煎适量后待凉湿敷，至痒感消失，皮损消退。

3. 接触性皮炎验方②

【方剂来源】　马氏中医马建国经验方，人物简介见第一章"感冒验方"。

【适应病证】　接触性皮炎。

【药物组成】　牡丹皮、白鲜皮、地肤子各等份。

【使用方法】　上药水煎适量，待凉湿敷患处。

4. 皮炎洗方

【方剂来源】　马氏中医马建国经验方，人物简介见第一章"感冒验方"。

【适应病证】　接触性皮炎、过敏性皮炎。肤色潮红痒剧者。

【药物组成】　地榆 30～50 克，白鲜皮 30 克，马齿苋 50 克。

【使用方法】　水煎适量待凉，按皮损大小叠纱布 5 层，蘸药液稍拧至不滴水为度，敷于患处。5～10 分钟更换纱布 1 次，亦可持续进行。直至肌肤红热痒症状消失。

5. 过敏性皮炎、接触性皮炎验方

【方剂来源】　马氏中医马建国经验方，人物简介见第一章"感冒验方"。

【适应病证】　过敏性皮炎、接触性皮炎。

【药物组成】　马齿苋、白鲜皮各等份。

【使用方法】　水煎适量待凉湿敷患处。

八、药物性皮炎验方

1. 药物性皮炎验方①

【方剂来源】　马氏中医马建国经验方，人物简介见第一章"感冒验方"。

【适应病证】　药物性皮炎，症见皮损潮红，剧烈瘙痒，触之灼热，伴有口渴咽喉干燥者。

【药物组成】　玄参 12 克，生地黄 15 克，金银花 15 克，蝉蜕 6 克，白鲜皮 12 克，紫草 9 克。

【服用方法】　水煎服，每日一剂。

【应用小结】　可使药毒较快得以清解，皮损消退。

2. 药物性皮炎验方②

【方剂来源】　马氏中医马建国经验方，人物简介见第一章"感冒验方"。

【适应病证】　药物性皮炎。

【药物组成】　牡丹皮 10 克，生地黄 15 克，紫草 9 克，白鲜皮 12 克，蝉蜕 6 克，连翘 15 克。

【服用方法】　水煎服，每日 1 剂。

3. 氨苄西林皮炎验方

【方剂来源】　马氏中医马建国经验方，人物简介见第一章"感冒验方"。

【适应病证】　氨苄西林皮炎。本病临床中最常见多发，是由于注射氨苄西林后所致体内慢性过敏。发病可在注射此药物的 1～2 日，3～4 日，7～8 日，或注射完后发生。皮疹有时先从面部、手背开始发生，继则躯干、四肢呈现出大小不一红色斑片。在夏季除瘙痒剧烈难忍等一系列症状表现外，皮损处并有灼热不适感。

【药物组成】　生地黄 30 克，玄参 30 克，牡丹皮 12 克，地榆 15 克，紫草 12 克，黄芩 10 克，天花粉 12 克，金银花 30 克，连翘 15 克，牛蒡子 10 克，蝉蜕 10 克，生甘草 10 克。

加减：口渴咽干痛加麦冬 15 克，山豆根 12 克，射干 10 克；小便黄加木通 10 克；大便干加大黄 10～15 克。

【服用方法】　水煎服，每日一剂。

【按语】　西医多以激素、钙剂，以及抗过敏药物内外并用，但往往收效较慢。中医认为属内中药毒，化热蕴结于血分肌肤所发。故治疗此病之根本，在于凉血解毒清热止痒，使药毒较快得以清解排泄。

临床观察，某些病变，患者经做青霉素皮试，未出现阳性反应，而在注射后 6～8 小时内，却呈现慢性过敏。表现为全身皮肤潮红，触之灼热，阵发性痒剧。化验：白细胞总数、中性粒细胞均高。治疗改用其他抗菌药物，以及地塞米松、葡萄糖酸钙、维生素 C、10%葡萄糖注射液静脉注射后，症状反而更重了，有的皮损除潮红外，并有干燥脱屑。此种症状为药物在体内皮肤上的过敏反应，并非完全是细菌感染。所以越用抗菌药物、激素等注射，而使皮肤更加潮红，血象增高，诸症加重。治疗停用抗菌药物、激素，加服凉血清热、解毒化斑、滋阴、止痒中药，并酌情选用无刺激性保护皮肤的外搽药物，逐渐恢复成正常肌肤。

【典型病例】　患者，女，38 岁。1997 年 10 月 14 日初诊。因发热、咽痛、咳嗽等呼吸道感染症状静脉滴注氨苄西林 5 日后，头面部、躯干、四肢开始发痒，皮损表现大小不一，肤色潮红，水肿明显，并不断扩展。遂停用氨苄西林，经以地塞米松、葡萄糖酸钙、维生素 C、10%葡萄糖注射液静脉滴注，口服阿司咪唑、氯苯那敏，外用皮炎平软膏、哈西奈德乳膏，皮疹消退不明显，仍痒难忍。查见患处肌肤潮红，以颈部、胸、腹部、臀部、双上肢较明显，触之皮肤有灼热感。伴发热，体温 37.4℃。并述其口渴，小便黄，大便干。

舌质红，苔黄燥，脉数。诊断：氨苄西林皮炎。诸症辨属：内中药毒化热，蕴于血分肌肤所发。治则：凉血清热解毒，佐以止痒。以上方凉血清热解毒止痒汤中加麦冬15克，木通10克，大黄12克（后入）。3剂，水煎服。外用：炉甘石粉、滑石粉、氧化锌粉各等份，混匀撒扑皮疹处。嘱其忌食辛辣之物，勿洗澡。

二诊：服上药后，肌肤颜色明显由潮红转淡，皮损已大部分消退，痒感大减，口渴咽干俱轻，二便基本正常。上方去木通、大黄。续服3剂后，皮疹全消，无任何症状，诸症治愈。

4. 猩红热性药疹验方

【方剂来源】　马氏中医马建国经验方，人物简介见第一章"感冒验方"。

【适应病证】　猩红热性药疹。

【药物组成】　生地黄30克，牡丹皮10克，赤芍10克，玄参15克，黄芩10克，天花粉10克，栀子10克，石膏10克，玳瑁10克，金银花30克，连翘15克，淡竹叶10克，蝉蜕10克，甘草10克。

【服用方法】　水煎服，每日一剂，早晚分服。

【注意事项】　禁忌辛辣、油腻之品。

【典型病例】　患者，男，19岁。2014年1月25日就诊。患者两天前因患感冒自服解热止痛片1片，约3小时后突然全身瘙痒，并有少许红斑出现。12小时后畏寒发热，体温38℃，且红斑增多，相互融合成大片状鲜红色水肿性斑片，颜面潮红，烦躁不安，口渴，舌质红苔薄，脉浮滑数。诊断：猩红热性药疹。证属：药毒内侵化热，蕴于血分肌肤。治则：凉血清热解毒。上方水煎服。外用清热止痒粉。服上药4剂后体温降至36.9℃，红色斑片已消退大部，口渴瘙痒俱轻。上方去淡竹叶，续服3剂后药疹全消，诸症治愈。

【按语】　此例为服解热止痛片后所引起猩红热性药疹，其皮损表现除鲜红色斑片外，兼有畏寒发热、烦躁不安、口渴等症状，实乃药毒化热内侵，蕴于血分肌肤。故予凉血清热解毒之药，而收效较佳。笔者认为，临床中凡遇此类病变，速投凉血清热败毒之品，可较快使皮疹消退，症状消失。

九、其他因素皮炎验方

1. 传染性湿疹样皮炎简便疗法

【方剂来源】　马氏中医马建国经验方，人物简介见第一章"感冒验方"。

【适应病证】　传染性湿疹样皮炎。

【简便疗法】　首先停止一切有刺激性的外搽药、外洗药，最有效最快的方法是先冷湿敷，改变皮肤的通透性，使黄色黏液分泌物减少。可用较大剂量清湿热、灭菌、解毒中药：黄连、黄柏、牡丹皮、薏苡仁、白鲜皮、苦参、土茯苓、蚤休、金银花、蒲公英、地丁、穿心莲、连翘。按皮损大小，酌情用量。水煎后待凉用纱布蘸药液，稍拧至不滴水为度湿敷患处。每5～10分钟更换1次，亦可持续进行。同时口服赛庚啶、地塞米松、葡萄糖酸钙、维生素C，注射青霉素等止痒消炎药物。待黏液分泌物渗出停止后，再搽马氏复方消炎渗湿洗剂,至皮疹消退治愈。

【注意事项】 禁忌辛辣、油腻之品。

【按语】 本病常发生于夏秋季节,多见于头皮、颜面、耳后、颈部,其他部位亦可发生。病因是皮肤上出现慢性感染病灶的分泌物,对其附近部位皮肤引起敏感所形成的湿疹样改变,如急性湿疹、皮炎感染后,主要表现为红斑、水疱、黏液、脓液渗出及糜烂状皮损。中医称为"黄水疮""浸淫疮"。此病主要症状是剧烈瘙痒难忍,由于对原发皮损处理不当,不少患者习惯用花椒、食盐煎水洗,洗后刺激皮肤,反而使皮损更加潮红灼热,使渗出黏液增多,导致向周围皮肤浸淫蔓延传染,黄色黏液流到哪个部位,细菌便随着滋生传播,主要是金黄色葡萄球菌。

2. 毛囊虫皮炎验方

【方剂来源】 马氏中医马建国经验方,人物简介见第一章"感冒验方"。

【适应病证】 毛囊虫皮炎。症见鼻尖、鼻翼、颏部、面颊红斑、丘疹、脓疱样的皮损,伴有轻微痒感,春季加重。

【药物组成】 栀子(研细粉)、青黛粉、升华硫粉各适量。

【使用方法】 上药混匀,用香霜或单纯霜调成10%软膏外涂,每晚1次,次日早晨洗去。同时可配合内服药物。

【注意事项】 忌食油腻、辛辣之物,禁肥皂热水洗搓。

【应用小结】 坚持治疗至皮损消退。既可除湿清热,又能杀虫止痒。

3. 浸渍性皮炎验方

【方剂来源】 马氏中医马建国经验方,人物简介见第一章"感冒验方"。

【适应病证】 浸渍性皮炎,多发于足跖,尤其是中小学生,春秋季节因穿球鞋、运动鞋,行走运动量大时,使汗液排出后不能散发,聚于鞋内,浸渍皮肤。表现为足跖肌肤潮红、灼热、汗渍、有臭味,走时有胀痛感。

【药物组成】 土茯苓粉60克,滑石粉40克。

【使用方法】 将两味混匀。洗足后用粉撒扑,每日中午晚间各1次。功可清热祛湿。

【注意事项】 治疗期间最好穿布鞋、拖鞋。痒剧时。先取:土茯苓适量煎水待温,浸泡20~30分钟后。再用土茯苓粉、枯矾粉各等份混匀,撒扑患处。每日2次,祛湿热杀霉菌止痒。

4. 清热渗湿洗方

【方剂来源】 马氏中医马建国经验方,人物简介见第一章"感冒验方"。

【适应病证】 浸渍性皮炎、汗疱疹。

【药物组成】 牡丹皮30克,土茯苓30克,薏苡仁30克,地肤子30克,白鲜皮30克,白矾30克。

【使用方法】 水煎约1500毫升,待温后浸泡患处,每日2次,每次20分钟。2日用药1剂。

5. 尿布皮炎（皮肤潮红）验方

【方剂来源】 马氏中医马建国经验方，人物简介见第一章"感冒验方"。

【适应病证】 尿布皮炎（皮肤潮红）。

【药物组成】 地榆 50 克，紫草 30 克，芝麻油 500 克。

【配制方法】 将上药入芝麻油中浸泡 3 日后炸枯滤渣，待凉贮瓶中。

【使用方法】 用时以毛刷蘸搽患处，每日 3 次，再用 3 层消毒纱布覆盖。

【注意事项】 禁忌辛辣油腻之品。

6. 稻田性皮炎验方

【方剂来源】 1977 年曲阜县向济宁地区卫生会议献方。

【适应病证】 稻田性皮炎。

【药物组成】 雄黄 6 克，生白矾 30 克，滑石 30 克。

【配制方法】 将上药研细末，用好醋调成 20% 软膏。

【使用方法】 涂敷患处。如破者，可以用香油调。每日 1 次。

【应用小结】 效果良好。

第十节 皲裂症验方

1. 手足皲裂验方①

【方剂来源】 马氏中医马建国经验方，人物简介见第一章"感冒验方"。

【适应病证】 手足皲裂。

【药物组成】 当归 15 克，白芍 30 克，熟地黄 30 克，阿胶（烊化）10 克，黄精 12 克，党参 30 克，白术 10 克，茯苓 10 克，枸杞子 10 克，桑椹子 10 克，白及 10 克，白蒺藜 9 克，蛇床子 9 克。

【服用方法】 水煎服，每日一剂，早晚分服。

【注意事项】 禁忌辛辣油腻之品。

【典型病例】 患者，女，60 岁。2012 年 9 月 25 日初诊。双手掌指、足底皮肤干燥皲裂，痒痛俱作年余。经服维生素 E、鱼肝油，外用润肤膏、愈裂霜等未见明显疗效。查见上述部位呈现出大小不一条状裂纹，粗糙增厚。面色萎黄不泽，气短懒言，肢体乏力，纳差。舌质淡，苔薄，脉细弱。诊断：手足皲裂。辨证：气血俱虚，肌肤失养，而致皲裂。治则：益气养血润肤，愈裂。上方水煎服，每日一剂。

二诊：服药 12 剂后，皲裂症状明显减轻，面色转润，肢体有力，精神振作，纳食增加，余症俱轻。方中白芍、熟地黄减为 20 克，继服 15 剂，皲裂症状愈合。

【按语】 本例为典型因气血虚弱，不能濡养肌肤所致皲裂。治取当归、白芍、熟地黄、阿胶、枸杞子、桑椹子、黄精、党参、白术、茯苓、白及益气养血敛口；白蒺藜、蛇床子祛风止痒，使手足皲裂愈合。

2. 手足皲裂验方②

【方剂来源】 曲阜市吴村卫生院陈贞来经验方，人物简介见第一章"神附止泻汤"。

【适应病证】 主治阴虚血燥引起的手足皲裂。症见全身瘙痒，手脚皲裂褪皮，裂后疼痛。

【药物组成】 当归、地肤子各20克，西洋参、川芎、麦冬、白芍、北沙参、荆芥、防风各10克，旱莲草、金银花、蝉蜕、熟地黄、苦参各30克，甘草6克。

【服用方法】 水煎服，每日一剂。

【注意事项】 禁忌鱼腥、辛辣。

【典型病例】 患者，女，62岁，王庄人，2017年10月20日来诊。全身瘙痒，手脚皲裂褪皮，裂后疼痛。舌质暗，脉滑数。诊为血燥生风性皮肤病。给予上方12剂痊愈。

3. 手足皲裂简便疗法

【方剂来源】 马氏中医马建国经验方，人物简介见第一章"感冒验方"。

【适应病证】 手足皲裂，是较多发皮肤病，尤其在冬季更为明显。其病因是由诸多因素所引起。但比较常见的有单纯手足皲裂、手足癣致裂、湿疹皲裂、掌跖角化燥裂、气血俱虚致裂5种。

【简便疗法】 单纯手足皲裂：由于冬季寒冷风燥，出汗少，经常摩擦，皮肤渐干燥而形成皲裂，惯发于掌面、十指尖、手侧、足侧、足跟等处。皲裂处可见长短不一、深浅不等的裂隙，深者并有出血，疼痛较剧。治疗：当归15克，白及粉15克，白凡士林或猪板油100克。调匀成膏。每晚1次，涂擦患处。尽量少用洗衣粉或碱性大的肥皂。

手足癣致裂：由于真菌反复感染，或不坚持杀菌治疗，使病程迁延，经久不愈。表现为在冬季手掌、足底皮肤皲裂，肥厚粗糙，并有干燥鳞屑，遇碱性洗涤剂疼痛尤甚。治疗：土槿皮50克，苦参50克，白鲜皮50克，鹤虱子30克，黄精30克，花椒30克，大枫子30克。水煎适量浸泡患处，每次20分钟，每晚1次，3日用药1剂。然后涂马氏硫槿膏。

湿疹皲裂：亦称为皲裂性湿疹，发生于双手掌、足底，病程较长。因经常搔抓，皮肤可逐渐变厚，呈棕褐色，皮纹开裂干燥，有鳞屑痂皮附着，或有少许黏液渗出，痒剧，边缘不清。治疗：白鲜皮30克，地肤子30克，枯矾30克，制何首乌30克，当归30克，苦参30克，黄精30克，苍术30克，蛇床子30克。水煎适量浸泡，每日1次，每次20～30分钟，3日用药1剂。然后涂马氏润肤止痒膏。

掌跖角化燥裂：双手掌指屈侧，足底肌肤色黄，干燥坚硬角化，皮肤裂隙深浅不等，失去光泽，触之硬同老茧。伴肢体酸软，倦怠无力。舌质淡，苔薄，脉弱。治宜养血滋阴润燥，佐以疏风。方取：当归15克，白芍30克，熟地黄30克，桑椹子20克，枸杞子12克，麦冬15克，阿胶12克（烊化），防风10克，秦艽10克，白蒺藜10克。水煎服，每日1剂。外用：当归30克，独活30克，白及30克，蜂蜡500克。炸枯去渣，待凉成膏。涂于裂处，每日2次。

气血俱虚致裂：由于气血俱虚，不能正常濡润肌肤，致使双手掌，足跖肤色淡黄，皮肤粗糙增厚，呈现大小不一条状裂纹，干似树皮，失去光泽柔软感。并有面色萎黄，少气懒言，四肢乏力，纳差。舌质淡，苔薄，脉弱无力。治宜益气养血润肤为主，佐以疏风。方取：黄芪 30 克，党参 20～30 克，白术 12 克，茯苓 9～12 克，当归 15 克，白芍 20～30 克，熟地黄 20～30 克，阿胶 12 克（烊化），龙眼肉 10 克，防风 10 克，白蒺藜 10 克，秦艽 10 克。水煎服，每日一剂。外用药同掌跖角化燥裂。

【按语】　在临床中发现有不少患者，不论是什么原因引起皲裂，均用愈裂霜外搽，但有的却不见明显治疗效果。殊不知由真菌感染如手癣、足癣所致皲裂，选用愈裂霜疗效比较好。单纯手足皲裂、慢性湿疹皲裂，气血虚弱不能濡润肌肤所致燥裂，用后有的起相反作用，干燥裂痒痛症状更加严重。因愈裂霜中含有杀真菌药物，所以不要乱搽。某些手足皲裂患者，一定要去医院诊断清楚，再对症用药，疗效定会比较满意。

4. 皲裂膏

【方剂来源】　马氏中医马建国经验方，人物简介见第一章"感冒验方"。
【适应病证】　乳头皲裂、手足皲裂。
【药物组成】　白及 60 克，天花粉 60 克，蜂蜡 200 克，凡士林 300 克。
【配制方法】　上药研成细粉。将蜂蜡、凡士林溶化后，加入药粉搅匀待冷凝贮瓶中。
【使用方法】　用时涂于患处，纱布包敷。每晚 1 次。

5. 掌跖角化症、剥脱性角质松解症验方

【方剂来源】　马氏中医马建国经验方，人物简介见第一章"感冒验方"。
【适应病证】　掌跖角化症、手足皲裂、剥脱性角质松解症。
【药物组成】　蜂蜡、液体石蜡、白及细粉各适量。
【使用方法】　取蜂蜡与液体石蜡适量化开后，入白及细粉搅匀贮瓶中。每晚 1 次涂于患处，获效较好。

6. 硫槿膏

【方剂来源】　马氏中医马建国经验方，人物简介见第一章"感冒验方"。
【适应病证】　手足癣所致皲裂。
【药物组成】　硫黄粉 15 克，土槿皮粉 15 克，凡士林 100 克。
【配制方法】　上药研为细粉，入凡士林中调匀成膏贮瓶中。
【使用方法】　每晚外涂患处 1 次，纱布包敷，次晨洗去。

7. 润肌酊

【方剂来源】　马氏中医马建国经验方，人物简介见第一章"感冒验方"。
【适应病证】　剥脱性角质松解症。
【药物组成】　当归、苍术、制何首乌、黄精各 40 克。75%乙醇 600 毫升。
【配制方法】　上药入乙醇中浸泡 7 日后过滤，每 100 毫升药液中入甘油 10 毫升贮瓶中。
【使用方法】　用时摇匀，毛刷蘸搽皮损处，每日数次。

8. 润肤止痒膏

【方剂来源】　马氏中医马建国经验方，人物简介见第一章"感冒验方"。

【适应病证】　湿疹皲裂。

【药物组成】　炉甘石 15 克，白鲜皮 15 克，樟脑 3 克，凡士林 100 克。

【配制方法】　上药共研成细粉，与凡士林充分调匀成膏。

【使用方法】　用时涂于患处，纱布包敷，每日 1 次。

9. 掌跖角化症验方

【方剂来源】　马氏中医马建国经验方，人物简介见第一章"感冒验方"。

【适应病证】　掌跖角化症。症见双手掌指屈侧和足跟部干燥，不久肌肤增厚，坚硬裂痛，几个月后，干裂加深，时而出血。

【药物组成】　当归 15 克，白芍 20 克，熟地黄 30 克，生地黄 15 克，制何首乌 15 克，桑椹子 15 克，枸杞子 15 克，阿胶 10 克（烊化），麦冬 12 克，菟丝子 12 克，独活 10 克，秦艽 10 克。

加减：脾胃虚弱而纳差者加党参 15 克，白术 10 克，茯苓 10 克，山药 15 克，陈皮 10 克，去制何首乌、独活、桑椹子、菟丝子；痒者加防风 10 克、白蒺藜 15 克。

【服用方法】　水煎服，每日一剂，早晚分服。为服药方便，亦可制成蜜丸内服。

【注意事项】　禁忌辛辣油腻之品。

【典型病例】　患者，男，59 岁。2008 年 3 月 29 日就诊。患者自 2007 年 4 月，发觉双手掌指屈侧和足跟部干燥，不久肌肤增厚，坚硬裂痛，几个月后，干裂加深，时而出血。经某医院诊为掌跖角化症，予以多种药物治疗，然角化皮损未见好转，遇见冷热等刺激，痛如针刺，遂改搽 5%水杨酸软膏，纱布厚缠裹之，疼痛、干裂暂可减轻，但不能根治。若一日不涂包，伸握、站立、步履时裂隙痛甚。查见双手掌指屈侧，足跟足跖表面不平，呈干燥坚硬角化皮损，或若胼胝样厚层，或似疣状突起，或如虫蚀状小凹，伴脱屑，裂隙深浅不等，触之硬同老茧，肤色淡黄，失去光泽。肢体酸软，倦怠无力，舌略淡，苔薄白，脉细无力。诊断：掌跖角化症。证属：阴血亏虚，掌跖失润，风客肌腠而角化燥裂。治则：养血滋阴，润燥疏风。上方水煎服，共加减 74 剂，角化裂隙消失，肌肤如正常人，后再未复发。

【按语】　掌跖角化症属较为难治的角化性疾病之一，目前尚无特殊疗法。有的系遗传，但许多患者却无阳性家族史可追溯。据其干燥角化裂隙疼痛，排除其他因素外，笔者认为阴血亏乏，肤失润养，兼受风客，为惯发根源。

肢体肌肤，需赖阴血滋养，方可柔润，不失其常。若阴血虚损，肤失其养，在掌跖可呈干枯、角化、燥裂，出血疼痛。按症详辨，血虚当以濡养，燥裂则宜滋润，故以养血滋阴润燥之药为主，使阴血内充、肌肤外荣，从而收到内滋外润之良效。

10. 润肌祛风洗方

【方剂来源】　马氏中医马建国经验方，人物简介见第一章"感冒验方"。

【适应病证】　掌跖角化症。

【药物组成】　当归 30 克，制何首乌 30 克，独活 30 克，白及 30 克，防风 30 克，白蒺藜 30 克，枸杞子 30 克，黄精 30 克。

【使用方法】　水煎 1500～2000 毫升，待稍温浸泡患处，每次 30 分钟，每日 1 次。3 日用药 1 剂。

11. 鸡眼土方

【方剂来源】　马氏中医马建国经验方，人物简介见第一章"感冒验方"。

【适应病证】　鸡眼。

【药物组成】　蜈蚣适量。

【配制方法】　将蜈蚣焙干研粉，醋适量。

【使用方法】　将蜈蚣粉用醋调成糊状，敷于患处。

【注意事项】　禁忌辛辣、油腻之品。

12. 鸡眼验方①

【方剂来源】　防山李氏中医世家李全树祖传验方，人物简介见第一章"心肌梗死验方"。

【适应病证】　脚趾鸡眼。

【药物组成】　蜈蚣一条，食醋适量。

【使用方法】　将蜈蚣研为细末，用食醋调成糊状，敷患处一夜，天明即可拔出见效，屡试屡效。

【典型病例】　患者，男，47 岁。左脚趾长数个鸡眼，来我处诊治。投以本药粉外敷，次日痊愈。

13. 鸡眼验方②

【方剂来源】　颜秉甲中医诊所祖传秘方，人物简介见第一章"慢性支气管炎验方"。

【适应病证】　主治鸡眼。

【药物组成】　地骨皮、红花各等份。

【使用方法】　上药为末，用香油调成膏涂之。

14. 足底鸡眼特色疗法

【方剂来源】　曲阜市中医院田桂昌经验方，人物简介见第三章"创伤后肿痛特色疗法"。

【适应病证】　多发性足底鸡眼。

【操作方法】　取足底鸡眼最大的 3～4 个，用 28 号 1.5 寸毫针从鸡眼正中刺入 5～7 毫米，留针 20 分钟，每 5 分钟行针一次。只治疗一次，约 2 周鸡眼自行脱落。

【注意事项】　有糖尿病及脚气者注意消毒，治疗时必须 5 分钟行针一次。

【应用小结】　共治疗 10 人次，7 人均为一次性治愈。

【典型病例】　病案一：患者，男，30 岁。双足底多发鸡眼半年，行走后疼痛明显，影响日常生活，针刺治疗一次，2～3 周后双足鸡眼完全脱落消失。

病案二：患者，男，25 岁。双足底多发鸡眼 1 年，多发治疗无效，针刺治疗一次，2～3 周后双足鸡眼完全脱落消失。

15. 足垫验方①

【方剂来源】 马氏中医马建国经验方，人物简介见第一章"感冒验方"。

【适应病证】 足垫，又称为胼胝，是发于足底扁平或隆起的局限性角质增生。症状为患部皮肤增厚，形状小，如蚕豆，大如核桃，表面皮纹清晰，颜色为白色、黄白色或黄褐色。触之坚硬，局部汗液分泌减少。行走时踏上硬物疼痛剧烈。中老年人最常见。

【药物组成】 地肤子 50 克，皂角刺 50 克，五倍子 50 克，白矾 50 克，三棱 50 克，莪术 50 克。

【使用方法】 水煎约 1500 毫升，趁温浸泡患足，每次 30 分钟，每日 2 次。浸泡后表皮角质已软化，再用小木锉轻轻锉去或刀片轻削表面隆起胼胝。长出后如有压痛即浸泡、削、锉，坚持治疗，至痛感完全消失为止。

【注意事项】 治愈后要穿着合适的软底鞋，以减少摩擦，防止复发。

16. 足垫验方②

【方剂来源】 马氏中医马建国经验方，人物简介见第一章"感冒验方"。

【适应病证】 本方功能软坚散结。主治胼胝。

【药物组成】 地肤子、皂角刺、五倍子各 60 克。

【使用方法】 水煎 2000 毫升，待温浸泡患处，每次 20 分钟，每日 3 次。每剂药用 2 日。

【注意事项】 穿泡沫底较厚舒适鞋。

【应用小结】 胼胝，又称为足垫，是发生在脚底扁平或隆起的角质增生，症状为皮肤增厚，如橡子大小，色黄，触之坚硬，行走时踏上硬物痛剧，中老年人常见。有些患者经冷冻激光等疗法效果亦不明显。用上述中药水煎后浸泡，能使皮损逐渐变薄消退，解除了患者痛苦。

【典型病例】 患者，男，69 岁。双足底发生两个似橡子大皮损，角质增厚，高出皮面，肤色发黄，触之较硬，行走活动有疼痛感近 1 年。虽经冷冻等方法治之，收效甚微。诊断：胼胝。取地肤子 60 克，皂角刺 60 克，五倍子 60 克，上述中药水煎 2000 毫升浸泡，每次 20 分钟，每日 3 次。35 日后胼胝消退，皮肤变平，行走如常。

17. 鹅掌风验方

【方剂来源】 1977 年曲阜县向济宁地区卫生会议献方。

【适应病证】 鹅掌风。

【药物组成】 瓦花 21 克，食醋适量。

【使用方法】 将瓦花捣烂取汁，加入食醋，装入猪膀胱内，把手伸入，在手腕部扎紧，隔日换 1 次。

第十一节　癣病验方

1. 头皮癣验方

【方剂来源】　1977 年曲阜县向济宁地区卫生会议献方。

【适应病证】　头皮癣。

【药物组成】　白附子粉、硫黄粉各等份，姜汁适量。

【配制方法】　将两种药面混合均匀，再用姜汁调和成清糊状。用茄子蒂搽之。

【使用方法】　首先剃光头，每日用茄子蒂蘸药糊搽之，每日 1 次。3～5 日后再剃头，痊愈后继续搽几日防止复发。

2. 头皮部石棉样癣验方

【方剂来源】　马氏中医马建国经验方，人物简介见第一章"感冒验方"。

【适应病证】　头皮部石棉样癣。

【药物组成】　硫黄、白鲜皮各等份。

【使用方法】　上药共研细末，入凡士林中调成 20% 软膏外涂。

3. 面部癣验方

【方剂来源】　1977 年曲阜县向济宁地区卫生会议献方。

【适应病证】　面部癣。

【药物组成】　杏仁皮适量。

【配制方法】　煎水浓缩即成。

【使用方法】　擦患处。

【应用小结】　治 5 例均好。

4. 擦烂型足癣验方

【方剂来源】　马氏中医马建国经验方，人物简介见第一章"感冒验方"。

【适应病证】　擦烂型足癣。

【药物组成】　鲜马齿苋 200 克，土茯苓 30 克，苦参 30 克，薏苡仁 30 克，萆薢 30 克，穿心莲 30 克，金银花 30 克，土槿皮 30 克，地肤子 30 克，枯矾 30 克。

【配制方法】　上药水煎适量。

【使用方法】　趁温浸泡患足，每次 30 分钟，每日 2 次，3 日 1 剂。

【注意事项】　再次使用时要先加热后再用，禁忌辛辣、油腻之品。

5. 水疱型手足癣验方

【方剂来源】 马氏中医马建国经验方，人物简介见第一章"感冒验方"。

【适应病证】 水疱型手足癣。

【药物组成】 白鲜皮、蛇床子、白矾、鹤虱子、大枫子各等份。

【使用方法】 水煎适量后浸泡患处。

6. 水疱型足癣验方①

【方剂来源】 马氏中医马建国经验方，人物简介见第一章'感冒验方"。

【适应病证】 水疱型足癣。

【药物组成】 川楝子 50 克（研），土槿皮 30 克，苦参 30 克，白矾 30 克，蛇床子 30 克，地肤子 30 克，鹤虱子 30 克，白鲜皮 30 克，大枫子 30 克。

【配制方法】 水煎适量。

【使用方法】 趁温浸泡，每次 30 分钟，凉后加温，每日 2 次，3 日用药 1 剂。

【注意事项】 禁忌辛辣、油腻之品。

7. 水疱型足癣验方②

【方剂来源】 马氏中医马建国经验方，人物简介见第一章"感冒验方"。

【适应病证】 水疱型足癣。

【药物组成】 山豆根、土茯苓、苦参、白鲜皮、白矾各等份。

【使用方法】 水煎适量后浸泡。每日 2 次。每次 20 分钟。临床观察，疗效较佳。

8. 水疱型足癣验方③

【方剂来源】 马氏中医马建国经验方，人物简介见第一章"感冒验方"。

【适应病证】 祛湿热、杀霉菌、止痒。主治水疱型足癣。

【药物组成】 白矾、苦参各 50 克。

【配制方法】 共研细末，贮瓶中备用。

【使用方法】 每日早晚 2 次棉签蘸搽患处。

【注意事项】 忌食辛辣之物。

【应用小结】 水疱型足癣在夏秋季节常见多发，以白矾、苦参粉外用治疗，可收到比较明显的清湿热、杀菌止痒功效。治愈率达到 95%。

【典型病例】 患者，女，37 岁。双足趾缝发生数个粟粒大水疱，阵发性瘙痒难忍 5 个月余。曾外用几种膏霜，效果均不理想。诊断：水疱型足癣。取白矾 50 克，苦参 50 克，磨成细粉外搽，半月后水疱疹消退，痒感症状消失。

9. 浸渍型足癣验方①

【方剂来源】 马氏中医马建国经验方，人物简介见第一章"感冒验方"。

【适应病证】 浸渍型足癣最易继发感染，趾缝间潮湿糜烂浸渍发白。

【药物组成】　土茯苓、枯矾粉各适量。

【使用方法】　土茯苓适量煎水待温，浸泡 20～30 分钟后。再用土茯苓粉、枯矾粉各等份混匀，撒扑患处。每日 2 次，能祛湿热、杀霉菌、止痒。

10. 浸渍型足癣验方②

【方剂来源】　马氏中医马建国经验方，人物简介见第一章"感冒验方"。

【适应病证】　祛湿热、灭菌、止痒。主治浸渍型足癣。

【药物组成】　土茯苓、百部、苦参各 30 克。

【使用方法】　共磨成细粉，贮瓶中。用棉签蘸搽患处，每日 3 次。

【注意事项】　忌食辛辣之物。

【应用小结】　浸渍型足癣为常见皮肤病，尤其在夏秋季节，由于足趾缝通透性较差，容易浅表霉菌滋生，皮损表现浸渍发白，瘙痒剧烈。此型足癣抓破最易感染化脓，所以应及时治疗。临床治疗多例证明，上述药粉有较好杀灭霉菌、止痒功效。

【典型病例】　患者，女，36 岁。双足趾缝皮肤浸渍发白，痒感剧烈半月余。经硝酸咪康唑膏外用，皮损未消。诊断：浸渍型足癣。取土茯苓 30 克，百部 30 克，苦参 30 克，磨成细粉，棉签蘸后搽皮损处，每日 3 次。1 周后皮疹消退，瘙痒症状消失而愈。

11. 足癣感染验方①

【方剂来源】　马氏中医马建国经验方，人物简介见第一章"感冒验方"。

【适应病证】　浸渍型、糜烂型足癣继发感染，症见趾缝、足跖有黏液、脓液渗出外，伴有红、肿、热、痛者。

【药物组成】　地榆、金银花、蒲公英、地丁、黄柏、土茯苓各等份。

【使用方法】　水煎适量待凉浸泡患足。另外，再用地榆粉与黄连粉、青黛粉混匀撒于患处。

【应用小结】　可收到较好除湿热消肿功效。

12. 足癣感染验方②

【方剂来源】　马氏中医马建国经验方，人物简介见第一章"感冒验方"。

【适应病证】　足癣感染。由于浅表霉菌滋生所致，症见足趾间瘙痒剧烈，特别是水疱型、浸渍型足癣，因不及时用杀霉菌药物治疗，感痒即抓，使表皮脱失，露出红色湿润面，最易继发感染。如表现在足趾缝、足趾、足底潮红肿胀疼痛，行走时加重。或浸渍糜烂，并有黏液脓液渗出，腹股沟浅表淋巴结可肿大。

【药物组成】　土茯苓 30～50 克，黄柏 30 克，白鲜皮 30 克，苦参 30 克，蒲公英 30 克，地丁 30 克，地榆 30 克，金银花 30 克，连翘 30 克，薏苡仁 30 克，枯矾 30 克。

【使用方法】　水煎 1500～2000 毫升。待稍温浸泡患足。每次 20 分钟，每日 2 次，2 日用药 1 剂。洗后擦干涂祛湿消炎膏（凡士林 100 克，炉甘石粉 15 克，氧化锌粉 15 克，青黛粉 3 克，呋喃西林粉 2 克，充分调匀）。此法能使感染症状较快消失，皮疹消退。

【按语】　本病应引起重视，因足癣感染后细菌沿淋巴管入内，常易继发小腿丹毒、淋巴管炎、蜂窝织炎等病变，不可轻而视之，应积极治疗。除口服或注射抗菌药物外，并用中药煎水外用，疗效显著。

在足癣感染同时，不少患者因病灶存在，而发生癣菌疹，是皮肤对细菌及其代谢产物，在远隔部位发生的一种变态反应。主要表现为双手指、手背、手掌出现粟粒至高粱粒大红色丘疱疹，密集分布，亦具瘙痒灼热感。因此皮疹内没有真菌，切不能乱用杀霉菌药物。若误用杀霉菌药物，如硝酸咪康唑霜、克霉唑软膏、水杨酸乙醇等刺激，反而会使皮损扩展，症状加重，迁延治疗。此时治疗与足癣感染一并治之，手部表现痒感较剧者，可以口服抗组胺药物，外用上述中药煎液浸泡后，搽哈西奈德溶液、氟轻松软膏或复方消炎渗湿洗剂。待足癣感染、癣菌疹治愈后，足趾、趾缝等原发部位，再用杀真菌药物治之。水疱型选用复方土槿皮酊外搽，每日 2 次。

13. 足癣感染验方③

【方剂来源】 马氏中医马建国经验方，人物简介见第一章"感冒验方"。

【适应病证】 足癣感染。

【药物组成】 枯矾、蒲公英、地丁、苦参、金银花、黄连各等份。

【使用方法】 上药水煎适量后浸泡患处。每日 2 次。待炎症消失后，取枯矾粉研细配硫黄粉混匀，撒扑皮损上。

14. 足癣感染验方④

【方剂来源】 马氏中医马建国经验方，人物简介见第一章"感冒验方"。

【适应病证】 足癣感染。

【药物组成】 蒲公英 60 克，苦参 30 克，金银花 30 克，薏苡仁 30 克，黄柏 30 克。

【使用方法】 水煎后浸泡患处。

15. 足癣感染、癣菌疹验方

【方剂来源】 马氏中医马建国经验方，人物简介见第一章"感冒验方"。

【适应病证】 足癣感染、癣菌疹。

【药物组成】 鲜马齿苋 100 克，黄柏、蒲公英、土茯苓、金银花、连翘、枯矾各 30 克。

【使用方法】 煎水适量待温浸泡患处。

16. 手足癣验方

【方剂来源】 马氏中医马建国经验方，人物简介见第一章"感冒验方"。

【适应病证】 水疱型、浸渍型手足癣。

【药物组成】 大枫子、鹤虱子、土茯苓、土槿皮、地肤子、黄柏、白矾、苦参各 30 克。

【使用方法】 醋水各半适量煎开浸泡患处。

【典型病例】 患者，女，30 岁。1997 年 8 月 5 日初诊。双足趾缝、右足跖发生较多的米粒大水疱，有时奇痒难忍，尤其是晚间较剧，已2个月余。某院诊断为水疱型足癣。经用硝酸咪康唑霜、克霉唑软膏、香港脚气水等外搽。当时痒感稍轻，过后仍痒如前。证属：湿热蕴结真菌滋生。药用：鹤虱子30克，大枫子30克，白矾30克，苦参30克，土槿皮30克，地肤子30克，黄柏30克，土茯苓30克。醋1500毫升煎开上药浸泡患足。每次20分钟。3日用药1剂。6剂后水疱疹全消，无任何症状告愈。

17. 足癣验方

【方剂来源】　全国基层名老中医药专家朱传伟经验方，人物简介见第一章"风寒感冒轻症验方"。

【适应病证】　足癣。

【药物组成】　大黄10克，黄精10克，淮牛膝10克，苦参15克，藿香25克，土茯苓20克，地肤子15克，白鲜皮15克，黄柏12克。

【使用方法】　水煎2000毫升，浸泡足部，每次20～30分钟，每日1次。

18. 手足癣简便疗法

【方剂来源】　马氏中医马建国经验方，人物简介见第一章"感冒验方"。

【适应病证】　手足癣，由真菌引起，常见于夏秋季节，由于天气炎热，手掌、手指、足趾、趾缝、足底，最易滋生真菌，在上述部位呈现米粒至粟粒大水疱，为水疱型，瘙痒较剧。中医称为"脚湿气"。有的趾缝表现为浸渍发白，称为浸渍型。冬季呈现皲裂鳞屑角化，且有干燥疼痛感，为鳞屑角化型。中医称为"鹅掌风"。用碱性洗涤物时症状加重。

【简便疗法】　治疗水疱型常用杀霉止痒洗方。药取：苦参50克，土槿皮50克，白矾50克，黄柏50克，百部30克，白鲜皮30克，白芷30克，鹤虱子30克，地肤子30克，土茯苓30克。上药醋水各半煎开1500～2000毫升，倾入盆中，待温度适宜时浸泡患处30分钟。每日2次。每剂药用3日。或用苍术30克，生黄精30克，土茯苓30克，苦参30克，蛇床子30克，鹤虱子30克。95%乙醇800毫升浸泡7日后过滤。每100毫升药液中加入水杨酸粉5克。每日3次棉签蘸药酊搽患处。除湿热杀霉菌效佳。

浸渍型：滑石粉20克，枯矾粉20克，苦参粉20克，升华硫粉20克。诸药混匀贮瓶中。用时棉球蘸药粉撒扑趾缝，每日3次。

鳞屑角化型：先取苦参30克，土槿皮30克，防风30克，炒苍耳子30克，大枫子30克，黄精30克，白鲜皮30克。水煎适量浸泡后，再用凡士林100克，升华硫粉15克，水杨酸粉3克。充分调匀成膏，涂于患处，纱布包敷，每晚1次。

【注意事项】　本病要坚持治疗。临床中发现，有些患者症状有所见轻后，便不坚持或中断治疗，是造成本病反复而发，长期不愈的根本因素。

【典型病例】　患者，男，41岁。1999年7月10日初诊。双足趾间、足侧、足底发生米粒大水疱，疏散分布，瘙痒难忍6个月余。曾外用西药杀霉菌止痒霜膏数种，收效不显著。诊断：水疱型足癣。经予杀霉止痒洗方醋水煎开浸泡治疗。6剂后皮损消退，无任何症状告愈。

19. 脚气感染，瘙痒糜烂简便疗法

【方剂来源】 曲阜市中医院名老中医颜景琏经验方，人物简介见第一章"肺咯血、胃出血验方"。

【适应病证】 脚气感染，瘙痒糜烂。

【操作方法】 局部常规消毒后待干，用梅花针（或针灸针、采血针皆可）叩打或散针局部，每日 1 次，一般 2～3 次即可痊愈。

【注意事项】 所穿之鞋要具有良好的透气性。

【应用小结】 本人用此法治疗脚气病多例，皆取得理想疗效。

【典型病例】 病案一：患者，脚气感染严重并浮肿，用本法治疗 3 次即愈。

病案二：患者，患脚气，足趾间糜烂作痒，用此法治疗 2 次即痊愈。

20. 脚气验方①

【方剂来源】 1977 年曲阜县向济宁地区卫生会议献方。

【适应病证】 脚气。

【药物组成】 葛根 12 克，明矾 9 克。

【使用方法】 煎水适量外洗患部，如湿气重者加白芷 9 克。

21. 脚气验方②

【方剂来源】 1977 年曲阜县向济宁地区卫生会议献方。

【适应病证】 脚气。

【药物组成】 白茅根 60 克，白鸡冠花 30 克，红、白糖各 30 克。

【服用方法】 将上药煎汤一碗加糖口服，每日 1 次，连服 7 日。

【应用小结】 曾治愈 10 人，效果良好。

22. 足趾、趾缝糜烂验方

【方剂来源】 马氏中医马建国经验方，人物简介见第一章"感冒验方"。

【适应病证】 湿热毒蕴所致足趾、趾缝肤色潮红肿胀，或有糜烂伴黏液脓性分泌物渗出，灼热疼痛。

【药物组成】 土茯苓 60 克，金银花 30 克，蒲公英 30 克，黄柏 30 克，枯矾 30 克，连翘 30 克。

【使用方法】 水煎适量待温浸泡患足，每日 2 次。清热除湿解毒消炎效捷。

23. 股癣土方

【方剂来源】 马氏中医马建国经验方，人物简介见第一章"感冒验方"。

【适应病证】 痔疮、股癣、阴囊湿疹。

【药物组成】　无花果叶 100 克。

【配制方法】　将无花果叶煮水。

【使用方法】　外洗患处。

【注意事项】　禁忌辛辣、油腻之品。

24. 股癣、肛门湿疹验方

【方剂来源】　曲阜市人民医院王国栋经验方，人物简介见第一章"失眠验方③"。

【适应病证】　杀虫止痒。主治股癣、肛门湿疹。

【药物组成】　吸烟人用的烟袋杆中的烟油适量。

【应用方法】　患处洗净，擦干，将烟油涂抹患处，每日 1 次，1～2 周病愈。

【注意事项】　对其过敏者慎用。

【应用小结】　《纲目拾遗》中有其"解蛇毒、除恶疮顽癣"之说。"烟油入药，旧竹杆劈取者良""凡梅条、藤条、紫檀、乌木、老鹤草及纯铜、纯银杆中油皆不及竹中者性良"。本方源于一村医所授，经临床验证，确有疗效。

【典型病例】　患者，男，57 岁。于 1996 年 7 月 23 日初诊。左侧腹股沟下，股部发现 3 厘米×5 厘米片状皮损，界限清楚，边缘有播散性的丘疹、鳞屑，皮屑镜检真菌阳性。以前曾多次到医院皮肤科就诊，涂药后好转，反复发作。遂嘱用该方法治疗，半月后病愈。

25. 桃花癣验方

【方剂来源】　1977 年曲阜县向济宁地区卫生会议献方。

【适应病证】　桃花癣。

【药物组成】　好米醋 500 毫升，大皂角 1 条。

【配制方法】　将皂角砸碎，与米醋一起放锅内文火煎之，待浓缩至 50 毫升时将皂角捞出，将煎出液浓缩成糊状。

【使用方法】　涂擦癣部即可。

【应用小结】　曾治 100 余例，均涂擦 1～2 次即愈。

26. 甲癣验方①

【方剂来源】　马氏中医马建国经验方，人物简介见第一章"感冒验方"。

【适应病证】　甲癣，因真菌引起，由于手足癣治疗未愈，真菌逐渐由指趾末端，或通过甲板侵蚀蛀空甲部，使正常的指、趾甲失去透明光亮及色泽，甲板出现凹陷不平，慢慢增厚而致残缺不全变形，呈灰褐色，俗称灰指（趾）甲。

【药物组成】　苦参 50 克，大枫子 50 克，鹤虱子 50 克，土槿皮 50 克，白矾 50 克，食醋 1000 毫升。

【使用方法】　用食醋 1000 毫升将上药煎开浸泡甲癣处，杀霉菌，软化甲板。每日 2 次，每次 30 分钟。指（趾）甲泡软后，用小刀或锉刮除上覆已灰化的指（趾）甲。然后再以毛刷蘸复方土槿皮酊（土槿皮 120 克、95%乙醇 1000 毫升。浸泡 7 日后过滤，每 100

毫升药液中加入水杨酸粉 6 克，搅匀化开即成）。每日 2 次，经过治疗增厚甲板如已变薄，不再用中药浸泡，直接外用上述药酊即可。治疗几个月后，真菌便能杀灭，长出正常的指（趾）甲，恢复正常的色泽。

【按语】 此病服药较慢，尤其是西药对肝肾有非常明显的副作用。外用药是比较理想的治疗方法，且无任何副作用。

27. 甲癣验方②

【方剂来源】 马氏中医马建国经验方，人物简介见第一章"感冒验方"。

【适应病证】 杀灭指（趾）甲霉菌。主治甲癣。

【药物组成】 大枫子、鹤虱子、土槿皮各 50 克。

【使用方法】 上药共磨成粗末，入 95% 乙醇 500 毫升中浸泡 7 日，滤除药渣，滤液贮瓶中备用。用时棉签蘸搽患处，每日 3 次。

【应用小结】 甲癣，俗称灰指（趾）甲，为常见皮肤病，临床观察，有些患者用常规西药制剂涂搽效果不显著。经以上述中药酊剂外搽，只要坚持治疗，定会收到良好治疗效果，使病变指（趾）甲恢复正常。

【典型病例】 患者，男，63 岁。双足趾甲发灰或呈黑褐色，增厚，残缺不平 1 年半。经用硝酸咪康唑软膏、克霉唑软膏等，未见明显疗效。诊断：甲癣。取大枫子 50 克，鹤虱子 50 克，土槿皮 50 克，磨成粗末，入 95% 乙醇 500 毫升中浸泡 7 日，滤除药渣，棉签蘸搽患处，每日 3 次。60 日后，病变趾甲全部消退，恢复正常趾甲。

28. 花斑癣验方

【方剂来源】 马氏中医马建国经验方，人物简介见第一章"感冒验方"。

【适应病证】 花斑癣。

【药物组成】 硫黄粉适量。

【使用方法】 纱布包硫黄粉适量蘸醋搽患处，每日 3 次。

第十二节 疣 病 验 方

1. 扁平疣验方①

【方剂来源】 马氏中医马建国经验方，人物简介见第一章"感冒验方"。

【适应病证】 扁平疣。

【药物组成】 败酱草 60 克，苦参 60 克，鱼腥草 30 克，露蜂房 30 克，白矾 30 克，蛇床子 30 克，炒苍耳子 30 克，白鲜皮 30 克，皂角刺 30 克，赤芍 30 克，三棱 30 克，莪术 30 克。

【配制方法】 水煎适量。

【使用方法】 待温以能耐受为度，用纱布蘸药液后搓洗疣体，以皮肤潮红有灼热感为适中，切勿擦得过重，以免损伤皮肤，影响治疗。发于手背的可将手浸泡在药液中 20～30 分钟后，再反复搓洗疣体。每日 2 次，3 日一剂。

　　【注意事项】　禁忌辛辣、油腻之品。

2. 扁平疣验方②

　　【方剂来源】　马氏中医马建国经验方，人物简介见第一章"感冒验方"。

　　【适应病证】　扁平疣，属病毒所引起，多发于颜面、双手背部位，也可发于颈部、上肢。皮损表现为较密集的粟粒、高粱粒大浅褐色扁平丘疹，表面光滑，触之较硬。一般无自觉症状，但有轻微痒感。有的病程较短，有些迁延时间较长，个别患者可长达几年不消退。

　　【药物组成】　败酱草 60 克，苦参 60 克，鱼腥草 30 克，白鲜皮 30 克，皂角刺 30 克，赤芍 30 克，三棱 30 克，莪术 30 克，板蓝根 50 克。

　　【使用方法】　上药水煎 1500～2000 毫升倾入盆中待温，以能耐受为度，用纱布蘸药液反复搓洗疣体。洗至皮肤潮红或有灼热感为适中，切勿擦得过重，以免损伤皮肤，影响疗效。发于手背者可将手浸泡在药液中 20～30 分钟后，再反复搓洗疣体，每日 2 次。3 日用药 1 剂。

　　对病程较长，基本不痒，疣体呈褐色，消退较慢者，用药次数会较多，一定要坚持耐心治疗。用祛疣中药洗搓后，再涂消疣酊，并取板蓝根 30～50 克，赤芍 15 克。开水浸泡后代茶饮，每日一剂，至疣体全部消退。

　　【应用小结】　临床观察，病程短及有痒感者，收效较快。所用上述药物，均有较好抗毒祛疣功效。

　　【典型病例】　患者，女，19 岁。1993 年 9 月 12 日出诊。患者颜面、双手背起密集粟粒至高粱大浅褐色扁平丘疹，尤以额部、双面颊为多，表面光滑，触之较硬，稍有痒感近 1 年。其间注射利巴韦林、聚肌苷酸-聚胞苷酸，口服盐酸吗啉胍等多次。外用药物（不详），疣体消退不明显。经用上述祛疣方药治疗，3 剂后疣体消退大多数。续用 3 剂，扁平疣全消治愈。

3. 扁平疣验方③

　　【方剂来源】　马氏中医马建国经验方，人物简介见第一章"感冒验方"。
　　【适应病证】　扁平疣。
　　【药物组成】　马齿苋、鱼腥草、大青叶、贯众、白矾、露蜂房各等份。
　　【使用方法】　水煎适量外洗患处。

4. 扁平疣验方④

　　【方剂来源】　马氏中医马建国经验方，人物简介见第一章"感冒验方"。
　　【适应病证】　消疣散结。主治扁平疣。
　　【药物组成】　香附、炒苍耳子各 20 克，75%乙醇 500 毫升。
　　【配制方法】　将香附、炒苍耳子入乙醇中浸泡 1 周后，滤除药渣，所得药液贮瓶中备用。

【使用方法】 用时以棉签蘸搽患处，每日3次。

【注意事项】 少食辛辣。

【应用小结】 扁平疣为青少年最常见多发皮肤病，皮损好发于颜面、手背，不同程度影响了患者美貌。该药酊外用治疗扁平疣数百例，能明显发挥中医药杀灭病毒、祛疣散结的功效，在较短时间内使疣体消退。

【典型病例】 患者，女，19岁。颜面、双手背发生较多似粟粒至高粱粒大小扁平丘疹，稍高出皮面，稍有痒感8个月余。期间用过冷冻疗法，外搽抗病毒西药膏，疗效均不显著，且冷冻后遗留下色素沉着斑。诊断：扁平疣。取香附20克，炒苍耳子20克，入75%乙醇200毫升中浸泡1周，滤除药渣，棉签蘸搽患处，每日3次。1个月后疣体全部消退，恢复正常肌肤。

5. 扁平疣土方

【方剂来源】 马氏中医马建国经验方，人物简介见第一章"感冒验方"。

【适应病证】 扁平疣、鸡眼、胼胝。

【药物组成】 鸦胆子适量。

【配制方法】 将鸦胆子去壳后碾碎，以出油为度。

【使用方法】 敷于患处。

【注意事项】 禁忌辛辣油腻之品。

6. 面部扁平疣验方

【方剂来源】 马氏中医马建国经验方，人物简介见第一章"感冒验方"。

【适应病证】 青少年颜面多发的扁平疣，痒感较剧。

【药物组成】 白芷、苦参、白鲜皮、炒苍耳子、五倍子各等份。

【使用方法】 上药煎水适量待温，用纱布蘸药液搓洗疣体，每日2～3次，直至疣体消退。

7. 消疣酊

【方剂来源】 马氏中医马建国经验方，人物简介见第一章"感冒验方"。

【适应病证】 扁平疣、传染性软疣。

【药物组成】 半夏30克，土槿皮30克，白芷30克，炒苍耳子30克，板蓝根30克，防风30克，三棱30克。75%乙醇1000毫升。

【配制方法】 上药共研粗末，入乙醇中浸泡1周，过滤后贮瓶中。

【使用方法】 每100毫升药液中加甘油5毫升，用时棉签蘸搽疣体上。每日3次。

8. 跖疣验方

【方剂来源】 马氏中医马建国经验方，人物简介见第一章"感冒验方"。

【适应病证】 发于足跖部的跖疣，呈现高粱粒至黄豆粒大角化性增厚皮损有刺状物，边缘有散在小黑点，行走时有疼痛感，系病毒所引起，亦与汗多浸渍、足跖受摩擦有关。

【药物组成】　土茯苓、板蓝根、皂角刺、白矾、黄柏、鱼腥草各等份。

【使用方法】　煎水适量浸泡患处。每次 30 分钟，每日 2 次。3 日用药 1 剂。

【应用小结】　坚持治疗，能使疣体逐渐消退，行走如常。

9. 跖疣洗方

【方剂来源】　马氏中医马建国经验方，人物简介见第一章"感冒验方"。

【适应病证】　跖疣。

【药物组成】　板蓝根 30 克，鱼腥草 30 克，苦参 30 克，蛇床子 30 克，露蜂房 30 克，薏苡仁 30 克，赤芍 30 克，白矾 30 克，三棱 30 克，莪术 30 克，皂角刺 30 克。

【使用方法】　水煎 1500～2000 毫升，待稍温以能耐受为度浸泡患足。每日 2 次，3 日用药 1 剂。

10. 寻常疣验方

【方剂来源】　马氏中医马建国经验方，人物简介见第一章"感冒验方"。

【适应病证】　寻常疣。

【药物组成】　板蓝根、皂角刺、五倍子、苦参、赤芍、三棱、莪术、白矾各等份。

【使用方法】　水煎适量，外洗浸泡患处。每日 2 次，2 日 1 剂。

11. 病毒性皮肤病验方

【方剂来源】　马氏中医马建国经验方，人物简介见第一章"感冒验方"。

【适应病证】　病毒性皮肤病，如跖疣、扁平疣、寻常疣、尖锐湿疣、传染性软疣。

【药物组成】　大青叶、板蓝根、败酱草、露蜂房、鱼腥草、白矾、三棱、莪术、赤芍各等份，食醋适量。

【使用方法】　以食醋代水煎煮上药，以药液或浸泡，或洗搓患处。跖疣、寻常疣，每日 2 次，每次 30 分钟。浸泡洗后擦干，用刀片去除表面角质，以利下次泡洗时药液浸入发挥效用。传染性软疣以棉签蘸药液外搽于疣体上，每日 3～5 次。

【应用小结】　功可杀灭病毒，消疣散结，使疣体较快消退。

【典型病例】　患者，女，21 岁。1998 年 9 月 21 日初诊。颜面，双手背发生粟粒大小淡褐色扁平丘疹，稍高出皮面，境界明显，表面光滑，较密集分布，微痒已半年余。某院诊断为扁平疣。虽经聚肌苷酸-聚胞苷酸、利巴韦林肌内注射多次，以及其他抗病毒药物内服，外用酞丁安、阿昔洛韦等，皮疹未见消退。治应杀病毒、祛疣散结。药用：板蓝根 30 克，白矾 30 克，五倍子 30 克，赤芍 30 克，三棱 30 克，皂角刺 30 克，露蜂房 30 克。醋 1000 毫升煎开待温，纱布蘸药液频洗患处，每日 2 次，每次 20 分钟。3 日用药 1 剂。6 剂后扁平丘疹全部消退，皮肤变平光滑。

12. 尖锐湿疣验方

【方剂来源】　马氏中医马建国经验方，人物简介见第一章"感冒验方"。

【适应病证】　尖锐湿疣，为发生于生殖器和肛门部皱褶的软性疣状丘疹。男性发于阴茎龟头、包皮冠状沟、尿道口、肛周。女性发于大小阴唇内侧、阴道肛门周围会阴处。皮损表现为大小不一，暗红色灰污色乳头状隆起，表面呈菜花样湿润，凹凸不平，多伴有恶臭味的分泌物。

【药物组成】 土茯苓50克，苦参50克，川楝子50克（碎），土槿皮50克，白矾50克，露蜂房30克，蛇床子30克，苍术30克，地肤子30克，五倍子30克，三棱30克，莪术30克，皂角刺30克。

【使用方法】 上药水煎适量，待稍温用药液先熏再浸泡坐浴，每次20～30分钟，每日2次，3日用药1剂。洗后擦干用棉签蘸苯酚点于疣体根处，每日1次。

【按语】 本病治疗如用激光、冷冻疗法，患者痛苦大，多数惧怕，不愿接受。临床中用自拟消疣洗方配合苯酚点蚀治疗，收效良好。苯酚中可加等量甘油稀释后再用，直至疣体消退。临床观察，愈是初起，用药次数愈少。为防止复发，治愈后亦应再用消疣洗方治疗一个疗程，以巩固疗效。上述方药亦适用于寻常疣的治疗。

【典型病例】 病案一：患者，女，37岁。1998年3月30日初诊。大小阴唇内侧、阴道、肛门部有十余个大小不一灰污色乳头状赘生物，呈菜花样、凹凸不平，表面湿润，伴有异味分泌物渗出，稍觉痒感月余。诊断：尖锐湿疣。给予上述方药治疗，6剂后疣体全消，皮肤变平，无任何症状告愈。半年后追访未再发。

病案二：患者，男，26岁。1997年9月5日初诊。发现生殖器、龟头、冠状沟有数个暗灰色赘生物，上有丝状乳头增殖20余日。经肌内注射聚肌苷酸-聚胞苷酸、利巴韦林，外用药（不详）。收效不显著。查见上述部位皮疹湿润，并有少许混浊浆液渗出。诊断：尖锐湿疣。予消疣洗方治疗，并用苯酚点蚀。8剂药后乳头状赘生物全消告愈。

13. 刺猴、黑痣、黑斑验方

【方剂来源】 1977年曲阜县向济宁地区卫生会议献方。

【适应病证】 刺猴、黑痣、黑斑。

【药物组成】 生石灰60克，碱面60克，大米适量。

【配制方法】 先用开水化开碱面，加入生石灰拌匀，水浸出面1厘米为度，澄清后，倒入盘内，加大米一层浸透水后，取出大米捣烂备用。

【使用方法】 用玻璃棒蘸少许点于患处。

【注意事项】 此药只能点在患处局部，不能点在正常皮肤上，以免损伤。

【应用小结】 曾治疗52人，治愈50人，好转2人。

第十三节 皮肤瘙痒症验方

1. 冬季老年性瘙痒症验方

【方剂来源】 马氏中医马建国经验方，人物简介见第一章"感冒验方"。

【适应病证】 冬季老年性瘙痒症。

【药物组成】　蛇床子 30 克，防风 30 克，地肤子 30 克，制何首乌 30 克，当归 30 克，生地黄 30 克，苦参 30 克，黄精 30 克，白鲜皮 30 克，白蒺藜 30 克。

【配制方法】　水煎 1500 毫升，过滤后贮瓶中，入苯甲酸 1.5 克，存放于低温处或冰箱内冷藏。

【使用方法】　用时取 80 毫升，加入甘油 20 毫升摇匀，用毛刷或棉签蘸药液搽患处，日数次或有痒感即搽，至痒症消失，皮损消退。

【注意事项】　禁忌辛辣油腻之品。

2. 老年人皮肤瘙痒验方①

【方剂来源】　马氏中医马建国经验方，人物简介见第一章"感冒验方"。

【适应病证】　老年人皮肤瘙痒症，小儿痒疹，皮损症见条状搔痕，血痂者。

【药物组成】　制何首乌、薄荷、荆芥、防风、僵蚕、独活、蛇床子各等份。

【使用方法】　上药入 60% 乙醇中浸泡 7 日后过滤，每 100 毫升药液中加甘油 5 毫升。用毛刷蘸搽患处。每日数次，或感痒即搽，取效显著。

3. 老年人皮肤瘙痒验方②

【方剂来源】　全国基层名老中医药专家朱传伟经验方，人物简介见第一章"风寒感冒轻症验方"。

【适应病证】　老年皮肤瘙痒症。

【药物组成】　生地黄 15 克，白芍 10 克，当归 10 克，川芎 9 克，黄芪 20 克，红花 10 克，白鲜皮 10 克，荆芥 10 克，防风 10 克，甘草 6 克，白蒺藜 15 克。

【服用方法】　水煎服，每日一剂。

【注意事项】　多喝水，禁食辛辣油腻、酒、煎炸食品。

4. 老年人皮肤瘙痒验方③

【方剂来源】　乔氏中医乔尚熠捐献父亲乔根庭先生经验方，人物简介见第一章"霍乱验方"。

【适应病证】　老年人皮肤瘙痒。

【药物组成】　苍术 10 克，地肤子 6 克，蛇床子 6 克，牡丹皮 6 克，金银花 10 克，土茯苓 10 克，炒荆芥 4.5 克，赤芍 6 克，白鲜皮 6 克，连翘 10 克，防风 6 克，紫花地丁 6 克，紫草 4.5 克，生地黄 6 克，蝉蜕 6 克，浮萍 4.5 克，当归尾 10 克，海风藤 6 克，黄芩 6 克，甘草 4.5 克。

【服用方法】　水煎服，每日一剂。

5. 皮肤瘙痒症简便疗法

【方剂来源】　马氏中医马建国经验方，人物简介见第一章"感冒验方"。

【适应病证】　皮肤瘙痒症。症见全身皮肤阵发性瘙痒，有的长达数日或一年以上，痒剧难忍，体无完肤，搔痕累累，色素沉着。

【简便疗法】　对病程较短服止痒西药，外用如皮炎平软膏、哈西奈德溶液、氟轻松软膏等取效不明显的瘙痒症。辨属单纯风胜作痒者，方取：白蒺藜 10 克，蝉蜕 10 克，浮萍 10 克，防风 10 克，僵蚕 10 克，蛇床子 10 克。水煎服，每日一剂。或中成药防风通圣丸，每次 6 克，每日 2 次。温开水送服。收效较好。

气血虚弱，血不润肤所致瘙痒，表现除有抓痕血痂外，且有周身乏力，头晕，纳差，面色无华。舌质淡，苔白。脉细无力者。可取：当归 12 克，白芍 20 克，熟地黄 20 克，川芎 10 克，黄芪 20 克，党参 15 克，白术 10 克，茯苓 10 克，秦艽 10 克，防风 10 克。水煎服，每日一剂。

对于除瘙痒症状外，又有心悸怔忡，眩晕健忘，失眠多梦，食欲不振，面色萎黄，肢体无力，舌质淡，脉细弱者。药取：党参 30 克，黄芪 30 克，白术 12 克，茯苓 12 克，当归 15 克，龙眼肉 12 克，远志 10 克，炒枣仁 15 克，防风 10 克，白蒺藜 10 克，蛇床子 10 克，大枣 3 枚。水煎服，每日一剂，可益气养血润肤，安神疏风止痒。

另有某些皮肤瘙痒症，排除其他疾病因素，且经常规疗法收效不大明显者，方取：独活 50 克，蛇床子 50 克，白蒺藜 50 克，全蝎 50 克，制何首乌 50 克，当归 50 克，苦参 50 克，防风 50 克，白鲜皮 50 克，白芷 50 克，樟脑粉 25 克，冰片 10 克，共研成粉，用纱布 2 层包药粉适量，蘸醋或白酒搽痒处，有痒感即搽。能使药物直至病所，发挥效用，直至痒止。临床实践证明，本方有较好润肤疏风止痒功效。

此外，临床中因患糖尿病、肝炎、恶性肿瘤等病变，引起皮肤瘙痒症状亦不鲜见。对中老年瘙痒症患者，用常规疗法不愈者，应仔细询问是否有上述病变，如果不明确，应化验空腹血糖、尿常规八项、肝功能、五项指标及其他检查，查明病因以便做出正确的诊断。再对症用药治疗。

【按语】　老年人患冬季瘙痒症者宜少洗澡，每 2～3 周洗 1 次最好。洗澡次数过多，会使皮脂失去保护皮肤的作用，反而使肌肤更痒，更加干燥。所以不应忽视冬季对皮肤的保健。

【典型病例】　患者，男，48 岁。1996 年 4 月 6 日初诊。全身皮肤瘙痒，无定时发作已年余。某两家医院诊为皮肤瘙痒症，经中西药物注射内服，外用数种激素类止痒霜膏未愈。查见全身肌肤除抓痕、血痂及色素沉着外，部分皮损肥厚，并有苔藓样改变。经予上述方药外搽，10 日后瘙痒症状大减，1 个月后痒感全消，诸症治愈。半年后追访再未发。

6.皮肤瘙痒症特色疗法

【方剂来源】　乔氏中医乔尚熠捐献父亲乔根庭先生验方，人物简介见第一章"霍乱验方"。

【适应病证】　皮肤瘙痒症。表现为各关节部分，手足三阴经部位时常发痒，越抓越痒，但无斑疹红点现于皮面，尤其是夜晚痒得厉害，故影响睡眠，也会影响情绪不安，心烦急躁，容易发怒。

【特色疗法】　针刺：大肠经的双合谷穴直针 5 分，双曲池穴直针 1 寸。胃经的双屋翳穴（在乳头正上方约 2 寸半）向外斜针 5 分。胆经的双风市穴直针 2 寸。肾经的双筑宾穴直针 1 寸。脾经的双血海穴直针 1 寸，双三阴交穴直针 1 寸，均用泻法，留针 15 分钟。

中药应用：①地肤子、大枫子、蛇床子、陈皮、苍术各 30 克，儿茶 15 克，密陀僧 10 克，金银花 50 克，滑石 15 克，甘草 10 克，枯矾 10 克，冰片 1 克，轻粉 1 克，共研为末，用凡士林调成 15% 软膏涂于痒处，1 日 1 次。②地肤子 10 克，牡丹皮 10 克，忍冬藤 10 克，蝉蜕 10 克，荆芥 6 克，赤芍 6 克，白鲜皮 5 克，金银花 10 克，防风 5 克，紫花地丁 10 克，连翘 10 克，浮萍草 5 克，紫草 3 克，甘草 2 克。水煎服，每日一剂。

【注意事项】 禁食辛辣油腻及虾、蟹、芫荽、酒等刺激性的食物，洗澡也应用较温的水为宜。

【按语】 本病多由气虚血热，外受邪风而发。或者是血液不清，内有毒菌，亦可发生此症。

7. 皮肤瘙痒症验方①

【方剂来源】 马氏中医马建国经验方，人物简介见第一章"感冒验方"。
【适应病证】 皮肤瘙痒症。
【药物组成】 蛇床子 30 克，浮萍 30 克，地肤子 30 克。
【配制方法】 研成细粉，贮瓶中备用。
【使用方法】 用时以纱布 3 层包少许药粉蘸醋搽患处，感痒即用，不拘次数。
【注意事项】 禁忌辛辣、油腻之品。

8. 皮肤瘙痒症验方②

【方剂来源】 马氏中医马建国经验方，人物简介见第一章"感冒验方"。
【适应病证】 皮肤瘙痒症。
【药物组成】 笤帚苗（地肤的全草）50 克。
【使用方法】 煎水适量外洗，感痒即用，不拘次数。
【注意事项】 禁忌辛辣油腻之品。

9. 皮肤瘙痒症验方③

【方剂来源】 马氏中医马建国经验方，人物简介见第一章"感冒验方"。
【适应病证】 皮肤瘙痒症，泛发性神经性皮炎，表现为阵发性痒剧，烦躁不安。
【药物组成】 五味子 6 克，蛇床子 10 克，地肤子 10 克，白鲜皮 12 克，白蒺藜 12 克，僵蚕 9 克。
【服用方法】 水煎服，每日一剂。或以上述药物，入白酒中浸泡 7 日后外搽。
【应用小结】 能收宁心安神、止痒消疹的功效。

10. 皮肤瘙痒症验方④

【方剂来源】 马氏中医马建国经验方，人物简介见第一章"感冒验方"。
【适应病证】 本方功能祛风止痒。主治皮肤瘙痒症。
【药物组成】 浮萍、白蒺藜各 100 克。
【使用方法】 共磨成细粉，贮瓶中。用时以纱布包扑撒瘙痒处，感痒即用，不拘次数。

【注意事项】 禁忌辛辣食物，勿用热水、盐水洗搓。

【应用小结】 皮肤瘙痒症为常见皮肤病，尤以中老年患者多发。排除其他器质性病变外，中医认为属于风邪久蕴肌肤腠理所发。浮萍、白蒺藜对于此病治疗，经过临床多例验证，有较为显著效果，为患者解除了皮肤瘙痒难忍的痛苦。

【典型病例】 患者，男，71岁。周身皮肤瘙痒呈阵发性，以晚间及安静时痒感加重，反复发作5个月余。期间去过3家医院，经内服外用西药数种，当时能止痒，过后仍然瘙痒不止。由于经常不断搔抓，见有抓痕、血痂、色素沉着。诊断：皮肤瘙痒症。取浮萍100克，白蒺藜100克，磨成细粉，用纱布包后扑撒瘙痒处，感痒即搽，5日后瘙痒明显减轻，25日后皮肤瘙痒症状全部消失，皮损消退治愈。

11. 皮肤瘙痒症验方⑤

【方剂来源】 颜秉甲中医诊所秘方，人物简介见第一章"慢性支气管炎验方"。

【适应病证】 主治阴虚血热导致的皮肤瘙痒。

【药物组成】 白鲜皮、生地黄、金银花、蛇床子、连翘、玄参各15克，板蓝根、地肤子、当归、赤芍、黄芩、枳壳各12克，防风、丹参、牡丹皮、秦皮各10克，甘草3克。

【服用方法】 水煎服，每日一剂。

【典型病例】 患者，男，33岁，曲阜市方家村。2006年12月17日初诊。患者经常皮肤瘙痒，近日加重，伴口干、乏力、便秘，平时喜食辛辣之品。舌苔薄黄，脉弦滑。诊为皮肤瘙痒证。辨证：阴虚内热，血热生风。给予上方水煎服，每日一剂。加减调理半个月，症状消失。嘱其平时禁忌辛辣油腻之品，多喝水。

12. 皮肤瘙痒验方⑥

【方剂来源】 乔氏中医乔尚熠捐献父亲乔根庭先生经验方，人物简介见第一章"霍乱验方"。

【适应病证】 遍身皮肤瘙痒。

【药物组成】 乌梢蛇皮60克，炒枳壳15克，干荷叶30克。

【服用方法】 上药共为细末，用蜜水冲服，每次3克，每日两次。

13. 皮肤瘙痒、湿疹、各种体癣验方

【方剂来源】 曲阜市第二人民医院孔德建祖传验方，人物简介见第一章"胃、十二指肠溃疡验方①"。

【适应病证】 本方功能祛风养血，燥湿杀虫止痒。主治皮肤瘙痒、湿疹、各种体癣。

【药物组成】 防风、当归各15克，土茯苓、地肤子各20克，百部、白鲜皮、苦参各30克。

【使用方法】 水浓煎适量，待温频洗。7日为一个疗程。

【应用小结】 血热内蕴，化热动风，淫于肌肤或气虚失于外固，风邪乘虚外袭，血虚生风，皮肤失养而导致皮肤瘙痒症发作。该方祛风养血，燥湿杀虫止痒，多年应用于临

床，对皮肤瘙痒、湿疹、各种体癣，疗效显著。

【典型病例】　病案一：患者，女，37岁。周身皮肤瘙痒2个月，在外院诊为湿疹，曾内服外用多种药物（药名不详），效不佳，遂来诊。既往糖尿病病史5年。体格检查：皮肤干燥，呈红褐色，满布抓痕及血痂，触手灼热，舌质红苔少，脉细数。用此方一个疗程愈。

病案二：患者，男，57岁。阴囊皮肤潮红、起疹、湿润或有渗液，瘙痒剧烈，痛如火燎，夜不能眠2年余。诊为绣球风，该患者病情反复发作、日久不愈，阴血耗伤，生风生燥，气血失和，肌肤失养。用此方待温频洗患处，一个疗程痒大减，已可入眠，三个疗程即愈。

14. 祛风止痒粉

【方剂来源】　马氏中医马建国经验方，人物简介见第一章"感冒验方"。

【适应病证】　皮肤瘙痒症。

【药物组成】　薄荷100克，蛇床子100克，浮萍100克，冰片20克。

【使用方法】　上药研极细粉混匀，用时以纱布包适量药粉，蘸白酒搽患处，有痒感即搽，不拘次数，直至痒止。

15. 全身瘙痒验方

【方剂来源】　曲阜市第二人民医院康运吉经验方，人物简介见第一章"半身不遂验方②"。

【适应病证】　全身瘙痒症。

【药物组成】　生地黄15克，牡丹皮10克，防风9克，荆芥穗6克，苦参9克，白鲜皮12克，金银花15克，连翘15克，蒲公英15克，地肤子9克，蛇床子12克，草薢15克，甘草6克。

【服用方法】　水煎适量，头煎20～30分钟，二煎20分钟，两次药液合并，分早晚2次口服，每日一剂。第三煎加花椒30克，加水煮沸15分钟，趁温外洗。

【注意事项】　上述剂量可按年龄、体重进行加减。服药期间禁忌辛辣刺激性食物。中药外洗时注意保温，不要受凉。

【应用小结】　用药3剂后瘙痒可减轻，重者6剂可治愈。

【按语】　此证为风寒客于肌表，不得汗出，无以透达所致。

16. 局限性瘙痒症特色疗法

【方剂来源】　马氏中医马建国经验方，人物简介见第一章"感冒验方"。

【适应病证】　局限性瘙痒症。

【特色疗法】　阴囊瘙痒：由于经常搔抓，阴囊部皮损呈现肥厚、粗糙、脱屑、色素沉着等皮损表现。基本方药：苦参30克，白鲜皮30克，白蒺藜30克，蛇床子30克，苍术30克，地肤子30克，艾叶30克，花椒30克，防风30克，薄荷30克，萹蓄30克。加减：皮损色红灼热加地榆30克，牡丹皮30克，地骨皮30克；皮损干燥脱屑加当归30

克，制何首乌 30 克，玄参 30 克，白及 30 克。诸药水煎约 2000 毫升，入盆中趁热先熏，待温度适宜时再坐浴。每次 20 分钟，每日 2 次。3 日用药 1 剂。皮疹干燥脱屑者，洗后配合外搽甘油或哈西奈德乳膏。治疗期间，忌食辛辣之物，禁用热水、肥皂水洗搓。上药具有较好祛风润肌止痒功效。

肛周瘙痒：病程往往迁延时间较长，可引起此部位瘙痒的病因比较复杂，应找出发病之因，对症治疗，方能奏效较快。常见有小儿肛门瘙痒，多由蛲虫引起，表现在晚间蛲虫由肛门爬出，引起作痒。除内服灭虫药外，方取：川楝子 50 克，苦参 50 克，乌梅 50 克，石榴皮 50 克。水煎适量熏洗坐浴。每晚 1 次。每次 20 分钟。或用：百部 50 克，花椒 50 克。水浓煎后熏洗，每晚 1 次。直至痒感完全消失。由肛门湿疹所致痒者，多伴有肛门肛周湿润，黏液渗出。药用：土茯苓 50 克，苍术 30 克，黄柏 30 克，蛇床子 30 克，地肤子 30 克，薏苡仁 30 克，苦参 30 克，白鲜皮 30 克，枯矾 30 克。水煎后待稍温坐浴，每日 1～2 次。此外，痔疮、隐窝炎等均可引起瘙痒，症状为自感瘙痒，呈阵发性。由于经常不断搔抓，可使肛门皱襞肥厚、粗糙、高出皮面。上述病变在饮酒，食辛辣之物后，痒感加重。方取：蛇床子 30 克，防风 30 克，薄荷 30 克，白鲜皮 30 克，制何首乌 30 克，白蒺藜 30 克。水煎适量熏洗坐浴后，再搽止痒霜：樟脑粉 5 克，冰片 2 克，单纯霜或香霜 100 克，调匀贮瓶中。感痒即用，直至痒止。

【按语】 本病惯发于女阴、阴囊、肛周等部位。中医称为"痒风""阴痒""肾囊风"等。上述病变均为阵发性瘙痒，一般在安静或晚间休息时加剧。痒感剧烈时难以忍受，影响夜间不能正常入眠，痛苦难言。女阴瘙痒，发于大阴唇的外侧，以及小阴唇、阴阜周围，伴抓痕、血痂、黏痂，久之亦可苔藓样变。

【典型病例】 患者，女，39 岁。1999 年 8 月 25 日初诊。在无明显诱因下，自 6 月份以来会阴部开始瘙痒，搔抓几日后见有少许黏液渗出，痒剧时根本不能入眠。经两家医院妇科检查未发现器质性病变。对症治疗予激素、钙剂、抗组胺西药数种内服。外用皮炎平软膏、氟轻松软膏、哈西奈德溶液等。当时痒感减轻，过后依然如故。后用其他疗法，仍未获效。除痒感剧烈外，伴有抓痕黏液痂皮附着，并具灼热不适感。头晕头胀耳鸣，口苦口黏，小溲发黄，大便黏滞不爽。舌质红，苔黄略腻，脉弦数。诊断：阴痒。证属：肝经湿热下注，蕴于会阴部所发。治则：清利肝经湿热止痒。药取：龙胆草 12 克，栀子 10 克，黄芩 10 克，柴胡 10 克，车前子 10 克，木通 10 克，白术 10 克，夏枯草 15 克，白鲜皮 12 克，地肤子 12 克，萹蓄 10 克，蛇床子 10 克，生甘草 10 克。水煎服，每日一剂，6 剂。

二诊：痒感大减，口苦口黏感觉已无。头晕头胀耳鸣症状消失，二便基本正常，余症均轻。上方去夏枯草、木通。续服 6 剂后，诸症获愈。

17. 会阴瘙痒症验方①

【方剂来源】 马氏中医马建国经验方，人物简介见第一章"感冒验方"。

【适应病证】 会阴瘙痒（肝肾阴虚所致）。

【药物组成】 当归 15 克，生地黄 15 克，熟地黄 30 克，制何首乌 15 克，玄参 15 克，防风 10 克，僵蚕 10 克，白蒺藜 12 克，生甘草 10 克。

【服用方法】 水煎服，每日一剂，早晚分服。

【注意事项】　禁忌辛辣油腻之品。

【典型病例】　患者，女，43 岁。1984 年 11 月 19 日初诊。半年前夜间自觉会阴部轻微瘙痒，后逐日加重，剧烈时用白矾、川椒、食盐煎水熏洗，稍能止痒。近 1 个月来瘙痒加重，甚至彻夜不能眠，并述头晕，五心烦热，舌干咽燥，小便发黄。察舌质红，苔少，按脉细数。诊断：会阴瘙痒。证属：肝肾阴虚，肌肤失养。治则：补益肝肾，息风止痒。上方水煎服，每日一剂。

11 月 23 日二诊。瘙痒减轻，已能入睡。原方续服 4 剂。诸症消失，半年后追访未复发。

【按语】　本案因肝肾阴血虚损，导致风从内生，而引起会阴瘙痒。以滋补肝肾之药为主，佐加息风之品正合病机，故能获效。

18. 会阴瘙痒症验方②

【方剂来源】　马氏中医马建国经验方，人物简介见第一章"感冒验方"。

【适应病证】　肾阴不足、肤失所润的会阴瘙痒症、阴囊皮炎。症见皮损表面粗糙，伴抓痕血痂或有苔藓样变者。

【药物组成】　玄参 12 克，当归 12 克，熟地黄 12 克，白鲜皮 12 克，白蒺藜 12 克，僵蚕 9 克。

【服用方法】　水煎服，每日一剂。

【应用小结】　可滋阴养血润肤，息风止痒。

19. 会阴瘙痒症验方③

【方剂来源】　马氏中医马建国经验方，人物简介见第一章"感冒验方"。

【适应病证】　会阴瘙痒。症见阴囊、肛周部位瘙痒不适。

【药物组成】　大枫子、白鲜皮、蛇床子、地肤子、炒苍耳子各等份。

【使用方法】　煎水适量后，外洗患处。每次 20 分钟，每日 2 次，2 日 1 剂。

20. 干燥综合征验方

【方剂来源】　王金旺（1985～），男，中医师。2004 年毕业于山东民进医学院，在曲阜市石门山中心卫生院从事口腔专业工作十余年，擅长口腔科常见病的诊治，尤其在治疗牙体牙髓，牙体修复与口腔黏膜病方面疗效独到。

【适应病证】　本方功能益气养阴、除燥生津。主治干燥综合征。

【药物组成】　石膏 15 克，麦冬 6 克，瓜蒌 10 克，杏仁 6 克，紫菀 10 克，款冬花 5 克，白芍 5 克，五味子 2 克。

【服用方法】　加水适量，煎 70 分钟，取 200 毫升药汁，每日 2 次温服，3 日为一个疗程。

【注意事项】　脾胃虚寒者慎用。

【应用小结】　口干舌燥又称为干燥综合征。以阴津亏虚为本，燥热火气为标，故施以此方剂生津去燥而达疗效。本方又名小润舌汤。曾以本方治疗百例，治愈率达 90% 以上。

【典型病例】 病案一：患者，男，57 岁。长年务农，近 1 个月口干舌燥，吞咽不顺，给予小润舌汤，常规煎服，一日两次，两日后明显好转。

病案二：患者，男，49 岁。近期忙于劳作加休息不好，致口腔干燥，进食伴水下咽，患者表现口干、咽燥、唾液量极少，涎腺肿大。诊断为干燥综合征，常规服用小润舌汤 3 天后，症状消失。

病案三：患者，男，52 岁。长期在外打工，进半月感觉口腔干燥，进食需伴水，眼干、关节疼痛。诊断为干燥综合征，服用小润舌汤早晚各一次，3 天后症状消除，饮食正常。

第十四节　疥疮、湿疮验方

1. 疥疮验方①

【方剂来源】 马氏中医马建国经验方，人物简介见第一章"感冒验方"。

【适应病证】 疥疮。

【药物组成】 硫黄粉适量。

【配制方法】 将硫黄粉入单纯霜或香霜中调成 15%硫黄霜。

【使用方法】 外涂患处。

2. 疥疮验方②

【方剂来源】 马氏中医马建国经验方，人物简介见第一章"感冒验方"。

【适应病证】 杀灭疥虫，止痒。主治疥疮。

【药物组成】 苦参、百部、川楝子各 30 克。

【使用方法】 上药磨成细粉，入蒸馏水 300 毫升中。用时摇匀，棉签蘸搽患处，每日 3 次。

【注意事项】 忌辛辣食物。

【应用小结】 疥疮为冬季常见多发皮肤病，由疥虫所引起，对于此病在临床上以此洗剂外搽，能收到杀灭疥疮、止痒的功效。

【典型病例】 患者，男，21 岁。双手指缝、腹部、阴茎、阴囊、双大腿内侧，发生较多粟粒大丘疱疹，剧痒难忍，晚间不能入眠 4 日。诊断：疥疮。取苦参 30 克，百部 30 克，川楝子 30 克，磨成细粉，入蒸馏水 300 毫升中，用时摇匀，每日 3 次棉签蘸搽患处，4 日后皮损消退，瘙痒症状消失。

3. 疥疮结节验方①

【方剂来源】 马氏中医马建国经验方，人物简介见第一章"感冒验方"。

【适应病证】 疥疮结节。

【药物组成】 白鲜皮 30 克，苦参 50 克，地肤子 30 克，蛇床子 30 克，黄柏 30 克，赤芍 30 克，艾叶 30 克，萹蓄 30 克。

【配制方法】 水煎适量。

【使用方法】　待温入盆中，先熏洗再坐浴或以纱布蘸擦患处，每次 20 分钟，每日 2～3 次，3 日 1 剂，至结节消退，痒感消失。

【注意事项】　禁忌辛辣油腻之品。

4. 疥疮结节验方②

【方剂来源】　马氏中医马建国经验方，人物简介见第一章"感冒验方"。

【适应病证】　疥疮结节。指疥疮治愈后，留在阴囊、阴茎上的高粱粒至黄豆大丘疹结节，可有数个或十余个，呈棕褐色。症状表现为剧烈瘙痒，尤其是晚间更为突出，有时影响睡眠，给患者带来了烦恼和痛苦。

【药物组成】　苦参 50 克，薄荷 30 克，百部 50 克，萹蓄 50 克，川楝子 50 克（碎），蛇床子 50 克，艾叶 30 克，独活 50 克，白鲜皮 50 克，地肤子 50 克。

【使用方法】　诸药用水煎至 2000 毫升，倾入盆中，待稍温以能耐受为度，使阴囊、阴茎置于药液中浸泡半小时，每日 2 次。3 日用药 1 剂。再用冰片 3 克（研细），白鲜皮粉 12 克，与香霜或单纯霜 100 克调匀。洗后外搽结节处，每日 2～3 次，均可收到较好止痒散结功效。

【注意事项】　治疗期间或治愈后应忌食辛辣之物，以免影响治疗。

【按语】　本病临床中每个男性疥疮患者基本上均可留有结节。此时疥虫经 15% 硫黄霜、疥宁等药物外搽后，已基本杀灭。但引起上述部位发痒症状却有增无减，有些虽用皮炎平软膏、氟轻松软膏、皮康王、哈西奈德溶液等激素类止痒霜、膏外搽，疗效却不大明显。

5. 疥疮结节验方③

【方剂来源】　马氏中医马建国经验方，人物简介见第一章"感冒验方"。

【适应病证】　本方功能杀虫止痒散结。主治疥疮结节。

【药物组成】　百部、苦参、白鲜皮各 50 克。

【使用方法】　上药水煎 500 毫升待温，用纱布蘸药液洗搽患处，每日 3 次，每剂药用 3 日。

【注意事项】　忌辛辣食物。

【应用小结】　疥疮结节是疥疮愈后遗留在男性阴茎阴囊上的结节，如高粱及黄豆大结节，奇痒难忍，尤其在晚间，不同程度地影响着患者的正常睡眠。此方治疗疥疮结节，止痒效果是非常明显的，已为近百例患者解除了痛苦。

【典型病例】　患者，男，22 岁。疥疮愈后遗留在阴囊阴茎上有十几个高粱及豆粒大淡褐色结节，高出皮肤表面，迁延未愈 5 个月余。期间用硫黄软膏、林丹膏、皮炎平等外搽，结节未消退，仍痒难忍。诊断：疥疮结节。取百部 50 克，苦参 50 克，白鲜皮 50 克，水煎 500 毫升待温，纱布蘸药液外搽。每日 3 次。15 日后结节全部消退，痒感消失，皮肤变平。

6. 阴囊、阴茎部疥疮结节验方

【方剂来源】　马氏中医马建国经验方，人物简介见第一章"感冒验方"。

【适应病证】　阴囊、阴茎部位疥疮结节。

【药物组成】　白鲜皮、川椒、苦参、蛇床子、白芷、赤芍各等份。

【使用方法】　水煎适量后熏洗坐浴。

7. 急性湿疮流水验方

【方剂来源】　马氏中医马建国经验方，人物简介见第一章"感冒验方"。

【适应病证】　急性湿疮流水。

【药物组成】　五倍子、白鲜皮、地肤子、苦参、薄荷、防风各等份。

【使用方法】　煎水适量待凉湿敷患处。每日 2～3 次。

8. 湿疮作痒验方

【方剂来源】　马氏中医马建国经验方，人物简介见第一章"感冒验方"。

【适应病证】　湿热蕴结肌肤而发的湿疮作痒。

【药物组成】　白鲜皮 12 克，白术 10 克，茯苓 12 克，地肤子 10 克，薏苡仁 15 克，苦参 9 克。

【服用方法】　水煎服，每日一剂。

第十五节　银屑病验方

1. 银屑病（寻常型）验方

【方剂来源】　马氏中医马建国经验方，人物简介见第一章"感冒验方"。

【适应病证】　银屑病（寻常型）。

【药物组成】　大黄 70 克，地榆 70 克，生地黄 70 克，紫草 50 克，牡丹皮 70 克，苦参 70 克，白鲜皮 70 克，凡士林 2000 克。

【配制方法】　先将凡士林加温化开，再将上药入凡士林中浸泡 3 日，炸枯滤渣待凉凝固后贮瓶中。

【使用方法】　用时涂抹于红斑鳞屑性皮损处，每日 2 次，直至皮疹全部消退。必要时可结合使用治疗本病的内服中药。

【注意事项】　禁忌辛辣油腻之品。

2. 银屑病简便疗法

【方剂来源】　马氏中医马建国经验方，人物简介见第一章"感冒验方"。

【适应病证】　银屑病。症见皮损呈现出点滴状、钱币状、环状、地图状等，但以点滴状、钱币状最常见多发。上覆较厚的银白色鳞屑，可在全身各处发生，以头皮、躯干、四肢较多，病情易复发，夏季较轻，冬春皮疹多，临床中亦发现少数患者夏季皮损增多，秋冬季节减轻。在进行期新的皮疹不断出现，颜色鲜红。静止期时病情稳定，无新的皮疹再现，亦不消退。退行期时皮疹由上往下逐渐消退，留有淡白斑。

【简便疗法】　急性点滴状银屑病，初起为炎性红色丘疹，自粟粒至绿豆大，顶部有少量鳞屑，多发于躯干和四肢，略有痒感。大多数患者发病前 20～25 日有上呼吸道感染病史，主要是咽峡炎、扁桃体炎。若有口干咽燥、舌质红、苔黄、脉数者，辨为上感后热毒未能得以清解，蕴于血分肌肤而发，治疗宜用滋阴清热凉血解毒之药。方取：生地黄 30克，牡丹皮 10 克，茜草 30 克，黄芩 10 克，知母 10 克，玄参 30 克，金银花 30 克，连翘12 克，白鲜皮 10 克，赤芍 10 克，紫草 10 克，牛蒡子 10 克，浮萍 10 克，蝉蜕 10 克，生甘草 10 克。咽干加山豆根 10 克，射干 10 克；口渴加天花粉 12 克，麦冬 15 克；小便黄加淡竹叶 10 克，木通 10 克；大便干加大黄 10～15 克。水煎服，每日一剂。儿童用量酌减。临床验证服 10 余剂后，皮疹颜色便可由红转淡，皮损变薄，部分开始消退。25～30剂后鳞屑性皮疹便可完全消退。本方有较好的凉血滋阴、清热解毒、疏风止痒疗效。

部分患者皮疹迁延较长时间不消退，皮损肥厚，基底呈暗红色，鳞屑少而薄，紧密黏着于皮损上。有的皮损干后呈皮革状或苔藓样变，大小似核桃或鸡蛋大，有些相互融合成较大不规则斑片，或有不同程度痒感。治疗应以养血润肤、活血化瘀疏风为主。方取：当归 15 克，白芍 20～30 克，熟地黄 20～30 克，制何首乌 15 克，丹参 30 克，赤芍 12 克，皂角刺 10 克，三棱 10 克，莪术 10 克，白蒺藜 10 克，防风 10 克，僵蚕 10 克，白鲜皮 12克。水煎服，每日一剂。外用马氏消银膏。内服外用药相结合，皮疹便可逐渐消退。

对于钱币状银屑病，皮损表现潮红痒剧者，除内服药外，宜配合中药外治收效较好。方取：牛蒡子 50 克，生地榆 50 克，茜草 50 克，苦参 50 克，浮萍 50 克，薄荷 50 克，白鲜皮 50 克，防风 50 克。水煎浓缩至 1500 毫升，过滤后装入瓶中，每 1000 毫升药液内加入苯甲酸 1 克防腐。每 100 毫升中加入甘油 5 毫升，使之在皮损上能够保持药效。用时摇匀，毛刷蘸搽患处。每日 4～5 次。

对于单发于头皮部位的银屑病，表现为银白色鳞屑，头发呈束状，痒剧者。治疗用中药煎水直接外洗，方取马氏银屑洗方外洗，再涂马氏消银膏。皮损完全消退后，仍需巩固治疗一个时期。

【注意事项】　禁忌辛辣油腻及刺激性之品。

3. 银屑病验方

【方剂来源】　马氏中医马建国经验方，人物简介见第一章"感冒验方"。

【适应病证】　点滴状银屑病，症见躯干四肢呈现绿豆至黄豆大红色皮疹，上覆银白色鳞屑。多伴咽干口燥症状，尤其是进行期，皮疹不断出现时。

【药物组成】　玄参 12 克，生地黄 15 克，知母 10 克，黄芩 9 克，麦冬 12 克，牛蒡子 10 克，白鲜皮 12 克。

【服用方法】　水煎服，每日一剂。本方功能清热滋阴，解毒消疹。

4. 鱼鳞病简便疗法

【方剂来源】　马氏中医马建国经验方，人物简介见第一章"感冒验方"。

【适应病证】　鱼鳞病。多儿童时期开始出现，有明显的遗传性。但临床观察并非患儿均为遗传，有些患儿询其父母及上几代均未有鱼鳞病。皮损表现常对称发生于四肢伸侧，以双下肢较多，亦可发于周身。皮疹干燥粗糙，并现菱形或多角形鳞屑，覆于皮肤表面。肤色为淡褐至深褐色，冬重夏轻。中医称为"蛇皮癣"。

【简便疗法】 当归 25 克，白及 25 克，制何首乌 25 克，防风 25 克，芝麻油 500 克。诸药入油内浸泡 5 日后炸枯滤渣，再入蜂蜡 150 克。搅匀待凉贮瓶中。每日 1 次涂抹于皮损上，纱布包敷。本药膏有润肤软化鳞屑使皮疹消退的作用。

或取：当归 30 克，苍术 30 克，白蒺藜 30 克，女贞子 30 克，五倍子 30 克。共研成细粉，入凡士林 600 克中调匀成膏贮瓶中。用时涂于皮损上，每日 1 次。纱布包敷。只要坚持治疗，定能收到良好治疗效果。

5. 鱼鳞病验方

【方剂来源】 马氏中医马建国经验方，人物简介见第一章"感冒验方"。

【适应病证】 功能养血润肤，祛风止痒。主治鱼鳞病。

【药物组成】 当归、熟地、蝉蜕各 30 克，芝麻油 600 克。

【配制方法】 上药入芝麻油中浸泡 7 日，加热炸枯，捞出药渣，药油待凉即可。

【使用方法】 用时以棉签蘸搽皮损处。每日 3 次。

【注意事项】 洗澡次数不宜太多。

【典型病例】 患者，男，5 岁。出生半年后周身皮肤干燥粗糙，有细碎糠状鳞屑及淡褐色菱形多角形鳞屑，边缘游离，如鱼鳞状，无自觉症状，冬重夏轻。经过多方治疗不见疗效。诊断：鱼鳞病。取当归 30 克，熟地黄 30 克，蝉蜕 30 克，芝麻油 600 克。上述中药入芝麻油中浸泡 7 日，加热炸枯，捞出药渣待凉，以棉签蘸搽皮损处，每日 3 次。1 个月后皮损基本消退，恢复正常。经过临床多例验证，此药油治疗鱼鳞病效果显著。

6. 血热风燥型银屑病验方

【方剂来源】 马氏中医马建国经验方，人物简介见第一章"感冒验方"。

【适应病证】 血热风燥型银屑病。

【药物组成】 牡丹皮 10 克，玄参 12 克，生地黄 15 克，赤芍 12 克，紫草 9 克，白蒺藜 12 克，防风 9 克。

【服用方法】 水煎服，每日一剂。

7. 银屑洗方

【方剂来源】 马氏中医马建国经验方，人物简介见第一章"感冒验方"。

【适应病证】 头皮银屑病。

【药物组成】 炒苍耳子 30 克，制何首乌 30 克，当归 30 克，荆芥 30 克，防风 30 克，白鲜皮 30 克，苦参 30 克，白芷 30 克，蛇床子 30 克，白蒺藜 30 克。

【使用方法】 上药水煎 1500～2000 毫升，待温度适宜时洗患处，每次 15 分钟。每日 2 次。3 日用药 1 剂。

8. 消银膏

【方剂来源】　马氏中医马建国经验方，人物简介见第一章"感冒验方"。

【适应病证】　银屑病。

【药物组成】　当归 30 克，苦参 30 克，大枫子 30 克，五倍子 30 克，炒苍耳子 30 克，液体石蜡 250 克，蜂蜡 250 克。

【配制方法】　上药入液体石蜡、蜂蜡中炸枯，滤渣待凉后，入冰片少许搅匀贮瓶中。

【使用方法】　用时涂抹于皮损上，每日 2 次。

9. 祛风止痒膏

【方剂来源】　马氏中医马建国经验方，人物简介见第一章"感冒验方"。

【适应病证】　银屑病（皮损肥厚鳞屑较多）。

【药物组成】　当归 20 克，白鲜皮 20 克，制何首乌 20 克，苦参 20 克，蛇床子 20 克，防风 20 克，芝麻油 500 克，蜂蜡 150 克。

【配制方法】　将上药入麻油内浸泡 5 日后，炸枯滤渣，再入蜂蜡溶化，待冷凝成膏。

【使用方法】　用时直接搽于患处，每日 1 次。

10. 祛风润肤膏

【方剂来源】　马氏中医马建国经验方，人物简介见第一章"感冒验方"。

【适应病证】　毛发红糠疹、鱼鳞病。

【药物组成】　制何首乌 30 克，当归 30 克，白鲜皮 30 克，白蒺藜 30 克。麻油 500 克，蜂蜡 200 克，冰片 5 克。

【配制方法】　上药入麻油中浸泡 1 周后，炸枯去渣，入蜂蜡再熬成膏，入冰片即可。

【使用方法】　用时涂于患处，每日 1～2 次。

11. 牛皮癣验方①

【方剂来源】　孔凡卓（1972 年～），男，曲阜市陵城卫生院，主治医师。1992 年毕业于济宁卫校临床专业。擅长运用经方、验方治疗内外科常见病、多发病。

【适应病证】　用于血热内蕴所致的牛皮癣，能清热解毒、祛风止痒。

【药物组成】　青黛 20 克，猪胆 1 个。

【使用方法】　将猪苦胆破开取汁，与青黛混匀，直接涂于患处皮损上，或用药汁摊在纱布上，敷于患处，早、中、晚 3 次，10 天为一个疗程。

【应用小结】　本病表现为点滴状，或斑块状红斑，颜色鲜红，瘙痒剧烈，舌红，舌苔薄黄。猪胆汁清热、润燥、解毒；青黛清热凉血，解毒，两者合用，清热解毒、祛风止痒。该疗法简便易行，多年临床验证，疗效满意。曾总结 50 例，治愈率达 85% 以上。

【典型病例】　病案一：患者，男，40 岁。因家庭方面原因精神压力过大，诱发腰腹部出现约黄豆粒大小红点，时有银白色脱屑，瘙痒不明显，与当地皮防病医院确诊为牛皮癣 3 年，用该疗法治疗 10 天恢复正常。

病案二：患者，男，50岁。因在外劳作，诱发肘关节出现约玉米粒大小红点，有白色鳞屑，瘙痒明显，运用此方法治疗20天，恢复正常。

12. 牛皮癣验方②

【方剂来源】 防山李氏中医世家李全树祖传验方，人物简介见第一章"心肌梗死验方"。

【适应病证】 清热解毒，活血祛风。主治牛皮癣。

【药物组成】 苦参10克，白鲜皮10克，连翘10克，金银花15克，土茯苓15克，生地黄15克，防风12克，地肤子10克，鸡血藤20克，当归10克，川芎12克，薄荷叶10克，红花10克，桃仁10克。

【服用方法】 水煎服，每日一剂。早晚服用。

【注意事项】 禁忌辛辣油腻之品。

【典型病例】 患者，女，52岁。患牛皮癣20多年，冬春季节病情加重，夏季稍微病情轻些。其全身有红斑疹很多，瘙痒严重，脱皮屑。经西医治疗无效。后给予此方服用，3个月为一个疗程，服用两个月后皮肤恢复正常。后又延续服用痊愈。

第十六节 荨麻疹验方

1. 荨麻疹简便疗法

【方剂来源】 马氏中医马建国经验方，人物简介见第一章"感冒验方"。

【适应病证】 丘疹性荨麻疹。

【简便疗法】 为解决患儿服药不便、注射疼痛，应外用止痒迅速且使皮疹较快消退药物治之。常用消疹止痒洗剂：炉甘石粉15克，滑石粉15克，白鲜皮粉15克，青黛粉2克，薄荷油1毫升，蒸馏水100毫升。用时充分摇匀，毛刷蘸搽患处。每日3～5次。如皮疹感染，可在上述药液中加入呋喃西林粉1克。

皮疹初起时外搽药物中也可先用酊剂：白鲜皮30克，苦参30克，蛇床子30克，薄荷30克，牛蒡子30克。60%乙醇500毫升。浸泡7日。过滤后入樟脑粉15克，甘油20毫升。混匀贮瓶中。用毛刷蘸搽患处，每日5次。扑粉：白芷粉25克，滑石粉25克，炉甘石粉25克，氧化锌粉25克，冰片4克。掺匀后装瓶内。用时棉球蘸药粉撒扑，每日数次。至皮疹消退，痒感消失。上述治法均能收到较快止痒消疹功效。

【按语】 本病不论在城市或是农村，均为春夏秋季儿童最常见多发的皮肤病，以3～12岁为多。如在花草树木多的地方及游乐园内玩，或床上地毯上及饲养动物家禽身上，均有跳蚤、螨虫，一旦接触叮咬皮肤后，起散在如蚕豆、花生米大小红色纺锤形丘疹，特殊表现为皮疹顶端有一米粒大水疱，为此病最典型皮疹。皮疹可发于身体任何部位，但以四肢、臀部、腹部为多，奇痒难忍。有的在小腿、足部发生大疱或丘疱疹，皮损色红似烫伤样。痒感剧烈时，晚间难以安眠。由于经常叮咬，多数皮疹是此愈彼起，反复而发，消退后留有暂时色素沉着。或因反复搔抓，最易继发感染成脓疱疮，或渗出黄色黏液、脓液，继发传染性湿疹样皮炎。

【典型病例】　患者，男，8岁。1998年5月23日初诊。腹部、臀部、小腿、足背起散在花生米大红色纺锤形丘疹，散在分布。个别皮疹顶端附着米粒大小水疱，剧痒难忍 3日。经服氯苯那敏、阿司咪唑，外搽氟轻松软膏收效不明显。以上述消疹止痒洗剂外搽，3日后皮损全部消退，无任何症状告愈。

2. 荨麻疹特色疗法

【方剂来源】　乔氏中医乔尚熠捐献父亲乔根庭先生验方，人物简介见第一章"霍乱验方"。

【适应病证】　荨麻疹（即风疹块，瘾疹）。表现：最初感觉浑身发痒，出汗后痒甚，随手抓之即起一片红色疱疹，风吹时更痒，也有起白色疱疹的。荨麻疹多发于手足三阴经部分，四肢最多，有时手心足心，也会发痒起片疹。影响精神情绪不安，容易烦躁，睡眠也不好，食欲也会减退。

【特色疗法】　针刺：大肠经的双合谷穴直针5分，双曲池穴直针1寸。胃经的双阴市穴直针1寸，双足三里穴直针8分。脾经的双血海穴直针1寸，双三阴交穴直针1寸。胆经的双风市穴直针1寸5分，双阳辅穴直针1寸。肝经的左行间穴直针5分。肾经的双筑宾穴直针1寸。均用泻法。留针15分钟。

中药应用：①葛根6克，麻黄1克，桂枝3克，生白芍6克，大黄10克，甘草1克，生姜3片，红枣3个。水煎服，每日一剂。②牛蒡子10克，连翘10克，金银花10克，蝉蜕10克，桑白皮3克，赤茯苓10克，猪苓10克，薏苡仁10克，晚蚕沙10克，菊花3克，黄柏5克，知母3克，荆芥3克，防风3克，滑石10克，甘草3克。水煎服，每日一剂。

【按语】　由于气血虚热内蕴，外受风邪；或因不常沐浴，汗液及细菌阻塞毛孔，不能正常发泄；或因感染毒性细菌，贮藏于血液中，不得排出体外所致。红色疹者，多属血虚，白色疹者，多属气虚。

3. 荨麻疹验方

【方剂来源】　马氏中医马建国经验方，人物简介见第一章"感冒验方"。

【适应病证】　荨麻疹。症见丘疹团块发无定处，时起时消，时轻时重，瘙痒剧烈，反复发作，缠绵不愈，有的在近期内治愈，有的迁延时间较长，顽固者可长达数月或更长时间。中医称为"瘾疹""风瘙瘾疹""风蓓蕾"等，俗称风疹块。治疗上分以下几型。

【分型治疗】　红色丘疹风团来势急剧，呈现时肌肤总有灼热感，剧痒难忍，且越抓越多，烦躁不安。舌质红。苔薄黄，脉数者。证属血热兼受风袭而发。治宜凉血清热，消风止痒。方取：生地黄30克，牡丹皮12克，赤芍12克，薄荷10克，黄芩10克，蝉蜕10克，浮萍10克，紫草10克，牛蒡子10克，白蒺藜10克，生甘草10克。水煎服，每日一剂。外用：炉甘石粉15克，滑石粉15克，薄荷粉10克，蒸馏水100毫升。诸药配成混悬液，毛刷蘸搽皮损处，每日数次。

每于秋冬寒凉季节惯发，遇冷皮损增多，遇热皮疹减少，并以颜面四肢暴露部位明显，且多呈白色丘疹团块。瘙痒较剧。舌质淡。苔薄白，脉弱者。证属表虚卫外不固，风寒袭表所发。治宜固卫散寒，疏风止痒。方取：黄芪 30 克，桂枝 10 克，防风 10 克，威灵仙 10 克，肉桂 6 克，生姜 3 片，大枣 4 枚。水煎服，每日一剂。亦可配用 5%樟脑酊（樟脑粉 5 克，入 75%乙醇 100 毫升中化开外搽）。

红色丘疹团块发作频繁，时隐时现，瘙痒难忍，烦躁不安，并有胃脘灼热，口渴欲饮，小便黄，大便干。舌质红，苔黄燥，脉滑数者。证属胃肠热盛，风邪侵袭而发。治宜清胃肠热邪，佐以疏风止痒。方取：生地黄 30～50 克，牡丹皮 10 克，黄连 10 克，生石膏 12 克，知母 12 克，天花粉 12 克，麦冬 15 克，大黄 10～15 克（后入），木通 10 克，蝉蜕 10 克，牛蒡子 10 克，生甘草 10 克。水煎服，每日一剂。

周身起大小不一淡红色丘疹团块，反复而现，并有呕吐酸冷水，肠鸣频作，饮食欠佳。小便清长，大便稀溏。舌质淡，苔白，脉沉弱者。证属胃肠虚寒，中阳不足，感受风邪所致。治宜温补中阳，散寒疏风。方取：党参 20～30 克，白术 12 克，茯苓 12 克，干姜 10 克，熟附子 10 克，防风 10 克，竹茹 10 克，炙甘草 10 克。水煎服，每日一剂。

全身起淡红色风团，时起时消，反复发作。兼见面色少华，形体瘦弱，少气懒言，时常自汗，肢体无力，纳差。舌质淡，苔薄，脉细弱者。证属气血俱虚，抗邪无力，感受风袭所发。治宜补益气血，佐以疏风止痒。方取：当归 12 克，白芍 12 克，熟地黄 30 克，川芎 10 克，党参 20～30 克，白术 12 克，茯苓 12 克，黄芪 20～30 克，升麻 10 克，白蒺藜 10 克，防风 10 克。水煎服，每日一剂。

因上呼吸道感染后所引起的炎性荨麻疹，又有细菌与病毒感染之分。化验：白细胞总数、中性均多，为细菌感染。淋巴细胞偏多为病毒感染。其症状特点均为皮疹潮红，风团密布，持续不消，即使用抗组胺药、激素等亦不完全消退，过后仍皮疹增多。触之皮损灼热，痒剧。有的发热，口渴，咽喉干燥疼痛。或小便黄，大便干。舌质红，苔黄，脉数。证属热毒炽盛，蕴于血分肌肤所致。此病治疗宜中西药结合收效较快。中药清热凉血解毒，佐以疏风止痒。方取：生地黄 30～50 克，牡丹皮 10～15 克，赤芍 12 克，紫草 12 克，地榆 12 克，天花粉 12 克，玄参 30 克，金银花 30 克，连翘 15 克，蝉蜕 10 克，白鲜皮 12 克，大黄 10～15 克（后入），芒硝 10 克（后入），牛蒡子 10 克，淡竹叶 10 克，生甘草 10 克。水煎服，每日 1 剂。细菌感染者配合抗菌药物注射。病毒感染者可在上药中加入板蓝根 30 克，大青叶 30 克。配合利巴韦林或聚肌苷酸-聚胞苷酸注射。酌情选用 5%或 10%葡萄糖注射液、维生素 C、地塞米松注射液静脉滴注。外用炉甘石粉、滑石粉、氧化锌粉各等份混匀，撒扑皮损处，每日 3 次。

值得注意的是，上述因细菌或病毒感染所致荨麻疹，疹色潮红，触之灼热者，不能外用白酒、乙醇、正红花油、风油精、皮炎平霜、皮炎平软膏、六神花露水等及有刺激性的药物暂时止痒。临床中经常发现不少患者，用上述某种外搽药后，使皮损增多，扩展蔓延，从而迁延了治愈时间。

4. 丘疹性荨麻疹验方

【方剂来源】 马氏中医马建国经验方，人物简介见第一章"感冒验方"。

【适应病证】 丘疹性荨麻疹。

【药物组成】 薄荷 30 克，苦参 30 克，樟脑粉 15 克，60%乙醇 600 毫升。

【配制方法】　将薄荷、苦参入乙醇中浸泡 7 日，过滤成 500 毫升，加入樟脑粉摇匀即成。

【使用方法】　用时以棉签或毛刷蘸搽患处，每日数次或感痒即搽。此药酊对儿童丘疹性荨麻疹初起，止痒效果非常迅速。

【注意事项】　禁忌辛辣油腻之品。

5. 丘疹性荨麻疹、虫咬皮炎验方

【方剂来源】　马氏中医马建国经验方，人物简介见第一章"感冒验方"。

【适应病证】　丘疹性荨麻疹、虫咬皮炎。

【药物组成】　白鲜皮、苦参、薄荷各等份。

【使用方法】　上药共研细末，入冰片少许与蒸馏水摇匀，毛刷蘸搽患处。

6. 急性荨麻疹、水痘、风疹验方

【方剂来源】　马氏中医马建国经验方，人物简介见第一章"感冒验方"。

【适应病证】　急性荨麻疹、水痘、风疹。

【药物组成】　牛蒡子、炉甘石、滑石粉、白鲜皮各等份。

【使用方法】　上药共研细末，入蒸馏水中混匀，毛刷蘸搽患处。

7. 急慢性荨麻疹验方

【方剂来源】　防山李氏中医世家李全树祖传验方，人物简介见第一章"心肌梗死验方"。

【适应病证】　本方功能祛风止痒，清热解毒，凉血去湿。主治扁平苔藓，急慢性荨麻疹，皮肤瘙痒，皮疹瘙痒性皮肤病。

【药物组成】　乌梢蛇 10 克，蝉蜕 10 克，荆芥 10 克，防风 10 克，白芷 10 克，土茯苓 12 克，黄连 6 克，生地黄 15 克，羌活 10 克，黄芩 10 克，连翘 10 克，地肤子 10 克，红花 10 克，鸡血藤 20 克，甘草 10 克。

【服用方法】　水煎服，每日一剂。早晚服用。

【注意事项】　禁忌辛辣油腻之品。

【典型病例】　患者，男，48 岁。全身皮肤出现红疹和红色斑片，瘙痒无比多年。服用西药无效。投以此方连续服用 1 个月后斑疹消退。后又连续服用本方 10 余剂痊愈。

8. 风寒性荨麻疹验方

【方剂来源】　马氏中医马建国经验方，人物简介见第一章"感冒验方"。

【适应病证】　本方功能补脾益气，祛风，调营卫。主治风寒性荨麻疹。

【药物组成】　大枣适量。

【服用方法】　取大枣 5 枚，每日开水适量泡后代茶饮。

【注意事项】　勿受风寒。

【应用小结】　风寒性荨麻疹临床中比较常见多发，有的患者认为服中药味苦，不

愿坚持服用。为方便治疗，凡遇到此病患者，嘱其用大枣替代中药治疗，同样可收到较好疗效。

【典型病例】 患者，女，49 岁。自述每遇风寒周身皮肤瘙痒，抓后起大小不一条状团块，色呈淡红，以头面部手足等暴露部位为多，无定时发作 3 个月。内服过数种西药，止痒当时。患者经常感冒，体质较差，舌质淡，苔薄，脉弱。诊断为荨麻疹。证属肌表抗邪无力，风寒客于肌腠所发。每日取大枣 5 枚，开水泡后代茶饮。服用 15 日后诸症治愈。

9. 血热风胜型荨麻疹验方

【方剂来源】 马氏中医马建国经验方，人物简介见第一章"感冒验方"。

【适应病证】 血热风胜型荨麻疹。

【药物组成】 牡丹皮 10 克，生地黄 15 克，赤芍 12 克，蝉蜕 6 克，薄荷 6 克，浮萍 10 克。

【服用方法】 水煎服，每日一剂。

10. 风热性皮疹验方

【方剂来源】 曲阜市吴村卫生院陈贞来经验方，人物简介见第一章"神附止泻汤"。

【适应病证】 主治风热性皮疹。

【药物组成】 连翘、生地黄、黄芩各 20 克，防风、陈皮、栀子、荆芥各 10 克，金银花、苦参、蝉蜕各 30 克，甘草 6 克。

【服用方法】 水煎服，每日一剂。

【注意事项】 禁忌鱼腥、辛辣，避免太阳光照射，远离热源。

【典型病例】 患者，女，30 岁，2017 年 7 月 10 日来诊。面部、腹部起红斑及豆片状皮疹剂，瘙痒不适，舌苔薄黄，脉浮数。诊为风热性皮疹。给予上方 3 剂痊愈。

第十七节 过敏性紫癜验方

1. 过敏性紫癜验方①

【方剂来源】 马氏中医马建国经验方，人物简介见第一章"感冒验方"。

【适应病证】 过敏性紫癜。本病可发于四肢，尤多见于小腿，重者泛发扩展到臀部、躯干。皮损表现为 2～3 毫米大小，或似高粱粒至黄豆大紫红色瘀点瘀斑，按之不褪色，是因血管壁渗透性增高所致的皮下毛细血管出血。化验：血小板计数、出凝血时间、凝血酶时间，基本属于正常范畴。临床上分为单纯型、风湿型、腹型、肾型紫癜。

【药物组成】 单纯型紫癜除皮肤出现瘀点瘀斑外，无其他自觉症状。方取：当归 12 克，生地黄 15 克，赤芍 12 克，红花 9 克，丹参 15 克，淮牛膝 15 克，泽兰 12 克，茜草 15 克，蒲黄炭 10 克，生甘草 10 克。水煎服，每日一剂。

风湿型紫癜除皮疹外，可有关节痛及肿胀低热无力等症状，有些患者痛甚时不能行走，需他人背着来诊。方取：当归 12 克，赤芍 12 克，丹参 15 克，桃仁 10 克，淮牛膝 15 克，茜草 20 克，桑寄生 20 克，川断 12 克，苍术 15 克，木瓜 10 克，独活 12 克，海桐皮 15 克。水煎服，每日一剂。

腹型紫癜有明显的腹痛、绞痛，或有呕吐、腹泻等症状，是由胃肠热盛，熏蒸肌肤，灼伤血络，迫血外溢而发。故取生地黄 20 克，生石膏 30 克，知母 15 克，黄连 10 克，大黄 6～10 克，牡丹皮 10 克，地榆炭 15 克，蒲黄炭 12 克，茜草 20 克，当归 12 克，丹参 15 克。水煎服，每日一剂。

肾型紫癜化验小便有明显蛋白尿、血尿或管型，多属湿热蕴结，血热妄行。治宜清利湿热，凉血活血化瘀。方取：茯苓 15 克，泽泻 12 克，车前子 15 克，黄柏 10 克，滑石 20 克，生地黄 20 克，牡丹皮 10 克，赤芍 12 克，茜草 15 克，丹参 15 克，生甘草 10 克。有血尿加蒲黄炭 12 克，大蓟 20 克，小蓟 30 克。病程日久，肾气亏虚者。治宜补肾益气，养血活血化瘀。方取：黄芪 20 克，党参 20 克，山茱萸 12 克，枸杞子 15 克，熟地黄 15 克，阿胶 9 克（烊化），丹参 12 克，茜草 15 克，甘草 10 克。水煎服，每日一剂。

另有脾气虚弱、脾不统血所致紫癜，治疗以补脾益气摄血为主。方取：党参 20 克，白术 12 克，茯苓 15 克，黄芪 20 克，升麻 7 克，大枣 10 克，丹参 12 克，茜草 15 克，蒲黄 9 克。水煎服，每日一剂。

【典型病例】　患者，女，33 岁。1994 年 9 月 26 日初诊。半月前在无明显诱因情况下，腹部疼痛频繁，同时双小腿、足部起针尖至粟粒大紫红色斑疹，散在分布，有部分略隆起于皮肤，面积 1 厘米×1 厘米大小的瘀斑，按之不褪色。某院诊为过敏性紫癜，经西药治疗 7 日（用药不详），收效不显。双大腿、腹部亦有较多皮疹发生，且腹痛加剧，呈阵发性绞痛，并述痛后 2～3 小时即觉皮肤发紧灼热，过后见有紫红色斑疹出现。甚时坐卧不安，胃脘、腹部灼热不适似火烤，喜进冷饮、干呕、口苦、口渴。溲黄便干。舌质红，苔黄，脉滑数。化验血常规、血沉、出凝血时间、血小板计数，均属正常范围。尿常规：蛋白±，红细胞 0～2，白细胞 1～3。无关节痛、腰痛。诊断：过敏性紫癜（腹型）。证属胃肠热盛，蕴于肌肤，灼伤血络，瘀滞皮下所发。治则：清泄胃肠之热，凉血活血化瘀。方取：当归 12 克，生地黄 30 克，牡丹皮 10 克，黄连 10 克，石膏 12 克，知母 12 克，天花粉 10 克，栀子 10 克，大黄 12 克（后入），厚朴 10 克，丹参 30 克，茜草 30 克，地榆炭 15 克，蒲黄炭 12 克，淡竹叶 10 克，生甘草 10 克。水煎服 3 剂。

二诊：服上药后，泻下红褐色粪便数次，腹痛症状基本消失，口已不渴，纳食正常。大便不干，小便略黄，紫红色皮疹已消退大半，未见新疹再现。化验尿常规：蛋白-，红细胞 0，白细胞 0～2。上方去大黄、黄连、石膏、天花粉，加车前子 10 克，泽泻 10 克，金银花 20 克。续服 3 剂。

三诊：紫癜完全消退，余症消失。化验：尿常规正常。为巩固疗效，续服 2 剂。4 个月后追访再未发。

2. 过敏性紫癜验方②

【方剂来源】　曲阜市吴村卫生院陈贞来经验方，人物简介见第一章"神附止泻汤"。
【适应病证】　过敏性紫癜。
【药物组成】　生地黄 10 克，栀子 10 克，赤芍 6 克，牡丹皮 6 克，紫草 10 克，炒大黄 6 克（后下），生人参 5 克，茯苓 6 克，金银花 15 克，陈皮 6 克，墨旱莲 15 克，甘草 3 克。

【服用方法】 每日一剂，水煎，一日 3 次服。

【应用小结】 长期临床验证，行之有效。

【典型病例】 患者，男，5 岁，姚村人。1992 年因过敏性紫癜来诊。服上药 12 剂（剂量酌减）治愈。

3. 单纯型过敏性紫癜验方①

【方剂来源】 马氏中医马建国经验方，人物简介见第一章"感冒验方"。

【适应病证】 单纯型过敏性紫癜。

【药物组成】 牡丹皮 10 克，牛膝 15 克，赤芍 12 克，丹参 15 克，蒲黄 10 克。

【服用方法】 水煎服，每日一剂。

4. 单纯型过敏性紫癜验方②

【方剂来源】 马氏中医马建国经验方，人物简介见第一章"感冒验方"。

【适应病证】 单纯型过敏性紫癜。

【药物组成】 蒲黄炭 9 克，当归 12 克，赤芍 15 克，红花 9 克，丹参 15 克。

【服用方法】 水煎服，每日一剂。

5. 风湿性紫癜验方

【方剂来源】 马氏中医马建国经验方，人物简介见第一章"感冒验方"。

【适应病证】 风湿性紫癜。

【药物组成】 蒲黄炭 10 克，泽泻 12 克，茯苓 12 克，山药 15 克，山茱萸 10 克，黄柏 10 克，车前子 12 克，茜草 12 克，赤芍 12 克。

【服用方法】 水煎服，每日一剂。

6. 毛细血管扩张性环状紫癜验方

【方剂来源】 马氏中医马建国经验方，人物简介见第一章"感冒验方"。

【适应病证】 活血化瘀。主治毛细血管扩张性环状紫癜。

【药物组成】 当归 15 克，赤芍 12 克，桃仁 10 克，红花 10 克，蒲黄 10 克，丹参 15 克，泽兰 10 克。

【服用方法】 水煎服，每日一剂。至皮损全部消退。

【注意事项】 勿用热水澡巾洗搓。

【应用小结】 本方治疗毛细血管扩张性环状紫癜，经过数十例验证，可充分发挥明显活血化瘀疗效，使环状紫癜得以较快消退。

【典型病例】 患者，男，26 岁。双小腿对称发生较多 1～2 厘米大紫红黄褐色斑疹，部分相互融合成片，边界明显，基本无任何自觉症状，皮损持续未消 1 年半。期间内服降低血管通透性西药无效。诊断：毛细血管扩张性环状紫癜。处方：当归 15 克，赤芍 12 克，桃仁 10 克，红花 10 克，蒲黄 10 克，丹参 15 克，泽兰 10 克，水煎服，每日一剂，共服药 23 剂，紫癜性皮损完全消退，诸症消失。

7. 血管性皮肤病验方

【方剂来源】　马氏中医马建国经验方，人物简介见第一章"感冒验方"。

【适应病证】　血管性皮肤病，包括单纯型紫癜、毛细血管扩张性环状紫癜、皮肤变应性结节性血管炎等。

【药物组成】　丹参 30 克，当归 10～12 克，赤芍 10～15 克，泽兰 10～12 克，淮牛膝 10～15 克，桃仁 10～12 克。

加减：皮损色红酌加牡丹皮、地榆；下肢有灼热沉重感加苍术、黄柏；痒感加白鲜皮、白蒺藜。并可根据不同病症随症加味。

【服用方法】　水煎服，每日一剂。

【典型病例】　病案一：患者，女，17 岁。1998 年 4 月 2 日初诊。双大腿、小腿部起针尖至粟粒、黄豆大紫红色瘀点瘀斑，较密集分布，玻片压之不褪色已月余。其间曾服激素、钙剂、维生素 C 等药物，但皮疹仍消退较慢，且反复再现。化验：血、尿常规，出凝血时间均无异常。无腹痛、关节痛。舌质红。苔黄。脉数。诊断：单纯型过敏性紫癜。以复方丹参饮加味：丹参 30 克，当归 10 克，赤芍 10 克，泽兰 10 克，桃仁 10 克，淮牛膝 10 克，牡丹皮 10 克，地榆炭 12 克。水煎服，每日一剂。3 剂后紫癜开始消退，12 剂后诸症消失治愈。3 个月后追访再未发。

按：过敏性紫癜是因血管壁受损，血液渗出血管外，在皮下发生瘀点或瘀斑。本例皮损反复而现月余，经西药常规疗法收效不著，审因辨证为血热内蕴、脉络损伤、瘀滞于皮下所致。故用复方丹参饮加味内服，在活血化瘀的基础上，酌入牡丹皮、地榆炭，增其凉血止血功效。诸药相用，使紫癜得以较快消退。风湿性紫癜可加桑寄生、秦艽、海桐皮。

病案二：患者，男，36 岁。1997 年 9 月 23 日初诊。双小腿对称发生 1～2 厘米大紫黄褐色环状斑片，边缘明显，相互融合，无其他自觉症状近 1 年。诊断：毛细血管扩张性环状紫癜。予复方丹参饮内服：丹参 30 克，当归 12 克，赤芍 15 克，泽兰 10 克，牛膝 10 克，桃仁 10 克，蒲黄炭 10 克。水煎服，每日 1 剂。12 剂后皮损开始消退，共服 35 剂。紫癜性皮疹完全消失，肤色正常。

按：本病为一种病因尚未明了的色素性紫癜性皮肤病，有的认为是一种慢性出血性毛细血管炎，皮疹持续时间较长，且不消退。故用复方丹参饮加味治之，所选药物有扩张小血管、改善微循环、活血化瘀止血功效。服后使毛细血管得以畅通，瘀血得以消散，紫癜得以消退。

病案三：患者，女，26 岁。1998 年 5 月 14 日初诊。双小腿、踝部起数个樱桃至橡子大结节，呈圆形或梭形，略高出皮肤表面，颜色暗红，边缘较清，疼痛压之较剧，已 3 个月余。曾服西药数种（不详）收效不著。患者总觉双下肢沉重发胀，倦怠乏力，下午时有低热，结节触之有灼热感。近月来食欲不振，口中黏腻。舌质红，苔黄略腻，脉濡数。诊断：皮肤变应性结节性血管炎。治以复方丹参饮加味：丹参 30 克，当归 12 克，赤芍 15 克，泽兰 12 克，淮牛膝 12 克，桃仁 12 克，苍术 10 克，茯苓 12 克，黄柏 10 克，木瓜 15

克，薏苡仁 30 克。水煎服，每日一剂。嘱其注意休息，忌食辛辣之物。10 剂后上述部位结节消退大半，皮肤颜色转淡，疼痛大减。原方加减续服 12 剂后，结节全部消退，皮肤变平，肤色正常，痛感全消告愈。半年后追访再未发。

按： 皮肤变应性结节性血管炎，多发于青年女性，病因尚未完全明了。本例据其皮损症状表现，辨属湿热内蕴下注，血络灼伤，凝滞积聚于皮下，日久形成暗红色结节。故在活血化瘀方药中，佐入苍术、茯苓、黄柏、薏苡仁、木瓜，益其祛湿清热之功。使湿热得清，瘀血消散，结节消退。

第十八节 结节性红斑验方

1. 结节性红斑验方①

【方剂来源】 马氏中医马建国经验方，人物简介见第一章"感冒验方"。

【适应病证】 结节性红斑。症见小腿处起散在樱桃大红色结节，触之灼热疼痛。

【药物组成】 地榆粉 20 克，牡丹皮粉 10 克，凡士林 100 克。

【使用方法】 调匀成膏外涂，每日 1～2 次，纱布包敷。可同时配合内服清湿热散结中药，以使结节较快消退。

2. 结节性红斑验方②

【方剂来源】 马氏中医马建国经验方，人物简介见第一章"感冒验方"。

【适应病证】 发于小腿伸侧如樱桃大颜色较红的结节性红斑，触之疼痛且有灼热感者。

【药物组成】 玄参 12 克，黄柏 10 克，地骨皮 12 克，忍冬藤 30 克，栀子 10 克，赤芍 12 克。

【服用方法】 水煎服，每日一剂。

【应用小结】 可使红斑较快消退。

3. 结节性红斑验方③

【方剂来源】 马氏中医马建国经验方，人物简介见第一章"感冒验方"。

【适应病证】 本方功能清湿热、凉血止痛。主治结节性红斑。

【药物组成】 苍术、黄柏、牡丹皮、延胡索各 10 克，凡士林 200 克。

【使用方法】 上药共磨成细粉，入凡士林中充分调匀成膏。用时涂搽于患处，纱布包敷，每日 2 次。

【注意事项】 忌食热物，多休息。

【应用小结】 结节性红斑以中青年女性多见，发生在双小腿，多数患者查不出原因。西药治疗一般祛风湿消炎止痛。但据患者反应，效果不明显。中医认为，本病属于湿热蕴结下注所发。本药膏具有清湿热凉血止痛的功效，患者用后，产生清凉舒适感觉，使红斑较快消退。

【典型病例】　患者，女，31 岁。双小腿伸侧呈现十余个如樱桃至橡子大红色结节，稍高出皮面，疼痛，触之灼热 5 日。口服布洛芬、吲哚美辛、罗红霉素，皮损未消，痛感未轻。诊断：结节性红斑。取苍术 10 克，黄柏 10 克，牡丹皮 10 克，延胡索 10 克，磨成细粉，入凡士林 200 克中调匀成膏外敷，每日 2 次。治疗 4 日红斑结节消退，热痛症状消失而愈。

4. 清湿热散结膏

【方剂来源】　马氏中医马建国经验方，人物简介见第一章"感冒验方"。

【适应病证】　结节性红斑（湿热型）。

【药物组成】　栀子 10 克，延胡索 10 克，黄柏 10 克，冰片 1 克。凡士林 100 克。

【配制方法】　上药研成细粉，与凡士林充分调匀成膏。

【使用方法】　用时涂于皮损上，纱布覆盖。每日 2 次。

第十九节　虫咬、蜂螫验方

1. 蜂、蝎螫伤验方

【方剂来源】　马氏中医马建国经验方，人物简介见第一章"感冒验方"。

【适应病证】　蜂、蝎螫伤，虫咬所致的剧烈疼痛。

【药物组成】　蓖麻子数个，雄黄、食醋少许。

【使用方法】　将蓖麻子捣碎，与雄黄、食醋少许调敷。

【应用小结】　解毒止痛疗效显著。因其力长于吸收，又能拔毒追风外出。

2. 虫咬皮炎、蜂螫伤验方

【方剂来源】　马氏中医马建国经验方，人物简介见第一章"感冒验方"。

【适应病证】　虫咬皮炎、蜂螫伤，痒痛不适。

【药物组成】　炉甘石粉、青黛粉、白芷粉，食醋适量。

【配制方法】　将上药浸泡入食醋中备用。

【使用方法】　用时摇匀，毛刷蘸搽皮损上。

【应用小结】　能收到较快的解毒消疹止痛止痒功效。

3. 虫咬皮炎验方

【方剂来源】　马氏中医马建国经验方，人物简介见第一章"感冒验方"。

【适应病证】　虫咬皮炎。常见有隐翅虫皮炎、刺毛虫皮炎等。隐翅虫晚间多在灯光下飞行，当人们在灯光下打牌或乘凉时，最易接触。如针刺状毛飘落在患者颜面、颈部、胸背部、四肢上。因隐翅虫内含有一种强酸性毒素，沾染皮肤后可于数小时至 1～2 日内引起皮炎。初起为绿豆至黄豆粒大不规则红色丘疹，并继续变成丘疱疹，若不注意用手搓破，其毒素可沿搓的方向发生烧灼烫伤样皮损，色红呈长条状，表面有少许黏液或脓性分泌物附着，自觉有灼热刺痛感。刺毛虫接触皮肤后，其特点是如针刺状剧烈刺痛，不敢触摸，痛甚时患者难以忍受。

【药物组成】 一般不需内服药。可外用：炉甘石粉 10 克，氧化锌粉 10 克，黄连粉 10 克，滑石粉 10 克，青黛粉 2 克，呋喃西林粉 1 克。蒸馏水 100 毫升。诸药混匀，用时毛刷蘸搽皮疹上，每日 3 次。3 日后皮损便能结痂治愈。

刺毛虫接触皮肤后。可取：滑石粉 50 克，炉甘石粉 40 克，升华硫粉 10 克。混匀用棉球蘸之撒扑，取效较捷。简便方法速取鲜马齿苋叶，或耐旱花草"气死天"的鲜叶，擦螫伤处止痛效果较好。

4. 红片酊

【方剂来源】 旧县陈氏中医世家陈金平祖传验方，人物简介见第六章"口腔溃疡涂抹散"。

【适应病证】 功能活血凉血，清热散结。主治蚊虫叮咬、早期疔痈、跌打损伤后肿胀疼痛、结块；肌内注射后产生的疼痛结节及无名肿痛。

【药物组成】 75%乙醇 100 毫升，红花 5 克，冰片 2 克。

【使用方法】 将红花、冰片浸泡在乙醇中，10 天后滤出药渣备用。外涂或湿浸患处。禁止内服。

【注意事项】 本品禁止内服；表皮破损、溃疡之处不可涂擦；孕妇勿用；眼部、肛周及外生殖器不宜涂擦。

【应用小结】 本酊用 75%乙醇作溶媒，易于药效的析出，且具有杀菌消毒作用；红花活血祛瘀生新，促进局部血液循环，减少炎性物质的刺激作用，促进炎性水肿的吸收；冰片清热凉血，解毒止痛，能减轻局部的充血后水肿，增加患处皮肤的清凉感。本方配伍恰当，具有非常好的疗效。

【典型病例】 病案一：患者，女，10 岁。臀部肌内注射青霉素时间长，出血结节疼痛，热敷无效。经用本方湿敷 1 周后结节明显变小，不再肿痛，继续治疗 2 个疗程后痊愈。

病案二：患儿，女，3 岁。因上肢三角肌外侧注射百白破疫苗后，局部出现红肿热痛，哭闹不止，用本方局部湿敷 1 小时后，疼痛基本缓解，治疗 6 次后基本痊愈。

5. 阴虱验方

【方剂来源】 马氏中医马建国经验方，人物简介见第一章"感冒验方"。
【适应病证】 阴虱。
【药物组成】 大枫子、苦参、百部、川楝子各等份。
【使用方法】 醋水各半适量煎开后，每日 2 次外洗。

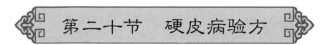

第二十节 硬皮病验方

1. 局限性硬皮病验方

【方剂来源】 马氏中医马建国经验方，人物简介见第一章"感冒验方"。

【适应病证】　局限性硬皮病。

【药物组成】　五倍子、赤芍、干姜、当归各等份。

【使用方法】　上药共研细末，与醋适量熬成软膏外贴。

【应用小结】　通过数例观察，有一定疗效。

2. 通阳活络膏

【方剂来源】　马氏中医马建国经验方，人物简介见第一章"感冒验方"。

【适应病证】　局限性硬皮病。

【药物组成】　肉桂 10 克，当归 10 克，红花 10 克，干姜 10 克。凡士林 100 克。

【配制方法】　上药共研成细粉，入凡士林中充分调匀成膏贮瓶中。

【使用方法】　用时涂于患处，纱布包敷。每日 1～2 次。

第二十一节　痱 子 验 方

1. 痱子土方①

【方剂来源】　马氏中医马建国经验方，人物简介见第一章"感冒验方"。

【适应病证】　痱子。

【药物组成】　冬天的积雪适量。

【配制方法】　将冬天干净的积雪，放于玻璃瓶中密封。

【使用方法】　夏天长痱子时用雪水涂抹于患处。

【注意事项】　禁忌辛辣油腻之品。

2. 痱子土方②

【方剂来源】　1977 年曲阜县向济宁地区卫生会议献方。

【适应病证】　痱子。

【药物组成】　鲜枣树叶 2 斤。

【配制方法】　将上药加水 1000 毫升，煎至 500 毫升备用。

【使用方法】　外洗患处。

【应用小结】　效果良好。

3. 痱子验方

【方剂来源】　孔繁凤（1973～），女，山东曲阜人，孔子七十四代孙。出身中医世家，受父亲（孔庆生，号明旭。擅长针灸推拿、男科疾病的诊治，擅于膏、丹、丸、散、酊、油、锭、栓等剂型的配制和应用）教诲，刻苦学习中医。临沂医学专科学校毕业。为承父业，于 1991 年沿用"一心堂"，开办"繁凤个体诊所"，同丈夫创建"曲阜市神农中医药研究所""曲阜孔子易经学会""曲阜孔子易经学会儒医专业委员会"。擅长男女不孕不育症的诊治，对癥瘕积聚、肾病、痰喘及皮肤顽疾等有良好的攻克。2011 年由中医古籍出版社出版吕建华、孔凡凤著《易医拾遗之医镜心悟》一书。

【适应病证】 本方功能清热解毒 主治痱子、小脓疖。

【药物组成】 苦瓜汁适量。

【使用方法】 取新鲜苦瓜洗净捣取汁，先用淡盐水洗患处，擦干后外涂苦瓜汁。

【注意事项】 要用新鲜苦瓜。

【应用小结】 本法安全有效，有效率在 90% 以上。

【典型病例】 病案一：患者，女，3 岁。痱子，取新鲜苦瓜洗净捣取汁，先用淡盐水洗患处擦干后外涂，15 分钟局部颜色变淡，无瘙痒。连续外涂 2 天，痊愈。

病案二：患者，男，18 岁。痤疮，取新鲜苦瓜洗净捣取汁，先用淡盐水洗患处擦干后外涂，期间忌食辛辣、海鲜及烟酒等刺激性食物，连续外涂 15 日，痊愈。

病案三：患者，男，5 岁。痱子，取新鲜苦瓜洗净捣取汁，先用淡盐水洗患处擦干后外涂，次日转为正常肤色，无瘙痒。连续外涂 3 日，痊愈。

第二十二节 汗 斑 验 方

1. 汗斑验方①

【方剂来源】 1977 年曲阜县向济宁地区卫生会议献方。

【适应病证】 皮肤汗斑病。

【药物组成】 密陀僧两份，雄黄一份，姜汁适量。

【配制方法】 上两味药共研成极细面，用姜汁调成膏状。

【使用方法】 用热水洗净患处，再涂上药膏，以出汗便可。早上涂药，下午洗去。

【应用小结】 用此方治疗 6 例均愈。

2. 汗斑验方②

【方剂来源】 颜秉甲中医诊所祖传秘方，人物简介见第一章“慢性支气管炎验方”。

【适应病证】 汗斑。

【药物组成】 川文蛤、石榴皮、密陀僧各等份。

【使用方法】 共为细末，用黄瓜把蘸药粉搽局部。

3. 汗疱疹验方①

【方剂来源】 马氏中医马建国经验方，人物简介见第一章“感冒验方”。

【适应病证】 汗疱疹，多发于手足部的水疱性皮肤病，主要表现为手掌、手指侧面、为多数米粒大深在性水疱，呈半球形，稍高出皮肤表面，有的分散或密集出现，肤色发红，手部多汗，自觉有灼热痒不适感。春秋季节多见，属湿热蕴聚于皮内而发。

【药物组成】 渗湿清热止痒洗方。方取：土茯苓 60 克，白鲜皮 30 克，地肤子 30 克，黄柏 30 克，薏苡仁 30 克，白矾 30 克，地榆 30 克，牡丹皮 30 克，苦参 30 克。

【使用方法】　水煎 1500～2000 毫升，入盆中待温稍凉更好，浸泡患处，每次 20～30 分钟，每日 2 次。2 日用药 1 剂。

【应用小结】　本病越是初起，疗效越佳，且用药次数少，一般 2 剂后便能收到明显疗效。

【典型病例】　患者，男，22 岁。1995 年 5 月 23 日初诊。双手掌、手指侧面发生多数米粒大深在性水疱，呈半球形，稍高出皮面，有的分散或密集出现，肤色发红，局部多汗，自觉有灼热痒不适感 5 日。诊断：汗疱疹，予渗湿清热止痒洗方治之。1 剂后疱疹明显干涸消退，灼热痒感大减，肤色转淡。2 剂后皮疹全部消退，无任何症状，治愈。

4. 汗疱疹验方②

【方剂来源】　马氏中医马建国经验方，人物简介见第一章"感冒验方"。
【适应病证】　本方功能祛湿热消疹，主治汗疱疹。
【药物组成】　萆薢、地肤子、土茯苓、黄柏各 30 克。
【使用方法】　水煎 1500 毫升待温，浸泡患处，每日 3 次。2 日用药 1 剂。
【注意事项】　忌外用碱性洗涤剂。
【应用小结】　汗疱疹为青少年春季常见皮肤病，中医认为属于湿热蕴结所发。此病西药没有好的疗法。取上述中药浸泡，能较快渗湿清热止痒，使汗疱疹消退。临床验证，越是初期，疗效越佳。

【典型病例】　患者，男，18 岁。双手掌、手指发生较多米粒大深在性水疱，呈半球形，稍微高出皮面，肤色发红多汗，自觉有灼热痒不适 3 日。诊断：汗疱疹。取萆薢 30 克，地肤子 30 克，土茯苓 30 克，黄柏 30 克，水煎 1500 毫升浸泡，每日 3 次。1 剂后皮损明显干涸，灼热痒感症状减轻，3 剂皮疹全部消退。

第二十三节　其他皮肤病验方

1. 病毒感染性皮肤病验方

【方剂来源】　马氏中医马建国经验方，人物简介见第一章"感冒验方"。
【适应病证】　病毒感染性皮肤病，如水痘表现全身起较多高粱大丘疱疹，痒剧者。
【药物组成】　板蓝根、大青叶、连翘各 15 克，牛蒡子 10 克，白鲜皮 12 克，地肤子 10 克。
【服用方法】　水煎服，每日一剂。
【应用小结】　杀病毒止痒消疹，收效良好。

2. 多形性红斑（湿热型）验方

【方剂来源】　马氏中医马建国经验方，人物简介见第一章"感冒验方"。
【适应病证】　多形性红斑（湿热型）。

【药物组成】 黄芩 10 克，栀子 10 克，生地黄 20 克，车前子 10 克，木通 10 克，牛蒡子 10 克，山豆根 10 克，玄参 15 克，薏苡仁 15 克，地肤子 15 克，防风 10 克，红花 10 克，赤芍 12 克，甘草 10 克。

【服用方法】 水煎服，每日一剂，早晚分服。

【注意事项】 禁忌辛辣、油腻之品。

【典型病例】 患者，女，23 岁。2006 年 3 月 1 日就诊。患者双手背手掌起散在的黄豆至蚕豆大红斑丘疹团块，个别皮疹中心有一重叠水疱，形成彩虹状，自觉灼热瘙痒 4 天。伴口干咽痛不适，小溲发黄，大便不干，舌质略红苔黄腻，脉濡滑数。诊断：多形性红斑。证属：风湿之邪，蕴而化热。治则：清热祛湿，祛风消斑。上方水煎服。3 剂后热痒感大减，皮疹开始缩小消退，水疱干涸，咽痛消失，上方去玄参、山豆根，续服 3 剂，诸症悉除。

【按语】 多形性红斑好发于春季，皮疹呈彩虹状，乃风湿之邪，蕴而化热，郁于肌肤所发，故用黄芩、栀子、牛蒡子、玄参、薏苡仁、地肤子等清湿祛热，疏风止痒；红花、赤芍散结消斑而收效。

3. 白癜风验方①

【方剂来源】 马氏中医马建国经验方，人物简介见第一章"感冒验方"。

【适应病证】 白癜风。

【药物组成】 当归 100 克，白芍 100 克，红花 100 克，黄芪 200 克，桂枝 100 克，白蒺藜 100 克，制何首乌 100 克，五味子 100 克，乌梅 100 克，女贞子 100 克，五倍子 100 克，白酒 3000 毫升。

【配制方法】 上药共研成粗末，入白酒中浸泡 2 周，滤渣后装入瓶中即可，每 100 毫升药液中加入甘油 5 毫升。

【使用方法】 用时摇匀，以毛刷蘸药液搽患处，每日 3～4 次。3 个月为一个疗程。

【按语】 本病是一种常见多发色素脱失性皮肤病，不仅影响人的美观，而且给患者造成沉重的心理负担和精神压力。据有关资料表明，近几年有逐渐上升趋势。初发为圆形、单侧性，或为对称性，单发或多发，大小不一。皮损为纯白色，斑内毛发亦可变白，可发于身体任何部位。中医称为"白癜风""白驳风"，由于局部气血虚损，不能正常濡养肌肤，兼感风邪侵袭，可导致黑色素细胞不能正常生成输送于表皮，使局部肌肤色素减退，变成白色光滑皮损，为发病根本原因。

在治疗上，单以某些刺激性较强灼烧皮肤药物治疗，使皮肤暂时出现色素沉着是不妥的。故治疗此病宜筛选出益气养血润肤、活血祛风、增加皮肤色素及收涩之药，用白酒浸泡成酊外搽，直接作用于皮损处，临床观察收效较好。药物由皮肤充分吸收后，通过毛孔到达表皮以下生发层，此层夹有黑色素细胞，由于增加了病变部位气血濡养，改善了病变部位血液循环，加速了药物运转，使黑色素细胞生成加快，活力恢复，不断向表层补充，增强了局部皮肤的修复功能，故白色皮损处黑色素增加后，一个时期内会出现不同程度的岛屿状黑点，此为用药后已显疗效，应坚持治疗，直至逐渐恢复正常肤色。

【典型病例】 患者，男，28 岁。1998 年 3 月 10 日初诊。右小腿正侧发生约 12 厘米×5 厘米，左足背发生约 5 厘米×4 厘米大乳白色光滑皮损，其皮损内毛发变白 5 年余。在部队服役期间曾多次到军、地医院内服外用药治疗过，收效不明显。经用祛白酊外搽，2 个月后白色皮损开始缩小，内有黑色岛屿状斑点出现，12 个月后皮损全部变成正常肤色，治愈。

病案二：患者，女，19 岁。1998 年 6 月 4 日初诊。胸腹部起两处约鸡蛋大纯白色色素脱失斑，已 3 年余。在几家医院诊断为白癜风，用中西药物内服外搽（不详）治疗，白色皮损无明显改变。经用祛白酊外搽，9 个月后白色斑片恢复成正常肤色。

4. 白癜风验方②

【方剂来源】　马氏中医马龙经验方，人物简介见第一章"慢性胃炎、胃溃疡验方"。

【适应病证】　本方功能活血祛风。主治小面积白癜风。

【药物组成】　当归、红花、防风、补骨脂各 15 克。

【使用方法】　上药共碾成粗末，入 60%乙醇 500 毫升中浸泡 10 日，过滤装瓶备用。用时以棉签蘸搽患处，每日 3 次。

【注意事项】　患处勿用力洗搓。

【应用小结】　白癜风是大小不等、形状不一、数目不定的色素脱失斑，可发生在皮肤任何部位，患处毛发亦可变白，界限清楚，无症状。中药外治此病比较有优势，尤其对于小面积皮损，取上述中药酊外搽，效果比较显著。

【典型病例】　患者，男，26 岁。颈部、双手背发生 4 处似樱桃大小白色脱失斑，半年余。经激素类药膏外用多次无效。诊断：小面积白癜风。取当归 15 克，红花 15 克，防风 15 克，补骨脂 15 克，碾成粗末，入 60%乙醇 500 毫升中浸泡 10 日过滤，棉签蘸搽患处，每日 3 次。2 个月后患处见有黑色素细胞生出，坚持治疗 8 个月后皮肤基本恢复正常。

5. 斑秃验方①

【方剂来源】　马氏中医马建国经验方，人物简介见第一章"感冒验方"。

【适应病证】　斑秃。症见孤立圆形斑片状脱发，青少年多见。

【药物组成】　肉桂、防风、川芎、干姜各等份。

【配制方法】　上药入 75%乙醇中浸泡 7 日后过滤，每 100 毫升药液中加入甘油 5 毫升。

【使用方法】　用时摇匀，每日 3～5 次，用棉球或毛刷蘸药酊外搽，至皮肤稍有灼热感为度。

【应用小结】　一般治疗 1 个月后患部开始生长出黄白色纤细柔软的毳毛，2～3 个月后会逐渐长粗变黑，恢复正常之发。

6. 斑秃验方②

【方剂来源】　1977 年曲阜县向济宁地区卫生会议献方。

【适应病证】　脱发（圆形脱发），又称为斑秃。

【药物组成】 侧柏叶、当归、女贞子、旱莲草、制何首乌、枸杞、菟丝子、柏子仁各 12 克，生地黄 18 克，藕节 30 克，川羌活 6 克，木瓜 9 克。

【服用方法】 水煎服，每日一剂。连服一周为 1 个疗程。见新发生长时，体质虚弱者加黄芪 18 克。

【应用小结】 多年来治愈 50 多例，疗效可靠。一般两个疗程即见到新发生长。

7. 斑秃验方③

【方剂来源】 曲阜市人民医院侯庆勋 1982 年山东中医药大学附院实习时的师传经验方，人物简介见第一章"面瘫验方②"。

【适应病证】 本方功能解表祛风，活血通络。主治斑秃。

【药物组成】 生姜适量。

【应用方法】 取生姜整块，用手掰开，以生姜新鲜断面在斑秃区叩击涂擦，每日 3～6 次，每次 10～15 分钟。

【注意事项】 生姜用手掰开，或以钝刀切开，断面留有毛刺，先以毛刺面叩击斑秃区，再进行涂擦效果最佳。

【应用小结】 斑秃，俗称"鬼剃头"，患者突然发病，发生头皮毛发脱落，脱发区呈斑块状，分界清楚，头皮平滑光亮，状态正常。应用该方法简便易行，多年应用于临床有效率达 100%。多数在 20 天后生出黄细毛发，逐渐变粗变黑，40 余日后，头发恢复正常。

【典型病例】 病案一：患者，男，28 岁，于 2016 年 10 月 24 日初诊。患者无明显原因于晨起时突然发现头顶处有一处头发脱落，约 2 厘米×2 厘米大小，无疼痛不适，饮食可，睡眠可，二便正常。患者不愿中药治疗，随用上方，约治疗 2 个月后随访，斑秃痊愈。

病案二：患者，女，21 岁，于 2016 年 11 月 30 日初诊。患者无明显原因近半年发现头发脱落加重，头发稀疏，于 1 周前发现右侧头顶部头发脱落，约 3 厘米×4 厘米大小，伴手足发凉，倦怠乏力，口干口渴，大便稀薄，尿频。患者上学期间，用药不便，随用上述方法配以健脑补肾丸、人参归脾丸治疗，治疗 3 个月随访，斑秃处生出新发，头发脱落减轻，头发稀疏渐渐密集改善。

病案三：患者，男，29 岁，于 2017 年 3 月 19 日初诊。患者 1 周前无明显原因突然发现左侧顶枕部头发脱落，约 2 厘米×3 厘米大小，边缘清楚，脱发处头皮光滑。患者不愿服中药，遂用上方治疗，约半月生出黄细毛发，坚持治疗 1 个月余，斑秃治愈。

8. 翟氏养发生发饮

【方剂来源】 石门山卫生院翟成文祖传验方，人物简介见第五章"小儿脾肾阳虚泄泻验方"。

【适应病证】 脂溢性脱发。

【药物组成】 制何首乌 12 克，黄精 12 克，炒白芍 15 克，黄柏 10 克，知母 10 克，肉苁蓉 15 克，枸杞子 20 克，女贞子 12 克，菟丝子 12 克，藕节 50 克，泽泻 10 克，云苓 10 克，熟地黄 20 克，玄参 20 克，牡丹皮 10 克，甘草 6 克。

【服用方法】 水煎 500 毫升，早、晚温服。7 日为一个疗程。

【注意事项】　孕妇不宜服用。

【应用小结】　本方多年应用于临床，疗效突出。曾观察 50 余例，治愈率达 90%以上。

【典型病例】　病案一：患者，男，56 岁。平素头发多油腻，开始只是偶然性脱发。曾到曲阜市人民医院治疗，效果不佳。考虑为肝肾阴虚、湿热上扰所致，给以清热养阴、滋补肝肾、清利湿热法，方用：制何首乌 12 克，黄精 12 克，炒白芍 15 克，黄柏 10 克，知母 10 克，肉苁蓉 15 克，枸杞子 20 克，女贞子 12 克，菟丝子 12 克，藕节 50 克，泽泻 10 克，云苓 10 克，熟地黄 20 克，玄参 20 克，牡丹皮 10 克，甘草 6 克。水煎服，每日 1 剂。用药月余，头皮油脂大量减少，脱发情况明显减轻。继服 3 个月后，头皮油脂完全不明显，新生头发明显出现。效果显著。

病案二：患者，男，52 岁。平素头发多油腻，脱发 3 年，四处求医，效果不佳。考虑为肝肾阴虚、湿热上扰所致，给以清热养阴、滋补肝肾、清利湿热法，药用：制何首乌 12 克，黄精 12 克，炒白芍 15 克，黄柏 10 克，知母 10 克，肉苁蓉 15 克，枸杞子 20 克，女贞子 12 克，菟丝子 12 克，藕节 50 克，泽泻 10 克，云苓 10 克，熟地黄 20 克，玄参 20 克，牡丹皮 10 克，甘草 6 克。水煎服，每日一剂。用药 1 个月后，头皮油脂大量减少，脱发情况明显减轻。服药 3 个月后头皮油脂完全不明显，新生头发明显出现。效果显著。

病案三：患者，男，46 岁。平素头发多油腻，脱发 1 年，口服各种药物，效果不佳。考虑为肝肾阴虚、湿热上扰所致。给以清热养阴、滋补肝肾、清利湿热法，方用：制何首乌 12 克，黄精 12 克，炒白芍 15 克，黄柏 10 克，知母 10 克，肉苁蓉 15 克，枸杞子 20 克，女贞子 12 克，菟丝子 12 克，藕节 50 克，泽泻 10 克，云苓 10 克，熟地黄 20 克，玄参 20 克，牡丹皮 10 克，甘草 6 克。水煎服，每日一剂。用药半月后，头皮油脂大量减少，脱发情况明显减轻。服药 2 个月后头皮油脂完全不明显，新生头发明显出现，效果显著。

9. 脱发验方①

【方剂来源】　时庄刘氏中医世家刘海洋经验方，人物简介见第四章"月经过少验方①"。

【适应病证】　本方功能除湿化痰，补肾生发。主治脱发。

【药物组成】　半夏 120 克，天麻 120 克，炒白术 120 克，焦苍术 75 克，党参 180 克，茯苓 120 克，羌活 45 克，川芎 45 克，柴胡 45 克，覆盆子 120 克，焦胡桃仁 120 克，黑芝麻 120 克。

【服用方法】　上药共为细末，一次 8 克，兑蜂王浆 6 克早晚服。

【注意事项】　吃药期间要劳逸结合，禁忌生冷、油腻、辛辣刺激食物。

【应用小结】　本法为学习他人之长，结合自己近几年的临床经验总结而成。主要用于治疗伴有皮脂溢出的男性脱发，女性弥漫性脱发。其机制是湿热蕴久，阻滞脉络，损伤脾胃，导致气血生化和运行障碍，头顶毛窍失于濡养，毛囊萎缩，新发难生。经临床实践，效果相当好。

【典型病例】　患者，男，27 岁。外出打工回家，头发掉的像个"三毛"，前来就诊：症见神倦乏力，头重如裹，食欲差，遇阴天就想睡觉，心悸健忘，脉象沉滑，舌体胖大，苔白腻。诊断：脱发。辨证：痰湿阻络。处方：半夏 120 克，天麻 120 克，炒白术 120 克，焦苍术 75 克，党参 180 克，茯苓 120 克，羌活 45 克，川芎 45 克，柴胡 45 克，覆盆子 120

克, 焦胡桃仁 120 克, 黑芝麻 120 克。共为细末, 一次 8 克, 兑蜂王浆 6 克早晚服。嘱其吃药期间要劳逸结合, 禁忌生冷、油腻、辛辣刺激食物。

10. 脱发验方②

【方剂来源】 曲阜市人民医院郑健经验方, 人物简介见第一章 "高脂血症验方①"。

【适应病证】 主治脱发。

【药物组成】 制何首乌 30 克, 熟地黄 15 克, 侧柏叶 15 克, 黄精 15 克, 枸杞子 15 克, 骨碎补 15 克, 当归 9 克, 白芍 9 克, 红枣 5 枚。

【服用方法】 每日一剂, 水煎早晚分服。1 个月为一个疗程。

11. 血虚脱发验方

【方剂来源】 全国基层名老中医药专家朱传伟经验方, 人物简介见第一章 "风寒感冒轻症验方"。

【适应病证】 因气血不足导致的脱发。

【药物组成】 生地黄 15 克, 当归 12 克, 白芍 12 克, 川芎 6 克, 女贞子 12 克, 旱莲草 12 克, 枸杞 12 克, 制何首乌 20 克, 黑芝麻 20 克, 天冬 10 克, 黄芪 15 克, 山萸肉 12 克, 甘草 6 克。

【服用方法】 水煎服, 每日一剂。

12. 发落不生验方

【方剂来源】 颜秉甲中医诊所家传秘方, 人物简介见第一章 "慢性支气管炎验方"。

【适应病证】 主治发落不生。

【药物组成】 米泔水适量, 干净布 1 块, 生铁 1 块。

【使用方法】 用米泔水洗布, 用布擦患处至灼热, 将生铁块放锅内加水煎二、三沸, 趁温将生铁水涂患处。

13. 狐惑病验方

【方剂来源】 全国基层名老中医药专家朱传伟经验方, 人物简介见第一章 "风寒感冒轻症验方"。

【适应病证】 狐惑病。因感受湿热毒气或虚火内扰而引起的以口腔、眼、外阴溃烂为主证, 并见神情恍惚不安等表现的一种病证。西医称为白塞综合征。

【药物组成】 吴茱萸 6 克。

【使用方法】 上药研成粉, 用食醋调成膏糊状, 涂敷于两足心涌泉穴上, 用纱布包扎, 每晚 1 次, 6 次为一个疗程, 每个疗程间隔 3 日。

14. 皮肤淀粉样变验方

【方剂来源】 马氏中医马建国经验方, 人物简介见第一章 "感冒验方"。

【适应病证】 收涩止痒。主治皮肤淀粉样变。

【药物组成】　老陈醋。

【使用方法】　取老陈醋 500 克，以棉签蘸搽患处，感痒即搽，不拘次数。

【注意事项】　禁忌辛辣食物。

【应用小结】　原发性皮肤淀粉样变，属于营养代谢障碍性皮肤病，惯发于小腿双侧，瘙痒剧烈，皮损多缠绵难愈。对于此病治疗，用老陈醋涂搽，经过临床观察及患者反应，效果比较满意。

【典型病例】　患者，男，56 岁。双小腿呈现出密集的绿豆大半球形、圆锥形丘疹，质硬，表面粗糙，有少量鳞屑，呈现棕褐色，瘙痒剧烈 2 年余。期间去过 3 家医院外用多种激素类药霜、膏治疗，疗效均不明显。取老陈醋 500 克外搽，不拘次数。1 个月后瘙痒症状基本消失，皮损明显消退。

15. 扫风丸

【方剂来源】　孔庆伦（1972～　），男，吴村卫生院中医主治医师。山东中医药大学专科毕业。从事中医临床 20 余年，熟练掌握常见病、多发病的中西医诊断和治疗，对麻风病，内科常见病，急慢性颈、肩、腰腿疼痛等病的治疗积累了较为丰富的临床经验。擅长中医辨证配合针灸，针药结合协同治疗。本方为吴村镇峪口村常进贤（1861～1935 年）先生所传治疗麻风病专方。

【适应病证】　适用于麻风病。

【药物组成】　大风子 1750 克，苍术 60 克，白附子、桂枝、西秦艽、白芷、木瓜、川芎、肉桂、菟丝子、天麻、礞石、知母、川牛膝、制何首乌、千年健、栀子、威灵仙、草乌、钻地风各 60 克，蒺藜、小胡麻、防风、苦参、蕲蛇、炒苍耳子各 120 克，薏苡仁、荆芥 250 克。

【服用方法】　上药除大风子外共研细粉，水调为丸，成人开始服用 60 克，一日两次，若无呕吐等反应，可于每次增加 1.5 克，至 8 日后增至每日 3 次。

外用药：大风子煅末掺入轻粉适量，以麻油调制后敷患处。

【典型病例】　患者，男，47 岁。因皮肤有皮疹来就诊。诊为麻风病。给以上述方剂加减治疗，半年后治愈。

16. 大麻风药酒方

【方剂来源】　乔氏中医乔尚熠捐献父亲乔根庭先生验方，人物简介见第一章"霍乱验方"。

【适应病证】　主治大麻风病。

【药物组成】　生地黄、蝉蜕、白附子、黄柏、防风、川牛膝、天花粉、荆芥、赤芍、牛蒡子、羌活、炮穿山甲、黄芩各 6 克，大黄、当归、皂角刺、白鲜皮、连翘、蕲蛇、甘草、金银花各 9 克，大枫子、土茯苓、苦参子各 12 克，川椒、白芷各 4.5 克。

【服用方法】　用好酒浸泡一个月即可依病情饮之。

第八章

肛 肠 科

第一节 肛裂验方

1. 肛裂洗方

【方剂来源】 马氏中医马建国经验方，人物简介见第一章"感冒验方"。

【适应病证】 早期肛裂。

【药物组成】 五倍子 30 克，当归 30 克，地榆 30 克，白芷 30 克，金银花 30 克。

【使用方法】 加水适量，煎开先熏，待以能耐受为度时再坐浴。每次 20～30 分钟，每日 1 次。3 日用药 1 剂。然后涂愈裂膏，直至肛裂痊愈。

2. 肛裂验方

【方剂来源】 马氏中医马建国经验方，人物简介见第一章"感冒验方"。

【适应病证】 肛裂。

【药物组成】 白及粉适量。

【使用方法】 将白及粉入凡士林中调成 30% 软膏，每于便后涂于肛管内，可止血止痛。

3. 肛裂、肛门狭窄特色疗法

【方剂来源】 孙德礼（1971 年～），男。济宁医学院毕业。中国民族医药学会肛肠分会理事，山东省医师协会肛肠医师分会委员，山东省医师协会中医肛肠医师分会委员，济宁肛肠外科专业委员会委员。2000 年在天津滨江医院研修一年。从事肛肠科临床 20 余年，擅长运用中西医结合手段治疗各类痔疮、肛瘘、肛周脓肿、肛裂、脱肛、直肠息肉、结直肠肿瘤、便秘等肛肠疾病，主攻无痛或减痛技术治疗肛肠疾病，开展各种 PPH、TST 等微创手术，对环状混合痔、复杂性高位肛瘘等疑难疾病诊疗有独到之处。发表国家级论文 20 余篇，主编著作 3 部，获得济宁市科研 1 项，曲阜市科研 5 项、专利 3 项，多次获曲阜、济宁科技进步奖。

【适应病证】 用于肛裂、肛门狭窄等。

【操作方法】 骶管麻醉成功后，患者取左侧卧位或俯卧位，术者先用左手食指插入肛内约 1.5cm 作引导。确定括约肌间沟位置，其上缘即为内括约肌。右手持小针刀于肛周截石位 3 点括约肌间沟处刺入，刀刃与肛门缘平行，针刀进入皮下后缓慢进刀，深度约 2cm。然后将刀刃竖起，与内括约肌垂直，向外反复抽拉小针刀至皮下 2～3 次切割内括约肌。注意切勿刺破肛管皮肤、黏膜，以免造成并发症。此时左手食指即可感到肛管内小针刀切割部位有明显沟状凹陷，可退出小针刀。酒精棉球压迫针孔 1 分钟，如有前哨痔及肥大肛乳头则一并切除。再扩肛以容纳 3～4 指，术毕。

【注意事项】　禁忌应用于肛裂感染所致裂瘘或合并混合痔的患者；合并严重脏器功能不全及严重糖尿病患者；妊娠及哺乳期妇女；自主活动严重受限患者；有肠道器质性梗阻病变或全身性、代谢性疾病的肠管运动异常患者。切记用力过猛，避免肛管皮肤撕裂及黏膜下水肿。

【应用小结】　肛裂是一种缺血性溃疡，主要是因为内括约肌痉挛后诱发肛后供血严重不足所致。肛裂的手术方式很多，目前国内外对于肛裂的最佳术式尚无统一定论，不同的手术方式各有优缺点，目前，内括约肌切断术为公认的治疗慢性肛裂的"金标准"，但对具体切断内括约肌采用闭合式，开放式存争议。我们临床上根据肛裂病的相关解剖及病因病理，在针刀医学"关于慢性软组织损伤的动态平衡理论"指导下，临床上对部分肛裂进行了肛门内括约肌闭合性松解。我院采用的小针刀侧方内括约肌切断术属于闭合式。小针刀是传统中医施行闭合性手术的一种微型器械，它将针刺疗法的针和手术疗法的刀结合为一体，具有针刺与刀的功能，小针刀刺入人体内时容易避开神经、血管，皮肤上只留下微小的针孔，很快即愈合，因此对组织的创伤极小。采用小针刀微创方法治疗肛裂，方法操作简单，使用方便，痛苦小，本法不切断括约肌，不开放手术创面，也不采用撕拉肌纤维强行扩肛的方法，而是采取皮下潜行锐性刺断纤维结缔组织条索，并配合手法使肛管自然扩张。它对括约肌的损伤轻微，最大限度地保持了肛门结构的完整性，符合以解除肛门括约肌痉挛治疗肛裂的原则。自 2013 年 1 月至 2014 年 12 月，共对 300 例患者分别选择性地采用后位切扩 240 例，小针刀侧方闭合式松解采用 60 例，后位切扩术治愈率为 98%，好转率为 2%，总有效率为 100%；侧切组治愈率为 95%，好转率为 3%，随访一年有 2 例复发，复发率仅为 2%，总有效率为 98%。两组患者均无并发症发生，均取得满意疗效。

4. 愈裂膏

【方剂来源】　马氏中医马建国经验方，人物简介见第一章"感冒验方"。

【适应病证】　早期肛裂。

【药物组成】　当归 15 克，地榆 15 克，白及 15 克，血竭 3 克，冰片 2 克，芝麻油 200 克，蜂蜡 50 克。

【配制方法】　先用芝麻油炸前 3 味药，滤渣后加入蜂蜡化开，再入冰片、血竭，搅匀待凝贮瓶中。

【使用方法】　于每次便后涂抹于肛管处。

第二节 肛瘘验方

1. 肛瘘验方

【方剂来源】 颜秉甲中医诊所家传秘方，人物简介见第一章"慢性支气管炎验方"。

【适应病证】 主治肛门瘘疮。

【药物组成】 干黄鳝 1 条。

【使用方法】 将黄鳝用灯油浸透，一头点燃，令其滴油，用茶杯接油待用。先用白矾煎水熏洗患处，然后用此油涂敷之，每日 3 次，连用半个月可愈。

2. 肛瘘特色疗法

【方剂来源】 曲阜市中医院孙德礼经验，人物简介见本章"肛裂、肛门狭窄特色疗法"。

【适应病证】 本疗法（半缝合半引流术）适用于单纯性肛瘘（脓肿）、复杂性肛瘘（脓肿），对于高位肛瘘（脓肿）尤具优势。

【操作方法】 采用局部麻醉或骶管麻醉，取俯卧位，常规消毒铺巾，碘伏消毒肠腔。先用探针自瘘管外口沿瘘管缓慢推进，对蹄铁型肛瘘探针至瘘管明显拐弯处穿出，顺探针方向切开，暂不处理。近端瘘管，确定剩余部分瘘管与同放射状位置后，以中继点向内口位置伸入探针，左手食指伸入肛内作引，确定内口位置，碰到明显撞击感后，再至内口将探针引出，顺探针对主灶全层切开引流，彻底切除肛瘘组织，保持引流通畅，修剪创口使截面呈 V 形敞开。对外波及外括约肌深层和耻骨直肠肌以上的管道及齿状线上方肌间管道，给予旷置，钝形分离、扩创、搔扒坏死灶，使之彻底引流通畅，形成∧口。对距肛缘3cm 以上的直瘘，亦用探针自外口缓慢推进，在距肛缘约2cm 处断管，拔出探针，远端暂不处理，近端瘘管同上述。主病灶及高位瘘管处理满意后，再将距肛缘3cm 以上的弯瘘或直瘘作彻底清创，剪除所有管壁和炎性组织，使创口截面呈 V 形，以碘伏、庆大霉素冲洗消毒后，用 1 号丝线间断缝合皮下层，在对其表层作垂直褥式或单纯缝合，底线应穿过创底组织少许。对全蹄铁型者，对侧同样处理。最后对岔口处远近端组织切缘在同一弧线上。主病灶创面，瘘管旷置处给予填塞生肌玉红膏纱条。缝合创面，无菌纱布覆盖，塔形压迫包扎，丁字带加压固定。

【注意事项】 在探查管道时要轻巧、细致，避免形成假道。应彻底清除内口，彻底切除肛瘘组织。缝合时不留无效腔，术后注重换药，保持主病灶引流通畅。

【应用小结】 肛瘘是由于肛腺感染引起的一种特定病变。90%的肛瘘是因肛门直肠感染，脓肿破溃形成窦道。肛瘘不能愈合和反复发作的原因是内口和原发病灶的存在。因此，彻底清除内口于原发病灶是治愈肛瘘的关键。高位复杂性肛瘘内口均在肛窦部位，只是瘘管穿过括约肌深部以上而已。对高位肛瘘采用主病灶一次性全部切开，对高于耻骨直肠肌，穿越括约肌深部的瘘管，实行旷置清创，引流，消除了肛瘘复发因素，因此，不采用挂线也能治愈。本术式采用主病灶一次性切开开放引流，穿越括约肌深部的瘘管，实行旷置清创引流，对距肛缘 3cm 以上的瘘管切除 I 期缝合，与其余传统术式相比，不伤及直肠壁，不必全部切断括约肌。本术式在保持肛门外形、功能及缩短治疗时间上优于传统低切高挂、瘘管全开放引流术，易于被患者接受。自 2001 年，我科采用半缝合半引流术治疗复杂性肛瘘。术后配合"肛肠坐浴洗剂"治疗"高位复杂性肛瘘"1000 余例，治愈率为 96.7%。术后无肛门变形、狭窄及大便失禁等后遗症。

3. 婴幼儿肛瘘的特色疗法

【方剂来源】　曲阜市中医院李福平经验方，人物简介见第一章"习惯性便秘验方"。

【适应病证】　婴幼儿单纯性肛瘘（挂线疗法）。

【使用材料】　银质球头探针、橡皮筋、止血钳、组织剪、10 号丝线、治疗巾、治疗弯盘、橡胶手套、5%碘伏、灭菌棉球。

【操作方法】　①采用简易局部麻醉，取截石位，会阴部常规消毒。②食指探入肛内，摸清肛瘘的部位及范围，并仔细查找原发内口。肛门拉钩下观察肛隐窝处有无红肿、凹陷性硬结、溢脓，以判断内口的位置。③挂线时，先在银质球头探针一端缚扎橡皮筋 1 根，左手食指探入肛内作引导，再将探针另一端从瘘管外口轻轻向内口探入，使探针从内口穿出，再将探针自内口处完全拉出，若内口封闭，可用硬性探针顶穿，再从顶穿处穿出。使橡皮筋自瘘管外口进入管腔，又从内口引出。然后橡皮筋两端合拢并牵拉至 1 cm，松紧适宜后用止血钳夹住固定，在止血钳下方用 10 号丝线扎紧，并以双重结结扎固定。修剪切口成梭形，彻底止血，包扎、术终。

【注意事项】　①手术时要找到原发的内口，切忌粗暴、盲目乱探造成假道，并把感染的肛窦、肛门腺及其导管切除干净，这是肛瘘治疗的关键。②保留肛管直肠环：肛瘘手术时，应明确诊断，查明内口及瘘管走向，保留肛管直肠环，以维持正常的肛门括约肌功能。③挂线 2 周内未脱落者须二次紧线。

【应用小结】　挂线实际上是一种慢性"切开"和牢固而持久的对口引流过程，不易感染，也不会使炎症扩散，具有切割、引流、标记及异物刺激 4 种作用。依靠挂线的紧箍作用，使挂线结扎的组织因缺血而逐渐坏死，最后分离，由于挂线的紧缩，逐渐扩大了内口和引流通道，确保引流通畅，故不会导致炎症扩散，且有利于肉芽组织从基底部生长。由于挂线的紧缩刺激使肛门括约肌与周围组织发生粘连，边勒开边修复，不致使括约肌急剧离断，故无出血和肛门失禁的危险，最后勒开内口而脱线，不易造成假性愈合，从而消除了原发感染内口，失去了形成肛瘘的基础。婴幼儿肛管发育不健全，肛管直肠环不明显，采用挂线疗法，安全可靠。

笔者自 1991 年以来应用挂线疗法治疗婴幼儿肛瘘 266 例，治愈 253 例，占 95.11%；有效 6 例，占 2.26%；无效 7 例，占 2.63%；总有效率为 97.37%。取得了较好的临床疗效。

【典型病例】　患儿，男，4 岁。其母亲诉患儿肛旁肿痛流脓水 5 个月。肛门局检：于肛门左侧距肛缘约 1cm 处见一瘘孔，挤压有少量脓液排出。直肠指诊：左侧肛隐窝可触及硬结样内口，触痛。内外口之间有条索状物相通。诊断：肛瘘。在局部麻醉下给予肛瘘挂线术，术后给予抗感染，伤口常规换药等治疗，9 日脱线。16 日伤口痊愈。

第三节 脱肛验方

1. 脱肛（气虚下陷）验方

【方剂来源】 全国基层名老中医药专家朱传伟经验方，人物简介见第一章"风寒感冒轻症验方"。

【适应病证】 气虚下陷所致的脱肛症。症见直肠脱出肛外，多在大便后脱出；久病虚重之人，当咳嗽、行路、站立、排尿时稍用力即脱出。常疲倦乏力，气短声低，头晕心悸，食减便溏，舌质淡胖，有齿痕，脉弱。

【药物组成】 黄芪30克，党参20克，白术、当归、白芍各12克，川芎、升麻各9克。

【服用方法】 每日一剂，水煎分两次服。

【注意事项】 饮食宜清淡，不能过食辛辣及肥甘厚味，节制饮酒。排便时不要过分用力。脱肛后，要迅速用力上托以回复，不要被衣裤摩擦或摩破，平时保持肛门清洁。

【按语】 本病多见于老人和小儿及久病虚重之人，中气不足，气虚下陷，导致脱肛。本方又名"提肛汤"，具有补气养血升提的作用，故用于气虚下陷所致的脱肛疗效较好。

2. 脱肛（脾肾两虚）验方

【方剂来源】 全国基层名老中医药专家朱传伟经验方，人物简介见第一章"风寒感冒轻症验方"。

【适应病证】 脾肾两虚所致的脱肛症。症见高年之人或虚劳患者，直肠滑脱不收，肛门常见下坠感，神倦乏力，行动气促，头晕心悸，腰膝酸软，小便频数，夜尿多，大便干结，舌淡，脉细弱。

【药物组成】 高丽参、炙甘草各6克，淮山药、当归、菟丝子、火麻仁、蜂蜜（兑入）各15克，熟地黄、枸杞、杜仲、肉苁蓉、胡桃仁各12克，山萸肉9克，五味子10克。

加减：若脱肛滑脱不收，可加金樱子12克，乌梅7克；高年之人，下元虚惫，精血衰少，可加用鹿茸粉2克，一日两次吞服。

【服用方法】 每日一剂，水煎分两次服。

【注意事项】 忌食生冷之品。排便时不要过分用力。脱肛后，要迅速用力上托以回复，不要被衣裤摩擦或摩破，平时保持肛门清洁。

【按语】 本病多见于老人和小儿及久病虚重之人，中气不足，气虚下陷，导致脱肛。本方又名"补元固涩方"，具有脾肾双补的作用，故用于脾肾两虚所致的脱肛疗效较好。此证精亏于下，以填下建中为主，升阳之品如升麻、柴胡之类不可妄投。

3. 脱肛（湿热下注）验方

【方剂来源】 全国基层名老中医药专家朱传伟经验方，人物简介见第一章"风寒感

冒轻症验方"。

【适应病证】　湿热下注所致的脱肛症。症见肛肠突出于外，肛门灼热、肿痛，面赤身热，口干口臭，胸脘痞闷，腹胀便结，小便短赤。舌质红，舌苔黄腻或黄燥，脉濡数。

【药物组成】　生地黄、金银花、草决明、车前草各15克；黄芩、槐花、滑石、白芍各12克，黄连、荆芥、防风各7克，黄柏、栀子各10克，大黄9克。

【服用方法】　每日一剂，水煎分两次服。

【注意事项】　饮食宜清淡，不能过食辛辣及肥甘厚味，节制饮酒。排便时不要过分用力。脱肛后，要迅速用力上托以回复，不要被衣裤摩擦或摩破，平时保持肛门清洁。

【按语】　本方又名"清肠解毒方"，具有清热泻火利湿的作用，故用于湿热下注所致的脱肛疗效较好。

4. 脱肛验方①

【方剂来源】　1977年曲阜县向济宁地区卫生会议献方。

【药物组成】　黄芪120克，防风3克。

【适应病证】　脱肛。

【服用方法】　水煎服，每日一剂。

5. 脱肛验方②

【方剂来源】　1977年曲阜县向济宁地区卫生会议献方。

【适应病证】　脱肛。

【药物组成】　酸石榴皮60克，升麻9克。

【服用方法】　每日一剂，水煎服。

6. 脱肛洗方

【方剂来源】　马氏中医马建国经验方，人物简介见第一章"感冒验方"。

【适应病证】　主治脱肛。症见脾胃虚弱，形体瘦弱，肢体倦怠，脱肛后不能收回者。

【药物组成】　黄芪50克，白术30克，升麻30克，五倍子30克，当归30克。

【使用方法】　上药水煎适量，待稍温先熏后坐浴。每次20分钟，每日2次。3日用药1剂。如有直肠脱出时，将脱出直肠送回后再坐浴，擦干垫一团纱布，坐20分钟再卧床休息。平时少做剧烈活动。并可配合补中益气丸内服。或取黄芪一味开水冲泡后代茶饮，补中益气升提。

第四节　肛门湿疹验方

【方剂来源】　曲阜市人民医院彭德功经验方，人物简介见第一章"便秘验方①"。

【适应病证】 本方功能清热解毒，祛风燥湿，杀虫止痒。主治肛门湿疹。

【药物组成】 苦参、地肤子、蛇床子、黄柏各 30 克，黄连、荆芥、防风各 20 克。

【使用方法】 上药加水 3000 毫升，煮沸 15 分钟后去渣，待温度降至适宜时行坐浴，每次 10～20 分钟，早晚各 1 次，5 次为一个疗程，一般连用 2 个疗程，必要时间隔一周，继续用药。

【注意事项】 治疗期间禁食辛辣刺激食物。

【应用小结】 方中苦参、地肤子、蛇床子具有清热燥湿，杀虫止痒的作用；黄柏、黄连具有清热燥湿、泻火解毒作用；防风、荆芥能祛风胜湿，透疹止痒。诸药合用，共奏清热燥湿、泻火解毒、祛风杀虫止痒之功效。故此方煎汤坐浴，可取较好效果。

【典型病例】 病案一：患者，女，22 岁。肛门部瘙痒，无便血，查体见肛周皮肤潮红。诊断：肛门湿疹。给予苦参、地肤子、蛇床子、黄柏各 30 克，黄连、荆芥、防风各 20 克，加水 3000 毫升，煮沸 15 分钟后去渣，待温度降至适宜时行坐浴，每次 15 分钟，早晚各 1 次，5 次为一个疗程，连用 2 个疗程后未再出现肛门瘙痒。

病案二：患者，女，56 岁。肛门部瘙痒 3 天，查体见肛周皮肤潮湿、色红，局部皮肤糜烂。诊断：肛门湿疹。给予苦参、地肤子、蛇床子、黄柏各 30 克，黄连、荆芥、防风各 20 克，加水 3000 毫升，煮沸 15 分钟后去渣，待温度降至适宜时行坐浴，每次 15 分钟，早晚各 1 次，5 次为一个疗程，连用 2 个疗程后未再出现肛门瘙痒。

第五节 肛周脓肿验方

1. 消炎解毒膏

【方剂来源】 马氏中医马建国经验方，人物简介见第一章"感冒验方"。

【适应病证】 肛周脓肿。

【药物组成】 大黄 15 克，地榆 15 克，凡士林 100 克。

【配制方法】 上药研细粉，入凡士林中调匀成膏。

【使用方法】 用中药煎水熏洗坐浴后，再用此膏涂于患处，纱布包敷。每日 2 次。

2. 肛门周围脓肿特色疗法

【方剂来源】 马氏中医马建国经验方，人物简介见第一章"感冒验方"。

【适应病证】 肛门周围脓肿。初起时肛门旁皮下组织内有一约蚕豆大肿块，局部红肿热痛症状明显，痛甚时坐卧不安，行走站立时有重坠感觉。或兼有口渴，小便色黄，大便秘结，舌质红，苔黄，脉滑数。

【药物组成】 当归 12 克，生地黄 30 克，赤芍 12 克，黄芩 10 克，天花粉 12 克，地榆 12 克，槐花 12 克，金银花 30 克，蒲公英 30 克，地丁 30 克，连翘 15 克。

大便干加大黄 12～15 克；小便黄加木通 10 克，甘草 10 克，淡竹叶 10 克。

【服用方法】 水煎服，每日一剂。

【注意事项】 禁忌辛辣油腻之品，禁止饮酒。

【按语】　本病为肛门直肠周围的化脓性病变，多发生于提肛肌以下。临床中发现以男性患者较多，发病前多有饮酒过量，以及食牛羊肉、辣椒、芥末等辛辣之物，加之有的骑车远行，或劳累站立时间较长，从而导致火热内生化毒，蕴结于肛门周围，形成炎性肿块。中医称为"脏毒"。此时，当以上方清热解毒，消炎散结。若治不及早，1 周内会化脓，此时切开或脓肿破溃后，有的术口较快愈合，有的容易形成低位肛漏，瘘管内可长期流出清稀脓液或黏液，不做手术，难以愈合。

可同时用抗菌药物注射或内服。并配合外洗药：牡丹皮 30 克，赤芍 30 克，苦参 30克，地榆 50 克，芒硝 50 克，金银花 30 克，败酱草 50 克，鲜马齿苋 200 克，乳香 30 克，没药 30 克。水煎药 1500～2000 毫升倾入盆中，待稍温先熏再坐浴，每日 2～3 次。每次 20 分钟。至炎性肿块消散，疼痛症状消失。

位于肛门与坐骨结节之间的坐骨直肠窝脓肿，肿痛范围比肛门旁皮下脓肿广泛而深。除局部红肿热痛外，并有发热畏寒等全身症状，脓肿处胀痛、跳痛剧烈，触之灼热，痛甚时不能坐卧。此病宜及早治疗，越早疗效越显著。治疗可按肛门周围皮下脓肿内服外用中药，并配用青霉素、甲硝唑静脉滴注。用中药坐浴后，患处敷马氏消炎解毒膏。使炎性肿块较快消散，诸症消失。

3. 肛周脓肿简便疗法

【方剂来源】　马氏中医马建国经验方，人物简介见第一章"感冒验方"。

【适应病证】　肛周脓肿。症见肛门周围红肿热痛，重坠明显，坐卧不安。

【药物组成】　地榆 100 克，大黄、赤芍、金银花、乳香、没药各 30 克。

【使用方法】　水煎适量待稍温坐浴，每日 2～3 次。坐浴后涂银榆膏（地榆粉 15 克，金银花粉 15 克，凡士林 100 克，调匀即成）。

【应用小结】　治疗得当，能使脓肿及时消散，疼痛消失。

4. 肛门肿痛、便血验方

【方剂来源】　曲阜市中医院肛肠科经验方。

【适应病证】　功能清热解毒，消肿止疼，凉血止血。主治痔疮手术前后，肛门肿痛、便血等。

【药物组成】　栀子 10 克，生地黄 10 克，黄芩 12 克，黄连 6 克，黄柏 15 克，白及 6克，连翘 10 克，地榆 12 克，荆芥 10 克。

【服用方法】　水煎服，每日一剂。

5. 肛门旁皮下脓肿、炎性痔疮验方

【方剂来源】　马氏中医马建国经验方，人物简介见第一章"感冒验方"。

【适应病证】　肛门旁皮下脓肿、炎性痔疮。

【药物组成】　芒硝、大黄、金银花、白芷、牡丹皮、赤芍各等份。

【使用方法】　煎水熏洗坐浴。

【应用小结】　收效较佳。

6. 肛门多发炎性病变验方

【方剂来源】 马氏中医马建国经验方，人物简介见第一章"感冒验方"。

【适应病证】 肛门多发炎性病变，症见病变突起肿胀如橡子状，色红疼痛，并觉灼热重坠，坐立痛甚。

【药物组成】 西瓜翠衣、地榆、芒硝、金银花、蒲公英、败酱草各等份。

【使用方法】 在用抗菌药物的同时，可取上药煎水适量倾入盆中，待温时熏洗坐浴。每次 20 分钟，每日 3 次。至肿消痛止，炎症消散。

7. 生肌止痛膏

【方剂来源】 曲阜市中医院肛肠科经验方。

【适应病证】 功能清热解毒，化瘀生新，消肿止痛，生肌敛口。主治肛门肿痛、出血等病症；外科术后创口换药及烧烫伤。

【药物组成】 黄柏 18 克，黄芩 18 克，大黄 18 克，紫草 18 克，地榆 30 克，当归 18 克，黄连 18 克，白及 9 克，血竭 4.5 克（打粉，收膏时拌入），蜂蜡（膏方辅料）20 克，香油（膏方辅料）50 毫升。

【配制方法】 前 9 味水煎两遍，去渣浓缩，加入后 3 味收膏。

【使用方法】 清洁局部后外涂。

第六节 痔疮验方

1. 痔疮验方①

【方剂来源】 吕明忠（1960 年～），男。1980 年 7 月毕业于山东省藤县卫校，2005 年 7 月毕业于北京中医药大学。2009 年在济宁市第一人民医院肛肠科进修学习 3 年；1980 年在嘉祥县痔瘘医院工作；1990 年以引进人才调入曲阜市中医院。为曲阜市肛肠科专业创始人；济宁市重点专科学科带头人；山东省第二批中医五级师承指导老师。从事肛肠病的治疗与研究 35 年，擅长痔疮、肛裂、肛瘘、肛周脓肿的治疗，经验丰富。

【适应病证】 痔疮。

【药物组成】 新鲜芦荟叶适量。

【使用方法】 ①将芦荟叶切成 2～3 毫米的薄片，贴敷于肛门及痔核体上，用纱布覆盖，固定，每日更换 2～3 次，能明显减轻痔核的水肿，使疼痛减轻，从而达到消肿止痛，治疗痔疮的效果。②对于痔瘘术后，肛门出现水肿、刀口边缘充血水肿的患者，将新鲜的芦荟叶，切成 2～3 毫米的薄片，贴敷于肛门及刀口处，用纱布覆盖，固定，每日更换 2～3 次，能很快止痛且水肿逐渐消失，用后患者无其他不适或不良反应。

2. 痔疮验方②

【方剂来源】 曲阜市中医院吕明忠收集民间验方，人物简介见上方。

【适应病证】 痔疮出血，肛门水种，内痔嵌顿，混合痔Ⅲ，脱肛，直肠黏膜脱垂，血栓性外痔等。

【药物组成】　无花果适量。

【使用方法】　①无花果 5～7 枚，水煎服；②无花果 10 枚，猪大肠一段，共同煮熟后吃肉喝汤；③外痔：无花果 10 枚，水煎外洗。

3. 痔疮验方③

【方剂来源】　曲阜市第二人民医院孔德建祖传验方，人物简介见第一章"胃、十二指肠溃疡验方①"。

【适应病证】　本方功能疏风止痒，凉血止血。主治痔疮、肠风下血。

【药物组成】　荆芥 30 克，防风 30 克，苏木 40 克，白芷 30 克，三七粉 20 克，乳香 15 克，没药 15 克，白及 30 克，土茯苓 30 克，黄柏 30 克，蒲公英 40 克，地肤子 20 克。

【使用方法】　水浓煎熏洗，每日 2～3 次。7 日为一个疗程。

【注意事项】　忌食辛辣。

【应用小结】　痔疮的形成多责之于饮食不节，过多食用肥腻厚味，或大量饮用烈酒，嗜食辛辣之品，以及长期的便秘、腹泻、久坐久立、负重远行、妊娠多产等诸多因素，致使燥热或湿热内生，下迫大肠，经络阻滞，邪热与瘀血结滞郁积而成。该方疏风止痒，凉血止血，经多年临床应用，对内痔、外痔、混合痔，疗效显著。

【典型病例】　病案一：患者，男，39 岁。大便下血伴肛门坠胀疼痛 1 年余，曾服痔根断、三七化痔丸治疗，效不佳，在外科诊为混合痔，建议手术治疗，因惧怕手术，遂来诊要求中医治疗。体格检查：现肛门潮湿坠胀疼痛，舌质红，苔黄腻，脉滑数。诊断：肠风下血。遂用上方加水浓煎熏洗，每日 2～3 次，半月愈。

病案二：患者，女，27 岁。产后 3 个月，肛门潮湿瘙痒伴坠胀疼痛，在外院诊为混合痔，因哺乳，不愿口服西药，遂来寻求中医帮助。用上方加水浓煎熏洗，每日 2～3 次。次日症状大减，继用 10 日愈。

4. 痔疮验方④

【方剂来源】　彭辉（1986 年～），男，主治医师，医学硕士。2013 年毕业于陕西中医药大学。现任山东省中西医结合学会肛肠专业委员会委员；山东省医师协会肛肠病学医师分会青年委员。在曲阜市人民医院肛肠科工作至今。擅长中西医结合微创治疗内外痔、混合痔、肛瘘、肛裂、肛周脓肿、溃疡性结肠炎等肛肠疾病。

【适应病证】　本方功能健胃清肠，消肿解毒。主治痔疮。

【药物组成】　鲜无花果 10 枚。

【使用方法】　将鲜无花果放于砂锅（或铝锅）内，加水 2000 毫升文火煎煮。煎煮药液至 1500 毫升左右时，倒入干净盆内，捞起熟果盛于碗里备用。上药为 1 日量，分 2 次用脱脂棉签蘸药液洗敷患处，每次 20 分钟。同时食煮熟之无花果 5 枚，一般连用 3～5 日。

【注意事项】　治疗期间禁食辛辣刺激食物，脾胃虚寒者慎用。

【应用小结】　无花果甘，凉，归肺、胃、大肠经。清热生津，健脾开胃，解毒消肿。

【典型病例】　病案一：患者，女，22 岁。肛门部有肿物疼痛，无便血，查体见左侧位肛缘肿物，色紫暗，压痛明显，无破溃。诊断：痔疮。给予无花果 10 枚，放于砂锅（或铝锅）内，加水 2000 毫升文火煎煮。煎煮药液至 1500 毫升左右时，倒入干净盆内，捞起熟果盛于碗里备用，分 2 次用脱脂棉签蘸药液洗敷患处，每次 20 分钟。同时食煮熟之无花果 5 枚，连用 4 日后，肿痛缓解。

病案二：患者，男，39 岁。肛门部有肿物突起，伴疼痛，无破溃，查体见右前位肛缘皮肤水肿隆起，粉红色肿物自肛内脱出，诊断：痔疮。给予无花果 10 枚，放于砂锅（或铝锅）内，加水 2000 毫升文火煎煮。煎煮药液至 1500 毫升左右时，倒入干净盆内，捞起熟果盛于碗里备用，分 2 次用脱脂棉签蘸药液洗敷患处，每次 20 分钟。同时食煮熟之无花果 5 枚，连用 5 日后，症状缓解。

5. 痔疮验方⑤

【方剂来源】 颜秉甲中医诊所家传秘方，人物简介见第一章"慢性支气管炎验方"。

【适应病证】 主治痔疮。

【药物组成】 五倍子 7 个，艾叶 1 把，陈茶叶 1 把。

【使用方法】 水煎熏洗。

6. 痔疮特色疗法①

【方剂来源】 曲阜市中医院孙德礼经验，人物简介见本章"肛裂、肛门狭窄特色疗法"。

【适应病证】 本法功能清热止血、消肿止痛。主治内痔、外痔、混合痔。

【药物组成】 槐树枝适量，采集后，去掉树叶、泥土，阴干，剪成 1cm 长小段。

【使用方法】 取槐树枝 90 克放入脸盆内，加水半脸盆左右（约 5000 毫升），煎煮至药液呈绿色，取汁先熏后洗肛门痔疮处。内痔严重者洗后用干棉球蘸药水塞入肛门内，30分钟取出。每次熏洗 20 分钟，每日早晚各洗 1 次。每次的药量在冬季可连用 3 日，夏季每日更换 1 次。

【注意事项】 治疗期间禁食辛辣刺激食物。

【应用小结】 槐树枝性凉苦泄，能清泄血分之热，且消肿作用较强。如上法用药后，使局部黏膜收缩，有明显止痛止血作用，痔核也随之消失。一般用药一日有明显止痛止血作用。

【典型病例】 患者，女，35 岁。大便时带血 2 天，呈点滴样滴血，色鲜红，肛门部有肿物。查体见右前位肛缘皮肤隆起，肛镜下见母痔区有跨齿状线肿物，右前位痔核表面充血明显。诊断：混合痔。给予槐树枝 90 克放入脸盆内，加水半脸盆左右（约 5000 毫升），煎煮至药液呈绿色，先熏后洗肛门痔疮处，洗后用干棉球蘸药水塞入肛门内，30 分钟取出，每次熏洗 20 分钟，每日早晚各洗 1 次。使用 3 日后症状消失，大便未再带血。

7. 痔疮特色疗法②

【方剂来源】 曲阜市中医院孙德礼经验，人物简介见本章"肛裂、肛门狭窄特色疗法"。

【适应病证】 本疗法（高位悬吊保留齿状线分段外剥内扎缝合术）适用于混合痔，

尤其适用于其外痔部分为静脉曲张性者，对于重症环状混合痔尤具优势。

【操作方法】　采用局部麻醉或骶管麻醉，取俯卧位，常规消毒铺巾，碘伏消毒肠腔。指诊，确定痔核的分布及数目后，按环状痔自然分段选择较大部位或内痔水肿突出部位，无分解的痔核按母痔区设计切除部位，一般在3点、7点、11点母痔区或痔核相对较大者设计3个外切口，其余部位根据痔核的大小在设计1、2个外切口。按设计切口，依次自齿状线上方约0.5cm处钳夹起足够长的内痔核，并在基底部夹紧，以起悬吊作用，靠近齿状线部位切一小口，注意勿损伤齿状线，采用10号丝线作钳下8字针缝扎或双重结扎，剪去部分内痔核（约1/3）。用止血钳在相应的切口部位钳夹起外痔皮肤，用剪刀做一V形切口，切开皮肤及皮下组织，钝性剥离痔核至齿状线下方0.5~1.0cm处，且使各切口上端不在同一水平，使各切口呈齿状排列，切口要超过肛缘。对保留的外痔区，将多余的皮瓣进行修正，然后于皮瓣两侧皮下分离显露曲张静脉团及增生的结缔组织，一并锐性剥离切除，深达肛管外括约肌皮下层或内括约肌平面，用细丝线结扎出血点。剥离后，稍松弛而无明显隆起的皮瓣可向外适当延长切口，靠皮瓣的弹性回缩使皮瓣均衡外移，然后将皮瓣压向肌层即可；若皮瓣明显松弛隆起，则在皮瓣中间部分横行剪开，并修整部分多余皮肤，用细丝线将断端拉紧缝合2、3针。创面的活动出血点以0号丝线结扎，渗血以钳夹止血。指诊检查，手术后肛内以顺利通过2指为宜，创面用复方利多卡因局部封闭，肛管内置入湿润烧伤膏纱条，塔形纱布包扎，丁字绷带固定。

【注意事项】　为防止术中血污模糊视野，应选择位置在下的痔核先做。术后保持大便通畅，必要时口服麻子仁丸。皮桥下应潜行剥离，保留皮肤能平整覆盖创面。切口宽度以线形自然闭合为原则，注意保留足够的皮桥及黏膜桥，以防肛门狭窄，切口间皮瓣应保留0.5cm左右，使结扎痔核点位于不同的水平面上，结扎点尽量高一些，一般在痔上区，避免术后出现肛门坠胀。缝扎两个相邻痔核时，结扎点应上下错开，不要在同一水平面上，相邻两个痔核之间保留不少于0.3cm的黏膜桥。

【应用小结】　痔的本质是肥大下移的肛垫，伴发出血、脱垂者称为痔病，手术治疗的目的是消除其症状，而非根治，传统的外剥内扎术虽然是治疗Ⅲ、Ⅳ期的"金标准"，但仅适用于3枚发下的痔核；传统的痔环切术因其术后并发症多，故已被淘汰；PPH术后远期疗效难以评估，且价格昂贵，患者难以接受，不宜在基层医院推行。我们设计的高位悬吊保留齿状线分段外剥内扎术具有以下优点：①手术一次性完成，不用分期操作，术后恢复快，无并发症，7~10日后即可恢复正常工作；②采用高位悬吊，上提肛垫，既起到了吻合器痔上黏膜环切术（PPH）的悬吊作用，又通过结扎痔上动脉区起到了阻断血供使痔核萎缩的目的；③保留了齿状线区和肛管移行区（ATZ）上皮，保护了触觉和排便反射装置，从而既治愈了混合痔，又保护了肛门功能的完整性，避免了术后大便失禁、黏膜外翻等并发症的发生。该术式对混合痔的内外痔部分是作分别处理的，一般在7~10日痔核脱落时的创面不大，不易引起出血，也使愈合时间缩短。手术有重建肛门括约肌间沟的步骤，可使联合纵肌的肌纤维重新附着于肛管皮肤，恢复局部的支持结构，其针对远期疗效有积极的意义。高位悬吊保留齿状线分段结扎缝合术，克服传统手术和PPH治疗环状混合痔的不足，体现了痔的现代治疗新观念，该术式很好地与现代痔理论相结合，切除有明显病变的痔核，而保留尚未完全病变的痔组织，更符合现代微创医学的观点，在达到治疗目的同时，保留相对正常的组织。自 2006 年以来，我科采用高位悬吊、保留齿状线分段结扎缝合术治疗环状混合痔 1000 例，取得满意疗效，治愈 989 例，显效 11 例。疗程 17～25 日。随访 2.5～3.0 年，无复发，未出现肛门、直肠狭窄等后遗症。

8. 外痔验方

【方剂来源】 曲阜市吴村卫生院陈贞来经验方，人物简介见第一章"神附止泻汤"。

【适应病证】 外痔。

【药物组成】 鲜猪苦胆 5 枚。

【使用方法】 早期，用鲜猪苦胆 5 个，切开，把胆汁挤入碗中，一次性服下，即可治愈。每日 1 次，连服 3 日即可。

【典型病例】 患者，男，42 岁。因肛门有肿块，红肿，给予上述方法治疗，服用 3 次后痊愈。

9. 炎性外痔验方①

【方剂来源】 马氏中医马建国经验方，人物简介见第一章"感冒验方"。

【适应病证】 炎性外痔。症见局部红肿热痛，坐立不安。

【药物组成】 栀子研细粉适量。

【配制方法】 将栀子粉与鸡蛋清调匀备用。

【使用方法】 涂抹于患处，每日 2 次。另外，可配合使用内服药物。

【注意事项】 禁忌辛辣油腻之品。

【应用小结】 患者反映敷后有较明显舒适止痛感。

10. 炎性外痔验方②

【方剂来源】 马氏中医马建国经验方，人物简介见第一章"感冒验方"。

【适应病证】 炎性外痔，多发于肛门齿状线以下，赘生皮瓣，逐渐增大，肿胀疼痛、色红，并有灼热坠胀不适感。多因湿热火毒下注或感染所发。

【药物组成】 生地榆 60 克，金银花 50 克，连翘 30 克，蒲公英 30 克，大黄 30 克，牡丹皮 30 克，天花粉 30 克，白芷 30 克。

【使用方法】 上药加水适量煎开待温，熏洗坐浴。每日 2 次。至炎性肿块逐渐消散。

【注意事项】 忌食辛辣油腻之物。

11. 炎性痔疮外洗验方

【方剂来源】 马氏中医马建国经验方，人物简介见第一章"感冒验方"。

【适应病证】 本方功能清热消肿，主治炎性痔疮。

【药物组成】 地榆 80 克，栀子 80 克，黄柏 80 克，

【使用方法】 水煎 1500 毫升，待温先熏再坐浴，每次 20 分钟，每日 3 次，2 日 1 剂。

【注意事项】 忌食辛辣之物。

【应用小结】 炎性痔疮为常见病变，上述 3 味中药水煎后外洗，药效直接达到病变

部位，功专力宏，发挥作用。此方多年应用于临床，的确为不少患者解除了痛苦。

【典型病例】 患者，男，37 岁。肛门旁 2～6 点（截石位）肛门皮肤皱襞突起肿胀如橡子大，色红灼热，重坠明显，行走不便，坐卧不安 2 日。诊断：炎性痔疮。取地榆 80克，栀子 80 克，黄柏 80 克，水煎约 1500 毫升，待温先熏再坐浴，每次 20 分钟，每日 3次。2 剂后痔疮消失，一切如常。

12. 痔疮外洗验方

【方剂来源】 孔令法（1968 年～），男，中医师。从事中医临床工作 30 年，师从舅父马玉岩老中医，尽得其传。善于运用中医特色治疗多种常见病，擅长针灸治疗各种疑难杂症。本方为捐献舅父马玉岩先生经验疗法。

【适应病证】 痔疮。

【药物组成】 蒲公英 20 克，金银花 20 克，荆芥 20 克，防风 20 克，苦参 20 克，黄柏 20 克，连翘 20 克，川椒 20 克，红花 20 克。

【操作方法】 水煎煮后待温度适宜，坐浴外洗 40 分钟，一天一次。

【注意事项】 外用药，勿内服。孕妇、经期、肛裂者不宜用，忌食辛辣、饮酒。

【应用小结】 本方祛风止痒，清热燥湿，消肿活血。直接作用于患处，疗效迅速。

【典型病例】 病案一：患者，男，67 岁。便后出血伴疼痛 3 日，呈喷射状，鲜红色，并有肿物脱出，手可还纳。平素大便干燥，有便秘史，无腹痛腹胀，无发热。用本方进行坐浴外洗，连续 7 日，无疼痛，肿物缩小不再脱出。

病案二：患者，女，49 岁。患痔疮 4 年，时好时坏，近 10 日排便时肛门肿胀明显，行走时有异物感，局部检查肛门缘有椭圆形隆起，触之柔软，无压痛。用本方进行坐浴外洗，连用 6 日，肿胀感消失。

病案三：患者，男，24 岁。肛门疼痛，瘙痒不适 2 个月。排便时疼痛加重，粪便表面偶覆有鲜血，曾内服消炎药无疗效。平素喜食辛辣。局部检查，肛周肿物隆起，充血明显，有触痛，并有少量分泌物。用本方进行坐浴外洗，连续 10 天，疼痛瘙痒均除。

13. 血栓性外痔验方

【方剂来源】 马氏中医马建国经验方，人物简介见第一章"感冒验方"。

【适应病证】 血栓性外痔。症见肛缘皮肤表面上呈现出约橡子大青紫红色圆形肿块，与周围皮肤分界明显。疼痛触之较甚，且有重坠感，行走排便咳嗽时疼痛均加剧。

【药物组成】 当归 12 克，生地黄 30 克，赤芍 12 克，牡丹皮 10 克，桃仁 10 克，丹参 30 克，黄芩 12 克，地榆 12 克，天花粉 12 克，火麻仁 12 克。

加减：大便干加大黄 10～15 克。

【服用方法】 水煎服，每日一剂。可配合外用药：红花 30 克，赤芍 30 克，大黄 30克，丹参 30 克，五倍子 30 克，乳香 30 克，没药 30 克。水煎适量熏洗坐浴。每日 2～3次，每次 20 分钟。3 日用药 1 剂。

【注意事项】 禁忌辛辣油腻之品，禁止饮酒。

【按语】 本病中年男子患病较多，由于肠热血燥，加之大便干燥，或排便时用力，或因剧烈运动，用力负重，使肛门部静脉血管破损，瘀血不得消散，聚结而成血栓性痔。治疗宜清热凉血，活血通络。

【典型病例】 患者，男，36岁。1996年3月18日初诊。患者肛门部皮肤发生青紫红色如葡萄大圆形结节3日，有灼热痛感，行走活动时加剧。经内服药物（不详），外用高锰酸钾溶液坐浴治疗收效不显，坐卧排便时均有疼痛不适感，口渴，大便干燥。舌质红，苔黄，脉数。诊断：血栓性外痔。经予上述方药内服外用，6日后紫红色结节完全消退，诸症治愈。

14. 混合痔验方

【方剂来源】 马氏中医马建国经验方，人物简介见第一章"感冒验方"。

【适应病证】 混合痔。

【药物组成】 当归30克，赤芍30克，红花30克，大黄30～50克，桑寄生30克，五倍子30克，地榆30克，白芷30克，芒硝30克，乳香30克，没药30克。

加减：有黏液分泌物潮湿加土茯苓30克，薏苡仁30克；痒感的加白鲜皮30克，地肤子30克。

【使用方法】 水煎1500～2000毫升熏洗坐浴，每次20分钟。每日2～3次。3日用药1剂。

【注意事项】 禁忌辛辣油腻之品，禁止饮酒。多食蔬菜，保持平时生活习惯，适当正常运动，可以预防或减少某些肛肠病变发生。

【应用小结】 通过多例观察，疗效较好。

【按语】 本病由痔外和痔内上下静脉丛扩大曲张，相互沟通而发。具有内外痔共同症状，多发于肛门截石位3点、11点处。因痔核常突出于肛门外，黏液分泌物增多，可使肛门部潮湿发痒。某些患者，尤其是老年人或体弱多病不能进行手术的，可采用中药外治。上药具有活血消肿、收敛散结、渗湿止痛止痒之功。用后反映均有舒适感，使各种症状大减，坚持治疗，痔体可不同程度缩小。

15. 各种痔疾验方

【方剂来源】 乔氏中医乔尚熠捐献父亲乔根庭先生验方，人物简介见第一章"霍乱验方"。

【适应病证】 主治各种痔疾（名消痔丸）。

【药物组成】 赤芍、生地榆、酒炒黄芩、地骨皮、槐花、火麻仁、粉丹皮各45克，生地黄、金银花各60克，生炽壳、天花粉、知母、川黄连、生山栀、杏仁、刺猬皮（烧纯性）、生侧柏叶各30克，甘草15克。

【服用方法】 共研细粉，炼蜜为丸，如绿豆大，每日早晚各服10克。用温开水送下。

16. 内痔便血验方

【方剂来源】 马氏中医马建国经验方，人物简介见第一章"感冒验方"。

【适应病证】 内痔便血。

【药物组成】 白及12克，地榆炭12克，蒲黄炭10克。

【使用方法】　水煎服，每日一剂。

17. 痔疮便血验方

【方剂来源】　康宁诊所孔凡伟捐献父亲孔庆坤先生经验方，人物简介见第七章"带状疱疹验方⑤"。

【适应病证】　痔疮、便血。

【药物组成】　乌梅 250 克（好酒煮烂去核），百草霜（研末）90 克，胡黄连 12 克（入猪大肠 1 节内，两头用线扎紧，上锅蒸透，去肠晒干研末用）。

【使用方法】　上三味药共捣为膏，为丸如桐子大，每日早晨服 3 粒。白开水送服。1 料可愈。

18. 药物注射硬化疗法

【方剂来源】　曲阜市中医院肛肠科临床经验。

【适应病证】　主要用于内痔、脱肛、直肠黏膜内脱垂、直肠前突等病的治疗。

【操作方法】　我科采用的是消痔灵四步注射法。操作如下：局部麻醉成功后，取截俯卧位，暴露手术野，局部常规消毒，铺无菌巾，消毒肛管及直肠下段。在肛门镜下仔细查清内痔部位、数量及大小，再用食指触摸痔区有无动脉搏动，确定注射部位。用 1%利多卡因将消痔灵液按 1∶1 的比例稀释，分别注射直肠上动脉分支、痔的黏膜下层、痔的黏膜固有层、齿状线上方的窦状静脉下级。直肠上动脉区注射，每点注射 2～3 毫升；痔黏膜下层注射，从痔核中部进针至肌层。当出现肌性抵抗感后边退针边注射，再呈扇形注射，使药液均匀充盈到黏膜下层组织中。注入的药量可视痔核呈弥漫性肿胀为宜，每核注药量为 4～6 毫升；痔黏膜固有层注射，当第二步注射完毕，再缓慢退针，出现落空感时，即进入到痔黏膜固有层，缓慢注药，每核注药 2～3 毫升。注药后可见痔核黏膜呈水泡状，并能见到黏膜的微细血管。最后在齿状线稍上方的内痔最低部位的窦状静脉下级注射，在齿状线上 0.1cm 处进针，针尖穿入内痔的斜上方作扇形注射，每核注药 1～3 毫升。

【注意事项】　①注射时要严格消毒，每次注射进针处必须消毒，以防感染；②进针后应做回血试验，无回血方可缓缓推药。

【应用小结】　注射疗法是将中药制成水剂等注射剂，具有硬化、小血管收缩、闭塞等功效，注射于病所内达到收涩、固脱、止血、腐蚀脱落等目的。注射疗法尤其用于直肠黏膜内脱垂及直肠前突的治疗，效果明显。我科自 2000 年采用闭式修补加消痔灵黏膜下注射术，率先在鲁西南地区开展了"直肠前突""直肠黏膜内脱垂""耻直肌肥厚"等引起的便秘、排便困难、肛门坠胀等多种病症的手术治疗和研究工作，积累了大量的经验，并被省内外同行借鉴。闭式修补术修补直肠前壁，并用 1∶1 消痔灵行黏膜柱状间隔注射，既加强了直肠前壁，同时行 3 点、9 点、12 点注射，使局部组织产生无菌性炎症，结缔组织增生而发生纤维化，起到固定作用。该术式标本兼治，操作简单、安全，为广大肛肠医生治疗出口梗阻性便秘的诊断、治疗提供了依据。术后配合"麻仁润肠汤"治疗"直肠前突""直肠黏膜内脱垂"等疾病 500 余例，痊愈率为 90%，显效率为 6.7%，有效率为 3.3%，总有效率为 100%。术后无其他并发症及后遗症。

第九章

养 生 保 健

一、孔子养生言论摘录

哀公问于孔子曰："智者寿乎？仁者寿乎？"

孔子对曰："然。人有三死，而非其命也，行己自取也。夫寝处不时，饮食不节，逸劳过度者，疾共杀之；居下位而上干其君嗜欲无厌而求不止者，刑共杀之；……此三者，死非命也，人自取之。若夫智士仁人将身有节，动静以义，喜怒以时，无害其性，虽得寿焉，不亦可乎？"（《孔子家语·卷一·五仪解》）

孔子曰："良药苦于口而利于病，忠言逆于耳而利于行。"（《孔子家语·卷四·六本》）

子路问于孔子曰："君子亦有忧乎？"子曰："无也。君子之修行也，其未得之，则乐其意。既得之，又乐其治。是以有终身之乐，无一日之忧，小人则不然，其未得也，患弗得之。既得之，又恐失之，是以终身之忧，无一日之乐也。"（《孔子家语·卷五·在厄》）

"饮食男女，人之大欲存焉。"（《孔子家语·卷七·礼运》）

孔子曰："病加于少愈，祸生于怠惰。"（《孔子集语·卷三·五性》）

孔子曰："中人之情。有余则侈，不足则俭，无禁则淫，无度则失，纵欲则败，饮食有量，衣服有节，宫室有度，畜聚有数，车器有限，所以防乱之源也，故夫度量不可不明也，善欲不可不听也。"（《孔子集语·第四卷六艺上》）

子曰："太古之民。秀之以寿者，食也。"（《孔子集语·卷十·论政》）

子曰："涤杯而食，洗爵而饮，……"（《孔子集语·卷十一·博物》）

孔子有疾，哀公使医视之。医曰："子居处饮食如何？"孔子曰："丘春居葛室，夏居密阳，秋不风，冬不炀，饮食不造，饮酒不勤。"医曰："是良药也。"（《孔子集语·卷十三·事谱下》）

子曰："丘之所以说我者，若告我以鬼神，则我不能知也。若告我以人事者，不过此矣，皆吾所闻知也。今吾告子以人之情，目欲视色，耳欲听声，口欲察味，志气欲盈。人上寿百岁，中寿八十，下寿六十，除病瘦死丧忧患，其中开口而笑者，一月之中不过四五日而已矣。天与地无穷，人死者有时，操有时之具，而论于无穷之间，忽然无异骐骥之驰过隙也。不能悦其志意，养其寿命者，皆非通道者也。"（《孔子集语·卷十七·寓言下》）

孔子养生三戒："少之时，血气未定，戒之在色；及其壮也，血气方刚，戒之在斗；及其老也，血气既衰，戒之在得。"（《论语·季氏篇》）

二、乔氏健身按摩法

【方剂来源】　乔氏中医乔尚熠先生经验，人物简介见第一章"风寒感冒验方②"。

【保健作用】强身健体。本法以防病健身为目的，按摩穴位为基本手法，贵在坚持，坚持一世，健康一生。

【操作方法】　以床上按摩为主：早晨醒来不起床，先做穴位揉按。共十六处，分别按摩。

第一处：十指指干梳理头发100次。

功效：能增进头部表层细胞活力，乌发和防止头发脱落，预防头发早白，清醒头脑，解除疲劳。

第二处：十指叩击百会穴和四聪穴，叩击100次，百合穴在两耳尖直上头顶正中，四聪穴在百会穴四角1寸处。

功效：有健脑宁神、清热开窍、增强记忆、养心壮体的作用。

第三处：太阳穴双穴（眉梢外下方凹陷处），手法：两手食指、无名指、中指并拢按太阳穴各100次。

功效：能清热明目，散风止痛，防治头面部疾病，如头痛、面瘫，另外还有预防老花眼、近视眼，减少眼角皱纹的作用。

第四处：风池穴双穴（耳后高骨下凹陷处）手法揉按100次。

功效：能预防感冒，有聪耳明目的功效，改善脑力，增强记忆，对眩晕有防治作用。

第五处：合谷穴双穴揉按各100次。

功效：可预防感冒，增加自身抗体，提高免疫功能。

第六处：内关穴双穴（手腕横纹向上两横指两筋之间）揉按各100次。

功效：治疗心悸、心绞痛，增强心脏功能，预防心肌梗死。

第七处：膻中穴中脘穴（膻中在两乳间正中，胸骨体中部，中脘在剑突骨下与神阙之中点处）手法同上，右手按膻中，左手按中脘各按摩100次，两穴同时进行按摩。

功效：能理气止痛，健脾和胃，宽胸止咳，防治胸腹部疾病，增强肺活力，增强心动力，促进血液循环，防治心绞痛。

第八处：上脘、神阙（上脘在中脘穴上1寸处，神阙穴在肚脐窝正中）左手按上脘，右手按神阙（手法同上）按揉100次。

功效：能防治腹胀、呕吐、脾胃不健，消化不良，腹中冷痛及诸虚百损。

第九处：关元、曲骨穴（关元在腹部正中线，脐下3寸处，曲骨在耻骨联合上缘中点处）右手按关元，左手按曲骨，同时各揉按100次。

功效：可防治阳痿，遗精、前列腺炎，月经不调，带下多，泌尿生殖系统疾病。

注：（从膻中、上脘、中脘、神阙、关元、曲骨穴均用顺时针方向按摩）。

第十处：腹股沟双侧（手法同上）双手摩擦腹股沟100次。

功效：可防治前列腺炎、妇科疾病，调理肝脏气血循环。

第十一处：提肛并叩齿，平卧床上，做提肛和叩齿，同时进行各100次。

功效：防治脱肛、痔疮、便秘、遗精、阳痿、月经不调或白带过多、子宫下垂等，叩齿，防止牙齿松动和牙齿早脱、疼痛，牙龈萎缩，牙龈炎等。

第十二处：按摩会阴穴（会阴穴为阴阳交会穴，穴位在肛门和生殖器中间处）右手食指、中指并拢按摩 100 次。

功效：调解阴阳平衡，提高性功能，防止性早衰。

第十三处：按摩足三里穴，左右各一穴（膝下高骨外约不到 1 寸处，双手揉按各 100 次）。

功效：调解胃肠功能，增强胃动力，防治胃肠病的发生，足三里穴是健康长寿穴，胃为水谷之海，气血之源，有一个健康的胃肠道，就会有一个好身体。

第十四处：脚部运动，首先四指伸直，摇摆双脚 100 次，再用力将脚伸直，口中读 100 个数，再脚后跟伸 100 次，在伸脚时用力深呼吸，前面三个 100 次完成，再摇双脚 100 次。

功效：解除脚部疾病，增强脚的走路功能，增强脚关节的灵活性，脚是人体主要部位为第二心脏，脚健一身轻松。

第十五处：涌泉穴（足心正中前凹陷处为双穴），一手搬住大拇指让涌泉穴敞开，用大拇指侧面按摩涌泉穴上下各 100 次。

功效：能镇静安神，补肾健脑，强壮身体，涌泉穴是一身之要穴，针刺可抢救休克，脚健一身轻。

第十六处：鸣天鼓，击法，双手掌将双耳前按，把耳朵眼盖住闭合双目静心，双手指放在后头部，食指压在中指上，食指在中指上用力下滑击后头部 100 次。

功效：震击后脑部，能增加记忆力，解除脑疲劳，可预防脑梗死，击完后会感到大脑十分轻松和舒服。

以上十六项揉按摩功夫，大约 3400 次，需 25～30 分钟，望各位热爱健康者坚持做，自然会身体健康长寿，当早晨做完十六项功夫时，会感到心身轻松愉快，精神倍增，每日坚持，受益无穷。

三、滋补药酒方

【方剂来源】 乔氏中医乔尚熠捐献父亲乔根庭先生验方，人物简介见第一章"霍乱验方"。

【适应病证】 调和气血，滋养强壮，益补精力，缓解疲劳。

【药物组成】 大党参 60 克，川当归 60 克，白茯苓 90 克，熟地黄 60 克，枸杞子 60克，制何首乌 90 克，女贞子 90 克，广陈皮 60 克，山茱萸 45 克，五加皮 90 克，川杜仲 60 克，淮山药 90 克，人参须 90 克，淫羊藿 90 克，甘草 30 克。

【配制方法】 用好高粱酒 15 斤，浸泡上药，约 5 周后放入冰糖 500 克，将酒滤出，兑入黄酒 10 斤即可服用。

【服用方法】 于每日早晚各服药 100 毫升。男女均可服用。所剩药渣，再加酒五斤，泡约 3 个星期后，再加冰糖 120 克，黄酒三斤，又可饮之。药渣即可弃之。用新药再泡。

四、加味壮元丹

【方剂来源】　乔氏中医乔尚熠捐献父亲乔根庭先生验方，人物简介见第一章"霍乱验方"。

【适应病证】　功效：滋补精、气、神，益寿延年。男女均可服用。

【药物组成】　西当归 30 克，大黄芪 60 克，枸杞子 30 克，制何首乌 30 克，熟地黄 30 克，锁阳 30 克，白茯苓 30 克，川杜仲 30 克，山茱萸 30 克，小大金英各 30 克，莲须 15 克，芡实 15 克，覆盆子 30 克，远志 30 克，石菖蒲 30 克，巴戟天 30 克，菟丝子 30 克，金石斛 30 克，补骨脂 30 克，沙苑子 30 克，炮天雄 30 克，冬虫夏草 30 克，桂圆肉 30 克，龙骨 30 克，生牡蛎 30 克，韭菜子 30 克，淫羊藿 45 克，甘草 30 克，阿胶 30 克，鹿角胶 45 克，龟板胶 45 克，高丽参 45 克，蛤蚧两对，海马 45 克，海龙 45 克。

【配制方法】　共研细粉，炼蜜为丸，如黄豆大。

【服用方法】　每日早晚各服 13 粒，温开水送下。男女均可服用。

五、隆乳特色疗法

【方剂来源】　乔氏中医乔尚熠捐献父亲乔根庭先生验方，人物简介见第一章"霍乱验方"。

【适应病证】　用于女性乳房发育低平者。

【特色疗法】　针刺：大肠经的双合谷穴直针 5 分。胃经的双乳根穴向外斜针 5 分，双足三里穴直针 8 分。脾经的双三阴交穴直针 1 寸。乳根穴在乳中穴直下 1 寸 6 分肋间陷中，可以施灸多壮。效果更好。针用补法。留针 10～20 分钟。

中药应用：可用疏通经络，调和气血，增强乳腺发育功能的药物治疗之。服药后，两乳房感觉膨胀，即是药力发挥的效果。药如当归、赤芍、川牛膝、穿山甲、通草等，均可依体质强弱，灵活运用之。

【按语】　正常少女自十三四岁乳房即开始发育。若幼时体质虚弱，时常生病，至少年发育不良，不只身体消瘦，乳腺发育亦受阻碍；脾胃不和，饮食不正常，吃了东西，不能正常吸收，或者月经不调，都会影响乳房的发育。在治疗上，采用针灸加内服中药的方法，效果明显，且有关内服中药，也有调经美容的作用。

六、肥胖症特色疗法

【方剂来源】　乔氏中医乔尚熠捐献父亲乔根庭先生验方，人物简介见第一章"霍乱验方"。

【适应病证】　肥胖症。症见体质肥胖，肌肉松软，腹大如鼓，不善运动，四肢倦怠乏力，活动后气喘，舌苔白厚，脉沉。

【特色疗法】　针刺：膀胱经的双肝俞、双三焦俞、双肾俞、双大肠俞、双小肠俞穴，均可针之。任脉的水分穴直针 1 寸，气海穴直针 1 寸，中极穴直针 8 分。脾经的双大横穴直针 1～2 寸，双三阴交穴直针 1 寸，双商丘穴直针 5 分。胃经的双水道穴直针 1～2 寸。

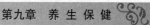

胆经的双足临泣穴直针 5 分。均用泻法。留针 10～20 分钟。

耳针法：耳部的双胃点、双脾点、双内分泌、双三焦点、双腹点，均可轮流埋针，热天 3 天换一次，冷天 5 天换一次。体针、耳针并用，再服中药，效果更好。很快可以减肥，有的人效果好，一个月可减 3 公斤的体重。

【注意事项】　多吃素菜，多做适当运动。不吃动物油及肥肉，平时炒菜用菜油，牛奶也要少喝，含脂肪多的食物不要吃。待恢复正常体重，少吃即无妨碍。

中药应用：可采用活血降脂肪、通利大小便等药物治之。但不要影响正常吸收和减低内分泌功能。

【按语】　本病大多发生于 40～50 岁。平时喜食甘肥之物；或是缺乏正常运动，吃饱了就坐着不动，很喜欢睡觉，也会发生全身倦怠感，做事后，疲劳不易恢复。越胖越不想动，越不动则易增胖。走路走不很远，就会发喘。有的人采用节食法，只吃水果，喝白开水，仍会再胖。有的人从少年时代，就胖起来，称为畸形发育，也是病态。

七、美容验方

【方剂来源】　任成升（1980～　），男。曲阜中医药学校附属医院。2004 年毕业于山东中医药大学中医基础学院，大学本科，医学学士，主治中医师。擅长运用中医药治疗头痛、失眠、中风后遗症、高血压、糖尿病、胃炎、胃溃疡、溃疡性结肠炎、肠易激综合征等内科疾病；对儿科、妇科、皮肤科疾病亦有较深的造诣。

【适应病证】　本方功能清肺通腑泄热，化痰祛瘀散结。美容，主要适用于肺胃积热型粉刺。

【药物组成】　桑白皮 20 克，枇杷叶 20 克，桂枝 10 克，石菖蒲 10 克，连翘 20 克，浙贝母 20 克，白芷 15 克，大黄 5 克，皂角刺 15 克，丹参 10 克，鱼腥草 30 克，桔梗 10 克，炙甘草 10 克。

【服用方法】　每日一剂，水煎，早晚温服，可连服 1 周。

【注意事项】　忌油腻、辛辣，多食新鲜蔬菜和水果；保持大便通畅；养成良好的睡眠习惯，保证充足的睡眠。

【按语】　本方为自拟方。中医认为"肺主皮毛""肺与大肠相表里"。本方用桑白皮、枇杷叶、鱼腥草清解肺热，配大黄通腑泄热，使邪有出路；"心其华在面"，桂枝、石菖蒲温通经脉，加快局部血液循环，使面部瘀积的垃圾及时清理掉；粉刺的结节是由于痰瘀互结而成，故方中用丹参、连翘、浙贝母、皂角刺、白芷化痰祛瘀散结；桔梗载药上行同时引诸药入肺经，使药物直达病所；炙甘草调和诸药。诸药合用，共奏清肺通腑泄热、化痰祛瘀散结之效。

【典型病例】　病案一：患者，男，17 岁，2015 年 7 月 21 日就诊。诉颜面粉刺、丘疹半年，曾被西医诊为痤疮，服清热解毒中药和西药，略能控制，停药后痤疮随即复发。刻下症见：面色黄暗红，面颊、额头、下巴部位大量粉刺、丘疹、脓疱、结节，色暗红，高出皮肤，触之压痛，凹洞瘢痕明显；容易兴奋激动，胃中有灼热感，大便 3～4 日一行，小便黄，舌质红，苔黄腻，脉弦数。辨证：肺胃积热。治则：清肺通腑泄热，化痰祛瘀散结。处方：桑白皮 20 克，地骨皮 20 克，桂枝 10 克，石菖蒲 10 克，连翘 20 克，浙贝母 20 克，白芷 15 克，生大黄 10 克（后入），皂角刺 15 克，丹参 10 克，鱼腥草 30 克，柴胡 10 克，白芍 15 克，桔梗 10 克，炙甘草 10 克。7 付水煎服，每日一剂。二诊：诉大便 2 日一行，小便可，面部丘疹变小、变软，舌红苔薄黄，脉数。上方改酒大黄 10 克，鱼腥草 15 克，加蝉蜕 10 克，续服 7 付。三诊：诉大便一日一行，面部丘疹明显变小，查其舌淡红苔薄白，脉略数，二诊方再服 7 剂，后以防风通圣丸善后而愈。

病案二：患者，男，25 岁，2016 年 8 月 3 日就诊。面部丘疹 6 年余，刻下症见：面部及前心后背皆有丘疹、结节，纳眠可，大便 3 日一行，小便调，舌体胖大色淡苔白，脉弦数。辨证：肺胃积热。治则：清肺通腑泄热，化痰祛瘀散结。处方：桑白皮 20 克，地骨皮 20 克，桂枝 10 克，石菖蒲 10 克，连翘 20 克，浙贝母 20 克，白芷 15 克，生大黄（后入）10 克，皂角刺 15 克，丹参 10 克，鱼腥草 30 克，白术 15 克，麻黄 6 克，蝉蜕 10 克，茯苓 30 克，桔梗 10 克，炙甘草 10 克。7 付水煎服，每日一刘。二诊：诉大便一日一行，面部及前心后背丘疹无新生，部分丘疹变小，结节变软，舌体变小苔薄白，脉弦。上方去麻黄 6 克，改生大黄为酒大黄 10 克，鱼腥草 15 克，茯苓 15 克，7 付水煎服。三诊：诉大便一日一行，面部及前心后背丘疹明显变小、变软，余正常，二诊方 7 付打粉装 0 号胶囊，每次 10 粒，一日 3 次以善其后。

病案三：患者，女，35 岁，从事销售工作，2017 年 4 月 16 日就诊。主诉面部痤疮反复发作一年余，失眠近半年。刻下症见：痤疮以唇周、两颊较多，疹色红，白头粉刺，有少量囊肿，经前痤疮加重；平时工作压力较大，精神紧张，失眠，多梦；大便偏干，3 日一行；月经周期、量、色均正常，上次月经 2017 年 3 月 22 日；纳可，舌尖红，苔白微黄略厚，脉滑有力，手凉。处方：桑白皮 20 克，枇杷叶 20 克，桂枝 10 克，石菖蒲 10 克，连翘 20 克，浙贝母 20 克，白芷 15 克，酒大黄 5 克，皂角刺 15 克，丹参 10 克，桔梗 10 克，醋香附 10 克，酸枣仁 30 克，牡蛎 30 克，炙甘草 10 克。二诊：痤疮减轻，昨日行经，既往经前 3 天痤疮加重，而本次服药后经前无新痤疮长出，大便通畅，一日一行，睡眠好转，仍不实，晨起疲乏，舌红润，苔白，脉滑，手凉好转。因在月经期，治疗当多佐以活血调经之品，祛瘀生新，以利于气血条达，前方去连翘、桑白皮，加益母草 15 克，川芎 10 克。此后仍以前方加减治疗 1 个月，至 2017 年 6 月 20 日月经来潮，痤疮基本消失，经前亦未有新的痤疮出现，面色红润光泽，眠好，大便通畅。

八、洗脸方

【方剂来源】　颜秉甲中医诊所家传秘方，人物简介见第一章"慢性支气管炎验方"。
【适应病证】　洗脸美容。
【药物组成】　白芷 4.5 克，白附子 4.5 克，豆粉 9 克，密陀僧 1.5 克。
【使用方法】　上药共为细末，洗脸时当肥皂粉用。

九、玉容宫粉洗如玉光方

【方剂来源】　颜秉甲中医诊所家传秘方，人物简介见第一章"慢性支气管炎验方"。

【适应病证】　洗脸美容。

【药物组成】　冰片6克，白芷6克，甘松6克，山奈6克，密陀僧6克，石膏6克，硼砂6克，白蔹120克，白僵蚕6克，白丁香6克，白附子6克，绿豆末120克。

【使用方法】　上药共为细末，洗面用之。

十、治面黑方

【方剂来源】　颜秉甲中医诊所家传秘方，人物简介见第一章"慢性支气管炎验方"。

【适应病证】　主治面黑。

【药物组成】　白僵蚕适量。

【使用方法】　将僵蚕研成细末，晚睡前用鸡蛋清调涂面部，次晨用米泔水洗去。

十一、治面目黧黑方

【方剂来源】　颜秉甲中医诊所家传秘方，人物简介见第一章"慢性支气管炎验方"。

【适应病证】　主治面目黧黑。

【药物组成】　羚羊胫骨适量，煅研成极细末。

【使用方法】　于晚睡前用鸡蛋清调上述药末成膏，涂面部，次日早晨以米泔水洗去，3次即愈。

十二、洁牙验方

【方剂来源】　颜秉甲中医诊所家传秘方，人物简介见第一章"慢性支气管炎验方"。

【适应病证】　清洁牙齿。

【药物组成】　羊胫骨，食盐各适量。

【使用方法】　将羊胫骨煅后研末，加入食盐适量，每日早晚2次擦拭牙齿。

十三、大枣粥

【方剂来源】　全国基层名老中医药专家朱传伟收集孔府养生食疗验方，人物简介见第一章"风寒感冒轻症验方"。

【适应病证】　功能补气血、健脾胃，适用于老年人胃虚食少，脾虚便溏，气血不足，以及血小板减少，贫血，慢性肝炎，过敏性紫癜，营养不良，病后体虚等。

【原料组成】　大枣10～15个，粳米100克。

【食用方法】　加水熬制30～40分钟即可食用。

【注意事项】　本方可供点心或早晚餐服用。痰湿较重而体胖者不宜应用。

十四、山药粥

【方剂来源】　全国基层名老中医药专家朱传伟收集孔府养生食疗验方，人物简介见

第一章"风寒感冒轻症验方"。

【适应病证】 功能补脾胃、滋肺肾，适用于脾虚腹泻，慢性久痢，虚劳咳嗽，食少体倦，老年人糖尿病、慢性肾炎等引起的肺肾不足症。

【原料组成】 干山药片45～60克，或鲜山药100～120克洗净切片，粳米100～150克。

【食用方法】 加水熬制30～40分钟即可食用。一年四季均可服用。

十五、马齿苋粥

【方剂来源】 全国基层名老中医药专家朱传伟收集孔府养生食疗验方，人物简介见第一章"风寒感冒轻症验方"。

【适应病证】 功能清热止痢，适用于老年人急慢性细菌性痢疾和肠炎。

【原料组成】 新鲜马齿苋60克（或干品30克），粳米100克。

【食用方法】 将马齿苋洗净切碎，同粳米一起加水熬制30～40分钟即可食用。

【注意事项】 本方可供早晚餐温热服用。慢性脾虚泄泻者不宜应用。

十六、生姜粥

【方剂来源】 全国基层名老中医药专家朱传伟收集孔府养生食疗验方，人物简介见第一章"风寒感冒轻症验方"。

【适应病证】 功能暖脾胃、散风寒，适用于中老年人脾胃虚寒，反胃羸弱，呕吐清水，腹痛泄泻，外感风寒，头痛鼻塞，以及慢性支气管炎肺寒咳喘症。

【原料组成】 新鲜生姜6～10克，粳米100～150克，大枣6枚。

【食用方法】 将生姜切成丝，同粳米、大枣一起加水熬制30～40分钟即可食用。

【注意事项】 本方可供早晚餐温热服用。冬季应用更为适宜。

十七、神仙粥

【方剂来源】 全国基层名老中医药专家朱传伟收集孔府养生食疗验方，人物简介见第一章"风寒感冒轻症验方"。

【适应病证】 功能发散风寒，适用于伤风、风寒感冒、头痛、怕冷、发热、四肢酸痛、鼻塞流涕、咳嗽喷嚏及畏寒恶心、不思饮食等症，亦可预防流行性感冒。

【原料组成】 糯米100克，葱根7根，生姜7片，米醋15毫升。

【食用方法】 将糯米淘洗后与生姜放入砂锅内煮一沸，再放入葱白，熬制粥将成时加入米醋，再稍煮即可。趁热服用，服后静卧，避风寒，微微汗出为佳。

【注意事项】 风热感冒、高热烦躁、怕热不怕冷者不宜应用。

十八、黑芝麻粥

【方剂来源】 全国基层名老中医药专家朱传伟收集孔府养生食疗验方，人物简介见第一章"风寒感冒轻症验方"。

【适应病证】 功能补肝肾、润五脏，适用于老年人体衰眩晕、消瘦、便秘、须发早白。

【原料组成】 黑芝麻30克，大米30~60克。

【食用方法】 加水煮成稀粥，经常服用。

十九、核桃仁粥

【方剂来源】 全国基层名老中医药专家朱传伟收集孔府养生食疗验方，人物简介见第一章"风寒感冒轻症验方"。

【适应病证】 功能健脑补肾，适用于失眠健忘、小便余沥不尽或白浊之人。

【原料组成】 核桃仁50克，大米30~60克。

【食用方法】 将核桃仁捣碎，与大米一起加水煮成稀粥，经常服用。

二十、甜浆粥

【方剂来源】 全国基层名老中医药专家朱传伟收集孔府养生食疗验方，人物简介见第一章风寒感冒轻症验方。

【适应病证】 适用于老年人体虚消瘦、久嗽、便秘等症。

【原料组成】 新鲜豆浆500毫升，大米30~60克。

【食用方法】 将豆浆与大米一起加水煮成稀粥，加白糖少许，经常服用。

二十一、枸杞羊肾粥

【方剂来源】 全国基层名老中医药专家朱传伟收集孔府养生食疗验方，人物简介见第一章"风寒感冒轻症验方"。

【适应病证】 功能补肾强腰脊，适用于肾虚或老年人腰膝酸软，脚跟疼痛，听力减退，阳痿，尿频等症。

【原料组成】 鲜枸杞叶500克，羊肉200克，羊肾1对，大米250克。

【食用方法】 将枸杞叶洗净，切碎；羊肾洗净，去筋膜臊腺，切碎；羊肉切碎。上三味药与大米一起入锅，加水适量煮成稀粥，分顿服用。可酌情加入葱、姜等调料。

二十二、芡实茯苓粥

【方剂来源】 全国基层名老中医药专家朱传伟收集孔府养生食疗验方，人物简介见第一章"风寒感冒轻症验方"。

【适应病证】　功能补肾利尿，适用于肾气虚弱、小便不利、尿液混浊等症。

【原料组成】　芡实 15 克，茯苓 10 克，大米 30～60 克。

【食用方法】　将芡实、茯苓捣碎，加水适量煮烂，再与大米一起煮成稀粥，一日分顿服用。可连服数日。

二十三、羊脊粥

【方剂来源】　全国基层名老中医药专家朱传伟收集孔府养生食疗验方，人物简介见第一章"风寒感冒轻症验方"。

【适应病证】　功能补虚弱，益精气，强腰脊，适用于虚弱消瘦、腰脊疼痛等症。

【原料组成】　羊脊髓 1 具，肉苁蓉 30 克，菟丝子 30 克，大米 30～60 克。

【食用方法】　将羊脊髓洗净切碎，肉苁蓉、菟丝子用纱布包扎，入锅加水煮炖 4 小时，取汤再与大米一起煮成稀粥，加葱、姜、五味调料，即可服用。

二十四、猪肚粥

【方剂来源】　全国基层名老中医药专家朱传伟收集孔府养生食疗验方，人物简介见第一章"风寒感冒轻症验方"。

【适应病证】　适用于脾胃虚弱、食欲不振、消化不良、消渴、小便频数、消瘦疲倦等症。

【原料组成】　猪肚 500 克，大米 100 克。

【食用方法】　将猪肚洗净，加水适量煮七成熟，将猪肚捞出切成细丝，肚汤去除浮油，再将肚丝、肚汤与大米一起，加水适量煮成稀粥，加葱、姜、五味调料，经常服用。

二十五、八宝粥

【方剂来源】　全国基层名老中医药专家朱传伟收集孔府养生食疗验方，人物简介见第一章"风寒感冒轻症验方"。

【适应病证】　适用于体虚乏力、虚肿、泄泻、失眠、口渴等症。

【原料组成】　芡实、薏苡仁、白扁豆、莲子、山药、龙眼肉、百合各 6 克，大米 150 克。

【食用方法】　上述材料入锅，加水适量煮烂成粥，分顿调糖服用，常服多益。

二十六、决明子粥

【方剂来源】　全国基层名老中医药专家朱传伟收集孔府养生食疗验方，人物简介见第一章"风寒感冒轻症验方"。

【适应病证】　功能清肝、明目、通便，适用于目赤肿痛、畏光多泪、头痛头晕、高血压、高脂血、便秘等症。

【原料组成】 决明子 10～15 克，白菊花 10 克，大米 100 克。

【食用方法】 将决明子、菊花水煎取汁，与大米一起煮烂，将成粥时加冰糖少许，再煮一、二沸，即可服用。

【注意事项】 适合春夏季服用，每日 1 次，5～7 天为一个疗程。大便泄泻者忌服。

二十七、远志枣仁粥

【方剂来源】 曲阜市人民医院郑健经验方，人物简介见第一章"高脂血症验方①"。

【适应病证】 可治老年人血虚所致的惊悸、失眠、健忘等症。

【药物组成】 远志 15 克，炒酸枣仁 15 克，粳米 80 克。

【服用方法】 粳米淘洗干净，放入适量清水的锅中，加入洗净的远志、酸枣仁，用大火烧开改小火煮成粥。可做夜餐食用。

二十八、荣华露饮料

【方剂来源】 乔氏中医乔尚熠先生经验方，人物简介见第一章"风寒感冒验方②"。

【适应病证】 功能调和气血，滋养强壮，补益精力，缓解疲劳。适用于体弱乏力，易于疲劳者。

【药物组成】 淫羊藿、枸杞、当归各 150 克，制何首乌、女贞子各 120 克，党参、茯苓、甘草各 90 克。

【服用方法】 上药用好清酒 6 瓶浸泡（3～5 日搅拌 1 次）3 个星期后，将酒滤出，再添清酒 4 瓶，并加冰糖 250 克。于每日早晚各服约 100 毫升。如感工作疲劳时，随时可饮之。所剩药渣再入酒 3 瓶，2 个星期后将酒滤出，再添清酒 2 瓶，加冰糖 120 克，即可饮之。药渣即可弃之不用。

二十九、核桃丸

【方剂来源】 息陬张氏中医世家张竟捐献祖传验方，人物简介见第一章"慢性支气管炎验方③"。

【适应病证】 本方功能补髓强筋壮骨，延年明目，悦心润肌。适用于心肝肾不足导致的心悸乏力，腰膝酸软，眼睛干涩等症。

【药物组成】 核桃仁、补骨脂、杜仲、萆薢各等份。

【使用方法】 上药共研细末，炼蜜为丸，每丸重 9 克。每次 1 丸，每日 3 次，淡盐水冲服。

第十章

名老中医验方图片

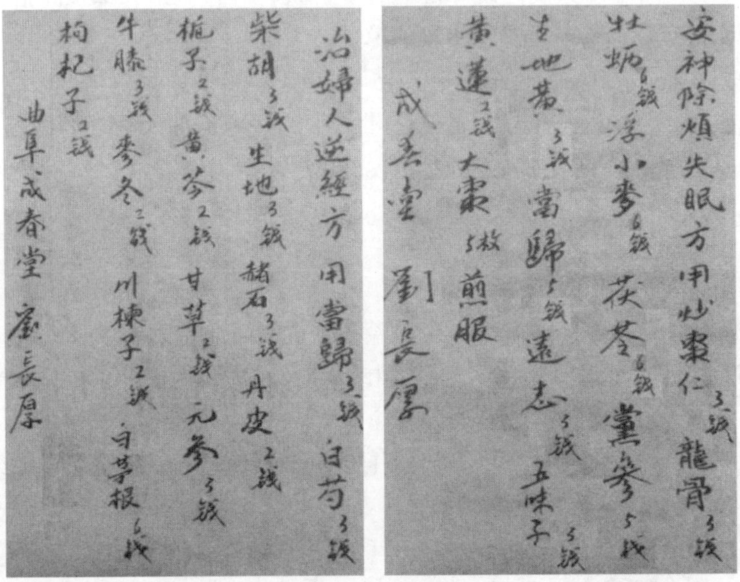

安神除煩失眠方 用炒棗仁3錢 龍骨3錢
牡蠣6錢 浮小麥6錢 茯苓6錢 黨參5錢
生地黃3錢 當歸5錢 遠志3錢 五味子3錢
黃蓮2錢 大棗5枚 煎服
成善堂 劉長厚

治婦人逆經方 用當歸3錢 白芍3錢
柴胡3錢 生地3錢 赭石3錢 丹皮2錢
梔子2錢 黃芩2錢 甘草2錢 元參3錢
牛膝3錢 麥冬2錢 川楝子2錢 白茅根6錢
枸杞子2錢
曲阜成春堂 劉長厚

图 10-1　中医世家刘天保捐献孔府御医刘长厚先生验方

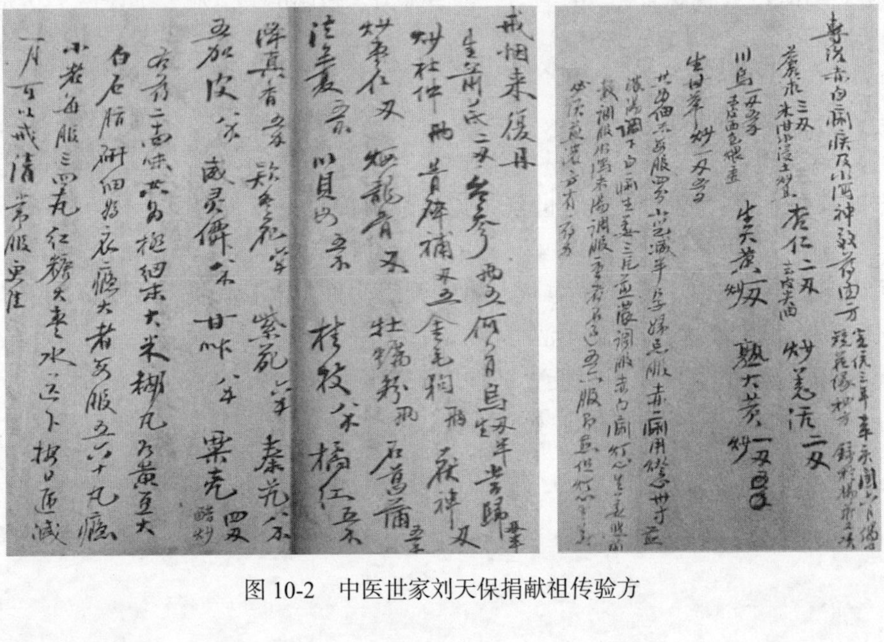

图 10-2　中医世家刘天保捐献祖传验方

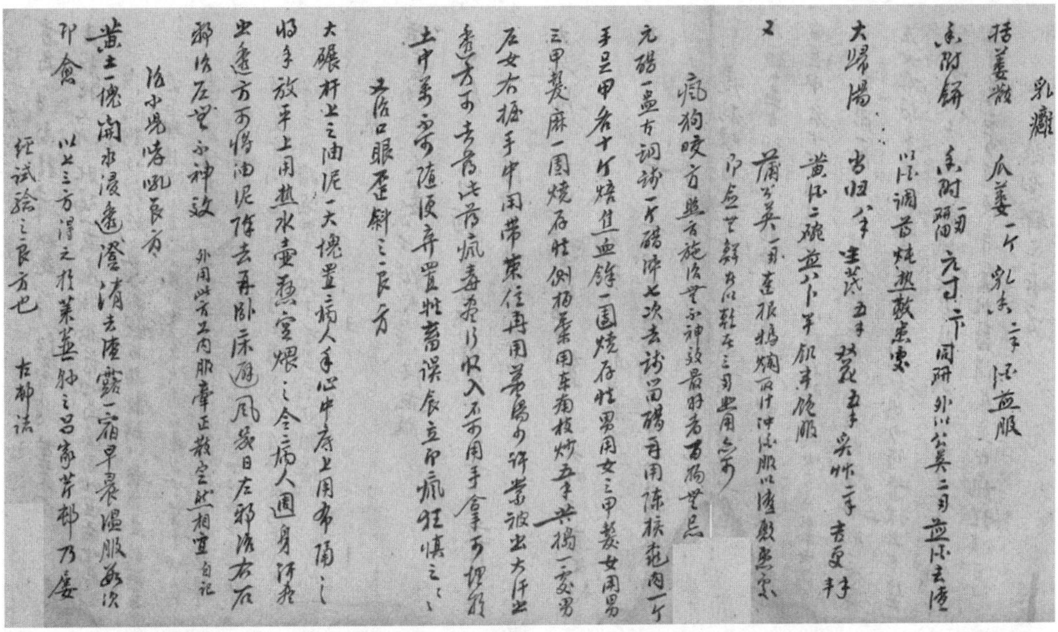

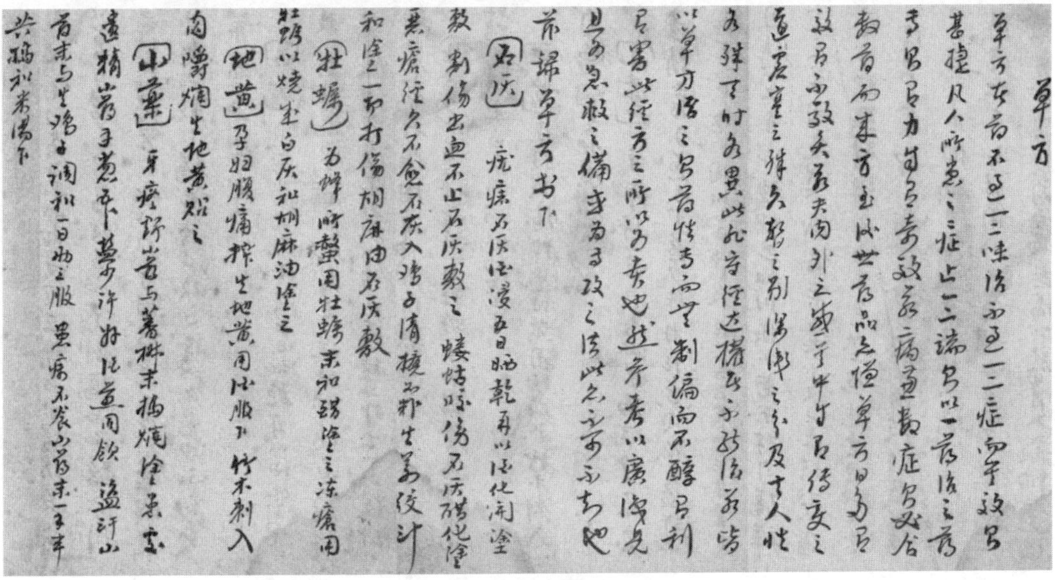

图 10-3　中医世家乔尚熠捐献父亲乔根庭先生验方

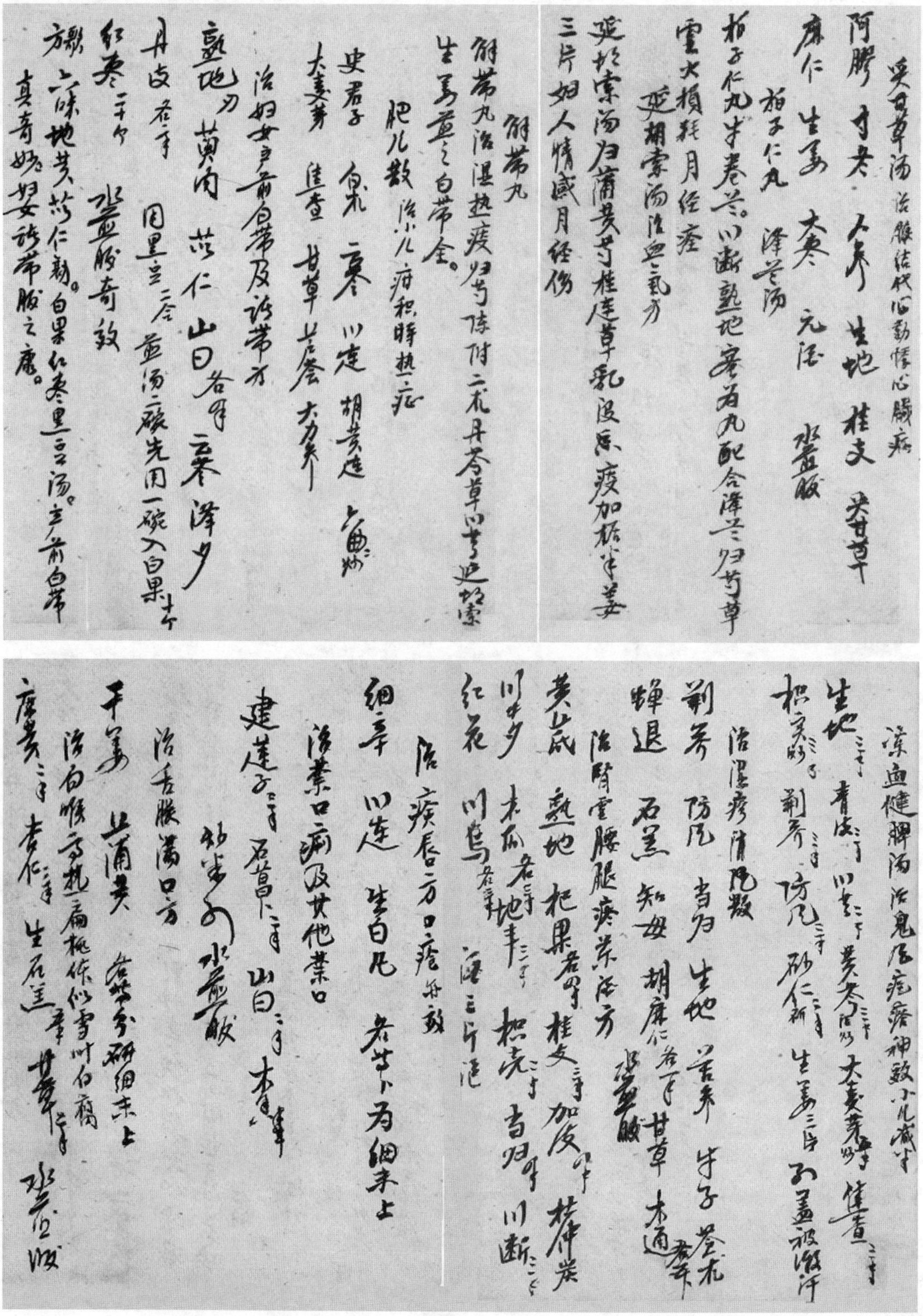

图 10-4　中医世家李全树捐献祖父李小东先生验方

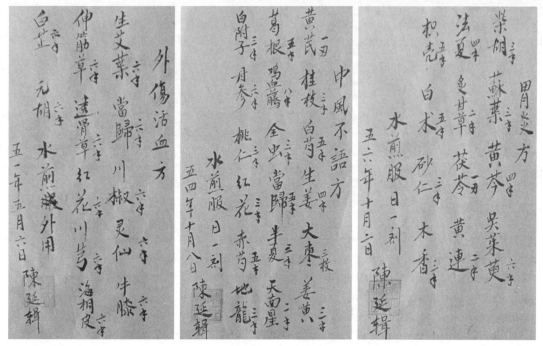

图 10-5　中医世家陈庆年捐献祖父陈延辑先生验方

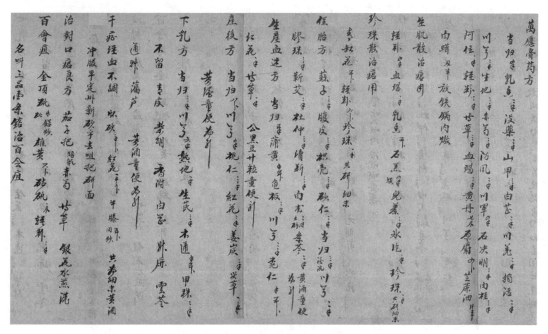

图 10-6　中医世家颜景琏捐献收藏的验方

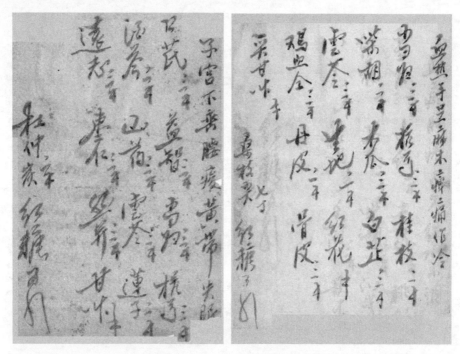

图 10-7　韦氏中医后裔韦东民、屈兴东捐献名老中医韦孝敬先生验方

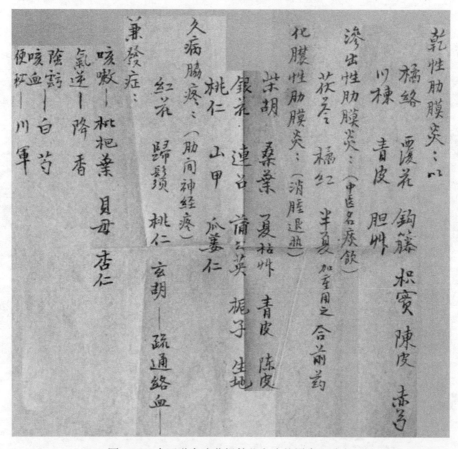

图 10-8　中医世家沈莹捐献父亲沈梦周先生验方

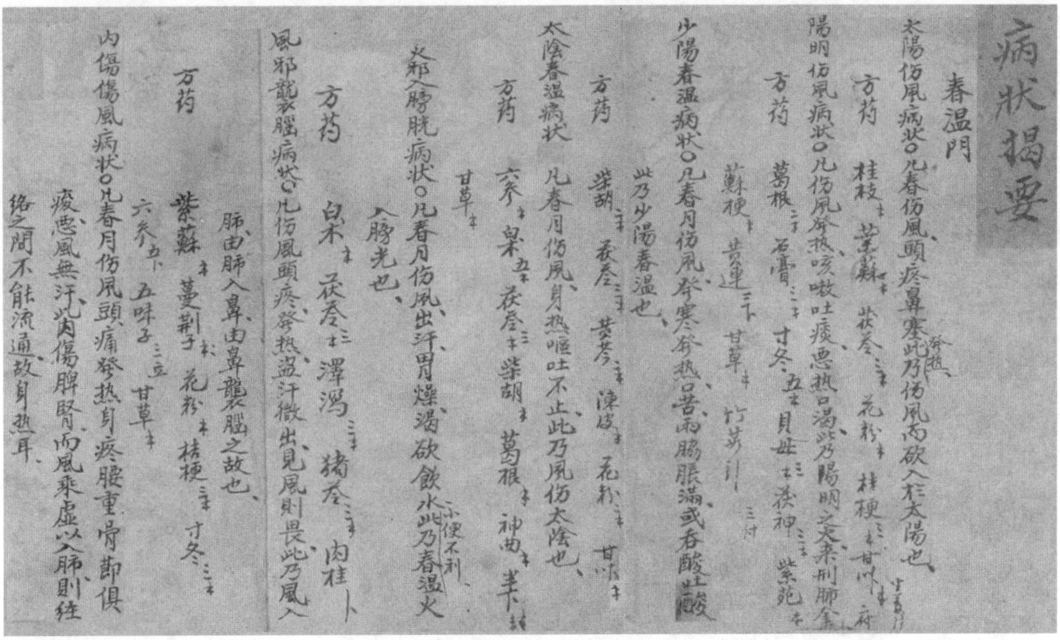

图 10-9　中医世家张竟捐献祖传验方

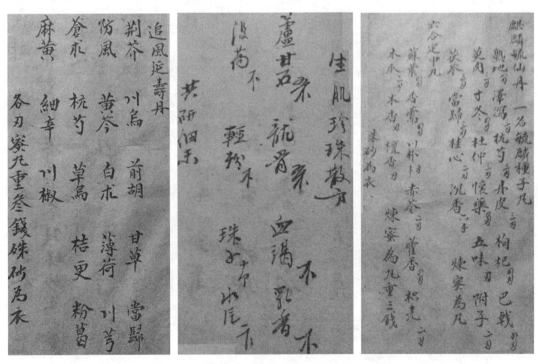

图 10-10　中医世家颜世蝶捐献收藏的老中医验方

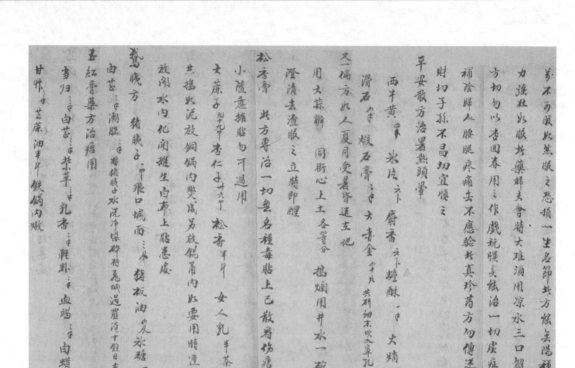

图 10-11　中医世家颜景琏捐献收藏的秘验方

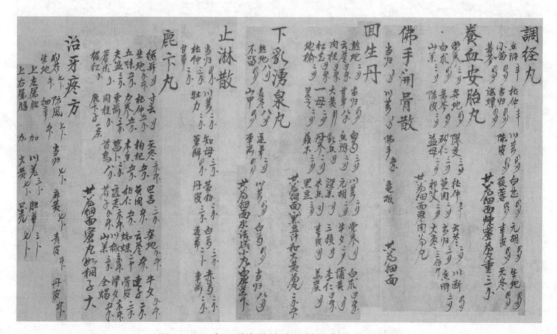

图 10-12　中医世家孔维峰捐献收藏的中医验方

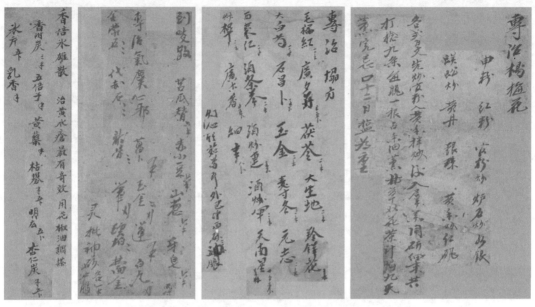

图 10-13 中医世家陈金平捐献祖父陈秉義先生验方

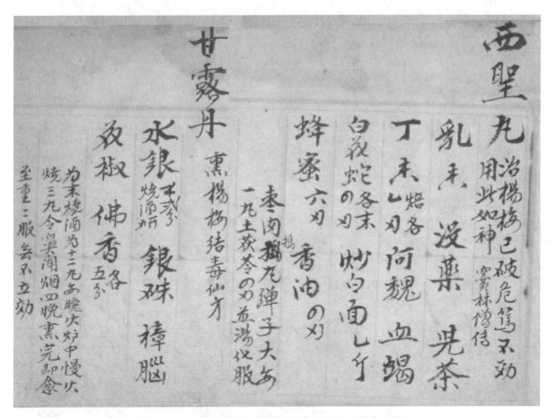

图 10-14 中医世家孔凡凤捐献曾祖父孔昭堃先生验方

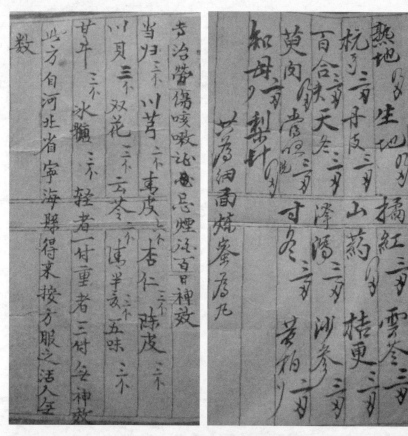

图 10-15　中医世家颜仲奎捐献祖传验方

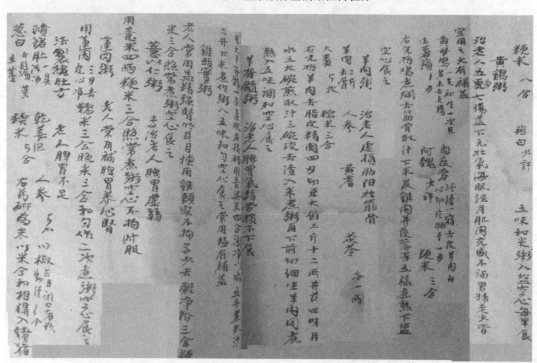

图 10-16　防山卫生院张尚建捐献收藏的名老中医验方

傷熱咳嗽　用豆腐煮空心吃效
哮吼單方　用紫荆樹子炒研酒吃效
去痰妙方　用連翹去心杏仁去尖皮桑白皮各三钱用心
肺一題將內共為末灌在心肺喉管內煮熟空心服
遠年吼病　用法下硫黃共末成丸每早服丸效
久嗽不止　用貝母研末白沙糖和勻乾吃效又用煮鵝
和降甚同煮空心服效又用浮萍草為末蜜調勻服之效又用
蹲熬成膏服效又用瓜蔞子焙乾為末猪肺一付用刀批数路將藥
子入在內炖熟服之又用男人便壺內尿幹用火煅过為末早晨
空心開水冲服效

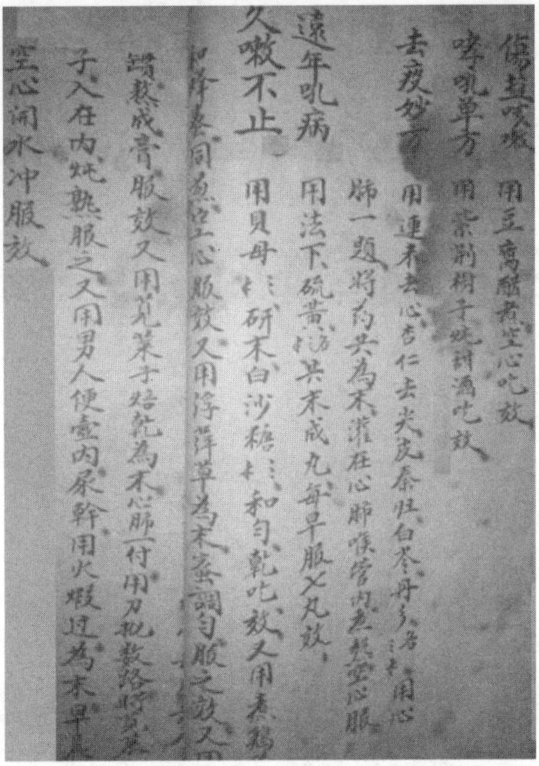

图 10-17　曲阜市仓巷卫生所康运吉捐献收藏验方

加味導赤散
生地　木通　赤芍　归尾　防風　甘草　车前　柴胡　生姜为引　黄芩
凡眼赤絲一条貫入瞳人者乃心火乘腎也宜服加味導赤散
加味導赤散
生地　木通　赤芍　虫退　归尾　甘草　防風　荆芥　红花　生姜为引
凡大眼角長肉一塊及黑珠長肉塊者宜服加味導赤散
開鬱湯
加減補中益氣湯

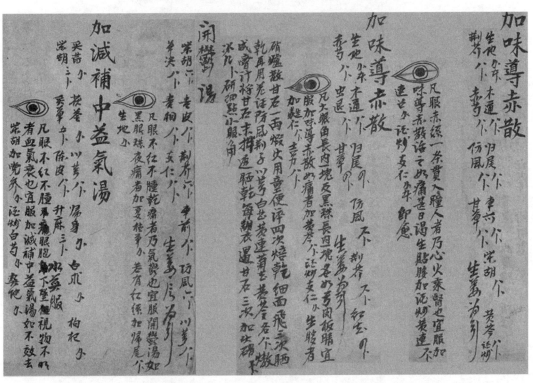

图 10-18　中医世家孔维峰捐献祖传验方

第十一章

名老中医临证处方手迹

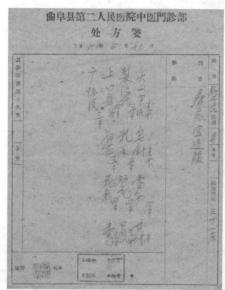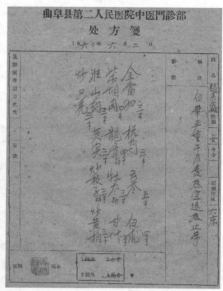

图 11-1　名老中医朱荫楸先生临证处方手迹

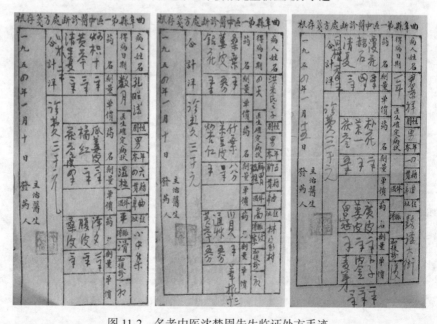

图 11-2　名老中医沈梦周先生临证处方手迹

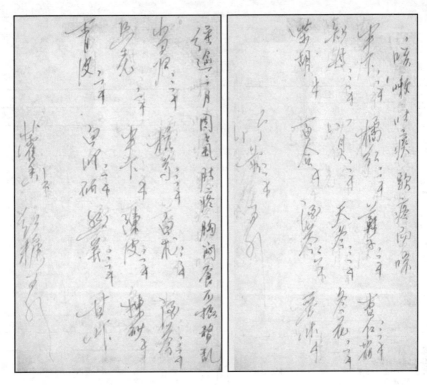

图 11-3　名老中医韦孝敬先生临证处方手迹

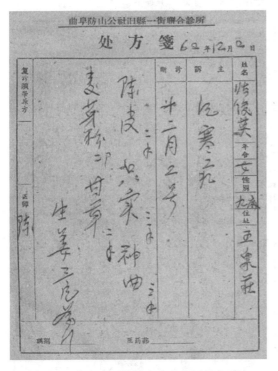

图 11-4　名老中医陈秉义先生临证处方手迹

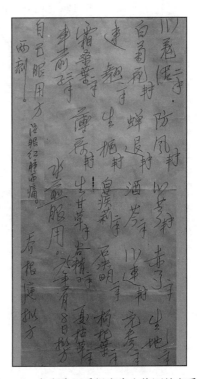

图 11-5　名老中医乔根庭先生临证处方手迹

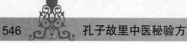

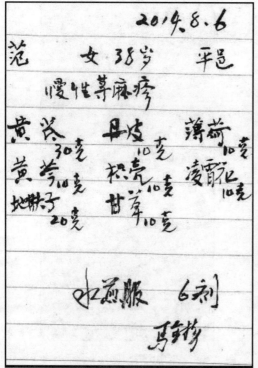

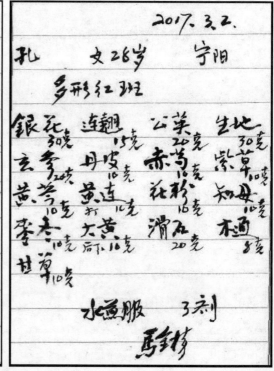

图 11-6　山东省名老中医朱鸿铭先生临证处方手迹

图 11-7　名老中医马金榜先生临证处方手迹

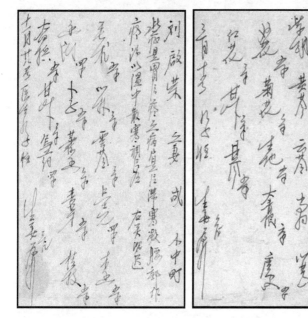
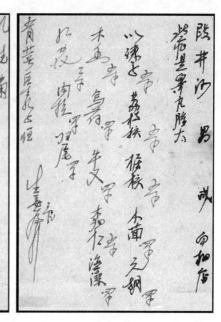

图 11-8　名老中医孔子恒先生临证处方手迹

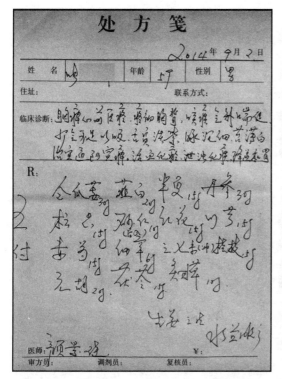
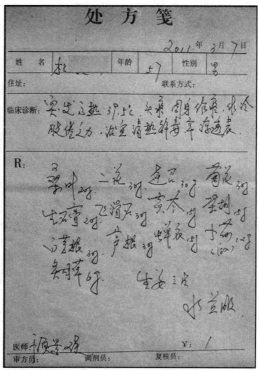

图 11-9　名老中医颜景琏先生临证处方手迹

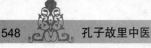

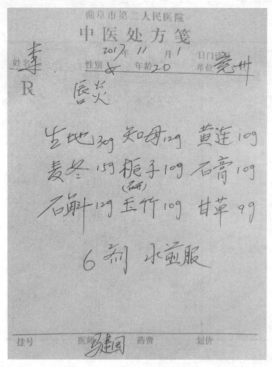
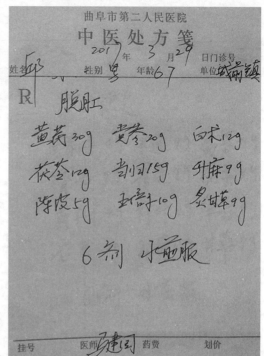

图11-10　名老中医马建国先生临证处方手迹

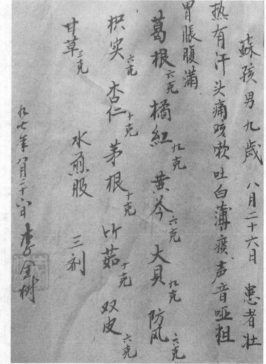

图11-11　中医世家李全树临证处方手迹

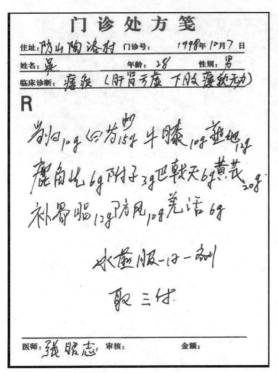
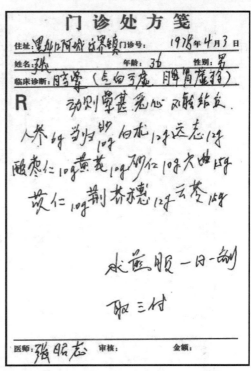

图 11-12　名老中医张昭志先生临证处方手迹

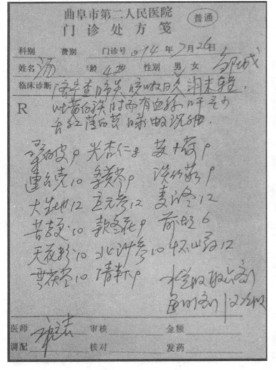
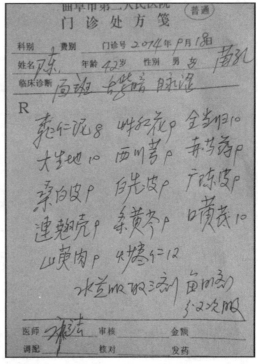

图 11-13　名老中医康运吉先生临证处方手迹

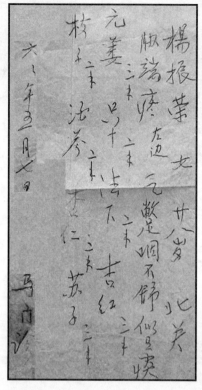
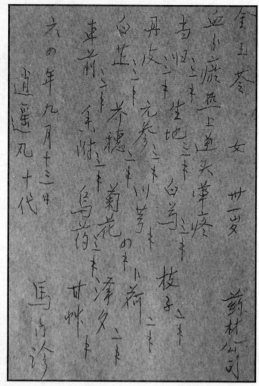

图 11-14　名老中医马月亭先生临证处方手迹

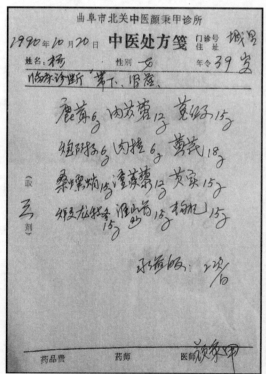
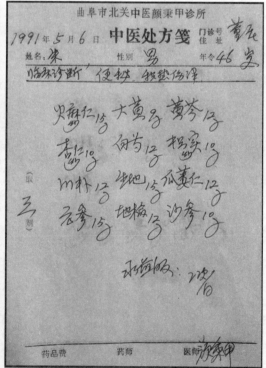

图 11-15　中医世家颜秉甲临证处方手迹

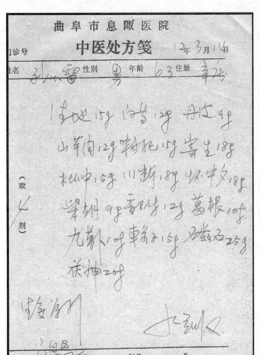
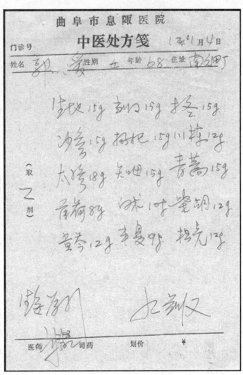

图 11-16   名老中医颜景君先生临证处方手迹

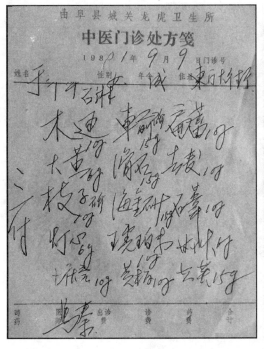
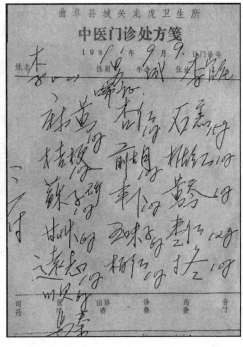

图 11-17   名老中医马秦先生临证处方手迹

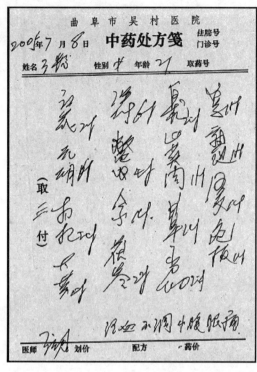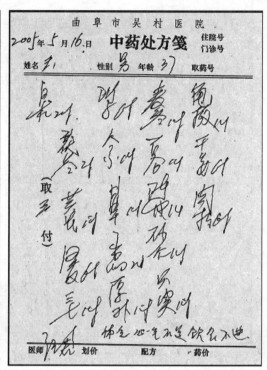

图 11-18　名老中医王立君先生临证处方手迹

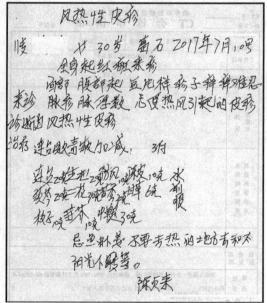

图 11-19　老中医陈贞来先生临证处方手迹

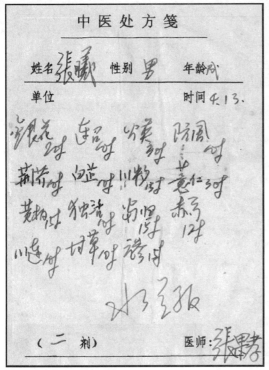
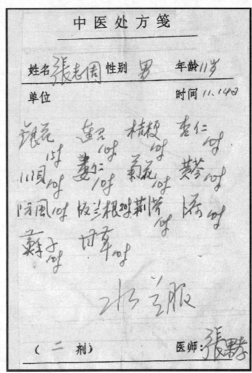

图 11-20 老中医张果孝先生临证处方手迹

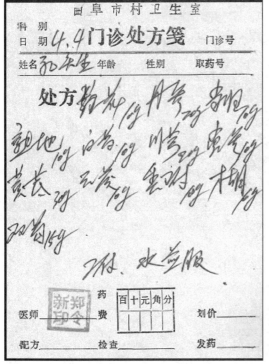
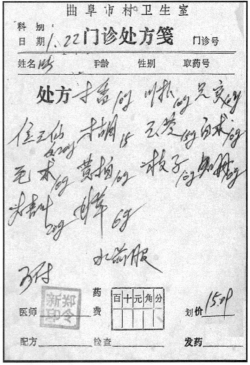

图 11-21 老中医郑令新先生临证处方手迹